U0346601

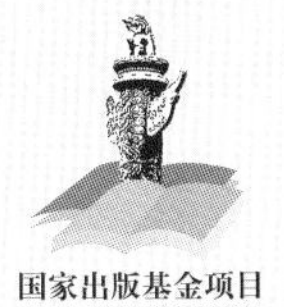

国家出版基金项目
NATIONAL PUBLICATION FOUNDATION

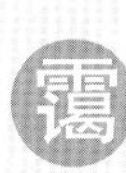
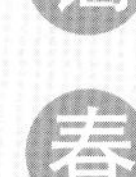
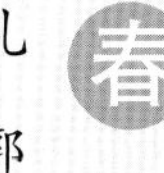
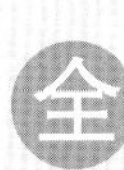

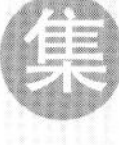

郭霭春全集（卷五）

总主编　张伯礼　郭洪耀　郭洪图

黄帝内经灵枢校注语译

郭霭春　编著

全国百佳图书出版单位
中国中医药出版社
·北　京·

图书在版编目（CIP）数据

黄帝内经灵枢校注语译 / 郭霭春编著 . —北京：
中国中医药出版社，2021.6
（郭霭春全集；卷五）
ISBN 978-7-5132-6113-5

Ⅰ . ①黄… Ⅱ . ①郭… Ⅲ . ①《灵枢经》—注释 ②《灵枢经》—译文 Ⅳ . ① R221.2

中国版本图书馆 CIP 数据核字（2020）第 020433 号

中国中医药出版社出版
北京经济技术开发区科创十三街 31 号院二区 8 号楼
邮政编码　100176
传真　010-64405721
山东临沂新华印刷物流集团有限责任公司印刷
各地新华书店经销

开本 710×1000　1/16　印张 55.75　彩插 0.5　字数 993 千字
2021 年 6 月第 1 版　2021 年 6 月第 1 次印刷
书号　ISBN 978 – 7 – 5132 – 6113 – 5

定价　338.00 元
网址　www.cptcm.com

社 长 热 线　010-64405720
购 书 热 线　010-89535836
维 权 打 假　010-64405753

微信服务号　zgzyycbs
微商城网址　https：//kdt.im/LIdUGr
官 方 微 博　http：//e.weibo.com/cptcm
天猫旗舰店网址　https：//zgzyycbs.tmall.com

如有印装质量问题请与本社出版部联系（010-64405510）

《郭霭春全集》编委会

总目录

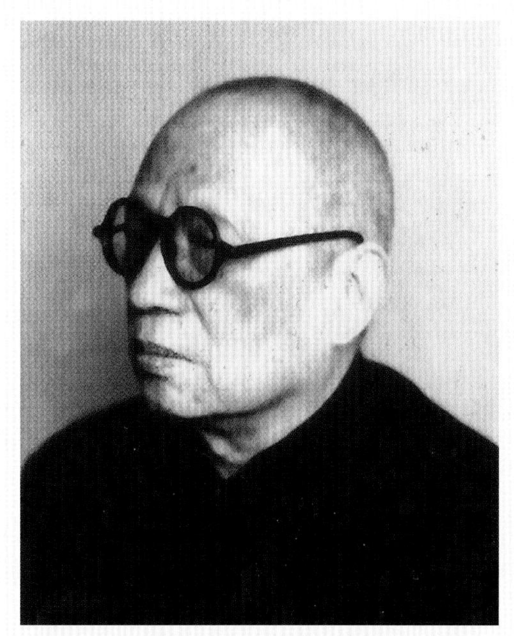

郭霭春教授（摄于 1989 年）

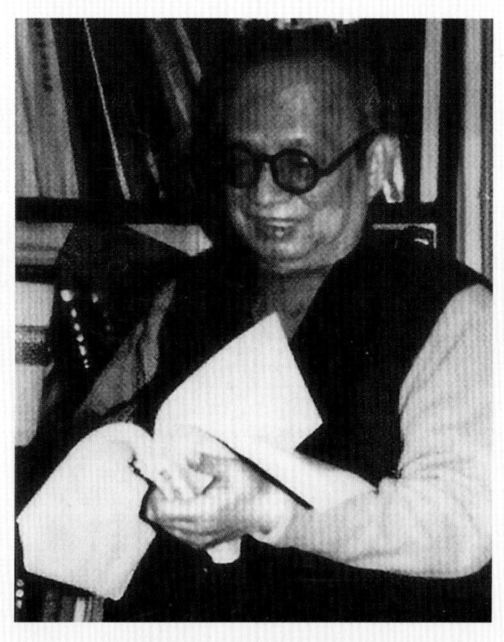

郭霭春教授书斋翻检文献

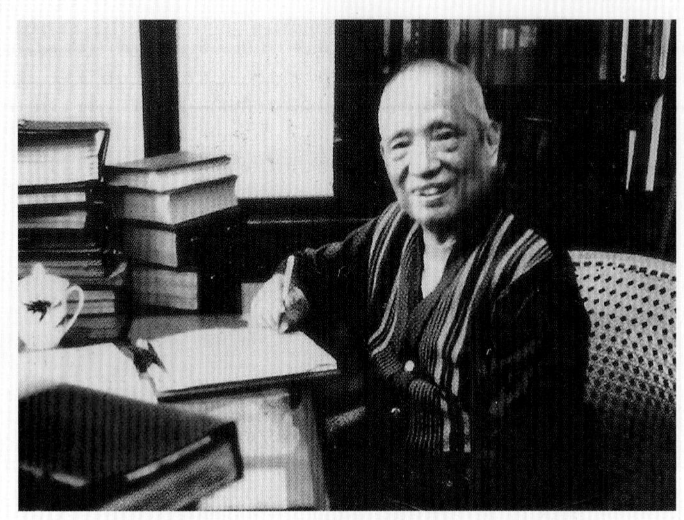

郭霭春教授写作中见访

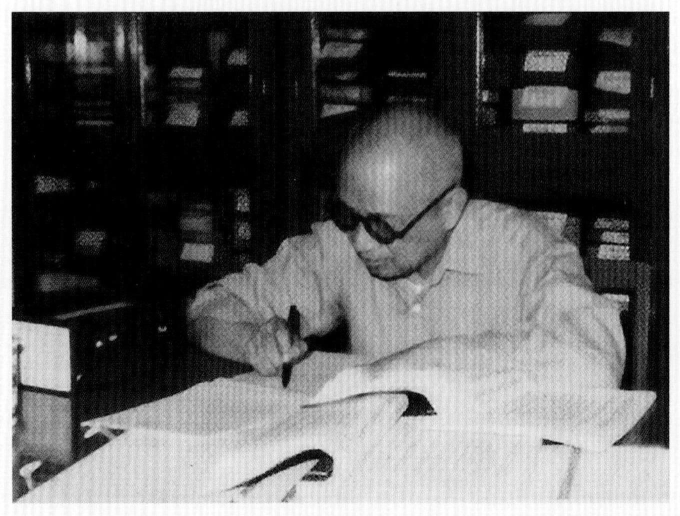

郭霭春教授在图书馆写作中（摄于 1984 年）

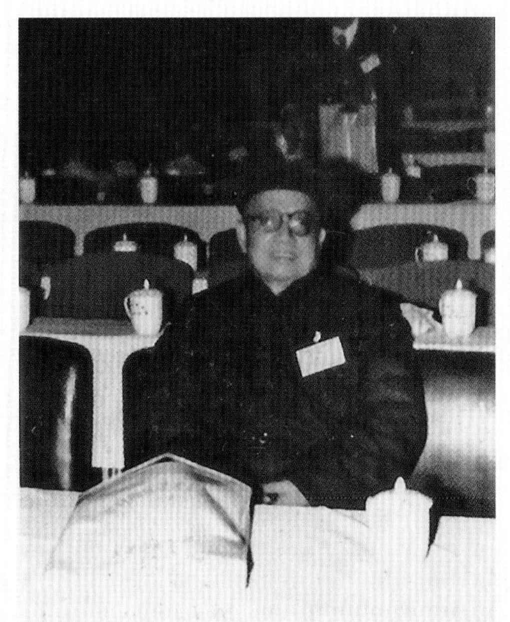

郭霭春教授参加中日《内经》学术交流会

（摄于 1985 年）

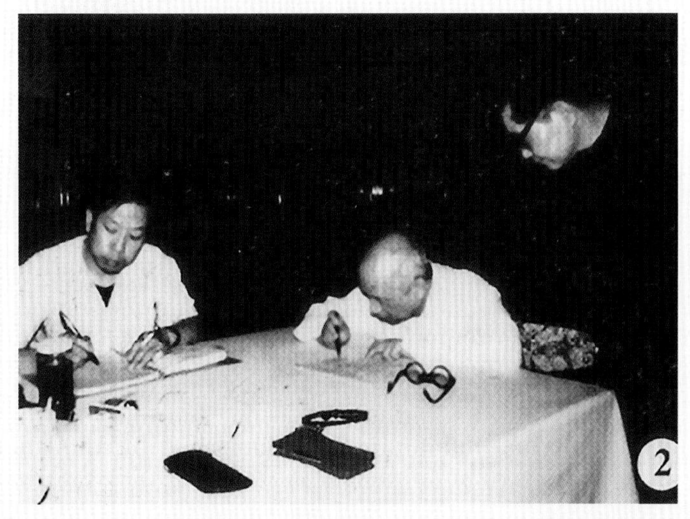

郭霭春教授参加在沈阳召开的《素问》研究论证会

（摄于 1986 年）

翻卷則思
勿見異思遷
勿畏難中止
勿矜勿躁
勿怠勿荒
持之以恒
期於不遺
敬錄
郭靄翁座右銘
辛未七月十日
受業趙益新

郭霭春教授的座右铭

整理说明

郭霭春教授博学多识，治儒通医，文理医理融会贯通，精通史学、国学，于目录、版本、校勘、训诂、音韵等方面造诣精深。他深研中医基础理论，精医史、通文献、善临证，治学精勤，著述颇丰，为中医文献研究与整理做出了较为卓越的贡献，有“津沽杏林三杰”之一，是我国现代著名的医史文献学家、中医学家、目录学家、校勘学家、教育家、史学家，是中医文献整理研究的一代宗师。郭霭春教授对中国史学的研究也曾引起史学界震动，他所编撰的《续资治通鉴目录》等著作拾遗补缺，为史学界所赞赏。

本次整理出版的《郭霭春全集》融汇了郭霭春教授七十余年中医文献研究成果。收选范围以郭霭春教授主编与编著的医学著作为主，共计14种（包括《医论》《残吟剩草》），按11卷（12分册）编排。

在整理的过程中，需要说明的事项：

1.《黄帝内经素问校注》原书以繁体竖排在人民卫生出版社出版，本次整理以简体横排出版。

2.《黄帝内经素问白话解》由郭霭春教授编撰，中国中医药出版社出版。同属白话解形式的《黄帝内经素问语译》，由郭霭春教授主编，人民卫生出版社出版。本次整理以中国中医药出版社出版的版本为底本，《黄帝内经素问语译》未予收选。

3.《黄帝内经灵枢校释》，原书名《灵枢经校释》，由郭霭春教授主编，曾由人民卫生出版社出版。本次整理以人民卫生出版社出版的版本为底本。

4. 内容有雷同的著作，如《黄帝内经素问校注语译》与《黄帝内经素问白话解》，《黄帝内经灵枢校释》《黄帝内经灵枢校注语译》与《黄帝内经灵枢白话解》，考虑不同的读者需求，分别予以出版。

5.《伤寒论校注语译》《金匮要略校注语译》，先后由天津科学技术出版社与中国中医药出版社出版，后根据读者需要改为《伤寒论白话解》《金匮要略白话解》，由中国中医药出版社出版。本次整理恢复原书名，《伤寒论校注语译》以天津科学技术出版社出版的版本为底本；《金匮要略校注语译》以中国中医药出版社出版的版本为底本。

6. 郭霭春教授，不仅对中医文献学做出突出贡献，在史学研究方面成就斐然，相关著作先后由中华书局、商务印书馆、山西人民出版社出版，按照出版社专业化分工的要求，故本次整理未收选郭霭春教授史学方面的专著。

7. 本次整理原则是在保持原书原貌及尊重作者原创旨意的前提下进行编辑修订，如认真核对底本及引用文献、补充部分引用文献出处等，力求文献翔实可靠。但由于时间跨度较大和历史条件的限制，书中难免存有与当代编辑出版及中医古籍整理要求不契合之处，希冀批评指正，以便修订时日臻完善。

编者

2020 年 3 月

郭霭春传略

郭霭春（1912—2001），又名郭瑞生，男，汉族，天津市人，天津中医学院（现天津中医药大学）终身教授，我国著名医史文献学家、中医学家、目录学家、校勘学家、教育家、史学家。

郭霭春教授因教学和科研工作成绩卓著，贡献重大，获得了各种奖励和众多荣誉。主持并完成的部级科研项目“《素问》整理研究”，获得国家科学技术进步二等奖，国家中医药管理局中医药科学技术进步一等奖。主编的《灵枢经校释》，获得国家中医药管理局中医药科学技术进步二等奖。1962 年、1980 年、1982 年、1984 年，郭霭春教授先后四次被评为天津市劳动模范，并于 1992 年获批享受国务院政府特殊津贴。曾获得天津市高教局“培养硕士研究生优秀教师”的荣誉称号，1990 年获得国家教委颁发的科教成绩显著的荣誉证书，曾先后获得国家教委和天津市卫生局所授予的“伯乐奖”。

郭霭春教授博学多识，治儒通医，文理医理融会贯通，精通史学、国学，于目录、版本、校勘、训诂、音韵等专门之学，造诣精深。他深研基础理论，精医史，善临证，尤以文献研究和中医内科见长。郭霭春教授治学精勤，著述颇丰，其主编、编撰出版《黄帝内经素问校注语译》等近20部中医学及史学专著，为中医文献整理和阐释做出了重大贡献。

郭霭春教授致力于中医事业七十余年，在教学、科研、临床上均取得了突出成就，特别是对继承和发扬中医药学贡献卓著，是一位国内外颇有影响的中医学者，是中医文献整理研究的一代宗师。

一、生平与治学之路

郭霭春教授，世居天津市，七岁入塾，及长，先后从朴学大师长洲章钰（式之）先生、史学大师沔阳卢弼（慎之）先生学习小学、经学、史学等专门学问，在目录、版本、校勘、训诂、音韵方面均有较深造诣。十九岁考入天津市崇化学会历史专修科，又系统地深造了经史之学。1933年毕业后，执教于该学会，主讲《论语》《左传》《史记》《汉书·艺文志》，与津门殷墟文字专家王襄、训诂学专家裴学海等人交游，不断切磋学术。他才思敏捷，聪颖过人，学有成就，二十四岁时就著有《颜习斋学谱》，二十六岁时著《补周书艺文志》，三十岁时编写了《续资治通鉴目录》等书，分别由商务印书馆等出版社出版。《续资治通鉴目录》封面题签者为著名版本目录学家傅增湘先生，扉页题字者是著名书法家华世奎先生，著名历史学家卢弼、郭绍虞先生分别为该书撰写了序言。

1937年，天津市沦陷，他拜宝坻儒医赵镕轩为师，潜心学医四年。赵镕轩先生精通《内》《难》之学，尤对《医宗金鉴》《寿世保元》《医家四要》等书探索颇深，对其影响甚大。

1945年，中国抗日战争胜利后，郭霭春教授任天津市崇化学会会务主任，主持学会日常工作，为家乡培育人才。1949年，天津市解放，他从事中学教育，任天津市崇化中学校长多年。他办学严谨，治校有方，经常深入教学第一线，体恤教师，关心学生，他办学治校的事情，至今仍为人们津津乐道。其间教务余暇，为患者诊病省疾，从未间断，医术日进。

1957年，天津市成立中医学校，郭霭春教授转职任医史教员；1958年，中医学校晋为中医学院后，任医学史教研室主任；1968年，在天津中医学院并入河北新医大学后，任中医基础理论教研组副组长；1978年，天津中医学院恢复重建后，兼任医学史、医古文、各家学说三教研室主任；后任中医系顾问、《天津中医学院学报》和《天津中医》两杂志主编、医史文献研究室主任等职，并兼任《中国医学百科全书》编辑委员会编委、光明中医函授大学顾问、张仲景国医大学名誉教授及《中医杂志》（英文版）编委等职。

1963年，郭霭春教授承担了国家科技部“七本古书校释”项目中《灵枢经校释》主编工作，历经17年，于1980年出版。1982年，在卫生部、国家中医药管理局组织领导下，郭霭春教授承担了《中医古籍整理丛书·黄帝内经素问校注》主编工作，历经10年出版，并获国家科学技术进步二等奖、国家中医药管理局中医药科学技术进步一等奖。他用了二十多年的研究，于1981年终于著成《黄帝内经素问校注语译》一书，并于1981年由天津科学技术出版社出版，是中华人民共和国成立后系统研究整理《素问》的第一部个人专著。全书引用善本20余种，元代以前重要医籍60种以上，共出校语2450余处，加注文3180余条。《黄帝内经素问校注语译》一经问世，便在学术界和社会上引起了强烈反响，被国内外许多有关单位作为研究《黄帝内经素问》必备参考书，并引起日本、美国、德国等学者的关注。学术界普遍认为，该书是我国目前整理研究《黄帝内经素问》成就最大、学术水平最高的著作，也标志着他在中医文献整理研究上取得了历史性、创新性的突破。

郭霭春教授有感于浩如烟海的中医古籍书目的缺如，独辟蹊径，自1958年始，充分利用地方志这一尚未被开发的资料宝库，正式组织进行编写工作，足迹遍及全国各省市图书馆，共查阅了4000余种地方志，历尽艰辛，饱尝困苦，至1984年完成了《中国分省医籍考》编写工作。全书250余万字，共著录医籍8000余种，附录作者小传4000余篇，是我国目前著录医籍最多的一部传录体医学目录专著。该书所录的资料，绝大部分在历代史志、公私书目及其他著作中未曾刊录过，也未被发现和利用，因此，可以说本书为研究我国医史文献提供了大量有价值的第一手素材。通过分省著录，不但为地方医学的研究创造了条件，还能突出地反映各省医学的特点，尤其可以看出区域性社会因素对医学发展的影响。该书采用传录体编写，补充了医史上缺佚的名医传记，发掘了民间医家的医术、医方及其医德修养，指出了名医成功之路，给后来者以启迪。总之，该书不但在著录的条目上超出了以往同类书目的数倍，并且独具特色。该书1985年由天津科学技术出版社出版后，受到中医学界、史学界的高度重视，开创了中医史志学研究之先河，对中医文献学、目录学做出了贡献。

在繁重的教学、科研之余，郭霭春教授从不忽视临床医学的研究，从20世纪30年代学医到80年代成为著名中医教授，一以贯之，热心为广大患者解除疾病痛苦。他医德高尚，医术精湛，临诊认真负责，一丝不苟。每逢诊病，必冥思苦想，处方用药，几经斟酌，诊后回家，反复思索，查阅名家医案，如《古今医案按》《得心堂医案》《雪雅堂医案》等，以待复诊时处方增减，从不师心自用，且能够“通古今之变，成一家之言”，有着自己独到见地。

郭霭春教授最善奖掖后学，以“学而不厌，诲人不倦”为行动准则，除担负指导研究生的任务外，还定期为中青年教师讲课，以提高师资素质。他几十年如一日，呕心沥血，培养了大批优秀人才，大多在科研、教学、临床上做出了显著成绩。他创建并领导了天津市高教系统重点学科医史文献学。他曾获得天津市高等教育局“培养硕士研究生优秀教师”荣誉称号，其撰写的《我是怎样带研究生的》论文，获1989年天津市高教局优秀教学成果二等奖。

郭霭春教授治学严谨，著作宏富，从20世纪30年代一直至90年代，先后撰著出版了医学和史学著作近20部，总字数近千万字。如果没有“焚膏油以继晷，恒兀兀以穷年”的勤奋读书与写作，是难以完成的。

二、主要学术成就与贡献

郭霭春教授为了继承和发扬中医学宝贵遗产和弘扬民族文化，为了中医事业发展，孜孜不倦，不遗余力，奉献了毕生的精力。他的学术成就与贡献可归纳为六个方面。

一是在中医文献整理研究，特别是中医经典著作整理工作方面贡献巨大。在对《黄帝内经素问》《灵枢经》《伤寒论》《金匮要略》《难经》等中医经典著作的整理上，郭霭春教授始终坚持普及与提高、继承与创新、去粗取精、去伪存真、实事求是的原则，以中医理论为指导，结合临床经验，将目录、校勘、训诂、音韵等专门之学，正确、合理地运用到中医典籍整理上，达到文理医理融会贯通、完美结合。

二是在史学研究上，著有《补周书艺文志》《续资治通鉴目录》《清史稿艺文志拾遗》《颜习斋学谱》等，拾遗补缺，补前人之未备，得到了史学界的高度评价。郭霭春教授依照司马光《通鉴目录》的体例，年经事纬，提纲挈领，编纂成《续资治通鉴目录》20卷。该书把几百万字的原著浓缩成20万字的大事记，完全可以作为独立著作来阅读。不仅给史学研究工作者提供了极大方便，也为历史编年和目录、工具书方面的著作弥补了缺憾。史学家卢弼、郭绍虞阅读了此书，并撰写了序言，认为作者“独为其难”“己处其劳”，而人享其逸，为史学界做了一件好事。郭霭春教授在史学方面的贡献，还反映在中国医学史研究上。我国医学发源甚早，但文献记载比较散乱，东鳞西爪，头绪纷繁。研究者欲利用医史资料，检索甚为困难。郭霭春教授有感于此，独任其劳，积多年之功，广泛收集资料，运用汉代史学家司马迁所创的“年表”形式，将上起远古，下迄公元1966年（为第二版修订版截至时间，本次整理出版的截至时间为1947年）的数千年医史事件、各朝医事制度和政令、医药发展和对外交流、疾病流行情况、医学著作的编著和问世、医家活动与生卒，按照年代顺序排列出来，1976年编成《中国医史年表》，随即出版，后又再版。《中国医史年表》的出版，填补了中国医学史研究上的空白，洵为前无古人的开创性著作。

三是在目录学上的贡献，写作历时最久、查阅资料最多、用力最勤，并且最具创新精神的当为《中国分省医籍考》。本书在取材和编写方法、编写体例上，均与其他医学专科书目迥然不同，独具特色，其学术价值甚大，鸿篇巨帙，嘉慧医林。因此，出版后即成为中医学研究者的一部重要的工具书，荣获华北十省市优秀图书二等奖，被文化部评为全国优秀书目，1992年获全国优秀医史文献及工具书金奖。该书被赵国漳、潘树广主编的《文献学词典》收录，列为词目之一，并撰写了提要。

四是长期从事中医教育事业，教书育人，诲人不倦，热心指导青年教师，积极培养教学骨干，注重提高中青年教师的业务水平。郭霭春教授培养青年教师和研究生的方法是：点面结合，重点培养。形式上，除集体讲授外，主张面对面、一对一单独指导，口传心授。培养了多名硕士研究生和大批中医药人才，成为中医教学、科研、临床及管理方面的骨干力量。

五是在致力于教学、科研工作之余，郭霭春教授从未间断临证，为众多患者解除病痛，但不以医为业。在为患者诊治疾病时，认真负责，一丝不苟。他提倡治未病，以预防为主，强调饮食药物综合治疗。他医术精湛，医德高尚，医风淳朴，为患者治病不取报酬，深受患者的尊重和爱戴。

六是对文献工作做出了巨大贡献，除了自己整理了大量文献外，郭霭春教授还将许多珍贵文献史籍捐献给国家，如将卢慎之先生的《三国志集解》手稿捐献给了南开大学图书馆，将黄立夫先生的《资治通鉴目录校文》手稿捐献给天津图书馆。

郭霭春教授一生淡泊于名利、地位，执著、勤奋地致力于读书、著述和教书育人，尤其在史学和中医古籍的整理研究方面留下了众多的传世之作，他的卓越贡献将永载史册。

（说明：本文是在孙中堂、王玉兴、吴仕骥三位教授撰写的《郭霭春》一文的基础上进行修订。）

序例

《黄帝内经》包括《素问》《灵枢》两部分，是中医古典著作。《灵枢》的内容，侧重研讨针灸，而于中医理论，亦多精辟阐述，此为医者所深知，已无须重复多言。至于《灵枢》成书时代，争议甚多，有谓是王冰取《九灵》之名改为《灵枢》的；有谓《灵枢》一书是王冰伪作的。其是其非，我既俭腹，不敢置喙，更不愿繁征博引，以劳阅者之目。仅引周贞亮之说以代吾言：

“《灵枢》之文，古只称为《九卷》，杨氏（上善）据之，其传甚古。王冰谓《灵枢》即《汉志》‘《内经》十八卷’之九，其言确有可征。《九灵》之文，今已不传，不知何若。在王氏并未取以更名《灵枢》，固可信也（见《校正内经太素杨注》后序）。”

“至于伪作一说，在陆心源、余嘉锡已经详细考证，认为不足征信。尤其是一九七七年安徽省阜阳双古堆汝阴侯墓的发掘，发现了墓里太乙九宫占盘，与《灵枢·九宫八风》篇首图完全一致。太乙九宫占盘的出土，打破了过去怀疑《灵枢》为王冰伪托的说法，为《灵枢》成书于秦汉以前，提供了有力根据（见一九七八年《文物》第八期阜阳双古堆西汉汝阴侯墓发掘简报）。”

除上述外，更有以《素问》《灵枢》两书文字浅深评议它的成书时代的。这也似乎不必。“《内经》一书，晚周以还，始著竹帛，大都述自医师，且不出于一手，故其文义，时有短长。今观其义之深者，《九卷》之古奥，虽《素问》有不逮；其浅而可鄙者，即《素问》未尝不与《九卷》略同；而以源流而论，则《素问》且多出于《九卷》……”（见《校正内经太素杨注》后序）。考据之学，贵于有征，若徒以文字形式，探讨成书早晚，未免近于皮相，可以存而不论。

《灵枢》虽为晚出之书，而文字邃奥，需要疏解。但注家较少，宋·史崧曾撰《灵枢集注》二十四卷，惜已亡佚。以后若马莳、若张介宾、若张志聪、若黄坤载诸家，纯驳相间，于此亦不论列。

“自科举制兴，于医学一门，鄙为方技，而不屑为，故自林亿等校正医书后，晦盲否塞，几近千年。”《灵枢》传世已久，辗转抄写，衍误脱倒之处极多。在北宋嘉祐二年掌禹锡等虽有校正《灵枢》之说（见《重修政和经史证类备用本草·序例》），但未见传本。现存史崧《音释》，可能是《灵枢集注》的一部分，其中对于校勘，引别本对校的十条，引《素问》他校的一条，引《难经》他校的二条，这寥寥十三条如何能够解决《灵枢》存在的衍误脱倒的问题呢？予不自揣，爰将本书文字乖误的地方，参之各本、各书，爬罗剔抉，加以勘校，择录其要，条之于前，庶获列眉之益。

一、关于衍文方面

《九针十二原》:“取之下陵三里。”按:“下陵”二字疑衍。《本输》云:“下陵膝下三寸。”据是，则“下陵”二字，似系三里之旁注，传抄误入正文。《邪气脏腑病形》《五乱》两篇并有“取之三里”的句法，取彼例此，则本句“下陵”二字之为衍文甚明。

《本输》:“间使之道。”按:“之”字衍。《太素》卷十一《本输》“使”下无“之”字可证。但“间使道”三字，于文仍不词。“道”是“者”的误字。根据上下文例，“间使道”应作“间使者”，与“少商者”“大敦者”等句法前后一律。

《邪气脏腑病形》:“其精阳气。”按:“阳”字疑衍。“精气”就是清气。《春秋繁露·通国身》:“气之清者为精。”“其清气”与“其浊气”前后相对。

《邪气脏腑病形》:“尺之皮肤亦减而少气。”按:“气”字衍。此论尺肤与脉相应，无所谓少气。本句所衍“气”字，是涉《论疾诊尺》致误的。该篇云:“尺肤寒，其脉小者，泄、少气。”彼是谓肤寒脉小，表现阳气衰，而致发生泄和少气之症状。而本句乃谓肤脉相应，意思根本不同。“脉小则尺肤减而少”，“脉大则尺肤贲而起”，上下是对文。“气”字应据《脉经》卷四第一删。

《邪气脏腑病形》:“若脉陷，取委中央。”按:“若脉陷”三字蒙上误衍，应据《甲乙》卷九第九删。“委中”之下“央”字亦是衍文，应据《脉经》卷六第十、《千金》卷二十第一删。

《经脉》:“小肠手太阳之脉……斜络于颧。”按:“斜络于颧”四字是衍文。小肠经终于目内眦，以交于太阳经，文意明显。如以“斜络于颧”四字，横隔于手足两太阳脉之交接，转觉重复。《太素》卷八无“斜络”四字。不知《脉经》《甲乙》《千金》《针灸图经》何以相沿误衍?而《十四经发挥》《古今医统》《针灸聚英》却均无“斜络”四字，滑、徐、高诸氏未见《太素》，而已知“斜络于颧”四字之不安。其识卓矣!

《经脉》:“肾足少阴之脉……气不足则善恐，心惕惕如人将捕之。”按:“气不足”以下十四字是衍文。本经《邪气脏腑病形》:“胆病者，心下澹澹，恐人将捕之。”《素问·诊要经终论》:“今人心中欲无言，惕惕如人将捕之。”王注:“肝木虚，故恐如人将捕之。”据此，则善恐如人将捕，是肝胆之病，与肾无关。《甲乙》卷二第一上无“气不足”两句，应据删。

《经脉》:“其青短者少气也。”按:“其青”七字疑衍。盖本句上曰“寒热气也”，下曰“凡刺寒热者”，文义紧接，而其中横插“其青”七字，于义无据，且下有“其小而短者少气”一句，显然重复，非衍文而何?

《经脉》:“高摇之、挟脊之有过者。”按:“高摇”九字衍。“高摇之”疑为“头重”之旁注。“挟脊之有过者”疑为“入贯膂”之旁注，传抄误入正文，各注随文衍义，均难理解，《甲乙》校注引《九墟》无“高摇之”以下九字，应据删。

《经筋》:“足少阳之筋……腘筋急。”按:“腘筋急”三字疑衍。足少阳之筋，其支者，别走外辅骨，上走髀;前者，结于伏兔之上，后者结于尻，无至腘中者。而云“腘筋急”误矣。

《营卫生会》:“营卫者。”按:“营”字衍。上文已对营气做了解释。此是岐伯答问“血之与气”。“卫”与“血”对文，“卫”字是“气”字的变文，它是为了避免和“精气”“神气”相重复，稍加细核是极清楚的。《千金》卷二十第四、《外台》卷六引并无“营”字，应据删。

《四时气》:“得气穴为定。”按:“穴”字衍。黄帝未问及穴，岐伯当然不答。《太素》卷二十三《杂刺》杨注:“灸刺所贵，以得于四时之气。”是杨所据本无“穴”字。

《寒热病》:“腓者腨也。”按:“腓者腨也”乃后人释语，误入正文。《甲乙》卷十一第九下、《病源》卷三十六《疽候》均无“腓者腨也”四字。

《厥病》:“足髀不可举。”按:“足”字衍。《素问·缪刺论》:“邪客于足少阳之络，令人留于枢中痛，髀不可举。”刺治“髀不可举”，经文谓“在枢合中”。“枢合”即髀枢与尻骨之相合处，乃环跳穴。检《针灸大成》卷七云:“环跳，主腰胯痛蹇，膝不得转侧伸缩。”并未涉及“足”上去。《太素》卷三十《髀疾》无“足”字，应据删。

《厥病》:“风痹淫泺。”按:“淫泺”二字，疑涉下文“股胫淫泺”误衍。《素问·骨空论》王注:“淫泺，谓似酸疼而无力。”如“风痹”下叙了症状，就与下文之股胫酸疼无力相重复了。

《师传》:“胃中寒则腹胀。”按:“胃中”六字衍。涉下“胃寒肠热则胀”致误。盖“脐以上皮热，肠中热，则出黄如糜”

与“脐以下皮寒，肠中寒，则肠鸣飧泄”文正相对，如再以“胃中寒”六字横隔其中则乖矣。

《肠胃》：“胃纡曲屈。”按：“屈”字衍。“纡”即“纡”字。“纡曲”同义复词。《考工记·矢人》郑注：“纡，曲也。”

《平人绝谷》：“故肠胃之中。”按：“肠”字疑衍。以《肠胃》“大容三斗五升”之文核之，仅以胃言，数正相合。

《五阅五使》：“其常色殆者。”按：“色”字蒙上衍，以下“虽平常殆”句律之可证。

《逆顺肥瘦》：“刺壮士真骨者。”按：“真骨者”三字涉下衍。其实下“刺壮士真骨”句亦有误，以前后“瘦人者”“婴儿者”句律之，“刺”字衍，“真”应作“者”，“骨”字属下读，其句读应作“壮士者，骨坚肉缓，节监监然”方合。由于衍误，旧注均失其义。

《背腧》：“刺之则不可。”按：“不”字是衍文。灸刺二句相平，如云或灸或刺均可。故曰：“灸之则可，刺之则可。”《甲乙》卷三第八于五输“均云刺入三分”。如作“刺之不可”则“均云”二字将何解？《太素》卷十一《气穴》无“不”字，应据删。

《论痛》：“或同时而伤。”按：“或”字涉下“或难已”“或易已”句衍。

《水胀》：“刺去其血络也。”按：“去”字衍。《医垒元戎》卷八引即无“去”字。“络”字应依《太素》作“脉”。“刺其血脉”与上“先泻胀之血络”义异。

《五禁》：“无振埃于肩喉廉泉。”按：“廉泉”二字似系“喉”

下旁注，误入正文。本篇五禁刺，都以身形部位称，无言及穴位者，则其衍误甚明。

《百病始生》："喜怒不节则伤脏，脏伤则病起于阴也。"按："则伤脏脏伤"五字，似蒙上文致衍。此应作"喜怒不节则病起于阴"与下"清湿""风雨"句例一律。

《刺节真邪》："夺其有余。"按："夺"字衍。此误与上文有关。上曰："日以小泄。""日"是"曰"的误字。"泄"应属下读，旧注均失其读。此"夺"字乃"泄"字旁注，误入正文。"曰以小，泄其有余"与"曰以大，补其不足"文正相对。

《九针论》："淡入胃。"按："淡入胃"三字衍，既云五味，不应增益为六。《素问·宣明五气》及《医说》卷五引、《类说》卷三十七引均无"淡入胃"三字。

《岁露论》："风雨从南方来。"按："雨"字衍。以下文"风从西方来"句律之可证。《初学记》卷四引无"雨"字。应据删。

二、关于误字误句

《九针十二原》："去泻阳气。"按："去"是误字，当作"主"，各本皆误。"去""主"形近致误。镵针"主"泻阳气，与鍉针"主"按脉勿陷，是一类句法。《太素》卷二十二《九针所主》杨注："去"正作"主"。应据改。《针灸素难要旨》臆改作"出"，那是不对的。

《九针十二原》："大如牦。"按：《广雅·释器》："牦，毛也。"以"大"喻"毛"不切。据本书《九针论》"大"作"尖"。"大""尖"形近易误。《太素·九针所主》杨注"大"作

"状，"亦可参。

《本输》："必先通十二经络之所终始。"按："络"是误字，应作"脉"。《终始》："必先通十二经脉之所生病，而后可得传于终始矣。"取以律此，自以作"经脉"为是。盖全身大的络穴有十五，与十二经脉不能相混。

《本输》："颈中央之脉。"按："颈"是误字，应作"项"，《素问·气府论》："项中央二。"王注："是谓风府、喑门二穴。悉在项中。"如作"颈"就不切合。应据《太素》卷十一《本输》改正。《本输》："呿不能欠。"按："欠"误，应作"欲"。"欠"是"欲"的坏字。"欲"通"合。"刺上关，呿不能合；刺下关，合不能呿，于义正合。"呿"有张口的意思。

《本输》："胆者，中精之府。"按："精"误，应作"清"。"精""清"形误。胆是清净之府，不能讲到旁处去。《灵枢略·六气论》"中精"作"中清，"应据改。

《本输》："藏之所宜。"按："藏"是误字，似应作"针"。"针"一作"箴"。《文选·景福殿赋》善注："箴，古针字。""箴""藏"形近易误。"针之所宜"是承结上文四时之刺，如作"藏之所宜"，本段哪句话，是与藏事有关呢？

《小针解》："唯言尽泻三阳之气。"按："唯"是误字，当作"惟"。"唯"与"惟"同。"惟""恇"易误，应据《九针十二原》改正。"恇"字应属上读。

《小针解》："五脏使五色循明。"按："循明"应作"脩（修）明"。"循""脩"形近致误。《素问·六节藏象论》："五气入鼻藏于心肺，上使五色修明"可证。（王注："修明，修洁分明。"）

《邪气脏腑病形》:“此亦本末根叶之出候也。”按:“出”疑当作“殊”，声误。此言色脉与尺肤并诊，是诊法中之殊候。

《根结》:“开阖而走。”按:“走”是误字，上云“折关败枢”，则不得开阖，又从何而谈“走”耶?“走”疑“阻”字之误。“走”一作子与切，与“阻”字音易误。

《根结》:“当穷其本也。”按:“穷”字误。《太素》卷十《经脉根结》作“窾”亦误。应作“覈”。杨注音核，是《太素》原作“覈”，以后传刻误为“窾”。杨曰:“缓而摇动，诊候研覈，得其病源，然后取之。”其说是。

《根结》:“以知五脏之期。”按:“期”字疑当作“气”。上云“五十动而不一代者，五脏皆受气。”此“所谓五十动而不一代者，以知五脏之气。”前后正相合。“期”字是涉下文“短期”致误。

《根结》:“气悍则针小而入浅。”按:熊刻本“悍”作“涄”。“悍”与“涄”并误，应作“滑”。细核之，上文言“气滑、气涩”之出针，此言“气滑、气涩”之入针，正是相对成文。如作“气悍”就不对了。熊本作“涄”犹可看出“滑”字初误为“涄”，又误为“悍”之迹。(熊刻本:指明成化十年甲午熊氏种德堂刊本)

《寿夭刚柔》:“乃应形。”按:“应”字误，当作“病”。“病脏”与“病形”上下相对。

《官针》:“六曰直针刺。”按:“直”字误，似应作“亘”，“亘”本作“亙”，从二从月，象月之弦横。“直”“亙”形近易误。亙刺即今之横刺，与下文“引皮乃刺之”之意合。否则，此“直刺”与下“输刺之直入直出”者有何区别？又以上下文律之，“直”下“针”字衍。

《官针》：“稀发针而深之。”按：“稀深”二字疑误。“稀”应作“疾”，“深”应作“浅”。《邪气脏腑病形》：“缓者多热，刺缓者，浅内而疾发针。”此既云治“气盛而热”，如“稀发针而深之”，则与《病形》刺病之法相悖。“稀”微韵，“疾”质韵，古音微、质俱在灰韵，以致误“疾”为“稀”。“深”乃涉下“稍摇而深之”致误，故本句应作“疾发针而浅之”于义方合。

《终始》：“不逆则上下不通。”按：“逆”字蒙上误，应作“呕”。《素问·诊要经终论》“呕”亦误作“逆”。王注：“不呕则下已闭，上复不通。”是王冰所据本不误。

《经脉》：“下廉三寸而别。”按：“廉”字误，应作“膝”。应据《素问·阴阳离合论篇》《痿论篇》《厥论篇》《脉解篇》王注引文改。

《经脉》：“脾足太阴之脉……厥，足大指不用。”按：“厥”字与上下文义不属，疑误。盖“厥”应作“蹷”（或作“蹶”）。传抄误将“蹷”之足傍移下读，遂误为“厥，足大指不用”。“蹷”有“走”义，见《文选·射雉赋》善注。“蹷大指不用”，谓欲走而大指不用也。

《经脉》：“膀胱足太阳之脉……从颠至耳上循。”按：“循”是误字，当作“角”。应据胡本、熊本、周本、藏本、日抄本改。

《经脉》：“贯胛。”按：“胛”应作“胂”。“胂”“胛”形近致误。此言挟脊两旁第三行，相去各三寸之诸穴，下贯脊肉，历附分，至秩边，自以作胂为是。“胂”为挟脊肉。应据《太素》《千金》改。

《经脉》：“肾足少阴之脉……出于然谷之下。”按：“谷”是误字，应作“骨”，声误。“然谷”是穴名，“然骨”是骨名。（据《太素》杨注：“然骨在内踝下，近前起骨。”）两者不能相混。虽说“然骨”是“然谷所居”，但各经循行皆指人体部位，肾经不能独出穴名。《素问·痹论》新校正云：“然骨一作然谷。”则其沿误已久，林校竟不别白是非，未免模棱。

《经脉》：“三焦手少阳之脉……循属三焦。”按：“循”是误字。检《脉经》卷六第十一、《千金》卷二十第四并作“徧（偏）”是。交膻中是属于上焦、下膈后、于中脘以属中焦，于阴交以属下焦，由于此脉联系上中下三焦，故曰“遍属三焦”。作“循”何谓？

《经脉》：“以屈下颊至䪼。”按：《脉经》《千金》《甲乙》卷二第一上“颊”并作“额”。“颊”是误字。《针灸大成》卷七：“阳白，眉上一寸直瞳子，手足阳明、少阳、阳维之合。”是本脉正从耳上角前行至额，与手足阳明、足少阳、阳维会于阳白穴。《十四经发挥》手少阳三焦经之图，所画之循行路线亦如此，因此作“额”为是。

《经脉》：“手少阴气绝……故其面黑如漆柴。”按：本篇足少阴肾脉是动病内，有“面如漆柴”之文。而此又系于“手少阴气绝”条内，疑有误。以手太阴、足太阴等条句例律之，“故其面黑如漆柴”句，似当作“髦色不泽者”。若曰“则髦色不泽者，血先死”，如此则合矣。

《经别》:“手心主之正……别属三焦。”按:“三”字误，应作“上”。篆文“上”作“二”与“三”形近致误。盖心主之别，先云“入胸中”，是别属上焦之明证。何得于已属下焦之后，复云“出循喉咙”耶?

《经水》:“足太阳外合清水。”按:“清”当作“泾”。“清”“泾”声误。证以下文“渭水”，则此应作“泾水”无疑。《素问·离合真邪论》王注“清水”作“渎水”，亦误。

《经筋》:“引颊移口。”按:“移”误，似应作“哆”。《说文·口部》:“哆，张口也。”寻经文上以目言，急则目不合，热则目不开。此以口言，急则张不能合，热则㖞僻，上下文义相配。如旧注谓“移口”为移离常处，则与“故僻”相复。

《营气》:“究于畜门。”按:“究”疑当作“突”，形误。“畜门”疑即“蓄门”，“畜”“蓄”音同相假。“蓄门”为鼻孔中通于脑之门户。《素问·评热病论》王注:“气冲突于蓄门，而出于鼻。”是可证。

《四时气》:“饮闭药。”按:“闭”误，应作“裨”，声误。《国语·晋语》韦注:“裨，补也。”《太素》卷二十三《杂刺》杨注:“复饮补药。”是杨所据本原作“裨”。盖以针已去其水，则饮补药以复气，安能再饮通闭之药，以泄其津液。

《癫狂》:“呕多沃沫。”按:《太素》卷三十《癫疾》、《甲乙》卷十一第二、《千金》卷十四第五“沃”并作“涎”，应据改。“涎”本字作“次”，与“沃”形近致误。

《热病》:“苛轸鼻。”按:“轸”应作“胗”。玄应《一切经音义》卷六引《三苍》:“胗，肿也。”“苛”有“病”义。“苛胗鼻"，犹云病肿鼻。此盖热盛郁肺，上注清窍所致。郭雍不知"轸"为"胗"之误字，而谓"鼻塞犹轸之横塞"（见《伤寒补亡论》卷十二），似非是。

《热病》："女子如怚。"按：《甲乙》卷八第一上、《千金》卷三十《针灸下杂病七》"怚"并作"阻"，是。"怚""阻"形近致误。妊娠之病有恶阻，"如阻"谓如恶阻。旧注疏于稽考，如马莳谓"怚当作疽"，张介宾谓"当作胎"，均是臆改。

《厥病》："终日不得太息。"按："太"疑是误字。"太息"与心痛似不切合。《窦太师流注指要赋》引"太"作"休"。终日不得休息，是极言痛时之长，义较明允。

《师传》："巨肩陷咽。"按："巨"误，应作"上"。篆文"巨"（𠁡）"上"（𠄞）形近致误。"上肩"与"陷咽"对文。《经脉》肺手太阴脉所生病者，"咳上气喘喝"凡此诸证，气上则咽上，肩陷；气下则咽下，肩举，故曰"上肩陷咽"。

《决气》："脑髓之虚实。"按："脑髓"二字疑误，似应作"津液"，以下"津脱、液脱"句核之可证。否则与六气不合。

《五乱》："气在于臂足。"按："足"字疑误，应作"胫"方与前"乱于臂胫"吻合。

《五阅五使》："故可苦已针。"按："苦"误，应作"取"。"苦"古在模韵，"取"古今俱在侯韵，模侯音转，此韵误。"已"与"以"通。本句应作"故可取以针"。

《逆顺肥瘦》："循掘决冲。"按："掘"当作"堀"，古书"堀"字多讹"掘"。袁刻《太素》"掘"作"地"，偏旁犹未误。"堀"穴也，即土室。"决冲"谓开道，循穴开道与上"临深决水”相对。又《甲乙》卷五第六“决冲”下有“不顾坚密”四字，与上“不用功力”亦相对，应据补。

《五变》：“长冲直扬。”按：《甲乙》卷十一第六“冲”作“衡”，是。《论勇》中“长衡直扬”与此句例同。“衡”谓眉目之间，见《后汉书·蔡邕传》贤注。

《五色》：“脉之浮沉及人迎与寸口气小大等者。”按：“气小大”应作“之小大”。“气”本作“气”与“之”形近致误。

《五色》：“病难已。”按：“难”误，应作“易”。检《终始》《禁服》各篇所言病者，均以人迎气口不侔，致为虚实寒热，就是因为阴阳不能和平的原因。兹则“脉之浮沉及人迎寸口之小大等”者，何能谓为“病难已”耶？

《五色》：“其随而下至胝。”按：《甲乙》“胝”作“骶”。“胝”“骶”并误，盖此为面王之色诊，不应望至尾骶。“胝”疑应作“脤”，形误。“脤”为“唇”之借字。“其随而下行至脤”者，谓望其色由面王而下至唇也。

《论勇》：“肝肺虽举。”按：“肺”是误字，疑当作“胆”。此与上文“肝举胆横”相对。如作“肝肺”则不合。

《阴阳二十五人》：“土形之人……小手足。”按：“小”应作“大”。上文曰圆面、大头、大腹，而手足独小，何以“上下相称”耶？故应作“手足大”，上下文义方合。

《五音五味》：“黄赤者多热气。”按：“热”似应作“血”。下“少热气”句同。盖“血”在屑韵，“热”在薛韵，乃韵误。《古今医统大全》卷六十六引“青白者少热气”作“白者少血少气”。其说亦可参。（《古今医统大全》：日本万治三年刻本）

《百病始生》："揣之应手而动。"按《太素》卷二十七《邪传》"揣之"作"揣揣"是。"揣"与"喘"并从耑声，故字相通。《素问·大奇论》："脉至如喘。"王注："喘谓卒来盛急，去而便衰。"脉来急甚，故曰"揣揣"。作"揣之"者，盖因古人抄书，多用草书，"揣揣"作"揣了"，因而误"了"为"之"。

《邪客》："地有九州。"按："地有"句误。自"天有日月"至"人有夫妻"均言天以配人，其中"辰有"一句亦指天而不指地，不应其中羼一"地有九州"之句。疑系后人附会《素问·生气通天论》"其气九州九窍"之文误改。《五行大义》卷五第二十三引《文子》作"天有九星"，应据订正。

《邪客》："少序别离之处。"按："少"字当作"其"。应据《太素》卷九《脉行同异》改。"其序"二字属上读。

《邪客》："故痀挛也。"周本、熊本、明本"痀"并作"病"。《甲乙》卷十第三"痀"作"拘"。当以作"拘"为是。《素问·至真要大论》："筋肉拘苛。"王注："拘，急也。"《生气通天论》："緛短为拘。"王注："緛短，故拘挛而不伸。""拘"或"拘挛"之为义，既为急，为緛短而不伸，自可见于人体任何一部，不仅限于背脊一处。故《伤寒论·辨太阳病脉证并治》一则曰"脚挛急"，再则曰"两胫拘急"，三则曰"脉数者，必两胁拘急"。本节明言人体两肘、两腋、两髀、两腘等所谓八虚之处，有邪留，即不得屈伸而病拘挛。旧注不审"痀"系误字，泥为背脊曲俯之疾，不合。

《官能》："把而行之。"按：胡本、熊本"把"作"犯"，误。"把"即"爬"字，慧琳《音义》卷二十七："把或作爬。"

卷六十一："爬，以手指爬散也。""爬而行之"与上"决而通之"对文。

《九针论》："转则为癫疾。"按：《太素》卷二十七《邪传》"转"作"搏"，是。邪搏于阳则病癫，邪搏于阴则病喑，作"转"何谓？《千金》卷十四第五作"传"，亦形误。

《大惑论》："胃气逆上。"按："胃"字误，应作"脾"。综上下文观之，"精（系"清"之误字）气并于脾"则脾气之寒可知，脾之寒气逆上，故下曰"则胃脘寒"。否则，既曰胃热，则胃之热气逆上，何又曰"胃脘寒"耶？且善饥者缘于热，不嗜食者由于寒，文义甚明。

《痈疽》："内熏肝肺。"按：《鬼遗方》卷四"肺"作"脉"，是。盖耳后至渊腋，为肝经所行，肝胆相为表里，且肝经自期门、章门至急脉，恰当胆经日月、京门至维道诸穴径路之里，故曰"内熏肝脉"。（下"熏肝肺"三字是衍文，应据《鬼遗方》及《千金翼方》卷二十三删。）

三、关于脱文方面

《本输》："合谷，在大指歧骨之间。"按："大指"下脱"次指"二字。《素问·三部九候论》王注："大肠脉在手大指次指歧骨间合谷之分，动应于手。"是"次指"二字应有，此二字应据《甲乙》卷三第二十七补。

《邪气脏腑病形》："邪气之中人高也。"按："高"下脱"下"字，以下黄帝再问"高下有度"句律之，则"下"字之脱甚明。

《官针》："大者泻。"按：姚文田谓"句有脱字"（见《古音谐》卷四），但未说明脱某字。检《太素》卷二十二《九针所主》及《甲乙》卷五第二“大者”下并有“大”字，应据补。（按：下“小者不移”句之“不”字误，应作“小”。大者大泻，小者小移，是谓用针之宜。）

《终始》:“溢阳为外格。”按:“外格”下疑有脱文。以“溢阴”律之，参以《禁服》“溢阳”之文，“外格”下似脱“死不治”三字。

《经脉》:“大肠手阳明之脉……肩前臑痛。”按:“臑”下疑脱“外”字，绎前文“上臑外前廉”可证。

《经脉》:“交颠。”按:“颠”（指头顶）下脱“上”字。“交颠”语意不显，作“颠上”则文义豁然。所脱“上”字，应据《脉经》卷六第十、《千金》卷二十第一、《素问·五脏生成》王注补。

《经脉》:“足少阴气绝……则肉不能著也。”按:“著”下脱“骨”字，应据《脉经》卷三第五补。

《脉度》:“七尺五寸。”按:“七尺”上脱“各长”二字，如无“各长”二字，则下“二七一丈四尺，二五一尺，合一丈五尺”将无法解释。《太素·阴阳跻脉》杨注引《九卷经》有“各长”二字，应据补。

《营卫生会》:“而小便独先下。”按:“先”下脱“谷”字。《甲乙》《千金》“先”下有“者”字，“者”古音渚，与“谷”韵近而误。

《四时气》:“肿上及胃脘。”按:“肿”上似脱“刺”字，应据《太素》卷二十三《杂刺》杨注补。

《厥病》:“侬作痛。”按:“侬”上脱“懊”字，应据《脉经》

卷六第三补。“懊憹”痛声，见《集韵·六豪》。

《口问》：“人乏哀而泣涕出者。”按：“泣涕出”下脱“目无所见”四字，探下“精不灌则目无所见”句可证。《太素》卷二十七《十二邪》杨注：“涕泣多，目无所见，何气使然也。”是杨所据本犹未脱。

《决气》：“气之多少。”按：“气”上脱“精”字。以下“精脱”“气脱”句律之可证。

《逆顺肥瘦》：“夫子之问学熟乎。”按：“熟”是“孰”之误字，“孰”下似脱“得”字。《太素》卷二十二《刺法》杨注：“夫子所问所学从谁得乎？”“谁”字正释“孰”字，可见其所据本是作“孰得”。

《五变》：“小骨弱肉者。”按：“弱肉”下似脱“色不一”三字。以下“帝再问何以候骨之小大，肉之坚脆，色之不一也”等句核之可证。

《本脏》：“濡筋骨，利关节者也。”按：“濡筋骨”上脱“荣（即营字）气者”三字。应据《云笈七签》卷五十七第三引补。

《卫气》：“积不痛，难已也。”按：“不痛”下似脱“不移”二字。不痛不移与上“痛可移”相对。《太素》卷十《经脉标本》杨注：“积而不痛，不可移者难已。”是杨所据本尚未脱“不移”二字。

《卫气失常》：“卫气之留于腹中。”按：“腹”字上，似脱“胸”字，以下“积于胸”“积于腹”句律之，则其脱显然。

《百病始生》：“䐜胀则肠外之汁沫迫聚不得散。”按：“肠”下脱“胃”字，应据《太素》卷二十七《邪传》杨注补。

四、关于倒文方面

《本输》:“膀胱出于至阴……委中腘中央为合。”按:“为合”二字误倒,应在“委而取之”句下,例如本篇手少阴曲泽“屈而得之为合”,足厥阴曲泉“屈膝而得之为合”,足太阴阴之陵泉“伸而得之为合”,足少阴阴谷“屈膝而得之为合”,手太阳小海“伸臂而得之为合”,手阳明曲池“屈臂而得之为合”。以上各例足证本句“为合”二字确系倒文,应作“委而取之为合”为是。再足少阳陵泉,足阳明冲阳,手少阳天井,其“为合”“为原”亦均误倒,并应乙正。

《官针》:“九针之宜。”按:“宜”字与下“各有所为”之“为”字互倒。《圣济总录》卷一百九十二引正作“九针之为,各有所宜”。“宜”“为”二字与下“所施”句之“施”字,“能移”句之“移”字并歌部韵。

《终始》:“泻则益虚,虚者。”按:“虚者”句误倒,本句应作“虚者,泻则益虚”,盖既虚而后可言益虚。下“补则益实,实者”句亦误倒。

《经脉》:“脾足太阳之脉……溏瘕泄。”按:“瘕泄”不词,二字是误倒,应据《素问·至真要大论》新校正引《甲乙》改作“溏泄、瘕”,于义方合。

《经脉》:“甚血者,虽无结。”按:“血者”二字误倒,“甚血”难解。“血”字乙正以后,属下读,此两句应作“甚者,血虽无结”,则词意豁然。

《经脉》:“手太阴之别,名曰列缺……取之去腕半寸。”按:“半寸”乃“寸半”之误倒。《甲乙》卷三第二十四、《圣济总录·经脉统论第一》引并作“一寸五分”。

《经筋》:“足少阳之筋……上乘眇季胁。”按:“乘眇”二字误倒，应作“上眇乘季胁”。“眇”是季胁下之空软处。(见《素问·缪刺论》王注)曰“上”是指经筋之所至，曰“乘”是指经筋之所行，义本相对。由于“眇乘”二字误倒，而“季胁”二字遂成赘文。而周学海疑为旁注混入正文，殆犹未审也。

《五乱》:“营气顺脉。”(据《太素》“顺”下有“行”字，“脉”字衍。)按:“顺行”与下“逆行”误倒。《太素》杨注:“营气逆行，卫气逆行，即逆顺乱也。”是其证。

《禁服》:“近者编绝，久者简垢。”按:“近”与“久”二字上下误倒。本两句应作“久者编绝，近者简垢”。《太素》卷十四《人迎脉口诊》杨注:“其简之书，远年者编有断绝，其近年者，简生尘垢。”是杨所据本犹不误。

《五色》:“沉大为甚。”(据胡本“大”为“夭”之误字)按:“沉夭为甚”与下“其病不甚”误倒。应作“色明不粗，其病不甚；不明不泽，沉夭为甚”，于义较合。

《天年》:“基墙高以方。”按:“基墙”二字误倒,《太素》卷二《寿限》杨注作“墙基”，与《寿夭刚柔》合。(据张介宾说，墙基谓面部四旁骨骼。)

《卫气失常》:“与季胁之下一寸，重者。”按:“与季胁之下一寸”与“重者”句误倒。文当作“重者，与季胁之下一寸，鸡足取之”。“重者”对“上下皆满”言，“鸡足取之”对“上下取之”言。所谓“鸡足取之”者，指上取人迎、天突、喉中，下取三里、气街，中取章门而言。楼英取《官针》左右鸡足之义释此，似不类。

《百病始生》:“故邪不能独伤人。”按:“故邪”二字误倒，

"邪"字属上读。文应作"盖无虚邪，故不能独伤人"，于文方顺。检《甲乙》犹未误。

《刺节真邪》:"腠理开，血气减汗大泄。"按:"血气减"三字误倒，应乙在"汗大泄"后。此"腠理开，汗大泄"，下"腠理闭，汗不出"，文法井然。

《痈疽》:"治之，其中乃有生肉。"按:"治之"二字窜倒，应在下"大如赤小豆"句后。盖"其中乃有生肉，大如赤小豆"，是谓痈脓之症状。治之之法，则剉陵翘草根煮饮。今"治之"二字误窜于上，则文义相乖，应据《甲乙》卷十一第九上，《千金翼方》卷二十三乙正。

以上所举校勘各例，仅是说明有助于学习《灵枢》的一种方法。进一步言，如欲洞然了解，仍要兼借训诂工具。由于《灵枢》古字古义甚多，只用现代汉语解释，往往望文生义，牵强附会，就会失掉真意。而勤求古训，一直为学习医经之必要手段。"有文字而后有诂训，有诂训而后有义理。诂训者，义理之所由出，非别有义理出乎诂训之外者也。"(见钱大昕《经籍纂诂》序)依此而言，假如于《灵枢》字义，不能正确训解，而遂畅言其书之医理如何，针道如何，一定会郢书燕说，愈讲愈迷。我为了对它做出正确诂解，所用资料一是属于《说文》《尔雅》之类的小学书籍，一是属于古籍中的汉唐旧注。至于引申段借，因文适应，要在一求其是。霭春限于水平，知多疏漏，而"一义必析其微，一文必求其确"。向往前修，不敢不勉。医林哲人，幸以教我。

本书校文，是以人民卫生出版社一九六三年排印本作为底本，另外根据十四种刊本对校。

其他医籍或古籍，凡是引用《灵枢》而有异文的，作为他校。他校引用的医籍，限至宋代以前。

正文有了衍误，一律不加改动，分在校文内说明。

校文下面，有时加按语，说明个人看法。但遇到义可两存，或是难以确定的，为了慎重，只列校文。

关于释文所采各家，主要取用一说，但论证不同，而均有参考价值的，则酌采取两家之说。

旧说嫌不恰当，或以往漏加注释，就参据各书，加以诂解。

语译部分，主要依据注文和校文，而或依或违，有时还须参照文义。

据校各本，列目如下：

元至元己卯古林胡氏刊本　　简称胡本

明成化十年甲午熊氏种德堂刊本　　简称熊本

明绣谷书林周曰校重刊本　　简称周本

明万历二十九年医统正脉丛书本　　简称统本

明金陵尚义斋刊本半叶十行行二十字　　简称金陵本

明刻本（存卷六至十二）半叶十四行行二十四字　　简称明本

明赵府居敬堂刊本　　傅青主批校

上海涵芬楼影印道藏本　　简称藏本

日本旧抄本北京中医研究院藏　　简称日抄本

日本田中清左卫门本　　简称日刻本

马莳《灵枢注证发微》日本宽永五年刊本　　简称马注本

张介宾《类经》人民卫生出版社影印本

张志聪《灵枢集注》康熙壬子刻本　　简称张注本

黄以周《内经针刺》光绪甲申校刻本　　简称黄校本

据校各书，列目如下：

素问王冰注	四部丛刊影印明顾氏翻宋本	
黄帝内经太素	东洋医学丛书影印本	简称太素
难经集注	四部丛刊影印佚存丛书本	
伤寒论	重庆人民出版社排印本	
脉经	四部丛刊影印元广勤书堂刊本	
甲乙经	人民卫生出版社刘衡如校本	简称甲乙
鬼遗方	人民卫生出版社影印本	
中藏经	丛书集成本	
诸病源候论	人民卫生出版社影印本	简称病源
备急千金要方	人民卫生出版社影印本	简称千金
千金翼方	人民卫生出版社影印本	
外台秘要	人民卫生出版社影印本	简称外台
太平圣惠方	人民卫生出版社排印本	
铜人针灸腧穴图经	人民卫生出版社影印本	简称图经
医心方	人民卫生出版社影印本	
校证活人书	丛书集成本	
伤寒补亡论	梁园豫医双璧本	

郭霭春

1981年2月

叙

昔黄帝作《内经》十八卷，《灵枢》九卷，《素问》九卷，乃其数焉，世所奉行唯《素问》耳。越人得其一二而述《难经》，皇甫谧次而为《甲乙》，诸家之说悉自此始。其间或有得失，未可为后世法。则谓如《南阳活人书》称：咳逆者，哕也。谨按《灵枢经》曰：新谷气入于胃，与故寒气相争，故曰哕。举而并之，则理可断矣。又如《难经》第六十五篇，是越人标指《灵枢·本输》之大略，世或以为流注。谨按《灵枢经》曰：所言节者，神气之所游行出入也，非皮肉筋骨也。又曰：神气者，正气也。神气之所游行出入者流注也，井荥输经合者本输也，举而并之，则知相去不啻天壤之异。但恨《灵枢》不传久矣，世莫能究。夫为医者，在读医书耳，读而不能为医者有矣，未有不读而能为医者也。不读医书，又非世业，杀人尤毒于梃刃。是故古人有言曰：为人子而不读医书，犹为不孝也。仆本庸昧，自髫迄壮，潜心斯道，颇涉其理。辄不自揣，参对诸书，再行校正家藏旧本《灵枢》九卷，其八十一篇，增修音释，附于卷末，勒为二十四卷。庶使好生之人，开卷易明，了无差别。除已具状经所属申明外，准使府指挥依条申转运司选官详定，具书送秘书省国子监。今崧专访请名医，更乞参详，免误将来。利益无穷，功实有自。

时宋绍兴乙亥仲夏望日　锦官史崧题

目 录

九针十二原第一

本篇首先说明九针的不同形状和不同用途，以及有关针刺的疾徐手法，迎随补泻的作用，其中“气至有效”的论点，更突出候气在临床上的重要性，对于提高针刺疗效有一定积极意义。

其次，介绍了十二原穴。十二原穴是全身气血、经气会集之处，与五脏六腑相通，五脏六腑有病，必然反应到十二原穴上，因此它是主治脏腑疾病的重要穴位。

最后，值得注意的是，它提出了针刺治病，犹拔刺雪污、解结、决闭，言不可治，未得其术的一段议论，是说任何疾病都是可以治疗、任何疾病都是可以被认识的，这是符合辩证唯物主义认识论的。

黄帝问于岐伯曰：余子①万民，养百姓②，而收其租税③。余哀其不给❶，而属④有疾病。余欲勿使被⑤毒药⑥，无用砭石⑦，欲以微针⑧通其经脉，调其血气，营其逆顺出入⑨之会，令可传于后世。必明为之法令⑩，终而不灭，久而不绝，易用难忘；为之经纪⑪，异⑫其章❷，别其表里⑬，为之终始⑭令各有形，先立⑮针经，愿闻其情⑯。

【校】

❶ 不给：覆刻缺卷《太素》卷二十一《九针要道》“给”作“终”。

❷ 异其章：“异其”下脱“篇”字，应据《太素·九针要道》补。据杨注“篇章，指篇目章句。”

【注】

①子：通“慈”，爱的意思。《礼记·中庸》：“子庶民。”郑注：“子，犹

爱也。”

②百姓：指百官言。《尚书·尧典》孔传：“百姓，百官。”

③租税：《急救篇》颜注：“敛谷曰税，田税曰租。”

④属：不断之义。《仪礼·丧服记》郑注：“属，犹连也。”

⑤被：通“服”。《孝经》：“无思不被。”《释文》：“被本作服。”

⑥毒药：指味道辛苦的药，见《仪礼·丧服记》郑注。

⑦砭石：于鬯曰：“砭石，石之有刃者，不具针形，故无针名。”

⑧微针：细小之针。王冰曰：“微，细小也。细小之针，调脉衰盛也。”

⑨逆顺出入：“逆顺”承上经脉言，“出入”承上血气言。“出入”犹言往来，见《左传·成公十三年》杜注。

⑩法令：杨上善曰：“法令即针经法也。”

⑪经纪：此指微针之进退深浅度数言。

⑫异：与下文“别”字异文同义。《广雅·释诂一》：“异，分也。”

⑬表里：杨上善曰：“腑输为表，脏输为里。”

⑭终始：杨上善曰：“微针之数，始之于一，终之九也。”

⑮立：《广雅·释诂三》：“立，成也。”

⑯情：真实。《礼记·大学》郑注：“情，实也。”

【语译】

黄帝问于岐伯说：我爱万民、养百官，而征收他们的租税。我怜悯他们不能终尽天年，还接连不断地生病。我想让他们不服药，也不用砭石，只是用细针，刺入肌肤里去，就能够疏通经脉，调和气血，使气血运行在经脉中，起到逆顺往来的相合作用，使这种疗法可以传到后世。这就必须制定出针经大法来，为使针法永远不会磨灭，历久不致失传，在学习中，容易运用，而难以忘掉；这又必须制定出微针的进退深浅准则，更要分析篇目章句，辨别腑输脏输；并需要制定出针的长短之数，使他各有形态可求，主要是先编成一部针经，我希望听到实际内容。

岐伯答曰：臣请推而次之[①]，令有纲纪[②]，始于一，终于九焉。请言其道。小针❶之要，易陈而难入[③]，粗守形[④]，上❷守神[⑤]，神乎神[⑥]，客在门，未睹其疾，恶知其原。刺之微在速

迟❸⑦，粗守关，上守机，机之动，不离其空❹⑧，空中之机，清静而微⑨，其来不可逢❺⑩，其往不可追⑪，知机⑫之❻道者，不可挂以发，不知机道❼，叩之不发⑬，知其往来，要与之期，粗之暗乎，妙❽哉工独有之。往者为逆，来者为顺⑭，明知逆顺，正行无问❾⑮，逆❿而夺之⑯，恶得无虚，追⓫而济之⑰，恶得无实，迎之随之，以意和⑱之，针道毕矣。

【校】

❶小针：《甲乙》卷五第四“小”作“夫”。

❷上：覆刻缺卷《太素》卷第二十一《九针要道》“上”作“工”。“工”与“粗”对文。

❸速迟：张注本作“迟速”。按：“微”“迟”“机”脂部韵，如作“迟速”与韵不合。

❹不离其空：《太素》“不离”下无“其”字。

❺逢：《太素》作“迎”。

❻之：《素问·离合真邪论》《太素》《甲乙》并无“之”字。

❼道：《甲乙》作“者”。

❽妙：《太素》作“眇”。按：“妙”与“眇”声同义通。《汉书·杨雄传下》颜注：“眇读曰妙。”

❾问：张注本“问”作“间”。按：作“间”非。《素问·标本病传论》《太素》《甲乙》并非“问”。《小针解》作“间”亦非。“问”“间”形近致误。

❿逆：胡本、藏本、日抄本作“迎”。

⓫追：应作“随”，以下“迎之随之”律之可证。

【注】

①次之：杨上善曰：“次之者，推九针之序，纲纪之次也。”

②纲纪：《白虎通·三纲六纪》：“何谓纲纪？纲者张也，纪者理也，大者为纲，小者为理。”根据其义引申，则“纲纪”有条理的意思。

③易陈而难入：张介宾曰：“易陈者，常法易言也，难入者，精微难及也。”

④粗守形：谓粗工只能拘守形体，在病位上针刺。马莳曰：“下工泥于形迹，徒守刺法。”

⑤上守神：谓上工能根据精神变化进行针刺。

⑥神乎神：按《素问·八正神明论》《太素》卷二十四《本神论》并有“神

乎神”句例。“神乎神”下省“乎”字，此乃古书蒙上而省之例。神乎神乎是承上“守神”说的，杨上善所谓：“能知心神之妙，故曰神乎神。”其说极是。《小针解》“神”字属下读，作“神客在门”。旧注相沿作解，但其说与上下文义不贯。

⑦速迟：是指用针疾徐而言。

⑧空：通“孔”，见《汉书·张骞传》颜注。

⑨清静而微：“清”“静”同义。《白虎通·情性》：“精者，静也。”“微”本作“散”，《说文·人部》：“散，妙也。”清静而微，是说精而微妙。

⑩其来不可逢：张志聪曰：“如其气方来，乃邪气正盛，邪气盛，则正气大虚，不可乘其气来，即迎而补之，当避其邪气之来锐。”

⑪其往不可追：张志聪曰：“其气已往则邪气已衰，而正气将复，不可乘其气往，追而泻之。恐伤其正气，在于方来方去之微，而发其机也。”

⑫知机：王冰曰：“机者，动之微，言贵知其微也。”

⑬叩之不发：叩，通“扣”。叩之不发，是说刺不知机，就会针不应手。如同弓弩扣之不发。

⑭往者为逆来者为顺：张介宾曰：“往，气之去也，故为之逆；来，气之至也，故为之顺。”

⑮正行无问：《周礼·考工记·辉人》郑注：“正，直也。”是谓气之逆顺已明，即可直刺，深浅在志，何问之有。

⑯逆而夺之：汪机曰：“邪之将发也，先迎而亟夺之，无令邪布。故曰：卒然逢之，早遏其路。又曰：方其来也，必按而止之。此皆迎而夺之，不使其传经而走络也。”

⑰追而济之：汪机曰：“言邪之已过也，随后以济助之，无令气忤。”

⑱和：有分析之义。《素问·六元正纪大论》王注：“和，平也。”“平”与“辨”，古读同音，引申有“分析”的意思。

【语译】

岐伯答道：我愿意按着次序，有条理地，从小针开始，直到九针，说一下其中的道理吧！小针的关键所在，谈着好像容易，可是达到精微的境界那是很难啊！粗工拘守形体，仅知在病位上针刺；高明的医工却根据病人的神气变化针治疾病。神啊！神啊！人身经脉，如同门户一样，病邪可从门户侵入体内，医生看不出是什么病，哪能了解病变的原因呢？针刺的巧妙，在于如何运用疾徐手法，粗工拘守四肢关节的穴位治疗，高明的医工却能观察经气机动的变化，经气的机动，不会离开孔穴的，这里面所蕴蓄的道理，是极精而又微妙的。当邪气盛时，不可迎而补之；在邪气衰时，不可追而泻之，懂得气机变化的道理，就不会有毫发的差失；不懂得气机变化的道理，就像箭扣弦上，不能射出一样，所以针刺必须掌握气的往来顺逆盛衰之机，才能确有疗效。粗工对此昏昧无知，这种妙处只有高明医工才能有呢。什么是逆顺呀？正气去叫逆，正气来复叫顺，明白逆顺之理，就可以放胆直刺，无须四顾欲问了。那正气已虚，反而用泻法，怎么不会更虚呢？邪气正盛，反而用补法，怎么不会更实呢？必须迎其邪而泻，随其去而补，对于补泻手法，能用思维去分析运用，那么针刺之道，也就尽于此了。

凡用针者，虚则实之，满则泄之，菀❶陈则除之①，邪胜则虚之②。大要③曰❷：徐而疾则实，疾而徐则虚④。言❸实与虚，若有若无⑤，察后与先，若存若亡❹，为虚与❺实，若得若失⑥。虚实之要，九针最妙，补泻之时，以针为之❻⑦。泻曰❼：必持内之❽，放而出之⑧，排阳得针❾，邪❿气得泄。按而引针，是谓内温⑨，血不得散，气不得出也。补曰随之⑩，随之，意若妄⓫之⑪，若行若按⓬⑫，如蚊虻⑬止，如留如还⓭，去如弦绝⓮，令左属右⑭，其气故止，外门⑮已闭，中气乃实，必无留血，急取诛之⑯。持针之道，坚者⑰为宝⓯，正指直刺，无针⓰左右⑱，神在秋毫⑲，属意⑳病者，审视血脉⓱㉑，刺之无殆。方刺之时，必在悬阳，及与两卫⓲㉒，神属勿去㉓，知病存亡，血脉者⓳，在腧横居，视之独澄⓴，切之独坚。

【校】

❶菀：原作“宛”，据《素问·针解》《甲乙》卷五第四改。按：“宛”“菀”异文相通。《礼记·内则》注：“宛或为郁。”“宛”“郁”双声。

❷曰：《千金翼方》卷二十八《杂法》九，无“曰”字。

❸言：《甲乙》卷五第四“言”下有“其”字。

❹若存若亡：《小针解》篇作“若亡若存”，应据乙正。“先”“存”文部韵。

❺与：周本、日刻本、张注“与”并作“为”。《甲乙》卷五第四、《千金翼方》卷二十八并作“为”，与周本合。

❻为之：《千金翼方》卷二十八“为之”下有“重则为补，轻则为泻，虽有分寸，得气即止”十六字。

❼泻曰：《素问·离合真邪论》王注引《针经》、《甲乙》卷五第四“泻曰”下，并有“迎之迎之意”五字。按：“迎之迎之意”与下“随之随之意”对文。应据《素问》王注引补。

❽必持内之：孙鼎宜曰：“持当作‘时’，声误。内同‘纳’。内针之时有五，即气正盛时，月正满时，日正温时，身正安时，息正吸时。”

❾排阳得针：《甲乙》卷五第四“阳”作“扬”，“得”作“出”。孙鼎宜曰：“排阳犹推扬，谓转针也。转针得法，邪自随出。”

❿邪：《素问》王注引《针经》、《甲乙》卷五第四并作“疾”。

⓫妄：《素问》王注引《针经》、《甲乙》卷五第四并作“妄”。姚文田《古音谐》卷六：“妄当作忘。”

⓬按：《素问》王注引《针经》、覆刻《太素》卷二十一并作“悔”。

⓭还：《甲乙》卷五第四作“环”。

⓮弦绝：覆刻《太素》卷二十一作“绝弦”。

⓯宝：《素问·针解》王注引《针经》作“实”。按：作“宝”是。“宝”与上文“道”字同为幽部韵。

⓰无针：覆刻《太素》卷二十一作“针无”。

⓱审视血脉：“脉”下原有“者”字，此据马注本、张注本及覆刻《太素》卷二十一、《甲乙》卷五第四删正。

⓲卫：覆刻《太素》卷二十一“卫（衞）”作“衡”。

⓳血脉者：《甲乙》卷五第四“血”上有“取”字。覆刻《太素》卷二十一“脉者”作“所”字，连下“在”字为句。杨上善曰：“血脉，络脉也。”

⓴澄：覆刻《太素》卷二十一、《甲乙》卷五第四并作“满”。

【注】

①菀陈则除之：王冰曰：“菀，积也。陈，久也。除，去也。言络脉之中，血积而久者，针刺而除去之也。”

②虚之：张介宾曰：“虚之，泄其邪。”

③大要：犹“大略”。《孟子·滕文光上》赵注：“略，要也。”“大略”就是大概的意思。旧注以“大要”为古经篇名，似因原衍“曰”字致误。

④徐而疾则实疾而徐则虚：实虚指补泻说。马莳曰："徐纳其针，而急出之则为补；疾纳其针，而徐出之则为泻。"

⑤言实与虚若有若无：张介宾曰："实之与虚，在有气无气耳。气本无形，故若有若无。善察之者，神悟于有无之间也。"

⑥为虚为实若得若失：马莳曰："泻之而虚，怳然若有所失；补之而实，佖然若有所得，亦以虚实本于一气，似在得失之间耳。"

⑦以针为之：汪机曰："九针各不同形，长短锋颖不等，或补或泻，宜随其疗而用之。"

⑧放而出之：孙鼎宜曰："《汉书·艺文志》集注'放，荡也'。谓放荡而出，以泄其邪，即摇大其穴之意"。

⑨按而引针是谓内温：引针，即出针。温，与"蕴"同。《说文·草部》："蕴，积也。"此言泻法出针，不应按闭针孔，否则，邪气就会蕴积于内而不得泻。

⑩补曰随之：孙鼎宜曰："《易·系辞下传》注'随，宜也'。补法不拘时间，故曰随。"

⑪意若忘之：张介宾曰："意若忘之，谓意会于有无之间也。"

⑫按：《尔雅·释诂》："按，止也。"

⑬虻（méng 蒙）：《庄子·天运》释文："虻，字亦作蝱。"虻，昆虫类，好吸人畜之血。

⑭令左属右：杨上善曰："左手按穴，右手行针，内气已补，右手出针左手闭门，使气相续不灭也。属，续也。"

⑮外门：杨上善曰："痏孔为外门也。"

⑯必无留血急取诛之：《国语·晋语》韦注："诛，除也。"此言邪血留者，应速刺除。

⑰坚者：杨上善曰："持针不坚，则气散不从针。"张志聪曰："坚者，手如握虎也。"

⑱正指直刺无针左右：谓针不偏斜，直刺而下，不可偏左偏右。《素问·针解》："义无邪下，欲端以正。"与此义互发明。

⑲神在秋毫：杨上善曰："秋毫谓秋时兔新生毫毛，其端锐微也。谓怡神在针端调气，故曰神在秋毫也。"

⑳属意：即"注意"。《汉书·盖饶宽传》颜注："属犹注也。"

㉑审视血脉：杨上善曰："审视十二经脉及诸络虚实。"

㉒必在悬阳及与两卫（衡）：《尔雅·释诂》："在，察也。"杨上善曰："悬阳，

鼻也。鼻为明堂，五脏六腑气色皆见明堂及与眉上两衡之中，故将针者，先观气色，知死生之候，然后刺之。”

㉓神属勿去：属，有“聚”义。《周礼·遂大夫》郑注：“属犹聚也。”神属勿去，是说方刺之时，精神凝聚而不分散，与《素问·针解》“静志观病人，无左右视”之义相互发明。

【语译】

凡是针刺时，正气虚用补法，邪气实用泻法，有瘀血的用破除（放血）法，邪气胜的用攻下法。大概是慢进针而快出针，急按针孔的为补法，快进针而慢出针，不按针孔的为泻法。这补和泻的作用，似有感觉又似无感觉；细察气的先至后至，而定留针或去针。总的说来，用补法也好，用泻法也好，要使患者感到补之若有所得，泻之若有所失。补泻的要点，在九针有不同之妙。或补或泻，可用针刺手法来解决。在用泻法时，要持针纳入，得气后，就摇大针孔，转而出针，这可使邪气随针外泄。假如出针随即按闭针孔，这会使邪蕴于内，瘀血不散，邪气不得外泄啊！在用补法时，随时施针，意念里如无其事，如行如止，像有蚊虻叮在皮肤上的感觉，针入皮肤之中，候气之际，有如停留徘徊；得气以后，急速出针，又像箭离弓弦一样，右手出针，左手急闭针孔，经气因而留止，针孔已闭，中气就会充实了。如有皮下出血，不可任其瘀留，应该速予除去。持针的准则，精神坚定是可贵的。对准腧穴，端正直刺，针不偏左偏右，针者精神集中到针端，并注意观察病人，仔细看其血脉，进针时避开它，这样，就不会发生什么危险了。将刺的时候，一定要看病人的鼻和眉目之间，而针者也须聚精会神，毫不疏忽，从而测知疾病的好坏。所谓“审视血脉”，那血脉之所在，横布在腧穴周围，看起来显得很清楚，用手去摸按也会感到坚实。

九针之名，各不同形：一曰镵[①]针，长一寸六分；二曰圆针，长一寸六分；三曰鍉❶针[②]，长三寸❷半；四曰锋针，长一寸六分；五曰铍❸针[③]，长四寸，广二分半；六曰圆利针，长一寸六分；七曰毫针，长三寸❹六分；八曰长针，长七寸；

九曰大针，长四寸。镵针者，头大末锐④，去❺泻阳气。圆针者，针如卵形❻⑤，揩摩⑥分间，不得伤肌肉❼，以泻分气❽。鍉针者，锋❾如黍粟之锐，主按脉勿陷，以致其气❿。锋针者，刃三隅⓫⑦，以发痼疾⑧。铍针者，末如剑锋，以取大脓。圆利针者，大⓬如氂⑨，且圆且锐，中身微大，以取暴气⓭。毫针者，尖如蚊虻⓮喙⑩，静以徐往，微以久留⓯之而养，以取痛痹。长针者，锋利身薄⓰，可以取远痹。大针者，尖如梃⓱，其锋微圆，以泻机关之水也⑪。九针毕矣。

【校】

❶ 鍉:《类说》卷三十七“鍉”作“提”。

❷ 三寸:《太素》卷二十五《热病说》杨注“三寸”作“二寸”。

❸ 铍:《素问·针解篇》王注“铍”作“铫”。“铍”“铫”音义并同。慧琳《音义》卷五十七引《说文》“铍，大针也，医家用以为破痈也”。

❹ 三寸：按本经《九针论》“三寸”作“一寸”。

❺ 去:《太素》卷二十二《九针所主》杨注“去”作“主”。按:“去”“主”形近致误。

❻ 针如卵形:《太素》杨注作“锋如卵”。

❼ 不得伤肌肉:《太素》杨注作“内不伤肌”。

❽ 以泻分气:《九针论》作“主治分间气”。

❾ 锋:《太素》卷二十五《热病说》杨注“锋”作“状”。

❿ 主按脉勿陷以致其气:《太素》杨注作“主按脉取气，令邪气独出”。

⓫ 刃三隅:《九针论》两云锋针是“筒其身锋其末”，与“刃三隅”不合。考《太素·九针所主》《热病说》两篇杨注皆云锋针是刃三隅，因此“热病数惊，瘛疭而狂”用它泻热出血。张介宾谓“筒其身者，似或有误”，其说是。

⓬ 大:《太素·九针所主》杨注“大”作“状”。按:《九针论》“大”作“尖”，是。“大”“尖”形近致误。

⓭ 气：应作“痹”。当据《太素·九针所主》杨注改。《九针论》亦误。

⓮ 蚊虻：下脱“之”字，应据《太素》杨注补。

⓯ 微以久留：本句文义不明。《九针论》作“微以久留，正气因之”。《太素》杨注作“留之养神”。

⑯锋利身薄：覆刻《太素·九针所象》“薄”作“博”。按：“薄”“博”似均不合，疑当作“长”。《九针论》谓长针“必长其身锋其末”是可证。

⑰尖如梃：胡本、熊本、周本、统本、金陵本、藏本、日抄本、日刻本“梃”并作“挺”。按：《九针论》亦作“挺”，《后汉书·方术传序》贤注：“挺，专折竹挺也。”“尖如挺”谓大针尖如折竹之锐。至《太素·九针所主》杨注作“筵”，其义与“挺”近。

【注】

①镵（chán 蝉）：《广雅·释诂四》：“镵，锐也。”

②鍉（dí 滴）针：丹波元简曰：“鍉，镝也，箭镞也。”“鍉针”喻其针似箭头。

③铍（pí 皮）针：《说文·金部》：“铍，大针也。”

④头大末锐：杨上善曰：“卒兑之者，令其易入，大其头，使不得深也。”

⑤针如卵形：杨上善曰：“圆针，圆其末如鸡卵也。”

⑥揩摩：同义复词。慧琳《音义》卷四十三引《古今正字》云：“揩，摩也。”卷十六引《考声》云：“摩，拭也。”引申有“磨擦”之意。

⑦刃三隅：即三棱针。

⑧以发痼疾：按《诗·东方之日》传：“发，行也。”引申有“去”义。“痼疾”谓积久难治之病。

⑨大如氂（máo 毛）：《广雅·释器》：“氂，毛也。”

⑩喙：朱骏声曰：“兽虫之口曰喙。”此指蚊虻之嘴言。

⑪以泻机关之水也：“机关”指关节言。《邪客篇》：“机关不得屈伸。”

【语译】

九针之名，各有不同的形状，第一种叫作镵针，长一寸六分；第二种叫作圆针，长一寸六分；第三种叫作鍉针，长三寸五分；第四种叫作锋针，长一寸六分；第五种叫作铍针，长四寸，宽二分半；第六种叫作加圆利针，长一寸六分；第七种叫作毫针，长三寸六分；第八种叫作长针，长七寸；第九种叫作大针，长四寸。镵针，针头大而针尖锐利，适于浅刺以泻皮肤之热；圆针、锋形如卵，适于磨擦分肉之间，既不会损伤肌肉，又能够疏泄分肉的邪气；鍉针，其锋像黍粟之粒的微圆，适于按压经脉，以引正气，从而使邪气排除；锋针，三面有刃，用以治疗积久难治之病；铍针，针尖像剑锋一样的锐利，用以刺痈排脓；圆利针、针尖像长毛，圆而锐利，针身稍为粗些，适于治疗暴痹；毫针、针尖像蚊虻的嘴，轻缓地刺入皮内，留针养神，可以治疗痛痹；长针、针锋锐利，针身略长，可以治疗日久不愈的痹证；大针、针尖像折的竹茬，其锋稍圆，可用以泻去关节壅滞的积水。所有九针的情况，大致如此而已。

夫气之在脉也，邪气在上①，浊气在中②，清❶气在下③。故针陷脉④则邪气出，针中脉⑤则浊气出❷，针太深则邪气❸反沉，病益❹。故曰：皮肉筋脉各有所处，病各有所宜❺，各不同形，各以任其所宜。无实无虚❻，损不足而❼益有余，是谓甚❽病，病益甚⑥。取五脉⑦者死，取三脉者恇⑧；夺⑨阴者死❾，夺阳者狂，针害⑩毕矣。刺之而❿气不至，无问其数⑪；刺之而❿气至，乃去之，勿复针。针各有所宜，各不同形，各任其所为。刺之要，气至而有效⓫，效之信，若风之⓬吹云，明乎若见苍天⓭，刺⓮之道毕矣。

【校】

❶ 清：应作"凊"。"凊""清"古书常混。《周礼·宫人》郑注："沐浴所以自洁清。"释文："清本作凊。"是误"凊"为"清"。《广雅·释诂四》"凊，寒也。""凊气"谓寒湿之气，而非清浊对文，如所谓轻清之气也。

❷ 针中脉则浊气出：上文以在上、在中、在下分举邪气、浊气、清气。而此于浊气出后，未及针清气之义，似有脱文。

❸ 邪气：《甲乙》卷五第四"邪"下无"气"字。

❹ 病益：《甲乙》卷五第四、《素问·长刺节论》王注引《针经》"益"下并有"甚"字。按：本经《小针解》无"病益"二字。周学海以此二字为衍文，似是。

❺ 病各有所宜：《甲乙》卷五第四"宜"作"舍"，下有"针各有所宜"五字。

❻ 无实无虚：《甲乙》卷五第四、《素问·针解篇》王注引《针经》并作"无实实，无虚虚"。按：以《难经·八十一难》"无实实虚虚"证之，《甲乙》、王注引是。

❼ 而:《甲乙》卷五第四无“而”字。

❽ 甚:《甲乙》卷五第四作“重”。

❾ 死:《甲乙》卷五第四作“厥”。

❿ 而:《素问·诊要经终论》王注引《针经》无“而”字。

⓫ 而有:《甲乙》卷五第四“而”下无“有”字。

⓬ 风之:《甲乙》卷五第四、《素问·八正神明论》“风”下并无“之”字。

⓭ 明乎若见苍天:《甲乙》卷五第四作“昭然于天”。

⓮ 刺:《甲乙》卷五第四“刺”上有“凡”字。

【注】

①邪气在上：风寒暑雨之邪，由风府、风门而入。张介宾曰：“邪气在上者，贼风邪气也。”

②浊气在中：寒温不适，饮食不节，病行肠胃。

③清气在下：寒湿之邪，由足部起。

④陷脉：谓头部穴位，以头部孔穴，多在骨陷之中。

⑤中脉：谓中焦足阳明之脉。

⑥病益甚：马莳曰：“无实其实，而益其有余；无虚其虚，而损其不足。若实实虚虚，是为甚人之病，故病益甚也。”

⑦五脉：张介宾曰：“五脉者，五脏五腧也。”

⑧取三脉者恇（kuāng 匡）：张介宾曰：“手足各有三阳，六腑脉也。”《说文·心部》：“恇，怯也。”

⑨夺：王冰曰：“夺谓精气减少如夺去也。”

⑩针害：杨上善曰：“针害者，言前所禁甚也。”

⑪无问其数：“数”谓息数。马莳曰：“凡刺之而气尚未至，当无问其数以守之。所谓如待贵人，不知日暮者是也。”

【语译】

气在人体经脉之内，阳邪之气常在上部，糟粕之气常停中部，寒湿之气常留下部，因而针刺部位也就不同了。如刺头部骨陷孔穴，就会使阳邪得以外出，刺阳明之脉，就会使浊气得以外出。病在浅表而针刺太深了，能够引邪入里，会使病势加重。因此说，皮肉筋脉各有它的部位，病证各有它的适应孔穴，情况不同，就应该随着病情慎重施针，不要实证用补法，也不要虚证用泻法，那损不足而益有余的做法，可说是加重患者的苦痛，因而病势也就越发严重了。精气虚的病人，取了五脏腧穴，可以致人于死；阳气不足的病人，取了三阳经的腧穴，可以致人于怯弱。耗伤了阴经，会发厥证；损伤了阳经，会发狂证。这都是用针不当的害处。针刺时，需要候气，如刺后尚未得气，不问息数多少，必须等待经气到来；如果针已得气，就可去针不再刺了。九针各有不同的功能，针形也不一样，在使用时，要根据病情分别选用。总之，针刺的关键是要得气，针下得气，必有疗效，疗效的可靠，就像风吹云散，很明朗地看到天空青天那样，这些都是针刺的道理啊。

黄帝曰：愿闻五脏六腑所出之处。岐伯曰：五脏五腧①，五五二十五腧；六腑六腧②，六六三十六腧。经脉十二，络脉十五③，凡二十七气以上下❶④，所出为井⑤，所溜❷为荥⑥，所注为腧⑦，所行为经⑧，所入为合⑨，二十七气所行，皆在五腧也。节之交，三百❸六十五会⑩，知其要者，一言而终，不知其要，流散无穷❹。所言节者，神❺气⑪之所游行出入也，非皮肉筋骨也❻。

【校】

❶ 以上下:《甲乙》卷三第二十四作“上下行”。

❷ 所溜:《难经·六十八难》“溜”作“流”。按：刘校《甲乙》卷三第二十四“溜”作“留”。“溜”是“留”的误字。“留”与“流”通。《庄子·天地篇》释文:“留或作流。”

❸ 三百:《甲乙》卷五第四“三百”上有“凡”字。

❹ 知其要者……流散无穷：按:“知其”十六字，与上下文，语意不蒙，未知何篇之语窜移至此。汪昂《灵枢约注》卷上略去此“知其”十六字，似有所见。

❺ 神:《素问·调经论》王注引《针经》“神”上有“皆”字。

❻ 非皮肉筋骨也:《素问·调经论》王注引《针经》作“非骨节也”。

【注】

①五脏五腧：腧，是“俞”的借用字。慧琳《音义》卷五十四云：“诸方书、明堂图，俞皆针灸之穴，作腧非也。”又借用为“输”，如《太素·本输》“五输

之所留止”即其例。但俞穴本字，仍以作“俞”为是。五俞，是指每脏各有井、荥、输、经、合之五个特定穴。

②六腑六腧：是指胆、胃、大肠、小肠、三焦、膀胱，每腑各有井、荥、输、原、经、合之六个特定穴。

③络脉十五：十二经各有络脉，此外有又任脉之络，督脉之络，脾之大络，计共十五。

④凡二十七气以上下：经脉十二，络脉十五，故云二十七气，此二十七气，出入于上下手足之间。

⑤所出为井：杨上善曰：“井者，古者以泉源出水之处为井。人之血气出于四肢，故脉出处以为井也。”

⑥所溜为荥：脉气出后，尚未充盛，犹如流动之小水。《说文·水部》：“荥，绝小水也。”

⑦所注为腧：张介宾曰：“注，灌注也。腧，输运也，脉注于此而输于彼，其气渐盛也。”

⑧所行为经：脉气大行，如同河水流畅。杨上善曰：“经者，通也。”

⑨所入为合：杨上善曰：“脉出指井，至此合于本脏之气，故名为合。”

⑩节之交三百六十五会：谓人体经络之气所聚之处，即三百六十五个气穴。

⑪神气：血气。《素问·八正神明论》：“血气者，人之神。”

【语译】

我希望听到脏腑脉气所出之处的情况。岐伯说：五脏经脉，各有井、荥、输、经、合五个腧穴，五五共二十五个腧穴；六腑经脉，各有井、荥、输、原、经、合六个腧穴，六六共三十六个腧穴，人体脏腑有十二经脉，每经各有一络，加上任督之脉各一络和脾之大络，共十五络，这二十七脉之气循行周身，出入于上下手足之间，它的脉气由始微而趋向正盛，最后入合于内，这就是所谓“所出为井，所流为荥，所注为输，所行为经，所入为合”的意思。这二十七气流注于五腧，昼夜循行不息。人体关节等部位的相交，共有三百六十五个会合处，都是血气游行出入和络脉渗灌诸节的地方，不是指皮肉筋骨说的。知道这些要妙所在，一句话就足以蔽之，否则就会散漫无边际了。

睹❶其色，察其目，知其散复①；一其形②，听其动静，知

其❷邪正。右主推之③，左持而御之④，气至而去之。凡将用针，必先诊脉❸，视气之剧易，乃可以治也。五脏之气已绝于内，而用针者反实其外⑤，是谓重竭⑥，重竭必死，其死也静，治之者辄⑦反其气，取腋与膺⑧；五脏之气已绝于外，而用针者反实其内，是谓逆厥⑨，逆厥则必死❹，其死也躁，治之者，反取四末⑩。刺❺之害，中而不去，则精泄⑪；害❻中而去，则致气。精泄则病益❼甚而恇，致气则生为痈疡❽。

【校】

❶睹：统本、金陵本、张注本"睹"并作"观"。

❷知其：《素问·宝命全形论》王注引《针经》"知其"作"而知"。

❸必先诊脉：《甲乙》卷五第四"先"下无"诊"字，"脉"字与下"视"字互乙，两句作一句读，为"必先视脉气之剧易"。

❹逆厥则必死："则"字衍文。以上文"重竭必死"律之可证。

❺刺：《太素》卷二十六《寒热杂说》"刺"上有"凡"字。

❻害：本经《寒热病》、覆刻《太素》卷二十一《九针要道》"害"并作"不"。

❼病益：本经《寒热病》、《甲乙》卷五第四"病"下并无"益"字。

❽疡：本经《寒热病》"疡"作"疽"。

【注】

①散复：散，谓血气之耗散。复，谓血气之还复。

②一其形：《吕氏春秋·举难》高注："一，分也。"一其形，是说分别形体之肥瘦强羸。

③右主推之：谓右手主推而进针。

④左持而御之：《汉书·刘向传》颜注："持，谓扶持佐助。"左持云者，谓左手佐助而护针身。

⑤反实其外：外指阳，内指阴。"反实其外"与上"反实其内"对文。

⑥是谓重竭：张介宾曰："脏气已绝于内，阴虚也。反实其外，误益阳也，益阳则愈损其阴，是重竭也。"

⑦辄（zhé 折）：有"每"义。

⑧取腋与膺：《广韵·十六蒸》："膺，胸也。"张介宾曰："腋与膺皆脏脉所

出，气绝于内，而复取之，则致气于外，而阴愈竭矣。”

⑨逆厥：《素问·厥论》：“阳气衰于下，则为寒厥。”脏气已绝于外，反补脏阴，阳气益竭，而发逆厥。

⑩四末：指四肢。

⑪精泄：谓伤气。《淮南子·精神训》高注：“精者，人之气。”

【语译】

在进行针刺之际，时刻察看患者的气色和眼神，可以测知血气的耗散与还复；分别病人形体的强羸，听他的声音动静，可以了解邪正虚实。然后右手推而进针，左手防御针身，等到针下得气，就可出针了。凡是要用针的时候，必先观察脉气的和与不和，然后才可治疗。如五脏之气已绝于内的病人，是阴虚，而用针反补在外的阳经，阳愈盛则阴愈虚，这叫重竭，重竭必死，在死时是安静的，这是因为医生每违反经气，误取腋和胸的腧穴，促使脏气愈趋虚竭所致。至于五脏之气已虚于外的病人，是阳虚，而用针反补在内阴经，阴愈盛则阳愈虚，引起四肢厥冷，这叫逆厥，逆厥必死，在死时是烦躁的，这是误取四肢末端穴位，促使阳气愈竭所造成的。针刺的要害，刺已中病而不出针就会伤气，不中病而出针，就会使邪气留滞不散，伤气会使病加重而使人虚弱，气滞很容易发生痈疡。

五脏有六腑①，六腑有十二原，十二原❶出于四关②，四关主治五脏。五脏有疾，当❷取之十二原，十二原者，五脏之所以禀③三百六十五节气味❸也。五脏有疾也，应出❹十二原，而原❺各有所出，明知其原，睹其应，而知五脏之害矣。阳中之少阴，肺也，其原出于太渊④，太渊❻二。阳中之太阳，心也，其原出于大陵⑤，大陵二。阴中之少阳，肝也，其原出于太冲⑥，太冲二。阴中之至阴，脾也，其原出于太白⑦，太白二。阴中之太阴，肾也，其原出于太溪⑧，太溪二。膏❼之原，出于鸠尾⑨，鸠尾一。肓⑩之原，出于❽脖胦⑪，脖胦一。凡此十二原者，主治五脏六腑之有疾者也。

【校】

❶十二原：《甲乙》卷一第六“十二原”下有“者”字。

❷当：覆刻《太素》卷二十一《诸原所生》作“常”。

❸气味：孙鼎宜曰：“‘气’当作‘之’，草书形误。‘味’当作‘会’，声误。”

❹应出：《甲乙》卷一第六“应出”作“出于”。

❺而原：周本、日抄本、日刻本并作“十二原”。

❻其原出于太渊太渊：《甲乙》卷一第六“太渊”下不重“太渊”二字，下“大陵”“太冲”“太白”“太溪”“鸠尾”“脖胦”同。

❼膏：覆刻《太素》卷二十一《诸原所生》作“鬲”。

❽出于：《素问·腹中论》王注引《灵枢经》作“名曰”。

【注】

①五脏有六腑：脏腑之气，表里相通。

②四关：两肘两膝，是全身关节之大关。

③禀：“廪”之省文。《素问·皮部论》王注：“廪，聚也。”

④太渊：肺脉所注，输穴，阴经无原穴，以输穴代之。

⑤大陵：心主之脉所注，输穴。汪昂曰：“大陵系心包经穴，以心包代心君行事，故不曰本经之神门，而曰心包之大陵。”

⑥太冲：肝脉所注，输穴。

⑦太白：脾脉所注，输穴。

⑧太溪：肾脉所注，输穴。

⑨鸠尾：杨上善曰：“膈气在于鸠尾之下，故鸠尾为原。”马莳曰：“鸠尾在臆前蔽骨下五分，人无蔽骨者，从歧骨下一寸即是。曰鸠尾者，言其骨垂下，如鸠尾形也。”

⑩肓：谓下肓。

⑪脖胦：《甲乙》卷三第十九：“气海，一名脖胦，一名下肓，在脐下一寸五分，任脉气所发。”

【语译】

五脏有在外的六腑，六腑之外有十二原，十二原穴出于四关，四关主治五脏病变。五脏有病，应该取十二原穴。因为十二原穴，是五脏聚三百六十五节经气而集中的地方，因此五脏有了病变，就反应到十二原，而十二原也各有所属之内脏，了解原穴的性质，看透它的反应，就可知五脏的受病情况。心肺居于膈上，属于阳位。肺是阳部的阴脏，为阳中之少阴，它的原穴是太渊左右二穴。心是阳部的阳脏，为阳中之太阳，它的原穴是大陵左右二穴。肝、脾、肾位于胸膈以下，属于阴位。肝是阴部的阳脏，为阴中之少阳，它的原穴是太冲左右二穴。脾是阴部的阴脏，为阴中之至阴，它的原穴是太白左右二穴。肾是阴部的阴脏，为阴中之太阴，它的原穴是太溪左右二穴。膈的原穴是鸠尾，属任脉，只有一穴。肓的原穴是气海，属任脉，也只有一穴。这十二原穴是脏腑经络之气输注相通的关键所在，所以能够治疗五脏六腑的疾病。

胀取三阳[①]，飧泄取三阴[①]。

【注】

①三阳　三阴：三阳，指足三阳经，即胃、胆、膀胱。三阴，指足三阴经，即脾、肝、肾。杨上善曰："胀取六腑三阳原也，泄取五脏三阴原也。"

【语译】

凡患腹胀病，应该取足三阳经；凡是患飧泄病，应该取足三阴经。

今夫五脏之有疾也，譬犹刺[①]也，犹污[②]也，犹结[③]也，犹闭[④]也。刺虽久，犹可拔也；污虽久，犹可雪[⑤]也；结虽久，犹可解也；闭虽久，犹可决也。或言久疾之不可取者，非其说也。夫善用针者，取其疾也，犹拔刺也，犹雪污也，犹解结也，犹决闭[⑥]也。疾虽久，犹可毕[⑦]也。言不可治者，未得其术也。

【注】

①刺：《方言》三："凡草木刺人，自关而西谓之刺。"

②污：《文选·雪赋》善注："污，犹相污染也。"

③结：《文选·西京赋》薛注："结，缚也。"

④闭：《国语·晋语》韦注："闭，壅也。"

⑤雪：《文选·长笛赋》翰注："雪，洗涤也。"

⑥决闭：《汉书·沟洫志》颜注："决，分泄也。""决闭"犹云决泄水之壅

障也。

⑦可毕:《尔雅·释诂》:“毕，尽也。”“可毕”犹云可尽其效也。

【语译】

五脏有病，好比肌肉上扎了刺，物体上被污染，绳索打了结扣，河水有了淤塞一样。但是，扎了刺虽然好多天，还可以拔掉它；污染日子虽久，还可以洗净它；结扣拴了好久，还可以解开它；河道淤塞时间虽然长些，还可以疏开它。有人认为久病就不能针治而愈，这样说法是不对的。善于用针的医生，就像拔刺、涤污、解扣、疏淤一样，疾病的时间虽然很长，还是可以达到治愈效果的。那说久病不能治的，是因为未掌握针刺的技术啊。

刺诸❶热者，如以❷手探汤①；刺寒清②者，如人不欲行③。阴有阳疾者，取之下陵三里❸，正往无殆④，气下❹乃止⑤，不下复始也。疾高而内⑥者，取之阴之❺陵泉；疾高而外⑥者，取之阳之❺陵泉也。

【校】

❶诸：覆刻《太素》卷二十一《诸原所生》无“诸”字。

❷以:《甲乙》卷五第四、覆刻《太素》卷二十一《诸原所生》并无“以”字。

❸下陵三里:“下陵”二字疑衍。例以《邪气脏腑病形》《五乱》“取之三里”句法可证。《本输》云:“入于下陵，下陵膝下三寸，胻骨外三里也。”则“下陵”二字，似系三里之旁注，传抄误入正文。

❹气下:《甲乙》卷五第四作“下气”。

❺阴之　阳之:《甲乙》卷五第四“阴”下“阳”下并无“之”字。

【注】

①刺诸热者如以手探汤：杨上善曰:“刺热者，决泻热气，不久停针，徐引针使疾气疾出，故如手探汤，言其疾也。”

②寒清：同义复词。《吕氏春秋·有度》高注:“清，寒。”

③如人不欲行：杨上善曰:“刺寒者，久留于针，使温气集补，故如上行，迟若不行，待气故也。”

④殆：通“怠”。《论语·为政》释文：“殆本作怠。”

⑤气下乃止：“下”作“去”解。《周礼·为司民》：“下犹去也。”气下乃止，是说邪气退去就须停针。

⑥疾高而内　疾高而外：张介宾曰：“疾高者，在上者也，当下取之。然高而内者属脏，故当取阴陵泉；高而外者属腑，故当取阳陵泉。”

【语译】

针刺热病，好像是手试沸汤，一触就起；针刺寒病，好像不愿出行的样子。阴分里有了阳邪热象，应当取足三里穴，准确进针，不能懈怠，邪气退了，就应该停针，假如邪气不退，还需要再刺。病出现在上部，而属于内脏的，可取阴陵泉；病出现在上部，而属于外腑的，可取阳陵泉。

本输第二

本篇主要是论述脏腑腧穴，指出井、荥、输、原、经、合各穴的名称和部位，并脏腑相配合的关系，以及四时取穴常法，由于重点讨论了腧穴，所以以“本输”名篇。

黄帝问于岐伯曰：凡刺之道，必通十二经络❶之所终始①，络脉之所别处❷②，五输之所留❸③，六腑❹之所与合，四时之所出入④，五脏之所溜处❺，阔数之度⑤，浅深之状⑥，高下所至⑦。愿闻其解。

【校】

❶ 十二经络:《太素》卷十一《本输》“经络”作“经脉”。《终始》:“必先通十二经脉之所生病，而后可得传于终始矣。”取以律此，自以作“经脉”为是。

❷ 处:《太素》卷十一《本输》作“起”。

❸ 留:《太素》卷十一《本输》下有“止”字。

❹ 六腑:《太素》卷十一《本输》上有“五脏”二字。

❺ 五脏之所溜处:《太素》卷十一《本输》“五脏”作“脏腑”，“溜处”作“流行”。

【注】

①必通十二经络之所终始：杨上善曰：“手之三阴，始之于胸，终于手指；手之三阳，始于手指，终之于头。足之三阳，始起于头，终之于足；足之三阴，始起于足，终之于腹。”

②络脉之所别处：杨上善曰：“十五络脉，皆从脏腑正经，别走相入。”

③五输之所留：张介宾曰：“如下文井荥输经合穴，各有所留止也。”

④四时之所出入：杨上善曰：“秋冬，阳气从皮外入至骨髓，阴气出至皮外；

春夏，阴气从皮外入至骨髓，阳气出至皮外。”

⑤阔数之度：张志聪曰：“阔数，宽窄也。经脉宽大，孙脉窄小。”

⑥浅深之状：杨上善曰：“络脉为浅，经脉为深。”

⑦高下所至：杨上善曰：“经脉，高上于头，下至于足。”

【语译】

黄帝问于岐伯说：大凡针刺的方法，必须先通晓十二经络的起点和终点，络脉别出的处所，井、荥、输、经、合腧穴留止的部位，脏腑相合的关系，以及四时气候影响人体的出入变化，五脏之气的流行灌注，尤其是经脉、络脉、孙脉的宽窄程度，浅深情况，上至头面，下至足胫的联系。对于这些问题，希望听到你的讲解。

岐伯曰：请言其次也。肺出于❶少商，少商者，手大指端❷内侧也，为井木❸①；溜于鱼际②，鱼际者，手鱼也，为荥；注于太渊❹，太渊❺，鱼后一寸❻陷者中也，为腧；行于经渠，经渠，寸口❼中也，动而不居③，为经；入于尺泽，尺泽，肘中之动脉也，为合，手太阴经也。

【校】

❶出于:《太素》卷十一《本输》、《甲乙》卷三第二十四“出”下并无“于”字。下同，不再举。

❷指端:《太素》卷十一《本输》“指”下无“端”字。

❸为井木:《太素》卷十一《本输》、《千金》卷二十九“井”下并无“木”字。下同。

❹太渊:《太素》卷十一《本输》、《千金》卷二十九“渊”并作“泉”。按:唐高祖名渊，因讳其名，当时改渊作“泉”。

❺太渊:《太素》卷十一《本输》“渊”下有“者”字。下类此者，不再举。

❻一寸:《太素》卷十一《本输》“一寸”作“下”字。

❼寸口:《太素》卷十一《本输》“寸口”下有“之”字。

【注】

①井木：杨上善曰：“手足三阴，皆以木为井，相生至于水之合也；手足三阳，皆以金为井，相生至于土之合也。”十二经之五输穴，井、荥、输、经、

合，按五行配属，凡阴经均起于木，会于水，其序是木、火、土、金、水。

②鱼际：张介宾曰："手腕之前，大指本节之间，其肥肉隆起形如鱼者，统谓之鱼。寸口之前，鱼之后曰鱼际穴。"

③动而不居：太阴之脉，动于寸口不止，故曰"动而不居"。《荀子·不苟》杨注："居，止也。"

【语译】

岐伯说：让我按次序来谈吧！肺经的脉气出于少商穴，少商穴在大指端的内侧，称之为井木；脉气由此流于鱼际穴，鱼际在手鱼之后，称之为荥；脉气由此注于太渊穴，太渊在鱼后下一寸陷者之中，称之为输；脉气由此行于经渠穴，经渠在寸口之陷中，动而不止，称之为经；脉气由此入归于尺泽穴，尺泽是肘中的动脉，称之为合。这就是手太阴肺经所属的五输穴。

【按语】

五输穴，指人体五类孔穴，这些孔穴都在四肢。井、荥、输、经、合，是古人以流水譬喻经脉气血在人体的流行。所谓"所出为井"，是说经脉之气流行分支的起点，如泉水初出之处；所谓"所溜为荥"，是说经脉之气开始四溢，如水已出泉源，势将分流四布；所谓"所注为输"，是说经脉之气注此输彼，如细小水流渐入深处；所谓"所行为经"，是说经脉之气流行的地方，如水流经过之处；所谓"所入为合"，是说经脉之气会合相接，如水流汇合入海。因此杨上善说："脉出指井，至此合于本脏之气。"他说的是恰当的。

心❶出于中冲，中冲，手中指之端也，为井木；溜于劳宫，劳宫，掌中中指本节之内间也，为荥；注于大陵，大陵，掌后两骨❷之间方下者❸也，为腧；行于间使。间使之道❹，两筋之间，三寸之中也❺，有过则至，无过则止①，为经；入于曲泽，曲泽，肘内廉②下陷者之❻中也，屈而得之，为合，手少阴也。

【校】

❶ 心:《甲乙》卷三第二十五“心”作“心主”。《素问·气穴论》王注作“心包”。张介宾曰:“此下五腧，皆属手厥阴之穴，而本经直指为心腧者，正以心与心包，本同一脏，其气相通，皆心所主，故诸邪之在于心者，皆在于心之包络，包络者，心主之脉也。《邪客》篇曰‘手少阴之脉独无腧’。正此之谓。”

❷ 两骨：张注本“两”作“高”。《甲乙》卷三第二十五、《千金翼方》卷二十六第一之二十三、《外台》卷三十九、《素问·气穴论》王注“骨”并作“筋”。

❸ 方下者:《甲乙》卷三第二十五、《外台》卷三十九并作“陷者中”。

❹ 间使之道:《太素》卷十一《本输》“使”下无“之”字。按：无“之”字是。但“间使道”三字，于文不词，似应作“间使者”，与前后如“少商者”“大敦者”之句法一律。

❺ 两筋之间三寸之中也:《甲乙》卷三第二十五、《千金翼方》卷二十六第一之二十三、《外台》卷三十九并作“在掌后三寸两筋间陷中”。

❻ 陷者之:《甲乙》卷三第二十五“陷者”下无“之”字。

【注】

①有过则至无过则止：张介宾曰:“有过，有病也。此脉有病则至，无病则止也。”

②肘内廉:“廉”指侧边。《仪礼·乡饮酒礼》郑注:“侧边曰廉。”

【语译】

心经的脉气出于中冲，中冲在手中指端，称之为井木；脉气由此流于劳宫穴，劳宫在掌中央中指本节的内间，称之为荥；脉气由此注于大陵穴，大陵在掌后两骨之间陷中，称之为输；脉气由此行于间使穴，间使在掌后三寸两筋间陷中，当本经有病时，就表现出反应，无病就脉气平静，称之为经；脉气由此入归于曲泽，曲泽在肘内侧陷中，屈肘可得其穴，称之为合。这是手少阴心经（心包络经）所属的五输穴。

肝出于大敦，大敦者，足大指之端及三毛之中也，为井木；溜于行间，行间，足大指间也❶，为荥；注于太冲①，太冲，行间上二寸陷者之中也❷，为腧；行于中封，中封，内踝之前一

寸半❸，陷者之中❹，使逆则宛②，使和则通，摇❺足而得之，为经；入于曲泉，曲泉，辅骨③之下，大筋之上❻也，屈膝而得❼之，为合，足厥阴❽也。

【校】

❶ 行间足大指间也：《太素》卷十一《本输》“大”上无“足”字，“指”下有“之”字。《甲乙》卷三第三十一作“行间在足大指间动脉陷者中”。(《素问·气穴论》王注“动脉”作“脉动应手”。)

❷ 太冲行间上二寸陷者之中也：《太素》卷十一《本输》“行间”上有“在”字。《甲乙》卷三第三十一作“太冲在足大指本节后二寸，或曰一寸五分陷者中”。(《图经》卷一《足厥阴肝经》“陷者中”作“动脉中”。)

❸ 中封内踝之前一寸半：《太素》卷十一《本输》“内”上有“在”字，“踝”下无“之”字。《甲乙》卷三第三十一、《千金翼方》卷二十六《针灸上》、《图经》卷一“一寸半”并作“一寸”。

❹ 陷者之中：《太素》卷十一《本输》“之中”作“中也”。

❺ 摇：《甲乙》卷三第三十一、《千金翼方》卷二十六《针灸上》、《图经》卷五“摇”并作“伸”。按《太素》作“摇”，与《灵枢》同。但据杨注，知《太素》原作“伸”，“摇”是误字。

❻ 大筋之上：《太素》卷十一《本输》杨注引《明堂》、《甲乙》卷三第三十一、《千金翼方》卷二十六、《图经》卷五“之上”下，并有“小筋下”三字。

❼ 屈膝而得：《甲乙》卷三第三十一“膝”下无“而”字。《资生经》第一“得”作“取”。

❽ 足厥阴：“阴”下脱“经”字，应据《太素》补。

【注】

①注于太冲：王冰曰：“肾脉与冲脉并下行循足，合而盛大，故曰太冲。”

②使逆则宛：《太素》卷十一《本输》：“气行曰使。宛，不伸也，塞也。”

③辅骨：王冰曰：“腘下为辅骨。”

【语译】

肝经的脉气出于大敦穴，大敦在足大趾的外侧和三毛中间，称之为井木；脉气由此流于行间穴，行间在大趾次趾间动脉陷中，称之为荥；脉气由此注于太冲穴，太冲在行间穴上二寸陷中，称之为输；脉气由此行于中封穴，中封在内踝的前一寸陷中，在该穴针刺时，逆之则脉气就会郁塞，和之则脉气就会流畅，伸足可得其穴，称之为经；脉气由此入归于曲泉，曲泉在膝内辅骨之下，大筋上，小筋下，屈膝取穴，称之为合。这是足厥阴肝经所属的五输穴。

脾出于隐白，隐白者，足大指之端内侧也❶，为井木；溜于大都，大都，本节之后，下陷者之中也❷，为荥；注于太白，太白，腕骨❸之下也，为腧；行于商丘，商丘，内踝之下，陷者之中也❹，为经；入于阴之陵泉，阴之陵泉，辅骨之下，陷者之中也，伸而得之❺，为合，足太阴❻也。

【校】

❶ 隐白者足大指之端侧也:《甲乙》卷三第三十作“隐白在足大指端内侧去爪甲如韭叶”。

❷ 大都本节之后下陷者之中也:《甲乙》卷三第三十“本节”上有“在”字,“陷者”下无“者”字。

❸ 腕骨:《太素》卷十一《本输》、《甲乙》卷三第三十、《千金翼方》卷二十六、《图经》卷五“腕”并作“核”。丹波元简曰:“腕骨当作核骨，诸家不议及者，误。”杨上善曰:“核骨在大指本节之后，然骨之前，高骨是也。”

❹ 商丘内踝之下陷者之中也:《甲乙》卷三第三十作“商丘在足内踝下微前陷者中”。

❺ 伸而得之:《太素》卷十一《本输》“伸”上有“屈”字。《甲乙》卷三第三十、《千金翼方》卷二十六“而”并作“足”。

❻ 足太阴:《太素》卷十一《本输》“太阴”下有“经”字。

【语译】

脾经的脉气出于隐白穴，隐白在足大趾的内侧，称之为井木；脉气由此流于大都穴，大都在足大趾本节后内侧陷中，称之为荥；脉气由此注于太白穴，太白在足内侧核骨之下，称之为输；脉气由此行于商丘穴，商丘在足内踝下微前陷中，称之为经；脉气由此入归于阴陵泉，阴陵泉在膝内侧辅骨下陷中，其穴伸足可取，称之为合。这是足太阴脾经所属的五输穴。

肾出于涌❶泉，涌泉者，足心也，为井木；溜于然谷，然谷，然骨[①]之下者也❷，为荥；注于太溪，太溪，内踝之后，跟骨之上[②]，陷中者❸也，为腧；行于复溜❹，复溜，上内踝二寸❺，动而不休[③]，为经；入于阴谷，阴谷，辅骨之后，大筋之下，小筋之上也，按之应手[④]，屈膝而得之，为合，足少阴经也。

【校】

❶ 涌：原作“湧”，据《太素》卷十一《本输》、《甲乙》卷三第三十二、《千金翼方》卷二十六、《图经》卷一、《资生经》第一改。《说文》无“湧”字。慧琳《音义》卷一“涌或作湧”。

❷ 然谷然骨之下者也：《甲乙》卷三第三十二、《千金翼方》卷二十六并作“然谷，在足内踝前起大骨下陷中”。

❸ 中者：张注本作“者中”。

❹ 复溜：原作“复留”，据马注本、张注本改。《千金》卷二十九“复”作“伏”。

❺ 上内踝二寸：《甲乙》卷三第三十二、《千金翼方》卷二十六、《图经》卷一并作“在足内踝上二寸”。

【注】

①然骨：杨上善曰：“大骨为然骨。”

②跟骨之上：“跟骨”指位于足后跟之小骨。杨上善曰：“《明堂》，跟骨上动脉也。”

③动而不休：丹波元简谓此穴诸书不言有动脉。考《太素·本输》杨注谓此为“足少阴脉动不休”。《资生经》第一云：“太溪在足内踝后跟骨上动脉陷中。”丹波殆失检。

④按之应手：杨上善曰：“按应手，谓按之手下觉异也。”

【语译】

肾经的脉气出于涌泉穴，涌泉在足心，称之为井木；脉气由此流于然谷，然谷在足内踝前大骨陷中，称之为荥；脉气由此注于太溪穴，太溪在足内踝后，跟骨上陷中，称之为输；脉气由此行于复溜穴，复溜在足内踝上二寸，有动脉跳动不止，称之为经；脉气由此入归于阴谷穴，阴谷在膝内侧辅骨后，大筋之下，小筋之上，按之脉动应手，屈膝从腘横纹内侧端二筋间取之，称之为合。这是足少阴肾经所属的五输穴。

膀胱出于至阴，至阴者，足小指之端也❶，为井金①；溜于通谷，通谷，本节之前外侧也❷，为荥；注于束骨，束骨，本节之后，陷者中❸也，为腧；过于京骨，京骨，足外侧大骨❹之下，为原；行于昆仑，昆仑，在外踝之后，跟骨❺之上，为经；入于委中，委中，腘中央❻，为合，委而取之❼②，足太阳也。

【校】

❶足小指之端也：《甲乙》卷三第三十五、《图经》卷一并作“在足小指外侧”。

❷通谷本节之前外侧也：《太素》卷十一《本输》无“外侧也”三字。按杨注引《明堂》谓“通谷，小指外侧，本节前陷中”。则《太素》原有“外侧也”三字，故其注云然。

❸束骨本节之后陷者中：《太素》卷十一《本输》无“陷者中”三字。据《素问·气穴论》王注：“束骨在足小指外侧，本节后赤白肉际陷者中。”并参以《千金翼方》卷二十六、《图经》卷一，则“陷者中”三字应有。

❹外侧大骨：《太素》卷十一《本输》作“踝”。

❺跟骨：《素问·气穴论》王注作“腿骨”。

❻腘中央：《太素》卷十一《本输》“央”作“也”。《素问·气穴论》“腘”上有“在”字。

❼委中……委而取之：“为合”与“委而取之”四字误倒，此应作“委中，腘中央，委而取之，为合”。与手少阴曲泽“屈而得之为合”，足厥阴曲泉“屈膝而得之为合”，足太阴阴之陵泉“伸而得之为合”，足少阴阴谷“屈膝而得之为合”，手太阳小海“伸臂而得之为合”，手阳明曲池“屈臂而得之为合”之文例，前后一致。至足少阳阳之陵泉、足阳明冲阳、手太阳天井，其“为合”“为原”亦均误倒，并应乙正。

【注】

①井金：凡阳经之五输穴（不包括原穴），起于金而会于土，其序为金水木火土。

②委而取之：屈而取之。《邪气脏腑病形》云："委中者，屈而取之。""委"有"曲"义，见《广韵·四纸》。"曲""屈"通用，《淮南子·主术训》高注："曲，屈。"至《素问·骨空论》王注："委中者，背面取之。"则另一取穴之法，亦可参考。

【语译】

膀胱的脉气出于至阴穴，至阴在足小趾的外侧，称之为井金；脉气由此流于通谷穴，通谷在足小趾外侧本节前陷中，称之为荥；脉气由此注于束骨穴，束骨在足小趾外侧本节后陷中，称之为输；脉气由此过于京骨穴，京骨在足外侧大骨下赤白肉际陷中，称之为原；脉气由此行于昆仑穴，昆仑在足外踝跟骨上陷中，称之为经；脉气由此入归于委中穴，委中在膝腘后横纹中央，可以屈而取之，称之为合。这是足太阳膀胱经所属的五输穴和原穴。

胆出于窍阴，窍阴者，足小指次指之端也，为井金；溜于侠[①]溪，侠溪，足小指次指之间也❶，为荥；注于临泣，临泣，上行一寸半陷者中也❷，为腧；过于丘墟❸，丘墟，外踝之前下，陷者中也❹，为原；行于阳辅，阳辅，外踝之上❺，辅骨[②]之前，及绝骨之端❻也，为经；入于阳之陵泉，阳之陵泉，在膝❼外陷者中也，为合，伸❽而得之，足少阳❾也。

【校】

❶ 足小指次指之间也：《甲乙》卷三第三十四作"在足小指次指二歧骨间，本节前陷者中"。

❷ 上行一寸半陷者中也：《甲乙》卷三第三十四、《图经》卷一并作"在足小指次指本节后间陷者中，去侠溪一寸五分"。

❸ 丘墟：《太素》卷十一《本输》"墟"作"虚"。

❹ 外踝之前下陷者中也：《甲乙》卷三第三十四作"在足外廉踝下如前陷者

中，去临泣一寸”。按《太素》杨注引《明堂》、《素问·气穴论》王注、《图经》卷一、《资生经》第一“一寸”并作“三寸”。

❺外踝之上：《甲乙》卷三第三十四、《外台》卷三十九、《图经》卷一下并有“四寸”二字。

❻及绝骨之端：《甲乙》卷三第三十四、《千金》卷二十九、《资生经》第一下并有“如前三分，去丘墟七寸”九字。

❼在膝：《太素》卷十一《本输》作“外膝”。《甲乙》卷三第三十四“在膝”下有“下一寸骺外廉”六字。

❽伸：《太素》卷十一《本输》“伸”下有“足”字。

❾足少阳：《太素》卷十一《本输》“阳”下有“经”字。

【注】

①侠：陆懋修曰：“侠与挟通。《内经》‘挟’字多作‘侠’。”

②辅骨：沈彤曰：“侠膝之骨曰辅骨。”

【语译】

胆经的脉气出于窍阴穴，窍阴在足小趾次指外侧，称之为井金；脉气由此流于侠溪穴，侠溪在足小趾次趾歧骨间，本节前陷中，称之为荥；脉气由此注于临泣穴，临泣上行去侠溪穴一寸五分，在足小趾次趾本节后间陷中，称之为输；脉气由此过于丘墟穴，丘墟在足外踝微前陷中，称之为原；脉气由此行于阳辅穴，阳辅在足外踝上四寸绝骨之端，称之为经；脉气由此入归于阳陵泉穴，阳陵泉在膝下一寸，外辅骨陷中，伸足取之，称之为合。这是足少阳胆经所属的五输穴和原穴。

胃出于厉兑，厉兑者，足大指内❶次指之端也，为井金；溜于内庭，内庭，次指外间❷也，为荥；注于陷谷，陷谷者，上中指内间❸上行二寸陷者中也，为腧；过于冲阳，冲阳，足跗❹[①]上五寸陷者中也，为原，摇足而得之❺；行于解溪，解溪，上冲阳❻一寸半陷者中也，为经；入于下陵，下陵，膝下三寸，胻[②]骨外❼三里也，为合；复下三里❽三寸为巨虚上廉[③]，复下上廉❾三寸为巨虚下廉[③]也，大肠属上，小肠属下[④]，

足阳明胃脉也。大肠小肠皆属于胃⑩，是足阳明也。

【校】

❶ 足大指内:《甲乙》卷三第三十三、《千金》卷二十九、《医心方》卷二、《图经》卷一、《资生经》第一“大指”下并无“内”字。孙鼎宜曰:“‘内’字误。”

❷ 次指外间:《甲乙》卷三第三十三、《千金》卷二十九、《外台》卷三十九、《医心方》卷二、《图经》卷一“次指”上并有“足大指”三字。《太素》卷十一《本输》“外间”下有“陷者中”三字。

❸ 上中指内间:《太素》卷十一“中”上无“上”字。周学海曰:“中指内间即次指外间，在两指之中，本节之后。且上云‘次指外间’，下云‘上行二寸’，正当以内庭起数，不当牵及中指，反使人无所审其处也。”

❹ 跗:《甲乙》卷三第三十三“跗”作“趺”。

❺ 为原摇足而得之:“为原”与“摇足”句误倒，应乙作“摇足而得之，为原”。

❻ 上冲阳:《甲乙》卷三第三十三、《千金》卷二十九、《外台》卷三十九、《医心方》卷二、《图经》卷一、《资生经》第一并作“在冲阳后”。

❼ 骭骨外:《甲乙》卷三第三十三、《外台》卷三十九、《医心方》卷二、《资生经》篇一“外”下并有“廉”字。

❽ 复下三里:《太素》卷十一“复下”下无“三里”二字。

❾ 复下上廉:《太素》卷十一“复下”下无“上廉”二字。

❿ 皆属于胃:《太素》卷十一“胃”作“此”。

【注】

①足跗：跗，同“趺”。慧琳《音义》卷一:“趺俗用字，正作跗。”有“脚面”之义，其说见希麟《续音义》卷九。

②骭:《说文·肉部》:“骭，胫端也。”王筠谓近膝之处。

③上廉　下廉：杨上善曰:“三里以下，三寸之下上下处，上际为上廉，下际为下廉，以在骭骨外侧，故名为廉。”

④大肠属上小肠属下：张介宾曰:“大肠属上廉，小肠属下廉。盖胃为六腑之长，而大肠小肠皆与胃连，居胃之下，气本一贯，而其下腧，亦合于足阳明经也。”

【语译】

胃经的脉气出于厉兑穴，厉兑在足大趾次趾的外侧，称之为井金；

脉气由此流于内庭，内庭在足第二趾的外间陷中，称之为荥；脉气由此注于陷谷穴，陷谷在中趾内间，去内庭上行二寸凹陷中，称之为输；脉气由此过于冲阳穴，冲阳在脚面上五寸，骨间动脉处，摇足取穴，称之为原；脉气由此行于解溪穴，解溪在冲阳上一寸五分脚面关节上陷中，称之为经；脉气由此入归于下陵，下陵在膝下三寸胫骨外缘的三里穴，和之为合；从此再下行三寸，就是上巨虚穴；从此再下行三寸，就是下巨虚穴，大肠属于上巨虚穴，小肠属于下巨虚穴，都是和阳明胃脉相关的，同属于这条经脉，这是足阳明胃经所属的五输穴和原穴。

三焦者，上合❶手少阳，出于关冲，关冲者，手小指❷次指之端也，为井金；溜于液门❸，液门，小指次指之间❹也，为荥；注于中渚，中渚，本节之后陷者中❺也，为腧；过于阳池，阳池，在腕上❻陷者之中也，为原；行于支沟，支沟，上腕❼三寸，两骨之间陷者中也，为经；入于天井，天井，在肘外大骨之上❽陷者中也，为合，屈肘乃得之❾；三焦下❿腧①，在于足大指⓫之前，少阳之后，出于腘中外廉⓬，名曰委阳，是太阳络⓭也。手少阳经也。三焦者⓮，足少阳太阴⓯（一本作阳）之所将②，太阳之别也，上踝五寸③，别⓰入贯腨肠④，出于委阳，并太阳之正，入络膀胱，约下焦⓱，实则闭癃，虚则遗溺，遗溺则补之⓲，闭癃则泻之⓲。

【校】

❶合:《太素》卷十一“合”下有“于”字。

❷手小指:《素问·缪刺论》作“手中指”。新校正据《甲乙》以作“小指”为是。

❸液门:《太素》卷十一、《千金》卷二十九“液”并作“掖”。《甲乙》卷三第二十八作“腋”。按:《汉书·王莽传》颜注:“液与掖古字通用。”“掖”“腋”本一字。《广雅·释亲》疏证:“腋或作掖。”

❹小指次指之间:《太素》卷十一无“次指”二字。《图经》卷二“之间”

下有“陷中”二字。

❺ 本节之后陷者中：胡本、熊本、周本、统本、金陵本、藏本、日抄本“者中”并作“中者”。《太素》卷十一“之后”下无“陷者中”三字。

❻ 在腕上：《太素》卷十一杨注引《明堂》、《素问·气穴论》王注、《千金》第二十九、《图经》卷二“腕上”之上并有“手表”二字。

❼ 上腕：《太素》卷十一作“腕上”。《甲乙》卷三第二十八、《千金》卷二十九、《外台》卷三十九、《图经》卷二并作“在腕后”。

❽ 在肘外大骨之上：统本、金陵本“骨之”下无“上”字。《甲乙》卷三第二十八“上”作“后”，下有“两筋间”三字。

❾ 为合屈肘乃得之：《太素》卷十一“乃”作“而”。《甲乙》卷三第二十八、《外台》第三十九“为合”二字，并与“屈肘”句乙转。

❿ 下：《素问·气穴论》王注、《甲乙》卷三第三十五“下”下并有“辅”字。

⓫ 在于足大指：《太素》卷十一、《甲乙》卷三第三十五“大指”并作“太阳”。周学海曰：“考《邪气脏腑病形》篇曰‘三焦病者，候在足太阳之外大络，在太阳少阳之间，取委阳’。于‘大指’何涉，应作‘太阳’。”

⓬ 出于腘中外廉：《甲乙》卷三第三十五、《医心方》卷二“外廉”下并有“两筋间”三字。

⓭ 是太阳络：《太素》卷十一“是”作“此”，“太阳”下有“之”字。《甲乙》卷三第三十五“是”作“此足”，“太阳”下有“别”字。

⓮ 三焦者：《太素》卷十一、《素问·金匮真言论》、《宣明五气》篇王注引“三”上并有“足”字。顾校记云：“今本‘足’字误脱在下，当依王注乙转。三焦为孤府，自上至下，无所不统，故经之在上者属手，腧之在下者属足。曰‘足三焦’谓三焦腧在足者耳。”

⓯ 足少阳太阴：《太素》卷十一无“足少阳”三字，“太阴”作“太阳”。周学海曰：“太阴之‘阴’，原注‘一本作阳’。今寻本篇文义，非‘阴’误‘阳’，乃‘太’误‘少’也。少阴肾也，三焦之气，发于肾而通于胆故出将，将者，气化之相通相使也，以脏腑之气言也；其经气别行于足太阳，故曰别，别者、经气之所分所注也。”

⓰ 别：《太素》卷十一“别”上有“而”字。

⓱ 约下焦：《太素》卷十一无“约”字，“下焦”二字连上读。

⓲ 补之　泻之：《太素》卷十一“补泻”下并无“之”字。

【注】

①三焦下腧：杨上善曰："三焦之气，上下皆通。故上腧在背第十三椎下两旁，各一寸半。下腧在此太阳之间，出腘外廉足太阳，络三焦，下行气聚之处，故曰下腧。"

②所将：所行。《诗·敬之》毛传："将，行也。"

③上踝五寸：马莳曰："其上外踝计五寸，名光明穴，又足少阳胆经之络穴别行者，三焦与之别入贯腨肠。"

④腨（chuǎi 揣）肠：《说文·肉部》："腨，腓肠也。"即俗云之腿肚子。

【语译】

三焦的脉气循行，上合于手少阳经，它的脉气，出于关冲穴，关冲在小指侧环指之端，称之为井金；脉气由此流于液门，液门在小指与环指之间，称之为荥；脉气由此注于中渚穴，中渚在小指与环指本节后两骨间陷中，称之为输；脉气由此过于阳池穴，阳池在手腕上横纹陷中，称之为原；脉气由此行于支沟穴，支沟在腕后三寸，两骨间陷中，称之为经；脉气由此入归于天井穴，天井在肘外大骨之上，屈肘可以得穴，称之为合。三焦的脉气，另通于足部的下腧，在足太阳经之前，足少阳胆经之后，别出于腘中外侧，叫作委阳穴，这也是足太阳经络别出之处。以上就是手少阳三焦经所属的五输穴和原穴及其下腧穴的概况。三焦的脉气和足少阳、少阴两经相互联系，是足太阳经的别络，它的脉气从踝上五寸入贯于腿肚，出于委阳穴，由此并入足太阳经的正脉，入内络于膀胱下焦。三焦的实证，会出现小便不通的癃闭病，三焦的虚证，会出现小便失禁的遗尿病，治属虚的遗尿病，当用补法，治属实的癃闭病，当用泻法。

手太阳❶小肠者，上合手太阳，出于少泽，少泽，小指之端也，为井金；溜于前谷，前谷，在手外廉本节前❷陷者中也，为荥；注于后溪，后溪者，在手外侧❸本节之后也，为腧；过于腕❹骨，腕骨，在手外侧腕骨之前❺，为原；行于阳谷，阳谷，在❻锐骨[①]之下陷者中也，为经；入于小海，小海，在肘

内[7]大骨之外，去端[8]半寸陷者中也，伸臂[9]而得之，为合，手太阳经也。

【校】

❶手太阳：此三字与各脏腑之文不类，应据《太素》卷十一删。

❷在手外廉本节前：《太素》卷十一无“在”字，“外廉”作“小指”，“本节”下有“之”字。

❸在手外侧：《太素》卷十一无“在手外侧”四字。《甲乙》卷三第二十九、《外台》卷三十九、《图经》卷一、《医心方》卷二“手”下并有“小指”二字。

❹腕：《太素》卷十一“腕”作“完”，下同。

❺在手外侧腕骨之前：日抄本“外”下无“侧”字。《甲乙》卷三第二十九“腕骨之前”作“腕前起骨下”。

❻在：《甲乙》卷三第二十九、《千金》卷二十九、《图经》卷一、《资生经》第一“在”下并有“手外侧腕中”五字。

❼在肘内：顾《校记》云：“‘内’乃‘外’之误字。”《针灸大成》卷六小肠经穴“内”作“外”，与顾校合。

❽去端：《太素》卷十一、《甲乙》卷三第二十九、《千金》卷二十九、《图经》卷一、《资生经》第一、《医心方》卷二“去”下并有“肘”字。

❾伸臂：《太素》卷十一杨注引《明堂》、《甲乙》卷三第二十九、《外台》第三十九“伸臂”并作“屈肘”。《资生经》第一引甄权云“屈手向头取之”。

【注】

①锐骨：指手腕背部小指一侧的骨隆起处。

【语译】

小肠的脉气循行，上合于手太阳经。它的脉气出于少泽穴，少泽在手小指端的外侧，称之为井金；脉气由此流于前谷穴，前谷在手小指外侧本节前陷中，称之为荥；脉气由此注于后溪穴，后溪在手小指外侧本节后陷中，称之为输；脉气由此过于腕骨穴，腕骨在手外侧腕骨前陷中，称之为原；脉气由此行于阳谷穴，阳谷在手外侧腕中，锐骨下陷中，称之为经；脉气由此入归于小海穴，小海在肘外大骨外，去肘端五分陷中，伸臂屈肘向头取之，称之为合。这就是手太阳小肠经所属的五输穴和原穴。

大肠上合❶手阳明，出于商阳，商阳，大指次指之端❷也，为井金；溜于本节之前二间❸，为荥；注于本节之后三间❹，为腧；过于合谷，合谷，在大指歧骨之间❺，为原；行于阳溪，阳溪，在❻两筋间陷者中也，为经；入于曲池❼，在肘外辅骨[①]陷者中❽，屈臂而得之❾，为合，手阳明也。

【校】

❶ 合:《太素》卷十一“合”下有“于”字。

❷ 之端:《甲乙》卷三第二十七作“内侧”。

❸ 溜于本节之前二间:《太素》卷十一作“溜于二间，二间在本节之前”。

❹ 注于本节之后三间:《太素》卷十一作“注于三间，三间在本节之后”。

❺ 在大指歧骨之间:《太素》卷十一“大指”下无“歧骨”二字。《甲乙》卷三第二十七、《千金》卷二十九、《资生经》第一“大指”下并有“次指”二字。按：有“次指”二字是。《素问·三部九候论》王注:“大肠脉在手大指次指歧骨间合谷之分，动应于手也。”

❻ 在:《甲乙》卷三第二十七、《千金》卷二十九、《图经》卷一、《资生经》第一“在”下并有“腕中上侧”四字。

❼ 入于曲池:《太素》卷十一“曲池”下有“曲池者”三字。守山阁校本注云:“依上文例，当叠‘曲池’二字。”

❽ 在肘外辅骨陷者中:《太素》卷十一“辅”下有“曲”字，“陷者”作“之”字。《千金》卷二十九作“在肘后转屈肘曲骨之中”。

❾ 屈臂而得之:《太素》卷十一“臂”作“肘”。《甲乙》卷三第二十七作“以手按胸取之”。

【注】

①肘外辅骨：沈彤《释骨》云:“肘大骨之两起者，曰肘外辅骨。”

【语译】

大肠的脉气循行，上合于手阳明经。它的脉气出于商阳穴，商阳在大指次指端的内侧，称之为井金；脉气由此流于二间穴，二间在大指次指内侧本节前陷中，称之为荥；脉气由此注于三间穴，三间在示指内侧本节后陷中，称之为输；脉气由此过于合谷穴，合谷在手大指次指歧骨间，称之为原；脉气由此行于阳溪穴，阳溪在手腕上侧横纹前，两筋间陷中，称之为经；脉气由此入归于曲池穴，曲池在肘外辅骨屈肘横纹头陷中，屈肘横肱取之，称之为合。这就是手阳明大肠经所属的五输穴和原穴。

是谓五脏六腑之腧①，五五二十五腧，六六三十六腧也。六腑皆出足之三阳，上合于手者也②。

【注】

①腧:《广韵·十遇》:“腧，五脏腧也。”惟“腧”本应作“俞”。慧琳《音义》卷五十四:“俞，庚朱反。诸方书、明堂图，肺俞、心俞、肝俞者，皆针灸之穴也。”“腧”亦作“输”，“输”从俞得声，因与“腧”通。《史记·扁鹊仓公列传》:“五脏之输。”亦以“输”为俞，因此“腧”“俞”“输”三字通用，均可作为经穴之称。

②六腑皆出足之三阳上合于手者也：杨上善曰：“六腑，足阳明脉上合手阳明，足太阳上合手太阳，足少阳上合手少阳也。”

【语译】

以上所说五脏六腑的腧穴，五脏各有井、荥、输、经、合五个腧穴，五五共二十五个腧穴；六腑各多一个原穴，六六三十六个腧穴。六腑的脉气出于足太阳、足阳明、足少阳，同时又与手三阳经上下相合。

缺盆之中，任脉也，名曰天突。一❶次任脉侧之❷动脉①，足阳明也，名曰人迎。二次脉手阳明也，名曰扶突。三次脉手太阳也，名曰天窗。四次脉足少阳也，名曰天容❸。五次脉手少阳也，名曰天牖。六次脉足太阳也，名曰天柱。七次脉颈❹中央之脉，督脉也，名曰风府。腋内❺动脉，手太阴也，名曰天府。腋下三寸，手心主也，名曰天池。

【校】

❶ 一:《太素》卷十一无“一”字。

❷ 侧之：二字应乙转。《太素》卷十四《人迎脉口诊》、卷二十六《寒热杂说》杨注并作“之侧”。

❸ 名曰天容：马莳曰："按天容系手太阳经，非足少阳经，疑是天冲穴。"按"天容"一穴，张介宾亦疑其误。马莳谓为"天冲"，据《素问·气府论》王注："天冲，足太阳、少阳二脉之会。"似亦合。且稽《图经》："天冲在耳后入发际二寸。"为足少阳经穴，则马说可信。丹波元简以天冲无属颈部之理，而谓马莳不可据。但天突等腧，总言脉在胸项颈腋，固无须固守专属之说也。

❹ 颈：《太素》卷十一"颈"作"项"。按《素问·气府论》："项中央二。"王注："是谓风府、喑门二穴也，悉在项中。"据是，以作"项"为是。

❺ 内："内"当作"下"，应据本经《寒热》改。

【注】

①次任脉侧之动脉：张介宾曰："次者，次于中脉一行，足阳明也。"

【语译】

在左右缺盆的正中间，属于任脉的叫作天突穴。次于第一行，而近任脉之侧的动脉应手处，属于足阳明胃经的叫作人迎穴。次于第二行，属于手阳明经的叫作扶突穴。次于第三行，属于手太阳经的叫作天窗穴。次于第四行，属于足少阳经的叫作天容穴。次于第五行，属于手少阳经的叫作天牖穴。次于第六行，属于足太阳经的叫作天柱穴。次于第七行，居项中央，属于督脉，叫作风府。腋下动脉，属于手太阴的叫作天府穴。腋下三寸，属于手心主的叫作天池穴。

刺上关者，呿不能欠❶；刺下关者，欠不能呿❶。刺犊鼻者，屈不能伸；刺两❷关者，伸不能屈①。

【校】

❶ 呿不能欠　欠不能呿：《甲乙》卷五第四："呿作欱。"按："呿与欱通。"慧琳《音义》卷四十六："呿又作欱。"而"欠"则是误字。《音义》卷五引《埤苍》云："欠欱，张口也。""欠欱"既然同义，如原文之"呿不能欠""欠不能呿"，则无从以解。"欠"似为"欲"之坏字。"欲"通"合"。刺上关穴，应张口不能合口。刺下关穴，应合口不能张口，于义正合。

❷ 两：《太素》卷十一、《甲乙》卷五第四并作"内"。

【注】

①刺两关者伸不能屈：杨上善曰："内关，刺之伤骨，骨伤伸不能屈也。"张

介宾曰：“两关，内关、外关也，俱伸手取之，故刺两关，则伸不能屈也。”按杨、张两注，一言刺禁，一言刺法，其说互异，义可两存。

【语译】

针刺上关穴，应张口而不能合口，刺下关穴，应合口而不能张口。针刺犊鼻穴，应屈足而不能伸足，针刺内关、外关，应伸手而不能弯屈。

足阳明挟喉之动脉也，其腧在膺①中❶。手阳明次在其腧❷外②，不至曲颊一寸③。手太阳当曲颊④。足少阳在耳下曲颊之后⑤。手少阳出耳后，上加完骨之上⑥。足太阳挟项大筋之中发际⑦。阴尺动脉在五里⑧，五腧之禁也⑨。

【校】

❶ 足阳明……其腧在膺中：《太素》卷十一无此十四字。

❷ 次在其腧：《太素》卷十一“其”下无“腧”字。

【注】

①膺：指胸言，足阳明经脉下行至胸膺。《说文·肉部》：“膺，胸也。”

②次在其腧外：手阳明扶突穴，在足阳明动腧之外。

③不至曲颊一寸：“曲颊”指下颌角的部位。《医宗金鉴》卷六十四《周身名位骨度》：“曲颊者，颊之骨也，曲如环形，常颊车骨尾之钩者也。”

④手太阳当曲颊：手太阳天窗穴位当曲颊下。

⑤足少阳在耳下曲颊之后：杨上善曰：“足少阳支，从耳后出走耳前，至目锐眦后，故在耳下曲颊后是。”张介宾曰：“耳下曲颊后，仍如上文言手太阳之天容也，此非足少阳之穴，而本篇重言在此，意者古以此穴属足少阳经也。”

⑥手少阳出耳后上加完骨之上：手少阳天牖穴在耳后，其上有足少阳胆经的完骨穴。

⑦足太阳挟项大筋之中发际：天柱穴，在项后发际内，大筋外陷中。

⑧阴之动脉在五里：杨上善引《明堂》云：“五里在肘上三寸，手阳明脉气所发，行向里大脉中央。大脉，五脏大脉气输也。”张介宾曰：“阴尺动脉，言阴气之所在也。”

⑨五腧之禁也：误刺五里，可致五输穴内通之脏气竭尽，所谓“夺阴者死”。

【语译】

足阳明经的人迎穴位于夹结喉两旁的动脉应手处，它的脉气下行于胸膺、气户等穴。手阳明经的扶突穴，在足阳明经动脉人迎穴之外，还不到曲颊，而离曲颊一寸之处。手太阳经的天窗穴，正在曲颊下面，扶突后一寸。足少阳经的天冲穴在耳下曲颊之后。手少阳经的天牖穴在耳后，在该处有完骨穴加于其上。足太阳经的天柱穴，夹项后发际大筋外侧陷中。属于阴尺动脉处，是手阳明经的五里穴。如误刺该穴，会使五输穴所内通之脏气竭尽，所以禁针。

肺合❶大肠，大肠者，传道❷之腑。心合❶小肠，小肠者，受盛❸之腑。肝合❶胆，胆者，中精❹之腑①。脾合❶胃，胃者，五谷❺之腑。肾合❶膀胱❻，膀胱者，津液❼之腑也。少阳❽属肾，肾❾上连肺，故将两脏②。三焦者，中❿渎③之腑也，水道出焉④，属膀胱⑤，是孤⓫之腑也⑥。是六腑之所与合者。

【校】

❶ 肺合　心合　肝合　脾合　肾合:“合”下疑并脱“与”字。《素问·咳论》王注:“肺与大肠合。”证以上下文“六腑之所与合”“是六腑之所与合者”，似当据王注补“与”字。

❷ 传道:《中藏经》卷上第二十九、《灵枢略·六气论》并作“传送”。《后汉书·马融传》贤注引作“转输”。

❸ 受盛:《后汉书·马融传》贤注引“盛”作“成”。

❹ 中精:“精”是“清”的误字。应据《灵枢略·六气论》改正。

❺ 五谷:“五”疑当作“水”。《难经·三十五难》:“胃者，水谷之腑”。

❻ 膀胱:《后汉书·马融传》贤注引“膀胱”作“旁光”。按《说文·肉部》:“脬，旁光也。”段注:“旁光俗皆从肉非。”

❼ 津液:《后汉书·马融传》贤注引“津液”作“湊液”。按：膀胱为州都之官，乃水液聚集之处。“湊”有“聚”义，贤注所引似合。

❽ 少阳:《太素》卷十一、《甲乙》卷一第三、《灵枢略·六气论》“阳”并作“阴”。

❾ 肾:《甲乙》卷一第三“上”无“肾”字。《灵枢略·六气论》“肾”下有“气”字。

❿ 中：孙鼎宜曰：“中当作四，形误。”

⓫ 是孤:《中藏经》卷中第三十二“孤”下有“独”字。

【注】

①中精之腑：胆藏胆汁，清而不浊。故《难经·三十五难》谓胆为清净之腑，与其他各腑转输浊物不同。

②故将两脏：故，是承递连词；将，有“行”义。这是说少阴经脉，归属于肾而上连于肺，因此，肾之经气行于肺与膀胱两脏。《素问·水热穴论》:“少阴者，冬脉也，故其本在肾，其末在肺。”其义可参。

③渎（dú 读）:《说文·水部》:“渎，沟也。”段注：“凡水所行之孔曰渎，小大皆得称渎。”

④水道出焉：内藤希哲《医经解惑论》云：“水道谓周身水液运行之道，非独指小便之道。盖膀胱为卫气而游行三焦，引导水液，以温润周身脏腑，决渎水道，以输五液，输小便，故曰水道出焉。诸家单解为膀胱之水道者浅矣。”

⑤属膀胱：三焦疏通水道，必须下通膀胱。

⑥是孤之腑也：六腑之中，唯三焦无脏与之相配，所以说是孤独之腑。

【语译】

肺和大肠相配合，大肠是转送糟粕之腑。心和小肠相配合，小肠是接受胃部已腐熟水谷之腑。肝和胆相配合，胆是清净不受秽浊之腑。脾和胃相配合，胃是容纳水谷之腑。肾和膀胱相配合，膀胱是水液所聚之腑。少阴隶属于肾，它的经脉分布，上连于肺，所以肾的经气行于膀胱和肺两脏。三焦这一腑，好像是四通的水沟，有疏调水道功用，下和膀胱联系，但它在这里无脏相配，所以说它是孤独之腑。以上是说明六腑与五脏配合的关系。

春取络脉诸荥①大经❶分肉之间②，甚者深取❷之，间③者浅取❷之。夏取诸腧孙络④肌肉皮肤之上。秋取诸合⑤，余如春法⑥。冬取诸井诸腧之分⑦，欲❸深而留之。此四时之序，气之所处，病之所舍，藏❹之所宜。转筋❺者，立而取之，可令遂已。痿厥❺者，张而刺之❻，可令立快也。

【校】

❶春取络脉诸荥大经：《甲乙》卷五第一“取”作“刺”。按：“大经”疑当作“大筋”。“经”“筋”声误。《太素·本输》杨注：“春时阳气始生，微弱未能深至经中，故取络脉及诸荥并大筋分肉之间也。”是杨所据本原作“大筋”。

❷深取　浅取：《四时气》“取”作“刺”。

❸欲：张注本作“故”。

❹藏：“藏”是误字，似应作“针”。“针”旧作“箴”。“箴”“针”通用，《说文》段注引《风俗通》曰：“‘卫大夫箴庄子’，今《左传》作‘针庄子’。”“箴”“藏”形近易误。“针之所宜”是承接上文四时之刺，与脏何关。

❺转筋　痿厥：钱氏守山阁校本注云：“上文泛论四时刺法，并无穴名。此处独举转筋、痿厥二证，殊不可解。检《甲乙经》转筋四句，别见于《八虚受病发拘挛篇》，安得移属此处。盖此处之末，本有缺文，后人不审文义，漫以四语足之，犹幸有《甲乙经》可据证也。”

❻张而刺之：孙鼎宜曰：“按‘张’当作‘僵’，声误。‘僵’‘仆’义同，即卧之意。四肢痿厥，未便坐立，故即卧而取之。”

【注】

①春取络脉诸荥：络脉指十五络穴，如列缺、支正之类。诸荥是指各经的荥穴，如鱼际、劳宫之类。

②大筋分肉之间：是指大筋和肌肉的间隙。

③间（jiàn 剑）：谓病轻。《论语·子罕》集解引孔安国云：“病少差曰间。”

④诸腧孙络：诸腧是指各经的输穴，如太渊、太白之类。孙络是指细小浅表的支络。

⑤诸合：指各经的合穴，如尺泽、阴陵泉之类。

⑥余如春法：谓秋除应取合穴外，其余的如同春季的刺法一样。张介宾所谓亦宜取于大筋分肉之间，而可浅可深也。

⑦冬取诸井诸腧之分：张介宾曰：“诸井者，十二经之井穴，如手太阴少商之类。诸腧者，脏腑之腧，如肺腧、心腧之类是也。非上文五腧之谓。”

【语译】

在春天针刺时，应取浅表部位的络脉和各经荥穴以及大筋和肌肉的间隙，病重的可以深刺，病较轻的就应浅刺。夏天针刺时当取十二经的输穴以及肌肉、皮肤之上的浅表部位。秋天针刺时应取十二经的合穴，其余像春天的针刺方法一样。冬天针刺时，应取十二经的井穴和脏腑的俞穴，并且应该深刺留针。这些都是四时气候演变的顺序，经脉之气所聚的处所，疾病在四季发病的部位，针刺最为适宜的地方。至于治疗转筋的病人，要使其直立而取穴针刺，可以很快病就好了。治疗四肢偏废的痿厥病人，可使患者安卧而进行针刺，使他立即有轻快的感觉。

小针解第三

本篇主要是对首篇《九针十二原》中有关运用小针的内容，如守神、补泻用法、针害、察色、调脉等问题加以解释，并进而补充说明。

所谓易陈者，易言也。难入者，难著于人①也。粗守形②者，守刺法也。上❶守神者，守人之血气有余不足，可补泻也。神客者，正邪共会③也。神者，正气也。客者，邪气也。在门者，邪循正气之所出入也④。未睹其疾者，先知邪正何经之疾❷也。恶知其原者，先知何经之病，所取之处也。

【校】

❶上：覆刻缺卷《太素》卷二十一《九针要解》"上"作"工"。

❷先知邪正何经之疾：孙鼎宜曰："'先'当作'未'，'正'当作'在'，'之疾'二字衍。"

【注】

①难著于人：著，明确的意思。《广雅·释诂四》："著，明也。"难著于人，是说一般人难以明确理解。

②粗守形：杨上善曰："守刺规矩之形，故粗。"

③正邪共会：指正气与邪气共留于血脉之中。杨上善曰："邪来乘于正，故为会也。"

④在门者邪循正气之所出入也：杨上善曰："门者，腠理也。循正气在腠理出入也。"

【语译】

所谓"易陈"，就是说来很容易的。"难入"，就是指它的精微处，一般人很难明确理解的。“粗守形”，就是指那粗率之医仅知拘守刺法。“上守神”，就是指那高明之医，能够掌握病人的血气虚实情况，考虑是可补或可泻。“神客”，就是指正气与邪气共留处于血脉中。“神”指正气而言，“客”指邪气而言。“在门”，就是指邪气循着正气在腠理出入。“未睹其疾”，就是不知道病邪在哪条经里。“恶知其原”，是说哪能先知道何经有病和应取的穴位呢?

刺之微在数❶迟者，徐❷疾之意也。粗守关①者，守四肢而不知血气正邪之往来也②。上守机者，知守气也。机之动，不离其空中❸者，知气之虚实，用针之徐疾也。空中之机，清净以❹微者，针以❺得气，密意守气勿失也③。其来不可逢者，气盛不可补也。其往不可追者，气虚不可泻也。不可挂以发者，言气易失也。扣之不发者，言不知补泻之意也，血气已尽而气不下❻也④。

【校】

❶ 数:《九针十二原》作“速”。《针灸大成》卷四引亦作“速”。丹波元简谓作“数”非。

❷ 徐：孙鼎宜曰:“‘徐’上疑脱‘知’字。”

❸ 不离其空中:《九针十二原》、《太素》卷二十一“空”下并无“中”字。此涉下文“空中之机”句误衍。

❹ 以:《九针十二原》作“而”。

❺ 以：顾《校记》云:“‘以’即‘已’”。

❻ 而气不下:“气”字疑蒙上误，似应作“病”。《太素》杨注:“而疾不愈。”是杨所据本原作“病”。

【注】

①关：谓两肘、两膝。

②守四肢而不知血气正邪之往来也：杨上善曰:“五脏六腑出于四肢。粗守四肢脏腑之输，不知营卫正之与邪往来虚实，故为粗也。”

③密意守气勿失也:《释名·释言语》:“密，蜜也，如蜜所涂，无不满

也。”“密意”者，是说周密无所不至。本句与《素问·针解》“经气已至，慎守勿失”义相发明。

④言不知……气不下也：杨上善曰：“无智之人，行于补泻，邪气至而不知有害，血气皆尽，而疾不愈。下，愈也。”

【语译】

“刺之微在数迟”，是说针刺的微妙，在于掌握进针出针手法的快慢。“粗守关”，是说粗率的医生在针治时仅仅拘守四肢关节部的穴位，而不知道血气正气的往来盛衰情况。“上守机”，是说高明的医生在进针补泻时，懂得把握气机变化的规律。“机之动不离其空”，是说了解腧穴中的气机虚实变化，才可以运用疾徐补泻手法。“空中之微，清净以微”，是说针下已经得气，就要周密注意气之往来，而不能失掉应补应泻的时机。“其来不可逢”，是说在邪气正盛时，切不可用补法。“其往不可追”，是说在正气已虚时，切不可用泻法。“不可挂以发”，是说针下得气，这种感应，是很容易消失的。“扣之不发”，是说不懂得补泻的意义，往往误用手法，使患者血气已耗而病不能痊愈。

知其往来者，知气之逆顺盛虚也。要与之期①者，知气之可取之时也。粗之暗者，冥冥②不知气之微密也。妙哉！工❶独有之者，尽知针意也。往者为逆者，言气之虚而小❷，小❷者逆也。来者为顺者，言形❸气之平，平者顺也。明知逆顺，正行无问者，言知所取之处也。迎而夺之者，泻也。追❹而济之者，补也。

【校】

❶工：胡本、熊本、周本、统本、金陵本、藏本、日抄本“工”并作“上”。覆刻《太素》卷二十一同。

❷小：“小”是“少”的坏字。应据覆刻缺卷《太素》卷二十一《九针要解》改。

❸形：疑为衍文，上言气之虚少，下言气之平，文义相对，“形”字无着落。且下文释云“平者顺也”，气顺则可，形顺何谓。《古今医统大全》卷七引

无“形”字，似有所见也。

❹ 追：守山阁校本注云：“此‘追’字，当作‘随’。”

【注】

①要与之期：与，谓等待。《后汉书·冯衍传》贤注：“与，待也。”这是说要等待它的适当时刻。

②冥冥：谓昏暗，不明白。《广韵·十五青》：“冥，暗也、幽也。”

【语译】

“知其往来”，是说懂得气在运行中的逆顺盛虚。“要与之期”，是说认识了候气的重要性，能够知道及时进行针刺的时刻。“粗之暗者”，是说粗率的医生昏昧无知，不理解气行的微妙作用。“妙哉工独有之”，是说高明的医生，他完全了解运用针法和候气的重要意义。“往者为逆”，是说邪气已去时，则其气虚而小，小就叫作逆。“来者为顺”，是说正气渐来时，则其气和平，和平就叫作顺。“明知逆顺，正行无问”，是说知道了气行的逆顺关系，就可以无疑问地选取穴位进行针刺了。“迎而夺之”，是说迎着经脉循行方向下针，就是泻法。“随而济之”，是说随着经脉的循行方向下针，就是补法。

所谓虚则实之者，气口①虚而当补之也。满则泄之者，气口盛而当泻之也。菀陈则除之者，去血脉❶也。邪②胜❷则虚之者，言诸经有盛者，皆泻其邪也。徐而疾则实者，言徐内而疾出也。疾而徐则虚者，言疾内而徐出也。言实与虚，若有若无者，言实者有气，虚者无气也。察后与先，若亡若存者，言气之虚实，补泻之先后也，察其气之已下③与常❸存也。为虚与实，若得若失者，言补者佖④然若有得也，泻则怳❹⑤然若有失也。

【校】

❶ 去血脉：《素问·针解》篇作“出恶血”，义较是。

❷ 邪胜：“胜”应作“盛”。“胜”“盛”声误。《类经》卷十九第七引作“盛”。

❸常："常"字误，应作"尚"。"常""尚"声形致误。

❹悗：张注本"悗"作"恍"。

【注】

①气口：寸口，亦称脉口。王冰曰："以寸口可候气之盛衰，故云'气口'；可以切脉之动静，故云'脉口'，皆同取于手鱼际之后，同身寸之一寸。"

②邪：王冰曰："邪者，不正之目，非本经气，是则谓邪。"

③下：有退去的意思。《周礼·司民》郑注："下，犹去也。"

④佖（bì 必）：满足的意思。《文选·羽猎赋》注引晋灼："佖，满也。"

⑤悗：同"恍"。《文选·神女赋序》善注："悗惚，不自觉知之意。"

【语译】

所谓"虚则实之"，是说气口脉气虚的应该用补的针法。"满则泄之"，是说气口脉气盛的应该用泻的针法。"菀陈则除之"，是说应排去络脉中瘀积之血。"邪胜则虚之"，是说凡经脉中邪气盛时，都应该采用泻法，使邪气随针外泄。"徐而疾则实"，是说缓进针而速出针的补法。"疾而徐则虚"是说速进针而缓出针的泻法。"言实与虚，若有若无"，是说用补法会使正气来复，用泻法会使邪气消失。"察后与先，若亡若存"，是说应该诊明气的虚实，再定补泻手法的先后，还必须观察邪气已退，或是邪气还在滞留。"为虚与实，若得若失"，是说用补法会使患者感觉充满而似有所得。用泻法会使患者感到不知不觉而似有所失。

夫气之在脉也，邪气在上者，言邪气之中人也高，故邪气❶在上①也。浊气在中者，言水谷皆入于胃，其精❷气②上注于肺，浊❸溜于肠胃，言❹寒温不适，饮食不节，而病生于肠❺胃，故命❻曰浊气③在中也。清气在下者，言清湿地气之❼中人也，必从足始，故曰清气在下④也。针陷脉⑤则邪气出者，取之上❽⑥。针中脉⑦则浊❾气出者，取之阳明合⑧也。针太深则邪气反沉⑨者，言浅浮之病，不欲深刺也，深则邪气从之入，故曰反沉也。皮肉筋脉各有所处⑩者，言经络各有所主也。取五脉⑪者死，言病在中，气不足，但用针尽大泻其诸阴之脉也。取三阳之❿脉⑫者，唯⓫言尽泻三阳之气，令病人恇⑬然不复也。夺阴者死，言取尺之五里⑭五往⑮者也。夺阳者狂，正⓬言也。

【校】

❶故邪气："故"下似脱"曰"字，当准下文例补。"邪气"二字蒙上衍，应据《灵枢略·六气论》删。

❷精:《灵枢略·六气论》作"清"。

❸浊：下脱"气"字，应据《灵枢略·六气论》补。

❹言：刘衡如曰："详文义'言'疑"若"之误。"

❺肠:《灵枢略·六气论》作"腹"。

❻命：疑衍。

❼气之:《灵枢略·六气论》"气之"二字互乙。

❽取之上：金陵本"取"作"起"。周学海曰："'上'疑当作'止'，谓起之即止，无或过也。"

❾浊：胡本、熊本、周本、统本、金陵本、藏本、日抄本、张注本"浊"并作"邪"。

❿阳之：二字衍，应据《九针十二原》删。

⓫唯：应作"框"，形近致误。应据《九针十二原》改。

⓬正：周学海曰："'正'字疑当作'狂'。"

【注】

①邪气在上：杨上善曰："高在头，风热邪气多中人头，故曰在上也。"

②精（清）气：指水谷精微之气。

③浊气：谓肠胃留滞之饮食浓浊部分。

④清气在下：杨上善曰："清，寒气也，寒湿之气，多从足上，故曰在下也。"

⑤陷脉：额颅之脉。邪气在上发病时，适宜在头部取穴。

⑥取之上：杨上善曰："上谓上脉，头及皮肤也。"

⑦中脉：杨上善曰："中者中脉，谓之阳明，是胃脉也。"

⑧阳明合：足三里是阳明合穴。

⑨沉：有深的意思。"沉深"叠韵。《庄子·外物》释文引司马云："沉，深也。"

⑩皮肉筋脉各有所处：杨上善曰："经在筋肉，络在皮肤。"

⑪五脉：指五脏五腧穴。

⑫三阳之脉：指六腑六腧穴。手足各有三阳，故三阳谓六腑。

⑬恇（kuāng 匡）：怯弱的意思。《广雅·释诂四》："恇，怯也。"

⑭尺之五里：谓尺泽后的五里穴。《甲乙》卷三第二十七谓此穴"禁不可刺"。

⑮五往：杨上善曰："五往者，五泻也。"

【语译】

"气之在脉，邪气在上"，是说邪气侵入经脉后，风热多伤人的头部。所以说"邪气在上"。"浊气在中"，是说水谷入于胃后，它的精微之气上注于肺，它的浓浊部分留于肠胃里。如果寒温不适宜，饮食不节制，那么肠胃中就会发病，所以说"浊气在中"。"清气在下"，是说清冷潮湿之气，它使人发病，必从足部开始，所以说"清气在下"。"针陷脉则邪气出"，是指风热邪气伤人上部，要取头部的腧穴治疗。"针中脉则浊气出"，是指肠胃的浊气发病，要取胃经的合穴足三里治疗。"针太深则邪气反沉"，是说邪气浅浮的病，不要用深刺的针法，如误用了，反会使邪气随之深入，所以说为"反沉"。"皮肉筋脉，各有所处"，是说皮肉筋脉各有一定的部位，也就是经络各有主治的所在。"取五脉者死"，是说病在内脏而元气不足的，仅用针竭力大泻五脏的腧穴，是会造成死亡的。"取三阳之脉"，是说竭力泻六腑腧穴之气，就会使病人精神怯弱，不易复元。"夺阴者死"，是说刺尺泽后的五里穴而泻到五次，则脏阴之气必泻尽而死。"夺阳者狂"，是说大泻了三阳之气，会使病人精神变化而成狂证。

睹其色，察其目，知其散复①，一其形，听其动静者②，言上工知相五色于目，有❶知调尺寸小大缓急滑涩，以言所病也❷。知其邪正者，知论虚邪③与正邪④之风❸也。右主推之，左持而御之者，言持针而出入也。气至而去之者，言补泻气调而去之也。调气在于终始一⑤者，持心也。节之交三百六十五会者，络脉❹之渗灌诸节者也❺⑥。

【校】

❶有：顾《校记》云："'有'即'又'。"

❷以言所病也：刘衡如曰："详文义，'病也'后，应将篇末'所以察其目者，五气使五色修明，修明则声章，声章者，言声与平生异也'二十八字移入。"

❸之风：孙鼎宜曰："'风'疑当作'分'。"

❹络脉：覆刻缺卷《太素》卷二十一《九针要解》作"脉络"。

❺节之交……诸节者也：以《九针十二原》文次核之，节之交以下十九字，当在"睹其色，察其目"文前。今本疑有窜乱。

【注】

①知其散复：杨上善曰："观其明堂五色，察其目之形色，则病之聚散可知。复，聚也。"

②听其动静者：杨上善曰："调尺寸之脉六变，谓听其动静也。听动静者，谓神思脉意也。"

③虚邪：杨上善曰："谓八正虚邪气也。"

④正邪：杨上善曰："谓人因饥虚，用力汗出，腠理开发，逢风入者，名曰正邪。"

⑤一：与"壹"同。《词诠》卷七："一，语中助词，无义。"

⑥节之交……诸节者也：杨上善曰："数人骨节，无三百六十五。此名神气游行出入之处为节，非皮肉筋也。故络脉渗灌三十六十五空穴以为节会也。"

【语译】

"睹其色，察其目，知其散复，一其形，听其动静"，是说高明的医生，懂得观看患者颜面和眼睛的色泽变化；又能够细察尺肤和寸口部位所表现出的小大、缓急、滑涩等脉象，从而说明患者所以发病的原因。"知其邪正"，是说知道患者所感受的是虚邪，还是正邪。"右主推之，左持而御之"，是说进针和出针的两种不同动作。"气至而去之者"，是说运用补泻手法，等到气机调和，就应该停针。"调气在于终始一者"，是说医生在运针调气时候要把握着心，使神不外驰。"节之交三百六十五会"，是说周身三百六十五穴，乃是脉络中的气血渗灌各部的通会之处。

所谓五脏之气已绝于内者①，脉口气内绝不至②，反取其外

之病处与阳经之合，有③留针以致阳气，阳气至则内重竭④，重竭则死矣，其死也无气以动，故静。所谓五脏之气已绝于外者⑤，脉口气外绝不至⑥，反取其四末之输，有③留针以致其阴气，阴气至则阳气反入，入则逆，逆则死矣，其死也阴气有余，故躁❶。所以察其目者，五脏使五色循明❷，循❷明则声章⑦，声章者，则❸言声与平生⑧异也。

【校】

❶故躁：覆刻缺卷《太素》卷二十一《九针要解》无“躁”字，“故”字属上读。

❷五脏使五色循明：“脏”应作“气”，“脏”字蒙上致误。“循明”应作“修明”，“循”“修（脩）”形近致误。以上应据《素问·六节藏象论》改。

❸则：“则”字衍，应据覆刻缺卷《太素》卷二十一《九针要解》删。

【注】

①五脏之气已绝于内者：杨上善曰：“肾肝之气为阴在内也。而医之用针，反实心肺，心肺为阳也。阴气虚绝，阳气盛实，是为实实虚虚，故死。”

②内绝不至：张介宾曰：“脉口浮虚，按之则无，是谓内绝不至，脏气之虚也。”

③有：与“又”同义。

④重竭：重，益也。阴虚误益其阳，益阳则愈损其阴，叫作重竭。

⑤五脏之气已绝于者：杨上善曰：“心肺为外，心肺之气已绝，用针者实于肾肝，亦为实实虚虚，所以致死。”

⑥外绝不至：张介宾曰：“脉口沉微，轻取则无，是谓外绝不至，阳之虚也。”

⑦章：显著。《素问·六节藏象论》“章”作“彰”。声义并同。

⑧平生：谓平时。

【语译】

所谓“五脏之气，已绝于内”，是说脉口出现浮虚脉象，按之欲无。像这样的阴虚证，在针治时，反取患者体表的病处和阳经的合穴，又留针以引阳气，阳气至则阴气就会更加内竭，竭而再竭，则必死。所谓“五脏之气，已绝于外”，是说脉口出现沉微脉象，轻取如无，在针治时，反取用四肢末梢部的腧穴，又留针以引阴气，阴气至则阳气内陷，阳气内陷就会发生厥逆，厥逆就会死亡。这是因为阴气有余导致的。察目的原因，主要是五脏的精气能使眼睛和面部反映出五色洁明，这样，发出的声音就会响亮显著，声音响亮显著的意思，是说与平常是不同的。

邪气脏腑病形第四

本篇讨论了邪气伤人的原因、部位和脏腑受邪后所出现的症状，并提出辨别病形的方法，主要是色诊、脉诊、尺肤诊，以及区别病情，应注意小、大、缓、急、滑、涩等脉象。另外介绍荥输各穴和合穴的不同作用与针刺上的不同穴位，强调针刺必须刺中穴位，不可误伤筋肉，更不可误用补泻。

黄帝问于岐伯曰：邪气①之中人也奈何？岐伯答曰：邪气之中人高❶②也。黄帝曰：高下有度乎？岐伯曰：身半已上者，邪中之也；身半已下者，湿中之也。故曰：邪之中人也，无有❷常，中于阴则溜❸于腑③，中于阳则溜❸于经④。

【校】

❶高："高"下似脱"下"字，以下文"高下有度"句律之当补。检《医学纲目》卷一《五脏类》引有"下"字。

❷无有："有"下脱"恒"字，以下文"无有恒常"句例之可证。应据覆刻《太素》卷二十七《邪中》补。

❸溜：《甲乙》卷四第二上"溜"作"留"。

【注】

①邪气：据内藤希哲谓："邪者，包风雨寒暑而言。"似较旧解专指风而言者，于义为备。

②高：《广雅·释诂一》："高，上也。"

③中于阴则溜于腑："溜"与"流"同。杨上善曰："邪中于臂胻之阴，独伤阴经，流入中脏，脏实不受邪客，故转至于六腑。"

④中于阳则溜于经：杨上善曰："中于头面之阳，循三阳经，下留阳经。"

【语译】

黄帝问岐伯说：外邪伤人的情况怎样呢？岐伯回答说：风、雨、寒、暑之邪气伤人会在人体的上下部。黄帝又问：部位的在上在下，有一定的标准吗？岐伯说：上半身发病的，是受了风寒外邪所致；下半身发病的，是受了湿邪所致。因此说：外邪侵犯人体，也不是固定的。外邪侵犯了阴经，会流传到六腑；外邪侵犯了阳经，也可能流传在本经循行通路而发病。

黄帝曰：阴之与阳也，异名同类①，上下相会②，经络之相贯③，如环无端。邪❶之中人，或中于阴，或中于阳，上下左右④，无有恒常，其故何也？

【校】

❶ 邪：《甲乙》卷四第二上“邪”上有“夫”字。

【注】

①异名同类：内藤希哲曰：“或曰三阴，或曰三阳，其名虽异，而其实则血气流行之一经脉耳，故曰同类也。”

②上下相会：杨上善曰：“三阳为表居上，三阴为里居下，表里气通，故曰相会。”

③经络之相贯：杨上善曰：“三阴之经，经脉别走入于三阳，三阳之经，络脉别走入于三阴，阴阳之气旋回，周而复始，故曰无端。”

④上下左右：张志聪曰：“上下左右，头面手足也。或在于头面，而中于阳。或在臂胻，而中于阴，故无有恒常也。”

【语译】

黄帝说：经脉的阴经和阳经，名称虽然不同，其实同属于经络系统，上下互相会合，经络之间彼此联贯，是个整体，像圆环而没有头似的。可是外邪伤人，有的在阴经受病，有的在阳经受病，或上或下或左或右，没有固定，这是什么道理呢？

岐伯曰：诸阳之会①，皆在于面。中人也❶，方乘②虚时，

及新[③]用力，若❷[④]饮食汗出腠理开，而中于邪。中于面则下阳明[⑤]，中于项则下太阳[⑤]，中于颊则下少阳[⑤]，其中于膺❸背两胁[⑥]亦中其经❹。

【校】

❶ 中人也：孙鼎宜曰："中人上，当脱'邪之'二字。"按：上文两言"邪气之中人"和"邪之中人"，则本文补"邪之"二字，其句例与上合。至《太素》《甲乙》"中人也"并作"人之"，可参考。

❷ 若：《太素》卷二十七《邪中》、《甲乙》卷四第二上"若"后并有"热"字。

❸ 膺：史崧《音释》云："膺，一作肩。"

❹ 中其经：史崧《音释》云："一本作'下其经'。"

【注】

①诸阳之会：诸阳，指手足三阳经。会，谓聚合。《说文·会部》："会，合也。"

②方乘：《礼记·檀弓上》郑注："方，常也。""乘"有"就着"的意思。《文选·演连珠》善注："乘，因也。""因"副词，与今语"就着"同。

③新：时间副词。

④若：或也，选择连词。

⑤下阳明　下太阳　下少阳：张介宾曰："足之三阳，从头走足。故中于面，则自胸腹下行于阳明经；中于项，则自脊背下行于太阳经；中于颊，则自胁肋下行于少阳经。"

⑥其中于膺背两胁：膺属阳明经，背属太阳经，两胁属少阳经。

【语译】

岐伯说：手足的三阳经，都聚合在头面部。邪气伤人，往往趁着体虚的时候，以及刚在劳累用力以后，或热饮热食出了汗，腠理开泄，因而被邪气所侵袭。邪气中了面部，就会下行至足阳明胃经。邪气中了项部，就会下行至足太阳膀胱经。邪气中了颊部，就会下行至足少阳胆经。如果邪气中了胸膺、脊背、两胁，也会分别下行它所属的阳明经、太阳经、少阳经。

黄帝曰：其中于阴奈何？岐伯答曰：中于阴者，常从臂胻[①]始。夫臂与胻，其阴[②]，皮薄，其肉淖泽[③]，故俱受于风，独伤其阴。

【注】

①胻（héng 横）：《说文·肉部》："胻，胫耑也。"段注："耑犹头也。胫近膝者曰胻。"

②其阴：谓在内侧。"其"犹"在"也。"其"与"在"古韵同在之部。

③淖（nào 闹）泽：王冰曰："淖，湿也，泽，润液也，谓微湿润也。"

【语译】

黄帝问道：如邪气中了阴经是怎么样呢？岐伯回答说：邪气中了阴经，往往是从手臂或足胫开始的。因为臂胻在内侧，皮肤较薄，肌肉柔润，所以身体各部同样受了风邪，唯独阴经最易受伤。

黄帝曰：此故[①]伤其脏乎？岐伯答曰：身之中于风也，不必动脏。故[②]邪入于阴❶经，则其❷脏气实，邪气入而不能客❸，故[③]还之于腑。故中阳[④]则溜于经，中阴[④]则溜于腑。

【校】

❶于阴：周本"于"下无"阴"字。

❷则其：《太素》卷二十七《邪中》、《甲乙》卷四第二上"其"上并无"则"字。统本、金陵本"则"下并无"其"字。

❸客：《甲乙》卷四第二上"客"作"容"。与史崧《音释》"一本作容"合。

【注】

①故：犹"亦"也，"故""亦"为鱼部叠韵字。

②故：有"使"义。使，假若的意思。《说文·支部》："故，使为之也"。

③故：有必定的意思，与"固"通。《吕氏春秋·任数》高注："固，必也。"

④中阳　中阴：杨上善曰："阳之邪，中于面，流于三阳之经，阴之邪，中臂胻，溜于六腑也。"

【语译】

黄帝又问道：这邪气也会伤那五脏吗？岐伯回答说：人身受了风邪，

不一定会伤及五脏，假若外邪侵入了阴经，而脏气素来充实，就是邪气入里也留不住，必定还回到六腑。因此阳经受了邪，就流注于本经而发病，阴经受了邪，就会流注于六腑而发病。

黄帝曰：邪之中人脏❶①，奈何？岐伯曰：愁忧恐惧❷则伤心。形寒寒饮❸则伤肺②，以其两寒相感，中外皆伤，故气逆而上行。有所堕坠，恶血留内；若有❹所大怒，气上而不下❺，积于胁下❻，则伤肝③。有所击仆④，若醉入房❼，汗出当风，则伤脾。有所用力举重，若入房过度，汗出浴水，则伤肾。黄帝曰：五脏之中风奈何？岐伯曰：阴阳俱感❽，邪乃得往❾，黄帝曰：善哉。

【校】

❶ 邪之中人脏：《太素》卷二十七《邪中》、《甲乙》卷四第二上并作“邪之中脏者”。

❷ 愁忧恐惧：《难经·四十九难》作“忧愁思虑”。

❸ 寒饮：《甲乙》卷四第二上、《难经·四十九难》并作“饮冷”。

❹ 若有：统本、金陵本“有”上并无“若”字。

❺ 气上而不下：《难经·四十九难》“气”下有“逆”字。《甲乙》卷四第二上、《千金》卷十一第一“不”下并有“能”字。

❻ 积于胁下：《难经·四十九难》无此四字。《千金》卷十一第一“胁下”作“左胁下”。

❼ 若醉入房：《素问·上古天真论》、《甲乙》卷四第二上“醉”下并有“以”字。按：“若醉入房，汗出当风”八字，疑涉下文致误。《难经·四十九难》作“饮食劳倦”，于义为得。

❽ 阴阳俱感：《甲乙》卷四第二上“俱”下有“相”字。《灵枢略》“感”作“盛”。

❾ 邪乃得往：《灵枢略》“往”作“住”。按：“往”“住”形误。“住”与上文“怒”“仆”“度”叶。“住”为“驻”之古文，有留止之义。

【注】

①邪之中人脏：杨上善曰：“前言外邪不中五脏，次言邪从内起，中于

五脏。”

②形寒寒饮则伤肺：喻昌曰：“肺气外达皮毛，内行水道。形寒则外寒，从皮毛内入；饮冷则水冷从肺中上溢，遏抑肺气，不令外扬下达，其治节不行，周身之气，无所禀仰而肺病矣。”

③则伤肝：《医宗金鉴》卷七十一云：“人因堕坠，血已留内，若复因大怒伤肝，其气上而不下，则留内之血，而相凝滞积于胁下，而肝伤矣。”

④击仆：谓被击跌倒。

【语译】

黄帝问：邪气有伤及五脏的，为什么呢？岐伯说：愁忧思虑就会使心脏受伤。形体受寒，又喝了冷水，就会使肺脏受伤，因为两种寒邪，使内外都受到伤害，所以就会发生肺气上逆的病变。如从高处堕坠，瘀血留滞于内，又因大怒的刺激，气上冲而不下，郁结胁下，就会使肝脏受伤。被人打击跌倒，和饮食不节，过于劳累，就会使脾脏受伤。倘过于用力举重，或房事过度，或出汗以后，浴于水中，就会使肾脏受伤。黄帝又问：五脏为风邪所伤，为什么呢？岐伯说：脏腑都有它的感受，外来之邪和内起之邪才可以留止为病。黄帝说：说得真好啊！

黄帝问于岐伯曰：首面与身形也，属骨连筋，同血合于气耳❶。天寒则裂地凌冰①，其卒寒或手足懈惰，然而其面不衣，何也❷？岐伯答曰：十二经脉，三百❸六十五络，其血气皆上于面②而走空窍，其精阳气上走于目而为睛❹③，其别气❺④走于耳而为听，其宗气⑤上出于鼻而为臭⑥，其浊气⑦出于胃，走唇舌而为味。其气之津液皆上熏❻于面，而❼皮又厚，其肉坚，故天气❽甚，寒不能胜之也。

【校】

❶同血合于气耳：“于”是衍文，应据《太素》卷二十七《邪中》删。

❷何也：《太素》卷二十七《邪中》“何”上有“其故”二字。

❸百：藏本作“伯”。按：“百”与“伯”通。《谷梁传·僖公三十三年》释文：“百本作伯。”

❹ 其精阳气上走于目而为睛:《甲乙》卷四第二上“阳”下有“之”字。《太素》卷二十七《邪中》“上”下无“走”字，“睛”作“精”。

❺ 气:《甲乙》卷四第二上“气”下有“下”字。

❻ 熏：胡本、熊本、周本、统本、金陵本、藏本“熏”并作“煄”。《太素》卷二十七《邪中》“熏”作“薰”。“熏”“薰”字通。

❼ 而:《太素》卷二十七《邪中》“而”作“面”。

❽ 故天气：胡本、熊本、周本、藏本、黄校本“气”并作“热”。《太素》卷二十七《邪中》“故”下无“天”字。《甲乙》卷四第二上“天气”作“大热”。

【注】

①凌冰:《初学记》卷七引《风俗通》:“积冰曰凌。”

②皆上于面：杨上善曰:“六阳之经，并上于面，六阴之经，有足厥阴上面，而言皆上面者，举多为言耳。”

③其精阳气上走于目而为睛：杨上善曰:“其经络精阳之气，上走于目，成于眼精也。”按:“睛”是“精”的误字。“精”明也，“为明”与下“为听”对文。

④别气：张介宾曰:“别气者，旁行之气。气自两侧上行于耳，气达则窍聪，所以能听。”

⑤宗气：大气。

⑥臭（xiù 秀）:“齅”的省文。《汉书·叙传上》颜注:“齅古嗅字。”嗅，作用鼻子辨别气味解释。

⑦浊气：谓谷气。

【语译】

黄帝问岐伯说：人的头面和全身形体，连着骨头连着筋，同血和气在一起。当天气寒冷的季节，地冻裂了，冰堆起来，如天气再猝然变冷，手足就会显出瑟缩样子，懒于动作，可是面部却不用衣服之类御寒，这是什么缘故？岐伯回答说：周身十二经脉和三百六十五络，所有血气的运行，都是上达于头面部，而分别入于各个孔窍之中。那精阳之气上注于目，使眼睛能够看。那旁行的经气上达于耳，使耳能够听。那大气上出于鼻，使鼻能有嗅觉。那由胃生出来的谷气，上走唇舌，使唇舌能有味觉。所有这些气的津液，都上行熏蒸于面部，面部的皮肤又厚，肌肉坚实，因此面上的阳热已极，就是天气寒冷也不能胜过它的。

黄帝曰：邪之中人，其病形何如？岐伯曰：虚邪①之中身❶也，洒淅②动形。正邪③之中人也微，先见于色，不知于身，若有若无❷，若亡若存，有形无形，莫知其情。黄帝曰：善哉。

【校】

❶ 中身："身"疑误，当作"人"。应据本经《官能》改。

❷ 若有若无：《甲乙》卷四第二上无此四字。

【注】

①虚邪：谓八虚邪风。

②洒淅：寒貌。

③正邪：杨上善曰："正邪，谓四时风也，四时之风，生养万物，故为正也。"

【语译】

黄帝说：外邪侵犯人体，它发生的病态是怎样的呢？岐伯说：虚邪伤了人，患者的形体就会有战栗恶寒的现象。四时正邪伤人，发病比较轻微，先看到气色方面有点异常，身上没有什么感觉，像病已消失了，又像里面还有病；有病的样子，又没有病的样子，不容易知道病情。黄帝说：讲得好啊！

黄帝问于岐伯曰：余闻之，见其色，知其病，命曰明；按其脉，知其病，命曰神；问其病，知其处①，命曰工。余愿闻❶见而知之，按而得之，问而极②之，为之奈何？岐伯答曰：夫色脉与尺③之❷相应也，如桴鼓❸影响之相应也，不得相失也，此亦本末根叶之出候❹也④，故根死则叶枯矣。色脉形肉⑤不得相失也，故❺知一⑥则为工，知二⑥则为神，知三⑥则神且明矣。

【校】

❶ 闻：《太素》卷十五《色脉尺诊》"闻"下有"之"字。

❷ 之:《甲乙》卷四第二上“之”下有“皮肤”二字。

❸ 桴鼓：张注本作“鼓桴”。按:“桴”与“枹”同。《左传·成公二年》释文:“枹音浮，鼓槌也。”古人喻事物相应，多用“桴鼓”作比方。《吕氏春秋·知士》“譬之若枹之与鼓”是其证。张注本乙作“鼓桴”，非是。

❹ 出候:“出”疑当作“殊”，声误。此言色脉与尺肤并诊，为诊法中之殊候。

❺ 故:《甲乙》卷四第二上无“故”字。

【注】

①处：所在。《广雅·释诂三》:“处，止也。”凡止就有处所，故衍其义为所在。“问其病，知其处”犹云问其病况，便知病之所在。

②极：详尽。《吕氏春秋·先识》高注:“极，尽也”。

③色脉与尺：色，谓面色。脉，谓寸口。尺，谓尺中。

④此亦本末根叶之出（殊）候也：出（殊）候，谓不同一般的诊察方法。杨上善曰:“尺地以为根茎，色脉以为枝叶”。

⑤形肉：此指尺肤言。

⑥知一　知二　知三：知一，指仅知问。知二，指知问和脉。知三，指知问及脉并能察色。

【语译】

黄帝问岐伯说：我听说医生看到病人的气色，就知道病情的，叫作明；按切病人的脉象，就知道病情的，叫作神；询问了病情，就知道病苦所在，叫作工。我希望听一下，望色就能知道病情，切脉就能得到病况，问病就可彻底了解病苦的所在，做这些究竟怎么样呢？岐伯回答说：病人的气色、脉象、尺肤与疾病都有相应关系，好像用槌击鼓，声响随之相应，是不会互相错的。这如同本和末根和叶，是不同于一般诊察方法的。因此，察色、切脉、诊尺肤三者是不能相错的。知其一可称为工，知其二可称为神，知其三就可称为神明的医生了。

黄帝曰：愿卒闻之。岐伯答曰：色青者，其脉弦[①]也❶；赤者❷，其脉钩[②]也❶；黄者❷，其脉代[③]也；白者❷，其脉毛[④]；黑者❷，其脉石❸[⑤]。见其色而不得其脉，反得其相胜之脉[⑥]，

则死矣；得其❹相生之脉⑦，则病已矣。

【校】

❶ 弦也　钩也：两“也”字是衍文，应据《太素》卷十五《色脉尺诊》、《甲乙》卷四第二上删。

❷ 赤者　黄者　白者　黑者：“者”上并脱“色”字。应据《太素》卷十五《色脉尺诊》、《甲乙》卷四第二上补。

❸ 石：《素问·五脏生成论》王注“石”作“坚”。杨上善曰：“石一曰坚，坚亦石也。”

❹ 得其：《甲乙》卷四第二上“得”下并无两“其”字。

【注】

①脉弦：此谓春令无病之弦脉。脉当端直以长，软弱轻虚而滑。

②脉钩：《素问·玉机真脏论》新校正引越人云：“夏脉钩者，万物之所盛，垂枝布叶，皆下曲如钩，故其脉来疾去迟。吕广云‘阳盛者，故来疾，阴虚者，故去迟。脉从下上至寸口疾，还尺中迟也’。”

③脉代：莫文泉《研经言》卷二云：“代谓脾之平脉，实即乍数乍疏之意，盖有数有疏，则气不调匀，如相更代，故曰代。”

④脉毛：莫文泉曰：“浮之轻而重按即无者，为正毛脉。”

⑤脉石：《素问·玉机真脏论》新校正引越人云：“脉来沉濡而滑，故曰石。”

⑥相胜之脉：相胜，即相克。如当得弦脉，反见毛脉，是金来克木，即为相胜之脉。

⑦相生之脉：相生，即相互资生。如肝主春季而见石脉，石脉属肾，即为水能生木。

【语译】

黄帝说：关于色脉方面，希望听到你的详尽解释。岐伯回答说：气色青的，它的脉象应该是弦；气色红的，它的脉象应该是钩；气色黄的，它的脉象应该是代；气色白的，它的脉象应该是毛；气色黑的，它的脉象应该是石。这是色和脉相应的正常规律。如果看到气色不和脉象相合，反而诊得相克的脉象，就会死亡。若能诊得相生的脉象，那么疾病也就会痊愈的。

黄帝问于岐伯曰：五脏之所生❶，变化之病形何如？岐伯

答曰：先❷定其五色五脉之应，其病乃可别也。黄帝曰：色脉已定，别之奈何？岐伯曰：调①其脉之缓、急、小、大、滑、涩，而病变❸定矣。

【校】

❶ 所生："生"似应作"主"。古"⽣"与"⺩"篆文易误。

❷ 先：《太素》卷十五《色脉尺诊》"先"上有"必"字。

❸ 病变：《甲乙》卷四第二上"变"作"形"。按：作"形"是，与上文"变化之病形"相应。

【注】

①调：诊察的意思。《史记·秦本纪》正义引刘伯庄云："调，选也。"《刺客列传》索隐："察，犹选之也。""调""察"同有选义，故二字可以互训。

【语译】

黄帝问岐伯说：五脏所主的疾病，以及它的变化和所表现的形态，是怎样的？岐伯回答说：必先确定五色和五脉的相应关系，然后疾病就可以辨别了。黄帝说：气色和脉象已经确定了，怎么就能辨别病情呢？岐伯说：只要诊察出脉的缓急、大小、滑涩等情况，那么病的形态就确定了。

黄帝曰：调之奈何？岐伯答曰：脉急①者，尺之皮肤②亦急；脉缓者，尺之皮肤亦缓；脉小者，尺之皮肤亦减而少气❶③；脉大者，尺之皮肤亦贲④而起；脉滑者，尺之皮肤亦滑；脉涩者，尺之皮肤亦涩。凡此❷变者，有微有甚。故善调尺者，不待于寸❸，善调脉者，不待于色。能参合⑤而行之者，可以为上工，上工十全❹九；行二者，为中工，中工十全七❺；行一者，为下工，下工十全六❻。

【校】

❶ 少气："气"字是衍文，此论尺肤，无所谓"少气"。《脉经》卷四第一无"气"字。

❷ 凡此:《脉经》卷四第一、《太素》卷十五《色脉尺诊》"凡此"下并有"六"字。

❸ 寸:《太素》卷十五《色脉尺诊》"寸"下有"口"字。

❹ 全:《甲乙》卷四第二上"全"下有"其"字，下同。

❺ 七:《千金翼方》卷二十五《诊气色法》"七"作"六"。

❻ 六:《千金翼方》卷二十五《诊气色法》"六"作"三"。

【注】

①脉急：指寸口脉急。

②尺之皮肤：杨上善曰："尺之皮肤者，从尺泽至关。尺皮肤下，手太阴脉气，从脏来至指端，从指端还入于脏，故尺下皮肤与尺寸脉，六变同也。"

③减而少气：谓瘦而气不足。《说文・水部》："减，损也。"《史记・曹相国世家》索隐："少者，不足之词。"

④贲：突起。《史记・乐书》正义："贲，气充也。"

⑤参合："参"读如"三"。《广雅・释言》："参，三也。"杨上善曰："察色、诊脉、调尺，三法合行，得病之妙。"

【语译】

黄帝说：怎样诊察脉象和尺肤的变化呢？岐伯回答说：脉急促的，尺肤的皮肤也呈现紧急；脉徐缓的，尺肤的皮肤也呈现弛缓；脉象小的，尺肤的皮肤也呈现瘦而不足；脉象大的，尺肤的皮肤也呈现大而突起；脉象滑的，尺肤的皮肤也呈现滑润；脉象涩的，尺肤的皮肤也呈现涩滞。总起来说：这六种变化，有的不显著，有的很显著。所以善于诊察尺肤的医生，不必等诊寸口脉；善于诊察脉象的，不必还等望色。能够察色、辨脉、观察尺肤三者配合起来而进行诊断的，那可以称为上工，这样的医生，十个病人可以治好九个；能够运用两种方法进行诊察的，称为中工，这样的医生，十个病人可以治好七个；仅能运用一种方法进行诊察的，称为下工，这样的医生，十个病人可以治好六个。

黄帝曰：请问脉之缓、急、小、大、滑、涩之病形何如？岐伯曰：臣请言五脏之病变❶也。心脉急甚者❷为瘛疭[①]；微急为心痛引背，食不下。缓甚为狂笑[②]；微缓为伏梁[③]，在心

下，上下行❸，时❹唾血。大甚为喉吤❺；微大为心痹引背④，善⑤泪出❻。小甚为善❼哕，微小为消瘅⑥。滑甚为善渴⑦；微滑为心疝⑧引脐，小腹❽鸣。涩甚为喑⑨；微涩为血溢⑩，维厥❾⑪，耳鸣，颠❿疾⑫。

【校】

❶ 病变:《太素》卷十五《五脏脉诊》作“变病”。

❷ 甚者:《脉经》卷三第二、《甲乙》卷四第二下、《千金》卷十三第一“甚”下并无“者”字。

❸ 上下行:《太素》卷十五《五脏脉诊》无“行”字。按：以杨注“其气上下行来”之语核之，知《太素》原有“行”字，今本脱。

❹ 时:《甲乙》卷四第二下、《千金》卷十三第一“时”上并有“有”字。

❺ 吤:《脉经》卷三第二作“介”。《中藏经》卷上第二十四作“闭”。《甲乙》卷四第二下“吤”下重“吤”字。按：作“介”是。《后汉书·孔融传》贤注:“介，犹蒂芥也。”《方言》卷二:“蒂芥，刺梗。”“喉介”是谓喉中如有刺物梗塞。则《中藏经》之作“闭”者，亦或由后人以释文改原文。

❻ 泪出:《甲乙》卷四第二下“泪”下无“出”字。

❼ 善:“善”字蒙上衍。《中藏经》卷上第二十四无“善”字。

❽ 小腹:《太素》卷十五《五脏脉诊》“小”作“少”。《中藏经》卷上第二十四“腹”上无“小”字。

❾ 维厥:《中藏经》卷上第二十四作“手足厥”。

❿ 颠：藏本作“癫”。

【注】

①瘛疭（zhì zòng 掣纵）：瘛，是筋急。疭，是筋缓。朱骏声曰：“瘛疭者，痉挛牵引之谓，苏俗所谓惊风。”

②为狂笑：杨上善曰：“缓为阳。缓甚，热甚也。热甚在心，故发狂多笑。”

③伏梁：在腹部突起大如臂。杨上善曰：“心脉微缓，即知心下热聚，以为伏梁之病，大如人臂，从脐上至于心，伏在心下，下至于脐，如彼桥梁，故曰伏梁。”

④心痹引背：杨上善曰：“心脉微盛，发风湿之气，冲心为痹痛，痛后引背输。”

⑤善：“多”的意思。《诗·载驰》郑笺：“善，犹多也。”

⑥消瘅："消"指消瘦，"瘅"指内热。杨上善曰："内热消瘦，故曰消瘅。"

⑦善渴：杨上善曰："滑，阳也。阳气内盛，则中热喜渴。"

⑧心疝：疝，痛的意思。杨上善曰："阳气盛，内有微热，冲心之阴，遂发为心疝。"按：杨注据滑脉以释心疝，与《病源》卷二十所谓"阴气积于内，寒气不散，上冲于心，故使心痛"之心疝不同，应分别观之。

⑨涩甚为喑：喑，语声不出。杨上善曰："涩者，血多气少，心主于舌，心脉血盛，上冲于舌，故喑不能言也。"

⑩血溢：丹波元简曰："吐衄血之属。"

⑪维厥：谓阳维脉上逆。

⑫颠疾：泛指头顶部疾患。杨上善曰："阳维上冲，则上实下虚，故为耳鸣、颠疾。"

【语译】

黄帝说：请问脉象的缓、急、小、大、滑、涩，它出现什么样的病形呢？岐伯说：我从五脏的病变说一下吧。心脉急甚的，会发现筋脉瘛疭；微急的，会发现心痛引脊背，食不能下。心脉缓甚的，会发现神不安而狂笑；微缓的，会发现伏梁病，其气或上行，或下行，有时唾血。心脉大甚的，会发现喉中如有刺物梗塞；微大的，会发现心痹，牵引脊背，常流泪。心脉小甚的，会发现呃逆；微小的，会发现消瘅病。心脉滑甚的，会发现多渴；微滑的，会发现心疝，牵引脐部，小腹里响。脉象涩甚的，会发现哑不能言；微涩的，会发现吐血、衄血以及阳维脉逆，而致耳鸣、头部等病。

肺脉急甚❶为癫疾①；微急为肺寒热②，怠惰❷，咳唾血，引腰背胸，若鼻息肉❸③不通。缓甚为多汗④；微缓为痿瘘、偏风❹，头以下汗出不可❺止。大甚为胫肿；微大为肺痹⑤，引胸背起⑥，恶日光❻。小甚为❼泄，微小为消瘅。滑甚为息贲上气⑦，微滑为上下出血⑧。涩甚为呕❽血；微涩为鼠瘘❾，在颈支腋❿之间，下不胜其上⑨，其应善⓫酸矣。

【校】

❶ 急甚:《太素》卷十五《五脏脉诊》“急”下无“甚”字。

❷ 惰:《千金》卷十七第一“惰”作“堕”。按:惰,通“堕”。《文选·七发》善注:“堕,懈惰也。”

❸ 若鼻息肉:《脉经》卷三第二“若”作“苦”。《太素》卷十五《五脏脉诊》“息肉”作“宿肉”。按:作“宿”,双声之误。息,“瘜”之假借字。

❹ 为痿瘘偏风:《脉经》卷三第二“痿”下无“瘘”字。《太素》卷十五《五脏脉诊》、《千金》卷十七第一“偏”并作“漏”。丹波元简曰:“据汗出不可止,作‘漏风’近是。”

❺ 不可:《甲乙》卷四第二下“不”下无“可”字。

❻ 恶日光:《太素》卷十五《五脏脉诊》“日”下无“光”字。《脉经》卷三第二、《千金》卷十七第一并作“起腰内”。

❼ 为:《脉经》卷三第二、《千金》卷十七第一“为”下并有“飧”字。

❽ 呕:《太素》卷十五《五脏脉诊》“呕”作“欧”。按:“欧”与“呕”通。《说文·欠部》:“欧,吐也。”

❾ 鼠瘘:《甲乙》卷四第二下校注:“瘘一作漏。”

❿ 腋:《脉经》卷三第二、《千金》卷十七第一“腋”并作“掖”。按:“腋”是俗字。《说文·手部》:“掖,臂下也。”

⓫ 其应善:《太素》卷十五《五脏脉诊》作“其能喜”。

【注】

①癫疾:杨上善曰:“肺脉毛,脉有弦急,是为冷气上冲,阳瞋发热在上,上实下虚,故为癫疾。”

②肺寒热:杨上善曰:“肺以恶寒弦急,即是有寒乘肺,肺阳与寒交战,则二俱作病,为肺寒热也。”

③鼻息肉:鼻腔内生赘肉肿块。《病源》卷二十九《鼻息肉候》:“肺脏为风冷所乘,则鼻气不和。冷搏于血气,停结鼻内,故变生息肉。”

④缓甚为多汗:杨上善曰:“缓为阳也。肺得热气,外开腠理,故为多汗。”

⑤肺痹:五脏痹之一。主要症状是烦满、喘、呕。

⑥引胸背起:杨上善曰:“前引胸,后引背输,以是阴病,故引胸背起。”

⑦滑甚为息贲(bēn 奔)上气:息贲,五积病之一,肺之积。主要症状是右胁下有包块,喘息气急。《病源》卷十三《上气鸣息候》云:“邪乘于肺则肺胀,胀则肺管不利,不利则气道涩,故气上喘逆,鸣息不通。诊其肺脉滑甚,为息

奔上气。”

⑧微滑为上下出血：此由阳热微盛，内伤络脉，阳络伤则上出血，阴络伤则下出血。

⑨下不胜其上：杨上善曰：“其脉下虚，不胜上实。”

【语译】

肺脉急甚的，会发现癫疾；微急的，会发现寒热，倦怠无力，咳唾血，牵引腰背胸部都不舒服，并苦鼻中有赘肉阻塞不通。肺脉缓甚的，会发现多汗；微缓的，会发现痿、瘘、漏风，头部以下汗出不可止的证候；肺脉大甚的，会发现足胫部发肿；微大的，会发现肺痹，牵引胸背不安，厌烦日光。肺脉小甚的，会发现泄泻；微小的，会发现消瘅病。肺脉滑甚的，会发现喘息，肺气上逆；微滑的，会发现口鼻出血、前后阴出血。肺脉涩甚的，会发现呕血；微涩的，会发现鼠瘘，生在颈部或是腋下，呈现下虚不能承受上实的脉象，金能克木，患者是非常喜吃酸味的。

肝脉急甚者为恶言❶；微急为肥气①，在❷胁下如覆杯。缓甚为善呕❸②，微缓为水瘕❹痹③也。大甚为内痈④，善呕衄❺；微大为肝❻痹⑤，阴缩❼，咳引小腹。小甚为多饮，微小为消瘅。滑甚为㿗❽疝⑥，微滑为遗溺⑦。涩甚为溢❾饮，微涩为瘛挛筋痹❿。

【校】

❶恶言：《甲乙》卷四第二下校注“恶言”一作“忘言”。按：“忘”误，应据《千金》改作“妄”方合。

❷在：《难经·五十六难》、《病源》卷十九《积聚候》“在”下并有“左”字。

❸善呕：《中藏经》卷上第二十二作“呕逆”。

❹水瘕：《中藏经》卷上第二十二“水”下无“瘕”字。

❺呕衄：《中藏经》卷上第二十二作“吐血”。“呕”与上复，似以《中藏经》为是。

❻肝：《中藏经》卷上第二十二“肝”作“筋”。

❼ 阴缩:《脉经》卷三第一、《千金》卷十七第一并无“阴”字,“缩”自为句。按:无“阴”字,是脱文。《太素》原抄亦脱,萧延平据《甲乙》校补,是。

❽ 㿉:《太素》卷十五《五脏脉诊》、《脉经》卷三第一、《千金》卷十七第一“㿉”并作“颓”。《甲乙》卷四第二下作“癞”。陆懋修曰:“㿉,亦作隤、颓、癞。”

❾ 溢:《脉经》卷三第一、《千金》卷十七第一“溢”并作“淡”。“淡”与“痰”同。慧琳《音义》卷二十三引《方言》蹇师注:“淡字又作痰也。”

❿ 瘛挛筋痹:《太素》卷十五《五脏脉诊》“筋”下无“痹”字。《脉经》卷三第一、《甲乙》卷四第二下“瘛挛筋痹”作“瘛疭挛筋”。

【注】

①肥气:五积病之一,肝之积。主要症状是左胁下有肿块突起,伏如覆杯,久则咳嗽喘逆。

②善呕:呕是由于肝热。

③微缓为水瘕痹:杨上善曰:“阳气微热,肝气壅塞,饮溢为水,或结为瘕,或聚为痹。”

④内痈:由于肝气盛热,气结为痈。

⑤肝痹:症状是夜卧则惊、多饮、数小便。

⑥㿉疝:阴囊肿大。

⑦遗溺:杨上善曰:“阳气微盛,阴虚不禁,故为遗溺。”

【语译】

肝脉急甚的,会发现情绪失常,胡言乱语;微急的,会发现肥气病在肋下,好像扣着杯子一样。肝脉缓甚的,会发现呕逆;微缓的,会发现饮溢为水,或水聚为痹。肝脉大甚的,会发现内部痈肿,经常呕吐,鼻出血;微大的,是肝痹,阴器收缩,咳嗽时牵引小腹作痛。肝脉小甚的,会发现口渴多饮;微小的,会发现善食善饥、肌肉消瘦的病。肝脉滑甚的,会发现阴囊肿大;微滑的,会发现遗尿证。肝脉涩甚的,会发现痰饮;微涩的,会发现筋脉抽搐或筋脉挛急。

脾脉急甚为瘛疭;微急为膈中❶①,食饮❷入而还出,后沃沫②。缓甚为痿厥❸③;微缓为风痿,四肢不用❹,心慧然④若无病。大甚为击仆[⑤]；微大为疝❺气[⑥]，腹里大脓血❻，在肠胃之外。小甚为寒热，微小为消瘅。滑甚为㿗癃❼[⑦]，微滑为虫毒蛕蝎[⑧]腹热❽。涩甚为肠㿗❾[⑨]；微涩为内㿗❿，多下⓫脓血。

【校】

❶ 为膈中:《太素》卷十五《五脏脉诊》、《甲乙》卷四第二下、《千金》卷十五第一“膈”并作“鬲”。《脉经》卷三第三“膈”作“脾”，“中”下有“满”字。《中藏经》卷上第二十六“为膈中”作“则胸隔中不利”。

❷ 食饮:《中藏经》卷上第二十六“食”下无“饮”字。据《太素》杨注“故食入还呕出”之语，是杨所据本无“饮”字。

❸ 厥：统本、黄校本“厥”并作“瘚”。“厥”与“瘚”通。

❹ 用:《中藏经》卷上第二十六作“收”。

❺ 疝:《脉经》卷三第三作“痞”。俞正燮曰:“疝应作痞。”

❻ 腹里大脓血:《脉经》卷三第三、《千金》卷十五第一并无“腹”字。按:“里（裹）”是“裹”的误字。《素问·腹中论》:“裹大脓血。”句法与此同。

❼ 㿗癃:《中藏经》卷上第二十六作“颓疝”。

❽ 蛕蝎腹热:《脉经》卷三第三、《千金》卷十五第一并作“蚘肠鸣热”。《中藏经》卷上第二十六作“肠鸣中热”。

❾ 肠㿗：统本、金陵本、黄校本“㿗”并作“溃”。《脉经》卷三第三作“颓”。

❿ 内㿗:《太素》卷十五《五脏脉诊》、《脉经》卷三第三、《甲乙》卷四第二下、《千金》卷十五第一“㿗”并作“溃”。

⓫ 多下:《中藏经》卷上第二十六“下”上无“多”字。

【注】

①膈中：食后又吐出。杨上善曰:“当咽冷，不受食也。”

②后沃沫：陆懋修曰:“谓大便下肥汁也。”

③痿厥:“痿”指四肢痿弱。“厥”指逆冷。

④慧然：明白。慧琳《音义》引《方言》云:“慧，明也。”

⑤击仆：卒然跌倒，叫作击仆，又叫作“卒中”。

⑥疝气：丹波元简曰:“他四经举积名，而此独云‘疝气’，可疑。《脉经》作‘痞气’是。《五十六难》云‘脾之积曰痞气，在胃脘，覆大如盘，久不愈，令人四肢不收，发黄疸，饮食不为肌肤’。”

⑦㿗癃：㿗，谓阴囊肿大。癃，谓小便不通。

⑧蛕蝎（hé 何）：蛕，同“蛔”，即蛔虫。蝎，即桑蠹虫。杨上善曰：“蛕，腹中长虫。蝎谓腹中虫如桑蠹也。阳盛有热，腹内生此二虫为病，绞作腹中。”

⑨肠癀：癀，通“颓”，有本作“溃”误。《千金》卷二十四第八云：“癞有四种，有肠癞。”癞，同“颓”，属妇人带下病。

【语译】

脾脉急甚的，会发现手足抽搐；微急的，会发现食后又吐出来，大便下厚沫。脾脉缓甚的，会发现四肢软弱，逆冷；微缓的，会发现风痿，四肢活动不便，心里明白好像无病。脾脉大甚的，会发现猝然昏倒；微大的，会发现痞气，内里许多脓血，在肠胃的外面。脾脉小甚的，会发现寒热往来；微小的，会发现肌内消瘦。脾脉滑甚的，会发现阴囊肿大，小便不通；微滑的，会发现各种虫病，腹中有热感。脾脉涩甚的，会发现妇人带下病；微涩的，会发现内溃，下脓血。

肾脉急甚为骨癫疾❶；微急为沉厥①奔豚❷，足❸不收，不得前后②。缓甚为折脊③；微缓为洞❹④，洞者，食不化，下嗌❺还出。大甚为阴痿；微大为石水⑤，起脐以下❻至小腹腄腄❼⑥然，上至胃脘❽，死不治。小甚为洞泄，微小为消瘅。滑甚为癃㿉❾；微滑为骨痿，坐下能起，起则目无所见❿。涩甚为大痈⓫，微涩为不月⓬沉⑦痔。

【校】

❶骨癫疾：《脉经》卷三第五、《甲乙》卷四第二下、《千金》卷十九第一“骨”下并有“痿”字。《中藏经》卷中第三十“骨癫疾”作“骨痿瘕疾”。

❷奔豚：《太素》卷十五《五脏脉诊》无“奔豚”二字。

❸足：《病源》卷十三《贲豚气候》“足”上有“其”字。

❹洞：《脉经》卷三第五、《千金》卷十九第一“洞”下并有“下”字。

❺下嗌：《脉经》卷三第五、《千金》卷十九第一、《中藏经》卷中第三十“下嗌”并作“入咽”。

❻起脐以下：《脉经》卷三第五、《千金》卷十九第一“以下”并作“下以”。“起脐下”断句，“以”字属下读。

❼腄腄：《太素》卷十五《五脏脉诊》、《甲乙》卷四第二下、《病源》卷

十三《奔豚气候》并作“垂垂”。《中藏经》卷中第三十作“埵埵”。《脉经》卷三第五“垂”上有“肿”字。

❽ 上至胃脘:《中藏经》卷中第三十作“而上至胃脘者”。

❾ 癃癀:《甲乙》卷四第二下作“痈癞”。

❿ 所见:《脉经》卷三第五、《千金》卷十九第一“所见”下并有“视见黑花”四字。

⓫ 大痈:《中藏经》卷中第三十作“大壅塞”。

⓬ 为不月:《脉经》卷三第五、《千金》卷十九第一“月”下并有“水”字。

【注】

①沉厥：杨上善曰：“足脚沉重，逆冷不收。”

②前后：“前”指小便，“后”指大便。

③折脊：腰脊痛如折。

④洞：似古病名，主要症状是食不化，食入还出。它的病因是命门气衰，下焦不化。

⑤石水：水肿病之一，腹满，脉沉。张介宾曰：“石水者，凝结少腹，沉坚在下也。”

⑥腄腄：误字，依《太素》应作“垂垂”。“垂垂”是说小腹因水肿隆起，并非言腹之下垂。慧琳《音义》卷七十四引《考声》云：“垂，高也。”

⑦沉：杨上善曰：“沉，内也。”

【语译】

肾脉急甚的，会发现骨痿和癫疾；微急的，会发现足脚沉重，逆冷，难以屈伸，大小便不通。肾脉缓甚的，会发现脊痛如折；微缓的，会发现洞病，这种病的症状是食物不能消化，入咽之后，还吐出来。肾脉大甚的，会发现阴痿；微大的，会发现石水这种病，肿胀起于脐下，以至小腹部，肿状隆起，如果上延至胃脘，这是死证，无法治疗。肾脉小甚的，会发现直泻无度的洞泄；微小的，会发现消瘅之病。肾脉滑甚的，会发现小便癃，阴囊肿大；微滑的，会发现骨痿，坐下不能起来，起来了，眼睛什么都看不见；肾脉涩甚的，会发现大痈；微涩的，会发现妇女月经不调、内痔等病。

黄帝曰：病之六变者，刺之奈何？岐伯答曰：诸急[1]者多

寒；缓②者多热；大者多气少血③；小者血气皆少④；滑者阳气盛，微❶有热；涩者多血❷少气，微❶有寒。是故刺急者，深内⑤而久留之。刺缓者，浅内⑤而疾发针，以去其热❸。刺大者，微泻其气，无出其血。刺滑者，疾发针而浅内之❹，以泻其阳气而去其热。刺涩者，必中❺其脉，随其逆顺而久留之，必先按❻而循之⑥，已发针，疾按其痏⑦，无令其血出❼，以和其❽脉。诸小者，阴阳形气俱不足，勿取以针，而调以甘❾⑧药之。

【校】

❶ 微：《甲乙》卷四第二下“微”上有“而”字。

❷ 多血：“多”误，应作“少”。《脉经》卷四《平杂病脉》：“涩则少血。”可证。

❸ 以去其热：《千金》卷十九无此四字。按：此四字涉下“而去其热”误衍。

❹ 而浅内之：《千金》卷二十九作“浅内而久留之”。

❺ 必中：《千金》卷二十九“中”作“得”。

❻ 按：《太素》卷十五《五脏脉诊》、《素问·离合真邪论》“按”并作“扪”。

❼ 无令其血出：马注本、张注本“血出”并作“出血”。按：“其”字是衍文，蒙上误。

❽ 其：《甲乙》卷四第二下“其”下有“诸”字。

❾ 甘：《千金》卷二十九“甘”作“百”。

【注】

①诸急：“诸”有“凡”义。“急”指紧脉。《礼记·曲礼上》郑注：“急犹坚。”“坚”“紧”古通。

②缓：沈又彭《医经读·诊集》云：“缓者，弱也，非迟也，故主热。”

③大者多气少血：张介宾曰：“大为阳有余，阳盛则阴衰，故多气少血。”

④小者血气皆少：张介宾曰：“小者，近于微细，在阳为阳虚，在阴为阴弱”

⑤深内　浅内：内，同“纳”，谓进针入内。《荀子·富国》杨注：“内读曰纳”。

⑥按而循之：“按”应作“扪”。王冰曰：“扪循，谓手摸。‘扪而循之’欲气

舒缓。”

⑦痏（wěi 尾）：泛谓针孔。非指灸瘢言。

⑧甘：缓意。《广雅·释诂二》：“甘，缓也。”

【语译】

黄帝说：关于疾病所出现的六种脉象变化，针刺的方法怎样呢？岐伯回答说：凡是脉象紧的多属于寒，脉象缓的多属于热，脉象大的多属于气有余而血不足，脉象小的多属于气血都不足，脉象滑的属于阳气盛而微有热，脉象涩的血少气少而微有寒。因此，在针刺急脉的病变，进针要深些，留针要长些。针刺缓脉的病变，进针应该浅，可是发针要快。针刺大脉的病变，略微泻其气，不能出血。针刺滑脉的病变，应快发针、浅刺，以泻阳气，排除热邪。针刺涩脉的病变，必须刺中经脉，随着气行的逆顺方向行针，而留针时间长一点，还应该先用手摸循经脉通路，使气舒缓，出针以后，赶快按揉针孔，不能使它出血，以调和经脉。凡是脉象小的，阴阳形气都虚弱，不适宜用针刺，而应该用缓和之药调治。

黄帝曰：余闻五脏❶六腑之气，荥输❷所入为合，令❸何道从入，入安连过❹①，愿闻其故。岐伯答曰：此阳脉之别②入于内，属于腑者也。黄帝曰：荥输与合，各有名③乎？岐伯答曰：荥输治外经，合治内腑。

【校】

❶五脏：孙鼎宜曰：“五脏二字衍。”

❷荥输：孙鼎宜曰：“荥输二字涉下文衍。”

❸令：《太素》卷十一《腑病合输》作“今”。

❹连过：《甲乙》卷四第二下作“从道”。

【注】

①入安连过：孙鼎宜曰：“问手足三阳，其上下从何处连属以通气脉也。”

②别：指别络。

③名：《释名·释言语》：“名，明也，名实使分明也。”

【语译】

黄帝说：我听说六腑的脉气，从荥输而进入到合穴，这是从哪条经脉进入合穴的？进入后又怎样从这条经脉和另条经脉相通呢？希望听到这里面的缘故？岐伯回答说：这就是手足各阳经，由别络进入内部而又属于六腑的。黄帝说：荥输与合穴，在治疗上怎样分别呢？岐伯说：荥输的气脉浮浅，可以治外经的病，合则气脉深入，可以治内腑的病。

黄帝曰：治内腑奈何？岐伯曰：取之于合。黄帝曰：合各有名乎？岐伯答曰：胃合❶于三里①，大肠合入于巨虚上廉②，小肠合入于巨虚下廉③，三焦合入于委阳④，膀胱合入于委中央❷，胆合入于阳陵泉⑤。

【校】

❶胃合："胃合"下脱"入"字，应据《太素》卷十一《腑病合输》、《甲乙》卷四第二下补。

❷央：衍文，应据《太素》卷十一《腑病合输》删。

【注】

①胃合于三里：胃气循足阳明脉，合于三里。

②大肠合入于巨虚上廉：大肠之气，循胃足阳明脉，合于巨虚上廉。

③小肠合入于巨虚下廉：小肠之气，循足阳明脉，合于巨虚下廉。

④三焦合入于委阳：三焦之气，循足太阳脉，合于委阳。

⑤胆合入于阳陵泉：《甲乙》卷四第二下校注云："按大肠合于曲池，小肠合于小海，三焦合于天井，今此不同者，古之别法也。又详巨虚上廉乃足阳明与小肠相合之穴也，与胃合三里，膀胱合委中，胆合阳陵泉，以脉之所入为合不同。三焦合委阳。委阳者，乃三焦下辅腧也，亦未见有为合之说。"

【语译】

黄帝说：治疗体内的腑病，应该怎样呢？岐伯说：应取合穴。黄帝说：合穴各有它的名称吗？岐伯回答说：胃的合穴在三里，大肠的合穴在巨虚上廉，小肠的合穴在巨虚下廉，三焦的合穴在委阳，膀胱的合穴在委中，胆的合穴在阳陵泉。

黄帝曰：取之奈何？岐伯答曰：取之三里者，低跗①；取之巨虚者，举足；取之委阳者❶，屈伸而索❷之②；委中者，屈❸而取之；阳陵泉者，正❹竖膝予之齐③，下至委阳❺之阳取之；取❻诸外经者，揄申而从之❼④。

【校】

❶取之委阳者："取之"二字蒙上衍。"委阳者"与下"委中者"是对文。

❷索：《甲乙》卷四第二下"索"作"取"。

❸屈：《甲乙》卷四第二下"屈"下有"膝"字。

❹正：《太素》卷十一《腑病合输》、《甲乙》卷四第二下"正"下并有"立"字。

❺下至委阳：张介宾曰："委阳当作委中，盖委中之外廉，即阳陵泉之次也。"

❻取：《甲乙》卷四第二下无"取"字。

❼揄申而从之：《太素》卷十一《腑病合输》"申"作"伸"。《甲乙》卷四第二下"从"作"取"。

【注】

①低跗（fú 扶）：跗，足背部。马莳曰："取三里者，将足之跗面低下著地而取之，不使之举足。"

②屈伸而索之：马莳曰："取委阳者，屈其体以觅承扶之阴纹，伸其体以度委阳之分寸，故曰'屈伸而索之'。"

③正竖膝予之齐："予"犹"比"也。这是说取阳陵泉，应正立竖膝，叫两膝比齐。

④揄申而从之：周学海曰："《骨空论》注云'揄，摇也'。谓或摇或伸而寻之也。"

【语译】

黄帝说：取合穴，应怎样呢？岐伯回答说：取三里穴应该足背低平；取巨虚穴应该举足；委阳穴应该用屈股伸足的方式取穴；委中穴应该用屈膝的方式取穴；阳陵泉应该正立竖膝叫两膝比平，至委中的外侧取穴；凡是在外的经脉荥输各穴，应该用或摇或伸的方式取穴。

黄帝曰：愿闻六腑之病。岐伯答曰：面热者足阳明病，鱼络血[①]者手阳明病，两跗之上脉竖❶陷[②]者足阳明病，此胃脉也。

【校】

❶ 竖：张注本："竖"作"坚"。《太素》卷十一《腑病合输》、《甲乙》卷四第二下"竖"并作"坚若"。

【注】

①鱼络血：指掌上手鱼部有郁滞之血络。

②陷：孙鼎宜曰："'陷'谓其脉隐而不见。"

【语译】

黄帝说：希望听一下六腑的病变情况。岐伯回答说：面部发热就是足阳明有了病变；手鱼部有了郁滞的血络，就是手阳明有了病变；两足背的冲阳脉有了坚实而极隐伏的现象，也是足阳明有了病变，这是测候胃气的要脉。

大肠病者，肠中切痛而鸣濯濯❶[①]，冬日重感于寒即泄❷，当脐而痛，不能久立，与胃同候[②]，取巨虚上廉。

【校】

❶ 肠中切痛而鸣濯濯：《圣济总录》卷一百三十作"腹中痛濯濯"。

❷ 即泄：《甲乙》卷九第七无此二字。

【注】

①濯濯：水声。《汉书·刘屈氂传》颜注："濯与櫂通。"《释名·释船》："在旁拨水曰櫂櫂。"此乃以櫂櫂形容肠鸣。

②与胃同候：杨上善曰："大肠之气，与胃足阳明合巨虚上廉，故同候之。"

【语译】

大肠病，肠子里面急痛，一阵阵的肠鸣，冬天再感受了寒邪，就会引起泄泻，当脐疼痛，痛时不能久立。因为肠与胃有密切联系，可取胃经的巨虚上廉穴治疗。

胃病者，腹䐜❶①胀，胃脘当心而痛，上支❷两胁，膈❸咽不通，食饮不下，取之❹三里也。

【校】

❶ 䐜：《素问·至真要大论》新校正引《甲乙》"䐜"作"脾"。《脉经》卷六第六无"䐜"字。

❷ 上支：《太素》卷十一《腑病合输》"支"作"交"。《甲乙》卷九第七"支"作"榰"。慧琳《音义》卷六十五："'榰'今作'支'。"

❸ 膈：《太素》卷十一《腑病合输》"膈"作"鬲"。《素问·至真要大论》新校正引《甲乙》作"隔"。

❹ 取之：《甲乙》卷九第七"取"下无"之"字。

【注】

①䐜（chēn 琛）：《广韵·十一真》："䐜，肉胀起也。"此谓饱满膨胀。

【语译】

胃病，会出现腹胀满，在胃脘当心部位疼痛，支撑两胁，胸膈和咽喉间不通，饮食不下，可取足三里穴进行治疗。

小肠病者，小❶腹痛，腰脊控睾❷①而痛，时窘之后❸②，当❹耳前热③，若寒甚，若独肩上热甚❺，及手小指次指之❻间热，若脉陷❼者，此其候也，手太阳病也❽，取之巨虚下廉。

【校】

❶ 小：《脉经》卷六第四、《甲乙》卷九第八、《千金》卷十四第一、《医心方》卷二"小"并作"少"。

❷ 睾：《太素》卷十一《腑病合输》作"尻"。

❸ 后：《脉经》卷六第四、《千金》卷十四第一"后（後）"并作"复（復）"。

❹ 当：《脉经》卷六第四、《甲乙》卷九第八、《千金》卷十四第一"耳"上并无"当"字。

❺ 若独肩上热甚：《脉经》卷六第四、《千金》卷十四第一"独"上并无"若"字，"热"下并无"甚"字。《太素》卷十一《腑病合输》"肩"作"眉"。

❻ 指之：《甲乙》卷九第八"指"下无"之"字。

❼ 陷:《千金》卷十四第一“陷”作“滑”。

❽ 手太阳病也:《脉经》卷六第四、《甲乙》卷九第八均无此五字。

【注】

①控睾：王冰曰：“控，引也。睾，阴丸也。”

②时窘之后：“后”应作“复”，属下读。“之”字断句。“时窘之”是说经常为小腹痛、引睾痛所苦。慧琳《音义》卷七十五引《诗》传云：“窘，困也。”

③耳前热：小肠手太阳经上颇至目锐眦，却入耳中，故肠病有耳前发热症状。

【语译】

小肠病，少腹作痛，腰脊牵引睾丸发生疼痛，经常感到苦恼，又觉得耳前发热，或发冷，仅是眉上有热感，以及手小指与环指间发热，若脉象虚陷不起，这就是小肠经病变的证候，可取巨虚下廉穴治疗。

三焦病者，腹❶气满，小腹尤坚❷，不得小便，窘急，溢则❸水，留即为胀，候在足太阳之外大络，大络❹在太阳少阳之间，亦❺见于脉，取委阳❻。

【校】

❶ 腹:《脉经》卷六第十一、《甲乙》卷九第九、《千金》卷二十第四“腹”下并有“胀”字。

❷ 小腹尤坚:《甲乙》卷九第九“小”作“少”,“尤”下有“甚”字。按:“甚”为“尤”之旁注,《甲乙》误入正文。

❸ 则:“则”下脱“为”字。应据《太素》卷十一《腑病合输》、《脉经》卷六第十一、《甲乙》卷九第九、《千金》卷二十第四补。

❹ 大络:《太素》卷十一《腑病合输》、《甲乙》卷九第九“络”上并无“大”字。《脉经》卷六第十一、《千金》卷二十第四并无“大络”二字。

❺ 亦:《脉经》卷九第九“亦”作“赤”。

❻ 取委阳:《甲乙》卷九第九“阳”作“中”。

【语译】

三焦病，腹部胀、气满，小腹胀得尤其坚硬，小便不通，感到窘迫难受，水溢于皮肤就成为水肿，留在腹部就成为胀病。三焦病候也会呈现在足太阳外侧的大络上，这络脉在太阳经和少阳经之间，三焦有病，此处脉必现赤色，取委阳进行治疗。

膀胱病者，小腹❶偏肿①而痛，以手按之，即欲小便而不得，肩❷上热，若脉陷，及足小指外廉及❸胫踝后皆热②，若脉陷❹，取委中央❺。

【校】

❶ 小腹:《太素》卷十一《腑病合输》、《脉经》卷六第十“小”并作“少”。按:《类经》卷二十第二十四“小腹”作“小便”。疑张氏探下文臆改。

❷ 肩:《甲乙》卷九第九作“眉”。

❸ 及足小指外廉及:《脉经》卷六第十“足”上无“及”字，“廉”下“及”字作“反”。《太素》卷十一《腑病合输》、《甲乙》卷九第九、《千金》卷二十第一“廉”并作“侧”。

❹ 若脉陷：此三字是衍文，蒙上致误。应据《甲乙》卷九第九删。

❺ 取委中央:“央”字是衍文，应据《脉经》卷六第十、《甲乙》卷九第九、《千金》卷二十第一删。

【注】

①偏肿：大腹不肿。

②及足小指外廉及胫踝后皆热：杨上善曰:“膀胱足太阳脉，起目内眦，上额下项，循胫踝后，至足小指外侧。故膀胱病，循脉行处热。”

【语译】

膀胱病，少腹部偏肿而痛，用手按揉痛处，就要小便，又溺不出来，肩部发热，如发现陷脉，以及足小趾外侧，胫骨和足踝后都显有热象，可取委中穴进行治疗。

胆病者，善太息，口苦，呕宿❶汁，心下❷澹澹①，恐❸人将捕之，嗌中吤吤❹然②，数❺唾，在❻足少阳之本末③，亦视其脉之陷下者灸之④；其寒热者❼，取❽阳陵泉。

【校】

❶ 宿:《中藏经》卷上第二十二作“清”。

❷ 心下:《脉经》卷六第二、《千金》卷十二第一“心”下并无“下”字。《中藏经》卷三第二十三“下”作“中”。

❸ 恐:《甲乙》卷九第五“恐”上有“善”字,下有“如”字。

❹ 嗌中吤吤:《千金》卷十二第一“嗌”作“咽”。《脉经》卷六第二“吤吤”作“介介”。

❺ 数:《甲乙》卷九第五“数”下有“咳”字。

❻ 在:《太素》卷十一《腑病合输》、《脉经》卷六第二、《千金》卷十二第一“在”上并有“候”字。

❼ 其寒热者:《脉经》卷六第二、《千金》卷十二第一“寒热”下无“者”字。

❽ 取:《脉经》卷六第二、《千金》卷十二第一并作“刺”。《太素》卷十一《腑病合输》“取”下有“之”字。

【注】

①澹澹:丹波元简曰:“澹与憺同,为跳动貌。”

②嗌中吤吤然:咽喉中如有物作梗,咳吐不舒。

③本末:指始终在足少阳经脉循行之处观察。杨上善曰:“足少阳本在窍阴之间,标在窗笼,即本末也。”

④亦视其脉之陷下者灸之:汪机曰:“陷下者,阳气下陷入阴血之中,是阴反居其上,而覆其阳,脉证俱见寒在外者,则灸之。”

【语译】

胆病,经常叹气,口苦,呕出清水来,心里跳动,好像怕人逮捕他一样,咽喉里像有东西梗塞,频频咳嗽、吐唾沫,这应该始终观察足少阳经脉循行通路。也要看一下那络脉出现阳陷于阴的现象,就必用灸法;如出现寒热往来的情况,应取阳陵泉穴,进行治疗。

黄帝曰:刺之有道乎?岐伯答曰:刺此者❶,必中气穴①,无中肉节,中气穴则针染❷于巷②,中肉节③即皮❸肤痛。补泻反则病益笃④。中筋则筋缓,邪气不出,与其真相搏❹,乱而不

去，反还内著❺，用针不审，以顺为逆也。

【校】

❶ 刺此者:《甲乙》卷五第一下作“凡刺之道”。

❷ 染:《甲乙》卷五第一下作“游”。

❸ 即皮：张注本“即”作“则”。《太素》卷十一《腑病合输》“即皮”作“则肉”。

❹ 与其真相搏：周本“搏”作“抟”。《甲乙》卷五第一下“与”下无“其”字。《太素》卷十一《腑病合输》作“与真气相薄”。

❺ 著：疑误，据杨注应作“病”。

【注】

①气穴：指经气所至。

②针染于巷：染，应作“游”。杨上善曰：“巷，谓街巷空穴之处。”《淮南子·原道训》高注：“游，行也。”这是说刺中气穴，则针气行于孔穴，逐渐出现针感，气脉相通。

③中肉节：杨上善曰：“中于肉者，不著分肉之间；中于节者，不针骨穴之内。”

④补泻反则病益笃：杨上善曰：“虚而泻之，实而补之，故曰反也。”笃，谓病重。《后汉书·光武纪下》贤注：“笃，困也。”

【语译】

黄帝说：针刺以上各穴，有一定的规律吗？岐伯回答说：针刺这些穴位，一定要刺中气穴，不可刺中肉或刺中节。因为刺中气穴，则针气行于孔穴之内，经脉就相通了。如果误中肉节，只能损伤好肉，让皮肤疼痛。当用补法的，反而用了泻法，当用泻法的反而用了补法，像这样，就会使疾病更加沉重。至于误刺中筋，则筋就会弛缓，邪气也出不去，而和真气相争，由于邪气扰乱不去，反回到内里为病，这都是用针不审慎，由顺到逆的后果。

根结第五

本篇主要说明经络的根结与治疗关系。因而论述了三阴三阳经的根结的部位、穴名，以及开阖枢的不同作用；另外列举了六阳经根溜注入的穴位；并提出针治疾病要注意人的体质不同，而手法的疾徐，进针的深浅，取穴的多少，亦要相应有所区别；至于那用针之要，在调阴阳，那更是医者所当认真玩索的了。

岐伯曰：天地相感①，寒暖❶相移，阴阳之道❷，孰少孰多②？阴道偶❸③，阳道奇③。发于春夏，阴气少❹，阳气多，阴阳不调，何补何泻？发④于秋冬，阳气少❹，阴气多，阴气盛而阳气衰❺，故茎叶枯槁，湿雨下归❻，阴阳相移❼，何泻何补？奇邪离经⑤，不可胜数，不知根结⑥，五脏六腑，折关败枢，开阖而走⑦，阴阳大失，不可复取⑧。九针之玄❽，要在终始⑨，故能❾知终始，一言而毕⑩，不知终始，针道咸绝❿。

【校】

❶暖:《甲乙》卷二第五作“热”。《太素》卷十《经脉根结》作“煖”。暖，同“煖”。《说文》无“暖”字。

❷道:《甲乙》卷二第五作“数”。

❸偶:《太素》卷十《经脉根结》、《甲乙》卷二第五“偶”下并有“而”字。

❹阴气少　阳气少:《甲乙》卷二第五“少”下并有“而”字。

❺阴气盛而阳气衰:《甲乙》卷二第五“盛”下无“而”字。按：阴气盛以下十六字，乃“阳气少，阴气多”之释文，传抄误入正文。丹波氏仅以“故茎

叶”九字为衍文，犹未尽是。

❻ 湿雨下归:《太素》卷十《经脉根结》作“湿而下浸”。

❼ 移:《甲乙》卷二第五作“离”。

❽ 玄:《太素》卷十《经脉根结》、《甲乙》卷二第五并作“要”。

❾ 故能:《太素》卷十《经脉根结》“故”下无“能”字。《甲乙》卷二第五“能”上无“故”字。

❿ 咸绝:《太素》卷十《经脉根结》作“绝灭”。

【注】

①天地相感：天气和地气相互感应，也就是自然界的气候变化。杨上善曰：“二仪之气交泰，故曰相感。”

②阴阳之道孰少孰多：张介宾曰：“天地阴阳之道，有相感则有相移，有相移则有相胜，而孰多孰少，斯不齐矣。”

③阴道偶　阳道奇：偶，双数，如二、四、六、八、十。奇，单数，如一、三、五、七、九。《周易》以“⚊”象阳、象天，以“⚋”象阴、象地。

④发：谓发病。

⑤奇邪离经：奇邪，指不正之气。离，有“罹”义，见《史记·管蔡世家》索隐。引申为“侵入”之义。故《太素》杨注谓：“风寒暑湿，百端奇异，侵经络为病，万类千殊，不可胜数。”

⑥根结：有“终始”之意。盖经气之始生终止，有如树木之根结，始为根，终为结。结，即有节生之意，又兼有结集之意。杨上善曰：“根，本也。结，系也。人之不知根结，是脏腑之要。”

⑦开阖而走：是说开阖失司，使精气走泄。杨上善曰：“邪离经脉，折太阳骨节关，亦败少阳筋骨维枢，及开阳明之阖，胃及太阳，气有失泄也。”

⑧取：有“聚”义，“取”“聚”通用，见《汉书·五行志》颜注。

⑨终始：杨上善曰：“终始，根结也。”

⑩一言而毕：孙鼎宜曰：“针道必以经脉为本，故能知终始，一言而毕。”

【语译】

岐伯说：天地之气交相感应，寒暖亦交相推移，阴阳变化的规律，哪边偏衰而少，哪边偏盛而多？这是很难明白的。阴道为双数，阳道为单数，发病在春夏之季，阴气少而阳气多，对于这种阴阳不能调和的病变，应该怎样用补法，或怎样用泻法呢？发病在秋冬之季，阳气少而阴气多，对这种阴阳相易的病变，应该怎样用泻法，或怎样用补法呢？不正的邪气，侵入了经络，哪病变的发生就很难算清，主要是不知道经穴根结是脏腑关键所在。等到机关折损，枢纽败坏，开阖失常，其气走泄，阴阳大伤，那精气就不可复聚了。至于运用九针的紧要所在，就在明了经脉根结的情况，能知道经脉根结的道理，针刺的原则一说就完了。不知道经脉根结的重要性，针刺的道理就等于绝灭。

太阳根❶于至阴，结于命门①，命门者目也❷。阳明根于厉兑，结于颡大❸②，颡大者钳耳也❹。少阳根于窍阴，结于窗笼③，窗笼者耳中也❺。太阳为开❻④，阳明为阖⑤，少阳为枢⑥。故开❼折则肉节渎❽⑦而暴病起矣，故❾暴病者取之太阳，视有余不足，渎者皮肉宛膲❿⑧而弱也。阖折则气无所止息而痿疾⓫起矣⑨，故痿疾⓫者，取⓬之阳明，视有余不足，无所止息者，真⓭气稽留⑩，邪气居之也。枢折即骨繇⓮⑪而不安于地，故骨繇者取之少阳，视有余不足，骨繇者，节缓而不收⓯也，所谓骨繇者，摇故也⓰，当穷⓱其本也。

【校】

❶ 根:《素问·阴阳离合论》“根”下有“起”字。

❷ 命门者目也：此五字是释文，传抄误入正文。《素问·阴阳离合论》、《太素》卷十《经脉根结》并无此五字。

❸ 颡大:《甲乙》卷二第五作“颃颡”。

❹ 颡大者钳耳也：此六字是释文，传抄误入正文。以下“太阴”段文律之，则其误自不待辨。

❺ 窗笼者耳中也:《太素》卷十《经脉根结》无此六字。

❻ 开:《太素》卷五《明阳合》卷十《经脉根结》作“关”。《素问·阴阳离合论》新校正引《九墟》亦作“关”。萧延平曰：“玩杨注主禁之义，‘关’字为长。”

❼ 故开折：“开”误，应作“关”。前曰“折关”，则此“开折”之误显然。

❽ 渎:《太素》卷十《经脉根结》“渎”作“殡”。《甲乙》卷二第五、《素问·阴阳离合论》引《九墟》并作“溃缓”。

❾ 故：《甲乙》卷二第五、《素问·阴阳离合论》新校正引《九墟》“故”下并有“候”字。

❿ 渎者皮肉宛膲：《太素》卷十《经脉根结》“渎”作“殡”，“肉”上无“皮”字，“膲”作“燋”。《甲乙》卷二第五“宛”作“缓”。

⓫ 痿疾：《素问·阴阳离合论》新校正引《九墟》“痿疾”作“悸病”。

⓬ 取：《甲乙》卷二第五“取”上有“皆”字。

⓭ 真：“真”上脱“谓”字。应据《太素》卷十《经脉根结》补。

⓮ 繇：《甲乙》卷二第五作“摇”。《太素》杨注作“摇”，与《甲乙》合。

⓯ 收：日抄本作“取”。

⓰ 所谓骨繇者摇故也：《甲乙》卷二第五无此八字。

⓱ 穷：《太素》卷十《经脉根结》作“窡”，《甲乙》卷二第五作“覈”。杨注：“窡音核。”是《太素》原作“覈”，故杨音云然。“窡”是传刻之误。

【注】

①结于命门：指睛明穴。王冰曰：“命门者，藏精光照之所，则两目也。”

②结于颡大：指头维穴。杨上善曰：“阳明脾腑之脉，在太阴表前，从足指厉兑上行，聚于颡上额颅。颡，额也。”

③结于窗笼：指听宫穴。杨上善曰：“以耳前为身窗舍，故曰窗笼。”

④太阳为开：“开”应作“关”。“关”的意思，是说关主禁，膀胱足太阳脉主禁津液及于毛孔。

⑤阳明为阖：杨上善曰：“阖谓门扉，主关闭也。胃足阳明脉，令真气止息，复无留滞，故名为阖。”

⑥少阳为枢：杨上善曰：“枢主转动。胆足少阳脉主筋，纲维诸骨，令其转动，故为枢也。”

⑦肉节渎：“肉节”似相当于肌肉组织的间隙。杨上善曰：“太阳主骨气为关，故骨气折，肉节内败。”“渎”是“殡”的误字。《礼记·乐记》郑注：“内败曰殡。”

⑧宛膲：瘦小憔悴。宛，有“小”意。《诗·小宛》传：“宛，小貌。”“膲”与“燋”通，《淮南子·氾论训》高注：“燋，悴也。”

⑨阖折则气无所止息而痿疾矣：杨上善曰：“阳明主肉主气，故肉气折损，则正气不能禁用，即身痿厥，痿而不收，则知阳明阖折也。”

⑩真气稽留：“真气”谓正气。“稽留”谓运行滞留。慧琳《音义》卷三引《考声》云：“稽，滞也。”杨上善曰：“能止气不泄，能行气滋息者，真气之要也。阳阴阖折，则真气稽留不用。”

⑪骨繇：杨上善曰：“少阳主筋，筋以约束骨节，骨节气弛，无所约束，故骨繇。”

【语译】

足太阳经脉起于足小趾外侧的至阴穴，归结于面部内眼角睛明穴。足阳明经脉起于足大趾侧次趾端的厉兑穴，归结于额角部位的头维穴。足少阳经脉起于足小趾侧次趾之端的窍阴穴，归结于耳部的听宫穴。太阳经在人身上好像外门的插关，阳明经在人身上好像外门的门扇，少阳经在人身上好像外门的转轴。假如太阳之关失掉了功能，就会肉节溃缓而发生了暴病，因此诊治暴病，可取用足太阳膀胱经，看病的情况，泻有余，补不足。所谓“渎”就是皮肉瘦小憔悴的意思。阳明之合失掉了功能，阳气就会无所止息，而发生了痿疾，因此诊治痿疾，可取用足阳明胃经，看病的情况，泻有余，补不足。所谓“无所止息”是说正气运行不畅，而邪气就留在里边了。少阳之枢失掉了功能，就会发生骨摇，不能在地上安然行走，因此渗治骨摇病，可取用足少阳胆经，看病的情况，泻有余，补不足，所谓“骨摇”，就是骨节缓纵不收的意思。以上所说的，应该探索一下它的根源。

太阴根❶于隐白，结于太仓①。少阴❷根于涌泉，结于廉泉②。厥阴根于大敦，结于玉英③，络于膻中❸。太阴为开❹，厥阴为阖，少阴为枢。故开❹折则仓廪无所输④膈洞❺⑤，膈洞者❺取之太阴，视有余不足，故开❹折者❻气不足而生病也。阖折即气绝而喜悲❼，悲❽者取之厥阴，视有余不足。枢折则脉有所结而不通⑥，不通者取之少阴，视有余不足，有结者皆取之不足❾。

【校】

❶ 根：《素问・阴阳离合论》“根”下有“起”字。

❷ 少阴：“少阴”与下“厥阴”误倒，以下“开、阖、枢”律之可证。应据《甲乙》卷二第五乙正。

❸ 络于膻中：《太素》卷十《经脉根结》“络”作“终”。丹波元简曰：“厥阴

特多此一句。”

❹开：应作“关”。说与上“太阳”校❻同。杨上善曰：“门有二种，有内门、外门，三阴为内门，三阳为外门。内门关者，谓是太阴。”

❺膈洞：《素问·阴阳离合论》新校正引《九墟》“膈”作“隔”。《太素》卷十《经脉根结》作“鬲”。按：据杨注“膈气虚弱”，知《太素》原亦作“膈”。“隔”为“膈”之借字。

❻者：《甲乙》卷二第五“者”下有“则”字。属下读。

❼即气绝而喜悲：张注本“即”作“则”。《素问·阴阳离合论》新校正引《九墟》“绝”作“弛”。“喜”作“善”。《太素》卷十《经脉根结》“绝”作“弛”。按：“弛”“弛”同，义与“施”通。《周礼·遂人》郑注：“施读为弛。”“气弛”即气缓。

❽悲：“悲”上脱“善”字，应据《甲乙》卷二第五补。

❾不足：二字蒙上误衍，应据《太素》卷十《经脉根结》、《甲乙》卷二第五删。

【注】

①太仓：中脘穴。《甲乙》卷三第十九“中脘，一名太仓。”

②廉泉：丹波元简曰：“廉泉，诸家为任脉经穴，非也。《气府论》‘足少阴舌下各一’。王注‘舌本左右二穴也’。《刺疟论》‘舌下两脉者，廉泉也’。并谓廉泉。”

③玉英：玉堂穴。《甲乙》卷三第十四“玉堂，一名玉英。”

④仓廪无所输：杨上善曰：“太阴主水谷，以资身肉。太阴脉气关折，则水谷无由得行，故曰仓无输也。”

⑤膈洞：指膈塞、洞泄。

⑥枢折则脉有所结而不通：杨上善曰：“少阴主骨，骨气有损，则少阴之脉不流，故有所结不通。结，即少阴络结也。”

【语译】

足太阴经脉起于足大趾内端的隐白穴，归结于上腹部的太仓。足厥阴经脉起于足大趾外端的大敦穴，归结于胸部的玉英而下络于膻中穴。足少阴经脉起于足心的涌泉穴，归结于颈喉的廉泉穴。太阴在人身上，好像内门的插关，厥阴在人身上，好像内门的门扇，少阴在人身上，好像内门的转轴。假如太阴之关失掉了功能，就会脾失运化之职，水谷无所转输，而发生膈塞、洞泄的病变，有了膈塞、洞泄之病，可取用足太阴脾经穴，看病的情况，泻有余，补不足。本来么，太阴之关失掉了功能，主要是由于气不足而发病的。厥阴之合失掉了功能，就会发生气机弛缓，而多悲哀的病变，治疗善悲的病，可取用足厥阴肝经穴，看病的情况，泻有余，补不足。少阴之枢失掉了功能，则肾经脉气结滞不通，治疗结滞不通的病，可取用足少阴肾经穴，看病的情况，泻有余，补不足，凡是经脉有结滞的，都应该取用上法刺治。

足太阳根于至阴，溜❶于京骨，注于昆仑，入于天柱、飞扬也。

足少阳根于窍阴，溜于丘墟，注于阳辅，入于天容❷、光明也。

足阳明根于厉兑，溜于冲阳，注于下陵❸，入于人迎、丰隆也。

手太阳根于少泽，溜于阳谷，注于少海❹，入于天窗❺、支正也。

手少阳根于关冲，溜于阳池，注于支沟，入于天牖、外关也。

手阳明根于商阳，溜于合谷，注于阳溪，入于扶突、偏历也。

此所谓❻十二经者❼[①]，盛络皆❽当取之。

【校】

❶ 溜:《太素》卷十《经脉根结》、《甲乙》卷二第五并作“流”。

❷ 天容:《甲乙》卷二第五校语云:“天容疑误。”马莳曰:“天容当作天冲。”

❸ 下陵：马莳曰：“下陵当作解溪。”

❹ 少海：此当作“小海”，应据《甲乙》卷二第五改。

❺ 天窗:《甲乙》卷二第五校语云:“天窗疑误。”

❻ 此所谓:《太素》卷十《经脉根结》“谓”下有“根”字。

❼ 经者:《甲乙》卷二第五作“经络也”。

❽ 盛络皆:《甲乙》卷二第五作“络盛者”。

【注】

①十二经者：指六阳经手足左右而言。

【语译】

足太阳膀胱经脉起于本经井穴至阴，流于原穴京骨，注于经穴昆仑，上入于项部天柱穴，下入于足部的络穴飞扬。

足少阳胆经脉起于本经井穴窍阴，流于原穴丘墟，注于经穴阳辅，上入于颈部天容穴，下入络穴光明。

足阳明胃经脉起于本经井穴厉兑，流于原穴冲阳，注于经穴解溪，上入于颈部的人迎穴，下入于足部的络穴丰隆。

手太阳小肠经脉起于本经井穴少泽，流于经穴阳谷，注于合穴小海，上入于头部的天窗穴，下入于臂部的络穴支正。

手少阳三焦经起于本经井穴关冲，流于原穴阳池，注于经穴支沟，上入于头部天牖穴，下入于络穴外关。

手阳明大肠经脉起于本经井穴商阳，流于原穴合谷，注于经穴阳溪，上入于颈部扶突穴，下入于络穴偏历。

这就是十二经根流注入的部位，有络脉盛满的现象，应当酌取这些穴位去泻它。

一日一夜五十营①，以营五脏之精，不应数②者，名曰❶狂生③。所谓五十营者，五脏皆受气。持其脉口，数其至④也，五十动而不一代❷者⑤，五脏皆受气❸；四十动一代者❹，一脏无气⑥；三十动一代者，二脏无气⑦，二十动一代者，三脏无气⑧；十动❺一代者，四脏无气⑨；不满十动一代者，五脏无气⑩。予❻之短期⑪，要在终始⑫。所谓五十动而不一代者，以为常也⑬，以知五脏之期❼。予之短期者，乍数⑭乍疏也。

【校】

❶ 名曰:《甲乙》卷一第九作“谓之”。

❷ 五十动而不一代:《脉经》卷四第六“动”作“投”。《千金翼方》卷二十五第七“动”作“至”,“一代”作“止”。

❸ 五脏皆受气:《千金翼方》卷二十五第七“气”下有“足吉也”三字。

❹ 四十动一代者:《太素》卷十四《人迎脉口诊》、《甲乙》卷四第一、《难经·十一难》杨注“动”下并有“而”字。下三十动、二十动、十动同。《千金翼方》卷二十五第七“一代者”作“而一止”。

❺ 十动:《千金翼方》卷二十五第七“十动”上有“一”字。

❻ 予:《甲乙》卷四第一作“与”。

❼ 期:此“期”字疑当作“气”。“所谓“五十动而不一代者”以知五脏之气足,与上“五脏皆受气”前后相合。否则,五脏何期?“期”字殆涉下文“短期”致误。

【注】

①一日一夜五十营:《文选·魏都赋》刘注:“周行为营。”本句谓人之经脉,一日一夜,周行于身者,凡五十周。

②不应数(shù 庶):“不应数”是说不合于五十营之数。《吕氏春秋·应同》高注:“应,和也。”“和”有“合”的意思。

③狂生:犹云生病。《后汉书·张衡传》贤注:“狂,疾也。”此谓不至五十营者,就能致病,故曰狂生。旧解以“狂”为妄、为侥幸,均不合。

④数(shǔ 鼠)其至:持寸口而数其至数。

⑤五十动而不一代者:杨上善曰:“五十动者,肾脏第一,肝脏第二,脾脏第三,心脏第四,肺脏第五,五脏各为十动,故曰从脉。十动以下,次第至肾。满五十动,即五脏皆受于气也。”张介宾曰:“代,更代之义。谓于平脉之中,而忽见软弱,或乍数乍疏,或断而复起。盖其脏有所损,则气有所亏,故变易若此,均名为代。若五十动而不一代者,五脏受气皆足,乃为和平之脉。”

⑥一脏无气:谓肾脏无气。张介宾曰:“人吸者随阴入,呼者因阳出。今吸不能至肾,至肝而还,故知一脏无气者,肾气先尽也。”

⑦二脏无气:谓肝脏无气。

⑧三脏无气:谓脾脏无气。

⑨四脏无气:谓心脏无气。

⑩五脏无气:谓肺脏无气。

⑪予之短期:“予”与“与”通。《荀子·成相》杨注:“予读为与。”“与”有“谓”的意思。谓之短期,是说短时期内就可死亡。

⑫要在终始:“终始”是本经篇名。但如释作大概在《终始》篇里,就与上

文不合。此“终始”似指经脉言。“终始者，经脉为纪。”“必先通十二经脉之所生病，而后可得传于终始矣。”

⑬以为常也：张介宾曰：“言人之常脉当如是也。”

⑭数（shuò 朔）:《广韵·四觉》:“数，频数。”

【语译】

经脉之气在体内运行，一日一夜是五十周。因而使五脏精气循环往来。如果太过或不及，不合乎周行五十次的次数，就会生病，这叫作“狂生”。所谓“五十营”的作用，是看出五脏受气的充实，这可以从切寸口脉象，去计算脉的搏动次数，而测知人的强弱来。脉跳动五十次而歇止的，这是五脏精气旺盛的象征；脉跳动四十次而有一次歇止的，是一脏无气的象征；脉跳动三十次而有一次歇止的，是二脏无气的象征；脉跳动二十次而有一次歇止的，是三脏无气的象征；脉跳动十次而有一次歇止的，是四脏无气的象征；脉跳动不满十次就歇止的，这是五脏精气不足，可以短期内就有死亡的可能，它所以诊察精细，主要在于先通了经脉。所谓脉跳动五十次而不歇止，是五脏正常的脉象，借以测知五脏的精气是怎样了。至于说一个人短期内可能死亡，是从脉象忽快忽慢断定的。

黄帝曰：逆顺五体①者❶，言人骨节之小大，肉之坚脆，皮之厚薄，血之清浊，气之滑涩，脉之长短，血之多少，经络之数，余已知之矣，此皆布衣匹夫之士也。夫王公大人，血食之君❷，身体柔脆❸，肌❹肉软弱②，血气慓悍❺③滑利，其刺之徐疾浅深多少，可得同之乎❻？岐伯答曰：膏❼粱菽藿④之味，何可同也。气滑即出疾，其气涩则出迟❽⑤，气悍❾则针小而入浅，气涩则针大而入深，深则欲留，浅则欲疾❿。以此观之⓫，刺⓬布衣者深以留之⓭，刺⓮大人者微以徐之，此皆因气⓯慓悍滑利也。

【校】

❶者:《太素》卷二十二《刺法》无“者”字。

❷血食之君:《甲乙》卷五第六作“食血者”。按:“血食”谓以血腥用于祭祀,与王公大人日常生活何关。“血”字蒙上致误,应作“肉”字。《甲乙》之“血”字亦误。此应作“食肉者”。《左传·庄十年》杜注:“肉食,在位者。”这样,才和王公大人句合。

❸柔脆:《甲乙》卷五第六作“空虚”。

❹肌:《甲乙》卷五第六作“肤”。

❺慓悍:熊本作“漂浫”。下同。

❻可得同之乎:《太素》卷二十二《刺法》无“之”字。“可得同乎”与下“何可同也”上下相对。

❼膏:《太素》卷二十二《刺法》、《甲乙》卷五第六“膏”上并有“夫”字。

❽其气涩则出迟:“其”字衍。“气涩则出迟”与上“气滑即出疾”对文。此应据日刻本及《太素》卷二十二《刺法》、《甲乙》卷五第六删。

❾气悍:熊本“悍”作“浫”。按:上文言气滑、气涩之出针,此则复言气滑、气涩之入针,相对成文。如作“气悍”则不合。“悍”所为“滑”之误字。熊本作“浫”,犹可看出“滑”初误为“浫”,又误为“悍”之迹。

❿疾:张注本作“迟”。

⓫以此观之:《甲乙》卷五第六无此四字。

⓬刺:《甲乙》卷五第六“刺”上有“故”字。

⓭留之:《太素》卷二十二《刺法》、《甲乙》卷五第六并无“之”字。下“徐之”同。

⓮刺:《甲乙》卷五第六“刺”下有“王公”二字。

⓯因气:《甲乙》卷五第六“因”下有“其”字,“气”下有“之”字。

【注】

①逆顺五体:孙鼎宜曰:“逆顺五体,是古经篇名。”近人刘衡如曰:“逆顺五体乃本书第三十八篇篇名,今本作《逆顺肥瘦》。”

②软弱:“软”为“輭”之俗字,省作“耎”。“輭弱”双声。《一切经音义》卷五引《三苍》:“物柔曰耎。”

③慓悍:同义复词,有“急”的意思。《汉书·高帝纪》颜注:“慓,疾也。”《后汉书·冯衍传》贤注:“悍,急也。”“疾”与“急”义通。下“滑利”亦属同

义复词，犹言滑也。

④膏粱菽藿：膏，肉之肥者。粱，食之精者。菽，指豆言，藿，指豆叶言。

⑤气滑即出疾气涩则出迟：张介宾曰："气滑者易行，故出宜疾。气涩者难致，故出宜迟。"

【语译】

黄帝说：人的形体异常和正常有五种，是说这五种形体的人，骨节有大有小，肌肉有坚有脆，皮肤有厚有薄，血液有清有浊，气的运行有滑有涩，经脉有长有短，血分有多有少，以及经络的数目，这些我已经都知道了。但这都指的是一般劳苦人民说的。至于那些王公大人终日肉食的人，他们身体柔脆，肌肉软弱，血气运行急滑，那么在针刺时，手法的快慢，进针的浅深，取穴的多少，它和一般劳苦人民能够一样吗？岐伯回答说：吃肉食细粮的人和吃粗粮豆叶的人，在治病针刺时，怎能会一样呢？针刺的原则是，气滑的出针快，气涩的出针慢，气滑的用小针浅刺，气涩的用大针深刺；深刺的就要留针，浅刺的要快出针。从以上这些情况来看，针刺劳苦人民要深刺并且要留针，针刺王公大人要浅刺并且要进针慢些，因为他们的气行急滑，很容易发生异常的感觉啊。

黄帝曰：形气①之逆顺奈何？岐伯曰：形气不足，病气有余②，是邪胜也，急泻之③。形气有余，病气不足，急补之。形气不足，病气不足④，此阴阳气俱不足❶也，不可刺之，刺之则重⑤不足，重不足则阴阳俱竭，血气皆尽，五脏空虚，筋骨髓枯，老者绝灭，壮者不复矣。形气有余，病气有余，此谓阴阳俱有余也，急❷泻其邪，调其虚实。故曰有余者泻之，不足者补之，此之谓也。

【校】

❶ 此阴阳气俱不足："气"字衍。以下"阴阳俱有余"句律之，则误显。

❷ 急：马注本、张注本作"当"。

【注】

①形气："形"谓皮肤筋骨血脉。"气"谓神气。

②病气有余：李杲曰："病来潮作之时，病气精神增添者，是为病气有余。"

③急泻之：杨上善曰："急泻邪气，补形气也。"

④病气不足：李杲曰："病来潮作之时，神气困弱者，为病气不足，乃真气不足也。"

⑤重：有"更"的意思。《吕氏春秋·制乐》高注："重，犹益也。""益"表态副词，有"加甚"之意。

【语译】

黄帝说：形气出现了有余或不足，怎样治疗呢？岐伯说：形气不足，病气有余的，是邪气实，应该急泻其邪。形气有余，病气不足的，急用补法。形气不足，病气不足的，这是阴阳都不足了。对这样的病人，不能用针刺治疗，误刺后，正气更加不足，就会导致阴阳俱竭，血气皆尽，五脏空虚，筋髓枯槁，这样，老年人要死亡，壮年人也很难康复。若形气有余，病气也有余的，这是阴阳都有余了，对这样的病人，应该泻其实邪，调和虚实，使它别发生偏盛。所以说，病有余的，应该用泻法；病不足的，应该用补法，就是这个道理。

故曰刺不知逆①顺，真邪相搏❶。满❷而补之，则阴阳四溢❸②，肠胃充郭❹③，肝肺内膜❺，阴阳相错。虚而泻之，则经脉空虚，血气竭枯，肠胃僻辟❻④，皮肤薄著⑤，毛腠夭膲❼，予之死期。故曰用针之要，在于知调阴与阳❽，调阴与阳，精气乃光❾，合形与气，使神内藏。故曰上工平气⑥，中工乱脉❿⑦，下工⑧绝气危生。故曰下工⓫不可不慎也。必审五脏变化之病⓬，五脉⑨之⓭应，经络⓮之实虚，皮⓯之柔粗⑩，而后取之也。

【校】

❶搏：《太素》卷二十二《刺法》、《甲乙》卷五第六并作"薄"。按："搏""薄"通用。《左传·昭十七年》杜注释文："搏本作薄。"《针灸大成》引"搏"作"薄"非是。

❷满：《甲乙》卷五第六作"实"。

❸阴阳四溢:《甲乙》卷石第六“阴阳”下有“血气”二字。“四”作“皆”。

❹郭:《内外伤辨惑论》卷下作“廓”。“郭”“廓”古读音同。

❺膜:《太素》卷二十二《刺法》作“瞋”。《甲乙》卷五第六作“胀”。“膜”“瞋”通用。《玉篇·肉部》引《埤苍》云:“膜，引起也。”《广雅·释诂》:“瞋，张也。”由于义近，故可通用。

❻慑辟：慑，《太素》卷二十二《刺法》作“攝”。《甲乙》作“慑”。“攝”与“慑”“聶”并通用。《素问·调经论》:“聶辟气不足。”《太素》卷二十二《虚实所生》“聶”作“慑”。《甲乙》卷六第三作“摄”是其证。

❼瞧:《太素》卷二十二《刺法》、《甲乙》卷五第六并作“焦”，是。“膲”是三膲。“天膲”是说毛腠短干，则字当作“焦”。慧琳《音义》卷三十引《考声》云:“焦，极干也。”

❽在于知调阴与阳:《太素》卷二十二《刺法》“于”作“乎”，无“阴与阳”三字。

❾光:《甲乙》卷五第六作“充”。按:“光”与“阳”“藏”协韵。《说文·木部》:“桄，充也。”“桄”乃“光”之假字。《甲乙》作“充”，与“光”义通。

❿脉:《太素》卷二十二《刺法》、《甲乙》卷五第六并作“经”。

⓫故曰下工:《甲乙》卷五第六无此四字。

⓬必审五脏变化之病:《太素》卷二十二《刺法》“审”下有“其”字。《甲乙》卷五第六作“必察其五脏之变化”。

⓭之:《甲乙》卷五第六“之”下有“相”字。

⓮络:《甲乙》卷五第六作“脉”。

⓯皮:《甲乙》卷五第六“皮”下有“肤”字。

【注】

①逆：谓应补反泻，应泻反补。

②四溢：谓俱盛。“四”是“皆”的误字。慧琳《音义》卷一引《国语》贾注:“溢，余也。”卷六十五引《字林》:“溢，满也。”“余”和“满”引申有“盛”义。

③充郭：谓胀满。“郭”与“廓”古通。慧琳《音义》卷五十四引《古今正字》:“张小使大谓之廓。”

④慑辟：杨上善曰:“攝辟，肠胃无气也。”

⑤皮肤薄著：谓皮肤紧贴近骨上。《国语·晋语》韦注:“著，附也。”“附”

字引申有贴近的意思。

⑥上工平气:《周礼·医师》:“十全为上。”杨上善曰:“上工知阴阳虚实，故能平不平之气。”

⑦中工乱脉:《难经·十三难》:“中工者十全八。”《尔雅·释诂》:“乱，治也。”

⑧下工:《周礼·医师》:“十失四为下。”

⑨五脉：此指五脏之脉。

⑩皮之柔粗：杨上善曰:“柔粗，谓调尺之皮肤柔弱粗强也。”

【语译】

所以说，运用针刺不懂得补泻逆顺的道理，就可以导致正邪相争。邪气实的误用了补法，就会阴阳都太盛了，因而肠胃大满，肝肺内胀，阴阳之气互相错乱。正气虚的误用了泻法，就会经脉空虚，血气衰竭，肠胃松弛无气，瘦得皮肤包骨，毛发短了，腠理干了，这可说离死期不远了。因此说，运用针法的主要关键，在于懂得调和的道理。调合了阴阳，精气就可以充沛，形气合一，而使神气内藏。所以说上工能够平气，中工能够治脉，下工则耗气危害生命。所以说，用针不下不慎重啊！一定要审察五脏的变化，五脏脉象与病的相应情况，经络的属虚属实，皮肤上是柔是粗，然后取用适当经穴进行治疗。

寿夭刚柔第六

本篇主要说明人体的生长，有强弱、阴阳、刚柔的不同，进而说明生理病理方面所属阴阳刚柔与寿夭的关系。另外根据阴阳内外的规律与疾病的变化过程，做出风、痹、风痹的疾病分类，从而提出选取针刺的穴位和治疗法则，和病人体质不同，病情不同，因而在刺法上有“三变”，和火针、药熨之异。

黄帝问于少师曰：余闻人之生也，有刚有柔，有弱有强，有短有长，有阴有阳，愿闻其方①。少师答曰：阴中有阴❶，阳中有阳❷，审知阴阳，刺之有方，得病所始②，刺之有理，谨度病端，与时相应③，内合于五脏六腑，外合于筋骨皮肤。是故内有阴阳，外亦❸有阴阳。在内者，五脏为阴，六腑为阳；在外者，筋骨为阴，皮肤为阳。故曰病在阴之阴④者，刺阴之荥输；病在阳之阳⑤者，刺阳之合；病在阳之阴⑥者，刺阴之经；病在阴之阳⑦者，刺络脉❹。故曰病在阳者命❺曰风⑧，病在阴者命曰痹⑨，阴阳俱病命曰风痹。病有形而不痛者，阳之类也⑩；无形而痛者，阴之类也⑪。无形而痛者，其阳完❻⑫而阴伤之也，急治其阴，无攻其阳❼；有形而不痛者，其阴完❻⑬而阳伤之也，急治其阳，无攻其阴❽。阴阳俱动⑭，乍有形，乍无形❾，加以烦心，命曰阴胜其阳，此谓不表不里，其形不久。

【校】

❶ 有阴:《甲乙》卷六第六作“有阳”。

❷ 有阳:《甲乙》卷六第六作“有阴”。

❸ 外亦:《甲乙》卷六第六“外”下无“亦”字。

❹ 刺络脉:《甲乙》卷六第六作“刺阳之络”。

❺ 命:马注本、张注本并作“名”。

❻ 完:《甲乙》校语引《九墟》作“缓”。

❼ 急治其阴无攻其阳:《甲乙》卷六第六作“急治其阳,无攻其阴”。

❽ 急治其阳无攻其阴:《甲乙》卷六第六作“急治其阴,无攻其阳”。

❾ 乍有形乍无形:《甲乙》卷六第六无两“形”字。

【注】

①方:道理。《易·系辞上传》虞注:“方,道也。”

②得病所始:张介宾曰:“得病所始者,谓知其或始于阴,或始于阳。”

③谨度(duó 夺)病端与时相应:认真揣度发病的经过与四时变化的相应关系。

④病在阴之阴:指病变部位在脏。因内为阴,五脏又为内中之阴,故云“阴之阴”。

⑤病在阳之阳:指病变部位在皮肤。因外为阳,皮肤为外之阳,故云“阳之阳”。

⑥病在阳之阴:指病变部位在筋骨。因外为阳,筋骨为外之阴,故云“阳之阴”。

⑦病在阴之阳者:指病变部位在腑。因内为阴,六腑为内之阳,故云“阴之阳”。

⑧曰风:张介宾曰:“阳受风气,故在阳者命曰风。”

⑨曰痹:张介宾曰:“邪入于阴则痹,故在阴者命曰痹。”

⑩病有形而不痛者阳之类也:张志聪曰:“有形者,皮肉筋骨之有形,病有形而不痛者,病在外之阳也。”

⑪无形而痛者阴之类也:张志聪曰:“无形者,五脏六腑之气也,病无形而痛者,气伤痛也。”

⑫阳完:指阳分未受病。

⑬阴完:指阴分未受病。

⑭阴阳俱动:谓表里皆病。“动”与“痛”通。《说文·疒部》:“痛,病也。”

【语译】

黄帝问少师说：我听说人体的生长，性情有刚有柔，体质有强有弱，身形有长有短，并有阴阳两方面的区别，希望听一下其中的道理。少师回答说：阴当中还有阳，阳的当中还有阳，果然了解了阴阳的规律和它相互之间的关系，才能很好地运用针刺的方法，知道疾病起始时的情况，才能在针刺时做出适当的手法，同时要认真地揣度发病的经过与四时季节变化的相应关系。人体的阴阳，里面合于五脏六腑，外面合于筋骨皮肤，所以人体里面有阴阳，外面也有阴阳。在里面的五脏为阴，六腑为阳；在外面的，筋骨为阴，皮肤为阳。因此，病在阴中之阴的，当刺阴经的荥输（五输穴）；病在阳中之阳的，当刺阳经的合穴；病在阳中之阴的，当刺阴经的经穴；病在阴中之阳的，当刺阳经的络穴。这是以阴阳内外与疾病的关系，而做出选取针刺穴位的基本法则。也可以阴阳作为疾病的分类，病在阳经的叫作风，病在阴经的叫作痹，阴阳两经都有病的叫作风痹。病有形态变化而不疼痛的，属于阳经的一类疾病，病无形态变化而疼痛的，属于阴经的一类疾病。没有形态变化而觉得疼痛的，这是阳经未受侵害，只是阴经有病，赶快在阴经方面取穴治疗，不要攻阳经。有了形态变化而不觉得疼痛的，这是阴经未受侵害，只是阳经有病，赶快在阳经方面取穴治疗，不要攻阴经。至于阴阳表里都有了病，忽然形态有了变化，忽然现象又隐没了，更加上心中烦躁的，叫作阴病甚于阳，这是所谓不表不里，在治疗上是困难的，预示着病人的形体不能久存了。

黄帝问于伯高曰：余闻形气病①之先后，外内之应②奈何？伯高答曰：风寒伤形，忧恐忿怒伤气。气伤脏，乃病脏；寒伤形，乃应形❶；风伤筋脉，筋脉乃应❷。此形气外内之相应也。

【校】

❶ 应形："应"误，当作"病"。"伤脏病脏""伤形病形"上下相对。

❷ 乃应："应"字亦涉下误，当作"病"。

【注】

①形气病：指形病、气病。形病谓皮肤筋骨的病变。气病谓五脏六腑精气的病变。

②外内之应：张介宾曰："形见于外，气运于中，病伤形气，则或先或后，必各有所应。"

【语译】

黄帝问伯高说：我听说形气与病有先后内外相应的关系，这是什么道理？伯高回答说：风寒外袭，先伤形体，那是应之于外，忧恐忿怒的精神激动，先伤内气，那是应之于内。因为气失协调，伤了五脏之和，就会使五脏有病。寒邪侵袭，使形体受了伤害，就会在肌表皮肤方面发病。风邪伤了筋脉，它是居于外内之间的，就会在筋脉有病。这就是形气与疾病外内相应的关系。

黄帝曰：刺之奈何？伯高答曰：病九日者，三刺而已。病一月者，十刺而已。多少远近，以此衰之①。久痹不去身者，视其血络，尽出❶其血②。黄帝曰：外内之病，难易之治奈何？伯高答曰：形先病而未入脏者，刺之半其日③；脏先病而形乃应者，刺之倍其日④。此月❷内难易之应也。

【校】

❶ 出:《甲乙》卷六第六作"去"。

❷ 月：胡本、统本、藏本、日抄本并作"外"。

【注】

①以此衰（cuī 崔）之：马莳曰："人之感病不同，日数各有多少远近，以此大略，病三日而刺一次者之法，等而杀之。"按：衰，有"差"字之义，见《国语·齐语》韦注。以此衰之，是说以此标准作等差也。

②尽出其血：马莳曰："久痹则视其血络，尽出其血，不必拘于三日一刺之法。"

③刺之半其日：马莳曰："形先病而未入脏者，其病尚在于表，犹甚浅也，刺之日数一半而已。如病九日而刺二次，病一月而刺五次之谓也。"

④刺之倍其日：马莳曰："气伤脏而外形又应者，其病表里皆然，殊为深也。

刺之日数，必加倍之。如病九日，而刺三次，病一月而刺一次之谓也。”

【语译】

黄帝说：针刺的疗程是怎样去定呢？伯高回答说：病九天的，刺三次可以好，病一个月的，刺十次可以好。病程时日的多少远近，都可以根据三日一刺的标准来做等差。如果痹病的时间已很长了，病邪留滞不去，就应该诊看血络，尽力去掉恶血。黄帝又说：人体有内外的疾病，针刺有难治易治的不同，这怎样区别呢？伯高回答说：形体先有病还未传入内脏，这是浅表的病，针刺的次数，可以减少一日半期；内脏先有病而形体也有病的，这是内外都有病了，针刺的日数就要加倍，这就是疾病有内外，针治有难易，它们之间互应的道理。

黄帝问于伯高曰：余闻形有缓急，气有盛衰，骨有大小，肉有坚脆，皮有厚薄，其以立①寿夭奈何？伯高答曰：形与气相任则寿，不相任则夭②。皮与肉相果❶则寿，不相果❶则夭③。血气经络胜形则寿，不胜形则夭④。

【校】

❶果：《甲乙》卷六第十一作“裹”。按：“果”与“裹”同。《尔雅·释鱼》释文：“果又作裹。”慧琳《音义》卷五引《考声》云：“裹，包也。”

【注】

①立：确定的意思。《后汉书·郎𫖮传》贤注：“立，犹定也。”

②形与气相任则寿不相任则夭：张介宾曰：“任，相当也。盖形以寓气，气以充形，有是形当有是气，有是气当有是形，故表里相称者寿。一强一弱，而不相胜者夭。”

③皮与肉相果则寿不相果则夭：张介宾曰：“肉居皮之里，皮之肉之表，肉坚皮固者是为相果，肉脆皮疏者是为不相果。相果者气必畜故寿，不相果者气易失故夭。”

④血气经络胜形则寿不胜形则夭：张介宾曰：“血气经络者，内之根本也。形体者，外之枝叶也。根本胜者寿，枝叶胜者夭。”

【语译】

黄帝问伯高说：我听说人的形态有缓有急，气有盛有衰，骨骼有大有小，肌肉有坚有脆，皮肤有厚有薄，那么用这些来定人的寿夭要怎样认识呢？伯高回答说：形与气之间平衡相称的就会长寿，不平衡、不相称的就会夭亡，皮肤与肌肉相包很紧的就会长寿，不相包的就会夭亡，血气经络充盛胜过形体的就会长寿，血气经络衰退不能胜过形体的就会夭亡。

黄帝曰：何谓形之❶缓急？伯高答曰：形充而皮肤缓①者则寿，形充而皮肤急②者则夭。形充而脉坚大者顺也③，形充而脉小以弱者气衰，衰则危矣④。若形充而颧不起⑤者骨小❷，骨❸小则夭矣。形充而大肉䐃坚⑥而有分者肉坚，肉❹坚则寿矣；形充而大肉无分理⑦不坚者肉脆，肉❹脆则夭矣。此天之生命，所以立形定气⑧而视寿夭者。必明乎此❺，立形定气，而后❻以临病人，决死生。

【校】

❶形之：《甲乙》卷六第十一“形”下无“之”字。

❷若形充而颧不起者骨小：《甲乙》卷六第十一无“若”字，“骨”作“肾”。

❸骨：《甲乙》卷六第十一无“骨”字。

❹肉：《甲乙》卷六第十一无“肉”字。

❺此：《甲乙》卷六第十一下有“以”字。

❻而后：《甲乙》卷六第十一下有“可”字。

【注】

①皮肤缓：谓皮肤柔软。《吕氏春秋·任地》高注：“缓，柔也。”张介宾曰：“气脉从容故当寿。”

②皮肤急：谓皮肤坚紧而少弹性。《礼记·曲礼上》郑注：“急，犹坚也。”张介宾曰：“形充而皮肤紧急者，气脉促迫故当夭。”

③形充而脉坚大顺也：张介宾曰：“形充脉大者，表里如一故曰顺。”

④形充而脉小以弱者气衰衰则危矣：张介宾曰：“形充脉弱者，外实内虚故曰危。”

⑤颧不起：颧即面颧骨。颧不起是指颧骨小，其突起不明显。

⑥大肉䐃（jiǒng 窘）坚：大肉，指腿臂之肉。旧注谓为臀肉，其说似隘。䐃，肌肉之突起部分。王冰所谓“肘膝后肉如块者”是。

⑦分理：指肌肉的纹理。

⑧立形定气：确立形体的刚柔强弱，决定气之属阴属阳。

【语译】

黄帝说：什么叫作形体的缓急？伯高回答说：形体充实而皮肤柔软的人，就是长寿的；形体充实而皮肤坚紧的人，就是短寿的。形体充实而脉气坚大的人，称为顺；形体充实而脉气弱小的人，属于气衰，气衰是危殆的现象。如果形体充实而面部颧骨不突起的人，骨骼必小，骨骼小的属于短寿一类。形体充实而臂腿臀部肌肉突起坚实而有肤纹的，称为肉坚，肉坚的人是长寿的。形体充实而臂腿臀部肌肉没有肤纹的，称为肉脆，肉脆的人是短寿的。这是自然界维持生命的原则，所以确立形体的刚柔强弱，决定气之属阴属阳，而观察人的寿命长短。医者必须了解这一点以立形定气，然后可以临床治病，看出预后怎样，判断死生。

黄帝曰：余闻寿夭，无以度①之。伯高答曰：墙基②卑，高不及其地者③，不满三十而死；其有因④加疾者，不及二十而死也。黄帝曰：形气之相胜，以立❶寿夭奈何？伯高答曰：平人而气胜形者寿⑤；病而形肉脱，气胜形者死，形胜气者危⑥矣。

【校】

❶立：张注本“立”作“至”。

【注】

①度（duó 夺）：推测。

②墙基：张介宾曰：“墙基者，面部四旁骨骼也。”

③高不及其地者：张介宾曰：“地者，面部之肉也。基墙不及其地者，骨衰肉胜也，所以不寿。”

④因：指外感内伤。

⑤气胜形者寿：张介宾曰：“人之生死由乎气，气胜则神全，故平人以气胜形者寿。设外貌虽充而中气不足者，必非寿器。”

⑥气胜形者死形胜气者危：张介宾曰："病而至于形肉脱，虽其气尚胜形，亦所必死。盖气为阳，形为阴，阴以配阳，形以寓气，阴脱则阳无所附，形脱则气难独留，故不免于死。或形肉未脱，而元气衰竭者，形虽胜气，不过阴多于阳，病必危矣。"

【语译】

黄帝说：我听说人有寿夭，可是无法去推测它。伯高回答说：衡量人的寿夭，可从面部观察，耳边四周的骨骼平陷，高度还不及耳前肉的，这样的人，不满三十岁就会死的；如再加上外感内伤而患了疾病的，不到二十岁，就会有死亡的可能了。黄帝说：形气的相胜，怎样用它去定长命或短寿呢？伯高回答说：一般没有病的人，其气胜过形体的可以长寿；有病的人，形体肌肉很消瘦，即使其气胜过形体，但由于形肉已脱，也是要死的。倘若形体并不是太消瘦的，而元气已衰，像这样虽然是形体胜过元气，它的病也是危险的。

黄帝曰：余闻刺有三变，何谓三变❶？伯高答曰：有刺营者，有刺卫者，有刺寒痹之留经者①。黄帝曰：刺三变❷者奈何？伯高答曰：刺营者出血②，刺卫者出气③，刺寒痹者内热❸④。黄帝曰：营卫寒痹之为病奈何？伯高答曰：营之生病也，寒热少气⑤，血上下行。卫之生病也，气痛时来时去⑥，怫忾贲响❹⑦，风寒客于肠胃之中⑧。寒痹之为病也，留而不去，时痛而皮不仁⑨。黄帝曰：刺寒痹内热❺奈何？伯高答曰：刺布衣者，以火焠⑩之❻。刺大人者，以❼药熨之。

【校】

❶ 何谓三变：《甲乙》卷十第一上作"何也"。

❷ 三变：《太素》卷二十二《三变刺》"三"下无"变"字。

❸ 内热：应作"内熨"。"内"读如"纳"，与上"出"字对文。"熨"与"爇"形误。此"熨"字始误作"爇"。"爇"与"热"俱在"薛"韵，同训焫，故终误作"热"。

❹ 响：《甲乙》卷十第一上作"向"。

❺ 内热：应作“内熨”。参上校文。

❻ 以火焠之：《甲乙》卷十第一上“以”作“用”。《太素》卷二十二《三刺变》“以火焠之”作“必火焠”。

❼ 以：《太素》卷二十二《三刺》、《甲乙》卷十第一上并无“以”字。

【注】

①刺营……留经者：张介宾曰：“刺营者，刺其阴，刺卫者，刺其阳，刺寒痹者，温其经，三刺不同，故曰三变。”

②刺营者出血：出血，即出恶血。马莳曰：“刺营者出血，正以血者营气之所化。”

③出气：出邪气。

④内热：应作“纳熨”，已见上校文。“纳熨”谓针后再加药熨。

⑤寒热少气：“寒热”指寒热往来。“少气”谓气短而不通畅。

⑥气痛时来时去：张介宾曰：“卫属阳，为水谷之悍气，病在阳分，是为气痛，气无定形，故时来时去。”

⑦怫忾（fú kài 弗慨）贲响：杨上善曰：“怫忾，气盛满貌。贲响，腹胀貌。”

⑧风寒客于肠胃之中：张介宾曰：“风寒外袭，而客于肠胃之间，以六腑属表而阳邪归之，故病亦生于卫气。”

⑨不仁：王冰曰：“不仁，谓瘰而不知风热痛痒。”

⑩火焠：火针法。

【语译】

黄帝说：我听说刺法有三种的区分，是怎样呢？伯高说：这三种刺法是刺营、刺卫、刺寒痹。黄帝说：这三种刺法是怎样的？伯高回答说：刺营是刺静脉出血，刺卫是疏泄卫气，刺寒痹是针后药熨。黄帝说：营、卫、寒痹的症状是怎样的？伯高回答说：营病的症状，主要是寒热往来，气短，血上下妄行。卫病的症状，主要是气痛，时来时去，忽痛忽止，并且腹部郁满，膨胀，这是由于风寒外袭，邪客于肠胃之中所致的。寒痹的症状，是寒邪留于经络之间，日久不除，肌肉经常感觉疼痛，或皮肤麻木不仁。黄帝说：刺寒痹，针后药熨是怎样的？伯高回答说：针刺需要根据病人体质的差别，对平民，可用火针法；对尊贵的人，就要用针后药熨之法。

黄帝曰：药熨❶奈何？伯高答曰：用淳❷酒二十升，蜀椒一升❸，干姜一斤❹，桂心❺一斤，凡四种❻，皆❼㕮咀①，渍②酒中❽。用❾绵絮一斤，细白布四丈❿，并内酒中。置酒马矢煴中③，盖⓫封涂④，勿使⓬泄。五日五夜，出布绵⓭絮，曝干之，干⓮复渍，以尽其汁，每渍必晬其日⑤，乃出干⓯。干⓰，并用滓与绵絮，复布为复巾⑥，长六七尺，为六七⓱巾。则用之⓲生桑炭炙巾⑦，以熨寒痹所刺⓳之处，令热入至⓴于病所，寒复炙巾以熨之，三十遍而止。汗㉑出，以巾拭身㉒，亦三十遍而止。起步内中，无见风。每刺必熨，如此病已矣㉓，此所谓内热㉔也。

【校】

❶ 熨：《太素》卷二十二《三变刺》"熨"下有"之"字。

❷ 淳：《甲乙》卷十第一上作"醇"。按：作"醇"是。《说文·酉部》："醇，不浇酒也。"不浇，谓不搀杂质。

❸ 一升：张注本"升"作"斤"。按：《永乐大典》卷一三八七七《痹类》引亦作"斤"。《太素》卷二十二《三刺》"一"作"四"。

❹ 一斤：日刻本"斤"作"片"。下"桂心"句同。《太素》卷二十二《三变刺》、《甲乙》卷十第一上并作"升"。

❺ 桂心：《太素》卷二十二《三变刺》、《甲乙》卷十第一上"桂"下并无"心"字。

❻ 种：《甲乙》卷十第一上作"物"。

❼ 皆：《甲乙》卷十第一上作"各细"。

❽ 渍酒中：《甲乙》卷十第一上作"著清酒中"。

❾ 用：《甲乙》卷十第一上无"用"字。

❿ 四丈：《甲乙》卷十第一上"四丈"下有"二尺"二字。

⓫ 盖：《甲乙》卷十第一上作"善"。

⓬ 勿使：《甲乙》卷十第一上"勿使"下有"气"字。

⓭ 布绵：《甲乙》卷十第一上"布"下无"绵"字。

⓮ 干："干"字蒙上衍。《太素》卷二十二《三变刺》、《甲乙》卷十第一上

并无“干”字。

⑮ 乃出干:《甲乙》卷十第一上作“乃出布絮干之”。

⑯ 干:《太素》卷二十二《三变刺》无此“干”字。

⑰ 六七:《甲乙》卷十第一上“六”下无“七”字。

⑱ 之:疑是衍文。

⑲ 刺:《甲乙》卷十第一上作“乘”。

⑳ 入至:《太素》卷二十二《三变刺》“入”下无“至”字。

㉑ 汗:《太素》卷二十二《三变刺》、《甲乙》卷十第一上“汗”上并有“即”字。

㉒ 以巾拭身:《太素》卷二十二《三变刺》、《甲乙》卷十第一上并作“灸巾以拭身”。

㉓ 此病已矣:《太素》卷二十二《三变刺》“此”下有“法”字。《甲乙》卷十第一上“矣”作“失”。

㉔ 热:当作“熨”,与前文相应。

【注】

①㕮咀:是将药物用口咬成粗粒。《广韵·八语》:“咀,收咀,修药也。”

②渍:《一切经音义》卷十四引《通俗文》:“水浸曰渍。”

③置酒马矢煴(yūn 晕)中:《说文·火部》:“煴,郁烟也。”陆懋修曰:“此谓烧马矢郁烟,置盛酒器于中也。”

④涂:《广雅·释诂三》:“涂,泥也。”

⑤必晬(zuì 醉)其日:一日一夜叫作晬日。杨上善曰:“晬,一日周时也。”

⑥复布为复巾:复布,双层布。复巾,是用双层布制成夹袋。

⑦生桑炭炙巾:张介宾曰:“炙巾以生桑炭者,桑能利关节,除风寒湿痹诸痛也。”

【语译】

黄帝说:药熨怎样去做呢?伯高回答说:这种药熨法,是用淳酒二十升,蜀椒一升,干姜、桂各一斤,这四种药都用口咬成粗粒,浸在酒中,再用丝绵一斤,细白布四丈,一起浸在酒中,把酒器放在燃烧的马粪上面,酒器用泥涂封,不叫它泄气。经过五天五夜,取出白布及丝绵晒干,再浸入酒内,直到酒汁吸完。每浸一次,需要一天一夜时间,才取出晒干,并将药滓和丝绵放在夹袋内。这种布袋,是用双层布做的双层夹袋，长六七尺，一共制成六七个夹袋备用。使用时，先将夹袋在桑炭上烤热，在寒痹较重的地方进行温熨。使温热直接传入里面的病所，夹袋冷了，仍在桑炭上烤热再熨，共熨三十次而止。熨后，汗出来了，用手巾拭干身体，也是三十次而止。熨后在室内散步，不要见风。每次针刺必须配合药熨，这样病就可好了，这就是所讲的药熨方法。

官针第七

本篇是以阐述针刺的方式方法为主，在病不同针、针不同法的意义上，指出九针的长短大小和它的性能效用各异，应当合理地施用，并具体地提出应九变、应十二经、应五脏的各种刺法，从而说明它的不同用途，以期达到针有专用、任其所长、刺有定法、得其所宜的效果。

凡刺❶之要，官针①最妙。九针之宜，各有所为❷，长短大小，各有所施②也，不得其用，病弗能移③。疾❸浅针深，内伤良肉，皮肤为痈④；病深针浅，病气不泻⑤，支❹为大脓⑥。病小针大，气泻太甚❺，疾必为害❻；病大针小，气不泄泻❼，亦复为败❽。失❾针之宜，大者❿泻，小者不移，已言其过，请言其所施。

【校】

❶凡刺:《太素》卷二十二《九针所主》作“九针”。

❷九针之宜各有所为:“宜”“为”二字，上下误倒。《圣济总录》卷一百九十二引正作“九针之为，各有所宜”。“宜、为、施、移”歌部韵。

❸疾:《素问·长刺节论》王注引《针经》、《太素》卷二十二《九针所主》并作“病”。按：此应据改，与下“病深”“病小”“病大”一致。

❹支:《太素》卷二十二《九针所主》、《甲乙》卷五第二、《圣济总录》卷一百九十二并作“反”。

❺甚：藏本作“深”。《太素》卷二十二《九针所主》作“疾”。

❻疾必为害:《太素》卷二十二《九针所主》作“必后为害”。《甲乙》卷五第二作“病后必为害”。

❼ 气不泄泻:《太素》卷二十二《九针所主》、《甲乙》卷五第二、《圣济总录》卷一百九十二并作“大气不泻”。

❽ 亦复为败:《甲乙》卷五第二作“亦为后败”。《圣济总录》卷一百九十二引作“后亦为败”。

❾ 失:《太素》卷二十二《九针所主》、《甲乙》卷五第二并作“夫”。

❿ 大者:“者”下有脱字,应据《太素》卷二十二《九针所主》、《甲乙卷》卷五第二补“太”字。

【注】

①官针:“官”有“用”意,是动词。《礼记·乐记》郑注:“官,犹事也。”“事”与“用”同义。故《官能》云“知官九针”。旧注以官针为法定之针,似不合。

②施:应用。

③病弗能移:谓病不能去。《楚辞·大招》王注:“移,去也。”

④痈:指化脓感染、疮疡。张介宾曰:“内伤良肉,则血流于内,而溃于外,故皮肤为痈。”

⑤病气不泻:谓病气不能排除。“泻”原作“写”,二字古通用。《广韵·三十五马》:“写,除也。”

⑥大脓:张介宾曰:“伤其支络,故为大脓。”

【语译】

针刺的重要所在,以用针为最关键了,九针的应用,各有它适当的范围,长的、短的、大的、小的,各有不同的使用方法。如果用不得法,那么病就不能去掉。譬如病证浅而针刺深,会损伤了内部良肉,引起皮肤上化脓;病证深而针刺浅,病气就得不到排除,反而造成大的疮疡;病证轻用了大针,气泻得过甚,病情一定会更严重;病证重用了小针,邪气得不到疏泻,以后也是要坏事的。因此,针刺要适当施用,过用了大针就会伤了正气,误用了小针病也不会排除。上面已经说了针刺的过错,再讲一下它的合理施用。

病在皮肤无常处者,取以镵针于病所,肤白勿取❶。病在分肉间❷,取以圆针①于病所。病在经络痼痹者,取以锋针❸,

病在脉，气少当补之❹者，取以锟针于井荥分输❺②。病为大脓者❻，取以铍❼针③。病痹气暴发者，取以圆利针。病痹气痛而不去者，取以毫针。病在中者，取以长针，病水肿不能通❽关节者，取以大针。病在五脏固居❾④者，取以锋针，泻于井荥分输，取以四时⑤。

【校】

❶ 于病所肤白勿取：《圣济总录》卷一百九十二引无此七字。准之下文各针句例，《总录》所引是。下圆针“于病所”三字，亦应删。

❷ 间：《太素》卷二十二《九针所主》“间”下有“者”字。

❸ 病在经络痼痹者取以锋针：《太素》卷二十二《九针所主》、《甲乙》卷五第二并无“病在”以下十一字。按：以九针之序而言，锋针应在锟针之下。本节两言“取以锋针”。据守山阁校注云：“此处应为衍文。”与《太素》《甲乙》合。

❹ 补之：《太素》卷二十二《九针所主》“补”下无“之”字。

❺ 取以锟针于井荥分输：胡本、熊本、周本、统本、金陵本、藏本、日抄本、日刻本“以”并作“之”。《圣济总录》卷一百九十二引无“于井荥分输”五字。

❻ 病为大脓者：《圣济总录》卷一百九十二引“为”作“有”。《甲乙》卷五第二“者”作“血”。

❼ 铍：《太素》卷二十二《九针所主》作“铫”。按：以《九针十二原》核之，仍以作“铍”为是。

❽ 通：《太素》卷二十二《九针所主》、《甲乙》卷五第二、《圣济总录》卷一百九十二引并作“过”。

❾ 居：马注本“居”作“痹”。

【注】

①圆针：锋如卵形，用它揩摩肌肉或肌腱之间，达到流通气血而不伤肌肉的效果。

②取以锟针于井荥分输：“锟针”尖端如黍粟之锐。井荥分输是指四肢肘膝以下各经的井、荥、输、经、合等特定腧穴。这句话是说，用锟针按压在各经的井、荥、输、经、合等特定穴上。

③取以铍针：谓用铍针放脓。

④固居：久留不去的意思。

⑤取以四时：是指取用这些腧穴时，需根据四季时令的不同，分别使用。如“春取络脉诸荥，夏取诸腧孙络，秋取诸合，冬取诸井诸腧之分”。

【语译】

病在皮肤浅表而无固定的地方，可以用镵针治疗。如患部皮肤苍白，就不能够用镵针了。病在肌肉或肌腱之间，可以用圆针治疗。病在经脉，气不足当用补法的，可以用鍉针压按井荥分输各穴。患较重脓疡的，可以用铍针排脓治疗。患急性发作痹证的，可以用圆利针治疗。患痹证疼痛而不止的，可以用毫针治疗。病已入里的，可以用长针治疗。患水肿而关节不通利的，可以用大针治疗。病在五脏痼留而不愈的，可以用锋针治疗，在井荥等腧穴施行泻法，于取穴时，根据时令的不同，分别使用它。

凡刺有九，以应九变。一曰输刺；输刺者，刺诸经荥输脏腧也①。二曰远道❶刺；远道刺者，病在上，取之下，刺腑腧②也。三曰经刺；经刺者，刺大经之结络经分也③。四曰络刺④；络刺者，刺小络之血脉也。五曰分刺；分刺者，刺分肉之间⑤也。六曰大泻刺❷⑥；大泻刺者，刺大脓以铍针❸也。七曰毛刺⑦；毛刺者，刺浮痹❹皮肤也⑧。八曰巨刺⑨；巨刺者，左取右，右取左。九曰焠刺⑩；焠刺者，刺❺燔针⑪则取痹也。

【校】

❶ 远道：《甲乙》卷五第二“道”上无“远”字。“道”与“导”同。

❷ 大泻刺：《甲乙》卷五第二校语一作“太刺”。

❸ 以铍针：此三字是旁注，传抄误入正文。本节八刺皆不举用针，而此独出铍针，于文不伦。《针灸大成》卷一引无“以铍针”三字，似有所见。

❹ 痹：《甲乙》卷五第二“痹”下有“于”字。

❺ 刺：此“刺”字是衍文。《甲乙》卷五第二无“刺”字。《圣济总录》卷一百九十二作“谓燔针取痹也”，于义为合。

【注】

①刺诸经荥输脏腧也：“诸经荥输”指四肢的井、荥、输、经、合等腧穴。

“脏腧”指背部的脏腑俞穴。

②腑腧：指足太阳膀胱经、足阳明胃经、足少阳胆经的腧穴。

③刺大经之结络经分也：“大经”指深部经脉，“结络经分”是指病人体表能触接到的一些硬结、压痛等。

④络刺：指刺浅部小静脉可泻瘀血。

⑤分肉之间：“分肉”指肌肉间赤白相分。“之间”指肌肉与肌肉之间的凹陷处。

⑥大泻刺：谓针刺脓疡，排脓放血，今属外科。

⑦毛刺：皮肤浅刺。

⑧刺浮痹皮肤也：谓刺皮肤表层的痹证，宜浅刺皮毛，无伤肌肉。

⑨巨刺：此与缪刺不同，是在刺大经而深，缪刺却刺其支络而浅。但交叉取穴则相同。

⑩焠（cuì 翠）刺：焠是将针烧热后刺入。王冰曰：“焠针，火针也。”张介宾曰：“焠针者，用火赤其针，而后刺之，寒毒固结，非此不可。”

⑪燔（fán 凡）针：“燔”，《玉篇·火部》：“烧也。”张介宾曰：“燔针者，纳针之后，以火燔之使暖也。”燔针即火针，烧针。

【语译】

针刺有九种，用来适应九种变化不同的病情。第一种叫作输刺，输刺就是针刺十二经在四肢的井、荥、输、经、合各穴，以及背部两侧的脏腑俞穴。第二种叫作远道刺，远道刺就是病在上部的，从下部取穴，针刺三阳经的腧穴。第三种叫作经刺，经刺就是在深部经脉触到的硬结或压痛，随其所在施针。第四种叫作络刺，络刺就是刺皮下浅部的小静脉。第五种叫作分刺，分刺就是针刺肌肉和肌肉凹陷间隙处。第六种叫作大泻刺，大泻刺就是针刺脓疡。第七种叫作毛刺，毛刺就是针刺皮肤浅层痹证，刺皮而不伤肉。第八种叫作巨刺，巨刺就是左取右、右取左的交叉刺法。第九种叫作焠刺，焠刺就是用烧热的针，来治疗痹证。

凡刺有十二节，以应十二经。一曰偶刺①；偶刺者，以手直心若背②，直痛所③，一❶刺前，一刺❷后，以治心痹，刺此者傍❸针④之也。二曰报刺⑤；报刺者，刺痛无常处也❹，上下

行者[⑥]，直内无拔针，以左手随病所按之，乃出针复刺之也。三曰恢刺[⑦]；恢刺者，直刺傍之，举之前后[⑧]，恢筋急[⑨]，以治筋痹[⑩]也。四曰齐❺刺[⑪]；齐刺者，直入一，傍入二，以治寒气❻小深者。或曰三刺；三刺者，治痹气小深者也❼。五曰扬❽刺[⑫]；扬刺者，正内一，傍内四，而浮之[⑬]，以治寒气❾之博大者也。六曰直针❿刺；直针刺者，引皮乃刺之，以治寒气之浅者也。七曰输刺[⑭]；输刺者，直之直出，稀发针而深之⓫，以治气盛而热者也。八曰短⓬刺；短刺者，刺骨痹[⑮]稍摇而深⓭之，致针骨所，以上下摩骨[⑯]也。九曰浮刺[⑰]；浮刺者，傍入而浮之，以治肌急而寒者也。十曰阴刺[⑱]；阴刺者，左右率⓮刺之，以治寒厥[⑲]，中寒厥⓯，足⓰踝后少阴也[⑳]。十一曰傍针⓱刺[㉑]；傍针⓱刺者，直刺傍刺各一以治留痹久居者也。十二曰赞刺[㉒]；赞刺者，直入直出，数发针而浅之出血，是谓治痈肿也。

【校】

❶ 一：周本“一”作“以”。

❷ 刺：《针灸大成》卷一引“刺”作“次”。

❸ 傍：《圣济总录》卷一百九十二引作“旁”。

❹ 无常处也：“也”字衍，应据《甲乙》卷五第二删。

❺ 齐：孙鼎宜曰：“‘齐’当作‘参’，形误。古文‘齐’作‘亝’。”

❻ 寒气：《甲乙》卷五第二“寒”下有“热”字。

❼ 或曰三刺三刺者治痹气小深者也：按：《广韵·二十三谈》：“三，数名。”“参，上同。”“三”与“参”同。上“齐”字是误字，此“三”字即“参”之释文，显然可见。“痹气”即寒热气杂至者。则“治痹气小深者”与上“治寒（热）气小深者”又有何异？疑此为后人注语，传抄误入正文。《针灸大成》卷一引无“或曰”以下十四字，似以此。

❽ 扬：《素问·长刺节论》新校正引《甲乙经》作“阳”。按：作“阳”是。“阳刺”与下“阴刺”对文。

❾ 寒气：《甲乙》卷五第二作“寒热”。

❿ 直针：此“直”字似误，应作“亘”，“亘”本作“亙”，与“直”形近致

误。“互”象月之弦横，故互刺即今之横刺，与下文“引皮乃刺之”之意合。又以上下文律之，“直”下“针”字衍。

⓫ 稀发针而深之：“稀”“深”二字疑误，似应分作“疾”“浅”二字。《邪气脏腑病形》：“缓者多热，刺缓者，浅内而疾发针。”此既云治“气盛而热”，如“稀发针而深之”，则与《邪气脏腑病形》之刺法背矣。“稀”微韵，“疾”质韵，古音微、疾俱在灰韵，以致误“疾”为“稀”，“深”乃涉下“稍摇而深之”致误，故此应作“疾发针而浅之”，于义方合。

⓬ 短：疑误，似应作“竖”，“竖”古作“岂”，隶作“壴”。“短”或作“拒”，俱从豆声，音形易误。孙鼎宜谓“短”当作“锐”，似未得之。

⓭ 深：《圣济总录》卷一百九十二引“深”作“浅”。按：作“浅”非是，稍摇而浅之，何以能致针骨所耶？则此非“深”字之误，而由于不知“短”字之误所致也。

⓮ 率：《素问·长刺节论》新校正引《甲乙经》、《圣济总录》卷一百九十二引“率”并作“卒”。

⓯ 中寒厥：《甲乙》卷五第二“厥”作“者”。《圣济总录》卷一百九十二引无“中寒厥”三字。

⓰ 足：《甲乙》卷五第二作“取”。《圣济总录》卷一百九十二“足”上有“取”字。

⓱ 傍针：“针”字是衍文。

【注】

①偶刺：“偶”谓配对。“偶刺”是前后相对的配穴法。

②以手直心若背：“直”有“当”义。《礼记·丧大记》郑注释文：“直，当也”。“若”作“及”解，“考”“及”二字古通用。本句是说用手当胸及背部。

③直痛所：当痛之所在。

④傍针：指针要偏斜，不可正对直刺，以防伤及内脏。

⑤报刺：《广雅·释言》：“报，复也。”“报刺”是随痛之所在，重复施针的一种刺法。

⑥上下行者：指痛时上时下。

⑦恢刺：“恢”，恢廓，二字是双声，同训“大”，引申有宽畅的意思。

⑧直刺傍之举之前后：谓直刺在筋的旁边，或前或后提插捻运。

⑨恢筋急：谓缓筋之急。

⑩筋痹：谓筋挛节痛，不可以行。

⑪齐刺：是直一旁二，三针齐下的刺法。

⑫扬刺："扬"是"阳"之误字。当中一针，旁加四针，仅浮刺于表，有主外之意，故曰阳刺。

⑬浮之：指浅刺。

⑭输刺：《广雅·释言》："输，泻也。"刺之以泻气盛而热，故曰"输刺"。

⑮骨痹：谓寒气在骨，骨重难举，骨髓酸痛。

⑯摩骨：孙鼎宜曰"摩，治石名，申言之，可训治。上下骨骼有病，皆可短针以治之。"

⑰浮刺：徐大椿曰："卧针之法，即浮刺之法，卫在外，欲其浅，故侧卧其针，则针锋横达，不及营也。"

⑱阴刺：阴股内侧，左右都刺。

⑲寒厥：因阳气衰微而引的厥证。

⑳足踝后少阴也：取足少阴肾经之太溪穴。《铜人针灸腧穴图经》卷五："太溪治手足寒至节。"

㉑傍针刺："傍"与"旁"通。傍针刺是直刺一针，旁加一针的刺法。张介宾曰："正者刺其经，旁者刺其络。"

㉒赞刺：张志聪曰："赞，助也。数发针而浅之出血，助痛肿之外散也。"孙鼎宜曰："赞读曰'钻'，直入直出，犹穿物然，故曰'钻刺'。"

【语译】

针刺有十二节，以适应十二经不同病证的治疗。第一种叫作偶刺。偶刺是用手对着胸部和背部，当痛之所在，一针刺前胸，一针刺后背，用这样的方法，治疗心气闭塞一类疾病。第二种叫作报刺。报刺是治痛无固定部位，时上时下，直刺，不立即拔针，而用左手随着病痛所在，按其痛处，这才出针，然后再如前法进针。第三种叫作恢刺。恢刺是直刺在筋的旁边，提插捻运，或前或后，这样的方法可以舒缓筋急的现象，治疗筋痹的疾病。第四种叫作齐刺。齐刺是在当中直刺一针，左右两旁各刺一针，这样的方法可以治疗寒热较小而长期不愈的一类疾病。第五种叫作阳刺。阳刺是在病变正中刺一针，在周围刺四针，都用浅刺，这样的方法可以治疗寒气比较广泛的疾病。第六种叫作直刺。直刺是用手捏起皮来，将针沿皮直刺，这样的方法可以治疗寒气较浅的痹证。第七种叫作输刺。输刺是直入直出，发针快而刺入较浅，这样的方法可以治疗气盛而有热的病证。第八种叫作竖刺。竖刺可以治骨痹病。它是进针后，稍稍摇针而再深入，使针尖直达骨的附近，用上下提插的方法以治骨痹的病。第九种叫作浮刺。浮刺是从旁斜刺浮浅的肌表，这样的方法可以治疗肌肉挛急而属寒的病证。第十种叫作阴刺。阴刺是两股内侧，左右都刺，可以治疗寒厥病，应该取足内踝后面足少阴经的太溪穴。第十一种叫作傍刺，傍刺是直刺一针，傍刺一针，这样的方法可以治疗日久不愈的痹证。第十二种叫作赞刺。赞刺是直入直出，发针较快，在患处浅刺出血，这可说是治疗痛肿的一种刺法。

脉之❶所居深不见者，刺之微内针①而久留之，以致其空❷脉气也。脉❸浅者勿刺②，按绝其脉乃❹刺之③，无令精❺出④，独出其邪气耳。所谓三刺❻⑤则谷气⑥出者，先浅刺绝皮⑦，以出阳邪⑧；再刺则阴邪⑨出者，少益深❼，绝皮致肌肉，未入分肉❽间也；已入分肉之间，则谷气出。故《刺法》曰：始刺浅之，以逐邪气而来血气❾⑩。后❿刺深之，以致阴气之邪⓫⑪；最后刺极深之，以下谷气⑫。此之谓也。故用针者，不知年之所加⑬，气之盛衰，虚实之所起，不可以为工也。

【校】

❶ 之:《圣济总录》卷一百九十二引无“之”字。

❷ 以致其空:《甲乙》卷五第作“致其脉空”。

❸ 也脉:《甲乙》卷五第二仅作“之”字。

❹ 乃:《甲乙》卷五第二无“乃”字。

❺ 精:《圣济总录》卷一百九十二引“精”下有“气”字。

❻ 刺:《甲乙》卷五第二“刺”下有“之”字。

❼ 深:《圣济总录》卷一百九十二引“深”下有“之”字。

❽ 分肉:《太素》卷二十二《三刺》“分”下无“肉”字。《甲乙》卷五第二“肉”下有“之”字。按：以下文“已入分肉”句核之，有“肉”字是。

❾ 以逐邪气而来血气:《甲乙》卷五第二作“以逐阳邪之气”。

❿ 后:《圣济总录》卷一百九十二引作“复”。

⓫ 阴气之邪:《甲乙》卷五第二作“阴邪之气”。

【注】

①微内针：张介宾曰："刺深脉者，亦必微内其针，盖恐太过，反伤正气。"

②脉浅者勿刺：脉在浅部，有血络显现的，不要急刺。张介宾曰："脉浅者最易泄气。"

③按绝其脉乃刺之：谓先将穴中脉络按之隔绝，避开血管，然后才可进针。

④无令精出：不使精气外泄。

⑤三刺：以刺入浅深分三阶段：刺透皮肤、刺入皮下组织、刺入肌肉之中。

⑥谷气：一般指胃气言，但此处却指施针感应。

⑦绝皮：绝，指透过。《荀子·劝学》杨注："绝，过也。""绝皮"是说浅刺仅透过皮肤。

⑧阳邪：卫分的邪气。

⑨阴邪：营分的邪气。

⑩以逐邪气而来血气：杨上善曰："逐邪气者，逐阳邪；来血气，引正气也。"

⑪以致阴气之邪：致，运转、宣散。《诗·皇矣》孔疏："致者，运转之词。""以致"云者，是说以宣散阴分（即在黑）的邪气。

⑫下谷气：指使谷气得至，达致补虚泻实的效果。《终始》所谓："已补而实，已泻而虚，故以知谷气至也。"

⑬年之所加：杨上善曰："人七岁已上，次第加九，至一百六，名曰年加。不知年加气之衰盛虚实，为不知也。"

【语译】

经脉所在，是深部不能见到的，针刺时，就应该轻微刺入其内，留针时间可以长些，这样是为了引导那孔穴里的脉气。经脉浅的不要急刺，必须先按绝其脉，避开血管，才可以进针，不叫精气外泄，仅是除去邪气而已。所谓三刺的针法，就是最后要产生针感。它的做法，首先浅刺透过皮肤，以宣泄卫分的邪气；再刺是宣泄营分的邪气，稍微深刺一点，透过皮肤，接近肌肉，而不到分肉之间；最后到了分肉之间，就会出现了针的感应。所以《刺法》曾说：开始浅刺皮肤，可以驱逐卫分的邪气，使正气通畅；又再深刺，以宣散阴分的邪气；最后刺到极深，就可以发生感应，达到补虚泻实的目的，也就是这个说法。因此用针的医生不知道年加的道理，和血气盛衰虚实所引起的疾病情况，就不可以叫作好的医生。

凡刺有五，以应五脏。一曰半刺①；半刺者，浅内而疾发针，无针伤肉❶，如拔毛❷状，以取皮气，此肺之应也。二曰豹文刺②；豹文刺者，左❸右前后，针之中脉为故③，以取经络之血者❹，此心之应也。三曰关刺④；关刺者，直刺左右⑤，尽筋⑥上，以取筋痹，慎无出血，此肝之应也。或曰渊❺刺，一曰岂刺。四曰合谷❻刺⑦；合谷刺者，左右鸡足⑧，针于分肉之间，以取肌痹⑨，此脾之应也。五曰输刺⑩；输刺者，直入直出，深内之至骨，以取骨痹，此肾之应也。

【校】

❶ 无针伤肉:《素问·刺要论》王注引《针经》作“令针伤多”。《太素》卷二十二《五刺》作“无令针伤多”。

❷ 毛:《素问·刺要论》王注引《针经》作“发”。

❸ 左:《太素》卷二十二《五刺》“左”上有“刺”字。

❹ 者:《圣济总录》卷一百九十二引无“者”字。

❺ 渊:《太素》卷二十二《五刺》作“开”。

❻ 合谷:《太素》卷二十二《五刺》“合”下无“谷”字。

【注】

①半刺：是言其浅，浅入而迅速发针。似非全刺，故曰半刺。

②豹文刺：是言其多，前后左右都刺，刺点分布像豹的斑纹，故名。

③针之中脉为故：之，“以”也。故，有“常”义。这是说针以刺中络脉为标准。

④关刺：“关”指关节。关刺是在关节附近的针刺法。

⑤左右：指四肢言。

⑥尽筋：谓肌肉附着于关节处。

⑦合谷刺：是刺在人身的分肉部分的刺法。杨上善曰：“刺身左右分肉之间。”

⑧左右鸡足：楼英曰：“鸡足取之者，正入一针，左右斜入二针，如鸡之足，三爪也。”

⑨肌痹：是感受了寒湿之气，而皮肤肌肉发生疼痛的一种痹证。

⑩输刺：与前十二节输刺义同。但此处输刺专以输泄骨节间的病邪。

【语译】

刺法有五种，以适应与五脏有关的病变。第一种叫作半刺，半刺是浅刺，但发针要快，不损伤肌肉，好像拔去毫毛一样，可以疏泄皮气，这是和肺脏相应的刺法。第二种叫作豹文刺，豹文刺是刺左右前后，用针以刺中络脉为标准，可以消散经络中的瘀血，这是和心脏相应的刺法。第三种叫作关刺，关刺是直刺四肢关节的附近，可以治疗筋痹，在刺时，千万不可出血。这是和肝脏相应的刺法。这种刺法或叫作渊刺，又叫作岂刺。第四种叫作合谷刺，合谷刺是正入一针，左右斜入二针，像鸡足一样，刺在分肉之间，可以治疗肌痹之证，这是和脾脏相应的刺法。第五种叫作输刺，输刺是直入直出，刺入深到骨的附近，可以治疗骨痹之证，这是和肾脏相应的刺法。

本神第八

本篇主要是研究情志致病的情况，具体指出七情内伤的病机和病证，并推论了五脏虚实也可影响情志的变化，在用针刺时，“必须观察病人之态，以知精神魂魄之存亡”，才可以相应的进行治疗。

黄帝问于岐伯曰：凡刺之法，先必❶本于神。血、脉、营、气、精神❷，此五脏之所藏也①，至其❸淫泆②，离藏则精失③、魂魄飞扬、志意悗❹乱④、智虑去身者，何因而然乎？天之罪与？人之过乎？何谓德气⑤，生精、神⑥、魂，魄⑦、心⑧、意、志、思、智、虑⑨？请问❺其故。

【校】

❶先必：马注本、张注本作“必先”。

❷精神：“神”字是衍文。孙鼎宜曰：“血肝，脉心，营脾，气肺，精肾，神字蒙上衍。”

❸其：马注本作“于”。

❹悗：周本作“惋”。按：史崧《音释》出“惋”字，与周本合。

❺问：《灵枢略》作“闻”。

【注】

①五脏之所藏也：肝藏血，心藏神，脾藏营，肺藏气，肾藏精。

②淫泆：“泆”与“佚”通用。“淫泆”与“淫佚”，同属双声定纽。《国语·越语》韦解：“淫佚，放滥。”引申有失常之意。

③离藏则精失：谓离开所藏，则五脏的精气就会失掉。

④悗乱：“悗”应作“惋”，形近致误。“惋”与“闷”音近义通。《楚辞·惜诵》：“闷，烦也。”“悗乱”即“烦乱”之意。

⑤德气："德"与"气"同义词，指构成宇宙的本原物质。故张介宾说："肇生之德本乎天，成形之气本乎地。"

⑥精神：人的生命。

⑦魂魄：人的生理本能。杨上善曰："魂者，神之别灵也。"张介宾曰："魄之为用，能动能作，痛痒由之而觉也。"

⑧心：人的思维器官。孟子说："心之官则思。"

⑨意志思智虑：人的精神活动的高级形式。

【语译】

黄帝问岐伯说：针刺的法则，必须先详察并根据病人的精神活动情况。因为血、脉、营、气、精，这都是五脏所藏的。赶到失了正常，离开所藏之脏，那五脏的精气就会失掉。魂魄也飞扬了，志意也烦乱了，本身也就失去智慧和思考的能力，因为什么会这样呢？这是天然的病态呢，还是人为的过失呢？还有，什么叫作德气？什么能够产生精、神、魂、魄、心、意、志、思、智、虑？希望听到这其中所以然的道理。

岐伯答曰：天之在我者德也，地之在我者❶气也①，德流气薄而生②者❷也。故❸生之来谓之精③，两精相搏❹谓之神④，随神❺往来者谓之魂⑤，并精而出入者谓之魄⑥，所❻以任物者谓之心⑦，心有所忆谓之意⑧，意之所存❼谓之志⑨，因志而❽存变谓之思⑩，因思而❽远慕谓之虑⑪，因虑而❽处物谓之智⑫。

【校】

❶德也地之在我者：周本无此七字。按：此统天地言较合。如依周本删去此七字，下"德流"亦无着落。成瓘《篛园日札》卷八云："若其生物之本源，天亦何尝无气，地亦何尝无德，经分属之，亦互文见义耳。"

❷者：《甲乙》卷一第一无"者"字。

❸故：《灵枢类纂约注》卷上《藏象》第一注云："故，一作'初'。"

❹搏：《素问・宣明五气》篇引《灵枢》《灵枢略》并作"薄"。

❺随神：《素问・宣明五气》篇王注引《灵枢》"神"下有"而"字。《难经・三十四难》丁注引同。

❻所：《甲乙》卷一第一作"可"。

❼ 意之所存:《甲乙》卷一第一“之”作“有”。《难经·三十四难》丁注引“存”作“在”。

❽ 而:《甲乙》卷一第一无“而”字。下“而远慕”“而处物”句同。

【注】

①天之在我者德也地之在我者气也:《说文·土部》:“在，存也。”演其义有“生”的意思。这是说人是承受天地（自然界）的本原物质“德”“气”而产生的。

②德流气薄而生：人是天德地气交流搏击所生成。“薄”与“搏”通。

③生之来谓之精：是说演化成人体的原始物质叫作精。

④两精相搏谓之神：阴阳两精相交结而产生的人体之生命活动。“神”指人的生命机能。张介宾曰:“两精者，阴阳之精也。搏，交结也。凡万物生成之道，莫不阴阳交而后神明见。”

⑤随神往来者谓之魂：随着人的生命活动而出现的知觉机能叫作魂。汪昂说:“魂属阳，肝藏魂，人之知觉属焉。”

⑥并精而出入者谓之魄：跟精气一起产生的运动机能叫作魄。汪昂说:“魄属阴，肺藏魄，人之运动属魄。”

⑦所以任物者谓之心：可以支配外来事物的叫作心。《广雅·释诂》:“任，使也。”引申为支配的意思。成瓘曰:“心者能出神明，故能任物。”

⑧心有所忆谓之意：心在支配外来事物时留下的记忆的印象叫作意。杨上善曰:“任物之心，有所追忆，谓之意也。”

⑨意之所存谓之志：意念积累所形成的认识叫作志。杨上善曰:“所忆之意，有所专存，谓之志也。”

⑩因志而存变谓之思：根据意识（志）而研究考察一切事物的变化叫作思。《礼记·礼运》郑注:“存，察也。”

⑪因思而远慕谓之虑：由思考而有远的推想叫作虑。杨上善曰:“变求之思，逆慕将来，谓之虑也。”

⑫因虑而处物谓之智：在思虑的基础上，而能正确地处理外界事物叫作智。杨上善曰:“因虑所知，处物是非，谓之智也。”

【语译】

岐伯回答说：天之生我的是德，地之生我的是气，这德气的本原物质交流搏击，才会使人化生成形。所以，演化成人体的原始物质，叫作精；阴阳两精相结合而产生的生命活动，叫作神；随着神的往来活动而出现的知觉机能，叫作魂；跟精气一起出入而产生的运动机能，叫作魄；可以支配外来事物的，叫作心；心里有所忆念而留下的印象，叫作意；意念所在，形成了认识，叫作志；根据认识而反复研究事物的变化，叫作思；因思考而有远的推想，叫作虑；因思虑而能定出相应的处理事物方法，叫作智。

故智者之养生也，必须四时而适寒暑①，和喜怒而安居处。节阴阳而调刚柔②，如是则僻邪③不至❶，长生久视❷④。

【校】

❶僻邪不至：张注本“僻邪”作“邪僻”。《甲乙》卷一第一“至”作“生”。

❷久视：《灵枢略》“视”下有“矣”字。

【注】

①必须四时而适寒暑：杨上善曰：“智者养生，要有之道。春夏养阳，使适于暑；秋冬养阴，使适于寒。”

②节阴阳而调刚柔：杨上善曰：“阴以致刚，阳以起柔，两者有节，则刚柔得矣。”

③僻邪：指虚邪贼风。杨上善所谓“八正四邪，无由得至”是也。

④长生久视：不老之意。

【语译】

因此，智者养生的方法，必定顺着四时来适应寒暑的气候，协调喜怒而安定起居动静，节制阴阳的偏胜，以调和刚柔，像这样，那虚邪贼风就不会侵袭，自然可以延寿，不易衰老了。

是故怵惕①思虑者则伤神，神伤则恐惧❶流淫而不止❷②。因❸悲哀动中者，竭❹绝而失生③。喜乐者，神惮❺散④而不藏。愁忧者，气闭❻塞而不行⑤。盛怒者，迷惑而不治⑥。恐惧者，神荡❼惮而不收⑦。

【校】

❶ 则伤神神伤则恐惧:《太素》卷六首篇无“则伤神”以下八字。按:《太素》是，此八字涉下文误衍。

❷ 流淫而不止:《太素》“淫”作“溢”,“止”作“固”。《甲乙》卷一第一“止”作“正”误。

❸ 因:《太素》卷六首篇无此字。

❹ 竭:《甲乙》卷一第一“竭”上有“则”字。

❺ 神惮:《太素》卷六首篇、《素问·疏五过论》王注:“惮”上并无“神”字。

❻ 气闭:《太素》卷六首篇、《素问·疏五过论》王注:“闭”上并无“气”字。

❼ 神荡:《太素》卷六首篇、《素问·疏五过论》王注:“荡”上并无“神”字。

【注】

①怵惕:《广雅·释训》:“怵惕，恐惧也。”

②流淫而不止:《太素》作“流溢而不固”，于义较长。《说文·水部》:“溢，器满也。”引申有“散”义。这是说恐惧思虑过度，会使阴气流散而不能固摄。

③悲哀动中者竭绝而失生：张介宾曰:“悲则气消，悲哀太甚，则胞络绝，故致伤生。”

④惮散：谓过喜。“惮”是“啴”的借字。《说文·口部》:“啴，一曰喜也。”“散”有不拘检之义，见《荀子·修身》杨注。“惮散”是说过喜不知检束。杨上善所谓“喜乐达气散，伤于肺魄，精不守藏”是也。

⑤愁忧者气闭塞而不行：杨上善曰:“愁忧气结伤于脾意，故闭塞不行也。”

⑥盛怒者迷惑而不治：杨上善曰:“盛怒气聚，伤于肾志，故迷惑失理也。”

⑦荡惮而不收：谓动荡恐惧而不能自持。杨上善曰:“右肾命门藏精气，恐惧惊荡，则精气无守，而精自下，故曰不收。”

【语译】

所以过分恐惧思考，就会使阴气流失而不能固摄。悲哀过度伤了内脏，就会使气机竭绝而丧失生命。喜乐过度，就会致喜极气散不能收藏。愁忧过度，就会使气机闭塞不能流畅。大怒，就会使神志昏迷，失去常态。恐惧过度，就会由于精神动荡而精气不能收敛。

心❶怵惕思虑则伤神，神伤则恐惧自失①，破䐃脱肉②毛悴色夭③，死于冬④。

【校】

❶心：《素问·宣明五气》篇王注引无“心”字。

【注】

①自失：控制不住自己。

②破䐃（jiǒng 窘）脱肉：《广韵·三十九过》：“破，坏。”䐃，肉之突起部分，如肘膝后肉如块者。破䐃，谓耗伤䐃肉。

③毛悴色夭：毛发憔悴，容色异常。王冰曰：“夭，谓死色异常之候也。”

④死于冬：冬属水，心属火，水能克火。故杨上善曰：“冬，火死射也。”

【语译】

过度恐惧思虑，就会伤神，神被伤，就会自己怕得控制不住，时间久了，䐃肉伤坏，肌肉脱消，再进一步，到了毛发憔悴，容色异常的状态，就会在冬季死亡了。

脾❶愁忧而不解则伤意，意伤则悗乱①，四肢❷不举②，毛悴色夭，死于春。

【校】

❶脾：《素问·宣明五气》篇王注引、《五运行大论》新校正引均无“脾”字。

❷肢：《脉经》卷三第三作“胑”。按：《说文·肉部》：“胑，体四胑也。胑或从支。”段注：“只，支同部。”

【注】

①意伤则悗乱：张介宾曰：“忧则脾气不舒，不舒则不能运行，故悗闷而乱。”

②不举：谓不起。《国语·晋语》韦注：“举，起也。”

【语译】

过度忧愁而得不到解除，就会伤意，意被伤，就会苦闷烦乱，手足乏力，不愿抬起来，再进一步，到了毛发憔悴，容色异常的状态，就会在春季死亡了。

肝❶悲哀动中则伤魂，魂伤则狂忘❷①不精❸②，不精则不正当人❹，阴缩❺而挛筋③，两胁骨不举❻④，毛悴色夭，死于秋。

❶肝：《素问·宣明五气》篇王注引无“肝”字。

❷忘：《甲乙》卷一第一、《千金》卷十一第一并作“妄”。

❸不精：《甲乙》卷一第一、《千金》卷十一第一并作“其精不守”。

❹不精则不正当人：《甲乙》卷一第一、《千金》卷十一第一并无“不精则不正当”六字，“人”上并有“令”字，连下读。

❺阴缩：《太素》卷六首篇无“阴”字。《病源》卷二《风狂病候》无“阴缩”二字。

❻两胁骨不举：《甲乙》卷一第一“胁”下有“肋”字。《太素》卷六首篇“骨”下无“不”字。《千金》卷十一第一作“两胁骨举”。

【注】

①狂忘：“忘”应作“妄”。狂妄，叠韵，同义复词。《淮南子·主术训》高注：“狂犹乱也。”《广韵·四十一漾》：“妄，乱也。”这是说魂伤会出现精神紊乱症状。

②不精：此二字难解。《病源》增“明”字，亦不如依《甲乙》作“其精不守”为是。这是说魂伤可导致肝失去藏血作用。

③阴缩而挛筋：杨上善曰：“魂肝伤，宗筋缩。肝又主诸筋，故挛也。”

④两胁骨不举：据《太素》《千金》，“不”字是衍文。“举”有“动”义，见《国语·鲁语》韦注。“动”与“痛”义通。“两胁骨举”犹云两胁骨痛。

【语译】

过度悲哀影响到内脏，就会伤魂，魂被伤，就会出现精神紊乱症状，导致肝脏失去藏血作用，使人阴器萎缩，筋脉挛急，两胁骨痛，再进一步，到了毛发憔悴，容色异常的状态，就会在秋季死亡了。

肺❶喜乐无极①则伤魄，魄伤则狂，狂者意不存②人❷，皮革③焦，毛悴色夭，死于夏。

【校】

❶肺：《素问·宣明五气》篇王注引无“肺”字。

❷人:《甲乙》卷一第一作“其人”，属下读。

【注】

①无极：不止。《诗·南山》传:“极，止也。”

②狂者意不存：狂者善忘、苦怒、善恐、善笑、善骂詈，其意识活动已失正常，对于周围事物，不能仔细观察，故曰“狂者意不存”。《尔雅·释诂》:“存，察也。”

③革:《管子·水地》房注:“革，皮肤也。”

【语译】

过度喜乐，就会伤魄，魄被伤，就会形成狂病，狂病发展到意识活动失去观察能力，其人皮肤枯槁，再进一步，到了毛发憔悴，容色异常的状态，就会在夏季死亡了。

肾❶盛怒①而不止则伤志，志伤则喜忘其前言，腰脊❷不可以俯仰屈伸，毛悴色夭，死于季夏。

【校】

❶肾:《素问·举痛论》王注引无“肾”字。

❷腰脊:《脉经》卷三第五、《千金》卷十九第一“腰脊”下并有“痛”字。

【注】

①肾盛怒：张介宾曰:“怒本肝之志，而亦伤肾者，肝肾为子母，其气相通也。”

【语译】

大怒不能遏止，就会伤志，志被伤，就会屡次忘记自己从前所说过的话，腰脊痛得不能随意俯仰屈伸，再进一步，到了毛发憔悴，容色异常的状态，就会在季夏死亡了。

恐惧❶而不解❷则伤精①，精伤则骨酸痿厥②，精时自下。是故五脏，主藏精者也❸，不可伤，伤则失守而阴虚，阴虚则无气，无气则死矣③。是故用针者，察观病人之态❹，以知精神魂魄之存亡得失之意，五者以❺伤，针不可以治之❻也。

【校】

❶ 恐惧:《甲乙》卷一第一“恐惧”上有“精气并于肾则恐故”八字。

❷ 不解:《甲乙》卷一第一“解”作“改”。《太素》卷三《阴阳杂说》杨注“不解”作“不息”。

❸ 主藏精者也:《素问·上古天真论》王注引“藏精”下叠“藏精”二字,无“也”字。

❹ 态:《太素》卷六首篇作“能”。

❺ 者以:《太素》卷六首篇作“脏已”。按:依《太素》是。此与上“五脏主藏精不可伤”相应。

❻ 治之:《甲乙》卷一第一“治”下无“之”字。

【注】

①恐惧而不解则伤精:杨上善曰:“恐惧起自命门,故不解伤精也。”

②骨酸痿厥:张介宾曰:“肾主骨,故精伤则骨酸,痿者阳之痿,厥者阳之衰。”

③无气则死矣:杨上善曰:“五脏之神,不可伤也。伤五神者,则神去无守,脏失守也。脏无神守,故阴虚也,阴脏气无,遂致死也。”

【语译】

过度恐惧而解除不了,就会伤精,精被伤,就会发生骨节酸痛和痿厥的病,并常有遗精的症状。因此看,五脏是主藏精气的,所藏的精气,不可被损伤,伤了,就会使精气失其所守,形成了阴虚,阴虚就一定缺少气化活动作用,那就距离死亡不远了。所以运用针刺的人,必定要观察病人的形态,从而了解他的精、神、魂、魄等精神活动的旺盛或衰亡,如果五脏精气已经损伤,就不是针刺所能治疗的了。

肝藏血,血舍魂,肝气虚则恐,实则怒。脾藏营,营❶舍意,脾气虚则四肢不用,五脏不安①,实则腹胀❷经❸溲②不利。心藏脉❹,脉舍神,心气虚则悲❺,实则笑不休。肺藏气,气舍魄,肺气虚则鼻塞不❻利少气,实则喘喝③,胸盈❼仰息④。肾藏精,精舍志❽,肾气虚则厥❾⑤,实则胀❿,五脏不安⓫。必审⓬五脏之病形,以知其气之虚实,谨而⓭调之也。

【校】

❶ 营:《医经正本书》第一作“肉”。

❷ 实则腹胀:《太素》卷六首篇“实则”下无“腹”字。

❸ 经:《脉经》卷六第五、《甲乙》卷一第一、《素问·调经论》王注引《针经》、《千金》卷十五第一并作“泾”。

❹ 脉:《医经正本书》第一作“神”。

❺ 悲:《素问·调经论》新校正引《甲乙》、《太素》并全元起注本并作“忧”。《脉经》卷六第三、《千金》卷十三第一“悲”下并有“不已”二字。按:今《太素》作“悲”。《甲乙》作“悲忧”,均与林校不合。

❻ 塞不:《甲乙》卷一第一、《脉经》卷六第七、《素问·调经论》王注引《针经》、《千金》卷十七第一“塞不”并作“息”字。

❼ 盈:《太素》卷六首篇、《素问·调经论》王注引《针经》、《脉经》卷六第七、《甲乙》卷一第一、《千金》卷十七第一并作“凭”。

❽ 舍志:《素问·调经论》王注引《针经》“舍”作“含”。《甲乙》卷一第一“志”作“气”。

❾ 厥:《脉经》卷六第九、《千金》卷十九第一“厥”下并有“逆”字。

❿ 胀:《脉经》卷六第九、《千金》卷十九第一“胀”下并有“满”字。

⓫ 五脏不安:《脉经》卷六第九、《千金》卷十九第一并作“四肢正黑”。

⓬ 必审:《太素》卷六首篇、《甲乙》卷一第一“审”下并有“察”字。

⓭ 谨而:《太素》卷六首篇、《甲乙》卷一第一并作“而谨”。

【注】

①脾气虚则四肢不用五脏不安:杨上善曰:“脾主水谷,脏腑之主,虚则阳腑四肢不用,阴脏不安。”

②经溲:经,月经。溲,指大小便言。《史记·扁鹊仓公列传》索隐:“前溲谓小便,后溲谓大便。”

③喘喝:气促声粗。

④胸盈仰息:胸盈,谓胸部胀满。据校文,“盈”一作“凭”,由于“盈”“凭”同有“满”义,故通用。“仰息”谓仰面而喘。

⑤厥:王冰曰:“厥,谓逆行上冲也。足少阴脉下行。今气不足,故随冲脉逆行而上冲也。”

【语译】

肝贮藏血,魂是依附于血液的,肝气虚了,就会产生恐惧的情绪,肝气盛了，就容易发怒。脾贮藏营气，意念是依附于营气的。脾气虚了，就会使四肢的运用不灵，五脏不能调和，脾气壅实，就会使腹部胀满，月经及大小便不利。心藏神，神是寄附在血脉之中的。心气虚了，就会产生悲伤的情绪，心气太盛，就会笑而不止。肺藏气，魄是依附在人身元气之中的。肺气虚了，就会感到鼻塞，呼吸不便，气短，肺气壅实，就会大喘，胸满，甚至仰面而喘。肾藏精，人的意志是依附于精气的。肾气虚了，就会手足厥冷，肾有实邪，就会出现腹胀，并连及五脏不能安和。因此说，治病必须审察五脏病的症状，借以了解元气的虚实，从而谨慎地加以调治。

终始第九

本篇列举三阴三阳经生理、病理、诊断、治疗各方面的不同因素、性质、作用等。因而在针刺治疗时，首先要从脏腑阴阳、经脉气血运行的终始及脉象的变化加以认识，然后定出补泻治法。并说明循经取穴原则，指出针刺的深浅先后。最后，提出了针刺的十二禁。

凡刺之道，毕于终始①，明知终始②，五脏为纪❶，阴阳定矣。阴者主脏，阳者主腑❷，阳受气于四末❸，阴受气于五脏③。故泻者迎之，补者随之④，知迎知随，气可令和。和气之方⑤，必通阴阳⑥，五脏为阴，六腑为阳。传之后世，以血为盟，敬之者昌，慢之者亡，无道行私，必得夭殃❹。

【校】

❶五脏为纪：周学海曰："五脏为纪，四字似衍。"

❷阴者主脏阳者主腑：汪有诰曰："二句据韵互易，当作'阳者主腑，阴者主脏'。"

❸末：《甲乙》卷五第五作"肢"。

❹传之……夭殃：《甲乙》卷五第五无"传之"以下二十四字。按："传之"六句，与上下文，不相联涉，应据《甲乙》删。

【注】

①毕于终始：杨上善曰："凡刺之道，其要须穷阴阳气之终始。"

②明知终始：孙鼎宜田："'终始'古经篇名，亡。明知终始，则谓经脉之起止也。既载于《终始》篇中，故必明知，以便补泻也。"

③阳受气于四末阴受气于五脏：张介宾曰："阳主外，故受气于四末，阴主内，故受气于五脏。"

④泻者迎之补者随之：泻法是迎着经脉循行方向转针，补法是随着经脉循行方向转针。

⑤方：《易·系辞上传》虞注："方，道也。"

⑥必通阴阳：杨上善曰："故补泻之道，阴阳之气。实而来者，迎而泻之，虚而去者，随而补之。人能知此随迎补泻之要，则阴阳气和，有疾可愈也。"

【语译】

大凡针刺的法则，全在《终始》篇里，明确了解终始的意义，就可以确定阴经阳经的关系。阴经是与五脏相通，阳经是与六腑相通。阳经承受四肢的脉气，阴经承受五脏的脉气。所以泻法是迎而夺之，补法是随而济之，知道迎随补泻的方法，可以使脉气调和，而调和脉气的关键，更一定要明白阴阳的规律，五脏在内为阴，六腑在外为阳。

谨奉天道，请言终始，终始者，经脉为纪，持其脉口人迎①，以知阴阳有余不足，平与不平，天道毕矣②。所谓平人者不病，不病者，脉口人迎应四时也③，上下❶④相应而俱往来❷⑤也，六经之脉不结动也⑥，本末之寒温之相守司也❸⑦，形肉血气必相称也，是谓平人。少❹气者，脉口人迎俱少❺而不称尺寸也❻。如是者，则阴阳俱不足，补阳则阴竭，泻阴则阳脱⑧。如是者，可将以甘药⑨，不❼可饮以至剂⑩。如是者，弗灸❽，不已⑪者❾，因而泻之，则五脏气坏矣⑫。

【校】

❶上下："上下"上脱"应四时者"四字，应据《太素》卷十四《人迎脉口诊》"人迎主外"句下杨注引《九卷》补。

❷而俱往来：《太素》卷十四《人迎脉口诊》杨注引《九卷》作"俱注俱来"。

❸本末之寒温之相守司也：《甲乙》卷五第五"本末之"三字作"本末相遇"。《太素》卷十四《人迎脉口诊》"寒温"下无"之"字。

❹少：《甲乙》卷五第五"少"上有"若"字。

❺俱少："少"应作"小"，蒙上误。

❻ 而不称尺寸也：孙鼎宜曰："'寸'即脉，疑此寸字衍。文句当作'而不称尺也'。谓脉口人迎既见小脉，而尺之皮肤又失其常候，如下文曰'阴阳俱不足'。"

❼ 不：下脱"愈"字，应据《太素》卷十四《人迎脉口诊》补。

❽ 灸：当作"久"，声误。应据《太素》卷十四《人迎脉口诊》杨注改。

❾ 者：蒙上衍。应据《太素》卷十四《人迎脉口诊》删。

【注】

①脉口人迎：脉口，亦称气口或寸口，属手太阴经。人迎，在颈部两侧，属足阳明经。

②天道毕矣：张介宾曰："脉口可候五脏之阴，人迎可候六腑之阳。人之血气经脉，所以应天地阴阳之盛衰者，毕露于此，故曰天道毕矣。"

③脉口人迎应四时也：杨上善曰："春夏人迎微大寸口，秋冬寸口微大人迎，即应四时也。"

④上下：上，谓人迎。下，谓脉口。

⑤而俱往来：杨上善曰："上下虽别，皆因呼吸而动，故俱往来也。'往'谓阳出，'来'谓阴入。"

⑥六经之脉不结动也："不结动"即动不结，此古书倒句例，顺读之则失其解。杨上善谓："阴阳之脉，俱往来者，即三阴三阳经脉动而不结。"其说深得解古书之例。"结"有"止"义，见《文选·东京赋》薛注。

⑦本末之寒温相守司也：杨上善曰："春夏是阳用事、时温，人迎为本也，秋冬是阴用事、时寒，脉口为本也，其二脉不来相乘，复共保守其位，故曰相守司也。"

⑧补阳则阴竭泻阴则阳脱：杨上善曰："阳实阴虚，可泻阳补阴；阴实阳虚，可泻阴补阳。今阴阳俱虚，补阳，其阴益以竭，泻阴之虚，阳无所依，故阳脱。"

⑨将以甘药："将"是"养"的意思。《诗·四牡》传："将，养也。"甘药，指缓剂。《素问·至真要大论》："缓则气味薄。"

⑩至剂：指急剂。《素问·至真要大论》："急则气味厚。"

⑪弗灸（久）不已：阴阳俱不足者，应以汤液缓剂滋养，不经过一段时间，是不能痊愈的。

⑫因而泻之则五脏气坏矣：杨上善曰："若不如此，即用针泻，必坏五脏之气也。"

【语译】

慎重地遵奉天地阴阳盛衰的道理，谈一谈针刺的终始意义吧！所谓终始，是以十二经脉为纲纪，从人体上的脉口、人迎两部位，以了解人的阴阳虚实是否保持平衡，这样，阴阳盛衰的道理，也就大致掌握了。所谓平人，就是没有疾病的人，无病人的脉口和人迎的脉象是和四时相应的，脉口、人迎互相呼应，都是往来不息的，六经的脉搏动而不止的，四时寒温虽有变化，脉口、人迎都能各自发挥本能而不相犯的，形肉和血气也能够协调一致的，这就是没有病的人。气短的病人，脉口、人迎都呈现细小的脉象，而尺肤又和脉象不能相称，这是阴阳都不足的象征。对于这种阴阳两虚的病患，补阳就会使阴气衰竭，泻阴就会使阳气亡脱。像这样的病人，只可以用缓剂补养他。如果不好，也可酌服急剂之类的药品。像这种病证，不经过相当时间，是不能痊愈的。不这样治疗，而用了针刺的泻法，那就会伤了五脏的真气。

人迎一盛①，病在足少阳，一盛而躁②，病❶在手少阳③。人迎二盛，病在足太阳，二盛而躁，病❶在手太阳。人迎三盛，病在足阳明，三盛而躁，病❶在手阳明。人迎四盛，且大且数❷④，名曰溢❸阳⑤，溢阳为外格❹⑥。脉口一盛，病在足厥阴，厥阴❺一盛而躁，在手心主❻。脉口二盛，病在足少阴，二盛而躁，在手少阴。脉口三盛，病在足太阴，三盛而躁，在手太阴。脉口四盛，且大且数者，名曰溢❼阴⑦，溢阴为内关⑧，内关不通❽死不治。人迎与太阴❾脉口俱盛四倍以上，命名关格⑨，关格者，与之短期⑩。

【校】

❶ 病：《素问・六节藏象论》王注引《灵枢》、《太素》卷十四《人迎脉口诊》、《甲乙》卷五第五均无“病”字。

❷ 且数：“数”下脱“者”字，应据《太素》卷十四《人迎脉口诊》补。

❸ 溢：《素问・六节藏象论》作“格”。

❹ 溢阳为外格：本句下似有脱文。参照《禁服》“溢阳”文例，此“外格”下，疑脱“死不治”三字。

❺ 厥阴：《素问·六节藏象论》王注引《灵枢经》、《太素》卷十四《人迎脉口诊》、《甲乙》卷五第五均无“厥阴”二字。

❻ 在手心主：《素问·六节藏象论》王注引《灵枢》作“在手厥阴”。

❼ 溢：《素问·六节藏象论》作“关”。

❽ 内关不通：《甲乙》卷五第五无“内关”二字，“通”下有“者”字。

❾ 太阴：二字是衍文，应据《素问·六节藏象论》删。

【注】

①人迎一盛：王冰曰：“一盛者，谓人迎之脉大于寸口一倍也。”

②躁：有动、扰的意思。慧琳《音义》引《考声》云：“躁，动也。”卷七引《国语》贾注：“躁亦扰也。”

③病在手少阳：张介宾曰：“人迎，足阳明脉也，阳明主表，而行气于三阳。故人迎一盛，病在足经之少阳，若大一倍而加以躁动，则为阳中之阳，而上在手经之少阳矣。凡二盛、三盛，病皆在足，而躁则皆在手也。”

④且大且数（shuò 朔）：且，连词，有“又”义。数，加快之意。《史纪·屈原贾生列传》集解引徐广：“数，速也。”

⑤溢阳：溢，满而外流的意思。《说文·水部》：“溢，器满也。”溢阳，谓六阳偏盛盈溢之意。

⑥外格：格，是格拒的意思。慧琳《音义》卷四十六：“格，岠（是拒的借字）也。”外格，谓六阳偏盛与阴格拒，有阴阳离决之意。

⑦溢阴：六阴偏盛，则阳气不能与阴气相交。

⑧内关：杨上善曰：“阴气盈溢，在内关闭，阳气不得复入，名曰内关。”

⑨关格：丹波元简曰：“关格，言表里阴阳否绝之候。”

⑩与之短期：“与之”犹云“谓之”。“短期”是说死期将到。

【语译】

人迎脉大于寸口一倍，病在足少阳胆经。大一倍而且躁动，病在手少阳三焦经。人迎脉大于寸口二倍，病在足太阳膀胱经。大二倍而且躁动，病在手太阳小肠经。人迎脉大于寸口三倍，病在足阳明胃经。大三倍而躁动，病在手阳明大肠经。人迎脉大于寸口四倍，又大又快，叫作溢阳。溢阳是六偏盛，不能与阴气相交，称为外格。

寸口脉大于人迎一倍，病在足厥阴肝经。大一倍而且躁动，病在手厥阴心包络经。寸口脉大于人迎二倍，病在足少阴肾经。大二倍而且躁动，病在手少阴心经。寸口脉大于人迎三倍，病在足太阴脾经。大三倍而且躁动，病在手太阴肺经。寸口脉大于人迎四倍，又大又快，叫作溢阴。溢阴是六阴偏盛，不能与阳气相交，称为内关。由此发现表里不通的情况，这是不治的死证。人迎与寸口的脉，都大于平常的四倍以上，叫作关格。有关格的脉象，可说是接近死期了。

人迎一盛，泻足少阳而补足厥阴①，二泻一补，日一取之②，必切而验之③，疏❶取之上④，气和乃止⑤。人迎二盛，泻足太阳❷，补足少阴，二泻一补，二日一取之，必切而验之，疏取之上，气和乃止。人迎三盛，泻足阳明而补足太阴，二泻一补，日二取之，必切而验之，疏取之上，气和乃止。脉口一盛，泻足厥阴而补足少阳，二补一泻，日一取之，必切而验之，疏而取之上❸，气和乃止。脉口二盛，泻足少阴而补足太阳，二补一泻，二日一取之，必切而验之，疏取之上，气和乃止。脉口三盛，泻足太阴而补足阳明，二补一泻，日二取之，必切而验之，疏而取之上❸，气和乃止。所以日二取之者，太阳❹主胃，大富于谷气，故可日二取之也。人迎与脉口俱盛三❺倍以上，命曰阴阳俱溢⑥，如是者不开，则血脉闭塞，气无所行，流淫于中，五脏内伤。如此者，因而灸之，则变易而为他病矣。

【校】

❶ 疏：《太素》卷十四《人迎脉口诊》作“躁”。张志聪曰：“疏当作躁。”以下各句，均应据改。

❷ 泻足太阳：《太素》卷十四《人迎脉口诊》、《甲乙》卷五第五“太阳”下并有“而”字。

❸ 疏而取之上：“而”字衍，应据《太素》卷十四《人迎脉口诊》删，以便上下一致。

❹ 太阳：马注本、张注本并作“阳明”。《太素》卷十四《人迎脉口诊》、

《甲乙》卷五第五并作“太阴”。按:《素问·太阴阳明论》:“脾脏者，常著胃土之精也。”据是，自以作“太阴”为合。张介宾以“太”言太阴，“阳”言阳明，分裂以求两合，非是。

❺ 三:《甲乙》卷五第五作“四”。

【注】

①泻足少阳而补足厥阴：张介宾曰:“人迎主腑，故其一盛，病在胆经，肝胆相为表里，阳实而阴虚，故当泻足少阳之腑，补足厥阴之脏也。”

②日一取之：杨上善曰:“一取，一度补泻也。”

③必切而验之：杨上善曰:“必须切诊人迎脉口，以取验也。”

④疏取之上:“疏（踈）”是“躁”之误字。杨上善曰:“人迎躁而上行，皆在手脉。上取者，取于此经所发穴也。”

⑤气和乃止:“气和”指人迎脉口之气和言。人迎脉口偏盛则病，有刺而即和者，有数刺始和者，和则止针。是谓气和乃止。旧注谓“气”为谷气，或阴阳之气，都不贴切。

⑥阴阳俱溢：溢阴溢阳。

【语译】

人迎脉大于寸口一倍，应该泻足少阳胆经，补足厥阴肝经。泻法取一穴，补法取二穴，每日针刺一次，还必须切按人迎与寸口，以测验病势的进退，如果出现躁动不安的情况，就取上部的经脉，脉气和了再止针。人迎脉大于寸口二倍，应该泻足太阳膀胱经，补足少阴肾经。泻法取二穴，补法取一穴，每两天针刺一次，还必须切按人迎与寸口，以测验病势的进退，如果出现躁动不安情况，就取上部的经脉，脉气和了再止针。人迎脉大于寸口三倍，应该泻足阳明胃经，补足太阴脾经，泻法取二穴，补法取一穴，每日针刺两次，还必须切按人迎与脉口，以测验病势的进退，如果出现躁动不安情况，就取上部的经脉，脉气和了再止针。

寸口脉大于人迎一倍，应该泻足厥阴肝经，补足少阳胆经，补法取二穴，泻法取一穴，每日针刺一次，还必须切按寸口与人迎，以测验病势的进退，如果出现躁动不安情况，就取上部的经脉，脉气和了再止针。寸口脉大于人迎二倍，应该泻足少阴肾经，补足太阳膀胱经。补法取二穴，泻法取一穴，每二日针刺一次，还必须切按寸口与人迎，以测验病势的进退，如果出现躁动不安情况，就取上部的经脉，脉气和了再止针。寸口脉大于人迎三倍，应该泻足太阴脾经，补足阳明胃经，补法取二穴，泻法取一穴，每日针刺两次，还必须切按寸口与人迎，以测验病势的进退，如果出现躁动不安情况，就取上部的经脉，脉气和了再止针。为什么每日要针刺两次呢？这是因为阳明经主胃，谷气充盛，多气多血，因此可以每日针刺两次。

人迎和寸口都大于三倍以上，叫作溢阴溢阳。像这样的病变，如不加以疏通，血脉就会闭塞，气机的运行也会受到阻碍，而气血不得畅行，五脏的内里就会受到损伤，在这种情况下，如果妄用了灸法，那就要发生变易而出现其他疾病了。

凡刺之道，气调❶而止①，补阴泻阳②，音气❷益彰，耳目聪明，反此者血气不行❸。

【校】

❶调:《甲乙》卷五第五作“和”。

❷气:《甲乙》卷五第五作“声”。

❸不行:《太素》卷十四《人迎脉口诊》“不行”下有“身中”二字。但据杨注“故血气不行”之语绎之，则“身中”二字，似传刻误衍。

【注】

①气调而止：张志聪曰：“谓阴阳之气偏盛，刺之调和则止。”

②补阴泻阳：杨上善曰：“夫泻阴为易，补阴为难；补阳为易，泻阳为难。刺法，补阴泻阳。二气和者，即可停止。”

【语译】

大凡针刺的原则，阴阳之气达到了调和，就要止针。另外，要注意补阴泻阳，这样才会产生语音清朗、耳聪目明的效果。相反的，如果泻阴补阳，那么血气就不能正常运行。

所谓气至而有效者①，泻则益虚，虚者脉大如其故而不坚也，坚如其故者❶，适②虽言故❷，病未去也③。补则益实，实

者脉大如其故而益坚也，夫❸如其故而不坚者，适虽言快，病未去也④。故补则实，泻则虚，痛虽不随针❹，病必衰去。必先通十二经脉❺之所生病⑤，而后可得传❻于终始矣。故阴阳不相移⑥，虚实不相倾⑦，取之其经。

【校】

❶ 坚如其故者：《甲乙》卷五第五作“大如故而益坚者”。

❷ 故：《太素》卷十四《人迎脉口诊》作“快”。

❸ 夫：《太素》卷十四《人迎脉口诊》、《甲乙》卷五第五并作“大”。

❹ 针：下脱“减”字，应据《甲乙》卷五第五补。

❺ 十二经脉：《甲乙》卷五第五“经”下无“脉”字。

❻ 传：日刻本旁注：“传，衍字。”

【注】

①气至而有效者：杨上善曰：“针入肤肉，转而待气，气至行补泻而得验者，谓有效也。”

②适：时间副词，刚才。

③泻则益虚……病未去也：杨上善曰：“以其有实，所以须泻。泻者益虚损实，其实损者，其脉大如故，而脉中不坚，即为损实也。若泻已脉大如故，脉中仍坚者，去针，适虽以损称快，病未去也。”

④补则益实……病未去也：杨上善曰：“以其有虚，所以补虚，补者，补虚益实者也，其得实者，脉大如故而脉中坚，即为得实。若补已，脉大如故，脉不中坚，去针，适虽快，病未愈也。”

⑤必先通十二经脉之所生病：张介宾曰：“十二经脉，各有左右上下。其受病之处，亦有先后，必治其病所从生，而后可得终始之义，终始即本末之谓。”

⑥移：改变。《文选·洛神赋》李善注：“移，变也。”

⑦相倾：指相反。倾，有“覆”义。覆，作“反”解。《诗·雨无正》传：“覆反也。”

【语译】

所谓针下气至而获得疗效，是说实证用了泻法，就会由实转虚。这虚的情况，是脉象仍旧大，却不坚实。如果脉象坚实照旧，虽说一时觉得舒服，其实病况并没有减轻。虚证用了补法，就会由虚转实，这实的情况，是脉象仍旧大些，并且更坚实了。如果脉象大虽照旧而并不坚实，虽说一时觉得舒服，其实病情并没有减轻。所以准确地运用补法，会使正气充实；准确地运用泻法，会使病邪衰退。即使病不随着针立即除去，但病势必定是减轻的。必须先明白十二经脉与各种疾病的关系，然后才可以做到有始有终。阴经和阳经是不会互相改变的，虚证和实证也是不会相反的，所以针治疾病，就要取其所属的经脉。

凡刺之属①，三刺至谷气❶②，邪僻妄合③，阴阳易❷居④，逆顺相反，沉浮异处⑤，四时不❸得⑥，稽留淫泆⑦，须针而去。故一刺则❹阳邪出⑧，再刺则❹阴邪出⑨，三刺则谷气至，谷气至而止❺⑩。所谓谷气至者，已补而实，已泻而虚，故以❻知谷气至也。邪气独去者，阴与阳未能调，而病知愈也。故曰补则实，泻则虚，痛虽不随针❼，病必❽衰去矣。

【校】

❶至谷气:《太素》卷二十二《三刺》“谷”下无“气”字。按：据下文“三刺则谷气至”，则《太素》此处是脱“气”字。不应据此以改《灵枢》。

❷易:《甲乙》卷五第五作“移”。

❸不:《甲乙》卷五第五“不”下有“相”字。

❹则:《甲乙》卷五第五“一刺”“再刺”下并无“则”字。

❺谷气至而止:《甲乙》无“谷气至”三字，“而止”二字属上读。

❻故以:《甲乙》卷五第五“故”下无“以”字。

❼随针:“针”下脱“减”字，应据《太素》卷二十二《三刺》、《甲乙》卷五第五补。

❽必：熊本作“者”。

【注】

①属（zhǔ 主）:《汉书・文帝纪》:“属意犹言注意也。”此仅言“属”，而略意字，是省文耳。

②谷气：正气。

③邪僻妄合：指病邪不正之气乱与气血混合。杨上善曰：“阴阳二邪，妄与正气相合。”

④阴阳易居：谓内阴僭越于外，外阳沉陷于内。杨上善曰：“脏腑一气相乘，

名曰易居。”

⑤沉浮异处：杨上善曰：“春脉或沉，冬脉或浮，故曰异处。”

⑥四时不得：谓脉气不能和四时顺应。

⑦稽留淫泆：杨上善曰：“言血气或有稽留壅遏，或有淫佚过度。”

⑧一刺则阳邪出：张介宾曰：“初刺之在于浅近，故可出阳分之邪。”

⑨再刺则阴邪出：张介宾曰：“再刺之在于深远，故可出阴分之邪。”

⑩止：出针。

【语译】

大凡针刺所应该注意的是采用三刺法使正气徐徐而来。那邪僻不正之气乱与血气混合，内阴僭越到外面，而外阳沉陷到里面，气血运行的逆顺颠倒，脉象沉浮异常，脉气与四时不相应合，患者或血气留滞，或血气妄行，所有这许多病变，都有待用针刺去排除。因此要注意三刺法：初刺能使阳分的病邪排出；再刺会使阴分的病邪排出；三刺就会使正气徐徐而来，这时就应该出针了。所谓谷气至，是说已经用了补法，就觉得气充实些，已经用了泻法，就觉得病邪衰退些，从这些表现就知道谷气已至。起初，仅是邪气排除了，阴与阳之间的血气还没有调和，但是已能知道病要痊愈了。所以说“补则实，泻则虚，痛虽不随针减，病必衰去矣”。

阴盛而阳虚，先补其阳[①]，后泻其阴而和之。阴虚而阳盛，先补其阴[①]，后泻其阳而和之。

【注】

①先补其阳　先补其阴：张介宾曰：“此以脉口、人迎言阴阳也。脉口盛者，阴经盛而阳经虚也，当先补其阳，后泻其阴而和之；人迎盛者，阳经盛而阴经虚也，当先补其阴，后泻其阳而和之，何也？以治病者，皆宜先顾正气，后治邪气，盖攻实无难，伐虚当畏，于此节之义，可见用针用药，其道皆然。”

【语译】

阴经的邪气盛，阳经的正气虚，应该先补阳经的正气，后泻阴经的邪气，从而调和它们的有余和不足。阴经的正气虚，阳经的邪气盛，应该先补阴经的正气，后泻阳经的邪气，从而调合它们的有余和不足。

三脉动于❶足大指之间[①]，必审其实虚。虚而泻之，是谓重虚[②]，重虚病益甚。凡刺此者，以指按之，脉动而实且疾❷者疾泻之❸，虚而徐者则补之[③]，反此者病益甚。其动也❹，阳❺明在上，厥阴在中，少❻阴在下。

【校】

❶动于:《太素》卷二十二《三刺》作“重”。

❷疾:《太素》卷二十二《三刺》作“病”。按:“疾”指脉数言，脉动实而且数，所以须泻。作“病”非其义。

❸疾泻之:《甲乙》卷五第五“疾”作“则”。按:“疾”蒙上误，“则泻之”与下“则补之”对文。

❹其动也:《太素》卷二十二《三刺》“动”作“重”。《甲乙》卷五第五“其动也”作“三脉动于大指者”。

❺阳:《甲乙》卷五第五“阳”上有“谓”字。

❻少:《太素》卷二十二《三刺》作“太”。

【注】

①三脉动于足大指之间：马莳曰：“阳明动于大指次指之间，凡厉兑、陷谷、冲阳、解溪皆在足跗上也。厥阴动于大指次指之间，正以大敦、行间、太冲、中封在足跗内也。少阴则动于足心，其穴涌泉，乃足跗之下也。”

②重虚：虚证误用泻法，则虚而更虚，是谓重虚。

③脉动而实……则补之：谓脉的搏动，实而且快的就用泻法，脉的搏动虚而徐缓的，就用补法。

【语译】

足阳明经、足厥阴经、足少阴经三条经脉，都有动脉散布于足大趾之间，在针刺时，必定审察它是属于虚证；或是属于实证，假如虚证误用了泻法，这叫作重虚，虚而更虚，病就更厉害了。大凡针刺这些病证时，先用手指去按动脉，脉的搏动实而快的就用泻法，脉的搏动虚而缓的就用补法。如所用的补泻之法，与此相反，那么病就会更加重的。至于动脉的所在，足阳明经在足跗之上，足厥阴经在足跗之内，足少阴经在足跗之下。

膺腧中膺[①]，背腧中背。肩膊❶虚者，取之上[②]。

【校】

❶膊：《太素》卷二十二《三刺》、《甲乙》卷五第五并作“髆”。按：作“髆”是。《说文·骨部》：“髆，肩甲也。”段注：“单呼曰肩，累呼曰肩甲也。甲之言盖也，肩盖乎众体也。”

【注】

①膺腧中膺：谓取胸部腧穴而必中其膺。膺部腧穴，如中府、天池等。

②取之上：杨上善曰：“补肩髃、肩井等穴，曰取之上。”

【语译】

取胸部腧穴，必中其胸。取背部腧穴，必中其背。肩髆出现酸胀麻木的虚证，应取上肢经脉的腧穴。

重舌[①]，刺舌柱[②]以铍❶针也。

【校】

❶铍：《太素》卷二十二《三刺》、《圣济总录》卷一百九十三《治齿灸治》并作“铈”。

【注】

①重舌：杨上善曰：“重舌，谓舌下重肉生也。”

②舌柱：舌下的大筋，其形如柱，故称舌柱。

【语译】

对于重舌的患者，应该用铍针，刺舌下根柱使之出血。

手屈而不伸[①]者，其病在筋，伸而不❶屈[②]者，其病在骨，在骨守骨，在筋守筋[③]。

【校】

❶不：《甲乙》卷五第五“不”下有“可”字。

【注】

①屈而不伸：指筋拘挛。

②伸而不屈：指骨废弛。

③在骨守骨在筋守筋：守，有“求、探、索”等义。《后汉书·窦融传》贤

注："守，犹求也。"杨上善谓："肾足少阴脉主骨，可守足少阴脉发会之穴，以行补泻；肝足厥阴脉主筋，可守足厥阴脉发会之穴，以行补泻也。"

【语译】

手指弯曲而不能够伸直，那病在筋上；伸直了而不能够弯曲，那病在骨上。病在骨，应该求之于主骨的各个穴位去治疗它；病在筋，应该求之于主筋的各个穴位去治疗它。

补须❶①一方②实，深取之，稀❷按其痏③，以极出其邪气；一方虚，浅刺之，以养其脉④，疾按其痏⑤，无使邪气得入。邪气来也紧❸而疾，谷气来也徐而和。脉实者，深刺之，以泄其气；脉虚者，浅刺之，使精气无得出，以养其脉，独出其邪气。刺诸痛者❹，其脉皆实⑥。

【校】

❶ 补须："须"是误字，应作"泻"。杨上善谓"补"下脱一"泻"字是也，如不以"须"为误字，则属上属下均难解。

❷ 稀：《太素》卷二十二《三刺》作"希"。"希"与"稀"相通，见《文选·鲍明远咏史诗》善注。

❸ 邪气来也紧：《甲乙》卷五第五"气"下有"之"字。《太素》卷二十二《三刺》"紧"作"坚"。

❹ 刺诸痛者：《太素》卷二十二《三刺》、《甲乙》卷五第五"痛者"下并有"深刺之诸痛者"六字。

【注】

①补须：应作"补泻"。补泻二字冒领下文"一方实""一方虚"正分承上文补泻。旧注多难索解。

②方：杨上善曰："方，处也。"

③稀按其痏（wěi 委）：痏，指针孔。杨本善曰："稀，迟也。迟按针伤之处，使气泄也。"

④以养其脉：杨上善曰："留针养其所取之经。"

⑤疾按其痏：杨上善曰："按针伤之处，疾关其门，使邪气不入，正气不出也。"

⑥其脉皆实：脉象实满必出现痛证。滑寿《诊家枢要·脉阴阳类成》曰："脉实为痛。"

【语译】

补泻的大法，在于泻的时候要注意哪一方面的脉气实，就用深刺的针法，出针后，缓按针孔，以尽量泄去邪气；补的时候要注意哪一方面脉气虚，就用浅刺的方法，以保养所取的经脉，出针后，急按针孔，不叫邪气侵入。邪气来了，针下会感到拘急，谷气来了，针下会感到徐和。脉气盛实的，用深刺的针法；脉气虚弱的，用浅刺的针法，使精气不致外泄，以养其经脉，而仅让邪气排出。对于各种疼痛的病证，要一律深刺，那痛证的脉象都是实的。

故曰❶：从腰以上者，手太阴阳明皆主之①；从腰以下者，足太阴阳明皆主之②。病在上者下取之，病在下者高❷取之③，病在头者取之足④，病在足❸者取之腘⑤。病生于头者头重，生于手者臂重，生于足者足重，治病者先刺其病所以生者也⑥。

【校】

❶故曰：《太素》卷二十二《三刺》、《甲乙》卷五第五并无"故曰"二字。

❷高："高"是"上"的误字，上曰"下取"，文正相对。《针灸问对》卷上引作"上"，应据改。

❸足：胡本、熊本、周本、统本、金陵本、藏本、日抄本并作"腰"。按：《太素》卷二十二《三刺》、《甲乙》卷五第五亦并作"腰"，与各本合。

【注】

①从腰以上者手太阴阳明皆主之：张介宾曰："腰以上者，天之气也。故当取肺与大肠二经，盖肺经自胸行手，大肠经自手上头也。"

②从腰以下者足太阴阳明皆主之：张介宾曰："腰以下者，地之气也。故当取脾胃二经，盖脾经自足入腹，胃经自头下足也。"

③病在上者下取之病在下者高取之：杨上善曰："手太阴下接手阳明，手阳明下接足阳明，足阳明下接足太阴。以其上下相接，故手太阴阳明之上有病，宜疗足太阴阳明，故曰下取之。足太阴阳明之下有病，宜疗手太阴阳明，故曰高取之也。"

④病在头者取之足：杨上善曰："足之三阴三阳之脉，从头至足。故病在头，取之足也。"

⑤病在足（腰）者取之腘：杨上善曰："足太阳脉，循腰入腘，故病在腰以取腘也。"

⑥治病者先刺其病所以生者也：杨上善曰："头手足有病之处，其候皆重，各审其病生所由，以行补泻也。"

【语译】

腰以上的病，都在手太阴肺经、手阳明大肠经的主治范围；腰以下的病，都在足太阴脾经、足阳明胃经的主治范围。病在上部的，可以取下部的穴位；病在下部的，可以取上部的穴位；病在头部的，可取足部的穴位；病在腰部的，可取腘部的穴位。病患于头部的，头必觉得重；病患于手部的，臂必觉得重；病生于足部的，足必觉得重。在治疗时，先要细心分析为什么发生这样的病，再进行针刺。

春气在❶毛，夏气在皮肤❷，秋气在分肉，冬气在筋骨，刺此病者各以其时为齐①。故❸刺肥人者，以秋冬之齐；刺瘦人者，以春夏之齐。病痛者❹阴也，痛而以手按之不得者❺阴也，深刺之❻。病在上者阳也，病在下者阴也。痒者阳也，浅刺之❻。

【校】

❶在：《太素》卷二十二《三刺》"在"下有"豪"字。《甲乙》卷五第五"豪"作"毫"。"豪""毫"通用。《尔雅·释畜》释文："毫本作豪。"

❷皮肤：《太素》卷二十二《三刺》无"皮"字。检杨注："阳气在皮肉也。"似《太素》原有"皮"字，故其注云然。

❸故：《甲乙》卷五第五无"故"字。

❹病痛者：《甲乙》卷五第五作"刺之痛者"。

❺得者：《甲乙》卷五第五"得者"下有"亦"字。

❻深刺之　浅刺之："深刺之"与"浅刺之"文既相对，即应顺叙，而中隔以"病在上者阳也，病在下者阴也"二句，显系错倒。《甲乙》卷五第五移"痒者阳也，浅刺之"七字于"深刺之"句下，应据改正。

【注】

①各以其时为齐：齐，通“剂”。剂，指针刺的深浅和补泻。本句是分别四时季节的不同，酌用针刺的深浅补泻之法。

【语译】

春天的邪气在毫毛处，夏天的邪气在皮肤处，秋天的邪气在分肉处，冬天的邪气在筋骨处。治疗这些与时令有关的病证，针刺的浅深应该根据季节的变化有所不同。刺肥胖的人，要用适于秋冬的深刺法；刺瘦弱的人，就用适于春夏的浅刺法。感到疼痛的病人，多属阴证，疼痛时用手按压，不能缓解的，也是属于阴证，这要用深刺的针法。患者身上发痒，是病邪在外，这要用浅刺的针法。病在上部的属阳，病在下部的属阴。

病先起❶阴者，先治其阴而后治其阳①；病先起❶阳者，先治其阳而后治其阴。刺热厥②者，留针反为寒；刺寒厥③者，留针反为热。刺热厥者，二阴一阳；刺寒厥者，二阳一阴。所谓二阴者，二刺阴也；一阳❷者，一❸刺阳也。久病者邪气入深，刺此❹病者，深内④而久留之，间日⑤而复刺之，必❺先调其左右，去其血脉⑥刺道毕矣。

【校】

❶起：《太素》卷二十二《三刺》、《甲乙》卷五第五“起”下并有“于”字。

❷一阳：《甲乙》卷七第三、《千金》卷十四《风癫》第五并作“二阳”。“二阳”上并有“所谓”二字。

❸一：《甲乙》卷七第三、《千金》卷十四《风癫》第五并作“二”。

❹此：《太素》卷二十二《三刺》作“久”。

❺必：《太素》卷二十二《三刺》无“必”字。

【注】

①先治其阴而后治其阳：张介宾曰：“病之在阴在阳，起有先后。先者病之本，后者病之标，治必先其本，即上文所谓‘先治其病所从生’之义。”

②热厥：多由于邪热过盛，津液受伤，见症为胸腹有灼热感、口渴、烦躁等。《素问·厥论》："阴气衰于下，则为热厥。"

③寒厥：多因内脏虚寒，或寒凝血脉。《素问·厥论》："阳气衰于下，则为寒厥。"

④内（nà 纳）：有刺入的意思。

⑤间日：隔日。

⑥调其左右去其血脉：张介宾曰："察其在经在络，在经者直刺其经，在络者缪刺其络，是谓调其左右，去其血脉。"

【语译】

病的发生，先起于阴经的，应该先治疗阴经，然后再治疗阳经；病的发生，先起于阳经的，应该先治疗阳经，然后再治疗阴经。针刺热厥的病，留针可以由热转寒。针刺寒厥的病，留针可以由寒转热。针刺热厥，当刺阴经二次，刺阳经一次，针刺寒厥，当刺阳经二次，阴经一次。所谓二阴的意思，就是在阴经针刺二次。二阳的意思，就是在阳经针刺二次。患病的时间长了，病邪深入脏腑。针治这类宿疾，应该深刺并且长时间地留针，每隔一日，再继续针刺，还不一定要首先察明病邪在左在右的偏盛现象，去掉血脉中的郁滞。针刺的原则无非就是这些。

凡刺之法，必察其形气，形肉❶未脱，少气而脉又躁，躁厥❷者，必为缪刺之，散气可收，聚气可布❸①。深居静处，占❹神往来，闭户塞牖，魂魄不散，专意一神，精气之❺分，毋闻人声，以收❻其精，必一其神，令志在针❼，浅而留之，微而浮之，以移其神，气至乃休。男内女外❽②，坚拒❾勿出，谨守勿内，是谓得气。

【校】

❶ 肉：《甲乙》卷五第五"肉"作"气"。

❷ 厥：《甲乙》卷五第五校注云："厥一作'疾'字。"丹波元简曰："作'躁疾'是。"

❸ 布：《太素》卷二十二《三刺》作"希"。按："布"字不误。"布"古写

作“备”,《校官碑》可证。“条”“希”形近。《太素》作“希”,是以“备”为“希”。其实应作“布”。

❹ 占:《太素》卷二十二《三刺》、《灵枢略·六气论》并作“与”。

❺ 之:《太素》卷二十二《三刺》、《灵枢略·六气论》并作“不”。

❻ 收:日抄本作“取”。

❼ 令志在针:《太素》卷二十二《三刺》“志”作“之”。《灵枢略·六气论》作“闭其外门,真气乃存”。

❽ 男内女外:《难经·七十八难》作“男外女内”。《甲乙》卷五第五作“男女内外”。

❾ 拒:《太素》卷二十二《三刺》作“巨”。按:“拒”“巨”义异声同。《礼记·大学》郑注:“矩或作巨。”《正义》云:“巨音拒,本亦作拒。”据是,则“拒”“巨”“矩”可以互通。

【注】

①散气可收聚气可布:《广雅·释诂三》:“布,散也。”杨上善曰:“缪刺之益,正气散而收聚,邪气聚而可散也。”

②男外女内:滑寿曰:“候气,男子则浅其针而候之卫气之分,女子则深其针而候之荣气多分。”

【语译】

大凡针刺的法则,必定要诊察患者的形气。形肉虽然不显消瘦,但是气短,脉又躁动而快,出现了躁而且快的脉象,就应当采用缪刺法,使耗散的真气可以收住,积聚的邪气可以散去。在针刺时,医生就好像深居静处,只有与神往来,又像闭户塞窗,意识不乱,念头单纯,心神一贯,精气不分,听不到旁人的声音,从而使精神内守,专一地集中在针刺上。要用浅刺留针的方法,或用微捻提针的方法,以转移病人的精神恐惧,直到针下得气为止。针刺之时,男子浅刺候气于外,女子深刺候气于内,坚拒正气不使之出,严防邪气不使之入,这叫作得气。

凡刺之禁:新内勿❶刺,新❷刺勿内。已❸醉勿刺,已刺勿醉。新❹怒勿刺,已刺勿怒。新劳勿刺,已刺勿劳。已饱勿刺,已刺勿饱。已饱勿刺,已刺勿饱。已渴勿刺,已刺勿渴。

大惊大怒❺，必定其气，乃刺之。乘车来者，卧而休之，如食顷①乃刺之。出❻行来者，坐而休之，如行十里顷乃刺之。凡此十二❼禁者，其❽脉乱气散，逆其营卫，经气不次❾，因而刺之，则阳病入于阴，阴病出为❿阳，则邪气⓫复生，粗工勿⓬察，是谓伐②身⓭形体淫泆⓮③，乃消脑髓⓯，津液不化，脱其五味，是谓失气也④。

【校】

❶ 勿:《素问·刺禁论》新校正引作“无”。

❷ 新：张注本作“已”。按:《脉经》卷七第十二、《甲乙》卷五第一上、《千金》卷二十九第三、《素问·刺禁论》新校正引并作“已”，与张注本合。

❸ 已:《甲乙》卷五第一上作“大”。《伤寒补亡论》卷十二《病不可刺条》作“方”。

❹ 新:《甲乙》卷五第一上、《素问·刺禁论》新校正引并作“大”。下“新劳”句同。

❺ 恐:《甲乙》卷五第一上作“怒”。

❻ 出:《甲乙》卷五第一上、《千金》卷二十九第三并作“步”。

❼ 凡此十二:《甲乙》卷五第一上“凡”下无“此十二”三字。

❽ 其:《甲乙》卷五第一上无“其”字。

❾ 次：黄校本作“足”。

❿ 为：日刻本、马注本、张注本并作“於”。

⓫ 气:《甲乙》卷五第一上无“气”字。

⓬ 勿:《甲乙》卷五第一上作“不”。

⓭ 身:《甲乙》卷五第一上作“形”。

⓮ 淫泆:《甲乙》卷五第一上“泆”作“泺”。按：史崧《音释》出“淫泺”二字，与《甲乙》合。

⓯ 乃消脑髓:《甲乙》卷五第一上“乃”作“反”，“脑”作“骨”。

【注】

①食顷：一顿饭的时间。

②伐:《广雅·释诂三》:“伐，败也。”

③淫泆（泺）：王冰曰:“淫泺，谓似酸痛而无力也。”

④脱其五味是谓失气：张志聪曰:“五味入口，藏于肠胃，味有所藏，以养

五气，气和而生，津液相成，神乃自生。针刺之道，贵在得神致气，犯此禁者，则脱其五味所生之神气，是谓失气也。”

【语译】

关于针刺的禁忌：行房不久的不可针刺，刚针刺不久的不可行房；已经酒醉了，不可针刺，针刺之后，也不应该醉酒；刚发过怒，不可针刺，针刺之后，也不应该发怒；刚刚劳累了，不可针刺，针刺之后，也不适于劳累；刚吃饱饭以后，不可针刺，针刺之后，也不宜饱食；饿了之后，不可针刺，针刺之后，也不宜饥饿；渴了之后，不可针刺，针刺之后，也不要受渴；如果病人正大惊大怒，必得等他的气调和了，才可以针刺。乘车来的病人，要叫他卧在床上休息一下，过一顿饭的工夫，才可以针刺。步行来的病人，要叫他坐着休息一下，过走十里地的工夫，才可以针刺。凡是这些禁忌的患者，一般是脉象紊乱，正气耗散，营卫运行失常，经脉气血不足，如果草率地针刺，就会使阳经的病流入到内脏，阴经的病浸淫到阳经，那么病邪就又要滋生了。粗陋的医生毫不体察这些禁忌，可以说是在损伤患者的身体，致使患者形体酸痛无力，骨髓耗损，津液不输布，失去了饮食五味化生的精微，从而导致真气消亡，这叫作失气。

太阳之脉❶，其终也，戴眼①，反折②，瘛疭③，其色白，绝皮乃绝汗，绝汗④则终矣❷。少阳终者❸，耳聋，百节尽纵⑤，目❹系绝⑥，目系绝一日半则死矣，其死也，色青❺白乃死。阳明终者❻，口目动作⑦，喜❼惊，妄言⑧，色黄，其上下之经盛而不行❽⑨则终矣。少阴终者，面黑，齿长而垢，腹胀闭塞❾，上下不通而终矣。厥阴终者，中热⑩嗌干，喜溺心烦，甚则舌卷，卵上缩而终矣。太阴终者，腹胀闭不得息，气❿噫，善呕，呕则逆，逆则面赤，不逆则上下不通，上下不通则面黑皮毛燋⓫而终矣。

【校】

❶ 太阳之脉：《甲乙》卷二第一上作“太阳脉绝”。

❷ 绝皮乃绝汗绝汗则终矣：《素问·诊要经终论》作“绝汗乃出，出则死矣”。

❸ 少阳终者：《甲乙》卷二第一上作“少阳脉绝，其终也”。

❹ 目：《甲乙》卷二第一上“目”下有“橐”字。

❺ 色青：《素问·诊要经终论》“色”下有“先”字。《甲乙》卷二第一上“色青”作“目”字。

❻ 阳明终者：《甲乙》卷二第一上作“阳明脉绝，其终也”。

❼ 喜：《素问·诊要经终论》、《甲乙》卷二第一上并作“善”。

❽ 其上下之经盛而不行：《素问·诊要经终论》无“之”字，“盛”字断句，下无“而”字。“不行”作“不仁”。

❾ 腹胀闭塞：《素问·诊要经终论》无“塞”字。

❿ 气：《素问·诊要经终论》作“善”。

⓫ 燋：《素问·诊要经终论》、《甲乙》卷二第一上并作“焦”。“燋”与“焦”同，《礼记·内则》释文：“‘焦’字又作‘燋’。”“燋”就是憔悴。

【注】

①戴眼：汪昂曰：“谓上视。”

②反折：就是角弓反张。汪昂曰：“谓身反向后。”

③瘛疭：汪昂曰：“谓手足抽掣也。足太阳起于足，手太阳起于手，故瘛疭。”

④绝汗：谓汗暴出，如珠不流。

⑤百节尽纵：王冰曰：“少阳主骨，故气终则百节纵缓。”

⑥目系绝：此“目”下应据《甲乙》补“橐”字。所谓“目橐”，是说目睛突瞪，如驼背之肉隆然。临终病人，出现目橐，就是目珠脉络深入脑部之气已经断绝。

⑦口目动作：谓口眼牵引歪斜。

⑧妄言：指骂詈不避亲疏。

⑨上下之经盛而不行：《素问·诊要经终论》新校正云：“上谓足脉，下谓手脉。经盛，谓面目颈颔，足跗腕胫皆躁盛而动也。不仁，谓不知善恶。”

⑩中热：胸中发热。

【语译】

手足太阳经脉，在它将绝的时候，患者的眼睛上视，角弓反张，手足抽搐，面色苍白，汗暴出，而暴汗一出，就死了。手足少阳经脉，在它将绝的时候，患者耳聋，周身骨节都松缓无力，眼珠圆瞪，入脑处的脉气断绝，出现了这样的情况，一日半就会死的。临死的时候，面色由青转白，然后就死了。手足阳明经脉，在它将绝的时候，患者口眼歪斜，多惊恐，胡言乱语，面色发黄，那上下手足二经的动脉，表现出躁动现象，然后就死了。手足少阴经脉将绝的时候，患者面现黑色，牙齿变得长，而且垢污，腹部胀闷，上下的气机不通，然后就死了。手足厥阴经脉将绝的时候，患者胸中发热，咽喉干，多小便，心里烦躁，甚至于出现舌卷及睾丸上缩的症状，然后就死了。手足太阴经脉将绝的时候，腹部胀闷，呼吸不利，多嗳气，多呕吐，呕吐时气就上逆，气上逆就会面色发赤，如气不上逆，就会上下不通，上下不通就会面现黑色，终至皮毛憔悴而死。

经脉第十

本篇讨论了经脉的理论，肯定经脉有“决死生，处百病，调虚实”的作用，详述有关十二经脉的循行径路，各经的“是动病”“所生病”的虚实证候；另外讲了五阴经气所出现的特征，并说明十五经脉的作用。综上各点，可说这是一篇针刺经脉的重要文献。

雷公问于黄帝曰：禁脉❶之言，凡刺之理，经脉为始①，营其所行②，制❷其度量③，内次❸五脏，外别❹六腑，愿尽❺闻其道。黄帝曰：人始生，先成精，精成而脑髓生④，骨为幹⑤，脉为营⑥，筋为刚❻，肉为墙❼⑦，皮肤坚而毛发长，谷入于胃，脉道以通⑧，血气乃行。雷公曰：愿卒❽闻经脉之始生。黄帝曰：经脉者，所以能❾决死生，处百病，调虚实，不可不通。

【校】

❶禁脉：张注本“脉”作“服”。守校本注云“此下所引系《禁服》篇文，‘脉’当作‘服’。”

❷制：本经《禁服》、《太素》卷十四《人迎脉口诊》并作“知”。

❸次：本经《禁服》作“刺”。

❹外别：《太素》卷十四《人迎脉口诊》作“别其”。

❺愿尽：《太素》卷八“愿”下无“尽”字。

❻刚：顾《校记》云：“此假‘刚’为‘纲’。”按：顾校是，“纲”与“幹”“营”“墙”义相俪。《说文·系部》：“纲，维纮绳也。”

❼墙：统本、金陵本、藏本、日抄本并作“涩”，误。

❽ 卒:《图经》卷一引无“卒”字。

❾ 所以能:《太素》卷八、《甲乙》卷二第一上、《素问·调经论》王注引、《图经》卷一引并无“能”字。

【注】

①经脉为始:杨上善曰:“人之十二经脉,奇经八脉,十五络脉,经络于身,营卫阴阳,气之经隧,生之夭寿,莫不由之,故为始也。”

②营其所行:《淮南子·时则训》高注:“营,度(duó)夺也。”“度”揣度。本句是说能够揣度经脉运行终始。

③制其度量:“制”是“知”的误字。本句是说晓得脉的长短度量。

④精成而脑髓生:张介宾曰:“精藏于肾,肾通于脑,脑者阴也。髓者骨之充也,诸髓皆属于脑,故精成而后脑髓生。”

⑤斡:《说文·木部》:“斡,筑墙耑木也。”段注:“耑,谓两头也。斡所以当墙之两边障土者也。”

⑥脉为营:指脉周于身,如同营房地方,彼此相连。《文选·东京赋》薛注:“营,域也。”

⑦肉为墙:张志聪曰:“肉生于土,犹城墙之外围也。”

⑧谷入于胃脉道以通:张介宾曰:“前言成形始于精,此言养形在于谷。”

【语译】

雷公问黄帝说:《禁服》篇说过,针刺的道理,首先是经脉,揣度它运行的终始,知道它的长短,向里和五脏相联系,向外和六腑有分别,希望详细地听一下它的道理。黄帝说:人的最初生成,首先形成于精,由精发育而生脑髓,此后就逐渐形成人体,那骨骼像是墙的两头木柱,经脉像是营房彼此相连,筋像是绳索,肉像是墙壁,卫护骨脉筋肉的,有皮肤毛发。五谷入于胃,化生精微,脉道借着它贯通,血气也就运行不息。雷公说:我希望听到经脉最初发生的情况。黄帝说:经脉的作用,可以决断死生,处理百病,察明虚实,作为指导临床来说,不可不明白它。

肺手太阴之脉,起①于中焦,下络大肠②,还❶③循胃口,上膈❷属肺,从肺❸系④横出腋下,下循❹臑⑤内,行少阴心

主之前[6]，下肘中，循❺臂内上骨下廉，入寸口[7]，上鱼❻，循[8]鱼际，出大指之端[9]；其支者[10]，从腕后直出❼次指内廉，出其端[11]。是动则病[12]肺胀满，膨膨[13]而喘咳，缺盆中痛[14]，甚则交两手而瞀[15]，此为臂厥[16]。是❽主肺所生病[12]者，咳❾，上气喘渴❿，烦心胸满[17]，臑臂内前廉痛厥⓫，掌中热。气盛⓬有余，则肩背⓭痛[18]，风寒⓮，汗出中风⓯，小便数而欠。气虚则肩背痛[18]寒，少气不足以息，溺色变⓰。为此诸病[19]，盛则泻之，虚则补之，热则疾之，寒则留之，陷下则灸之，不盛不虚，以经取之[20]。盛者寸口大三倍于人迎，虚者则寸口反小于人迎也。

【校】

❶ 还:《图经》卷一作“环”。

❷ 膈:《素问·五脏生成》篇王注作“鬲”。

❸ 肺：熊本作“脉”。

❹ 下循:《难经·二十四难》杨注引无“下”字。按:“下”字似蒙上文“腋下”误衍。

❺ 循:《脉经》卷六第七、《千金》卷十七第一“循”上并有“后”字。

❻ 上鱼:《难经·二十二难》杨注引、《圣济总录》卷一百九十一引“上”下并无“鱼”字，“上”字连下读。

❼ 直出:《脉经》卷六第七、《千金》卷十七第一“直”下并无“出”字。

❽ 是:《图经》卷一无“是”字。

❾ 咳:《图经》卷一“咳”下有“嗽”字。

❿ 喘渴:《脉经》卷六第七、《甲乙》卷二第一上、《图经》卷一、《圣济总录》卷一百九十一引“渴”并作“喝”。张介宾曰:“渴当作喝，声粗急也。”

⓫ 痛厥:《脉经》卷六第七、《图经》卷一“痛”下并无“厥”字。

⓬ 气盛：守校本“气”下无“盛”字。

⓭ 背：守校本作“臂”。

⓮ 风寒:《脉经》卷六第七、《图经》卷一“风”下并无“寒”字。

⓯ 汗出中风:《脉经》卷六第七“汗出”下无“中风”二字。丹波元简曰:“按气盛有余，谓肺脏气盛而有余，非外感邪气之盛也，而云‘风寒、汗出中风’，此必理之所无，或恐六字衍文。”

⑯溺色变:《脉经》卷六第七在本句下有“卒遗矢无度”二字。按:“溺色变”三字,据《甲乙》校注云,“一本作卒遗矢无度”与上“小便数而欠”对立。

【注】

①起:莫文泉曰:“以经所从始曰起。”

②下络大肠:张介宾曰:“十二经相通,各有表里,凡在本经者皆曰属,以此通彼者皆曰络。故在手太阴则曰属肺络大肠,在手阳明则曰属大肠络肺,彼此互更,皆以本经为主。”

③还:莫文泉曰:“去此复回曰还。”

④肺系:指气管。李念莪曰:“肺系,喉咙也。”

⑤臑(nào 闹):肩部以下,肘部以上的部分。

⑥行少阴心主之前:莫文泉曰:“过乎他经曰行。”张介宾曰:“乎之三阴,太阴在前,厥阴在中,少阴在后也。”

⑦入寸口:莫文泉曰:“自外至里曰入。”丹波元简曰:“寸口,通寸关尺而言。”

⑧循:沈又彭曰:“循者,依傍而行也。”

⑨端:谓指尖。

⑩其支者:张介宾曰:“支者,如木之有枝,此以正经之外而复有旁通之络也。”

⑪从腕后直出次指内廉出其端:滑寿曰:“本经终于出大指之端矣,此则从腕后列缺穴,达次指内廉出其端,而交于手阳明。”

⑫是动则病　所生病:按:“是动病”系从经气发生之病理变化而言,“所生病”系从经穴所主之病证而言,二者相辅相成,不可强分。

⑬膨膨:《图经》卷一注云:“膨膨,谓气不宣畅也。”

⑭缺盆中痛:张介宾曰:“缺盆,虽十二经之道路,而肺为尤近,故肺病则痛。”

⑮瞀(mào 冒):丹波元简曰:“《楚词·九章》注‘瞀,烦乱也’。诸注俱误。”

⑯此为臂厥:为,因也。臂厥,臂部经脉之气厥逆上行。这是说喘咳,缺盆痛,交两手而瞀的症状,是因为臂部经气逆行所致的。

⑰胸满:赵术堂曰:“胸满亦与胀满相同。胀满专以肺言,胸满则兼诸气之膹郁也。”

⑱气盛有余　则肩背痛　虚则肩背痛:张志聪曰:“气之盛虚者,谓太阴之

气也。肺俞在肩背，因气而痛于俞，所谓气伤痛也。”

⑲诸病：谓他经合病，或由本经而累及他经，或由他经而干犯本经，均属之。

⑳不盛不虚以经取之：发病不由于邪气盛或正气虚，就于本经取穴调治。

【语译】

肺手太阴的经脉，从中焦腹部起始，下绕大肠，返回循着胃的上口，上膈膜，属于肺。再从气管横走而出腋下，沿着上膊内侧，行在手少阴与手厥阴两经的前面，下至肘内，沿着臂的内侧和掌后高骨下缘，入寸口，沿着鱼际，出拇指尖端；它的支脉，从手腕后，直出示指尖端内侧，与手阳明大肠经相接。从本经脉气所发生的病变，脉部感觉胀满，气不宣畅，喘咳，缺盆部位疼痛，厉害了，病人就会交叉两手按着胸部，这是由于臂部经脉之气上逆所致的。从本经所主之疾病来说，容易发生咳嗽上气，喘促，心烦，胸满，臑臂部的内侧前缘作痛，厥冷，手掌心发热。邪气盛，肩背痛，小便频数而尿量减少。如果正气虚，也会感到肩背痛，怕冷，气短，小便颜色发生变化。像这些病证，实证就用泻法，虚证就用补法，热证就用速刺，寒证就用留针，脉虚陷下的要用灸法，至于不实不虚的病证，就从本经取治。本经的实证，是寸口脉比人迎脉大三倍，本经的虚证，是寸口脉反小于人迎脉。

大肠手阳明之脉，起于大指次指之端❶①，循指上廉②，出合谷两骨之间❷，上入两筋之中③，循臂上廉，入肘外廉❸④，上❹臑外前❺廉⑤，上肩⑥，出髃骨之❻前廉，上出于❼柱骨之会上，下入缺盆，络肺，下膈，属大肠；其支者，从缺盆❽上颈，贯颊。入下齿❾中，还出挟❿口，交人中，左之右，右之左，上挟鼻孔⓫。是动则病齿痛颈⓬肿。是主津液⓭所生病者，目黄口干，鼽衄，喉痹⑦，肩前臑痛，大指次指痛不用。气有余则当脉所过者热肿，虚则寒栗不复。为此诸病，盛则泻之，虚则补之，热则疾之，寒则留之，陷下则灸之，不盛不虚，以经

取之。盛者人迎大三倍于寸口，虚者人迎反小于寸口也。

【校】

❶ 之端:《脉经》卷六第八、《甲乙》卷二第一上、《千金》卷十八“之端”下并有“外侧”二字。《图经》卷一作“内侧”误。

❷ 间：马注本作“中”。

❸ 入肘外廉:《脉经》卷六第八“入”上有“上”字。

❹ 上:《脉经》卷六第八作“循”。

❺ 前:《甲乙》卷二第一上无“前”字。

❻ 骨之:《太素》卷八无“骨之”二字。

❼ 于:《脉经》卷六第八、《甲乙》卷二第一上、《千金》卷十八、《图经》卷一并无“于”字。

❽ 从缺盆:《脉经》卷六第八“缺盆”下有“直入”二字。

❾ 齿:《素问·上古天真论》王注引“齿”下有“缝”字。《脉经》卷六第八同。

❿ 挟:《太素》卷八、《脉经》卷六第八、《甲乙》卷二第一上、《千金》卷十八并作“侠”。按:“挟”与“侠”通，以后“挟”“侠”互异，不再举。

⓫ 鼻孔:《素问·诊要经终论》王注“孔”作“鼽”。下有“抵足阳明”四字。

⓬ 颈:《太素》卷八、《脉经》卷六第八、《素问·至真要大论》新校正引《甲乙》并作“颐”。《千金》卷十八作“颊”。按：手阳明之支，上颈贯颊，与是动病颈肿，上下相合。丹波氏以为作“颊”作“颐”并非。其说是。

⓭ 津液:《太素》卷十八、《脉经》卷六第八、《千金》卷十八、《图经》卷一“津”下并无“液”字。

【注】

①起于大指次指之端：杨上善曰：“手阳明与手太阴合。手太阴从中焦至手大指次指之端，阴极即变为阳，如此阴极阳起，阳极阴起，起行手头至足，如环无端也。”

②上廉：张介宾曰：“上廉，上侧也，二间、三间也。”

③上入两筋之中：张介宾曰：“腕中上侧，两筋陷中，阳溪穴也。”

④循臂上廉入肘外廉：滑寿曰：“循臂上廉之偏历，温溜、下廉、上廉、三里，入肘外廉之曲池。”

⑤上臑外前廉：滑寿曰：“循臑外前廉，历肘髎、五里、臂臑，络臑会。”

⑥上肩：至肩端之肩髃穴。

⑦喉痹：王肯堂曰："凡经云喉痹者，谓喉中呼吸不通，言语不出。云咽痛，云嗌痛者，谓咽喉不能纳唾与食。盖病喉痹者，必兼咽嗌痛，病咽嗌痛者，未必兼喉痹也。"

【语译】

大肠手阳明的经脉，起始于示指的尖端，沿示指上侧，出合谷穴拇指、示指歧骨之向，上入腕上两筋凹陷处，沿前臂上方，入肘外侧，再沿上臂外侧前缘，上肩，出肩端的前缘，上出于肩胛上，与诸阳经会合于大椎。向下入缺盆络肺，下贯膈膜，会属于大肠；它的支脉，从缺盆上走颈部，通过颊部，下入齿缝中，间转过来绕至上唇，左右两脉交会于人中，左脉向右，右脉向左，上行夹于鼻孔两侧，与足阳明胃经相接。从本经脉所发生的病变，是齿痛，颈部肿。本经是主津液所生的疾病，目黄、口干，鼻流清涕或鼻出血，喉头肿痛，肩前与上臂作痛，示指疼痛，动弹不灵活。本经经气有余的实证，当经脉所过处，就会发热而肿；本经经气不足的虚证，就会恶寒战栗，不易回复温暖。像这样的病证，实证就用泻法，虚证就用补法，热证就用速刺，寒证就用留针，脉虚陷下的就用灸法，至于不实不虚的病证，就从本经取治。本经的实证，是人迎脉比寸口脉大三倍，本经的虚证，是人迎脉比寸口脉小。

胃足阳明之脉，起于鼻之❶交頞中①，旁纳❷太阳❸之脉②，下循鼻外，入上❹齿中，还出挟口还③唇，下交④承浆，却循颐⑤后下廉，出大迎，循颊车⑥，上耳前，过客主人⑦，循发际⑧，至额颅⑨；其支❺者，从大迎前下人迎，循喉咙⑩，入缺盆⑪，下膈，属胃，络脾；其直❻者，从缺盆下乳内廉❼⑫，下挟脐⑬，入气街⑭中❽；其支者，起于胃口❾，下循腹里，下❿至气街中而合，以下髀关⓫⑮，抵伏兔⑯，下膝膑⑰中⓬，下循胫⓭外廉，下足跗，入中指内间；其支者，下廉⓮三寸而别，下入中指⓯外间；其支⓰者，别跗上，入大指间，出其

端。是动则病洒洒[17][18]振寒，善呻[18]数欠[19]，颜黑，病至则恶[19]人与火，闻木声[20]则惕然而惊，心欲动[21]，独闭户塞[22]牖而处，甚[23]则欲上高而歌，弃衣而走，贲响[20]腹胀，是为骭厥[21]。是主血[24]所生病者[22]，狂疟[25]温淫汗出[23]，鼽衄，口㖞[26]唇胗[27]，颈肿喉痹，大腹水肿[28]，膝膑肿[29]痛，循膺、乳、气街、股、伏兔、骭外廉、足跗上皆痛，中指不用。气盛则身以前皆热，其有余于胃，则消谷善饥，溺色黄[30]。气不足则身以前皆寒栗[31]胃中寒则胀满。为此诸病，盛则泻之，虚则补之，热则疾之，寒则留之，陷上则灸之，不盛不虚，以经取之。盛者人迎大三倍于寸口，虚者人迎反小于寸口也。

【校】

❶ 之:《素问·上古天真论》《刺腰痛》《厥论》王注引、《太素》卷八、《脉经》卷六第六并无“之”字。

❷ 纳:《脉经》卷六第六、《千金》卷十六第一并作“约”。

❸ 太阳:《甲乙》卷二第一上作“大肠”。

❹ 入上：周本、张注本并作“上入”。按：作“上入”误。《太素》卷八、《脉经》卷六第六、《千金》卷十六第一、《图经》卷二并作“入上齿中”。《甲乙》卷二第一上作“上入”。莫文泉谓本经自鼻至口，明系下行，何得云上入。其说是。

❺ 支:《素问·疟论》《刺腰痛》王注“支”下有“别”字。

❻ 直:《素问·风论》《厥论》王注“直”下有“行”字。

❼ 下乳内廉:《病源》卷四十《乳肿候》作“下于乳”。

❽ 入气街中:《素问·咳论》王注:“街”下无“中”字。

❾ 起于胃口:《素问·五脏生成》《刺腰痛》《风论》《痿论》《厥论》《刺禁论》王注均作“起胃下口”。《太素》卷八“起”下无“于”字。按：一般熟知胃口一词，而忽略胃下口之词。杨上善曰:“胃传食入小肠处，名胃下口。”遂将“下口”二字颠倒，妄增“于”字，以成其义。“下”字乃属下读，而曰“下循腹里”。检《脉经》卷六第六、《千金》卷十六第一并作“循腹里”，则“下循腹里”乃由“下口”二字之误乙，以致误读，明显可见。

❿ 下:《素问·五脏生成》《咳论》《刺腰痛》《风论》《刺禁论》王注并无

“下”字。

⑪ 髀关:《太素》卷八“髀”下无“关”字。按:《素问·刺热》《刺腰痛》《痿论》《厥论》《脉解》王注均无“关”字，与《太素》合。

⑫ 下膝膑中:《素问·痿论》《厥论》王注“下”下并有“入”字。“膑”作“髕”。按:“髕”是正字。《说文·骨部》:“髕，厀耑也。”朱骏声谓“髕”亦作“膑”，王玉树则谓“膑”为俗字。

⑬ 胫:《太素》卷八、《脉经》卷六第六、《甲乙》卷二第一上、《千金》卷十六第一并作“胻”。按:“胫”“胻”异字义近。《说文·肉部》:“胫，胻也。”“胻，胫耑也。”

⑭ 下廉:《太素》卷八、《脉经》卷六第六、《甲乙》卷二第一上、《千金》卷十六第一“廉”并作“膝”。

⑮ 下入中指:《太素》卷八、《脉经》卷六第六、《甲乙》卷二第一上、《千金》卷十六第一、《图经》卷二“下”上并有“以”字。《医宗金鉴》卷八十一胃经循行经文注云:“按足阳明是足大指之次指，不是中指，必传写之误。”

⑯ 支:《素问·厥论》王注“支”下有“别”字。

⑰ 洒洒:《脉经》卷六第六、《千金》卷十六第一、《图经》卷二并作“悽悽然”。《甲乙》卷二第一上“悽悽”作“淒淒”。按:“悽”“淒”相通。《诗·四月》释文:“淒亦作悽。”

⑱ 呻:《太素》卷八作“伸”。莫文泉曰:“善伸数欠为一证。《礼记》云‘君子欠伸’。若‘呻’为肾病，不应属胃。”

⑲ 病至则恶:莫文泉曰:“《素问·脉解》及《阳明脉解》‘则’下皆有‘厥’字，义长当补。”《脉经》卷六第六、《千金》卷十六第一并作“䛩”。“䛩”古“恶”字。

⑳ 声:《太素》卷八、《脉经》卷六第六、《千金》卷十六第一、《图经》卷二并作“音”。

㉑ 欲动:《脉经》卷六第六、《千金》卷十六第一、《图经》卷二“欲动”二字并互乙，“欲”字属下读。

㉒ 塞:《素问·脉解》无“塞”字。

㉓ 甚:莫文泉曰:“《素问·脉解》‘甚’作‘病至’，当从改正。盖闭户塞牖以上，为卫气自虚之证；‘高’以下，为卫气大实之证，实者病也，如今本则不可通。”

㉔ 血:《脉经》卷六第六校注云:“血一作胃。”

㉕ 狂疟:《甲乙》卷二第一下“疟”作“瘈”。

㉖ 㖞：莫文泉曰：“按‘㖞’属筋病，与脉病不干。‘㖞’当为‘㾶’，谓口生㾶疮，与‘唇胗’同为疡证。”

㉗ 胗：《脉经》卷六第六、《甲乙》卷二第一上、《千金》卷十六第一并作“紧”。

㉘ 大腹水肿：《太素》卷八作“腹外肿”。莫文泉曰：“按此经皆论症状，不及病因，何独于此言‘水肿’也。《素问·脉解》云‘所谓客孙脉，则头痛、鼻鼽、腹肿者，阳明并于上，上者，则其孙络太阴也，故头痛、鼻鼽、腹肿也’。彼文是释大腹肿，而无‘水’字，亦可见此经衍也。”

㉙ 膑肿：《脉经》卷六第六“膑”下无“肿”字。

㉚ 黄：《太素》卷八作“变”。

㉛ 寒栗：《图经》卷二“寒”下无“栗”字。

【注】

①頞（è饿）中：頞，指鼻梁凹处，左右目内眦之间的部位。滑寿曰：“頞，鼻茎也，鼻山根为頞。足阳明起于鼻两旁迎香穴，由是而上，左右相交于頞中。”

②旁纳太阳之脉：张介宾曰：“纳，入也。足太阳起于目内眦，睛明穴与頞相近，阳明由此下行，故入之也。”

③环：谓经脉循绕于四周。莫文泉曰：“巡绕四边曰环。”

④交：沈又彭曰：“交者，或本经左右两脉相交，或与他经相交也。”

⑤颐（yí宜）：位于颏部外上方，口角外下方，腮部的下方。

⑥颊车：《图经》卷二注云：“颊车，谓颊之牙车也。言足阳明脉循此颊车而行，故颊车穴，在耳下曲颊之端陷中。”

⑦客主人：《图经》卷二注云：“客主人在耳前起骨开口有空处。”丹波元简曰：“按，客主人诸书属少阳经，特《外台》为本经穴，似是。”

⑧发际：头发的边际处。

⑨额颅：前额骨部，发下眉上处。

⑩循喉咙：滑寿曰：“循喉咙，历水突、气舍，入缺盆。”

⑪缺盆：滑寿曰：“胸两旁高处为膺，膺上横骨为巨骨，巨骨上陷中为缺盆。”

⑫下乳内廉：张介宾曰：“从缺盆下行气户等穴，以至乳中、乳根也。”

⑬下挟脐：莫文泉曰：“并乎两旁曰挟。”马莳曰：“下挟脐，历天枢、外陵、大巨、水道、归来诸穴。”

⑭气街：《图经》卷二注云：“气街（冲）穴名也。在股下挟两旁，相去同身寸之四寸鼠蹊上。”

⑮髀关：指股部之前上方部分，穴名。

⑯抵伏兔：抵，至也。伏兔，指大腿前方肌肉隆起部。亦穴名。

⑰膝膑：膝盖骨。杨上善曰："膝，胫头也。膑，膝之端骨也。"

⑱洒（xǐ 洗）洒：恶寒貌。

⑲善呻数欠："呻"是"伸"的误字。"善"与"数"义同。本句是说频频伸腰呵欠。

⑳贲响：谓腹胀肠鸣，如沸起有声也。《谷梁传·僖十年》范注："贲，沸起也。"

㉑是为骭厥：贲响腹胀，是由于足胫部之气上逆所致，故谓为骭厥。

㉒是主血所生病者：张介宾曰："中焦受谷，变化而赤为血，故阳明为多气多血之经，而主血所生病者。"

㉓狂疟温淫汗出：张介宾曰："阳明热胜则狂，风胜则疟，温气淫佚则汗出。"

【语译】

胃足阳明的经脉，起于鼻孔两旁的迎香穴，旁入足太阳的经脉，下沿鼻外侧，入上齿缝中，回出来环绕口唇，下交于承浆穴处，再沿腮下后方，出大迎穴，沿颊车穴，上至耳前，通过客主人穴，沿发际，至额颅部；它的支脉，从大迎穴的前面，向下至人迎穴，沿喉咙入缺盆，下贯膈膜，会于胃腑，与脾脏联系；它另有一支直行经脉，从缺盆下至乳房的内侧，再向下夹脐，入毛际两旁气街部；另一支脉，起胃下口，下循腹里，至气街前与直行的经脉相合，循髀关穴，至伏兔部，下至膝盖，沿胫骨前外侧，下至足背，入中趾内侧；另一支脉，从膝下三寸处别行，下至足中趾外侧；它另一支脉，从足背面，进入足大趾，直出大趾尖端，与足太阴脾经相接。从本经脉气所发生的病变，就会感到冷得发抖，频频伸腰呵欠，额部色黑，病发时讨厌见人和火光，听到木器音就会害怕，心跳动，喜欢关闭门窗独自居住。病剧时，就会登高而歌，脱衣而走，且有腹胀肠鸣的症状，这是由于足胫部的经气上逆所致的病。由于本经主血，所发生的病证，是发狂，疟疾，温热过甚，汗出，鼻流清涕或出血，口唇生疮，颈肿喉痹，脐以上的腹部肿胀，膝髌部肿痛，沿侧胸乳部，气街，大腿前缘，伏兔，足胫外侧，足背上都发痛，足中趾不能动弹。本经气盛的实证，身前胸腹部发热，胃热，消化快，时感饥饿，小便色黄；本经气不足的虚证，身前胸腹部都感觉寒冷，胃里有寒，发生胀满。像这些病证，实证就用泻法，虚证就用补法，热证就用速刺法，寒证就用留针，脉虚陷下的就用灸法，至于不实不虚的病证，就从本经取治。本经的实证，是人迎脉比寸口脉大三倍，本经的虚证，是人迎脉比寸口脉小。

脾足太阴之脉，起于大指之端❶，循指内侧❷白肉际①，过核❸骨②后，上内踝③前廉，上踹内❹，循胫❺骨后，交出厥阴之前④。上❻膝股⑤内前廉，入腹❼属脾络胃，上膈，挟❽咽，连舌本⑥，散舌下⑦；其支者，复从胃，别⑧上膈❾，注心中❿。是动则病舌本⓫强，食则呕⓬，胃脘痛，腹胀善噫⑨，得后与气⓭，则快然如衰⑩，身体皆重。是主脾所生病者，舌本痛，体不能动摇，食不下，烦心，心下急痛⓮⑪，溏、瘕、泄⓯⑫、水闭⑬，黄疸⓰，不能卧⓱，强立⓲⑭，股膝内肿⓳厥，足大指⓴不用。为此诸病，盛则泻之，虚则补之，热则疾之，寒则留之，陷下则灸之，不盛不虚，以经取之。盛者寸口大三倍于人迎，虚者寸口反小于人迎也。

【校】

❶ 起于大指之端：《病源》卷十六《心腹相引痛候》、卷三十《舌肿强候》《重舌候》、《千金》卷十五上“起于”下并有“足”字。

❷ 循指内侧：《素问·阴阳离合论》王注引“侧”下有“及”字，无下“白肉际过核骨后”七字。“及”字连下读。

❸ 核：《太素》卷八作“覈”。《圣济总录·经脉统论》第四作“腕”，似误。

❹ 踹内：张注本“内”作“后”。《太素》卷八、《脉经》卷六第五、《甲乙》卷二第一上、《素问·阴阳离合论》、《厥论》王注引“踹”并作“腨”。江潮宗曰：“安‘腨’字，张景岳《类经》、汪讱庵《类纂》、李士材《知要》皆刻从足，误。”

❺ 胫：《脉经》卷六第五、《甲乙》卷二第一上、《千金》卷十五上并作“胻”。

❻ 上：《太素》卷八、《脉经》卷六第五、《甲乙》卷二第一上、《千金》卷十五上、《图经》卷二"上"下并有"循"字。

❼ 腹：《太素》卷八作"股"。

❽ 挟：《病源》卷一《风舌强不得语候》作"夹"。

❾ 膈：《病源》卷十六《心腹相引痛候》"上"下无"膈"字。

❿ 中：《病源》卷十六《心腹相引痛候》作"经"。

⓫ 舌本：《太素》卷八"舌"下无"本"字。

⓬ 呕：《脉经》卷六第五校注云："呕一作吐。"

⓭ 得后与气：《太素》卷八、《伤寒论》卷一成注引并作"得后出余气"。

⓮ 急痛：《脉经》卷六第五、《图经》卷二"急痛"下并有"寒疟"二字。

⓯ 溏瘕泄："瘕""泄"二字误倒，应据《素问·至真要大论》新校正引《甲乙》乙正。

⓰ 疸：《太素》卷八作"瘅"。按："疸""瘅"二字音同义别。《说文·疒部》："疸，黄病也。瘅，劳病也。"两字不能相混。

⓱ 不能卧：《脉经》卷六第五作"好卧不能食肉"。莫文泉曰："按胃病则不能卧，脾病则好卧，以此论之，《脉经》是。余义未详。"

⓲ 立：《太素》卷八作"欠"。

⓳ 肿：《脉经》卷六第五作"痛"。《甲乙》卷二第一上"肿"下有"痛"字。

⓴ 足大指：《太素》卷八"大指"上无"足"字。

【注】

①白肉际：沈又彭曰："白肉，三阴脉所经。赤肉，三阳脉所经。际，乃白肉尽处。"

②核骨：楼英曰："核骨，在足大指本节后约二寸，内踝骨前约三寸，如枣核横于足内侧赤白肉际者是也。"

③踝：江朝宗曰："汪昂谓'胫两旁内外曰踝'。按胫者，膝以下至足之总名，俗名小腿者是也，与俗名大腿之股相配。踝者，近足之突骨也。若曰踝在胫下则可，而谓胫旁即踝，未可也。"

④交出厥阴之前：杨上善曰："太阴从内踝上行八寸，当胫骨后，交出厥阴之前上行之。"

⑤膝股：杨上善曰："膝内之股，近膝名膝股，近阴处为阴股也。"

⑥连舌本：《图经》卷二注云："舌本与会厌相连，发泄声音之所也。"

⑦舌下：《图经》卷二注云："舌下有泉焉，乃脾之灵津也。"

⑧别：莫文泉曰："一支而歧曰别。"

⑨噫：《说文·口部》："噫，饱食息也。"

⑩得后与气则快然如衰："得后"句，已据《太素》校正。杨上善曰："谷入胃已，其气上为营卫及膻中气。后有下行，与糟粕俱下者，名曰余气。余气不与糟粕俱下，壅而为胀，今得之泄之，故快然腹减也。"

⑪心下急痛：喻昌曰："此以脾病四迄之邪，连及于心，其势分而差缓，不若真心痛之卒死矣。即太阴推之，足少阴、厥阴客邪皆可犯心，惟阳虚阴厥，斯舟中皆敌国矣。"

⑫溏瘕泄：李士材曰："溏者，水泄也。瘕者，痢疾也。"

⑬水闭：指小便不利。

⑭强立：谓勉强站起。

【语译】

脾足太阴的经脉，起于足大趾的尖端，沿着大趾的内侧白肉处，经过核骨，上行至内踝前面，再上小腿肚，沿胫骨后方，与厥阴肝经交叉出于其前，上行膝股内侧的前缘，入腹，属脾，络胃，上过膈膜，夹行咽喉部，连于舌根，并散布于舌下；它的支脉，又从胃腑分出，注入心中，与手少阴心经相接。从本经脉气所发生的病变，就会发生舌根强硬，食后就呕吐，胃脘疼痛，腹内发胀，常常嗳气，解了大便，余气与糟粕都下来了，就觉得腹胀减轻了。但身体都感觉沉重。本经主脾脏所发生的病证，舌根痛，身体不能动摇，吃不下食物，心里烦躁，心下痛得厉害，大便溏泻，痢疾，小便不通，黄疸，不能安睡，勉强站起，就会沿着股膝内侧发肿以致厥冷，足大趾不能动弹。像这些病证，实证就用泻法，虚证就用补法，热证就用速刺，寒证就用留针，脉虚陷下的就用灸法，至于不实不虚的病证，就从本经取治。本经的实证，寸口脉比人迎脉大三倍，本经的虚证，寸口脉比人迎脉小。

心手少阴之脉，起于心中，出属心系①，下膈络小肠❶；其支者，从心系上挟咽❷，系目系❸②，其直❹者，复从心系却上肺，下出❺腋下③，下循臑内后廉④，行❻太阴心主之后⑤，下肘内❼，循臂内后廉，抵掌后锐❽骨⑥之端，入掌内后廉❾，循小指之[10]内出其端。是动则病嗌[11]干心痛，渴而欲饮，是[12]为臂厥。是主心所生病者，目黄胁[13]痛，臑臂内后廉痛厥，掌中热痛[14]。为此诸病，盛则泻之，虚则补之，热则疾之，寒则留之，陷下则灸之，不盛不虚，以经取之。盛者寸口大再倍于人迎，虚者寸口反小于人迎也。

【校】

❶ 肠:《素问·诊要经终论》王注作“腹”。

❷ 挟咽:《素问·脏气法时论》《咳论》《风论》王注“咽”下并有“喉”字。(《咳论》新校正云:“按《甲乙经》少阴之脉，上侠咽，不言侠喉。”)又《风论》王注“咽喉”下有“而主舌”三字。

❸ 系目系:《甲乙》卷二第一上校注、《千金》卷十三校注并云:“‘系目系’一本作‘循胸出胁’。”按：此与《素问·脏气法时论》王注“心少阴脉支别者，循胸出胁”合。

❹ 直:《素问·脏气法时论》《刺禁论》王注“直”下并有“行”字。

❺ 下出:《素问·脏气法时论》王注、《太素》卷八、《甲乙》卷二第一上并作“上出”。《千金方》卷十三“出”上无“下”字。

❻ 行：马注本、张注本、黄校本“行”下并有“手”字。

❼ 下肘内:《甲乙》卷二第一上作“下肘中内廉”。《千金》卷十三、《图经》卷二“肘内”下并有“廉”字。

❽ 锐:《太素》卷八、《甲乙》卷二第一上、《千金》卷十三并作“兑”。

❾ 入掌内后廉:《太素》卷八“内”下无“后”字。《千金》卷十三作“入掌后内廉”。

❿ 之:《甲乙》卷二第一上无“之”字。

⓫ 嗌：张注本作“咽”。

⓬ 是:《太素》卷八无“是”字。

⓭ 胁:《甲乙》卷二第一上、《千金》卷十三“胁”下并有“满”字。

⓮ 热痛:《图经》卷二“热”下无“痛”字。

【注】

①心系：指心脏与其他脏器相联系的脉络。张介宾曰:“心当五椎之下，其系有五，上系连肺，肺下系心，心下三系连脾肝肾，故心通五脏之气而为之主也。”

②目系：杨上善曰："筋骨血气四种之精，与脉合为目系，心脉系于目系，故心病闭目。"

③下出腋下：张介宾曰："直者，经之正脉也。此自前心系复上肺，由足少阳渊腋之次出腋下，上行极泉穴，手少阴经行于外者始此。"

④臑内后廉：青灵穴处。

⑤行太阴心主之后：张介宾曰："手之三阴，少阴居太阴厥阴之后。"

⑥锐骨：指掌后小指侧之高骨。

【语译】

心手少阴的经脉，起于心脏里，出属于心的脉络，下贯膈膜，联络小肠；它的支脉，从心系的脉络上行，夹于咽喉，关联到目珠连于脑的脉络；它另有直行的经脉，又从心脏的脉络上行于肺部，向下横出腋下，再向下沿上臂内侧的后缘，行于手太阴肺经和手厥阴心包络经的后面，下行肘内，沿着前臂内侧的后缘，到在掌后小指侧高骨的尖端，入掌内后侧，沿着小指的内侧至指端。从本经脉气所发生的病变，就会发生喉干，心痛，口渴想喝水，这是由于臂内经脉之气厥逆所致的。本经主心脏所发生的疾病，如目黄，胁痛，上臂和下臂内侧后缘疼痛、厥冷，掌心发热。像这些病证，实证就用泻法，虚证就用补法，热证就用速刺，寒证就用留针，脉虚陷下的就用灸法，至于不实不虚的病证，就从本经取治。本经的实证，寸口脉比人迎脉大两倍，本经的虚证，寸口脉反比人迎脉小。

小肠手太阳之脉，起于小指之端，循手外侧①上腕❶，出踝②中，直上循臂骨下廉❷，出肘内侧两筋❸之间③，上循臑外后廉，出肩解④，绕肩胛❹，交肩上⑤，入缺盆❺，络心，循❻咽下膈，抵胃属小肠；其支者，从❼缺盆循颈上颊⑥，至目锐眦⑦，却入耳中；其支者，别颊上䪼⑧抵鼻，至目内眦⑨，斜络于颧❽。是动则病嗌❾痛颔⑩肿，不可以❿顾，肩似拔，臑似折。是主液所生病者⑪，耳聋目黄颊⓫肿，颈颔⓫肩臑肘臂外后廉痛。为此诸病，盛则泻之，虚则补之，热则疾之，寒则留

之，陷下则灸之，不盛不虚，以经取之。盛者人迎大再倍于寸口，虚者人迎反小于寸口也。

【校】

❶ 腕：《太素》卷八作“捥”。按：“腕”“捥”古今字。《史记·刺客传》索隐：“捥古腕字。”

❷ 臂骨下廉：《太素》卷八“臂”下有“下”字。按：《脉经》卷六第四、《甲乙》卷二第一上、《千金》卷十三第一、《图经》卷二并无“下”字。但杨上善谓：“臂有二骨，垂手之时，内箱前骨，名为上骨，外箱后骨，名为下骨。手太阳脉行下骨下将侧之际，故曰下廉。”据是，则以作“下骨下廉”为是。

❸ 肘内侧两筋：《圣济总录·经脉统论》“肘”下无“内”字。《太素》卷八、《脉经》卷六第四、《甲乙》卷二第一上、《千金》卷十三第一、《图经》卷二“筋”并作“骨”。

❹ 胛：《太素》卷八、《脉经》卷六第四、《千金》卷十三第一并作“甲”。按：《说文》无“胛”字，“胛”古只作“甲”。

❺ 入缺盆：《脉经》卷六第四、《千金》卷十三第一、《图经》卷二“缺盆”下并有“向腋”二字。

❻ 循：《素问·刺热》王注“循”上有“直行者”三字。

❼ 从：《十四经发挥》“从”上有“别”字。

❽ 斜络于颧：《太素》卷八无此四字。

❾ 嗌：张注本作“咽”。

❿ 以：《图经》卷二作“回”。

⓫ 颊：《脉经》卷六第四、《图经》卷二“颊”下并有“颔”字。按：下“颈颔”之“颔”字，是由“颊颔”误移，应据《脉经》改正。

【注】

①手外侧：杨上善曰：“人之垂手，大指著身之侧名手内侧，小指后名手外侧。”

②踝：指锐骨，即尺骨茎突。杨上善曰：“足胫骨与足腕骨相属之处，著胫骨端内外高骨，名曰内外踝。”

③出肘内侧两筋之间：张介宾曰：“出肘内侧两骨尖陷中，小海穴也。”

④肩解：杨上善曰：“肩臂二骨相接之处，名为肩解。”张介宾曰：“肩后骨缝曰肩解，即肩贞穴也。”

⑤交肩上：张介宾曰：“肩上，秉风、曲垣等穴也。左右交于两肩之上，会

于督脉之大椎。”

⑥从缺盆循颈上颊：滑寿曰：“别从缺盆，循颈之天窗、天容，上颊抵颧髎。”

⑦目锐眦：眼外角。

⑧䪼（zhuō 拙）：指眼眶下缘的骨。《急就篇》卷三颜注：“䪼，两颊之颧也。”

⑨目内眦：眼内角。

⑩颔（hàn 汗）：位于颈的前上方，相当于颏部的下方，结喉的上方软肉处。《图经》卷二注云：“颔，谓颊下也。”

⑪是主液所生病者：张介宾曰：“小肠主泌别清浊。病则水谷不分，而流行无制，是主液所生病也。”

【语译】

小肠手太阳的经脉，起于手小指的尖端，循行手外侧，上入腕部，出小指侧的高骨，直上沿下骨下缘，出肘侧两骨之间，再上沿上臂外侧后缘，出肩后骨缝，绕行肩胛部，交于肩上，入缺盆，联络心脏，再沿咽部下穿横膈膜，至胃，再向下属于小肠；它的支脉，从缺盆沿头颈上抵颊部，至眼外角，回入耳中；另有支脉，从颊部上眼眶下，至鼻，再至眼内角。从本经气所发生的病变，就会发生咽痛，颔部肿，不能回顾，肩痛得像被拉拽，臂痛得像被折断。本经主液体所发生的疾病，如耳聋，目黄，颊颔肿，沿颈、肩、肘、臂等部的外侧后缘发痛。像这些病证，实证就用泻法，虚证就用补法，热证就要用速刺，寒证就用留针，脉虚陷的就用灸法，至于不实不虚的病证，就从本经取治。本经的实证，人迎脉比寸口脉大两倍，本经的虚证，人迎脉比寸口脉小。

膀胱足太阳之脉，起于目内眦，上额①，交巅❶②；其支者，从巅至耳上角③；其直❷者，从巅入❸络脑④，还出别❹下项，循肩髆⑤内❺，挟脊⑥，抵腰❻中，入循膂⑦，络肾，属膀胱；其支者，从❼腰中下挟脊❽，贯臀❾，入❿腘中；其支者，从髆内左右⓫，别下，贯胛⓬，挟脊内⓭，过髀枢⑧，循髀⑨外，从后廉⓮，下合⓯腘⑩中，以下贯踹内⓰，出外踝⑪之后，循京骨⑫，至小指⓱外侧。是动则病冲头痛⑬，目似脱，项如拔，脊痛⓲，腰似折，髀不可以曲⓳，腘如结⑭，踹如裂⓴，是为踝厥。是主筋所生病者⑮，痔疟狂癫疾，头囟项痛㉑，目黄，泪出，鼽衄，项背腰尻腘踹脚皆痛，小指不用。为此诸病，盛则泻之，虚则补之，热则疾之，寒则留之，陷下则灸之，不盛不虚，以经取之。盛者人迎大再倍于寸口，虚者人迎小于寸口也。

【校】

❶巅：《太素》卷八、《脉经》卷六第十、《千金》卷二十第一、《图经》卷二“巅”下并有“上”字。

❷直：《素问·五脏生成》《厥论》王注“直”下并有“行”字。

❸入：张注本作“直”。

❹还出别：《素问·刺腰痛》王注“别”上无“还出”二字。

❺髆内：马注本、张注本“髆”作“膊”。《素问·刺腰痛》王注“髆”下无“内”字。

❻腰：熊本作“要”。按：《说文·臼部》“要，身中也。”“腰”是俗字。

❼从：《图经》卷二作“循”。

❽下挟脊：《脉经》卷六第十、《甲乙》卷二第一上、《千金》卷二十第一“挟脊”并作“会于后阴”。莫文泉曰：“本经所生病中有痔，痔为后阴病。经有后阴之证，必有生于后阴之脉。本篇云‘足太阳之正，其一道下尻五寸，别入于肛，与《脉经》文合。此经不应脱此脉，当从《脉经》改正。”

❾贯臀：《脉经》卷六第十、《千金》卷二十第一、《图经》卷二“贯”上并有“下”字。

❿入：《素问·骨空论》王注作“至”。

⓫髆内左右：《素问·刺腰痛》王注“髆内”下无“左右”二字。

⓬胛：《太素》卷八、《千金》卷二十第一、《图经》卷二并作“胂”。《脉经》卷六第十作“髋”，校注云“一作肺”。

⓭挟脊内：《素问·厥论》王注、《太素》卷八、《脉经》卷六第十、《千金》卷二十第一并无“挟脊内”三字。按：“挟脊内”三字，似为“贯胛”之旁注，

传写误入正文。

⑭ 从后廉:《素问·刺腰痛》《厥论》王注、《太素》卷八、《脉经》卷六第十、《甲乙》卷二第一上、《千金》卷二十第一、《图经》卷二并无“从”字,“后廉”二字属上读。

⑮ 下合:《脉经》卷六第十作“过”。

⑯ 踹内:《太素》卷八“踹”作“腨”,下无“内”字。

⑰ 小指:《素问·厥论》王注“小指”下有“之端”二字。

⑱ 脊痛:《甲乙》卷二第一上“脊”下无“痛”字。“脊”字连下读。

⑲ 曲:《素问·至真要大论》新校正作“回”。《诗·云汉》传:“回,转也。”

⑳ 裂:《脉经》卷六第十、《千金》卷二十第一并作“列”。按:“列”与“裂”同,见《荀子·哀公》杨注。

㉑ 头囟项痛:《素问·至真要大论》作“头项囟顶脑户中痛”。《甲乙》卷二第一上作“头囟项颈间痛”。《脉经》卷六第十、《图经》卷二并作“头脑顶痛”。莫文泉曰:“按以本经从巅入络脑论文,《脉经》义长。”

【注】

①额:头发边缘以下,两眉以上的部分。滑寿曰:“发际前为额。”

②巅:《图经》卷二注云:“巅,顶也。顶中央有旋毛,可容豆,乃三阳五会也。”

③从巅至耳上角:张介宾曰:“由百会旁行至耳上角,过足少阳之曲鬓、率谷、天冲、浮白、窍阴、完骨、故此六穴者,皆为足太阳少阳之会。”

④从巅入络脑:《图经》卷二注云:“顶后曰脑。”

⑤肩髆:在肩后的下面。

⑥脊:指脊椎骨。

⑦膂:张介宾曰:“夹脊两旁之肉曰膂。”

⑧髀(bì 必)枢:股骨大转子部位。

⑨髀:股部的代称。

⑩腘:滑寿曰:“腓肠上,膝后曲处为腘。”

⑪外踝:腓骨下端之外踝骨。

⑫京骨:杨上善曰:“京骨,谓外踝下近前高骨也。”

⑬冲头痛:王冰曰:“谓脑后眉间痛也。”张介宾曰:“本经脉上额交巅入络脑,故邪气上冲而为头痛。”

⑭结:谓痛不可伸。《淮南子·时则训》高注:“结,屈结也。”

⑮是主筋所生病者:张介宾曰:“周身筋脉,惟足太阳为多为巨,其下者,

结于踵，结于腨，结于腘，结于臀；其上者，挟腰脊，络肩项，上头为目上纲，下结于烦，故凡为挛、为弛，为反张、戴眼之类，皆足太阳之水亏，而主筋所生病者。”

【语译】

膀胱足太阳的经脉，起于眼内角，向上过额部，会于头顶之上；它的支脉，从头顶至耳上角；它的直行经脉，从头顶入络于脑，还出，另下行过项，沿肩髆内侧，夹脊椎两旁，直至腰部，沿脊肉深入，联系肾脏，会于膀胱；它另有支脉，从腰中，会于后阴，通过臀部，直入膝腘窝中；它又有支脉，从左右肩髆内侧，另向下行，穿过脊肉，过髀枢部，沿大腿外侧后缘，向下行合于膝弯内，又向下通过小腿肚，出外踝骨的后边，沿着京骨，至小趾外侧尖端，与足少阴肾经相接。从本经脉气所发生的病变，就会苦于脑后、眉骨间疼痛，眼珠像要脱内，颈项像被拉拽，脊部痛，腰像折断了，大腿不能弯曲，膝腘部像拴着，小腿肚像裂开，这是本经脉气从外踝部向上厥逆所致。本经主筋所生的病证，如痔疮，疟疾，狂病，癫病，头、囟和颈项疼痛，目黄，流泪，鼻流清涕或鼻出血，项、背、腰、尻、腘、腨、脚等部都发生疼痛，足小趾也不能动弹。像这些病证，实证就用泻法，虚证就用补法，热证要用速刺法，寒证要用留针法，脉虚陷的就用灸法，至于不实不虚的病证，就从本经取治。本经的实证，人迎脉比寸口脉大两倍，本经的虚证，人迎脉比寸口脉小。

肾足少阴之脉，起于小指之下❶，邪走❷足心，出于然谷❸之下，循内踝之后，别入跟中，以上❹踹内，出腘❺内廉，上股内后廉，贯脊，属肾❻，络膀胱；其直❼者，从肾上贯肝膈，入肺中❽，循喉咙，挟❾舌本；其支者，从肺出络心❿，注胸中⓫。是动则病饥不欲食⓬①，面如漆柴⓭②，咳唾则有血③，喝喝⓮而喘，坐而欲起④，目䀮䀮⓯如无所见，心如悬若饥状⓰⑤，气不足则善恐⓱，心惕惕如人将捕之，是为骨⓲

厥。是主肾所生病者，口热[19]舌干，咽肿上气，嗌干及痛，烦心心痛，黄疸⑥，肠澼⑦，脊股[20]内后廉痛，痿厥嗜卧，足下热而痛。为此诸病，盛则泻之，虚则补之，热则疾之，寒则留之，陷下则灸之，不盛不虚，以经取之。灸则强食生肉[21]⑧，缓带⑨，披[22]发⑩，大杖⑪，重履⑫而步。盛者寸口大再倍于人迎，虚者寸口反小于人迎也。

【校】

❶ 起于小指之下:《病源》卷十六《心腹胀候》、《外台》卷七“起于”下并有“足”字。《十四经发挥》“下”作“端”。

❷ 邪走:《素问·刺热》《痹论》王注作“斜趋”。《脉经》卷六第九“趋”作“趣”。按:“趋”与“趣”通，“趣”有“向”义，见《广韵·十遇》。

❸ 然谷:《素问·阴阳离合论》《刺热》《痹论》王注，《太素》卷八并作“然骨”。按:“然谷”是穴名，“然骨”是骨名。故杨上善谓:“然骨在内踝下，近前起骨。”此仍以作“然骨”为是。

❹ 以上:《十四经发挥》“上”上无“以”字。

❺ 出腘:《脉经》卷六第九、《甲乙》卷二第一上、《千金》卷十九第一“腘”下并有“中”字。

❻ 贯脊属肾:《素问·刺禁论》王注无“脊属”二字。

❼ 直:《素问·阴阳类论》王注“直”下有“行”字。

❽ 从肾上贯肝膈入肺中:《病源》卷十六《心腹胀候》作“从肾上入肺”。

❾ 挟:《素问·刺禁论》王注作“系”。

❿ 从肺出络心:《外台》卷七《胸胁痛及妨闷方门》“从”作“起”。《太素》卷二《九气》杨注“肺”下无“出”字。汪琥曰:“‘心’字当作‘心包’。”(见《伤寒辨注》卷一)

⓫ 胸中:《病源》卷十六《胸胁痛候》“胸”下无“中”字。

⓬ 饥不欲食:《脉经》卷六第九、《千金》卷十九第一“饥”下并有“而”字。《素问·至真要大论》新校正引《甲乙》“欲食”作“用食”。

⓭ 面如漆柴:《素问·脉解》、《太素》卷八并作“面黑如地色”。《脉经》卷六第九、《甲乙》卷二第一上、《图经》卷二“地色”并作“炭色”。

⓮ 喝喝:《脉经》卷六第九、《千金》卷十九第一、《图经》卷二并作“喉鸣”。

⑮ 䀮䀮：藏本作“㬒㬒”。《太素》卷八作“䀮䀮”。

⑯ 心如悬若饥状：《素问·至真要大论》无“若饥状”三字。《千金》卷十九第一作“心悬若病饥状”。

⑰ 气不足则善恐：莫文泉曰：“《素问·脉解》作‘少气善怒’。是‘气不足’与‘善怒’当平列，‘则’字衍。自‘饥不欲食’以下至此，皆为气不足也，何独一‘善恐’也，当从（脉解）削。”按：《甲乙》卷二第一上无“气不足”以下十四字。本书《邪气脏腑病形》：“胆病者，心下澹澹，恐人将捕之。”《素问·诊要经终论》：“惕惕如人将捕之。”王注：“肝木虚，故恐，如人将捕之。”据此，则善恐，如人将捕，乃肝胆之病，似与肾无涉。《甲乙》无此二句近是。

⑱ 骨：《脉经》卷六第九作“肾”。

⑲ 热：《素问玄机原病式》作“苦”。

⑳ 股：周本作“腠”。

㉑ 肉：《太素》卷八作“食”。《脉经》卷六第九作“害”。《千金》卷十九第一作“灾”。

㉒ 披：熊本作“被”。《太素》卷八、《甲乙》卷二第一上、《脉经》卷六第九、《千金》卷十九第一并作“被”。

【注】

①饥不欲食：杨上善曰：“少阴脉病，阴气有余，不能消食，故饥不能食也。”

②面如漆柴：杨上善曰：“以阴气盛，面黑如地色也。”

③咳唾则有血：马莳曰：“脉入肺中则为咳，而唾中有血，则肾主有损。”

④坐而欲起：张志聪曰：“坐而欲起者，躁动之象。少阴之气，厥于下而欲上也。”

⑤心如悬若饥状：张介宾曰：“心肾不交，则精神离散，故心如悬。阴虚则内热，故常若饥状。”

⑥黄疸：杨上善曰：“谓肾脏内热发黄。”

⑦肠澼：杨上善曰：“肾主下焦，少阴为病，下焦大肠不和，故为肠澼也。”

⑧灸则强食生肉：杨上善曰：“豕肉温肾补虚，脚腰轻健，人有患脚风气，食生猪肉得愈者众，故灸肾病，须食助之。”

⑨缓带：杨上善曰：“带若急，则肾气不适，故须缓带，令腰肾通畅，火气宣行。”

⑩披发：杨上善曰：“足太阳脉，从顶下腰至脚。今灸肾病，须开顶被发，

阳气上通，火气宣流。”

⑪大杖：杨上善曰：“足太阳脉循于肩髆，下络于肾。今疗肾病，可策大杖而行，牵引肩髆，火气通流。”

⑫重履：杨上善曰：“燃磁石，疗肾气，重履引腰脚。故为履重者，可用磁石，分著履中，上弛其带令重，履之而行。以为轻者，可渐加之令重，用助火气。若得病愈，宜渐去之，此为古之疗肾要法。”

【语译】

肾足少阴的经脉，起于足小趾之下，斜向足掌心，出于然骨之下，沿着内踝骨的后方，另入足跟，上小腿肚内侧，出腘内侧，上行股部内侧后缘，穿过肾脏，与膀胱联系；其直行的经脉，从肾脏向上经过肝和横膈膜，进入肺脏，沿着喉咙，归结于舌根；它的支脉，从肺联系心脏，注于胸中，与手厥阴心包络经相接。从本经脉气所发生的病变，是虽然觉着饿而不愿吃，面容毫无光华。咳唾就带血，喘得都出了声，烦躁不安，坐下就想起来，又像有饥饿感，这都是由于骨间经脉之气厥逆所致的。本经主肾脏所发生的病证，口热，舌干，咽肿，气向上逆，喉咙干燥作痛，心烦，心痛，黄疸，下痢，脊股内侧后面疼痛，足部无力，厥冷，嗜睡，足心发热而痛。像这些病证，实证就用泻法，虚证就用补法，热证就用速刺，寒证就可留针，至于不实不虚的病证，就从本经取治。如果使用灸法，就该勉强吃生肉，松缓衣带，放开头发，扶着大杖，穿着重履缓步而走，这是古代治疗肾病的五个做法。凡本经的实证，寸口脉比人迎脉大两倍，本经的虚证，寸口脉比人迎脉小。

心主手厥阴心包络❶之脉①，起于胸中，出属心包络❷，下膈，历络三焦②，其支者，循胸出❸胁，下腋三寸，上抵腋，下循臑内，行太阴少阴之间③，入肘中，下❹臂，行两筋之间④，入掌中❺，循中指出其端；其支者，别❻掌中，循小指次指⑤出其端。是动则病手心❼热，臂肘挛急❽，腋肿，甚则胸胁支❾满，心中憺憺❿大动⑥，面赤目黄，喜笑不休⓫。是⓬主脉所生病者，烦心心痛，掌中热。为此诸病，盛则泻之，虚则

补之，热则疾之，寒则留之，陷下则灸之，不盛不虚，以经取之。盛者寸口大一倍于人迎，虚者寸口反小于人迎也。

【校】

❶ 心包络:《太素》卷八“心包”下无“络”字。《甲乙》卷二第一上无“心包络”三字。

❷ 心包络:《素问·诊要经终论》《脏气法时论》《厥论》《刺要论》《四时刺逆从论》王注“心包”下均无“络”字。

❸ 胸出：周本“出”作“中”。马注本、张注本“胸”下并有“中”字。

❹ 下:《素问·脏气法时论》、《甲乙》卷二第一上“下”下并有“循”字。

❺ 入掌中:《甲乙》卷二第一上无“入掌中”三字。

❻ 别:《图经》卷二无“别”字。《十四经发挥》作“从”。

❼ 手心：张注本“手心”作“心中”。《太素》卷八、《素问·至真要大论》新校正引《甲乙》“手”下并无“心”字。

❽ 臂肘挛急:《太素》卷八、《素问·至真要大论》新校正引《甲乙》并作“肘挛”。

❾ 胁支:《太素》卷八作“中”。

❿ 心中憺憺:《太素》卷八“心”下无“中”字，“憺憺”作“澹澹”。

⓫ 喜笑不休:《太素》卷八无此四字。

⓬ 是:《太素》卷八“是”下有“心”字。

【注】

①心主手厥阴心包络之脉：杨上善曰：“心神为五脏六腑之主，故曰心主。心外有脂包裹其心，名曰心包。心有两经，心中起者，名手少阴；属于心包，名手厥阴。”

②历络三焦：张介宾曰：“三焦为脏腑之外卫，诸经皆无‘历’字，独此有之，盖指上中下而言，上即膻中，中即中脘，下即脐下，故任脉之阴交穴为三焦募也。”

③行太阴少阴之间：杨上善曰：“循胸出胁之处，当腋下三寸，然后上行抵腋下，方下循臂也。太阴少阴既在前后，故心主厥阴行中间也。”

④两筋之间:《图经》卷二注曰：“间使所居。”

⑤小指次指：环指。

⑥憺憺大动：按：“憺”应作“澹”。《说文·心部》：“憺，安也。”安与下文“大动”意不相贯。《说文·水部》：“澹，水摇也。”摇则能动，当以作“澹”

为是。

【语译】

心主手厥阴的经脉，起于胸中，出属于心包络，下穿膈膜，全面地和三焦联系；它的支脉，循行胸中，横出胁下，当腋缝下三寸处，又向上行至腋部，沿着上臂内侧，行于手太阴肺经与手少阴心经的中间，入肘中，下循臂，行掌后两筋之间，循中指，至指端；它另有支脉，从掌内分出，沿环指直达指端，与手少阳三焦经相接。从本经脉气所发生的病变，是手心热，肘部拘挛，腋下肿胀，甚则胸胁满闷，心里摇动不安，面赤，目黄。本经是心主脉所生的病证，如心中烦躁，心痛，掌心发热。像这些病证，实证就用泻法，虚证就用补法，热证就用速刺，寒证就可留针，脉气陷下的就用灸法，至于不实不虚的病证，就从本经取治。本经的实证，寸口脉比人迎脉大一倍，本经的虚证，寸口脉比人迎脉小。

三焦①手少阳之脉，起于小指次指之端，上出两指之间②，循手表③腕❶，出臂外两骨之间④，上贯肘，循臑外，上肩，而交出足少阳之后⑤，入缺盆，布❷膻中，散落❸心包，下膈，循❹属三焦；其支者，从膻中上出缺盆，上项，系❺耳后直上，出耳上角，以屈下颊❻至𩓐；其支者，从耳后入耳中，出走耳前，过客主人前，交颊，至目锐眦。是动则病耳聋浑浑焞焞❼，嗌肿喉痹。是主气⑥所生病者，汗出，目锐眦痛，颊痛❽，耳后肩臑肘臂外皆痛，小指次指不❾用。为此诸病，盛则泻之，虚则补之，热则疾之，寒则留之，陷下则灸之，不盛不虚，以经取之。盛者人迎大一倍于寸口，虚者人迎反小于寸口也。

【校】

❶ 表腕:《素问·缪刺论》王注、《太素》卷八“表”下并无“腕”字。

❷ 布:《脉经》卷六第十一、《千金》卷二十第四、《图经》卷二并作“交”。

❸ 落：日刻本作“络”。按:《太素》卷八、《脉经》卷六第十一并作“络”，

与日刻本合。

❹ 循:《太素》卷八、《脉经》卷六第十一、《千金》卷二十第四并作“遍”。《图经》卷二作“偏”。

❺ 系:《脉经》卷六第十一、《甲乙》卷二第一上、《千金》卷二十第四并作“侠”。按:作“侠”是。“侠”为“夹”之假借字。本经上项过大椎，循天牖上，从耳后行，经翳风、瘈脉、颅息，并非系于耳后。此以耳后之两经而言，故曰“夹”。

❻ 颊:《脉经》卷六第十一、《甲乙》卷二第一上、《千金》卷二十第四并作“额”。按:《针灸大成》卷七:“阳白，眉上一寸直瞳子，手足阳明、少阳、阳维之会。”是本脉正从耳上角前行至额，与手足阳明、足少阳、阳维会于阳白穴。《十四经发挥》手少阳三焦经之图，所画之循行路线亦如此，因此作“额”为是。

❼ 浑浑焞焞:《脉经》卷六第十一、《病源》卷二十九《耳聋候》“浑”并作“辉”。《太素》卷八“焞”作“淳”。

❽ 痛：马注本作“肿”。按:《脉经》卷六第十一、《千金》卷二十第四并作“肿”，与马注本合。

❾ 不:《甲乙》卷二第一上“不”下有“为”字。

【注】

①三焦：杨上善曰:“上焦在心下下膈，在胃上口，主内而不出，其理在膻中；中焦在胃中口，不上不下，主腐熟水谷，其理在脐傍；下焦在脐下，当膀胱上口，主分别清浊，主出而不内，其理在脐下一寸。”

②上出两指之间:《图经》卷二注曰:“本节前，液门后，中渚穴也。”

③手表：指手背。“表”有“外”义，见《文选·叹逝赋》善注。

④两骨之间：指支沟部位。

⑤上肩而交出足少阳之后：滑寿曰:“上肩，循臑会、肩髎、天髎，交出足少阳之后。”

⑥气：杨上善曰:“气，谓三焦气液。”张介宾曰:“三焦为水渎之腑，水病必由于气也。”

【语译】

三焦手少阳的经脉，起于环指的尖端，上出次指之间，沿着手背，出前臂外侧两骨的中间，向上穿过肘，沿上臂外侧，上肩，而交出于足少阳胆经之后，入缺盆，分布于膻中，散布络于心包，下过膈膜，依次会属于上中下三焦；它的支脉，从膻中上出缺盆，上颈项，夹耳后，直上出耳上角，由此屈而下行额部，至眼眶下；它另有支脉，从耳后进入耳中，再出走耳前，通过客主人穴的前方，与前支脉会于颊部，而至眼外角，与足少阳胆经相接。从本经脉气所发生的病变，是耳聋，听不清楚。咽肿，喉咙闭塞不通。本经主气所生的病证，如汗出，眼外角痛，颊痛，耳后、肩、臑、肘、臂的外缘等处都发生疼痛，环指不能运用。像这些病证，实证就用泻法，虚证就用补法，热证就用速刺，寒证就可留针，脉虚陷下的就用灸法，至于不实不虚的病证，就从本经取治。本经的实证，是人迎脉比寸口脉大一倍，本经的虚证，人迎脉比寸口脉口。

胆足少阳之脉，起于目锐眦，上抵头❶角①，下耳后循颈行手少阳之❷前②，至肩上，却交出❸手少阳之后②，入缺盆；其支者，从耳后入❹耳中，出走耳前，至目锐眦后❺；其支者，别❻锐眦，下大迎❼，合于❽手少阳，抵于𩑶❾③，下加颊车，下颈合❿缺盆④以下胸中，贯膈络肝属胆⑤，循胁里，出气街⓫，绕毛际⑥，横入髀厌⑦中；其直⓬者，从缺盆下腋，循胸⓭过季胁⓮⑧，下合⓯髀厌中，以下循髀阳⑨，出⓰膝外廉，下⓱外辅骨⑩入前，直下抵绝骨⑪之端⓲，下出⓳外踝之前，循足跗上⓴，入小指次指之间㉑，其支者，别㉒跗上，入大指之间㉓，循大指歧骨㉔内出其端，还贯㉕爪甲，出三毛⑫。是动则病口苦⑬，善太息，心胁痛不能转㉖侧⑭，甚则面微有㉗尘⑮，体无膏泽⑯，足外反热⑰，是为阳厥⑱。是主骨所生病者㉘，头痛㉙，颔㉚痛，目锐眦痛，缺盆中肿痛㉛，腋下肿㉜，马刀侠瘿㉝⑲，汗出振寒，疟，胸胁肋髀膝外至胫绝骨外踝㉞前及诸节皆痛，小指次指不用。为此诸病，盛则泻之，虚则补之，热则疾之，寒则留之，陷下则灸之，不盛不虚，以经取之。盛者人迎大一倍于寸口，虚者人迎反小于寸口也。

【校】

❶抵头:《太素》卷八“抵”下无“头”字。

❷之:《脉经》卷六第二、《图经》卷一、《普济方》卷四百十二“之”下并有“脉”字。

❸却交出:《素问·刺腰痛》《厥论》王注“交”上无“却”字。《脉经》卷六第二“交”下无“出”字。

❹入:《太素》卷二十五《热病决》杨注“入”下有“络”字。

❺其支者……至目锐眦后:丹波元简曰:“此‘其支者’十八字,与前三焦文重,恐此剩文。”

❻别:《太素》卷八、《十四经发挥》“别”下并有“目”字。

❼下大迎:《素问·刺腰痛》王注“下”下有“入”字。《五脏生成》王注“下大迎”作“下颧”。

❽合于:马注本、张注本“合”下无“于”字。按《素问·刺腰痛》《厥论》王注无“于”字,与马、张注本合。

❾抵于颇:《太素》卷八、《脉经》卷六第二、《图经》卷一“于颇”上并无“抵”字,连“下”字断句。

❿合:《素问·咳论》王注作“从”。

⓫街:《图经》卷一、《十四经发挥》“街”并作“冲”。

⓬直:《素问·厥论》王注“直”下有“行”字。

⓭胸:《脉经》卷六第二、《甲乙》卷二第一上、《图经》卷一“胸”下并有“中”字。

⓮胁:《太素》卷八杨注:“胁有本作‘肋’。”

⓯下合:《太素》卷二十六《经脉厥》杨注“合”上无“下”字。

⓰出:《太素》卷二十六《经脉厥》杨注作“下”。

⓱下:《素问·厥论》《脉解》王注“下”下有“入”字。

⓲直下抵绝骨之端:《太素》卷二十六《经脉厥》杨注作“抵绝骨”,无“直下之端”四字。

⓳下出:《太素》卷二十六《经脉厥》杨注“下出”作“上”字。

⓴循足跗上:《素问·厥论》《脉解》王注“跗”下无“上”字。《太素》卷二十六《经脉厥》作“上跗”。

㉑入小指次指之间:《素问·阴阳离合论》《厥论》王注“入”作“出”,

“间”作“端”。《脉经》卷六第二、《图经》卷一并同。

㉒ 别:《图经》卷一作“从”。

㉓ 入大指之间:《图经》卷一“入”下无“大指之间”四字。“入”字属下读。

㉔ 循大指歧骨:《图经》卷一“大指”上无“循”字。《太素》卷八、《脉经》卷六第二、《千金》卷十一第一“歧”下并无“骨”字。

㉕ 还贯:《太素》卷八《经脉厥》杨注“贯”上无“还”字。《脉经》卷六第二、《甲乙》卷二第一上、《千金》卷十一第一“贯”下并有“入”字。

㉖ 转:《太素》卷八、《脉经》卷六第二、《甲乙》卷二第一上、《千金》卷十一第一“转”并作“反”。

㉗ 微有:《太素》卷八无此二字。《脉经》卷六第二、《甲乙》卷二第一上、《千金》卷十一第一、《图经》卷一“微”下并无“有”字。

㉘ 是主骨所生病者：张倬曰:“肝主筋，胆为肝之腑，故亦主之。世本作‘是主骨所生病者’误。”

㉙ 痛:《太素》卷八“痛”作“角”。《甲乙》卷二第一上作“面”，连下读。

㉚ 颔:《太素》卷八作“颇”。《脉经》卷六第二作“额”。莫文泉曰:“按本经自颊车下颈不及颔，不当有‘颔痛’一症。其支脉自目锐眦，上迎手少阳于巅，必过‘额’无疑，应有‘额痛’一症,《脉经》义长。”

㉛ 缺盆中肿痛:《景岳全书》卷十五《寒热类》引“缺盆”下无“中肿痛”三字。按《太素》杨注云:“脉从缺盆下腋，故腋下肿。”杨氏于“中肿痛”三字不释，似《太素》无此三字。

㉜ 腋下肿:《甲乙》卷二第一上“肿”下有“痛”字。

㉝ 瘿:《太素》卷八作“婴”。按:“瘿”“婴”声通。《释名·释疾病》:“瘿，婴也，在颈婴喉也。”

㉞ 踝：周本、统本、张注本并作“髁”。按：作“踝”是。《说文·足部》:“踝，足踝也。”《骨部》:“髁，髀骨也。”二字训异。本文既曰“绝骨外”，自以作“踝”为合。

【注】

①头角：额角。

②循颈行……手少阳之后：杨上善曰:“项前曰颈，足少阳脉，从耳后下颈向前，至缺盆，屈回向肩。至肩屈向后，复回向颈，至颈始入缺盆，是则手少阳上肩，向入缺盆肩上，自然交足少阳也。足少阳从颈前下至缺盆向肩，即是行手少阳前也。至肩交手少阳已，向后回入缺盆，即是行手少阳之后也。”

③䪼：指眼眶下缘之骨。

④合缺盆：滑寿曰："下临颊车，下颈，循本经之前，与前之入缺盆者相合。"

⑤贯膈络肝属胆：滑寿曰："下胸中，天池之外，贯膈，即期门之所络肝，下至日月之分，属于胆也。"

⑥毛际：指耻骨部的阴毛际。

⑦髀厌：谓髀枢部，即股骨大转子的部位。杨上善曰："股外髀枢，名曰髀厌。"

⑧季胁：胸肋下两侧的肋软骨部分。《图经》卷一注云："胁骨曰肋，肋尽处曰季胁。"

⑨髀阳：指髀关节的外侧部分。《图经》卷一注云："髀阳，髀外也。"

⑩外辅骨：腓骨，位于小腿部的外侧。《图经》卷一注云："辅骨，谓辅佐骱骨之骨，在骱之外。"

⑪绝骨：指绝骨穴的部位。

⑫三毛：指足大趾爪甲后方。杨上善曰："三毛，在上节后毛中也。"

⑬口苦：杨上善曰："胆热，苦汁循脉入颊，故口苦，名曰胆瘅。"

⑭转侧：与"反侧"义近。《诗·何人斯》郑笺："反侧，辗转也。"

⑮甚则面微有尘：杨上善曰："甚，谓阳厥热甚也。足少阳起面，热甚则头颇前热，故面尘色也。"

⑯膏泽：谓肥润。《说文·肉部》："膏，肥也。"《说文·水部》："泽，光润也。"

⑰足外反热：张介宾曰："本经循髀阳，出膝外廉，下出外踝之前，故足外反热。"

⑱阳厥：杨上善曰："少阳厥也。"

⑲马刀侠瘿：指瘰疬。生于腋下，类似马刀形的，叫马刀；生于颈部的，叫侠瘿。

【语译】

胆足少阳的经脉，起于眼外角，上至额角，向下绕到耳后，沿着颈部，行于手少阳三焦经的前面，至肩上，又交叉到手少阳三焦经的后面，而进入缺盆；它的支脉，另从眼外角，下行至大迎穴附近，与手少阳三焦经相合，至眼眶下，向颊车，下颈，与前入缺盆的支脉相合，然后下行胸中，贯膈，络肝，属胆，沿着胁里，出少腹两侧的气街，绕过阴毛际，横入环跳部；它的直行经脉，从缺盆下走腋，沿胸部过季胁，与前支脉合于环跳部，再下沿髀部外侧，出阳陵泉，下行于腓骨之前，直下抵阳辅穴，下出外踝之前，沿着足背，出足小趾与第四趾之间；它的另一支脉，由足背走向足大趾间，沿着大趾的骨缝，到它的尖端，又返回穿入爪甲，出三毛与足厥阴肝经相接。从本经脉气所发生的病变，就是感到口苦，常常叹气，心胁作痛，身体不能转动，甚至于面有灰尘之色，全身的肌肤失去了润泽，足外侧反觉得发热，这是少阳厥逆之气所致的。本经主骨所生的病证，是头痛，颔痛，眼外角痛，缺盆中肿痛，腋下肿，马刀侠瘿，汗出，寒战，疟疾，胸、胁、肋、髀、膝以至胫骨、绝骨、外踝前及诸关节皆痛，足的第四趾不能运用。像这些病证，实证就用泻法，虚证就用补法，热证就用速刺，寒证就可留针，脉虚陷下的就用灸法，至于不实不虚的病证，就从本经取治。本经的实证，是人迎脉比寸口脉大一倍，本经的虚证，是人迎脉反比寸口脉小。

肝足厥阴之脉，起于大指丛毛之际❶，上循足跗上廉①，去内踝一寸，上踝八寸，交❷出太阴之后，上腘内廉②，循股阴❸③，入❹毛中，过❺阴器，抵小腹❻，挟胃属肝络胆❼④，上❽贯膈，布胁肋❾，循喉咙之后，上入❿颃颡⑤，连目系，上出额，与督脉会于巅⓫⑥；其支者，从目系下颊里，环唇内；其支者，复从肝别贯膈，上注肺。是动则病腰痛不可俯仰，丈夫㿉⓬疝⑦，妇人少腹肿⓭⑧，甚则嗌干，面尘脱色。是⓮肝所生病者，胸满呕逆飧⓯泄⑨，狐疝⑩遗溺闭癃⑪。为此诸病，盛则泻之，虚则补之，热则疾之，寒则留之，陷下则灸之，不盛不虚，以经取之。盛者寸口大一倍于人迎，虚者寸口反小于人迎也。

【校】

❶起于大指丛毛之际：《素问·阴阳离合论》王注“起于”下有“足”字，

"丛"作"聚"。《太素》卷八"之"下无"际"字，下文"上循足跗"之"上"字，属上读。《太素》卷五《阴阳合》、卷三十《癃泄》杨注"际"并作"上"。按:《太素》"丛"作"藂"。《素问》注作"聚"，乃"藂"之坏字。《诗·葛覃》释文:"丛俗作藂。"

❷ 交:《太素》卷二十六《经脉厥》杨注作"趣"。

❸ 股阴:《太素》卷八作"阴股"。

❹ 入:《脉经》卷六第一"入"下有"阴"字。

❺ 过:《素问·刺疟》《举痛论》《风论》《厥论》《长刺节论》《四时刺逆从论》王注"过"并作"环"。按:《太素》卷八、《脉经》卷六第一、《甲乙》卷二第一上亦并作"环"。盖肝合气于胆，胆足少阳之脉绕毛际，肝足厥阴之脉环阴器，"绕""环"义相对映，作"过"不合。

❻ 抵小腹:《素问·诊要经终论》王注"抵"上有"上"字。《太素》卷八、《脉经》卷六第一、《图经》卷一"小"并作"少"。

❼ 络胆：汪琥曰:"络胆下，当有'其支者'三字。"（见《伤寒辨证》卷一）

❽ 上:《素问·五脏生成》王注无"上"字。

❾ 胁肋：汪琥曰:"肋当作'腋'。"

❿ 上入:《素问·五脏生成》《风论》王注"入"上无"上"字。

⓫ 巅:《太素》卷五《阴阳合》杨注作"颠"。按:《说文·页部》:"颠，顶也。"

⓬ 㿉:《太素》卷八、《脉经》卷六第一并作"颓"。《甲乙》卷二第一上作"癞"。按:"㿉""颓""癞"三字同声通用。本书多作"㿉"，《素问》则作"颓"。如《阴阳别论》:"其传为颓疝。"亦作"癞"，如《脉解》"厥阴所谓癞疝"。

⓭ 少腹肿：藏本"少"作"小"。《太素》卷八"肿"下有"腰痛"二字。

⓮ 是：熊本"是"下有"主"字。

⓯ 飧:《脉经》卷六第一、《甲乙》卷二第一上、《图经》卷一并作"洞"。

【注】

①足跗上廉：张介宾曰:"足跗上廉，行间，太冲也。"

②上腘内廉：张介宾曰:"上踝过足太阴之三阴交。历蠡沟、中都，复上一寸，交出太阴之后，上腘内廉，至膝关、曲泉也。"

③股阴：杨上善曰:"髀内近阴之股，名曰阴股。"

④挟胃属肝络胆：张介宾曰:"循章门至期门之所挟胃属肝，下足少阳日月之所络胆，而肝胆相为表里也。"

⑤颃颡：指喉咙上孔。

⑥与督脉会于巅：滑寿曰："目内连深处为目系，上出额，行临泣之里，与督脉相会于巅顶之百会也。"

⑦㿗疝：阴囊肿大，疼痛或肿结坚硬。

⑧少腹肿：妇人疝病。

⑨飧泄：完谷不化。致病之因，有风邪、木胜、寒气、脾虚、伏气之异。而此则指木胜致病。所谓"厥阴之胜肠鸣飧泄也"。

⑩狐疝：张子和曰："狐疝，卧则入少腹，行立则出少腹入囊中，出入上下，与狐相类。"

⑪闭癃：王肯堂曰："闭癃，合而言之一病也，分而言之，有暴久之殊，盖闭者，暴病而为溺闭，点滴不出；癃者，久病为溺癃，淋沥点滴而出，一日数十次。"

【语译】

肝足厥阴的经脉，起于足大趾丛毛上的大敦穴，沿着足背上侧，至内踝前一寸处，向上至踝骨上八寸处，交叉于足太阴脾经的后方，上腘内缘，沿阴股，入阴毛中，环绕阴器一周，至小腹，夹行于胃的两旁，属肝，络胆，上通膈膜，散布于胁腋部，沿喉咙的后侧，入喉咙的上孔，联系眼球深处的脉络，与督脉会合于颠顶的百会；它的支脉，从眼球深处脉络，向下行于颊部内侧，环绕口唇之内；它另有一支脉，又从肝脏通过膈膜，上注于肺脏与手太阴肺经相接。从本经脉气所发生的病变，为腰痛，不能前后俯仰，男子患阴囊肿大，妇女患少腹部肿胀。甚至于喉干，面部没有光泽。本经主肝脏所发生的病证，如胸满、呕逆、飧泄、狐疝、遗尿、小便不通。像这些病证，实证就用泻法，虚证就用补法，热证就用速刺，寒证就用留针，至于不实不虚的病证，就从本经取治。本经的实证，寸口脉比人迎大一倍，本经的虚证，寸口脉反比人迎小。

手太阴气绝则皮毛焦[①]，太阴者行气温[②]于皮毛者也，故气不荣❶[③]则皮毛焦，皮毛焦则津液去皮节❷，津液去皮节者❸，则爪❹枯毛折[④]，毛折者则毛❺先死，丙笃[⑤]丁死❻，火胜金也。

【校】

❶故气不荣：《难经·二十四难》、《脉经》卷三第四、《甲乙》卷二第一上、《千金》卷十七第一并无“故”字，“不荣”作“弗营”。

❷皮节：此二字是衍文，应据《难经·二十四难》、《脉经》卷三第四、《甲乙》卷二第一上、《千金》卷十七第一删。

❸津液去皮节者：《难经·二十四难》、《脉经》卷三第四、《千金》卷十七第一并作“津液去则皮节伤”。

❹则爪：《难经·二十四难》“则”字上有“皮节伤”三字，“爪”作“皮”。

❺毛：《脉经》卷三第四、《千金》卷十七第一并作“气”。

❻丙笃丁死：《难经·二十四难》“丙”与“丁”下均有“日”字。下各阴经同。

【注】

①皮毛焦：马莳曰：“肺经之荣在毛，合在皮。正以肺主气，行气以温皮毛。唯气绝而不荣，则皮毛焦。”

②温：柔和、润泽之义。希麟《续音义》卷八引《考声》云：“温，柔也。”又引《切韵》云：“温，和也。”

③故气不荣：“故”有“若”义。这是说气不调。“荣”当作“营”，“营”有“调”义。《玉篇》零卷《言部》引《史记》如淳注：“调护，犹营护也。”正以“调”训“营”。

④折：有“损”义，见《荀子·修身》杨注。

⑤笃：病重。

【语译】

手太阴肺经的脉气衰竭，皮毛就会焦枯。手太阴肺，是能够行气柔和皮毛的。假如气不畅调，就会使皮毛干枯；皮毛干枯，就是津液耗损的表现，津液耗损，就会伤害了肌表，肌表受了伤害，就会使皮干毛脱，毫毛脱落，那是肺经脉气先死的征象。这种病证，逢丙日危重，逢丁日死亡，这是由于肺在五行属金，丙丁属火，火能胜金的缘故。

手少阴气绝则脉不通❶，脉不通则血不流；血不流❷，则髦色不泽❸，故其面黑如漆柴❹者，血先死，壬笃癸死，水胜火也。

【校】

❶ 不通:《脉经》卷三第二、《千金》卷十三第一“不通”下并有《少阴者心脉也，心者脉之合也”十二字。

❷ 血不流：周本不叠“血不流”三字。

❸ 髦色不泽:《难经·二十四难》作“色泽去”。《脉经》卷三第二、《甲乙》卷二第一上、《千金》卷十三第一“髦”并作“发”。顾《校记》云:“‘髦’字衍。《甲乙》《脉经》‘髦’作‘发’，则与足少阴气绝证同，亦误。”

❹ 故其面黑如漆柴:《千金》卷十三第一“面黑”上无“故其”二字。《难经·二十四难》作“故面黑如棃”。按：足少阴肾脉是动病，有“面如漆柴”之文，而此又见于手少阴气条内，疑误。以手太阴、足少阴等条句例律之，“故其面黑如漆柴”似当作“髦色不泽”。如曰“则髦色不泽，髦色不泽者，血先死”。

【语译】

手少阴心经的脉气衰竭，脉道动行就不通畅，脉道运行不通畅，血液就不周流，血不周流，面色就无光泽，面色无光泽，便是血已先死的征象。这种病证，逢壬日危重，逢癸日死亡，这是由于心在五行属火，壬癸属水，水能胜火的缘故。

足太阴气绝者❶，则脉不荣肌肉❷，唇舌者❸肌肉之本也，脉不荣则肌肉软❹；肌肉软则舌萎❺人中满；人中满则唇反，唇反者肉先死，甲笃乙死，木胜土也。

【校】

❶ 者:“者”字是衍文，应据《难经·二十四难》、《脉经》卷三第三、《甲乙》卷二第一上、《千金》卷十五第一删。

❷ 则脉不荣肌肉:《难经》二十四难、《脉经》卷三第三、《甲乙》卷二第一上、《千金》卷十五第一、《太平圣惠方》卷二十六并作“则脉不营其口唇”。

❸ 唇舌者:《难经·二十四难》、《脉经》卷三第三、《甲乙》卷二第一上、《千金》卷十五第一上、《太平圣惠方》卷二十六并作“口唇者”。按:《素问·阴阳应象大论》:“心主舌，脾主口。”此乃论述足太阴气绝之文，自以作“口唇”为是。

❹ 肌肉软:《难经·二十四难》、《太平圣惠方》卷二十六并作“肌肉不滑泽”。下同。

❺ 舌萎：张注本“舌”作“肉”。《脉经》卷二第三、《甲乙》卷二第一上、《千金》卷十五第一并无“舌萎”二字。按《甲乙》校注云：“人中满一作舌萎。”而今本并列，乃传刻之误。

【语译】

足太阴脾经的脉气衰竭，那经脉就不能滋养肌肉。唇舌是肌肉的根本，经脉不能滋养肌肉，肌肉就不滑润，肌肉不滑润了，就会出现人中部肿满，人中部肿满则口唇外翻，口唇外翻是肌肉先死的征象。这种病证，逢甲日危重，逢乙日死亡，这是由于脾在五行属土，甲乙属木，木能胜土的缘故。

足少阴气绝则骨枯，少阴者冬❶脉也，伏行而濡❷①骨髓者也，故骨不濡则肉不能著❸也，骨肉不相亲则肉软却，肉软却故齿长而垢❹，发无泽❺发无泽者骨先死，戊笃己死，土胜水也。

【校】

❶ 冬：《太平圣惠方》卷二十六作“肾”。

❷ 濡：《难经·二十四难》、《太平圣惠方》卷二十六并作“温”。《千金》卷十九第一“濡”下有“滑”字。

❸ 著：“著”下脱“骨”字，应据《脉经》卷三第五、《甲乙》卷二第一上、《千金》卷十九第一补。

❹ 垢：《难经·二十四难》作“枯”。

❺ 发无泽：《难经·二十四难》作“发无润泽者”。下不重“发无泽者”四字。

【注】

①濡：孙鼎宜曰：“濡谓和髓润泽于骨也。”

【语译】

足少阴肾经的脉气衰竭，就会骨枯。因为足少阴是肾脉，它是深伏运行而具有和髓泽骨的作用，如骨髓得不到肾气的濡养，那肌肉也就不能与骨贴附了；骨肉既不能一起相近，肌肉就会软缩，肌肉软缩，牙齿像长了而多垢污，头发也没有光泽；头发没有光泽，便是骨已先死的征象。这种病证，逢戊日危重，逢己日死亡，这是由于肾在五行属水，戊己属土，土能胜水的缘故。

足厥阴气绝则筋绝❶，厥阴者肝脉也，肝者筋之合也，筋者聚于阴气❷，而脉❸络于唇本也，故脉弗荣则筋急❹，筋急则引舌与卵，故唇青❺舌卷卵缩则筋先死，庚笃辛死，金胜木也。

【校】

❶ 则筋绝：《难经·二十四难》作“即筋缩引卵与舌卷”。丹波元简曰：“据下文‘卵缩’，《难经》似是。”

❷ 阴气：《素问·诊要经终论》王注作“阴器”。张介宾曰：“当作‘器’。”

❸ 脉：《难经·二十四难》无“脉”字。

❹ 筋急：《难经·二十四难》、《脉经》卷三第一、《甲乙》卷二第一上、《千金》卷十一第一“筋”下并有“缩”字。

❺ 唇青：《难经·二十四难》无“唇青”二字。莫文泉曰：“唇青为足太阴之候，非足厥阴之候，虽青色属厥阴，而此篇通例，皆记经不记色，其为衍文无疑。”

【语译】

足厥阴肝经的脉气衰竭，就会使筋的活力断绝。因为足厥阴经，是属于肝脏的脉，肝脏外合于筋，它和各经的经筋，聚合在阴器，向上联系到舌本。如果肝脏不能养筋，就会出现筋缩挛急；筋缩挛急，就会牵引舌卷与睾丸上缩。所以舌卷与睾丸上缩，便是筋已先死的征象。这种病证，逢庚日危重，逢辛日死亡，这是由于肝在五行属木，庚辛属金，金能胜木的缘故。

五阴气俱绝❶，则目系转❷，转则目运①，目运者为志先死②，志先死则远一日半死❸矣。

【校】

❶ 五阴气俱绝：《难经·二十四难》“五”作“三”，“绝”下有“者”字。

《甲乙》卷二第一上“阴”下无“气”字。

❷ 则目系转:《难经·二十四难》作“则目眩转目瞑”。

❸ 则远一日半死：张注本“则”下无“远”字。《甲乙》卷二第一上“半”下有“而”字。

【注】

①运：通“晕”。《汉书·天文志》颜注引如淳：“晕读曰运。”

②为志先死：虞庶曰：“人之五志，皆属于阴。谓肝志怒，心志喜，脾志思，肺志忧，肾志恐。今三阴已绝，五脏皆失其志，故无喜怒忧思恐，五志俱亡，故曰失志也。”

【语译】

五脏阴经脉气都衰竭了，就会目系转动，目系转动便觉得眼晕；眼晕便是五志先死的危象，五志既然失掉，那么一天半必然死亡了。

六阳气绝❶，则阴与❷阳相离，离❸则腠理发泄❹，绝汗[①]乃出，故旦占夕死，夕占旦死❺。

【校】

❶ 绝:《难经·二十四难》“绝”作“俱绝者”。

❷ 阴与:《甲乙》卷二第一上“阴”下无“与”字。

❸ 离:《难经·二十四难》、《甲乙》卷二第一上“离”上并有“阴阳相”三字。

❹ 发泄:《难经·二十四难》“泄”上无“发”字。

❺ 旦死:《甲乙》卷二第一上“旦死”下有“此十二经之败也”七字。按：总结上文，此七字应补。

【注】

①绝汗:《素问·诊要经终论》新校正云:“绝汗谓汗暴出，如珠而不流，旋复干也。”

【语译】

六腑经阳的脉气都衰竭了，就会阴阳两相分离，阴阳分离则腠理不固，精气外泄，绝汗就必然流出，早上发现这样危象，可以断定当夜必死，在夜间发现这样危象，可以断定明天早上必死。

经脉十二者❶，伏行❷分肉之间，深而不见；其常见者，足太阴❸过于外❹踝之上，无所隐故❺也。诸脉之浮而常见者，皆络脉①也。六经络②手阳明少阳❻之大络③，起于五指间④，上合肘中。饮酒者⑤，卫气先行皮肤，先充络脉，络脉先盛，故❼卫气已平，营气乃满，而经脉大盛。脉之卒然动❽者，皆邪气居之⑥，留于本末⑦；不动则热，不坚则陷且空，不与众同，是以知其何脉之动❾也。

【校】

❶ 经脉十二者：日刻本“经脉”上有“黄帝曰”三字。《太素》卷九《经络别异》“十二”下有“经脉”二字。《甲乙》卷二第一下作“十二经脉”。

❷ 伏行:《甲乙》卷二第一下“伏行”下有“于”字。

❸ 太阴:《甲乙》卷二第一下“太阴”下有“脉”字。

❹ 外:《太素》卷九《经络别异》作“内”。萧延平曰:“足太阴为阴脉，应行内踝，作外踝者恐误。”

❺ 故:《太素》卷九《经络别异》“故”下有“见”字。《甲乙》卷二第一下“故”下无“也”字，连下读。

❻ 少阳:《甲乙》卷二第一下作“少阴”。

❼ 故:《甲乙》卷二第一下作“则”。

❽ 动：马注本、张注本作“盛”。

❾ 动:《太素》卷九《经络别异》作“病”。

【注】

①络脉：由经脉分出来的大小分支，可分为别络、浮络、孙络。

②六经络：指手足六经之络脉。

③手阳明少阳之大络：张介宾曰：“手六经之络，惟阳明少阳之络为最大，手阳明之络名偏历，手少阳之络名外关。”

④起于五指间：张介宾曰：“阳明出合谷之次，分络于大指二指。少阳出阳池之次，散络于中名小三指，故起于五指间。”

⑤饮酒者：张志聪曰：“酒者，水谷之悍液。卫者，水谷之悍气。故饮酒者，液随卫气而先行皮肤，此血气之从皮肤而络，络而脉，脉而经，盖从外而内也。

⑥脉之卒（cù 猝）然动者皆邪气居之：杨上善曰：“酒即邪也。十二经脉有

卒然动者，皆是营卫之气，将邪气入此脉中，故此脉动也。”

⑦本末：杨上善曰：“本末，即是此经本末也。络脉将邪入于卫气，卫气将邪入于此脉本末之中，留而不出，故为动也。”

【语译】

十二经脉，隐伏在体内而行于分肉之间，其深不能看到，那经常可以见到的，只是足太阴脾经在经过内踝之上的时候，是由于无所隐蔽的缘故。诸脉在浅表而经常可见到的，都是络脉。在手足六经络脉中，手阳明大肠经、手少阳三焦经的大络，分别起于手五指之间，上合于肘中。饮酒的人，他的酒气随着卫气行于皮肤，充溢络脉，首先使络脉满盛，就会使卫气均平，营气满盛，那经脉也就很充盛了。人的经脉突然充盛，这都是邪气侵袭于内，留在经脉本末里，聚而不动，可以化热。如浮络不现坚实，就是病邪深入，经气虚空，不与一般相同，所以知道那是哪条经脉发病了。

雷公曰：何以知经脉之与络脉异也❶？黄帝曰：经脉者常不可见也，其虚实也以气口知之，脉之见者皆络脉也。雷公曰：细子①无以明其然也。黄帝曰：诸络脉皆不能经大节②之间，必行绝道而出③，入复合于皮中，其会皆见于外。故诸刺络脉者，必刺其结上，甚血❷者虽无❸结④，急取之，以泻其邪而出其血，留之发为痹也。凡诊⑤络脉，脉色青则寒且痛，赤则有热。胃中寒❹，手❺鱼⑥之络多青矣；胃中有热，鱼际络赤❻；其暴❼黑者，留久痹也；其有赤有黑有青者，寒热气也⑦；其青❽短者，少气也⑧。凡刺寒热⑨者皆多血络，必间日而一取之，血尽而止，乃调其虚实；其小❾而短者少气，甚者❿泻之则闷⑩，闷甚则仆⑪，不得⓫言，闷则急坐之也⑫。

【校】

❶ 也：《太素》卷九《经络别异》作“耶”。

❷ 血：此字是衍文。

❸ 无:《甲乙》卷二第一下“无”下有“血”字。

❹ 胃中寒:“胃中”下脱“有”字。“有寒”与下“有热”对文，此应据《甲乙》卷二第一下补。

❺ 手:《甲乙》卷二第一下“手”上有“则”字。

❻ 鱼际络赤:《太素》卷九《经络别异》作“鱼络亦赤”。

❼ 其暴:《太素》卷九《经络别异》作“鱼”。

❽ 其青:《甲乙》卷二第一下“青”下有“而小”二字。

❾ 小：张注本作“青”。

❿ 甚者:《太素》卷九《经络别异》“甚”下无“者”字。

⓫ 得:《太素》卷九《经络别异》、《甲乙》卷二第一下并作“能”。

【注】

①细子：谦称。

②大节：大关节。

③必行绝道而出：张介宾曰：“绝道，间道也。凡经脉所行，必由溪谷大节之间。络脉所行，乃不经大节，而于经脉不到之处，出入联络以为流通之用。大络犹木之干，行有出入。孙络犹木之枝，散于肤腠，故其会皆见于外。”

④结：有“聚”的意思。《淮南子·汜论训》高注：“结犹聚也。”

⑤诊：有“视”的意思。《一切经音义》卷九引《字林》:“诊，视也。”

⑥手鱼：张介宾曰：“手鱼者，大指本节间之丰肉也。鱼虽手太阴之部，而胃气至于手太阴，故可以候胃气。”

⑦其有赤有黑有青者寒热气也：张介宾曰：“其赤黑青色不常者，寒热气之往来也。”

⑧其青短者少气也：张介宾曰：“青为阴胜，短为阳不足，故为少气也。”

⑨寒热：杨上善曰：“寒热，胃中寒热也。”

⑩闷:《楚词·惜诵》王注:“闷，烦也。”

⑪仆：跌倒。杨上善曰：“仆，踣也。”

⑫闷则急坐之也：孙鼎宜曰：“谓其方闷时，急当扶之使坐，以妨其仆。”

【语译】

雷公说：怎样能够知道经脉它和络脉的不同呢？黄帝说：经脉在平常是看不到的，它的虚实情况可以从气口切脉部位来测知。那显露在外可见到的脉，都是络脉。雷公说：我不明白它的这种区别？黄帝说：所有络脉，都不能经过大关节之间，而行于经脉所不到之处，出入流注，再结合皮部的浮络，共同会合而显现在外面。所以针刺所有络脉的病变，必须刺中它聚结的地方。病重的，虽然没有瘀血聚结，也应该急刺，以泻去它的病邪，而放出瘀血，如果把瘀血留在里面，就能成为痹证。凡是察看络脉的病变，脉现青色，是寒邪凝滞并有疼痛现象；脉现赤色，是有热的现象。胃里有寒，在手鱼部的络脉多现青色；胃里有热，在鱼际的络脉会出现赤色，那鱼际络脉出现黑色的，就是日久不愈的痹病。如兼有赤、黑、青三色出现的，这是寒热错杂的病变。如青色而短，是属于气弱的征象。凡是针刺胃里或寒或热的病变，都是多刺血络，必须间日一刺，把瘀血泻完就止针，然后应该察明病证的虚实，如脉现青色而短，那是气衰的病人，过用泻法，就会使病人感到心里烦乱，烦乱极了，就会跌倒，不能说话。对于这种发生烦乱的病人，应赶快扶他坐下，以免跌倒。

手太阴之别①，名曰列缺，起于腕上❶分间②，并太阴之经直入掌中，散入❷于鱼际③。其病实❸则手锐掌热④，虚则欠欬❹⑤，小便遗数，取之去腕半寸❺，别走阳明也❻⑥。

【校】

❶腕上:《太素》卷九《十五络脉》、《千金》卷十七第一作“掖下”。按:作“掖下”似非是。《甲乙》卷三第二十四云:“列缺去腕上一寸五分。”《资生经》卷一云:“列缺在腕侧上寸半，以手交叉，头指末两筋两骨罅中。”是列缺应在腕上。

❷散入:《圣济总录·经脉统论》第一引“散”下无“入”字。

❸其病实：周本“实”作“甚”。《脉经》卷六第七“其”下无“病”字。

❹欬:《脉经》卷六第七“欬”作“咳”。

❺半寸：二字误倒，应乙作“寸半”。《图经》卷一作“一寸五分”。

❻别走阳明也:《脉经》卷六第七无此五字。

【注】

①手太阴之别：马莳曰：“不曰络而曰别者，以此穴由本经而别走邻经也。”张志聪曰：“经别者，五脏六腑之大络也。别者，谓十二经脉之外，别有经络，阳络之走于阴，阴络之走于阳，与经脉缪处，而各走其道。”

②分间：张志聪曰：“分间者，谓手太阴之经脉，与经别之于此间而相分也。”

③散入于鱼际：张志聪曰：“谓入鱼际而散于皮肤。”

④手锐掌热：张介宾曰：“掌后高骨为手锐骨。”

⑤欠劫：此两字双声。《桂苑珠丛》云：“引气而张口曰欠劫。”

⑥别走阳明也：张介宾曰：“此太阴之络别走阳明，而阳明之络曰偏历，亦入太阴，以其相为表里，故互为注络以相通也，他经皆然。”

【语译】

手太阴肺经的别出络脉，名叫列缺。起于腕上分肉之间，与手太阴的经脉并行，直入手掌内侧，散布于鱼际处，如本络脉发生病变，属实的，就会在腕上的锐骨部和手掌发热；属虚的就出现张口呵欠，小便不禁或频数。治疗这些病证，取腕后一寸半的列缺穴，本络由此别走手阳明大肠经。

手少阴之别，名曰通里，去腕❶一寸半❷，别而上行，循经入于心❸中，系舌本，属目系。其实则支膈①，虚则不能言，取之掌❹后一寸，别走太阳也。

【校】

❶去腕：《甲乙》卷三第二十六、《千金》卷十三、《图经》卷五并作“在腕后”。

❷一寸半：《太素》卷九《十五络脉》、《圣济总录·经脉统论》并作“一寸”。

❸心：《千金》卷十三作“咽”。

❹掌：《太素》卷九《十五络脉》、《甲乙》卷三第二十六并作“腕”。

【注】

①支膈：谓胸膈间支撑不舒。张介宾曰：“邪实则支膈，谓膈间若有所支而不畅也。”

【语译】

手少阴心经的别出络脉，名叫通里。从腕上一寸处，别出上行，循着本经经脉入于咽中，系于舌根，属于目系。如本络脉发生病变，属实的，就会使胸膈间支撑不舒，属虚的，就会不能说话。治疗这些病证，取腕后一寸的通里穴，本络由此别走手太阳小肠经。

手心主之别，名曰内关，去腕二寸❶，出于两筋之间❷，循经以上，系于心包络，心系实❸则心痛，虚则为头强❹，取之两筋间也。

【校】

❶ 二寸:《千金》卷十三作“五寸”，卷二十九第一又作“二寸”。校注云:“《外台》作五寸。”按：作“二寸”是。《甲乙》卷三第二十五:“内关，手心主络，在掌后去腕二寸。”

❷ 两筋之间:《太素》卷九《十五络脉》、《脉经》卷六第三、《千金》第十三“两筋”下并无“之”字。杨上善曰:“检《明堂经》两筋间下有‘别走少阳’之言，此经无者，当是脱也。”

❸ 实:《脉经》卷六第三、《千金》卷十三“实”上并有“气”字。

❹ 头强:《太素》卷九《十五络脉》作“烦”。《脉经》卷六第三、《甲乙》卷三第二十五、《千金》卷十三并作“烦心”。按：作“烦心”是。《图经》卷五:“内关主治，虚则心烦惕惕。”与《脉经》合。莫文泉曰:“按手心主脉并无至头者，不得有‘头强’证，且头强是项筋所生，当属足太阳，列此非也。若‘烦心’，则于经‘络心系’三字允协。”

【语译】

手厥阴心包络经的别出络脉，名叫内关。在腕上二寸处，别出于两筋的中间，循着本经经脉上行，连系于心包络。如发生了病变，属于心系的实证，就会心痛；属于虚证，就会心烦，可取腕上二寸两筋之间的内关穴以治疗这些病证。

手太阳之别，名曰支正，上❶腕❷五寸，内注❸少阴；其别者，上走肘，络肩髃。实则节弛❹肘废❺，虚则生肬①，小者如指痂疥②，取之所别也。

【校】

❶上:《太素》卷九《十五络脉》作“去”。

❷腕:《甲乙》卷三第二十九作“肘后”。校注云:“一本作腕后。”

❸内注:《图经》卷一作“别走”。

❹节弛:《甲乙》卷三第二十九“节”作“筋”。《太素》卷九《十五络脉》“弛”作“施”。按:“施”与“弛”通。“弛”与“废”对文。

❺废:《图经》卷五作“瘛”。

【注】

①肬(yóu 由):与“疣”通,赘肉。

②小者如指痂疥:丹波元简曰:“此谓肬之多生,如指间痂疥也。”

【语译】

手太阳小肠经的别出络脉,名叫支正。它起于腕上五寸,向内注于手少阴心经;其别出,上走肘部,再上行络于肩髃。如本络脉发病,属于实的,就会筋力松缓,肘部拘挛,属于虚的,就会发现赘疣,小的就像指间痂疥那样。治疗这些病证,可取本经别出的络穴支正。

手阳明之别,名曰偏❶历,去腕三寸,别入❷太阴;其别者,上循❸臂,乘❹肩髃,上曲颊偏❺齿;其别者,入耳❻,合❼于宗脉①。实则龋❽聋,虚则齿寒痹隔❾②,取之所别也。

【校】

❶偏:马注本作“徧”。

❷入:《太素》卷九《十五络脉》、《甲乙》卷三第二十七、《图经》卷五并作“走”。

❸上循:《太素》卷二十三《量缪刺》杨注“上”下无“循”字。《圣济总录·经脉统论》二“上”下有“肘”字。

❹乘:周本无“乘”字。《太素》卷二十三《量缪刺》作“垂”。

❺偏:马注本作“编”。《太素》卷二十三《量缪刺》杨注无“偏齿”二字,卷二十六《寒热杂说》“偏”作“循”。

❻入耳:“耳”下脱“中”字,应据《太素》卷二十六《寒热杂说》杨注补。

❼ 合:《素问·缪刺论》、《太素》卷九《十五络脉》、《甲乙》卷二第一下并作“会”。

❽ 龋:《甲乙》卷二第一下“龋”下有“齿耳”二字。

❾ 痹隔:《太素》卷九《十五络脉》作“瘅鬲”。

【注】

①合于宗脉：杨上善曰：“宗，总也。耳中有手太阳、手少阳、足少阳、足阳明络四脉总会之处，故曰宗脉。”

②虚则齿寒痹隔：马莳曰：“正气不足为虚，则上为齿寒，为内痹，为隔塞。”

【语译】

手阳明大肠经的别出络脉，名叫偏历。在腕上三寸处，别走而入于手太阴经络；它的别出之脉，上行于臂，乘肩髃，上曲颊，偏络于齿根；它另有别出之脉，入耳中，与手太阳、手少阳、足少阳、足阳明四脉会合。如本络脉发生病变，属实的，是龋齿、是耳聋；属虚的，是牙齿发冷，膈间闭塞。治疗这些病证，可取本经别出的络穴偏历。

手少阳之别，名曰外关，去腕二寸，外绕臂[❶]，注胸中，合心主。病实[❷]则肘挛，虚则不收，取之所别也。

【校】

❶ 外绕臂:《太素》卷二十三《量缪刺》杨注“外”作“上”，“臂”下有“内廉”二字。

❷ 病实:《太素》卷九《十五络脉》“病”上有“其”字。《甲乙》卷二第一下“实”上无“病”字。

【语译】

手少阳三焦经的别出络脉，名叫外关。在腕上二寸处，向外绕行于臂部，注入胸中，与心包络经相合。如本络脉发生病变，属实的，就会肘关节拘挛；属虚的，就会肘关节弛缓不收。治疗这些病证，可取本经别出的络穴外关。

足太阳之别，名曰飞[❶]阳，去踝七寸[❷]，别走少阴[❸]。实

则鼽❹窒[①]头背痛，虚则鼽衄[②]，取之所别也。

【校】

❶ 飞:《太素》卷三十《腰痛》杨注:“有本飞作蜚。”按:“飞”与“蜚”古今字。《史记·周本纪》正义:“蜚，古飞字。”

❷ 去踝七寸:《太素》卷三十《腰痛》杨注作“去外踝上七寸”。

❸ 少阴:《太素》卷二十三《量缪刺》杨注作“少阳”。按:作“少阳”非是。《太素》卷三十《腰痛》杨注作“别走足少阴”，与本篇合。

❹ 鼽:《太素》卷九《十五络脉》“鼽”作“鼻”。

【注】

①鼽窒：此“鼽”字涉下致误，《太素》作“鼻”是。杨上善曰:“太阳走目内眦，络入鼻中，故实则鼻塞也。”

②鼽衄：王冰曰:“鼽谓鼻中水出，衄谓鼻中血出。”

【语译】

足太阳膀胱经的别出络脉，名叫飞扬。在外踝上七寸，别走足少阴肾经的经络。如本络脉发生病变，属实的，是鼻塞不通，头背部疼痛；属虚的，是鼻流清涕或鼻出血。治疗这些病证，可取本经别出的络穴飞扬。

足少阳之别，名曰光明，去踝❶五❷寸，别走厥阴，下络❸足跗❹。实则厥[①]，虚则痿躄[②]，坐不能起，取之所别也。

【校】

❶ 去踝:《甲乙》卷二第一下“去踝”下有“上”字。

❷ 五:《千金》卷十一第一作“半”。

❸ 下络:《素问·刺腰痛》篇王注、《甲乙》卷二第一下“下络”上并有“并经”二字。

❹ 足跗:《太素》卷九《十五络脉》“跗”上有“上”字。

【注】

①实则厥：杨上善曰:“少阳之络，腰以上实，多生厥逆病也。”

②虚则痿躄：杨上善曰:“腰以下脉虚，则痿躄，跛不能行也。”

【语译】

足少阳胆经的别出络脉，名叫光明。在外踝上五寸，别走足厥阴肝经的经络。并经下行绕络于足背之上。如本络脉发生病变，属实的，就会发生厥逆；属虚的，就会难以行走，坐不能起。治疗这些病证，可取本经别出的络穴光明。

足阳明之别，名曰丰隆，去踝八寸，别走太阴；其别者，循胫骨外廉，上络头项❶，合诸经之气，下络喉嗌①。其病气逆则喉痹瘁❷喑，实则狂巅❸，虚则足不收，胫枯❹，取之所别也。

【校】

❶ 头项：《太素》卷九《十五络脉》、卷十一《腑病合输》杨注"头"下并无"项"字。卷二十三《量缪刺》杨注"头项"作"颈"。

❷ 瘁：张注本作"卒"。马莳谓："瘁当作猝。""猝"与"卒"古通。

❸ 狂巅：藏本"巅"作"癫"。马注本、张注本、黄校本并作"癫"。按："癫"为"巅"之残字。至《太素》"癫"下有"疾"字，似为后人据杨注臆增。《甲乙》无。

❹ 胫枯：顾《校记》引《总录》作"胫偏枯"。

【注】

①下络喉嗌：张介宾曰："胃为五脏六腑之海，而喉嗌缺盆为诸经之孔道，故合诸经之气下络喉嗌。"

【语译】

足阳明胃经的别出络脉，名曰丰隆。在外踝上八寸处，别走足太阴脾经的经络；它的别出之脉，沿着胫骨的外缘，上行络于头部，与该处其他诸经经气会合，向下行络于喉咽。如本络脉发生病变，气向上逆，就会出现喉中肿闭，突然失音不语。属实的，就会癫狂；属虚的，就会足缓不收，胫骨的肌肉枯萎。治疗这些病证，可取本经别出的络穴丰隆。

足太阴之别，名曰公孙，去本节之❶后一寸，别走阳明；

其别者，入络肠胃。厥气上逆则霍乱①，实则肠❷中切痛，虚则❸鼓胀，取之所别也。

【校】

❶ 本节之:《脉经》卷六第五、《甲乙》卷二第一下、《千金》卷十五上第一“本节”下并无“之“字。

❷ 肠:《太素》卷九《十五络脉》、《脉经》卷六第五、《千金》卷十五上第一并作“腹”。

❸ 虚则:《千金》卷十五第一“虚则”下有“腹中”二字。

【注】

①厥气上逆则霍乱：杨上善曰：“阳明络入肠胃，清浊相干，厥气乱于肠胃，遂有霍乱。”张介宾曰：“厥气者，脾气失调，而或寒或热，皆为厥气，逆而上行，则为霍乱。”

【语译】

足太阴脾经的别出络脉，名叫公孙。在足大趾本节后的一寸处，别走足阳明胃经的经络；它的别行之脉，上行入腹络于肠胃。如本络脉发生病变，厥气上逆至于肠胃，必然出现霍乱证，属实的就会腹中痛如刀切；属虚的，就会腹胀如鼓。治疗这些病证，可取本经别出的络穴公孙。

足少阴之别，名曰大❶钟，当踝后绕根，别走太阳；其别者，并❷经上走于心包，下外❸贯腰脊。其病气逆则烦闷，实则闭癃，虚则腰痛，取之所别者❹也。

【校】

❶ 大:《千金》卷十九第一、《图经》卷五“大”并作“太”。

❷ 并:《太素》卷二十三《量缪刺》杨注作“傍”。

❸ 下外:《太素》卷九《十五络脉》、《千金》卷十九第一“下”下并无“外”字。

❹ 别者：周本、日刻本“别”下并无“者”字。

【语译】

足少阴肾经的别出络脉，名叫大钟。在足内踝后绕足根，别走足太阳膀胱经的经络；它的另支别络，与足少阴肾经并行，走上于心包之下，贯通腰脊。何本络脉发生病变，就出现气逆烦闷，属实的，就会小便不通；属虚的，就会腰痛。治疗这些病证，可取本经别出的络穴大钟。

足厥阴之别，名曰蠡❶沟，去内踝❷五寸，别走少阳；其别者，径胫❸，上睾❹①，结于茎。其病气逆则睾肿❺卒疝，实则挺长❻，虚则暴痒，取之所别也。

【校】

❶蠡：《太素》卷二十三《量缪刺》杨注作“亟”。按：《太素》卷九《十五络脉》杨注：“蠡，力洒反瓢勺也。胻骨之内，上下虚处，有似瓢勺渠沟，此因名曰蠡沟。”则杨氏亦作“蠡”，不作“亟”。萧延平谓此系传抄之讹，似是。

❷内踝：按“内踝”下脱“上”字，应据《素问·缪刺论》王注、《脉经》卷六第一、《甲乙》卷二第一下、《千金》卷十一第一、《图经》卷五补。

❸径胫：张注本“胫”作“经”。《脉经》卷六第一、《甲乙》卷二第一下、《千金》卷十一第一并作“循径”。

❹睾：《素问·诊要经终论》王注、《太素》卷九《十五络脉》并作“皋”。按：“睾”与“皋”通。

❺睾肿：《太素》卷二十三《量缪刺》杨注作“暴痛”。按：杨注是。《素问·缪刺论》：“邪客于足厥阴之络，令人卒疝暴痛。”《图经》卷五蠡沟主治“少腹暴痛”并可证。

❻挺长：《太素》卷九《十五络脉》“长”下有“热”字。按：“热”字是衍文。杨注：“挺长，阴挺出长也。”是《太素》原无“热”字。

【注】

①上睾：杨上善曰：“皋，囊也。此络上囊，聚于阴茎也。”

【语译】

足厥阴肝经的别出络脉，名叫蠡沟。在内踝上五寸处，别走足少阳胆经的经络；它的别行之脉，沿着足厥阴经上至睾丸，归于阴茎。如本络脉发生病变，由于气逆的原因，就会突然疝气暴痛，属实的，阴茎勃起；属虚的，则阴部暴痒。治疗这些病证，可取本经别出的络穴蠡沟。

任脉❶之别，名曰尾翳①，下鸠尾，散于腹。实则腹皮痛，

虚则痒搔[②]，取之所别也。

【校】

❶ 任脉：《太素》卷九《十五络脉》"脉"作"冲"。杨上善曰："任冲二经，此中合有一络者，以其营处是同，故合之也。"

【注】

①尾翳：鸠尾。《图经》卷四："鸠尾一名尾翳。"

②痒搔：据《图经》卷四，此指谷道瘙痒言。

【语译】

任脉的别出络脉，名叫尾翳，由此别出下行，散于腹部。如果本络脉发生病变，属实的是腹皮痛，属虚的是谷道瘙痒。治疗这些病证，可取本经别出的络穴尾翳。

督脉之别，名曰长强，挟膂❶上项，散❷头上，下当肩胛左右，别走太阳❸，入贯膂。实则脊强，虚则头重，高摇之，挟脊之有过者❹，取之所别也。

【校】

❶ 膂：张注本作"脊"。按：《甲乙》卷二第一下、《太素》杨注并作"脊"，与张注本合。

❷ 散：《太素》卷九《十五络脉》"散"上有"上"字。

❸ 太阳：孙鼎宜曰："太阳之上，当脱'少阴'二字。'入贯膂'亦并二经也。"

❹ 高摇之挟脊之有过者：《甲乙》卷二第一下校语云："《九墟》无'高摇之'以下九字。"

【语译】

督脉的别出络脉，名叫长强。夹脊上行至项，散于头上，又向下行于肩胛部的左右，别走足太阴膀胱经的经络，深入贯穿在脊柱的两旁。如果本络脉发生病变，属实的，是脊柱强直；属虚的，是头部沉重。治疗这些病证，可取本经别出的络穴长强。

脾之大络❶，名曰大包，出渊腋下三寸，布胸胁。实则❷身尽痛，虚则百节❸尽❹皆纵①，此脉若罗络之血者②，皆取之脾之大络脉也❺。

【校】

❶ 络:《太素》卷九《十五络脉》“络”下有“脉”字。

❷ 则:《甲乙》卷二第一下“则”下有“一”字。

❸ 节:《甲乙》卷二第一下作“脉”。

❹ 尽：蒙上误衍，应据《太素》删。

❺ 皆取之脾之大络脉也:《太素》卷九《十五络脉》作“皆取之所别”。按:《太素》是，核与本篇各节文末句例一致。《甲乙》《圣济总录》作“皆取之”，仍未尽合。

【注】

①虚则百节尽皆纵：杨上善曰：“虚则谷气不足，所以百节缓纵。”

②罗络之血者：张介宾曰：“罗络之血者，言此大络，包罗诸络之血。”

【语译】

脾脏的大络，名叫大包。在渊腋下三寸，散布于胸胁。如本络脉发生病变，属实的，就会周身都觉得疼痛；属虚的，就会全身关节缓纵无力，这支络脉能包罗各络脉之血。治疗这些病证，可取本经别出的络穴大包。

凡此十五络①者，实则必见②，虚则必下③，视之不见，求之上下④，人经不同，络脉异所别也❶。

【校】

❶ 异所别也:《太素》卷九《十五络脉》“异所”下无“别也”二字。

【注】

①十五络：楼英曰：“十五络病，至浅在表也。至于络又各不同，十五络之络，乃阴经别走阳经，阳经别走阴经，而横贯两经之间。所谓横者，为络与经相随上下者也。”

②实则必见：杨上善曰：“盛则血满脉中，故必见。”

③虚则必下：谓正气虚，脉必陷下。

④求之上下：杨上善曰："人之禀气得身，百体不可一者，岂有经络而得同乎？故须上下求之，方得见也。"张介宾曰："当求上下诸穴，以相印证而察之。盖以人经有肥瘦长短之不同，络脉亦异其所别，故不可执一而求也。"

【语译】

以上十五络脉，邪气实则血满脉中而明显可见，正气虚则脉络陷下而不易看见。这就应该在络脉的上下诸穴去寻求，由于每个人的经脉不同，络脉也一定有所差异。

经别第十一

本篇主要介绍十二经脉别出的支脉，也就是所谓经别，它的循行路线，由四肢深入内脏，而后出于头颈。其出入离合，和经脉同样在人身上起着重要作用。五脏六腑能与天道相应，不独是指经脉而言，同时也反映了经别的特点。

黄帝问于岐伯曰：余闻人之合于天道❶也，内有五脏，以应五音五色五时五味五位①也；外有六腑，以应❷六律②，六律建阴阳❸诸经而合之十二月、十二辰③、十二节④、十二经水⑤、十二时⑥、十二经脉者，此五脏六腑之❹所以应天道。夫十二经脉者，人之所以生，病之所以成，人之所以治，病之所以起⑦，学之所❺始，工之所止⑧也，粗之所易，上❻之所难也。请问其离合出入⑨奈何？岐伯稽首再拜曰：明乎哉问也！此粗之所过，上❻之所息❼也，请卒言之。

【校】

❶道：《甲乙》卷二第一下“道”作“地”。

❷应：《甲乙》卷二第一下“应”作“合”。

❸六律建阴阳：《甲乙》卷二第一下“六律建”作“主持”。《太素》卷九《经脉正别》“阴阳”作“主阳”。按：《太素》是。六律，阳声之律，不能建阴。《甲乙》改“六律建”为“主持”亦通。

❹腑之：《甲乙》卷二第一下“腑”下无“之”字。

❺所：《太素》卷九《经脉正别》“所”下有“以”字。

❻ 上:《太素》卷九《经脉正别》作“工”。下“上之所息”句同。

❼ 息:《甲乙》卷二第一下作“悉”。

【注】

①五位：五方，指东、南、中央、西、北。

②六律：古代音乐，在校定各乐器音调上，制定十二律吕，此六律指阳律言，是黄钟、太簇、姑洗、蕤宾、夷则、无射。

③十二辰：古人以十二地支纪月，即正月建寅，二月建卯，三月建辰，四月建巳，五月建午，六月建未，七月建申，八月建酉，九月建戌，十月建亥，十一月建子，十二月建丑。

④十二节：立春、惊蛰、清明、立夏、芒种、小暑、立秋、白露、寒露、立冬、大雪、小寒。

⑤十二经水：指清、渭、海、湖、汝、渑、淮、漯、江、河、济、漳十二条大河流，是比喻经脉在人身上的流通。

⑥十二时：古人以十二地支纪日，就是把一天分作十二个时辰：夜半子时，鸡鸣丑时，平旦寅时，日出卯时，食时辰时，隅中巳时，日中午时，日昳未时，哺时申时，日入酉时，黄昏戌时，人定亥时。

⑦起：谓病愈。《史记·扁鹊仓公列传》:“越人能使之起耳。”

⑧止：谓留心。杨上善曰:“止，留也。”

⑨离合出入：离、出，是指经别从经脉分出来；合、入，是指阳经经别最后归于本经，阴经经别最后与阳经相合。

【语译】

黄帝问岐伯：我听说人身合于自然界的现象，内有属阴的五脏分别相应着五音、五色、五时、五味、五方；外有属阳的六腑以应六律，六律的建立是属于阳的。那各条经脉是配合了十二月、十二辰、十二节、十二经水、十二时、十二经脉。这就是五脏六腑所以适应自然界现象的概况。十二经脉在人体里是气血运行的通路，对人所以生存，疾病所以形成，人所以平康，疾病所以痊愈，都有密切的关系。那初学开始时一定要学习经脉理论，就是高明医生也要留心经脉；庸俗医生认为经脉容易学懂，而高明医生却认为难以学精。请问一下，经脉在人体内的离合出入是怎样呢？岐伯很恭敬地行礼说：问得很高明，这经脉问题是粗率医生所忽略过去的，而高明医生却尽心研究的，让我详尽地说一下吧。

足太阳之正[①]，别[②]入于腘[③]中，其一[❶]道[④]下尻五寸[⑤]，别入于肛，属于膀胱，散[❷]之肾，循膂当心入散；直者，从膂上出于项，复属于太阳，此为一经[⑥]也。足少阴之正，至腘中，别走太阳而合[⑦]，上至肾，当十四椎，出属带脉；直者，系舌本，复出于项，合于太阳，此为一合[⑧]。成以诸阴之别，皆为正也[❸][⑨]。

【校】

❶ 一：周本“一”字空格。

❷ 膀胱散：《太素》卷九《经脉正别》“膀胱”下无“散”字。按：据杨注“次属膀胱，上散之肾”语，似《太素》原有“散”字。

❸ 成以诸阴之别，皆为正也：《甲乙》卷二第一下无此十字。校语引《九墟》作“或以诸阴之别者，皆为正也”。

【注】

①足太阳之正：张志聪曰：“正者，谓经脉之外，别有正经，非支络也。”

②别：是说从十二经脉循行道路之外的一条通路，虽别出而仍属正经。此与《灵枢·经脉》所云诸经之别，从本经之络脉别走，作为互相流注者不同。

③腘：膝部的后面，正中处是委中穴。

④一道：张志聪曰：“一道者，经别之又分两歧也。”

⑤下尻（kāo）五寸：承扶穴处。

⑥一经：“经”谓经脉之别经。如足太阳从经别行，入于腘，入于肛，复属于太阳之经脉，故谓之一经。

⑦别走太阳而合：是说别走于太阳之部分，而与太阳之正相合。

⑧一合：十二经表里相互配合，共六合，此足太阳与足少阴是为一合。

⑨成以诸阴之别皆为正也：张介宾曰：“有表必有里，有阳必有阴，故诸阳之正，必成于诸阴之别，此皆正脉相为离合，非旁通交会之谓也。”

【语译】

足太阳膀胱经别行的正经，起始别入于腘窝中，另一道至尻下五寸处，别行入于肛门，内行腹中，属于膀胱本腑，再散行至肾脏，沿脊内上行，当心部而分散；其直行的，从脊上出于项部，再入属于足太阳本经经脉，这就是足太阳本经之外别行的一经。足少阴肾经别行的正经，开始到膝部腘窝中，别行与足太阳经相会合，上行至肾脏，当十四椎处，外出属于带脉；其直行的经脉，系于舌根，复出于项部，与足太阳膀胱经相合，这就是足太阳与足少阴表里相配的第一合。

足少阳之正，绕❶髀入毛际，合于厥阴①；别者，入季胁❷之间，循胸里属胆，散之上❸肝，贯心，以❹上挟咽，出颐颔中，散于面，系目系，合少阳于❺外眦也。足厥阴之正，别跗上，上至毛际，合于少阳，与别俱行，此为二合也。

【校】

❶ 绕：《太素》卷二十三《量缪刺》杨注"绕"上有"别"字。

❷ 胁：《太素》卷九《经脉正别》卷二十三《量缪刺》杨注并作"肋"。

❸ 上：丹波元简曰："上字衍。"

❹ 以：《太素》卷九《经脉正别》杨注无"以"字。

❺ 于：张注本"于"下有"目"字。

【注】

①合于厥阴：杨上善曰："足少阳正，上行至髀，绕髀入阴毛中。厥阴大经，环阴器，故即与合也。"

【语译】

足少阳胆经别行的正经，绕大腿入于阴毛中，与足厥阴肝经相合。其别行者，入于季肋之间，沿着胸里，入属于本经的胆腑，散行至肝脏，通过心部，上夹于咽喉，出于腮部与下巴颏的中间，散布于面部，系于目系，与足少阳胆经会合于眼外角处。足厥阴肝经别行的正经，从足背上别行，上行至阴毛中，与足少阳胆经相合，之所以与胆经别行的正经偕行，这就是足少阳与足厥阴表里相配第二合。

足阳明之正，上至髀，入于❶腹里①，属❷胃，散之❸脾，上通于心，上循咽出于口，上頞䪼❹②，还系❺目系，合于阳明也。足太阴之正，上至❻髀，合于阳明，与别俱行，上结❼于咽，贯舌中❽，此为三合也。

【校】

❶ 入于:《太素》卷二十五《五脏热病》杨注"入"下无"于"字。

❷ 属:《太素》卷九《经脉正别》、《甲乙》卷二第一下"属"下并有"于"字。

❸ 散之:《太素》卷十一《腑病合输》杨注"散"下无"之"字。

❹ 頞䪼：周本"頞"作"额"。马注本"頞䪼"作"额颅"。

❺ 还系：周本"还"下无"系"字。

❻ 上至:《甲乙》卷二第一下"上至"上有"则别"二字。

❼ 结:《太素》卷二十三《量缪刺》杨注作"络"。

❽ 中:《太素》卷九《经脉正别》"中"作"本"。

【注】

①腹里：腹腔里。

②頞䪼（zhuō 拙）：頞，鼻根。《说文·页部》:"頞，鼻茎也。"䪼，鼻头。《广雅·释亲》王氏《疏证》云:"䪼通作准。"周、马两本改字，均不合。

【语译】

足阳明胃经别行的正经，上行至髀部，进入腹里，入属于胃腑，散行至脾脏，上通于心，沿咽喉，出于口部，上行鼻准鼻梁，还绕目系，合于足阳明胃经脉。足太阴别行的正经，亦上行至髀部，合于足阳明胃经，和胃经的别行正经向上偕行，上络于咽喉部，通舌本，这就是足阳明和足太阴表里相配合的第三合。

手太阳之正，指地①，别❶于肩解②，入腋走心，系小

肠[③]也。手少阴之正，别入于❷渊腋两筋之间，属于心❸，上走喉咙，出于面，合目内眦，此为四合也。

【校】

❶ 别:《甲乙》卷二第一下“别”下有“入”字。

❷ 别入于:《太素》卷九《经脉正别》“入于”上无“别”字。

❸ 属于心:《甲乙》卷二第一下作“属心主”。

【注】

①指地：自上至下谓之指地。杨上善曰：“地，下也。手太阳正，从手至肩下，行走心，系小肠，为指地也。”

②肩解：肩关节。

③系小肠：杨上善曰：“小肠即太阳也。手之六经，唯此一经下行，余并上行向头也。”

【语译】

手太阳小肠经别行的正经，是自上而下的，从肩后关节别行，入于腋下，走入心脏，系于小肠本腑。手少阴心经别行的正经，别入于腋下渊腋穴两筋之间，属于心主，上走喉咙，出于面部，与手太阳经的一条支脉会合于内眼角，这就是手太阳和手少阴表里相配的第四合。

手少阳之正，指天[①]，别于巅[②]，入❶缺盆，下走三焦，散于胸中也。手心主之正，别下❷渊腋二寸，入胸中，别属三焦，出❸循喉咙，出耳后，合少阳完骨[③]之下，此为五合也。

【校】

❶ 入:《太素》卷九《经脉正别》、《甲乙》卷二第一下“入”下并有“于”字。

❷ 别下:《太素》卷九《经脉正别》“下”上无“别”字。

❸ 出:《太素》卷九《经脉正别》、《素问·缪刺论》新校正引《甲乙经》并作“上”。

【注】

①指天："天"指上说，谓三焦经别始于头顶部。

②巅：头顶。

③完骨：耳后高骨。

【语译】

手少阳三焦经别行的正经，是自上而下的，从颠部开始，而别下入于缺盆，向下走入三焦本腑，散行于胸中。手厥阴心包络经别行的正经，别行于腋下三寸，入于胸中，别走属于三焦，上沿喉咙，出于耳后，与手少阳三焦经会合于完骨之下。这就是手少阳和手厥阴表里相配的第五合。

手阳明之正，从手循❶膺乳[①]，别❷于肩髃[②]，入柱骨[③]下，走大肠，属于肺，上循喉咙，出❸缺盆，合于阳明也。手太阴之正，别入渊腋少阴之前，入走肺，散之太阳❹，上出缺盆，循喉咙，复合阳明[④]，此❺六合也。

【校】

❶从手循：《太素》卷九《经脉正别》作"至"。按：杨注："从手上行，注于膺乳。"似《太素》原作"从手循"，故其注云然。

❷别：《太素》卷九《经脉正别》"别"下有"上"字。

❸出：张注本作"入"。

❹太阳：日刻本作"大肠"。丹波元简曰："道藏、马志本'大肠'作'太阳'，误。"

❺此："此"下脱"为"字，应据《太素》卷九《经脉正别》、《甲乙》卷二第一下补。

【注】

①膺乳：侧胸和乳部之间。

②肩髃：穴位名。《图经》卷一："肩髃在肩端两骨间。"

③柱骨：锁骨。

④复合阳明：杨上善曰："至喉咙更合，故云复也。"

【语译】

手阳明大肠经别行的正经，从手上行沿侧胸乳部之间，别行出于肩髃穴处，入于柱骨，复向下走至于大肠本腑。上属于肺脏，再向上沿喉咙，入缺盆，与手阳明经脉相合。手太阴肺经别行的正经，别入于渊腋穴手少阴经的前方，入走肺脏，散行至于大肠，上行出缺盆，沿喉咙，再与手阳阴大肠经相合。这就是手阳明与手太阴表里相配的第六合。

经水第十二

本篇以经水名篇，是说人体十二经脉的营周不休，就像十二经水的川流不息；十二经水有大小、深浅、广狭、远近的不同，而十二经脉的循行部位，也有深浅、长短、气血多少的差别，因此在施行针灸时，必须注意“经脉之大小，肤之厚薄，肉之坚脆，刺之深浅，灸之壮数”等情况，“取其中度”，这是应该经常揣摩而切实掌握的。

黄帝问于岐伯曰：经脉十二者①，外合于十二经水，而内属于五脏六腑。夫十二经水者，其有大小、深浅、广狭、远近各不同，五脏六腑之高下、大小、受谷之多少亦不等，相应奈何❶？夫❷经水者，受水而行之②；五脏者，合神气魂魄而藏之❸③；六腑者，受谷而行之④，受气而扬之⑤；经脉者，受血而营❹之⑥。合而以治⑦奈何？刺之深浅，灸之壮数，可得闻乎？

【校】

❶夫十二经水者……相应奈何：《甲乙》卷一第七无“夫十二”以下四十字。

❷夫：《甲乙》卷一第七“夫”下有“十二”两字。

❸藏之：《太素》卷五《十二经水》“藏”下无“之”字。

❹营：《灵枢略·六气论》作“荣”。

【注】

①经脉十二：指手足三阴三阳十二条经脉。

②受水而行之：杨上善曰：“十二经水，各从其源，受水输之于海，故曰受

水行也。”

③五脏者合神气魂魄而藏之：杨上善曰：“五脏合五神之气，心合于神，肝合于魂，肺合于魄，脾合于营，肾合于精，五脏与五精神气，合而藏之也。”

④受谷而行之：杨上善曰：“胃受五谷，成熟传入小肠，小肠盛受也；小肠传入大肠，大肠传导也；大肠传入广肠，广肠传出也；胃下别汁，出膀胱之胞，传阴下泄也；胆为中精，有木精三合，藏而不泻，此即腑受谷行之者也。”

⑤受气而扬之：杨上善曰：“五腑与三焦共气，故六腑受气，三焦行之为原，故曰扬之。”

⑥受血而营之：杨上善曰：“营气从中焦，并胃口，出上焦之后，所谓受气泌糟粕，蒸津液，化津液精微，注之肺脉之中而为血，流十二脉中，以奉生身，故生身之贵，无过血也，故营气独行于十二经，经中血者，如渠中水也，故十二经受血各营也。”

⑦合而以治：谓用经水比喻经脉以治病。张介宾曰：“经脉犹江河也，血犹水也，江河受水而经营于天下，经脉受血而运行于周身，合经水之道以施治，则其源流远近，固自不同。而刺之浅深，灸之壮数，亦当有所辨也。”

【语译】

黄帝问岐伯说：十二经脉散布全身，从外说，像十二条河流，从内说，连属五脏六腑。这十二经水，从其源受水而通行各处。五脏结合神气魂魄的精神意识而藏于内；六腑受纳水谷而传导变化，汲取精微之气以输布于全身内外；经脉是受血而营运全身的通路。把以上这些情况相应地配合起来，运用在治疗上，是怎样的？针刺的深浅，施灸壮数的多少，可以说给我听吗？

岐伯答曰：善哉问也！天至高，不可度，地至广，不可量，此之谓也。且夫人生于❶天地之间，六合之内，此天之高、地之广也，非人力之所能❷度量而至也。若夫八尺之士❸①，皮肉在此❹，外❺可度量切循而得之❻，其死可解剖而视之，其脏之坚脆②，腑之大小，谷之多少③，脉之长短④，血之清浊⑤，气之多少⑥，十二经之❼多血少气，与其少血多气，与其皆多血气，与其皆少血气，皆有大❽数。其治以针艾❾，各调其经气，固其常有合乎⑦?

【校】

❶人生于:《太素》卷五《十二水》、《甲乙》林序引“生”下并无“于”字。

❷所能:统本、金陵本“所”下并无“能”字。

❸士:《甲乙》林序作“躯”。

❹在此:按:据《太素》卷五《十二水》杨注“在此”二字似应作“色脉”。

❺外:按:“外”似当作“生”,与下“死”字对文。《太素》杨注:“生则观其皮肉。”是杨所据本原作“生”。袁刻本于“外”下增“生”字。则蛇足矣。

❻之:《太素》卷五《十二水》“之”作“也”。

❼之:《甲乙》卷一第七“之”作“中”。

❽大:《甲乙》卷一第七作“定”。

❾艾:张注本作“灸”。按:《甲乙》作“灸”,与张注本合。

【注】

①八尺之士:丹波元简曰:“据本经《骨度》篇,人长其实七尺五寸,而泛言其修,或云七尺,或云八尺,举其大概耳。”

②脏之坚脆:五脏器质的坚韧与脆弱。张介宾曰:“脏之坚脆,则见于《本脏》篇。”

③腑之大小谷之多少:六腑容量的大小,受盛水谷的多少。张介宾曰:“腑之大小,谷之多少,则见于《平人绝谷》篇。”

④脉之长短:各条经脉的不同长度。张介宾曰:“脉之长短,则见于《脉度》篇。”

⑤血之清浊:人体血气有轻清与稠浊的区别。

⑥气之多少:谓脏腑、经脉之气的强弱。

⑦固其常有合乎:固,本来的意思。合,有“应”义,见《史记·乐书》正义。杨上善曰:“夫人禀气受形,既有七种不同,以针艾调养,固有常契,不可同乎天地无度量也。”

【语译】

岐伯回答说:问得很好啊!天很高,而它的高度难以计算,地很广阔,而它的广度也难以测量。这就是历来的说法。人生存在天地之间,四方上下之内,但对于这天的高度,地的广度,不是用人力能够度量准确的。如从八尺长的躯体来说，它有皮肉色脉，对活着的人，可观察探摸，对死了的人，可以解剖详细看看，那五脏的坚弱，六腑的大小，受谷的多少，经脉的长短，血液的清浊，气分的强弱，以及十二经脉中有的多血少气，有的少血多气，有的血气都多，有的血气都少，皆有一定的标准。如果发生病变，以针灸治疗，分别调和经气的虚实，那针灸的深浅多少，本来和十二经水的深浅多少是可以相应的。

黄帝曰：余闻之，快于耳，不解于心，愿卒[①]闻之。岐伯答曰：此人之所以❶参天地而应阴阳也，不可不察❷。足太阳外合清水❸，内属❹膀胱，而通水道焉。足少阳外合于渭水，内属于胆。足阳明外合于海水，内属于胃。足太阴外合于湖水，内属于脾。足少阴外合于汝水，内属于肾。足厥阴外合于渑❺水，内属于肝。手太阳外合❻淮水，内属❼小肠，而水道出焉。手少阳外合于漯水，内属三焦。手阳明外合于江水，内属于大肠。手太阴外合于河水，内属于肺。手少阴外合于济水，内属于心。手心主外合于漳水，内属于心包。凡此五脏六腑十二经水者，外❽有源泉而内有所禀[②]，此皆内外相贯，如环无端，人经亦然。故天为阳，地为阴，腰以上为天，腰以下为地。故海❾以北者为阴[③]，湖以北者为阴中之阴[④]，漳以南者为阳[⑤]，河以北至漳者为阳中之阴[⑥]，漯以南至江者为阳中之太❿阳[⑦]，此一隅⓫之阴阳也，所以人⓬与天地相参也。

【校】

❶人之所以：《甲乙》卷一第七“人之”下无“所以”二字。

❷不可不察：《甲乙》卷一第七作“不可不审察之也。”

❸外合清水：熊本、周本、金陵本、藏本、日抄本、日刻本“合”下并有“于”字。《素问·离合真邪论》王注“清水”作“渎水”。按：作“渎”误。《尔雅·释水》：“江湖淮济为四渎。”“渎”是四水之总名，此作“渎”，则与下各

水专名不合。又“清”当作“泾”，“清”“泾”声误。《太素·营卫气行》杨注“十二水，谓泾渭海湖汝沔淮漯江河济漳”是可证。

❹ 属：熊本、周本、金陵本、藏本、日抄本、日刻本“属”下并有“于”字。按:《太素》《甲乙》并有“于”字，与各本合。

❺ 渑:《太素》卷五《十二水》作“沔”。按:《素问·离合真邪论》王注、《太素》卷十二《营卫气行》杨注亦并作“沔”。

❻ 合：胡本、熊本、周本、金陵本、藏本、日抄本“合”下并有“于”字。

❼ 属：胡本、熊本、周本、金陵本、藏本、日抄本“属”下并有“于”字。

❽ 外:《太素》卷五《十二水》、《甲乙》卷一第七“外”上并有“皆”字。

❾ 海:《太素》卷五《十二水》作“清”。

❿ 阳中之太:《太素》卷五《十二水》、《甲乙》卷一第七“阳中之”下并无“太”字。

⓫ 隅:《太素》卷五《十二水》、《甲乙》卷一第七并作“州”。

⓬ 所以人:《甲乙》卷一第七作“此人所以”。于文义较顺。

【注】

①卒：详尽。《尔雅·释诂》:“卒，尽也。”

②禀：承受。《左传》昭廿六年杜注:“禀，受也。”

③海以北者为阴：张介宾曰:“海合于胃，湖合于脾，脾胃居于中州，腰之分也。海以北者为阴，就胃腑言，自胃而下，则小肠、胆与膀胱皆属腑，居胃之北而为阴也。”

④湖以北者为阴中之阴：张介宾曰:“就脾脏言，自脾而下，则肝肾皆属脏，居脾之北，而为阴中之阴。”

⑤漳以南者为阳：张介宾曰:“腰以上者，如漳合于心主，心主之上，惟心与肺，故漳以南者为阳也。”

⑥河以北至漳者为阳中之阴：张介宾曰:“河合于肺，肺之下亦惟心与心主，故河以北至漳者为阳中之阴也。”

⑦漯以南至江者为阳中之太阳：张介宾曰:“凡此皆以上南下北言阴阳耳。然更有其阳者，则脏腑之外为三焦，三焦之外为皮毛。今三焦合于漯水，大肠合于江水，故曰漯以南至江者，为阳中之太阳也。”

【语译】

黄帝说：我听了你的话，耳里觉得快当，但心里仍然是不了解，希望详尽地听你讲一下。岐伯回答说：这是人身配合天地而适应阴阳的一种道理，不可以不明白。足太阳膀胱经外可配合泾水，内则连属膀胱本腑，而与周身运行水液的道路相通。足少阳胆经外可配合渭水，内则连属胆腑。足阳明经外可配合海水，内则连属胃腑。足太阴脾经外可配合湖水，内则连属脾脏。足少阴肾经外可配合汝水，内则连属肾脏。足厥阴肝经外可配合沔水，内则连属肝脏。手太阴小肠经外可配合淮水，内则连属小肠，小肠腑主分别清浊从水道以出。手少阳三焦经外可配合漯水，内则连属三焦本腑。手阳明大肠经外可配合江水，内则连属大肠本腑。手太阴肺经外可配合河水，内则连属肺脏。手少阴心经外可配合济水，内则连属心脏。手心主心包络经外可配合漳水，内则连属心包络。总之，这五脏六腑十二经水，外面分别有源泉，在内地各有所受之水，这都是内外相互贯通，像圆环一样周而复始。人的经脉也是这样。所以天在上为阳，地在下为阴，人的腰部以上为天、属阳，腰部以下为地、属阴，因此在海水以北的称为阴，在湖水以北的称为阴中之阴，在漳水以南的称为阳，在河水以北至漳水的部位称为阳中之阴，在漯水以南至江水的部位称为阳中之太阳，这是从一部分区域河流举例说的，也就是人与天地相应的道理。

黄帝曰：夫经水❶之应经脉也，其远近浅深，水血之多少各不同，合而以❷刺之奈何？岐伯答曰：足阳明，五脏六腑之海也①，其脉大❸血多，气盛热壮，刺此者不深弗散，不留不泻②也。足阳明❹刺深六分，留十呼③。足太阳❺深五分，留七呼。足少阳❻深四分，留五呼。足太阴❼深三分，留四呼。足少阴❽深二分，留三呼。足厥阴❾深一分，留二呼。手之阴阳，其受气之道近，其气之来疾，其刺深者❿皆无过二分，其留皆无过一呼。其少长大小肥瘦，以心撩⓫之，命曰法天之常④。灸之亦然。灸而过此者得⓬恶火⑤，则骨枯脉涩⓭；刺而过此者，则脱气⑥。

【校】

❶ 经水：孙鼎宜曰：“按‘经水’二字，与下不贯，此与下‘水血多少’两‘水’字，疑均作‘气’，蒙大题字致误。”

❷ 而以：《甲乙》卷一第七“而”下无“以”字。

❸ 大：《甲乙》卷一第七“大”下有“而”字。

❹ 足阳明：《素问·血气形志》新校正引《甲乙》“足阳明”下有“多血多气”四字。

❺ 足太阳：《素问·血气形志》新校正引《甲乙》“太阳”下有“多血多气刺”五字。

❻ 足少阳：《素问·血气形志》新校正引《甲乙》“少阳”下有“少血多气刺”五字。

❼ 足太阴：《素问·血气形志》“太阴”下有“多血少气刺”五字。

❽ 足少阴：《素问·血气形志》新校正引《甲乙》“少阴”下有“少血多气刺”五字。

❾ 足厥阴：《素问·血气形志》新校正引《甲乙》“厥阴”下有“多血少气刺”五字。

❿ 其刺深者：《太素》卷五《十二水》作“其深”。按：作“其深”是。“其深”与下“其留”对文。

⓫ 撩：《甲乙》卷一第七作“料”。史崧《音释》云：“一本作‘以意料之’。”

⓬ 得：按：“得”字误，似应作“为”。草书“得”（[illegible]）“为”（[illegible]）形近。六朝抄书多以草书，以此致误。“为”有“曰”义，《太素》杨注以“名”释“为”，其义与“曰”合。

⓭ 脉涩：《太素》卷五《十二水》作“脉绩”。按：“绩”字难解。萧延平谓据杨注当作“溃”，但“溃脓”之训，亦非是。《甲乙》作“涩”与本篇合。

【注】

①足阳明五脏六腑之海也：杨上善曰：“胃受水谷，化成血气，为足阳明脉，资润五脏六腑，五脏六腑禀成血气，譬之四海，滋泽无穷，故名为海也。”

②不深弗散不留不泻：张介宾曰：“凡刺此者，不深入则邪弗能散，不久留则邪不能泻。”

③留十呼：张介宾曰：“出气曰呼，入气曰吸，曰十呼、七呼之类，则吸在其中矣，盖一呼即一息也。”

④以心撩之命曰法天之常：杨上善曰：“撩，取也。天者，理也。少长肥瘦

大小之变，变而不恒，贤人以意取之，妙合其理，故曰法天之常。”

⑤恶火：杨上善曰：“火无善恶，火壮伤多，故名恶火。”

⑥脱气：损伤正气。《说文·肉部》：“脱，消肉臞也。”引申其义，可作损伤、耗散解。

【语译】

黄帝说：经水与经脉相应，它们两者之间的远近浅深以及气血的多少，却各不相同，把两者相合起来，应用在针刺方面，应该怎样呢？岐伯答说：足阳明胃，在五脏六腑里，像海一样的。它在十二经中，是脉大、血多、气盛、热壮的一条经脉，因此刺这一经时，不刺深则邪不能散，不留针则邪不能泻。足阳明经，针刺六分深，留针的时间是十呼。足太阳经，针刺五分深，留针的时间是七呼。足少阳经，针刺四分深，留针的时间是五呼。足太阴经，针刺三分深，留针的时间是四呼。足少阴经，针刺二分深，留针的时间是三呼。足厥阴经，针刺一分深，留针的时间是二呼。至于手之阴经、阳经，它受气于心肺较近，气的运行也快，针刺的深度，一般都不超过二分，留针的时间，都不超过一呼。但人有长幼、大小、肥瘦的不同，还必须用心考虑，使它合乎自然之理。灸法也是这样的。灸而过度，损害人体，叫作恶火，就会骨髓枯槁，血脉涩滞。刺而过度，就会伤害正气。

黄帝曰：夫经脉之小大，血之多少，肤之厚薄，肉之坚脆，及胭❶之大小，可为量度❷①乎？岐伯答曰：其可为度量者，取其中度②也，不甚脱肉而血气不衰也。若失度之人，痟❸瘦③而形肉脱者，恶可以度量刺乎④。审切循扪按⑤，视其寒温盛衰⑥而调之，是谓因适而为之真❹也⑦。

【校】

❶胭：“胭”是误字，应据《太素》卷五《十二水》、《甲乙》卷一第七改作“䐃”。

❷量度：周本、张注本并作“度量”。按：作“度量”是，与下两言“度量”合。

❸ 痟：《太素》卷五《十二水》作“瘠”。

❹ 为之真：《太素》卷五《十二水》“为之真”作“为真者”。《甲乙》卷一第七“为之”作“谓之”。

【注】

①可为量度：“为”作“以”解。当作“度量”，是说计算多少长短。

②中度：适中。杨上善曰：“中度者，非为取七尺五寸以为中度，亦取肥瘦寒温盛衰，处其适者以为中度。”

③痟瘦：《甲乙》校语：“痟音消，渴病。”按：“痟”是“消”的假借字。“消瘦”双声。《太素》作“瘠瘦”，其义与“消瘦”同。如作病名解，就不合予。

④恶（wū 乌）可以度量刺乎：“恶”作“何”解。本句是说：怎能用失度之人而确定针刺的浅深呢？

⑤审切循扪按：“审”即审察，“扪”即抚摸。丹波元简曰：“切谓诊寸口。循谓循尺肤。盖经脉之大小，肤之厚薄，当寸尺度之，如肉之坚脆，䐃之大小，非一一扪按，不能知之，故举此四字，以见其义。”

⑥寒温盛衰：寒热虚实。

⑦是谓因适而为之真也：按《韩非子·解老》：“真者、慎之固也。”本句是说切循扪按，各适其宜，而慎重地去运用针刺。

【语译】

黄帝说：这经脉的大小，血的多少，皮肤的厚薄，肌肉的坚脆，以及肌肉突起部位的大小等，可以确定一种衡量的标准吗？岐伯答说：那可以度量的，是取那身材适中，肌肉不很消瘦，而血气也不衰败的。不合标准的人，身体消瘦，形肉已脱，怎么可用他确定针刺的浅深呢？应该通过审察，切寸口，循尺肤，摸按皮肤肌肉，然后再看他的寒热虚实，给予适当的调治，这叫作各适其宜而慎重地去运用针刺治疗。

经筋第十三

十二经筋是附属于十二经脉的筋膜系统，它起于爪甲，结于四肢关节，总司周身运动。如果经筋有病，就会发生掣引、疼痛、转筋，以及十二个月的痹证。篇内就根据这样的特点，讨论了十二经筋的循行、病候和治疗方法等问题。

足太阳❶之筋①，起于足小指，上②结于踝，邪❷上结于膝，其下循足外踝❸，结于踵③，上循跟④，结于腘；其别者，结于踹❹⑤外，上腘中内廉，与腘中并上结于臀，上挟❺脊上项⑥；其支者⑦，别入结于舌本；其直者，结于枕骨⑧，上头下颜❻⑨，结于鼻；其支者，为目上网❼⑩，下结于頄❽；其❾支者，从腋后外廉，结于肩髃；其支者，入腋下，上出❿缺盆，上结于完骨⑪；其支者，出缺盆，邪上出⓫于頄。其病小指支⓬，跟肿⓭痛，腘⓮挛，脊反折，项筋急，肩不举，腋支⓯，缺盆中纽痛⓰，不可左右摇。治在燔针劫刺⑫，以知⑬为数，以痛为输⑭，名曰仲春痹⑮也。

【校】

❶ 足太阳：按：以《脉经》《经别》《经水》等篇例之，“足太阳”上，疑脱“黄帝曰”三字。

❷ 邪：《甲乙》卷二第六、《圣济总录》卷一百九十一并作“斜”。按：“邪”与“斜”通用。《汉书·司马相如传》颜注：“邪读为斜。”

❸ 其下循足外踝：周本“踝”作“侧”。《太素》卷十三《经筋》、《甲乙》

卷二第六“其下”下并有“者”字。

❹ 踹:《太素》卷十三《经筋》、《甲乙》卷二第六、《圣济总录》卷一百九十一、《普济方》卷四百十二并作“腨”。按:作“腨”是。《素问·至真要大论》中“腨如别”王注:“腨,䯒后软肉处也。”

❺ 挟:《圣济总录》卷一百九十一作“从”。

❻ 颜:《甲乙》卷二第六作“额”。

❼ 网:《太素》卷十三《经筋》、《甲乙》卷二第六、《圣济总录》卷一百九十一并作“纲”。

❽ 頄:《太素》卷十三《经筋》、《甲乙》卷二第六并作“鼽”。下同。按:《素问·气府论》王注:“鼽,頄也。頄,面颧也。”《太素》杨注从“鼽”作训,不合。

❾ 其:《太素》卷十三《经筋》、《甲乙》卷二第六“其”下并有“下”字。

❿ 上出:《甲乙》卷二第六“出”上无“上”字。

⓫ 出:《甲乙》卷二第六作“入”。

⓬ 支:《圣济总录》卷一百九十一作“及”。按:作“及”是。“支”“及”形误。

⓭ 肿:《太素》卷十三《经筋》、《甲乙》卷二第六并作“踵”。按:作“踵”是。《类经》卷十七亦依“踵”为解,但不言“肿”字之非,则疏矣。

⓮ 腘:张注本作“骨”。

⓯ 支:疑亦“及”之误字。

⓰ 缺盆中纽痛:《太素》卷十三《经筋》“缺盆”下无“中”字,“纽”作“纫”。按:作“纽”非是。“纫”有索义。杨注“转展痛也”,就是对“纽”字的解释,似杨所据本原作“纽”。“纽”“纫”传抄致误。

【注】

①足太阳之筋:张介宾曰:“经筋联缀百骸,故维络周身,各有定位,虽经筋所行之部,多与经脉相同,然其所结所盛之处,则惟四肢溪谷之间为最,以筋会于节也。十二经筋皆起于四肢指爪之间,而后盛于辅骨,结于肘腕,系于膝关,联于肌肉,上于颈项,终于头面,此人身经筋之大略也。筋有刚柔,刚者所以束骨,柔者所以相维,故手足项背直行附骨之筋皆坚大,而胸腹头面支别横络之筋皆柔细也。”

②起于足小指上:张介宾曰:“至阴穴次。”

③踵:足跟的突出部位。

④跟:《释名·释形体》:“足后曰跟,在下方著地,一体任之,象木根也。”

⑤踹："踹"是"腨"的误字。"腨"就是小腿肚。

⑥上挟脊上项：张介宾曰："夹脊背，分左右上项，会于督脉之陶道、大椎，此皆附脊之刚筋也。"

⑦其支者：张介宾曰："其支者，自项别入内行，与手少阳之筋结于舌本，散于舌下。自此以上，皆柔耎之筋而散于头面。"

⑧结于枕骨：杨上善曰："筋行回曲之处谓之结。""枕骨"在头顶部的后方。

⑨颜：指额部的中央部位。杨上善曰：颜，眉上也。"

⑩为目上网：张志聪曰："网当作纲。纲维二字多并用，在少阳曰目外维，在太阳当为目上纲。"按："目上纲"指睫上的细筋，纲维目窠者。丹波元简以网罗释之，未恰。

⑪完骨：耳后高骨。

⑫燔针劫刺：张志聪曰："燔针，烧针也。劫刺者，如劫夺之势，刺之即去，无迎随出入之法。"

⑬知：病见效。《广雅·释诂一》："知，劫也。"

⑭以痛为输：杨上善曰："输谓孔穴，以筋之所痛之处，即为孔穴，不必要须依诸输也。"

⑮仲春痹：马莳曰："此证当发于二月之时，故名之曰仲春痹也。"

【语译】

足太阳膀胱经的筋，起于足小趾，上结于足外踝，再斜上结于膝部；它在下面的那支，结于踵部，上沿足跟，结于腘窝部；它别行的另一支，结于腿肚外侧处，上至膝腘窝内椽，与前在腘中一支并行，上结于臀部，上从脊柱两旁，到项部；它由此又分出一支，别行入内结于舌根；它的直行的那支，上结于枕骨，上行头顶，下至眉上，结于鼻的两旁；它从这里又分出一条支筋，是上眼胞的纲维，下行结于颧骨部；它又支出的筋，从腋后外缘，上行结于肩髃穴处；另一条支筋，入腋窝下方，上出到缺盆部，再上行结于耳后完骨部；再有一条支筋，从缺盆部别出，斜上出于颧骨部。本经筋所发生的病证，为小趾及跟踵部疼痛，膝腘部拘挛，脊柱反张，项筋发紧，肩不能举，腋部及缺盆部展转疼痛，肩部不能左右摇动。治疗的方法采取火针，不用迎随手法，以病见效作为针刺次数，以痛处作为腧穴，这叫作仲春痹。

足少阳之筋，起于小指次指❶①，上结❷外踝，上循胫外廉，结于膝外廉；其支者②，别起❸外辅骨③，上走髀，前者结于伏兔④之上❹，后者结于尻；其直者，上乘眇⑤季胁❺，上走腋前廉，系❻于膺乳⑥，结于缺盆；直❼者，上出腋，贯缺盆，出太阳之前，循耳后，上额角❽，交巅上，下走颔⑦，上结于頄；支❾者，结于目眦❿为外维⑧。其病⓫小指次指支转筋，引膝外转筋，膝不可屈伸，腘⓬筋急，前引髀，后引尻，即上⓭乘眇季胁痛，上引缺盆膺乳颈，维筋⑨急，从左之右，右目不开，上过右角，并跻脉而行⑩，左络于右，故伤左角，右足不用，命曰维筋相交⑪。治在燔针劫刺，以知为数，以痛为输，名曰孟春痹也。

【校】

❶ 次指:《太素》卷十三《经筋》、《甲乙》卷二第六、《千金》卷十一第一、《圣济总录》卷一百九十一“次指”下并有“之上”二字。

❷ 上结:《甲乙》卷二第六作“结于”。《千金》卷十一第一“结”上无“上”字。

❸ 别起：顾氏《校记》云:“‘起’字误，当依《圣济总录》作‘走’。”

❹ 伏兔之上:《甲乙》卷二第六“伏兔”下无“之上”二字。

❺ 上乘眇季胁:《太素》卷十三《经筋》、《千金》卷十一第一、《圣济总录》卷一百九十一“乘眇”并作“眇乘”。周学海曰:“‘季胁’二字，乃‘眇’之注也，经文每多如此。”

❻ 系:《千金》卷十一第一作“侠”。

❼ 直:“直”上脱“其”字，应据《太素》卷十三《经筋》、《甲乙》卷二第六补。

❽ 额角：沈彤《释骨》云:“耳上近巅者，乃头角，非额角，故‘额角’为‘头角’之讹。下云‘右角’‘左角’，亦头角也。”

❾ 支:“支”上脱“其”字，应据《太素》卷十三《经筋》、《甲乙》卷二第六、《千金》卷十一第一补。

❿ 目眦:《太素》卷十三《经筋》、《甲乙》卷二第六、《千金》卷十一第一、

《圣济总录》卷一百九十一“目”下并有“外”字。

⑪ 其病：《太素》卷十三《经筋》“其病”下有“足”字。

⑫ 腘：《太素》卷十三《经筋》“腘”下有“中”字。

⑬ 即上：《太素》卷十三《经筋》、《甲乙》卷二第六“上”上并无“即”字。

【注】

①小指次指：足的第四趾端。

②其支者：这条支筋，前面结于伏兔，后面结于尻前。

③辅骨：腓骨。张介宾曰：“膝下两旁突出之骨曰辅骨。”

④伏兔：伸腿时大腿前部肌肉最高隆起部。《图经》卷二：“伏兔在膝上六寸起肉是”。

⑤乘眇：王冰曰：“眇，谓季胁下之空软处也。”

⑥膺乳：胸旁两乳。

⑦颔：下巴颏。

⑧外维：杨上善曰：“太阳为目上纲，阳明为目下纲，少阳为目外维。”张介宾曰：“此支者，从颧上斜趋结于目外眦，而为目之外维，凡人能左右盼视者，正以此筋为之伸缩也。”

⑨维筋：孙鼎宜曰：“《周礼·大司马》注‘维，犹连结也’。此谓筋之连结于颈者。”

⑩并跻脉而行：张介宾曰：“并跻脉而行者，阴跻阳跻，阴阳相交，阳入阴，阴出阳，交于目锐眦。”

⑪维筋相交：杨上善曰：“跻脉至于目眦，故此筋交颠，左右下于目眦，与之并行。筋既交于左右，故伤左额角，右足不用，伤右额角，左足不用，以此维筋相交故也。”

【语译】

足少阳胆经的筋，起于足的第四趾端，上结于外踝，下沿胫骨外缘，结于膝部外侧的阳陵泉穴；其支出之筋，别走外辅骨，上走髀部，前支结于伏兔处，后支结于尻部；其直行之筋，上行至胁下空软处，再向上走到腋部的前缘，夹胸旁乳部，上结于缺盆部；又一支直行之筋，上出于腋部，过缺盆，出足太阳经筋之前，沿着耳后，上抵额角，会于颠顶，再下行到下巴颏，上结于颧骨部；另有一条支筋，结于眼外角，为眼之外维。本经筋所发生的病证，是足的第四趾抽筋，牵引膝外侧也抽筋，因之膝关节不可屈伸，膝窝里的筋拘紧，前面牵引髀部，后面牵引尻部，向上牵及胁下空软处和软肋部疼痛，再向上牵引缺盆部、胸旁乳部，颈部等处，所有连结的筋都感到拘急。如从左侧向右侧的筋感到拘急，则右眼就不能睁开，本筋上过右头角，和跻脉并行，左侧的筋与右侧相连结，伤了左侧的筋，右脚就不能动，这种现象叫作维筋相交。治疗的方法，采取火针，不用迎随手法，以病见效作为针刺次数，以痛处作为腧穴，这叫作孟春痹。

足阳明之筋，起于中三指❶，结于跗上，邪外上加于辅骨，上结于膝外廉，直上结于髀枢①，上循胁，属脊，其直者，上循骭❷②，结于膝❸；其支者，结于外辅骨，合少阳❹；其直者，上循伏兔，上结于髀，聚于阴器，上腹而布，至缺盆而结，上颈，上挟❺口，合于頄，下结于鼻，上合于太阳，太阳为目上网❻；其支者，从颊结于耳前。其病足中指支，胫转筋，脚跳坚❼，伏兔转筋，髀前肿，㿗❽疝，腹筋急❾。引缺盆及颊，卒口僻❿③，急者目不合④，热则筋纵⓫，目不开⑤。颊筋有寒，则急引颊移口⓬；热则筋弛纵缓，不胜收⓭故僻，治之以马膏⑥，膏⓮其急者，以白酒和桂，以涂⓯其缓者，以桑钩钩之⑦，即以生桑灰⓰置之坎中⑧，高下以⓱坐等⑨，以膏熨急颊，且饮美酒，噉美炙肉⓲，不饮酒者，自强也，为之三拊⑩而已。治在燔针劫刺⓳，以知为数，以痛为输，名曰季春痹也。

【校】

❶ 中三指：廖平曰："'三'字衍，'中'亦字误，当作'次'。"

❷ 骭：周本作"髀"。

❸ 结于膝：周本作"结之于尻"。

❹ 合少阳：《太素》卷十三《经筋》"合"下有"于"字。

❺ 挟：《病源》卷三十七《偏风㖞候》作"夹"。

❻ 太阳为目上网：《太素》卷十三《经筋》无"太阳"二字，"为"字属上

读。"网"作"纲"。廖平曰:"此多'太阳'二字。"

❼脚跳坚:按:此似应作"足跗紧"。《灵枢》"脚"字仅此一见,此乃后人以注文改正文。"跳"是"跗"的误字,"跳""跗"右旁,篆文"兆"(𠦃)"付"(㣺)近似致误。"坚""紧"相通。筋则"结于跗上",病则足跗拘急,似相合。

❽瘄:周本、马注本作"溃"。《太素》卷十三《经筋》作"颓"。按:"颓"与"隤"通。《释名·释疾病》:"阴肿曰隤。""瘄""隤"义同。作"溃"似误。

❾腹筋急:《甲乙》卷二第二"腹筋"下有"乃"字。

❿引缺盆及颊卒口僻:《太素》卷十三《经筋》作"引缺盆,颊口卒噼"。

⓫筋纵:《太素》卷十三《经筋》"筋"下有"施"字。按:"施"与"弛"通。

⓬移口:按:"移"似误字,应作"哆"(chī 侈)。《说文·口部》:"哆,张口也。"寻经文上以言目,急则目不合,热则目不开。此以口言,急则张不能合,热则㖞僻,上下文义相配。如旧注谓移口为移离常处,是与下"故僻"相复矣。

⓭胜收:《太素》卷十三《经筋》"胜"下无"收"字。

⓮膏:此"膏"字蒙上误衍。

⓯以涂:《圣济总录》卷一百九十一"涂"下有"之"字。按:有"之"字是。"之"字断句,"其急""其缓"相对成文。

⓰灰:张注本、日刻本并作"炭"。按:《太素》《圣济总录》并作"炭",与张注本合。

⓱以:《太素》卷十三《经筋》、《甲乙》卷二第六并作"与"。

⓲啖美炙肉:《太素》卷十三《经筋》"炙"下无"肉"字。按:"美"蒙上误,似应作"羔","美""羔"形近致误。《楚词·招魂》王注:"羔,羊子也。""羔炙"就是烤羊肉,"炙"即炙肉,《太素》无"肉"字,是。啖羔炙者,羊肉,味甘大热,啖之,与足阳明筋寒者为合。

⓳治在燔针劫刺:楼英曰:"治在燔针之上,当有'其病转筋者'五字,如足厥阴筋行水清气之下所言也。"

【注】

①髀枢:俗称大转子。杨上善曰:"髋骨如臼,髀骨如枢,髀转于中,故曰髀枢。"

②骭:足胫骨。

③僻:应据《太素》改作"噼"。杨注:"噼,㖞噼。"按:"㖞噼"指口歪斜。慧琳《音义》卷九十三:"㖞,口偏也。"

④急者目不合：杨上善曰："寒则目纲上下拘急，故开不得合也。"

⑤目不开：杨上善曰："热则上下缓纵，故合不得开。"

⑥马膏：马脂。李时珍曰："马膏甘平柔缓，摩急、润痹、通血脉。"

⑦以桑钩钩之：张介宾曰："桑之性平，能利关节，除风寒湿痹诸痛，故以桑钩钩之者，钩正其口也。"

⑧坎中：地坑之中。《一切经音义》卷三引《埤苍》："坎亦坑也。"

⑨高下以坐等：张介宾曰："高下以坐等者，欲其深浅适中，便于坐而得其煖也。"

⑩拊：抚摩。《说文·手部》："拊，揗也。"段注："揗者摩也。古作拊揗，今作抚循。"

【语译】

足阳明胃经的筋，起于足次趾外侧，结于足背，斜行外侧上方而至辅骨，上结于膝外侧，直上结于髀枢部，上沿胁部，联属于脊柱；其直行的一支，上沿胫骨，结于膝部；由此所分出的支筋，结于外辅骨，与足少阳的筋相合；其直行的筋，上沿伏兔再向上结于髀部，会于阴器，再向上至腹部而分散，至缺盆而复结聚，上颈部，上夹口吻两旁，合于颧骨，下结于鼻，上与足太阳的筋相合，足太阳是上眼胞的纲维，足阳明是下眼胞的纲维；另有一支，从颊部结于耳前。本经筋所发生的病证，为足中趾及胫部抽筋，足背拘急，伏兔部抽筋，大腿前部肿，阴囊肿大，腹筋拘急，牵引缺盆，面颊和嘴猝然㖞斜，因寒而筋拘急的，眼就不能合，因热而筋弛缓的眼就不能开。颊筋有寒，就牵引颊部，使口张不能合；颊筋有热，就会筋力弛缓无劲，所以口角㖞斜。治疗这样的病是用马脂，那发病急的，以白酒和桂末涂在松弛的一侧；那发病缓的，用桑钩钩于口角，再以桑木的炭火，置于地坑中，地坑的高低与病人坐的高低相等。再用马脂熨那拘急的颊部，而且饮点美酒，吃点烤羊肉，不会喝酒的人，也要勉强喝一点，并在患部再三抚摩就可以啦。至于治疗患筋的病人，应采取火针，不用迎随手法，以病见效作为针刺次数，以痛处作为腧穴，这叫作季春痹。

足太阴之筋，起于大指之端内侧，上结于内踝；其直者，

络❶于膝内辅骨①，上循阴股②，结于髀，聚于阴器，上腹，结于脐，循腹里，结于肋❷，散于胸中；其内者，著于脊，其病足大指支，内踝痛，转筋痛❸，膝内辅骨❹痛，阴股引髀而痛，阴器纽❺痛，下引脐两胁痛❻，引膺中脊内❼痛。治在燔针劫刺，以知为数，以痛为输，命曰孟秋❽痹也。

【校】

❶ 络:《太素》卷十三《经筋》、《千金》卷十五上第一、《圣济总录》卷一百九十一并作“结”。按：作“结”是，以本经文例言，凡在经脉多称“络”，在结筋多称“结”。

❷ 肋:《太素》卷十三《经筋》、《甲乙》卷二第六、《千金》卷十五上第一、《圣济总录》卷一百九十一并作“胁”。

❸ 转筋痛:《甲乙》卷二第六“筋”下无“痛”。

❹ 膝内辅骨:《甲乙》卷二第六“内”上无“膝”字。

❺ 纽:《圣济总录》卷一百九十一作“钮”。按：以前文“纽痛”例之，作“钮”误。

❻ 下引脐两胁痛:《太素》卷十三《经筋》“下”作“上”，“脐”下有“与”字。

❼ 引膺中脊内:《甲乙》卷二第六“膺”上无“引”字。《太素》卷十三《经筋》“膺中”下有“与”字。

❽ 孟秋:《太素》卷十三《经筋》“孟”作“仲”。

【注】

①内辅骨：杨上善曰：“膝内下小骨辅大骨者，长三寸半，名为内辅骨也。”

②阴股：股之内侧。

【语译】

足太阴脾经的筋，起于足大趾之端的内侧，上行结于内踝；其直行的一支，上结于膝内侧辅骨，再上沿大腿内缘，结于髀部，聚于阴器，又上行腹部，结于脐中，沿着腹里，结于肋，散布于胸中；其在内部的支筋，附着于脊柱。本经筋所发生的病证，为足大趾及内踝痛，抽筋，大腿内侧牵引髀部作痛，阴器展转痛，在上方牵引脐部和两胁作痛，并牵引胸的两旁和脊内痛。治疗的方法，应采取火针，不用迎随手法，以病见效作为针刺次数，以痛处作为腧穴，这叫作仲秋痹。

足少阴之筋，起于小指之下❶，并足太阴之筋❷，邪走❸内踝之下，结于踵❹，与太阳❺之筋合，而上结于内辅之下，并太阴之筋而上循阴股，结于阴器，循脊内挟膂①，上至项，结于枕骨，与足❻太阳之筋合。其病足下转筋，及所过而结者皆痛及转筋。病在此者，主痫瘛及痓❼②，在外❽者不能俯③，在内者不能仰④。故阳病者腰反折不能俯，阴病者不能仰。治在燔针劫刺，以知为数，以痛为输，在内者熨引饮药⑤。此筋折纽，纽发❾数甚者，死不治❿，名曰仲秋⓫痹也。

【校】

❶起于小指之下：《甲乙》卷二第六、《千金》卷十九第一“小指之下”并有“入足心”三字。

❷并足太阴之筋：《太素》卷十三《经筋》、《千金》卷十九第一、《圣济总录》卷一百九十一“并”下并无“足”字。

❸邪走：《甲乙》卷二第六、《千金》卷十九第一“邪走”上并有“而”字。

❹结于踵：《太素》卷十三《经筋》“踵”作“踝”。

❺与太阳：《甲乙》卷二第六“与”上有“则”字。《太素》卷十三《经筋》“太阳”作“足太阴”。

❻与足：《千金》卷十九第一“与”下无“足”字。

❼主痫瘛及痓：《太素》卷十三《经筋》“瘛”作“瘈”，“痓”作“痙”。按：《说文》有“痓”充“痙”，六朝写书用草字，因讹“痓”为“痙”，后人因别为之音。说详王筠《说文释例》。

❽在外：《甲乙》卷二第二“在外”上有“病”字。

❾此筋折纽纽发：《圣济总录》卷一百九十一无“此筋折纽纽”五字。

❿治：熊本作“知”。

⓫仲秋：《太素》卷十三《经筋》作“孟秋”。

【注】

①膂：脊椎骨。

②主痫瘛及痓：王宇泰曰：“《素问》止言癫而不言痫，《灵枢》乃有痫瘛、

瘛厥之名。痫病发则昏不知人，眩仆倒地，不省高下。甚而瘛疭抽掣，目上视，或口眼㖞斜，或口作六畜之声。张介宾曰："瘛，牵急也。痉，坚强反张，尤甚于瘛也。"

③在外者不能俯：杨上善曰："背为外为阳也，故病在背筋，筋急故不得低头也。"

④在内者不能仰：杨上善曰："腹为内为阴也，病在腹筋，筋急不得仰身也。"

⑤在内者熨引饮药：杨上善曰："病在皮肤筋骨外者，可疗以燔针，病在腹胸内者，宜用熨法及道引并饮汤液药等也。"

【语译】

足少阴肾经的筋，起于足小趾的下面，合足太阴脾经之筋，斜走内踝骨的下方，和足太阳膀胱经的筋相合而上结于内辅骨的下面，跟着足太阴脾经的筋上沿大腿内侧，结于阴器，沿脊内，夹脊柱骨，上至项部，结于枕骨，与足太阳膀胱经的筋相合。本经筋所发生的病证，为足下转筋，和本经筋所过而结聚处都感觉到疼痛跟抽筋，病在这方面的，以痫证、拘挛证、痉证为主，若是背筋有病，其身就不能前俯，若是腹筋有病，其身就不能后仰，所以背部苦于拘急，腰就反折而不能俯，腹部苦于拘急，身体就不能仰。治疗的方法，采取火针，不用迎随手法，以病见效为针刺次数，以痛处作为腧穴。病在内的，可用熨法、导引、饮服汤药，发作次数过多而太甚的，死不治，这叫作孟秋痹。

足厥阴之筋，起于大指之上，上结❶于内踝之前，上循胫，上结❷内辅之下，上循阴股，结于阴器，络诸筋❸①。其病足大指支，内踝之前痛，内辅痛，阴股痛转筋，阴器不用，伤于内则不起②，伤于寒则阴缩入，伤于热则纵挺不收。治在行水清阴气❹③。其病转筋❺者，治在燔针劫刺，以知为数，以痛为输，命曰季秋痹也。

【校】

❶上结：《甲乙》卷二第六"结"上无"上"字。

❷ 结:《太素》卷十三《经筋》“结”下有“于”字。

❸ 络诸筋:《太素》卷十三《经筋》“络”上有“结”字。《甲乙》卷二第六“筋”作“经”。

❹ 清阴气:《甲乙》卷二第六“气”作“器”。按:作“器”误。

❺ 病转筋:《太素》卷十三《经筋》“病”下无“转”字。

【注】

①络诸筋:张介宾曰:“厥阴属肝,肝主筋,故络诸筋而一之,以成建运之用。”

②不起:阳痿。

③治在行水清阴气:孙鼎宜曰:“《诗》‘泉流既清’,传‘水治曰清’。阴,厥阴也。水为肝母,故行水即以治厥阴之气。”

【语译】

足厥阴肝经的筋,起于足大趾之上,上行结于内踝骨之前的中封穴,上沿胫骨,再上结于膝内辅骨的前方,上沿大腿内侧,结于阴器,与其他经筋相联络。本经筋所发生的病证,为足大趾牵引内踝前疼痛,内辅骨痛,大腿内侧痛并且抽筋,前阴不能使用,如伤于房室,就要阳痿,伤于寒则阴器缩入,伤于热则阴器挺长不缩。治疗的方法,应该行水以治厥阴之气。如属于抽筋病证,就用火针,不用迎随手法,以病见效为针灸次数,以痛处作为腧穴,这叫作季秋痹。

手太阳之筋,起于小指之上,结❶于腕,上循臂内廉,结于肘内锐骨①之后,弹之应❷小指之上②,入结❸于腋下;其支者,后走腋后廉❹,上绕肩胛,循颈出走太阳之前❺,结于耳后完骨;其支者,入耳中;直者❻,出耳上,下结于颔,上属目外眦。其病小指支❼,肘内锐骨后廉痛,循臂阴③入腋下,腋下痛❽,腋后廉痛,绕肩❾胛引颈而痛,应耳中鸣痛,引颔目瞑,良久乃得❿视,颈⓫筋急则为筋瘘颈肿④。寒热在颈者⓬,治在燔针劫刺之⓭,以知为数,以痛为输,其为肿者,复⓮而锐之⑤。本支者⓯,上曲牙⓰,循耳前,属目外眦,上颔⓱,结于角。其痛⑱当所过者支转筋。治在燔针劫刺，以知为数，以痛为输，名曰仲夏痹也。

【校】

❶结：《太素》卷十三《经筋》“结”上有“上”字。

❷应：《太素》卷十三《经筋》“应”下有“于”字。

❸入结：《太素》卷十三《经筋》“入结”上有“上”字。

❹后走腋后廉：顾氏《校记》云：“走上‘后’字误，当依《圣济总录》作‘别’。”

❺出走太阳之前：《太素》卷十三《经筋》、《甲乙》卷二第六、《千金》卷十三第一“走”并作“足”，“之”下并有“筋”字。

❻直者：《太素》卷十三《经筋》“直”上有“其”字。

❼其病小指支：《太素》卷十三《经筋》“病”下有“手”字。“支”下有“痛”字，《甲乙》卷二第六“支”作“及”。

❽入腋下腋下痛：顾氏《校记》云：“《圣济总录》‘腋下’二字不重。”

❾绕肩：《太素》卷十三《经筋》“绕”下重“肩”字。

❿得：《太素》卷十三《经筋》、《甲乙》卷二第六并作“能”。

⓫颈：《圣济总录》卷一百九十一作“头”。

⓬则为筋瘘颈肿寒热在颈者：周学海曰：“似当作寒热在颈者，则为筋瘘颈肿。”

⓭治在燔针劫刺之：“之”字衍。应据《太素》卷十三《经筋》、《甲乙》卷二第六删。

⓮复：《太素》卷十三《经筋》作“伤”。

⓯本支者：《太素》卷十三《经筋》“本”作“其”。《甲乙》卷二第六无“本支者至以痛为输”四十一字。按：此系下手少阳之筋文，守山阁校本以为复衍于此，应删是其说是。

⓰牙：《太素》卷十三《经筋》作“耳”。

⓱颔：《太素》卷十三《经筋》作“额”。

⓲痛：马注本作“病”。按：《太素》《圣济总录》并作“病”，与马注本合。

【注】

①肘内锐骨：肘内骨突之处。杨上善曰：“肘锐谓肘内箱尖骨，名曰锐骨。”

②弹之应小指之上：张介宾曰：“于肘尖下两骨罅中，以指捺其筋，则酸麻应于小指之上。”

③臂阴：臂内侧。杨上善曰："臂臑内为臂阴也。"

④筋瘘颈肿：鼠瘰之属。

⑤复而锐之：张介宾曰："刺而肿不退者，复刺之，当用锐针，即镵针也。"

【语译】

手太阳小肠经的筋，起于手小指之上端，结于腕部，上沿臂内缘，结于肘内高骨的后方，以手指弹之，小指会有感觉，再上行入结于腋下；其支筋，别走腋窝后缘，上绕肩胛，沿颈部，出走足太阳经筋之前，结于耳后完骨；由此分出的支筋，入于耳中；其直行的筋，出耳上，下行结于颔部，又上行属于眼外角。本经筋所发生的病证，为手小指及肘内侧高骨后缘疼痛，沿臂内侧入腋下也痛，腋后方痛，绕肩胛引颈部疼痛，并引得耳中鸣痛，痛引颔部要闭眼，经过许久才能看东西；颈筋拘急，寒热发生在颈部的，就是鼠瘘、颈肿一类病证。治疗的方法，以病见效为针灸次数，以痛处作为腧穴，如刺后肿不消的，再用锐针刺治，这叫作仲夏痹。

手少阳之筋，起于小指次指之端，结于腕，中❶循臂结于肘，上绕臑外廉，上肩走颈，合手太阳；其支者，当曲颊①入系舌本；其支者，上曲牙❷②，循耳前，属目外眦，上乘颔❸，结于角③，其病当所过者即❹支转筋，舌卷。治在燔针劫刺，以知为数，以痛为数，名曰季夏痹也。

【校】

❶中：《太素》卷十三《经筋》、《甲乙》卷二第六"中"并作"上"。

❷牙：《太素》卷十三《经筋》"牙"作"耳"。

❸颔：《太素》卷十三《经筋》作"颌"。张介宾曰："'颔'当作'额'。盖此筋自耳前行外眦与三阳交会，上出两额之左右，以结于额之上角也。"

❹即：《太素》卷十三《经筋》无"即"字。

【注】

①曲颊：杨上善曰："曲颊在颊曲骨端。手少阳筋，循颈向曲颊后，当曲颊入系舌本。"

②曲牙：沈氏《释骨》云："齿左右势转微曲者，曰曲牙。"

③结于角："角"指额之上角。

【语译】

手少阳三焦经的筋，起于手小指侧的环指端，结于腕部，上沿臂结于肘部，向上绕臑的外侧，上行至肩部，走到颈部，与手太阳小肠经的筋相合；其支筋，当曲颊部深入，系于舌本；又有一条支筋，上走曲牙，沿耳前，联属于眼外角，向上过额部，结于额角。本经筋所发生的病证，就是在经筋所过之处，发现疼痛、抽筋、舌卷等。治疗的方法，采取火针，不用迎随手法，以病见效作为针刺次数，以痛处作为腧穴，这叫作季夏痹。

手阳明之筋，起于大指次指之端，结于腕，上循臂，上结于肘外❶，上❷臑，结于髃；其支者，绕肩胛，挟脊；直❸者，从肩髃[①]上颈；其支者，上颊，结于頄；直❹者，上出手太阳之前，上左角，络头，下右颔❺。其病当所过者支痛及转筋❻，肩不举，颈不可左右视[②]。治在燔针劫刺，以知为数，以痛为输，名曰孟夏痹也。

【校】

❶肘外:《甲乙》卷二第六"肘"下无"外"字。

❷上:《甲乙》卷二第六"上"下有"绕"字。

❸直:《甲乙》卷二第六"直"上有"其"字。

❹直:《太素》卷十三《经筋》"直"上有"其"字。

❺上左角络头下右颔：俞正燮云："案筋双出，此有'上右角，交颠，下左颔'之筋，文脱。"

❻支痛及转筋:《甲乙》卷二第六"支"下无"痛及"二字，"筋"下有"痛"字。

【注】

①肩髃：杨上善曰："肩髃，肩角也"。

②颈不可左右视：杨上善曰："其筋左右交络，故不得左右顾视。"

【语译】

手阳明大肠经的筋，起于手大指侧的示指之端，结于腕部，沿臂上行，结于肘部，上行臑部，结于肩髃；其支筋，绕过肩胛，夹脊柱两侧；其直行的筋，从肩髃上至颈部；另一支筋，上行颊部，结于頄骨部；其直行的筋，上行出手太阳小肠经筋的前方，上至左额角，络于头部，下行到右颔。本经筋所发生的病证，在其筋所经过的部位，发现疼痛、抽筋、肩不能抬、脖颈不能左右回顾。治疗的方法，采取火针，不用迎随手法，以病见效为针刺次数，以痛处作为腧穴，这叫作孟夏痹。

手太阴之筋，起于大指之上，循指上行①，结于鱼后❶，行寸口外侧，上循臂❷，结❸肘中，上臑内廉，入腋下，出❹缺盆，结肩前髃❺上结缺盆，下结❻胸里，散贯贲②，合贲下❼，抵季胁❽。其病当所过者支转筋痛，甚成息贲❾③，胁急吐血。治在燔针劫刺，以知为数，以痛为输，名曰仲冬痹也。

【校】

❶ 鱼后:《甲乙》卷二第六“鱼”下有“际”字。《圣济总录》卷一百九十一“鱼”后有“际之”二字。

❷ 上循臂:“臂”下似应有“内”字，肺太阴脉，下肘中，循臂内上骨下廉。

❸ 结:《太素》卷十三《经筋》“结”下有“于”字。

❹ 出:《甲乙》卷二第六、《千金》卷十七第一“出”上并有“上”字。

❺ 前髃:《千金》卷十七第一作“髃前”。

❻ 下结:《太素》卷十三《经筋》“结”作“络”。《甲乙》卷二第六“结”下有“于”字。

❼ 合贲下:《甲乙》卷二第六“贲”作“胁”,《千金》卷十七第一无“合贲”二字，“下”字属上读。

❽ 抵季胁:《太素》卷十三《经筋》、《圣济总录》卷一百九十一“抵”上并有“下”字，“胁”并作“肋”。

❾ 甚成息贲:《太素》卷十三《经筋》作“其成息贲者”。《圣济总录》卷一百九十一“甚”下有“则”字。

【注】

①上行：杨上善曰："循手向胸为上行。"

②散贯贲：分散贯穿贲门。

③息贲：谓肺积。《难经·五十六难》："肺之积，名曰息贲，在右胁下，覆大如杯。久不已，令人洒淅寒，热。喘咳，发肺壅。"

【语译】

手太阴肺经的筋，起于手大指之端，沿指向胸，结于鱼际部之后，行于寸口的外侧，上沿臂内，结于肘中，上行臑部内侧，入于腋下，上出缺盆，结于肩髃前方，再上结于缺盆，下行络于胸里，分散贯穿贲门下面，下到软肋部。本经筋所发生的病证，在它循行经过的部位，上肢抽筋、疼痛，如病发展成为息贲之证，就会胁急、吐血。治疗的方法采取火针，不用迎随手法，以病见效为针刺次数，以痛处作为腧穴，这叫作仲冬痹。

手心主之筋，起于中指，与太阴之筋并行，结于肘内廉，上臂阴，结腋下，下散前后挟胁；其支者，入腋❶，散胸中，结于臂❷。其病当所过者，支转筋❸，前及❹胸痛息贲。治在燔针劫刺，以知为数，以痛为输，名曰孟冬痹也。

【校】

❶ 入腋：《太素》卷十三《经筋》"入腋"下有"下"字。

❷ 结于臂：《太素》卷十三《经筋》、《圣济总录》卷一百九十一"臂"并作"贲"。张介宾曰："臂当作贲。"

❸ 支转筋：《甲乙》卷二第六"筋"下有"痛"字。

❹ 前及：《太素》卷十三《经筋》、《甲乙》卷二第六"及"上并无"前"字。

【语译】

手厥阴心包络经的筋，起于中指，与手太阴肺经的筋并行，结于肘内侧，上行臂内侧，结于腋下，下行分散前后而夹胁肋；其支筋，入于腋下，散布胸中，结于贲门。本经筋所发生的病证，在其循行所经过的部位，抽筋和胸部作痛，成为息贲证。治疗的方法，采取火针，不用迎随手法，以病见效为针刺次数，以痛处作为腧穴，这叫作孟冬痹。

手少阴之筋，起于小指之内侧，结于锐骨①，上结肘内廉，上入腋，交太阴，挟❶乳里，结于胸中，循臂❷，下系于脐。其病内急，心承伏梁②，下为肘网❸③。其病当所过者支转筋，筋痛。治在燔针劫刺，以知为数，以痛为输。其成伏梁唾❹血脓者，死不治❺。经筋❻之病，寒则反折筋急❼，热则筋弛纵不收，阴痿不用。阳急则反折，阴急则俯不伸④。焠刺⑤者，刺寒急也，热则筋纵不收❽，无用燔针。名曰季冬痹也❾。

【校】

❶挟:《太素》卷十三《经筋》作“伏”。

❷臂:《太素》卷十三《经筋》、《甲乙》卷二第六并作“贲”。按：作“贲”是，与下“系于脐”合。

❸网:《太素》卷十三《经筋》“支”上有“则”字。《甲乙》卷二第六无“筋”字，“支转”二字连下读。

❹唾:《甲乙》卷二第六作“吐”。

❺治：熊本作“知”。

❻经筋:《甲乙》卷二第六“经筋”上有“凡”字。

❼寒则反折筋急：日抄本“反”作“皮”。《太素》卷十三《经筋》“则”下无“反折”二字。按:《素问·生气通天论》、《奇经论》王注引《灵枢》无“反折”二字，疑此二字，似涉下文“阳急反折”句衍。

❽筋纵不收:《太素》卷十三《经筋》“筋纵”下无“不收”二字。

❾名曰季冬痹也：守山阁校本注云:“此六字原刻误在后‘无用燔针’之下。按上文云，‘阳急则反折，阴急则俯不收’。明是统论经筋，非专指手少阴也。故依张介宾说，移置在‘唾血脓者死不治’下。”

【注】

①锐骨:“锐”与“兑”同。杨上善曰:“兑骨，谓掌后当小指尖骨也。”

②心承伏梁：杨上善曰:“心之积名曰伏梁，起脐上如臂，上至心下，其筋循膈下脐，在此痛下，故曰承也。”

③下为肘网:“网”当作“纲”。杨上善曰:“人肘屈伸，以此筋为纲维，故曰肘纲。”

④阳急则反折阴急则俯不伸:杨上善曰:“人背为阳，腹为阴，故在阳之筋急者反折也，在阴之筋急，则俯而不伸也。”

⑤焠刺:火针。

【语译】

手少阴心经的筋，起于手小指的内侧，结于锐骨，上行结于肘部内侧，再上行入腋下，与手太阴肺经的筋相交叉，伏行于乳里，结于胸中，沿着贲门，向下与脐部相连。本经筋所发生的病证，为胸内拘急，心下有积块坚伏名曰伏梁。这条筋是肘部屈伸的纲维，所有本经筋循行经过的部位，都会发生抽筋、疼痛的病证。治疗的方法，是采取火针，不用迎随手法，以病见效为针刺次数，以痛处作为腧穴。如果已成为伏梁之证而吐血脓的，死不治，这叫作季冬痹。凡是经筋所发生的病，属寒的筋会拘急，属热的就会纵缓不能收缩，阴痿不用。背部的筋拘急就会向后反张，腹部的筋拘急就会前腑而不能伸直。火针是刺治因寒以致筋急为病的。若因热而经筋弛缓，那就不能用火针了。

足之阳明，手之太阳，筋急则口目为噼❶，眦❷急不能卒视①，治皆❸如右方也②。

【校】

❶筋急则口目为噼:《太素》卷十三《经筋》“噼”作“辟”。《甲乙》卷二第六“为”下有“之”字，“噼”作“僻”。

❷眦:《太素》卷十三《经筋》、《甲乙》卷二第六“眦”上并有“目”字。

❸治皆:《甲乙》卷二第六“治”下有“之”字。

【注】

①眦急不能卒视:按:《尔雅·释诂》:“卒，尽也。”眦急不能卒视，是说眼拘急不能全面看到东西。

②治皆如右方也:杨上善曰:“皆用前方寒急焠刺也。”王肯堂曰:“口目㖞斜者，有筋脉之分，‘口目为僻，眦急不能卒视’此胃土之筋为㖞斜也，‘口㖞唇斜’此胃土之脉为㖞斜也。筋急㖞斜，药之可愈，脉急㖞斜，非灸不愈。”

【语译】

至于足阳明胃经和手太阳小肠经的筋拘急时，就会出现口眼㖞斜，眼角拘急，视物不能全面看到，治疗这种症状，可以像上面所说采用火针那样。

骨度第十四

本篇系统地介绍人体各部骨骼的标准分寸，“度其骨节之大小、广狭、长短，而脉度定矣”。就是通过骨度的测定，借以知道经脉的长短和脏腑的大小，为针灸取穴提供了依据。

黄帝问于伯高曰：脉度①言经❶脉之长短，何以立②之？伯高曰：先度其骨节之大小、广狭、长短③，而脉度定矣。

【校】

❶言经：《太素》卷十三《骨度》“言”下无“经”字。

【注】

①脉度：《汉书·律历志上》颜注：“度者分寸尺丈引也，所以度长短也。”杨上善曰：“脉度，谓三阴三阳之脉所起之度”。

②立：确定。《后汉书·郎顗传》贤注：“立犹定也。”

③先度其骨节之大小广狭长短：杨上善曰：“人之皮肉，可肥瘦增减。骨节之度，不可延缩，故欲定脉之长短，先言骨度也。”

【语译】

黄帝问于伯高说：脉度讲经脉的长短，怎样才能确定呢？伯高说：先量度那骨节的大小、广狭、长短，就可以测定经脉的长短了。

黄帝曰：愿闻众人之度①，人长七尺五寸者，其骨节之大小长短各❶几何？伯高曰：头之大骨围②二尺六寸，胸围③四尺五寸，腰围④四尺二寸。发所复者颅至项❷⑤尺二寸；发以下至颐⑥长一尺，君子终❸折⑦。

【校】

❶ 各:《甲乙》卷二第七“各”上有“知”字。

❷ 颅至项:《太素》卷十三《骨度》“项”下有“长”字。《甲乙》卷二第七“项”下有“一”字。

❸ 终:《太素》卷十三《骨度》、《圣济总录》卷一百九十一并作“参”。《甲乙》卷二第七校语:“参又作终。”

【注】

①众人之度:“众人”谓一般人。张介宾曰:“众人者,众人之长度也。常人之长,多以七尺五寸为率。”

②头之大骨围:头围,前平眉后平枕骨一周。丹波元简曰:“头骨,于耳尖上周围而度之。”

③胸围:与两乳平胸之一周。张介宾曰:“此兼腋胁而言也,缺盆之下,两乳之间为胸。”

④腰围:与脐相平腰之一周。杨上善曰:“当二十一椎腰输之中围也。”张介宾曰:“平脐周围曰腰。”

⑤发所复者颅至项:指额上发际至项部发际。杨上善曰:“头颅骨取发所复之处前后量也。”

⑥发以下至颐:指前额发际下至腮部之外下方。

⑦君子终折:“终”据《太素》作“参”,是。《素问·三部九候论》王注:“参谓参校。”本句是说上述数据,明达的人(谓君子)还要根据人的肥瘦高矮的不同,参校计算。孙鼎宜曰:“君子,人之成名也。《广雅》‘终,极也’。‘折’当为‘制’。此言人有肥瘦少长之不同,上文所举,皆成人之极制而言,推之下部可知。”

【语译】

黄帝说:我希望听到一般人的骨度。以人长七尺立寸为标准,那么,全身骨节的大小长短各有几何呢?伯高说:头盖骨周围长二尺六寸,胸围是四尺五寸,腰围是四尺二寸,头发所复盖的部位,从头颅的前发际到颈项后发际长一尺二寸,从前发际下至颐端长一尺,明达的人还要参校计算。

结喉[①]以下至缺盆中长四寸,缺盆以下至𩩲骬[②]长九寸,过

则肺大，不满则肺小[③]。髑骬以下至天枢[④]长八寸，过则胃大，不及[❶]则胃小[⑤]。天枢以下至横骨[⑥]长六寸半，过则回肠[⑦]广长，不满则狭[❷]短。横骨长六寸半，横骨上廉以[❸]下至内辅[⑧]之上廉长一尺八寸，内辅之上廉以下至下廉长三寸半，内辅下廉下[❹]至内踝[⑨]长一尺三寸，内踝以下至地长三寸，膝腘以下至跗属[⑩]长一尺六寸，跗属以下至地长三寸，故骨围大则太过，小则不及。

【校】

❶ 及:《太素》卷十三《骨度》“及”作“满”。

❷ 则狭:《太素》卷十三《骨度》“则”下无“狭”字。

❸ 横骨上廉以:《太素》卷十三《骨度》无此五字。

❹ 内辅下廉下:《太素》卷十三《骨度》“辅”下有“之”字，“廉”下有“以”字。按:《太素》是。此“内辅之下廉以下”与“内辅之上廉以下”句法相俪。

【注】

①结喉：喉头之甲状软骨处。张介宾曰：“舌根之下，肺之上系，屈曲外凸者为结喉。”

②髑骬（hé yú 合于）：指胸骨剑突部分。《玉篇·骨部》：“骬，髑骬、缺盆骨。”

③过则肺大不满则肺小：杨上善曰：“心肺俱在胸中，心在肺间，故不言大小。”张介宾曰：“缺盆之下，鸠尾之上，是为胸，肺脏所居，故胸大则肺亦大，胸小则肺亦小也。”

④天枢：穴位，在脐旁开二寸，左右各一。唯此乃指平脐的部位。

⑤过则胃大不及则胃小：张介宾曰：“自髑骬之下，脐之上，是为中焦，胃之所居。故上腹长大者，胃亦大；上腹短小者，胃亦小也。”

⑥横骨：耻骨。张介宾曰：“横骨，阴毛中曲骨也。”

⑦回肠：指大肠。

⑧内辅：此指膝之内侧大骨隆起处。《医宗金鉴》卷六十四《骨度尺寸》侧部注云：“膝旁之骨突出者曰辅骨，内曰内辅，外曰外输。”

⑨内踝：马莳曰：“足跟前两旁起骨为踝，在外为外踝骨，在内为内踝骨。”

⑩跗属：沈彤曰："外侧近踝者曰跗属。"

【语译】

喉头隆起下至左右缺盆穴的中间长四寸。缺盆以下至胸骨剑突长九寸，超过九寸的，则肺脏大，不满九寸的则肺脏就小。从胸骨剑突下至天枢穴的部位，长八寸，超过八寸的则胃大，不满八寸的则胃小。从天枢下至耻骨，长六寸半，超过的，回肠就会广而且长，不满六寸半的，就会狭而且短。横骨长六寸半，横骨上缘到股骨内侧的上缘至下缘长三寸半，膝骨下缘下至内踝骨，长一尺三寸。内踝以下到地，长三寸。膝腘以下到跗属，长一尺六寸。跗属以下到地，长三寸。所以头骨围大的则身骨也大，头骨围小的则身骨也小。

角以下至柱骨①长一尺❶，行腋中不见者②长四寸，腋以下至季胁长一尺二寸，季胁以下至髀枢③长六寸，髀枢以下至膝中④长一尺九寸，膝以下至外踝长一尺六寸，外踝以下至京骨⑤长三寸，京骨以下至地长一寸。

【校】

❶ 尺：《甲乙》卷二第七校语："尺一作寸。"

【注】

①角以下至柱骨：角，额角。柱骨，肩胛上颈骨隆起处。张介宾曰："角，头侧大骨耳上高角也。柱骨，肩骨之上，颈项之根也。"

②行腋中不见者：张介宾曰："此自柱骨下通腋下，隐伏不见之处。"

③髀枢：杨上善曰："尻髀二骨相接之处，名曰髀枢。"张介宾曰："足股曰髀，髀上外侧骨缝曰枢，此运动之机也。"

④膝中：膝盖骨外侧中点。张介宾曰："膝中，言膝外侧骨缝之次。"

⑤京骨：张介宾曰："京骨，在足小指本节后大骨下，赤白肉际陷中。"

【语译】

从额角到柱骨，长一尺。行于腋中看不见的，为从柱骨向下到腋横纹处，长四寸。腋下到季胁，长一尺二寸。季胁以下至髀枢，长六寸。髀枢以下至膝中，长一尺九寸。膝盖骨外侧中点到外踝，长一尺六寸。

外踝以下到京骨，长三寸。京骨以下到地，长一寸。

耳后当完骨者广九寸①，耳前当耳门者广一尺三寸❶，两颧②之间相去七寸，两乳之间广九寸半❷，两髀之间③广六寸半。

【校】

❶ 三寸:《甲乙》卷二第七“三”作“二”。

❷ 广九寸半:《甲乙》卷二第七校语引《九墟》作“七寸”。小坂营升曰:“按滑氏《发挥》曰‘自膻中横至神封二寸，神封至乳中二寸，左右合而得八寸也’。《图翼》《医统》《针方六集》《金鉴》等俱当折八寸为当。”

【注】

①耳后当完骨者广九寸：张介宾曰:“此言耳后之横度也。耳后高骨曰完骨，足少阳穴名，入发际四分，左右相去广九寸。”张志聪曰:“从耳以至于脑后也。广，横阔也。”

②两颧：张介宾曰:“目下高骨为颧。”

③两髀之间：张介宾曰:“言两股之中，横骨两头尺处也。”

【语译】

耳后当两高骨间，宽九寸。耳前当两听宫部位，宽一尺三寸。两颧骨的距离宽七寸。两乳之间，宽九寸半。两股之间，宽六寸半。

足长一尺二寸，广四寸半。肩①至肘长一尺七寸，肘至腕长一尺二寸半，腕至中指本节②长四寸，本节至其末③长四寸半。

【注】

①肩：小坂营升曰:“肩，肩端也。自肩髃至曲池为一尺七寸。”

②本节：杨上善曰:“指有三节，此为下节，故曰本节。”张介宾曰:“本节，指之后节根也。”

③末：指端。

【语译】

足的长度是一尺二寸，宽四寸半。肩端至肘长一尺七寸，肘至腕长一尺二寸半，腕至中指末节根部长四寸，手指末节根部至指端，长四寸半。

项发以下至背骨❶①长二❷寸半，膂骨以下至尾骶二十一节长三尺，上❸节长一寸四分分之一❹，奇分在下，故上七节❺至于膂骨②九寸八分❻分之七，此众人骨之❼度也，所以立经脉之长短也。是故视其经脉❽之在于身也，其见浮而坚❾③，其见明而大者，多血；细而沉者，多气❿也。

【校】

❶ 背骨：《太素》卷十三《骨度》、《圣济总录》卷一九一“背”并作“膂”。《甲乙》卷二第七“背”作“脊”。按：作“背”是。沈彤《释骨》云：“此篇大体，凡骨名相承说者，下皆同上。知‘膂’本‘背’字传写致讹。篇内又云‘上七节至于膂骨’，则上七节皆背骨，而膂骨自八节以下明矣。”

❷ 二：日刻本作“三”。按：《太素》《甲乙》并作“三”，与日刻本合。《圣济总录》亦作“三”，唯下无“半”字。

❸ 以下至尾骶二十一节长三尺上：《圣济总录》卷一九一无“以下”十三字。

❹ 长一寸四分分之一：周学海曰：“以文义推之，当是一寸四分又十分分之一。”

❺ 节：《太素》卷十三《骨度》、《甲乙》卷二第七“节”下并有“下”字。

❻ 九寸八分：《圣济总录》卷一九一“八分”下重“八分”二字。

❼ 骨之：“骨之”误倒，应据《太素》卷十三《骨度》、《甲乙》卷二第七乙正。

❽ 是故视其经脉：《太素》卷十三《骨度》、《圣济总录》卷一九一“脉”并作“络”。丹波元简曰：“按是故其经脉一节，与骨度不相涉，疑是它篇错简。”

❾ 浮而坚：《太素》卷十三《骨度》“坚”下有“者”字。

❿ 多气：《太素》卷十三《骨度》“多”作“少”。《甲乙》卷二第七“多气也”下有“乃经之长短也”六字。

【注】

①项发以下至背骨：项发，项后发际。背骨，指第一节大椎骨而言。

②膂骨：脊骨。

③其见浮而坚：谓络脉。

【语译】

项后发际到大椎，长二寸半；脊骨到尾骶骨，有二十一节，共长三尺；上节、每节各长一寸四分一厘，所有奇零分数，就分配在七节以下折算，所以从上七节到膂骨，共长九寸八分七厘。这就是一般人的骨度，也就是确立经脉长短的依据。因此观察经络在人身体的情况，那呈现浮浅而坚实的是络脉，那呈现明显而粗大的是多血之征，细小而沉伏的是多气之征。

五十营第十五

本篇通过天体运行和人的脉搏至数，以及呼吸息数同气行的长度、周次与日行分数之间的关系，阐发了营气在人身经脉中一昼夜运行五十周次的道理，因此篇名叫作“五十营”。

黄帝曰：余愿闻五十营[①]奈何❶？岐伯答曰：天周❷二十八宿[②]，宿三十❸六分，人气行一周❹，千❺八分。日行[③]二十八宿❻，人经脉上下、左右、前后二十八脉[④]，周身十六丈二尺，以应二十八宿。

【校】

❶ 奈何：《太素》卷十二《营五十周》无“奈何”二字。

❷ 天周：《甲乙》卷一第九作“周天”。《素问·八正神明论》王注同。

❸ 宿三十：《素问·八正神明论》王注“三十”上无“宿”字。

❹ 一周：《素问·八正神明论》王注“周”下有“天”字。

❺ 千：《素问·八正神明论》王注“千”上有“凡一”二字。按：《太素》“千”上有“一”字，但加“凡”字，义更胜。

❻ 日行二十八宿：《太素》卷十二《五十周》“宿”作“分”。《甲乙》卷一第九作“络”。

【注】

①五十营：张介宾曰：“即营气运行之数，昼夜凡五十度也。”

②二十八宿：古代天文学星名，周天四方各有七宿，即东方苍龙七宿：角、亢、氐、房、心、尾、箕。北方玄武七宿：斗、牛、女、虚、危、室、壁。西方白虎七宿：奎、娄、胃、昴、毕、觜、参。南方朱雀七宿：井、鬼、柳、星、张、翼、轸。

③日行：指地球绕日运转。

④二十八脉：马莳曰："十二经有十二脉，而左右相同，则为二十四脉，加以阳跻、阴跻、督脉、任脉，共计二十八脉。"按：阴跻、阳跻左右有四，而本文仅作两脉来算，此《脉度》篇所谓"男子数其阳，女子数其阴，当数者为经，其不当数者为络也"。

【语译】

黄帝说：我希望听到经脉之气在人体运行五十周的情况是怎样的。岐伯回答说：周天有二十八宿，每宿的距离是三十六分，人体的经脉之气，一昼夜运行五十周，合一千零八分。在一昼夜中日行周历了二十八宿，人体的经脉分布在上下、左右、前后，共二十八脉，脉气在全身运转一周共十六丈二尺，恰好相应于二十八宿。

漏水下百刻❶①，以分昼夜。故人一呼，脉再动，气❷行三寸，一吸，脉亦再动，气❷行三寸，呼吸定息，气❷行六寸②。十息气行六尺❸，日行二分。二百七十❹息，气行十六丈二尺，气行交通于中❺，一周于身，下水❻二刻，日行二十五分❼。五百四十息，气行再周于身，下水四刻，日行四十分❽。二千七百息，气行十周于身，下水二十刻，日行五宿二十分❾③。一万三千五百❿息④，气行五十营于身，水下百刻，日行二十八宿，漏水皆尽，脉⓫终矣。所谓交通者，并行一数也⑤，故五十营备，得尽天地之寿⑥矣，凡行八百一十丈也⓬。

【校】

❶漏水下百刻：《素问·八正神明论》王注作"合漏水百刻"。

❷气：《难经·一难》作"脉"。

❸六尺：《医学纲目》卷一"六尺"下有"二十七息气行一丈六尺二寸"十二字。似应据补。

❹七十：《素问·平人气象论》王注"七十"下有"定"字。

❺气行交通于中：《素问·八正神明论》王注无"气行"六字。

❻下水：张注本作"水下"。下同。按：本经《卫气行》、《素问》王注并作

"水下"，与张注本合。

❼ 日行二十五分：《素问·八正神明论》王注、《太素》卷十二《营五十周》"二十"下并无"五"字。按："五"字似衍。每一环周所需日行分数，据一千零八除以五十来计算，当为二十分一厘六毫。《素问》王注无"五"字近似。《甲乙》作"二十分有奇"则更贴切。

❽ 四十分：《甲乙》卷一第九"四十分"下有"有奇"二字。按：《太素》杨注此"倍一周身之数"。当为四十分三厘二毫。则《甲乙》之"有奇"二字应据补。

❾ 二十分：《甲乙》卷一第九"二十分"下有"有奇"二字。

❿ 五百：《素问·平人气象论》王注"五百"下有"定"字。

⓫ 脉：《甲乙》"脉"下有"已"字。

⓬ 凡行八百一十丈也：《太素》卷十二《营五十周》、《甲乙》卷一第九"凡"上并有"气"字。按：本句误窜于此。应据《素问·八正神明论》王注移在上"漏水下百刻"下，盖气行一周为一十六丈二尺，五十周为八百一十丈。首总言之，下文以一周、再周、十周、五十营分承上文，文义甚明。"得尽天地之寿"于文业已结束，乌得再云凡行八百一十丈也。

【注】

①漏水下百刻：《说文·水部》："漏，以铜受水，刻节，昼夜百节。"段注："《文选》注引司马彪曰'乳壶为漏，浮箭为刻，下漏数刻，以考中星，昏明星焉'。按昼夜百刻，每刻为六小刻，每小刻又十分之，故昼夜六千分，每大刻六十分也。其散于十二辰，每辰八大刻，二小刻，共得五百分，此是古法。"

②呼吸定息气行六寸：张介宾曰："天之宗气，积于胸中，以行呼吸而通经脉，凡一呼一吸是为一息，脉气行六寸。"

③日行五宿二十分：此指气行十周之日行分数。每宿三十六分，五宿一百八十分，加上二十分，共计二百分。但气行十周，日行分数为二百零一分六厘，合五宿二十一分六厘。故《甲乙》云有奇焉。

④一万三千五百息：按气行一周，呼吸二百七十息，五十周计呼吸总数为一万三千五百息。

⑤所谓交通者并行一数也：杨上善曰："谓二手足脉气并行，而以一数之，即气行三寸，两气各三寸也。而二气之行相交于中，故曰交通，上有'交通'之文，故云所谓也。"

⑥尽天地之寿：按："寿"与"筹"通。《仪礼·乡射礼》郑注："筹，算也。"算有"数"义。所谓尽天地之寿者，即尽天地之数也。

【语译】

用漏水下百刻作标准，以划分昼夜。所以人在一呼时，脉跳动二次，气行三寸；一吸时，脉也跳动二次，气行又是三寸；一呼一吸，叫作一息，气行共六寸。十息，气行共六尺，以二十七息，气行一丈二尺六寸计算，适为日行二分；二百七十息，共气行十六丈二尺，气行交流贯通于经脉之中，循转全身一周，漏水下注二刻，日行二十分有零；五百四十息，气行在全身循转了两周，此时当漏水下注四刻，日行四十分有零；二千七百息，气行在全身循转了十周，此时当漏水下注二十刻，日行五宿二十分有零；一万三千五百息，气行在全身循转五十周，正好正是漏水下注百刻，日行二十八宿，漏水都滴尽了，经脉之气也走完了五十周。所谓“交通”，是指手足经脉一致贯通的意思。所以昼夜五十周经脉循转不已，也就是详尽指出了天地之数了。

营气第十六

本篇说明营气来源，主要是由于饮食精微化生而成。篇内“纳谷为宝”一语，已括尽它的含义。营气在人体中的循行规律，首先从肺开始，顺序流注于大肠、胃、脾、心、小肠、膀胱、肾、心包、三焦、胆、肝，再由肝注肺；其支别又行于督任二脉，复出太阴，由此就可看出营气的终而复始，常营不已的生理功能。

黄帝曰：营❶气①之道，内②谷为宝❷。谷入于胃，乃传之肺❸，流溢于中，布❹散于外③，精专者④行于经隧⑤，常营⑥无已，终而复始，是谓天地之纪⑦。故气⑧从太阴出❺，注⑨手阳明，上行❻注足阳明，下行至跗上❼，注大指间，与太阴合❽，上行抵髀❾。从脾❿注心中，循手少阴，出腋下臂，注小指⓫，合手太阳⑩，上乘腋出䪼⓬⑪内，注目内眦，上巅下项，合足太阳，循脊下尻⑫下行注小指之端，循足心注足少阴，上行注肾，从肾注心，外散于胸中。循心主⓭脉，出腋下臂，出⓮两筋之间，入掌中，出中指⓯之端，还注小指次指之端，合手少阳，上行注膻中，散于三焦，从三焦注胆，出胁注足少阳，下行至跗上，复出跗注大指间，合足厥阴，上行至肝，从肝上注肺⓰，上循喉咙，入颃颡⑬之窍，究⓱于畜门⑭。其支⓲别者，上额循巅下项中，循脊⓳入骶，是督脉也，络阴器，上过毛中，入脐中，上循腹里⓴，入缺盆，下注肺中，复出太阴。此营气之所行也㉑，逆顺之常也⑮。

【校】

❶ 营:《素问·平人气象论》、《痹论》王注并作“荣”。“营”“荣”通用。《易·象上传》虞注:“营或作荣”。

❷ 宝：按：作“宝”是。“道”“宝”幽部韵。

❸ 乃传之肺:《素问·平人气象论》、《五脏别论》、《痹论》王注并作“气传与肺”。《甲乙》卷一第十“乃”作“气”。

❹ 布:《素问·平人气象论》王注作“而”。

❺ 从太阴出:《甲乙》卷一第十“从太阴出”下有“循臂内上廉”五字。

❻ 上行：按:“上行”下脱“至面”二字，应据《太素》卷十二、《甲乙》卷一第十补。

❼ 跗上:《太素》卷十二“跗”下无“上”字。

❽ 与太阴合:“与”下应补“足”字。

❾ 抵髀:《太素》卷十二、《甲乙》卷一第十“髀”并作“脾”。

❿ 从脾：张注本“脾”作“髀”。按：张本作“髀”，乃袭上“抵髀”误改。《太素》杨注:“足太阴脉注心中”，则应作“脾”可证。

⓫ 小指:《太素》卷十二、《甲乙》卷一第十“小指”下并有“之端”二字。

⓬ 颇:《甲乙》卷一第十校语:“颇，一作项。”

⓭ 主:《太素》卷十二作“注”。

⓮ 出:《太素》卷十二、《甲乙》卷一第十并作“入”。

⓯ 出中指:《甲乙》卷一第十“出”下有“手”字。

⓰ 注肺:《甲乙》卷一第十作“注鬲上”。

⓱ 究:《太素》卷十《督脉》杨注引《九卷》作“别”。

⓲ 其支:《太素》卷十二“其”下无“支”字。

⓳ 下项中循脊:《太素》卷十《督脉》杨注引《九卷》“项”下无“中循”二字。

⓴ 上循腹里:《太素》卷十《督脉》杨注引《九卷》无“循腹里”三字。“上”字连下“入缺盆”为句。

㉑ 此营气之所行也:《太素》卷十二、《甲乙》卷一第十“之”下并无“所也”二字。

【注】

①营气：马莳曰:“此言营气之运行，一如宗气之所行也。宗气者，大气也，

始于手大阴肺经，终于肝经。营阴气者，阴气也，由中焦之气，阳中有阴者，随中焦之气，以降于下焦，而生此阴气，故气之清者为营。”

②内：与“纳”同。《荀子·富国》杨注“内读曰纳”。“纳”谓食入。

③流溢于中布散于外：杨上善曰：“谷入胃已，精浊下流，清精注肺，肺得其气，流溢五脏，布散六腑。”

④精专者：《素问·解精微论》：“五脏之专精也。”王注：“专，任也。”“精专”犹“专精”。此是谓任其精纯行于经隧也。

⑤经隧：泛指气血运行的通道。

⑥营：有“周行”之义，见《文选·魏都赋》善注。

⑦是谓天地之纪：这是借着宇宙间的日月出入交会规律，说明营气运行，也是有规律的。张介宾曰：“天地日月，各有所会之纪，天以二十八舍为纪，地以十二辰次为纪，日月以行之迟速为纪。人之营卫，以昼夜为纪，故一日凡行五十周，而复为大会焉。”

⑧气：指营气。

⑨注：灌注，谓经脉之气灌注，流入脏腑、器官之中。《说文·水部》：“注，灌也。”

⑩合手太阳：指经脉相互交合。杨上善曰：“合者，合手小指端也。”

⑪顿（zhuō 拙）：即目下颧上部位。

⑫尻（kǎo 考）：骶尾部位的统称。

⑬颃颡（hángsāng 杭桑）：鼻腔之后，食管以上部分。杨上善曰：“当会厌上双孔。”

⑭究于畜门：“究”当依前校作“别”。此言足厥阴脉与督脉有所不同，当于畜门别之。杨上善曰：“足厥阴脉，从肝上注肺，上循喉咙，上至于颠与督脉会。督脉自从畜门，上额至颠，下项，入骶，与厥阴不同。”其说可为“别”字确解。“畜门”即《素问·评热病论》之“蓄门”。“畜”“蓄”音同相假。“畜门”指鼻孔。

⑮逆顺之常也：杨上善曰：“逆顺者，在手循阴而出，循阳而入；在足循阴而入，循阳而出，此为营气行，逆顺常也。”

【语译】

黄帝说：营气之理，以受纳饮食谷物为最可贵。水谷入胃，它化生的精微，就传于肺脏，流溢于五脏，布散于六腑，任其精华部分流行于经隧之中，常常营运而不休止，终而复始，这可说是和天地间的规律是一样的。所以营气首从手太阴肺经出发，流注于手阳明大肠经，上行流注于足阳明胃经，下行到足背，流注足大趾间，与足太阴脾经相合；上行抵达脾经，从脾的支脉，上注于心中；由此沿着手少阴心经，出腋窝，下沿臂内侧后缘，流注到手小指之端，与手太阳小肠经相合；由此上行越过腋外，出于眼眶下的内侧，流注到眼内角，然后再上至颠顶，下行于颈项，与足太阳膀胱经相合；又沿脊柱向下经尻部，下行流注于足小趾之端；再沿着足心，流注到足少阴肾经，循经上行而注入肾脏，从肾注于心包络，外散于胸中；再沿心包络脉，出腋窝，下行前臂，入两筋的中间，入掌中，直出手中指之端，再转回来流注到环指的尖端，与手少阳三焦经相合；由此上行注于膻中，散布于上中下三焦，再从三焦流注到胆腑，出胁部，注于足少阳胆经，下行到足背，又从足背流注到足大趾间，与足厥阴肝经相合；循肝经上行至肝脏，再从肝脏上注于肺中，向上沿喉咙后面，入鼻的内窍，从鼻外孔分清足厥阴与督脉的不同。其分支别行的，上行额部，沿头顶中央，下行项中，沿脊柱，入骶骨部，这是督脉的循行的通路；由此再通过任脉，络绕阴器，上过毛际，入于脐中，向上沿腹内，入缺盆，复向下流注到肺中，又从手太阴肺经开始循环周流。这就是营气运行的经路，手足两经逆顺而行的常规。

脉度第十七

本篇重点是讨论二十八脉的长度。在讨论脉度的基础上，进一步说明经脉在人体中的重要作用，“阴脉荣其脏，阳脉荣其腑”，就是其中的主要论点。尤其值得注意的是，指出跻脉的起止点与其通路，以及男子以阳跻为经，阴跻为络，女子以阴跻为经，阳跻为络的道理。

黄帝曰：愿闻脉度。岐伯答曰：手之六阳❶①，从手至头，长❷五尺，五六❸三丈。手之六阴❹，从手至胸中②，三尺❺五寸，三六一丈八尺，五六❻三尺，合❼二丈一尺。足之六阳❽，从足上至头❾，八尺，六八❻四丈八尺。足之六阴❿，从足至胸中⓫，六尺五寸，六六❻三丈六尺，五六三尺，合⓬三丈九尺。跻脉⓭③从足至目，七尺⓮五寸，二七一丈四尺，二五⓯一尺，合⓰一丈五尺。督脉任脉各四尺五寸，二四⓯八尺，二五⓯一尺，合⓰九尺。凡都合⓱一十六丈二尺，此气之大经隧也。经脉为里，支而横者为络，络之别者为孙⓲，盛⓳而⓳血者疾诛之④，盛者⓴泻之，虚者饮药以补之⑤。

【校】

❶ 手之六阳：《太素》卷十三《脉度》“手”下有“足”字。萧延平曰：“足字疑衍。”《难经·二十三难》作“手三阳之脉”。

❷ 长：《太素》卷五《十二水》杨注“长”下有“各”字。

❸ 五六：《难经·二十三难》“五六”下有“合”字。

❹ 手之六阴：《难经·二十三难》作“手三阴之脉”。

❺ 三尺:《难经·二十三难》“三尺”上有“长”字。

❻ 五六:《甲乙》卷二第三“五六”下有“合”字。下“六八”“六六”并同。

❼ 合:《太素》卷十三《脉度》、《甲乙》卷二第三并作“凡”。

❽ 足之六阳:《难经·二十三难》作“足三阳之脉”。

❾ 从足上至头:《太素》卷五《十二水》“足”下无“上”字,“头”作“顶”。《甲乙》卷二第三作“从头至足”。

❿ 足之六阴:《难经·二十三难》作“足三阴之脉”。

⓫ 至胸中:《难经·二十三难》、《太素》卷五《十二水》杨注“胸”下并无“中”字。

⓬ 合:《太素》卷十三《脉度》、《甲乙》卷二第三并作“凡”。

⓭ 跻脉:《太素》卷十三《脉度》“跻”作“乔”。按:《说文·足部》:“跻,举足小高也。”《夭部》:“乔,高而屈也。”二字义异,唯以声同通用。《太素·阴阳跻脉》注:“乔亦作矫,皆疾健貌,人行健疾,此脉所能,故因名也。乔,高也,此脉从足而出,以上于头,故曰乔脉。”杨说似统“跻”“乔”二字之义而为释耳。

⓮ 七尺:《太素》卷十《阴阳跻脉》杨注引《九卷经》“七尺”上有“各长”二字。按:“各长”二字应补。有此二字,下文之“二七一丈四尺”,“二五一尺”文义相贯。《难经》《甲乙》“七”上并有“长”字,尚未尽是。

⓯ 二五:《甲乙》卷二第三“二五”下有“合”字。下“二四”“二五”句同。

⓰ 合:《太素》卷十三《脉度》、《甲乙》卷二第三“合”并作“都”。下“合九尺”句同。

⓱ 都合:《难经·二十三难》作“脉长”。

⓲ 孙:《素问·调经论》王注引《针经》、《三部九候论》王注引《灵枢》“孙”下并有“络”字。

⓳ 盛而:《太素》卷十三《脉度》、《甲乙》卷二第三“盛而”上并有“孙络之”三字,“盛而”下并有“有”字。

⓴ 盛者:《太素》卷十三《脉度》“盛者”下有“徐”字。

【注】

①手之六阳:杨上善曰:“手阳明大肠脉也,手太阳小肠脉,手少阳三焦脉也,三脉分在两手,故有六脉,余仿此。”

②从手至胸中:廖平《营卫运行考》云:“按经言手之三阴,从心去手。此

乃云‘从手至胸中’者，此用《根结》篇说，以四肢为根，头胸为结，一为顺行，一为逆行，所以不同。”

③跻脉：马莳曰：“阳跻自足申脉行于目，阴跻自足照海行于目，阳跻、阴跻左右相同，则跻脉宜乎有四，今曰‘二七一丈四尺二五一尺’，则止于二脉者，何也？盖男子数左右阳跻，女子数左右阴跻。”

④盛而血者疾诛之：“血”指瘀血。《淮南子·时则训》高注：“诛，治也。”此谓瘀血盛满时，当急治之也。

⑤虚者饮药以补之：杨上善曰：“凡大小络虚，皆须饮药补之，不可去血，去血虚虚，不可不禁。”

【语译】

黄帝说：我希望听一下经脉的长度。岐伯回答说：手的左右六条阳经，从手至头，每条经脉，各长五尺，五六得三丈。手的左右六条阴经，从手至胸，每条经脉，各长三尺五寸，三六得一丈八尺，五六得三丈，共计二丈一尺。足的左右六条阳经，从足至头，每条经脉，各长八尺，六八共合四丈八尺。足的左右六条阴经，从足至胸，每条经脉，各长六尺五寸，六六得三丈六尺，五六得三尺，共计三丈九尺。左右跻脉从足至目，各长七尺五寸，二七得一丈四尺，二五得一尺，共计一丈五尺。督脉、任脉各长四尺五寸，二四得八尺，二五得一尺，共计九尺。总共长一十六丈二尺，这就是脉气流行的较大的经脉通路。经脉是在里的，从经脉分出的支脉而横行的是络脉，络脉别出的分支，称为孙络。孙络盛满而有瘀血的，应该赶快去治，对于邪气盛的，可用泻法，正气虚的，就应该服药进行调补。

五脏常内阅于上七窍①也❶，故肺气❷通于鼻②，肺❸和则鼻能和臭香矣；心气通于舌③，心❹和则舌能知五味矣，肝气通于目④，肝❺和则目能辨五色❻矣；脾气通于口⑤，脾❼和则口能知五谷矣；肾气通于耳，肾❽和则耳能闻五音矣。五脏不和则七窍不通，六腑不和则留为痈❾。故邪在腑❿则阳脉不和⓫，阳脉不和⓫则气留之，气留之则阳气⓬盛矣。阳气太

盛⑬则阴⑭不利，阴脉不利则血⑮留之，血⑮留之则阴气⑯盛矣。阴气太盛，则阳气不能荣也，故曰关。阳气太盛，则阴气弗能荣也⑰，故曰格。阴阳俱盛，不得相荣，故曰关格⑥。关格者，不得尽期而死也⑱。

【校】

❶ 五脏常内阅于上七窍也:《太素》卷六《脏腑气液》“七窍也”作“在七窍”。顾氏《校记》云:“阅，似费解，然《师传》云‘五脏之气，阅于面者’。《五阅五使》云‘五官者，五脏之阅’。则‘阅’字不误。”

❷ 故肺气:《太素》卷六《脏腑气液》“肺气”上无“故”字。

❸ 肺:《太素》卷六《脏腑气液》、《难经·三十七难》、《甲乙》卷一第四并作“鼻”。按:《史记·扁鹊仓公列传》正义引“肺”作“鼻”，与《太素》合。

❹ 心:《太素》卷六《脏腑气液》、《甲乙》卷一第四并作“舌”。

❺ 肝:《太素》卷六《脏腑气液》、《甲乙》卷一第四并作“目”。按:《史记·扁鹊仓公列传》正义引“肝”作“目”，与《太素》合。

❻ 五色:《难经·三十七难》作“黑白”。

❼ 脾:《太素》卷六《脏腑气液》、《难经·三十七难》、《甲乙》卷一第四并作“口”。

❽ 肾:《太素》卷六《脏腑气液》、《甲乙》卷一第四并作“耳”。

❾ 则留为痈:《难经·三十七难》、《甲乙》卷一第四“留”下并有“结”字。《太素》卷六《脏腑气液》“痈”下有“疽”字。

❿ 故邪在腑:《难经·三十七难》作“邪在六腑”。

⓫ 和:《太素》卷六《脏腑气液》作“利”。下同。

⓬ 气:《难经·三十七难》作“脉”。

⓭ 阳气太盛:《难经·三十七难》作“邪在五脏”。

⓮ 阴:马注本“阴”下有“脉”字。按:《太素》《甲乙》《难经》并有“脉”字，与马注本合。

⓯ 血:《太素》卷六《脏腑气液》作“气”。下同。

⓰ 气:《难经·三十七难》作“脉”。

⓱ 弗能荣也:《太素》卷六《脏腑气液》“荣”作“营”。

⓲ 不得尽期而死也:《甲乙》卷一第四“尽”下无“期”字。《难经·三十七难》作“不得尽其命而死矣”。

【注】

①五脏常内阅于上七窍：阅，经历。《汉书·车千秋传》颜注："阅，经历也。"五脏藏于内，而其精气经历所属经脉通于七窍。

②肺气通于鼻：杨上善曰："肺脉手太阴正别及络，皆不至于鼻，而别之入于手阳明脉中，上侠鼻孔，故得肺气通于鼻也。"

③心气通于舌：杨上善曰："舌虽非窍，手少阴别脉，循经入心中，上系舌本，故得心气通舌也。"

④肝气通于目：杨上善曰："肝脉足厥阴上颃颡，连目系，故得通于目系。"

⑤脾气通于口：杨上善曰："脾足太阴脉，上膈侠咽，连舌本，散舌下，故得气通口也。"

⑥关格：阴阳俱盛，脏腑同病，而表里内外失去了相互依存的正常关系，称为关格。

【语译】

五脏的精气，常从体内经历于面部之上，它的表现在七窍。肺气通于鼻窍，肺气和，鼻就能辨别香臭；心气通于舌，心气和，舌就能辨别五味；肝气通于眼窍，肝气和，眼就能辨别五色；脾气通于口窍，脾气和，口就能辨别五谷之香；肾气通于耳窍，肾气和，耳就能听清五音。如果五脏不和，就会导致七窍不通；六腑不和，就会气血留滞而发为痈疽。所以邪在六腑，那属阳的经脉就不和，阳脉不和，气就会留滞，气一留滞，阳脉就会偏盛。邪在五脏，那属阴的经脉就会不利，阴脉不利，气就会留滞，气一留滞，阴脉就会偏盛。阴气太盛，使阳气不能运行，这叫作关；阳气太盛，使阴气不能运行，这叫作格。阴阳都偏盛：不能相互营运，这叫作关格。有了关格的现象，就不能活到应该活到的年岁而早死。

黄帝曰：跷脉安起安止①？何气荣水❶②？岐伯答曰：跷脉❷者，少阴❸之别，起于然骨❹之后③，上内踝之上，直上循阴股入阴❺④，上循❻胸里入缺盆，上出❼人迎之前，入颃❽，属目内眦，合于太阳❾、阳跻而上行❿，气⓫并相还⑤，

则为濡[12]目⑥，气不荣则目不合⑦。

【校】

❶ 荣水:《太素》卷十《阴阳跻脉》作“营此”。《甲乙》卷二第二“水”作“也”。丹波元简曰:“荣水不成义，从《甲乙》。”

❷ 跻脉:《素问·刺腰痛》篇王注作“阴跻”。按：此独言阴跻，未及阳跻，作“跻脉”似嫌浑囵，应据王注改作“阴跻”，义较明显。

❸ 少阴:《素问·刺腰痛》篇王注“少阴”上有“足”字。

❹ 骨：张注本作“谷”。

❺ 入阴:《素问·刺腰痛》篇王注“入阴”下有“而循腹”三字。

❻ 循:《素问·刺腰痛》篇王注作“入”。

❼ 出:《甲乙》卷二第二作“循”。

❽ 入烦:《甲乙》卷二第二“入”上有“上”字。《素问·刺腰痛》篇王注、《难经·二十三难》虞注“入烦”下并有“内廉”二字。

❾ 合于太阳:《难经·二十三难》虞注作“合太阳脉”。

❿ 阳跻而上行:《圣济总录》卷一百九十二无“阳跻”二字，“而”作“其气”。

⓫ 气：按：“气”下脱“并”字，应据《甲乙》卷二第二及《太素》卷十《阴阳跻脉》杨注补。

⓬ 濡:《甲乙》卷二第二校语:“一作深。”孙鼎宜曰:“作‘深’疑误。”

【注】

①跻脉安起安止：楼英曰:“跻脉始终，独言阴跻，而不及阳跻者，有脱简也。”按:《太素·阴阳跻脉篇》杨注:“阳跻从风池、脑空至口边，会地仓、承泣，与阴跻于目锐眦相交。”据此，似可补经文之缺。

②何气荣也：是说跻脉借何经之气而营运不休。“荣”与“营”通。

③然骨之后：照海穴。

④入阴：阴跻脉入阴器。

⑤气并相还:“气”指阴阳跻脉之气。“还”与“环”通。《左传·襄公十年》释文:“还本作环。”本句是说阴阳二跻之气并行相绕于目。

⑥濡目：杨上善曰:“阴阳二气，相并相还，阴盛故目中泪出濡湿也。”

⑦气不荣则目不合：杨上善曰:“若二气不相营者，是则不和，阳盛故目不合。”

【语译】

黄帝说：跻脉从哪里起，到哪里止，它是借助哪条经脉之气而运行呢？岐伯回答：阴跻脉，是足少阴肾经的别脉，起始于照海穴之后，上行内踝的上面，直上沿大腿内侧，入阴器，循腹内，再上沿胸内，入于缺盆，向上出人迎的前面，入颧骨部，连于眼内角，与足太阳膀胱经脉会合而上行。阴阳跻脉二气并行环绕于目，如阴盛，就会目中泪出濡湿；若阳气偏胜，就会使眼不能闭合。

黄帝曰：气独行❶五脏，不荣六腑，何也？岐伯答曰：气之不得无行也❷，如水之流❸，如日月之行不休❹，故阴脉荣其脏，阳脉荣其腑①，如环之❺无端，莫知其纪②，终而复始。其流溢③之气，内溉脏腑❻，外濡腠理。

【校】

❶ 行：《难经·三十七难》“行”下有“于”字。

❷ 气之不得无行也：《难经·三十七难》作“夫气之所行也”。

❸ 如水之流：《难经·三十七难》“之流”下有“不得息也”四字。

❹ 如日月之行不休：《难经·三十七难》无“如日月”七字。

❺ 如环之：“之”是衍文，应据本经《邪气脏腑病》《经水》《营卫生会》《动输》删。

❻ 脏腑：马注本、张注本并作“五脏”。

【注】

①阴脉荣其脏阳脉荣其腑：杨上善曰：“三阴之脉，营脏注阳，三阳之脉，营腑注阴，阴阳相注如环。”

②纪：头绪。《方言》十：“纪，绪也。”

③流溢：张介宾曰：“流者流于内，溢者溢于外。”

【语译】

黄帝说：阴脉之气，独行于五脏，没有营运到六腑，是什么道理呢？岐伯回答：脉气的流行，它好像是水的流动，是没有停息的。所以阴脉营运五脏的精气，阳脉营运六腑的精气，内外贯通，好像圆环一样，无从知道它的起头，老是终而复始的循环着，那流溢的脉气，在内是渗灌五脏六腑，在外是濡润肌表皮肤。

黄帝曰：跻脉有❶阴阳，何脉❷当其数？岐伯答曰：男子数其阳，女子数其阴①，当数者为经，其❸不当数者为络也。

【校】

❶跻脉有：《太素》卷十《阴阳跻脉》“跻脉”下无“有”字。

❷脉：《太素》卷十《阴阳跻脉》作“者”。

❸其：《甲乙》卷二第二无“其”字。

【注】

①男子数其阳女子数其阴：男子以阳跻当其数，故阳跻为经，阴跻为络；女子以阴跻当其数，故阴跻为经，阳跻为络。

【语译】

黄帝说：跻脉有阴跻、阳跻的区别，究竟哪个跻脉相当于以前所说的一丈五尺的数值呢？岐伯回答：男子的数值，是指阳跻，女子的数值，是指阴跻，相当于脉度总数之内的，称为经，不包括在内的，称为络。

营卫生会第十八

本篇论述了营卫的生成、分布与运行规律。“营在脉中”，有营养体内的作用，“卫在脉外”，有捍卫体外的作用。而营卫的功用，又和三焦有着密切关系，所以篇后又论及了三焦的部位和功能。

黄帝问于岐伯曰：人焉受气？阴阳焉会[①]？何气为营？何气为卫？营安从生？卫于焉❶会？老壮不同气，阴阳异位，愿闻其会。岐伯答曰：人受气于谷，谷入于胃，以❷传与肺❸，五脏六腑，皆以受❹气，其清者为营，浊者为卫，营在❺脉中[②]，卫在❺脉外[③]，营周不休，五十❻而复大会。阴阳相贯，如环无端[④]。卫气行于阴二十五度，行于阳❼二十五度，分为昼夜，故气至阳而起❽，至阴而止[⑤]。故曰❾：日中而阳陇❿为重阳，夜半而阴陇❿为重阴[⑥]。故太阴主内，太阳主外[⑦]，各行二十五度[⑧]，分为昼夜。夜半为阴陇，夜半后而为⓫阴衰，平旦阴尽而阳受气矣。日中为⓬阳陇，日西而阳衰，日入阳尽而阴受气矣。夜半而大会[⑨]，万民皆卧，命曰合阴[⑩]，平旦阴尽而阳受气，如是无已[⑪]，与天地同纪[⑫]。

【校】

❶ 于焉：《甲乙》卷一第十一作“安从”。

❷ 以：《难经·三十难》作“乃”。《甲乙》卷一第十一作“气”。

❸ 肺：《难经·三十难》作“五脏六腑”。

❹ 以受：《难经·三十难》作“受于”。

❺ 在:《难经·三十难》、《甲乙》卷一第十一并作“行”。

❻ 五十:《灵枢略·六气论》“五十”下有“周”字。

❼ 于阳:《甲乙》卷一第十一、《灵枢略·六气论》“于阳”下并有“亦”字。

❽ 气至阳而起:《甲乙》卷一第十一无“气”字。《灵枢略·六气论》“起”作“行”。

❾ 故曰:《甲乙》卷一第十一“故”下无“曰”字。

❿ 陇:《甲乙》卷一第十一校语:“陇,一作袭。”按:下文“日中为阳陇”,日刻本作“隆”。“隆”有盛意,于义为合。“陇”“隆”声近相通,作“袭”难解。

⓫ 后而为:《甲乙》卷一第十一“而”下无“为”字。按:无“为”字是。律以“日西而阳衰”句可证。

⓬ 为:胡本、熊本、周本、统本、金陵本、藏本、日抄本并作“而”字。

【注】

①会:《说文·会部》:“会,合也。”

②营在脉中:喻昌曰:“营气精专,必随上焦之宗气经隧,始于手太阴肺经太渊穴,而行手阳明大肠经,足太阳膀胱经,足少阴肾经,手厥阴心包络,手少阳三焦经,足少阳胆经,足厥阴肝经,而又始于手太阴肺经,故谓太阴主内,营行脉中也。”

③卫在脉外:喻昌曰:“人身至平旦,阴尽而阳独治,目开则其气上行于头,出于足太阳膀胱经之睛明穴,故卫气昼日外行于足手六阳经,所谓阳气者一日而主外,循太阳之经穴,上出为行次,又谓太阳主外也。卫气慓悍,不随上焦之宗气同行经隧,而自行各经皮肤之间,故卫行脉外。”

④阴阳相贯如环无端:喻昌曰:“卫气昼行于阳二十五度,当其王即自外而入交于营;营气夜行于阴二十五度,当其王即自内而出交于卫,其往来贯注,并行不悖,无时或息,营中有卫,卫中有营。”

⑤气至阳而起至阴而止:“起”谓醒寤,“止”谓睡眠。张志聪曰:“气至阳则卧起而目张,至阴则休止而目瞑。”

⑥日中而阳陇为重阳夜半而阴陇为重阴:张介宾曰:“昼为阳,日中为阳中之阳,故曰重阳。夜为阴,夜半为阴中之阴,故曰重阴。”

⑦太阴主内太阳主外:张介宾曰:“太阴,手太阴;太阳,足太阳。内言营气,外言卫气。营气始于手太阴,而复会于太阴,故太阴主内。卫气始于足太阳,而复会于太阳,故太阳主外。”

⑧各行二十五度：张介宾曰："营气周流十二经，昼夜各二十五度；卫气昼则行阳（阳指表和腑言），夜则行阴（阴指里和脏言），亦各二十五度，营卫各为五十度以分昼夜也。"

⑨大会：谓营卫阴阳至是始合。《礼记·文王世子》孔疏："大犹初也。"初，有始的意思。

⑩命曰合阴：张介宾曰："营卫之行，表里异度，故尝不相值。惟于夜半子时，阴气已极，阳气将生，营气在阴，卫气亦在阴，故万民皆瞑而卧，命曰合阴。"

⑪如是无已：指人体阴阳、营卫之运行，永无休止。

⑫纪：《吕氏春秋·孟春》高注："纪，道也。"

【语译】

黄帝问岐伯说：人从哪里受的精气？阴和阳在哪会合？什么气叫作营？什么气叫作卫？营气是从哪里产生的？卫气从哪里与营气会合？老年和壮年气的盛衰不同，昼夜气行的位置也不一样，我希望听到它会合的道理。岐伯回答：人的精气，是受到食谷所化生的精微，当食谷入于胃，它的精微就传给了肺脏，五脏六腑都因此受到了营养，其中清的称为营气，浊的称为卫气，营气流行于脉中，卫气流行于脉外，在周身运行而不休止，营卫各循行五十周次又始会合。阴阳相互贯通，如环周一样并无起头。卫气行于阴分二十五周次，又行于阳分二十五周次，分为昼夜各半，由此看，卫气的循行，从属阳的头部起始，到手足阴经为止，所以说，卫气行于阳经，中午是阳气最盛的时候，称为阳陇，夜半行于阴经，是阴气最盛的时候，夜半以后阴气就逐渐衰退，黎明阴气衰退而阳气继之以起，白天中午是阳气最盛的时候，日落西下而阳气衰退，当日入黄昏，阳气已尽而阴气继之以起，到夜半的时候，营卫之气始相会合，这时人们都在卧睡，称这叫作合阴，到黎明阴气衰尽，而阳气又继起了，像这样的循行不止，和自然界日月相对转移的道理是一致的。

黄帝曰：老人之不夜瞑者，何气使然？少壮之人不昼瞑❶者，何气使然？岐伯答曰：壮者❷之气血盛，其肌肉滑，气道通❸，荣卫之行，不失其常，故昼精①而夜瞑。老者之气血

衰❹，其肌肉枯，气道涩，五脏之气相搏❺，其营气衰少而卫气内伐②，故昼不精，夜不瞑❻。

【校】

❶不昼瞑：《甲乙》卷一第十一作“不夜寤”。按：《难经·四十六难》谓：“少壮者夜不寤。”与《甲乙》合。

❷壮者：《医说》卷五“壮”上有“少”字，“者”下无“之”字。

❸通：《甲乙》卷一第十一作“利”。

❹衰：《甲乙》卷一第十一作“减”。

❺搏：《甲乙》卷一第十一作“薄”。按：“搏”“薄”谐声通用。

❻瞑：周本作“眠”。按：“瞑”“眠”古字同，见戴氏《方言疏证》卷十。

【注】

①精：指精神清爽。《文选·文赋》善注：“精，神爽也。”

②伐：衰败。《广雅·释诂三》：“伐，败也。”

【语译】

黄帝说：老人在夜里睡不着，是什么气使他这样呢？少壮的人在夜里睡了，又不轻易醒来，又是什么气使他这样呢？岐伯回答：壮年人的气血充盛，肌肉滑润，气道通畅，营气卫气的运行不离正常情况，所以，他们白天神气清爽，夜里也能熟睡。老人的气血衰退，肌肉枯瘦，气道涩滞，五脏之气相搏不能调和，因此营气衰少，卫气内败，所以他们白天神不清爽，夜里也不能熟睡。

黄帝曰：愿闻营卫之所❶行，皆何道从来❷？岐伯答曰：营出于❸中焦①，卫出于❸下❹焦。黄帝曰：愿闻三❺焦之所出。岐伯答曰：上焦出于胃上口❻，并咽②以上❼贯膈而❽布胸中③，走腋，循❾太阴之分④而行，还至❿阳明，上至舌⓫⑤，下⓬足阳明，常与营俱行⓭于阳二十五度，行于阴亦二十五度一周也，故五十度而复大会于手太阴矣⓮。黄帝曰：人有热⓯，饮食下胃，其气未定⑥，汗则出，或出于面，或出于背，或出于

身半，其不循卫气之道而出⑯⑦何也？岐伯曰：此外伤于风，内开腠理，毛蒸理泄⑧，卫气走之，固不得循其道，此气慓悍⑨滑疾，见开而出，故不得从其道，故命曰漏泄⑰。

【校】

❶ 所：《灵枢略》无“所”字。

❷ 从来：《太素》卷十二首篇“来”作“行”。《甲乙》卷一第十一“来”作“始”。《灵枢略》“从来”作“出入”。

❸ 出于：张注本“出”下无“于”字。按：《灵枢略》无“于”字，与张注本合。

❹ 下：《太素》卷十二首篇、《千金》卷二十第四、《外台》卷六引《删繁》、《灵枢略》“下”并作“上”。张志聪曰：“下当作上。”

❺ 三：按：“三”误，应作“上”。古文“上”作“二”，篆文作“丄”，与“三”传写易误。寻本段所言，均谓上焦。其中焦、下焦，黄帝再问，而岐伯再答，此不应混言三焦。

❻ 上焦出于胃上口：《素问·咳论》王注：“上焦”下有“者”字。《千金》卷二十第五、《外台》卷六“口”并作“管”。

❼ 以上：《病源》卷十五《三焦候》“以”下无“上”字，连下“贯膈”为句。

❽ 而：《素问·咳论》王注无“而”字，《太素》《千金》《外台》并同。

❾ 循：《甲乙》卷一第十一、《千金》卷二十第五、《外台》卷六“循”下并有“足”字。按：《太素》卷十二首篇杨注：“循肺脉手太阴。”疑“足”为“手”之误字。

❿ 至：《太素》卷十二首篇作“注”。《甲乙》卷一第十一、《外台》卷六并作“注手”。

⓫ 舌：沈又彭曰：“舌字误，应作鼻。”

⓬ 下：《甲乙》卷一第十一、《千金》卷二十第四、《外台》卷六“下”下并有“注”字。

⓭ 常与营俱行：《病源》卷十五《三焦病候》“营”下有“卫”字。

⓮ 于阳二十五度……手太阴矣：《病源》卷十五《三焦病候》无“于阳”以下三十字。

⓯ 人有热：《千金》卷二十第五、《外台》卷六“热”下并有“则”字。

⓰ 出：《千金》卷二十第五“出”下有“者”字。

⑰故命曰漏泄:《甲乙》卷一第十一“命”上无“故”字。《千金》卷二十第五“泄”作“气”。

【注】

①营出于中焦：杨上善曰：“上焦在胃上口，主内而不出，其理在膻中；中焦在胃中口，不上不下，主腐熟水谷，其理在脐旁；下焦在脐下，当膀胱上口，主分别清浊，主出而不内，其理在脐下一寸。故营出中焦者，出胃中口也。”

②咽：此处指食管。杨上善曰：“咽胃之际，名胃上口。”

③胸中：张介宾曰：“膈上曰胸中，即膻中也。”

④分：范围。《淮南子·本经训》高注：“分，犹界也。”

⑤上至舌：杨上善曰：“胃之上口出气，即循咽上布于胸中，从胸中之掖，循肺脉手太阴，行至大指之端，注手阳明脉，循指上廉，上至下齿中，气至于舌，故曰上至舌也。”

⑥其气未定：谓饮食精微之气，尚未化成。《仪礼·乡饮酒礼》郑注：“定，犹熟也。”“熟”引申有化成之义。

⑦不循卫气之道而出：杨上善曰：“卫气勇急，遂不循其道，即出其汗。”

⑧毛蒸理泄：毛蒸，谓皮毛为风热之邪所蒸。理泄，谓腠理开泄。杨上善曰：“蒸，火气上行也。”

⑨慓悍：杨上善曰：“慓，急也，悍，勇也。”

【语译】

黄帝说：我希望听到营卫二气的运行都是从哪发出来的道理。岐伯回答：营气是从中焦发出来的，卫气是从上焦发出来的。黄帝说：希望听一下上焦发出的情况。岐伯回答：上焦之气出于胃上口，并食管上行，穿过膈膜，散布胸中，横走腋下，沿手太阴肺经范围下行，返回到手阳明大肠经，上行至舌，又下流注于足阳明胃经，常与营气俱行。黄帝说：人在有热的时候，就会饮食刚入胃，其精微之气还未化成，汗就先出来了，或出于面，或出于背，或出于半身，它并不沿着卫气运行的通路而出，这是什么道理呢？岐伯说：这是由于外为风邪所伤，以致在内腠理舒张，皮毛为风热所蒸，腠理因之开泄，卫气行至肌表疏松的地方，当然就不沿着它的流行道路走了，这卫气的性质慓悍滑利，见到开泄的地方就走，所以不能从它正常运行之道而出，这叫漏泄。

黄帝曰：愿闻中焦之所出。岐伯答曰：中焦亦并❶胃中，出❷上焦之后，此所❸受气者，泌①糟粕，蒸津❹液②，化其❺精微，上注于肺脉❻，乃化而为血，以奉生身③，莫贵于此④，故独得行于经隧⑤，命曰营气❼。黄帝曰：夫血之❽与气，异名❾同类，何谓❿也？岐伯答曰：营⓫卫者精气也，血⓬者神气也，故血之与气，异名同类焉。故夺血⓭者无汗，夺汗⓮者无血，故人生有两⓯死而无两⓰生。

【校】

❶并：日刻本旁注："并，一曰当作出。"《千金》卷二十第五、《外台》卷六"并"并作"傍"。

❷出：《千金》卷二十第五、《外台》卷六并作"在"。

❸此所：《太素》卷十二首篇"所"下有"谓"字。按《太素》卷五《十二水》杨注"此所"作"所谓"。《千金》卷二十第五"此"下无"所"字，有"主化水谷之味"六字。

❹蒸津：张注本作"精"。《太素》卷十二首篇、《病源》卷十五《三焦病候》"蒸"并作"承"。

❺其：《病源》卷十五《三焦病候》作"为"。

❻上注于肺脉：《甲乙》卷一第十一"肺"下无"脉"字。

❼营气：《甲乙》卷一第十一"营"下无"气"字。

❽血之：《千金》卷二十第五、《外台》卷六"血"下并无"之"字。

❾名：《千金》卷二十第五、《外台》卷六"名"并作"形"。下有"而"字。

❿何谓：《太素》卷十二首篇、《甲乙》卷一第十一"何"下并无"谓"字。

⓫营：衍文，应据《外台》卷六删。

⓬血：误字，应据《外台》卷六改作"营"。

⓭故夺血：《千金》卷二十第五"故"作"而"，"夺"作"脱"。

⓮汗：《太素》卷十二首篇作"气"。

⓯两：《外台》卷六作"一"。

⓰两：《外台》卷六作"再"。

【注】

①泌："泌"是"滗"的假字。《玉篇·水部》："滗音笔，笮去汁也。"

②蒸津液："蒸"是"承"的误字。"承"有"受"义。《文选》卢子谅《赠刘琨诗》善注："承，受也。"杨上善曰："承津液之汁。"

③以奉生身：奉，养也。见《左传·昭公六年》杜注。马莳曰："凡心中所生之血，赖此营养而化，以奉养生活之身。"

④莫贵于此：杨上善曰："人眼受血，所以能视，手之受血，所以能握，足之受血，所以能步，身之所贵，莫先于血。"

⑤经隧：经脉之道。《广雅·释室》"隧，道也。"

【语译】

黄帝说：希望听到中焦是怎样活动的。岐伯回答说：中焦也是合在胃中的，在上焦之后，这里主化生水谷之味，笮去糟粕，承受精液，向上传注于肺，然后化生而为血液，以养人体，没有什么再比它宝贵的了。所以独能行于经脉的通道就叫作营。黄帝说：血和气，名称虽不一样，而其实却属于一类，这是为什么？岐伯回答说：卫是水谷精气化成，营也是水谷精微的变化，因此血和气，名虽不同，却是属于同类。因此脱血的，不可发汗，伤气的，不可耗血，由于人生有一死，不可能死而再生。

黄帝曰：愿闻下焦之所出。岐伯答曰：下焦者❶①，别回肠②，注于膀胱而渗入焉。故水谷者，常并居于胃中，成❷糟粕，而俱下于大肠，而成下焦，渗而俱下❸，济泌❹别汁③，循下焦而渗入膀胱焉。黄帝曰：人饮酒，酒亦❺入胃，谷❻未熟而小便独先下何也？岐伯答曰：酒者熟谷之液也④，其气悍以清❼，故后谷而入，先谷而液出焉❽⑤。黄帝曰：善。余闻❾上焦如雾⑥，中焦如沤❿⑦，下焦如渎⑧，此之谓也。

【校】

❶下焦者：《千金》卷二十第五、《外台》卷六此下并有"起胃下管"四字。

❷成：《素问·咳论》王注"成"作"盛"。《普济方》卷二百六十六引作

“传”。

❸ 而成下焦渗而俱下:《素问·咳论》王注无“而成”八字，似是。盖下文既云“循下焦而渗入膀胱”，则此八字，于义为复。《病源》《千金》《外台》均无此八字，与《素问》王注合。

❹ 济泌:《素问·咳论》王注“泌”上无“济”字。《甲乙》卷一第十“济泌”作“渗世”。

❺ 酒亦:《千金》卷二十第五无“酒亦”二字。

❻ 谷:《甲乙》卷一第十一作“米”。

❼ 清:《太素》卷十二首篇、《甲乙》卷一第十一、《千金》卷二十第五并作“滑”。

❽ 先谷而液出焉:《太素》卷十二首篇、《千金》卷二十第五、《外台》卷六并作“而先谷出焉”。

❾ 黄帝曰善余闻:《甲乙》卷十一第一作“故曰”。

❿ 沤:《灵枢略》作“沟”。按：元胡氏道古邻堂刻本、元读书堂刻本《素问·经脉别论》“上输于脾”王注引“沤”作“枢”。似较作“沤”为是。

【注】

①下焦者：杨上善曰：“下焦在脐下，当膀胱上口，主分别清浊而不内。”

②回肠：指大肠。张介宾曰：“别回肠者，谓水谷并居于胃中，传化于小肠，当脐上一寸水分穴处，糟粕由此别行回肠，然后而出。”

③济泌别汁：按：“济”与“挤”通。《国语·晋语》韦注：“济当为挤。”“泌”指水言，“汁”指液言。本句是说谷物在吸收消化中，挤去其水，另留清液，分别清浊，循下焦而渗入膀胱。

④酒者熟谷之液也：酒是谷物经过腐熟以后酿成之液体。

⑤后谷而入先谷而液出焉：张介宾曰：“上文言水谷入胃，必济泌别汁而后出。而何以饮酒独先下？盖以酒之气悍，则直连下焦，酒之质清，则速行无滞，故后谷而入，先谷而出。”

⑥上焦如雾：上焦散布水谷精微之气，其升化蒸腾，像雾一样弥漫。

⑦中焦如沤：“沤”疑为“枢”之误字。中焦消化谷物，升清降浊，其开阖之机，像枢轴一样。

⑧下焦如渎：下焦泌别清浊，排泄糟粕，像沟道排水一样。

【语译】

黄帝说：我希望听到下焦是怎样活动的。岐伯回答说：下焦可另将糟粕输送回肠，又将水液注入膀胱，却是逐渐渗泄的。所以水谷一类物质，经常都并贮存在胃的里面，经过了消化，那形成糟粕的部分，就向下输送到大肠，成为下焦主要活动之一。至于水液，也都是向下渗灌，挤去其水，另留清液，其中浊秽部分，就沿着下焦而入膀胱。黄帝说：人喝了酒，酒也是入于胃中，谷物未经腐熟消化，而酒液先从小便排泄，这是什么缘故？岐伯回答说：酒是谷类发酵而酿成的液汁，其气慓悍清纯，所以比食物后入，反比食物先从小便排出。黄帝说：是这样。我听说三焦的功能，上焦像雾一样，中焦像枢轴一样，下焦像水沟一样。

四时气第十九

本篇论述了针刺治疗，必须结合季节时令的不同，运用不同的刺法，以取得相应的疗效，并且兼论及杂病的刺法和针刺时必先察色按脉的重要意义。

黄帝问于岐伯曰：夫四时之气，各不同形①，百病之起，皆有所生②，灸刺之道，何者为定❶③？岐伯答曰：四时之气，各有所在，灸刺之道，得气穴❷为定。故春取经❸血脉分肉之间，甚者深刺之，间者④浅刺之；夏取盛经⑤孙络，取分间绝皮肤⑥；秋取经腧，邪❹在腑，取之❺合⑦；冬取井荥，必❻深以留之⑧。

【校】

❶ 为定：《太素》卷二十三《杂刺》作“可宝”。

❷ 气穴：按：“穴”字凝衍。《太素》杨注：“灸刺所贵，以得于四时之气。”似杨所据本无“穴”字。

❸ 经：似应作“络”。《素问·水热穴论》：“春者，取络脉分肉间。”

❹ 邪：《太素》卷二十三《杂刺》、《甲乙》卷五第一上“邪”下并有“气”字。

❺ 取之：《甲乙》卷五第一上“取之”下有“于”字。

❻ 必：《甲乙》卷五第一上作“欲”。

【注】

①各不同形：分别有不同的表现。

②皆有所生：四时都各有所发之病。

③何者为定：杨上善曰："一则四时不同，二则病生有异，灸刺总而要之，何者为贵。"

④间者：指病轻。《论语·子罕》集解引孔注："病少差曰间也。"

⑤盛经：张志聪曰："阳盛于外，故曰盛经。"

⑥取分间绝皮肤："分间"指分肉间的经脉，"绝皮肤"指透过皮肤的浅刺法。

⑦取之合："合"指手足阳明经的合穴。

⑧必深以留之：张志聪曰："谓人气之藏于内，此人气之出入，应天地之四时。"

【语译】

黄帝问岐伯说：四时的气候，各有不同的差异，百病的起始，都受气候的影响而发生，灸刺的原则，怎样来定呢？岐伯回答说：四时之气影响人的身体，各有所在的发病部位，灸刺的原则，以合四时之气来决定。所以在春天针刺，就取用络脉分肉的间隙，病较重的深刺、病较轻的浅刺；在夏天针刺，就取用阳经、孙络，或取分肉之间，以及透过皮肤的浅刺；在秋天针刺，就取用各经的输穴，如病邪在六腑的，可以取用合穴；在冬天针刺，就取用各经的井穴和荥穴，并且深刺而且较长时间的留针。

温❶疟①汗不出，为五十九痏❷②。风㽷❸肤胀③，为五十七❹痏，取皮肤❺之血者，尽取之。

【校】

❶温：《甲乙》卷七第五作"瘟"。

❷痏：《太素》卷二十三《杂刺》、《甲乙》卷七第五并作"刺"。

❸㽷：《太素》卷二十三《杂刺》、《甲乙》卷八第四并作"水"。按："㽷"乃"水"之俗字。

❹七：《太素》卷二十三《杂刺》、《甲乙》卷八第四并作"九"。按：《素问·水热穴》作"七"。与本篇合。

❺取皮肤：《太素》卷二十三《杂刺》作"腹皮"二字。

【注】

①温疟：杨上善曰："寒热病也。"

②痏（wěi 委）：一般指伤瘢，此指腧穴。

③风㽷肤胀："风水"是病名，"肤胀"是风水的症状之一。

【语译】

患温疟不出汗的，治疗它有五十九个穴位。患风水病皮肤浮肿，治疗它有五十七个穴位。若腹皮有血络的，也完全可以取而刺之。

飧泄，补三阴之❶，上补阴陵泉，皆久留之，热行①乃止。

【校】

❶补三阴之：按："补"字，涉下误，似应作"取"。"之"是"交"的误字，应据《甲乙》卷十一第五改。

【注】

①热行：候针下热行。

【语译】

患飧泄证，补三阴交穴，上刺阴陵泉，都做较长时间的留针，等针下有了热感才可以止针。

转筋于阳治❶其阳❷①，转筋于阴治其阴②，皆卒刺之❸③。

【校】

❶治：《太素》卷二十三《杂刺》作"理"。按："理"是避唐高宗李治之讳而改。《广雅·释诂》："理，治也。"

❷治其阳：《太素》卷二十三《杂刺》"治其阳"下有"卒针之"三字。

❸刺之：《太素》卷二十三《杂刺》"刺之"作"针"字。

【注】

①阳：手足之外廉曰阳。楼英曰："此经所谓以痛为输之法。盖用火烧燔针劫刺转筋之时，当察转筋之痛在何处，在阳刺阳，在阴刺阴，随其所痛之处刺之。"

②阴：手足之内廉曰阴。

③卒刺之：按：张志聪以"卒刺"为"焠针"，其说与《太素》杨注"燔针"之义合。若马莳、张介宾以"卒"同"猝"，作猝然解，似非是。

【语译】

患转筋在外侧部位的，取手足外廉的阳经；患转筋在内侧部位的，取手足内廉的阴经，都是用火针。

徒疢①，先取环谷下三寸②，以铍针针之❶，已刺而筒③之，而内之❷，入而复之❸，以尽其疢，必坚❹，来缓则烦悗❺，来❺急则安静，间日一刺之，疢尽乃止。饮闭药❻④，方刺之时徒⑤饮之，方饮无食⑥，方食无饮，无食他食⑦，百三十五日。

【校】

❶ 以铍针针之：《太素》卷二十三《杂刺》“铍”作“铫”。《甲乙》卷八第四“针之”作“刺之”。

❷ 已刺而筒之而内之：《太素》卷二十三《杂刺》作“已刺而针之，筒而内之”。《甲乙》卷八第四作“而藏之，引而内之”。

❸ 之：《甲乙》卷八第四作“出”。

❹ 必坚：《太素》卷二十三《杂刺》、《甲乙》卷八第四“必坚”下并有“束之”二字。按：“束”乃“刺”之坏字，“坚”乃“急”之声误，故“必坚”应作“必急刺之”。

❺ 来缓则烦悗：《太素》卷二十三《杂刺》“缓”上无“来”字，“悗”作“窸”。《甲乙》卷八第四“来”作“束”。按：《甲乙》之“束”，仍是“刺”之坏字。盖徒水则必尽其水，急刺则安，极易明了，而以下“间日一刺之”句核之，更证明“来”之应作“刺”矣。

❻ 饮闭药：按：“闭”误，应作“裨”，声误。《国语·晋语》韦注：“裨，补也。”《太素》杨注谓：“复饮补药。”是杨所据本作“裨”。否则，“闭”则无补义。

【注】

①徒疢：张介宾曰：“徒，但也。有水无风，故曰徒水。”

②先取环谷下三寸：杨上善曰：“环谷当是脐中也，脐三下寸，关元之穴也。”

③筒：粗大的竹管，见《一切经音义》卷二十三引《三苍》。

④饮闭药：“闭药”旧注谓为启闭之药。其实“启”是注者所加，原文无此意。盖以针去其水，复饮补药以补气，此是正治。安能再饮通闭之药，以泄津液。

⑤徒：犹乃也，“乃”有“然后”的意思。

⑥方饮无食：“饮”指饮药。这是说才服药后不要进食。

⑦无食他食：孙鼎宜曰：“药食不可混淆，一也；有食已充其身，无需饮以补药，二也；脾胃气弱，杂进则伤，三也。”

【语译】

患水肿病，先取脐下三寸关元之处，用铍针去刺它，刺后于针处用竹管，以吸收其水，反复去做，以消尽其水。值得注意的，在针治时，必急刺之，刺得慢就会使病人烦闷，刺得快就会使病人安静，隔一天一刺，直到水尽才止。还需要服补药，在刚进行针治时，才服补药，正服补药，不吃食物，正吃食物，不服补药，并且不吃对水肿病无益的食物，还要禁忌一百三十五日。

著痹[①]不去，久寒不已，卒取其三里❶骨[②]为干❷。肠❸中不便，取三里，盛❹泻之，虚❹补之。

【校】

❶卒取其三里：《太素》卷二十三《杂刺》“其”下无“三”字，“里”连下“骨”字为句。

❷为干：《太素》卷二十三《杂刺》“干”作“骭”，并据《甲乙》校语在“骭”反补“痹”字。

❸肠：《甲乙》卷九第七作“腹”。

❹盛　虚：《甲乙》卷九第七“盛”下“虚”下并有“则”字。

【注】

①著痹：《素问·痹论》：“湿气胜者为著痹。”王注：“湿则皮肉筋脉受之，故为痹著而不去也。”

②卒取其三里骨：依上校文，“三”字涉下衍。杨上善曰：“卒当为焠。里骨谓与著痹同里之骨。名曰里骨，以其痹深，故取此骨也。”

【语译】

患着痹，经久感到寒湿不愈，用火针刺里骨。如患骭痹，腹中感觉不快，应取用三里穴针治，邪气盛的就用泻法，正气虚的就用补法。

疠❶风[1]者，素❷[2]刺其肿上，已刺，以锐针针其处❸，按出其恶气❹，肿尽乃止，常食方食[3]，无食他食。

【校】

❶疠：熊本、日抄本并作“厉”。按：“疠”与“厉”通，《太素》作“厉”，与熊本合。

❷素：《太素》卷二十三《杂刺》、《甲乙》卷十一第九下并作“索”。

❸以锐针针其处：《甲乙》卷十一第九下作“以吮其处”。按《释名·释饮食》，以循其处，是说刺毕循其刺处，按出其恶气，上下文义相贯。

❹气：《甲乙》卷十一第九下作“血”。

【注】

①疠风：现称为麻风。

②素：按：“素”与“索”通。《尚书》孔安国《序》释文“索”本作“素”。“索”有“数”义，见《易·说卦》释文引马注。

③常食方食：孙鼎宜曰：“《左襄九年传》‘方犹宜也’。上‘食’字音嗣，谓食以所宜之食。”

【语译】

患麻风病的，频次针刺其肿起的地方。已经刺过，以手循其针刺的部位，按压出恶毒之气（或瘀血），患者经常吃些适宜的食物，别吃其他不利于调理的食物。

腹中常鸣❶，气上冲胸❷，喘❸不能久立，邪在大肠，刺肓❹之原[1]、巨虚上廉、三里[2]。

【校】

❶腹中常鸣：《脉经》卷六第八、《外台》卷十“腹”并作“肠”。《圣济总录》卷一百九十三“中”作“胀”，“常”作“肠”。《甲乙》卷九第七、《千金》卷十八第一“常”并作“雷”。

❷气上冲胸：《甲乙》卷九第七“上”作“常”。按：作“上”是。《伤寒论·辨太阳病脉证并治中》有“气上冲胸”，句法与此同。

❸喘：《甲乙》卷九第七无“喘”字。按：据《太素》杨注“邪气在大肠，循手阳明脉，上冲胸不能久立也”之语核之，似杨所据本无“喘”字，故杨

不释。

❹ 肓：《太素》卷二十三《杂刺》作“贲”。杨上善曰：“贲，膈也，膈之原出鸠尾也。”

【注】

①刺肓之原：张介宾曰：“《九针十二原》‘肓之原出于脖胦’，即任脉之气海也。”

②巨虚上廉三里：杨上善曰：“巨虚上廉与大肠合，以足阳明上连手阳明，故取巨虚上廉并取三里也。”

【语译】

腹中肠鸣，气上逆而冲向胸部，身体不能久立，这是病邪在大肠的症状，应该刺肓的原穴和上巨虚穴及足三里穴。

小❶腹控睾❷，引腰脊，上冲心❸，邪在小肠者❹，连睾系，属于脊，贯肝肺，络心系，气盛则厥逆，上冲肠胃，熏肝❺，散于肓❻，结于脐❼。故取之肓原①以散之，刺太阴以予❽之，取厥阴以下之，取巨虚下廉以去之，按其所过之经以调之。

【校】

❶ 小：《太素》卷二十三《杂刺》、《脉经》卷六第四并作“少”。

❷ 睾：《太素》卷二十三《杂刺》作“皋”。按：“睾”本作“皋”。

❸ 上冲心：《甲乙》卷九第八“心”下有“肺”字。按：《素问·至真要大论》新校正引本文有。

❹ 邪在小肠者：《甲乙》卷九第八“者”作“也”，下有“小肠者”三字。

❺ 熏肝：《脉经》卷六第四、《千金》卷十四第一、《圣济总录》卷一百九十一并作“动肝肺”。

❻ 肓：《甲乙》卷九第八作“胸”。

❼ 脐：《脉经》卷六第六作“厌”。按：作“厌”似是。《经脉篇》：“小肠脉，络心，循咽。”

❽ 予：《脉经》卷六第四作“与”。按：作“与”是。《易·象上传》虞注：“与谓举也。”

【注】

①肓原：杨上善曰："脖胦也，脐上一寸五分。"

【语译】

小腹部控引睾丸，牵及腰脊，痛势上冲心胸，这是邪在小肠的症状。小肠连着睾系，属于脊椎，通于肝肺，绕心系。因此在邪气盛时，就会厥气上逆，上冲肠胃，动肝脏，分布于肓膜，结聚于咽。所以治小肠病，应当取用肓原以散邪气，针刺手太阴以升之，取足厥阴以降之，取下巨虚穴以去小肠的病邪，并且按它所过的经脉，取穴调治。

善呕，呕有苦❶，长❷太息，心中憺憺❸，恐人❹将捕之①，邪在胆，逆在胃，胆液泄则口苦，胃气逆则呕苦，故曰呕胆②。取❺三里以下胃气❻逆，则刺❼少阳血络以闭胆逆❽，却❾调其虚实以去其邪。饮食不下，膈塞不通，邪在胃脘，在上脘则刺抑而下之，在下脘则散而去之。

【校】

❶呕有苦：《脉经》卷六第二无"呕"字，"苦"下有"汁"字。按："善呕"以下十七字。本书《邪气脏腑病形》文、《甲乙》卷九第五无此十七字。

❷长：《邪气脏腑病形》作"善"。

❸憺憺：《脉经》卷六第二、《千金》卷十二并作"澹澹"。《太素》卷二十三《杂刺》作"济济"。按："憺""澹"字通。"澹澹"水摇貌，借以形容心中跳动。

❹恐人：《脉经》卷六第二、《千金》卷十二"恐"上并有"如"字。

❺取：《脉经》卷六第二、《千金》卷十二并作"刺"。

❻胃气：《甲乙》卷九第五"胃"下无"气"字。

❼则刺：《太素》卷二十三《杂刺》无"则"字。《甲乙》卷九第五、《千金》卷十二"刺"下并有"足"字。

❽胆逆：《太素》卷二十三《杂刺》"逆"作"部"。《脉经》卷六第二、《千金》卷十二并无"逆"字。

❾却：《太素》卷二十三《杂刺》无"却"字。

【注】

①恐人将捕之：杨上善曰："胆热之病恐惧，故如人将捕之。"

②呕胆：杨上善曰："邪在胆者，热邪在于胆中，溢于苦汁，胃气调逆，遂呕胆口苦，名曰胆瘅。"

【语译】

病人时常呕吐，夹有苦水，常叹气，心里恐惧不安，怕有人要逮他似的，这是病邪在胆的症状。因为气机犯胃，胆液外泄，就会口觉苦味，胃气上逆，就会呕出苦水，所以叫作呕胆。治疗当取三里穴以降胃气之逆，刺足少阳的血络，以抑止胆逆，并且要察病的虚实，以排除病邪。另有一种病人，饮食不进，胸膈阻塞不通，这是病邪在胃脘的症状。病在上脘，就刺上脘之穴以抑止胃气之逆，病在下脘，就刺下脘之穴，以散去停积之滞。

小腹痛❶肿，不得小便，邪在三焦约①，取之❷太阳大络②，视其络脉与厥阴小络结而血者③，肿❸上及胃脘，取三里。

【校】

❶痛：《太素》卷二十三《杂刺》、《脉经》卷六第十一并作"病"。

❷取之：《太素》卷二十三《杂刺》、《甲乙》卷九第九"取之"下并有"足"字。

❸肿：按："肿"上脱"刺"字，应据《太素》杨注补。

【注】

①邪在三焦约：张志聪曰："三焦下腧，出于委阳，并太阳之正，入络膀胱，约下焦，实则闭癃，虚则遗溺，小腹肿痛，不得小便邪在三焦约也。"丹波元简曰："本节三焦，即指膀胱。"

②大络：指经脉。太阳大络，是说委阳穴。

③视其络脉与厥阴小络结而血者：张志聪曰："小络，孙络也。足太阳、厥阴之络，交络于跗腘之间，视其结而血者去之。盖肝主疏泄，结在厥阴之络，亦不得小便矣。"

【语译】

患少腹部肿，小便不通，这是邪在膀胱，下焦约而不通的症状。应当取用足太阳经的大络，并观察足太阳经的大络与足厥阴经的小络有聚血现象，而肿势又向上延及胃脘，这就应取三里穴刺治。

睹其色，察其以❶，知其散复[①]者，视其目色，以知病之存亡也。一其形[②]，听其动静[③]者，持气口人迎以视其脉，坚且盛且滑者病日进，脉软❷者病将❸下[④]，诸经实者病三日已[⑤]。气口候阴，人迎候阳[⑥]也。

【校】

❶ 察其以：日刻本“察其”下有“目”字。《太素》卷二十三《杂刺》“以”作“目”。周学海曰：“以，目之讹也，古目字相近。”

❷ 软：《太素》卷二十三《杂刺》作“濡”。

❸ 将：《太素》卷二十三《杂刺》作“持”。

【注】

①散复：“散”谓病退。“复”谓病存。

②一其形：杨上善曰：“专务不散，则一其形也。”

③听其动静：杨上善曰：“移神在脉，则听动静也。”

④下：《尔雅·释诂》：“下，落也。”引申有退义。

⑤诸经实者病三日已：张介宾曰：“凡邪气未解者，最忌脉弱无力。若病在诸经，而脉实有力者，邪将外达也，故可三日而已也。”

⑥气口候阴人迎候阳：杨上善曰：“气口脏脉，故候阴也。人迎腑脉，故候阳也。”

【语译】

在针刺时，看病人的气色，观察病人的眼睛，知道他病的好坏是怎样的呢？这是说看病人的目和色，就可以了解病的轻重。在诊病时，医生要形神一致，听候脉的动静是怎样的呢？这是说持按病者的气口人迎以察脉象，如脉坚并盛而滑的，病就要日益加重；如脉来软的，就是病势将退的现象；如病在诸经，而脉实有力的，像这样，经过三日，病就会好的。上边所说的气口人迎，怎样了解它的作用呢？气口脏脉，可以候阴，人迎腑脉，可以候阳。

五邪第二十

本篇主要讨论邪在五脏的症状及其针刺方法。

邪在肺，则病皮肤痛❶，寒热❷，上气喘❸，汗出，咳动肩背①。取之膺中外腧②，背三节五脏❹之傍，以手疾❺按之，快③然，乃刺之，取之缺盆中以越❻之④。

【校】

❶ 则病皮肤痛：《素问·至真要大论》新校正引《甲乙》"则"下无"病"字。《脉经》卷六第七、《千金》卷十七第一并同。按新校正引《甲乙》邪在肾"则"下无"病"字，邪在心"则"下又有"病"字，前后互异，似以无"病"字为是。《太素》卷二十二《五脏刺》"肤"下无"痛"字，"皮肤"连下"寒热"为句。

❷ 寒热：《脉经》卷六第七、《甲乙》卷九第三、《千金》卷十七第一"寒"上并有"发"字。

❸ 上气喘：《脉经》卷六第七、《千金》卷十七第一"气"下并重"气"字。

❹ 背三节五脏：日刻本"五脏"作"五节"。《太素》卷二十二《五脏刺》作"三椎五椎"。《甲乙》卷九第三"节"作"椎"，无"五脏"二字。顾氏《校记》云："三节旁乃肺俞，五椎旁则心俞，肺病不当刺心。《甲乙》《脉经》并无'五顀'二字，当删。"

❺ 疾：《脉经》卷六第七、《千金》卷十七第一并作"痛"。

❻ 越：《太素》卷二十二《五脏刺》作"起"。

【注】

①咳动肩背：张介宾曰："肺为脏腑之华盖，居于膈上，故咳则动及肩背。"

②取之膺中外腧：杨上善曰："膺中内腧，在膺前也。膺中外腧，肺俞也。"

按：此指云门、中府等穴。

③快：舒快。《说文·心部》："快，喜也。"张舜徽曰："快，可双声。今语称可人意，犹云快人意也。"

④取之缺盆中以越之：缺盆，锁骨上缘的凹陷处。其中有缺盆穴，属足阳明胃经。越之，即治之。《广雅：释诂三》："越，治也。"

【语译】

邪在肺脏，就会皮肤疼痛，发寒热，气逆，发喘，出汗，咳嗽引动肩背不适等症状。治疗可取胸侧中府、云门穴，以及背部第三椎旁的肺俞穴，先用手极力按之，俟病人感觉到舒快，就进行针刺，并可取缺盆穴进行针治。

邪在肝，则两胁中❶痛，寒中，恶血在内，行善掣❷①，节时脚肿❸取之行间②以引胁下③，补三里以温胃中，取血脉以散恶血④，取耳间青脉⑤，以去其掣❹。

【校】

❶胁中：《活人书》卷一《经络图》夹注引《灵枢》"胁"下无"中"字。

❷行善掣：《脉经》卷六第二、《千金》卷十一第一"行"作"胻"。《太素》卷二十二《五脏刺》"掣"作"瘛"。

❸节时脚肿：《太素》卷二十二《五脏刺》、《脉经》卷六第二、《千金》卷十一第一并无"脚"字。《甲乙》卷九第四连上文"行善掣"作"胻节时肿善瘛"。按：《甲乙》是，当据改。盖经文"胻"误为"行"。"善掣"误倒在"节"字之上，"时"下衍"脚"字。《说文·内部》："脚，胫也。"《广雅·释亲》："胻，胫也。""脚"与"胻"同义，无须复出，故知其误衍也。

❹掣：《太素》卷二十二《五脏刺》作"痹"。

【注】

①掣（chè 彻）：与"瘛"义同。《文选·西征赋》善注引《字书》："掣，牵也。"引申有痉挛的意思。

②行间：足厥阴肝经穴名。《图经》卷五："行间，在足大指间动脉应手陷中。"

③以引胁下：张介宾曰："以引去肝邪，而止胁痛。"

④取血脉以散恶血：张介宾曰："取肝经血络外见者，可以散在内之恶血。"

⑤耳间青脉：张志聪曰："耳间青脉，乃少阳之络，循于耳之前后，入耳中。"

【语译】

邪在肝脏，就会发生两胁里疼痛，中焦虚寒，瘀血在里边，胫节经常肿大，容易发生抽引痉挛，治疗可取行间穴，以引胁下之气下行，补三里穴，以温中焦，刺本经血络以散恶血，又取耳间青脉，以消除它的抽引症状。

邪在脾胃❶，则病肌肉痛①。阳气有余，阴气不足②，则热中善饥；阳气不足，阴气有余，则寒中肠鸣腹痛；阴阳俱有余，若俱不足，则有寒有热，皆调于三里。

【校】

❶ 脾胃：《脉经》卷六第五"脾"下无"胃"字。

【注】

①肌肉痛：脾主肌肉，故在脾，则肌肉感觉疼痛。

②阳气有余阴气不足：杨上善曰："阳气，即足阳明也。阴气，即足太阴也。"按："有余"指邪盛，"不足"指正虚。

【语译】

邪在脾脏，就会发生肌肉疼痛。若阳气有余，阴气不足，就能有胃热，常常感觉饥饿的症状；若阳气不足，阴气有余，就有胃寒、肠鸣、腹痛等症状；如阴阳都有余，或阴阳都不足，这就是病证有属于寒的，有属于热的，都取足三里穴进行调治。

邪在肾，则病骨痛阴痹①。阴痹者，按❶之而不得，腹胀腰痛，大便难，肩背颈项❷痛，时眩。取之涌泉、昆仑②，视有血者尽取之。

【校】

❶ 按：《千金》卷十九第一作"抚"。

❷ 肩背颈项：《脉经》卷六第九、《甲乙》卷九第八、《千金》卷十九第一

“项”下并有“强”字。

【注】

①阴痹：马莳曰：“阴痹者，痛无定所，按之而不可得，即《痹论》之所谓以寒胜者为痛痹也。”

②涌泉昆仑：张介宾曰：“涌泉为足少阴之井，昆仑为足太阳之经。《经脉》篇以腰脊肩背颈项痛为足太阳病，故当取昆仑，余为少阴病，故当取涌泉，二经表里，凡有血络者，皆当取之。”

【语译】

邪在肾脏，就会发生骨痛阴痹。阴痹这种病，用手按之，找不着痛之所在。并且有腹胀、腰痛、大便难、肩背颈项强痛及经常眩晕等症状。治疗可取用涌泉穴、昆仑穴，如果察有瘀血现象，也都可在这两经的血络上进行针刺。

邪在心，则病心痛喜悲①，时眩仆②视有余不足而调之❶其输也③。

【校】

❶调之：《甲乙》卷九第五“调”下无“之”字。

【注】

①喜悲：心气虚则悲。

②时眩仆：心主神，神伤则易发生眩晕仆倒。

③视有余不足而调之其输也：张介宾曰：“邪在心者，皆在心之包络，其应补应泻，皆当取手厥阴心主之输。”

【语译】

邪在心脏，就会发生心痛，多悲感，经常眩晕仆倒。治疗应观察病证的属实属虚，取用本经的输穴进行调治。

寒热病第二十一

本篇篇名寒热病，而其实不仅限于这个范围，另外它指出寒厥、热厥及多种杂病的症状和针刺方法；又介绍了天牖五部腧穴的位置与不同的主治作用，和四时取穴的常则。

皮寒热者，不可❶附席①，毛发焦❷，鼻槁腊❸②，不得汗。取三阳之络③，以补手太阴④。

【校】

❶ 不可：《难经・五十八难》、《太素》卷二十六《寒热杂说》、《甲乙》卷八第一上“不可”上并有“皮”字。

❷ 毛发焦：按：据《太素》杨注应作“皮毛焦”。

❸ 槁腊：熊本“腊”作“棤”。《难经・五十八难》“槁”作“藁”，下无“腊”字。

【注】

①不可附席：《广雅・释诂三》：“附，近也。”杨上善曰：“肺主皮毛，风盛为寒热，寒热之气在皮毛，故皮毛热，不可近席。”

②槁腊（xī 昔）：“槁腊”同义复词，即“干”的意思。《国语・鲁语》韦注：“槁，干也。”《周礼・天官序官・腊人》贾疏：“干曰腊。”可证。

③取三阳之络：张介宾曰：“当泻足太阳之络穴飞扬，太阳即三阳，主在表之热。”

④以补手太阴：手太阴外合皮毛。皮寒热为在表之邪，故取足太阳络穴以疏其表，然后补手太阴经太渊、鱼际二穴以益肺气。

【语译】

外邪侵入皮毛而发寒热，皮肤不可着席，皮毛枯燥，鼻孔发干，不出汗，治疗当取足太阳经的络穴，再用补的手法刺手太阴经穴。

肌寒热者，肌❶痛①，毛发焦而❷唇槁腊❸，不得汗❹。取三阳于下以去其血者，补足太阴以出其汗。

【校】

❶肌:《甲乙》卷八第一上“肌”上有“病”字。

❷而:《甲乙》卷八第一上无“而”字。

❸唇槁腊:《难经·五十八难》作“唇舌槁”。

❹不得汗:《难经·五十八难》作“无汗”。

【注】

①肌痛:《五邪》篇云:“邪在脾胃，则病肌肉痛。”徐大椿曰:“肌肉之邪，由皮肤而入故痛。”

【语译】

外邪侵入肌肉而发生寒热，就感到肌肉痛，毛发焦枯，唇舌干燥，没有汗。治疗当取足太阳经在下肢的络穴以放出瘀血，然后，再用针补足太阴经，就可以出汗了。

骨寒热者，病❶无所安，汗注不休①。齿未槁，取其少阴于阴股之络②；齿已槁，死不治③。骨厥亦然④。

【校】

❶病:《甲乙》卷八第一上作“痛”。

【注】

①汗注不休：汗淋漓不止。张介宾曰:“阴伤则液脱，故汗注不休也。”

②齿未槁取其少阴于阴股之络：张介宾曰:“齿为骨之余，若齿未槁者，阴气尚充，犹为可治，当取足少阴之络穴大钟以刺之。”

③齿已槁死不治：张介宾曰:“齿有枯色，则阴气竭，其死无疑。”

④骨厥亦然：骨厥是肾脏阴伤之病，故其针刺治法与骨寒热同。《本神》篇云:“精伤则骨酸痿厥。”

【语译】

外邪深入于骨而发寒热病，疼痛了没有安适的地方，出汗淋漓不止。

若是牙齿还没有枯燥的现象，当取足少阴大腿内侧的络穴；如果牙齿已经枯燥，便是不治的死证。关于骨厥病的诊断治疗也是这样。

骨痹[①]，举节不用而痛[②]，汗注烦心。取三阴之经补之[③]。

【注】

①骨痹：《素问·长刺节论》："病在骨，骨重不可举，骨髓酸痛，寒气至，名曰骨痹。"

②举节不用而痛："举"有"尽"义，见《管子·牧民篇》尹注。举节不用，犹云全身肢节不用而痛。

③取三阴之经补之：杨上善曰："手足三阴皆虚，受诸寒湿，故留针补之，令湿痹去之矣。"按：《五邪》篇云："邪在肾则病骨痛阴痹。取之涌泉、昆仑。"与此可互参。

【语译】

患骨痹的，全身的骨节不能活动自如而疼痛，汗出如流，心烦，取三阴经的穴位，并用补的针法。

身有所伤[①]血出多，及中风寒[②]，若[③]有所堕坠，四支解惰[❶]不收，名曰体惰[❷]。取其小腹脐下三结交[④]。三结交者，阳明、太阴也，脐下三寸关元也。

【校】

❶ 解惰：《太素》卷二十六《寒热杂说》、《甲乙》卷十第二并作"解㑊"。按：杨注作"解堕"。"惰"字涉下"体惰"致误。当依《太素》作"解㑊"。是尪羸瘦削的意思。

❷ 惰：《太素》卷二十六《寒热杂说》、《甲乙》卷十第二并作"解"。

【注】

①身有所伤："伤"谓金刃伤。

②血出多及中风寒：张志聪曰："身有所伤，血出多，伤其血矣。及中风寒，伤其营卫矣。"

③若：作"或"解。

④取其小腹脐下三结交：杨上善曰："取之足阳明、足太阴于脐下小肠募，

关元穴也。三结者，足之三阴，太阴之气在脐下与阳明交结者也。”

【语译】

身体有被金刃所伤之处，血流出的很多，并且又受了风寒。或有从高处下坠过，以致四肢瘦弱，懒得活动，这叫作体惰，治疗取小腹肚脐下的三结交穴。三结交，是阳明胃经、太阴脾经和脐下三寸的任脉关元穴。

厥痹者，厥气上及腹[①]。取阳明之络，视主病也❶，泻阳补阴经也[②]。

【校】

❶ 也：《太素》卷二十六《寒热杂说》、《甲乙》卷十第一下并作“者”。

【注】

①厥气上及腹：杨上善曰：“失逆之气，从足上行及于少腹。”

②泻阳补阴经也：张介宾曰：“厥必起于四肢。厥而兼痹，其气上及于腹者，当取足太阴之络穴公孙，足阳明之络穴丰隆，以腹与四肢，治在脾胃也。然必视其主病者或阴或阳而取之。阳明多实，故宜泻；太阴多虚，故宜补。”

【语译】

厥逆而且痹证的，厥逆之气上及腹部，当取阴经或阳经的络穴，但必须察明主病的所在，在阳经用泻法，在阴经用补法。

颈侧之动脉人迎[①]。人迎，足阳明也，在婴筋[②]之前。婴筋之后，手阳明也，名曰扶突[③]。次脉，足少阳脉也❶，名曰天牖[④]。次脉，足太阳也，名曰天柱[⑤]。腋下❷动脉，臂❸太阴也，名曰天府[⑥]。

【校】

❶ 足少阳脉也：“足”张注本作“手”，“少阳”下无“脉”字。按：作“手”是。本书《本输》篇及《太素·寒热杂说》并作“手”。杨上善谓“足”字误。

❷ 下：《本输》作“内”。

❸ 臂:《本输》作“手”。

【注】

①颈侧之动脉人迎：杨上善曰：“膺前当中任脉，谓之天突。任脉之侧动脉足阳明，在婴筋之前人迎也。”

②婴筋：颈筋。《荀子·富国》杨注：“婴，系于颈也。”

③扶突：在颈侧部人迎后约二横指。《图经》卷一：“扶突，在人迎后一寸五分。”

④天牖:《图经》卷二：“天牖在颈大筋外，缺盆上，天容后，天柱前，完骨下，发际上。”

⑤天柱：在哑门穴旁一寸三分，当项后发际内斜方肌之外侧取之。《图经》卷二：“天柱，挟项后发际大筋外廉陷中。”

⑥天府:《图经》卷一：“在腋下三寸，臂内廉动脉中。”

【语译】

颈侧的动脉是人迎穴。人迎属于足阳明胃经，在颈筋的前面。在颈筋后面是手阳明大肠经的穴，叫作扶突穴。再次，是手少阳经的穴，叫作天牖穴。再次，是足太阳膀胱经的穴，叫作天柱穴。腋内动脉，是手太阴肺经的穴，叫作天府穴。

阳迎❶头痛①，胸满不得息，取之❷人迎。暴喑气鞕❸②，取❹扶突与舌本③出血。暴聋气蒙❺④，耳目不明❻，取天牖。暴❼挛痫眩❽⑤，足不任身❾，取天柱❿。暴瘅⓫内逆⑥，肝肺相搏⓬血溢鼻口，取天府。此为天牖⓭五部⑦。

【校】

❶ 阳迎：张注本“迎”作“明”。《太素》卷二十六《寒热杂说》、《甲乙》卷九第一、卷十二第七校语引《灵枢》、《外台》卷三十九第六“迎”并作“逆”。按:“迎”“逆”古书多互用。《谷梁传·桓公十三年》“冕而亲迎”释文“迎”一本作“逆”。

❷ 之:《太素》卷二十六《寒热杂说》、《甲乙》卷九第一并无“之”字。

❸ 鞕:《太素》卷二十六作“鞕”,《外台》卷三十九第二作“哽”。按:“鞕”与“哽”通，见《礼记·内则》注释文。

❹ 取:《甲乙》卷十二第二作“刺”。

❺ 蒙:《甲乙》卷七第一中“蒙”下有“瞀”字。

❻ 明:《甲乙》卷七第一中作“开”。

❼ 暴:《甲乙》卷十第三“暴”下有“拘”字,卷十二第七校语引《灵枢》同。

❽ 眩:《甲乙》卷十二第七校语引《灵枢》作“痓”。

❾ 足不任身:《甲乙》卷十二第七校语引《灵枢》“身”下有“者”字。

❿ 取天柱:《甲乙》卷十第三“天柱”下有“主之”二字。

⓫ 痺:《甲乙》卷十二第七校语引《灵枢》作“痹”。

⓬ 搏:《甲乙》卷十二第七校语引《灵枢》作“薄”。

⓭ 天牖:胡本、熊本、周本、统本、藏本、日抄本、张注本“天”并作“大”。《太素》卷二十六《寒热杂说》“天牖”作“大输”。《甲乙》卷十二第七校语引《灵枢》作“胃之大俞”。

【注】

①阳迎头痛:张介宾曰:“阳邪逆于阳经而为头痛胸满者,当取人迎也。”

②气鞕:杨上善曰:“气在咽中,如鱼鲠之状,故曰气鲠。”《后汉书·来歙传》贤注:“鲠,鱼骨也,食骨留喉中为鲠。”

③舌本:指风府穴,项后入发际一寸。

④气蒙:犹云气盛也。《尔雅·释言》:“蒙,奄也。”“奄”有“有余”之意。引申有“盛”义。张志聪曰:“手少阳之脉入耳中,至目锐眦,少阳之气厥于下,则上之经脉不通,是以暴聋气蒙,耳目不明。”

⑤暴挛痫眩:杨上善曰:“足太阳脉病暴脚挛,小儿痫,头眩,足痿,可取天柱。”

⑥暴瘅内逆:张志聪曰:“暴瘅,暴渴也。肝脉贯肺,故手太阴之气逆,则肝肺相搏,肺乃水之生源,搏则津液不生而暴瘅矣,皆当取天府,以疏其搏逆。”

⑦天牖五部:人迎、扶突、天牖、天柱、天府为颈项之间脏腑五部大腧。张志聪曰:“牖,窗也。头面之穴窍,如楼阁之大牖,所以通气者也。气厥于下,以致在上之经脉不通,而为耳目不明,暴喑痫眩诸证,盖言三阳之气由下而生,从上而出,故总结曰此为大牖五部。”

【语译】

阳邪逆于阳经而发生头痛、胸满、呼吸不利等症状,取人迎穴。突然失音，气梗塞，刺扶突穴和舌本出血。突然耳聋、气盛，耳目都不清楚，取天牖穴。突然拘挛、癫痫或眩晕，足部支撑不住身体，取天柱穴。突然热渴，腹内之气上逆，肝肺火邪相搏，以致血逆妄行，上溢鼻口，取天府穴。这是颈项天牖五个腧穴的位置。

臂阳明有入頄遍❶齿者①，名曰大迎❷，下齿龋②取之。臂恶寒补之，不恶寒❸泻之。足太阳❹有入頄❺遍齿者③，名曰角孙，上齿龋取之，在鼻与頄前④。方病之时其脉盛，盛❻则泻之，虚则补之。一曰取之出鼻外❼⑤。

【校】

❶ 遍：熊本作“偏”。

❷ 大迎:《太素》卷二十六《寒热杂说》作“人迎”。

❸ 不恶寒:《甲乙》卷十二第六“恶”下无“寒”字。

❹ 足太阳:《甲乙》卷十二第六“足”作“手”。

❺ 頄:《太素》卷二十六《寒热杂说》作“頬”。

❻ 盛:《甲乙》卷十二第六“盛”上有“脉”字。

❼ 鼻外:《太素》卷二十六《寒热杂说》、《甲乙》卷十二第六“鼻”并作“眉”，下并有“方病之时，盛泻虚补”八字。杨上善曰:“眉外，谓足阳明上关穴也。”

【注】

①臂阳明有入頄遍齿者：杨上善曰:“臂阳明，手阳明也。手阳明脉从手上行，循臂入缺盆，下络肺；支者，从缺盆，行婴筋后，上颈，入至下齿中，还出挟鼻，起足阳明，交頞中，下入上齿中，遂出循颐，至大迎；支者，从大迎下行婴筋之前，至人迎。至婴筋时，二经皮部之络，相至二经，故臂阳明之气，亦发人迎，故称有入。”

②龋（qǔ 取）：蛀牙。《释名・释疾病》:“龋，齿朽也，虫啮之齿缺朽也。”

③足太阳有入頄遍齿者：杨上善曰:“足太阳经，起目内眦，上额。其太阳皮部之络，有下入于頬后，遍上齿，又入于耳，气发角孙之穴，故曰有入。”

④取之在鼻与頄前：张志聪曰:“此足太阳之气，贯于手少阳之经。故上齿痛者，取之鼻与頄前，乃太阳之络脉也。”

⑤取之出鼻外:《太素》“鼻外”作“眉外”。杨注谓为下关穴。张介宾依“鼻外”作解,谓“手阳明禾髎、迎香等穴”。

【语译】

手阳明经,上入颧骨遍于齿根,穴位叫作大迎。下腭龋齿的取大迎穴。臂恶寒的,用补法;不恶寒的,用泻法。足太阳经入颊遍于齿根,穴位叫作角孙,上腭龋齿的取角孙穴。并在鼻和颧骨前面取穴治疗。在刚发病的时候,如果脉盛,就用泻法,脉虚就用补法。另有一种说法,可取出于鼻孔外侧的穴位。

足阳明有挟鼻入于面者,名曰悬颅,属口,对入系目本❶①,视有过者取之,损有余,益❷不足,反者益其❸②。足太阳有通项入于脑者③,正属目本④,名曰眼系⑤,头目苦❹痛取之,在项中两筋间,入脑乃别阴跻、阳跻⑥,阴阳相交,阳入阴,阴出❺阳,交于目锐眦❻,阳气盛则瞋目⑦,阴气盛则瞑目⑧。

【校】

❶对入系目本:《甲乙》卷十二第四“目本”下有“头痛,引颔取之”六字。

❷益:《甲乙》卷十二第四作“补”。

❸反者益其:周本无此四字。《太素》卷二十六《寒热杂说》、《千金》卷六上第一“其”并作“甚”。张介宾曰:“其当作甚。”

❹苦:周本无“苦”字。《太素》卷二十六《寒热杂说》、《千金》卷六上第一“苦”作“固”。

❺阴出:《太素》卷二十六《寒热杂说》、《甲乙》卷十二第四并作“出阴”。“出”字断句,“阴”字属下读。

❻交于目锐眦:《太素》卷二十六《寒热杂说》、《甲乙》卷十二第四、《千金》卷六上第一“交于”下并无“目”字。《医学纲目》卷十五《多卧类》夹注云:“以跻脉考之,当作‘目内眦’。”

【注】

①对入系目本:杨上善曰:“气发悬颅之穴,有皮部之络,与口相当,入系

目系。对，当也。”

②反者益其：其，当作“甚”。此谓补泻反用，则病必益甚。

③足太阳有通项入于脑者：孙鼎宜曰：“足太阳脉有通项入脑者，盖谓玉枕穴。”

④正属目本：孙鼎宜曰：“正，直也，见《考工记·辉人》郑注。此谓由脑直系目本。”

⑤眼系：孙鼎宜曰：“‘眼系’天柱别号，以其能治目痛故名。”

⑥入脑乃别阴跻阳跻：张介宾曰：“太阳经自项入脑，乃别属阴跻阳跻，而交合于目内眦之睛明穴。”

⑦瞋目：睁大眼睛。《广雅·释诂一》：“瞋，张目也。”

⑧瞑目：合着眼睛。《说文·目部》：“瞑，翕目也。”

【语译】

足阳明经有夹行于鼻旁而入于面部的，穴位叫作悬颅。其经脉下行的属口，上行的对口入系目本，观察有不正常的地方进行诊治，损有余，补不足。如果相反，病情就会更加重些。足太阳经有行到项部入于脑部的，此处直属目本，叫作眼系。头目感到疼痛的病，可在项中两筋间取穴治疗。足太阳经的循行，深入脑部，就分别属于阴跻阳跻二脉，这两脉阴阳相交，阳入于阴，阴出于阳，交会于眼的内角，阳气偏盛则目瞋张，阴气偏盛则目常合。

热厥①取足❶太阴、少阳，皆留之❷；寒厥②取足❸阳明、少阴于足，皆留之。

【校】

❶取足：《甲乙》卷七第三“取”下无“足”字。

❷皆留之：《太素》卷二十六《寒热杂说》、《甲乙》卷七第三并无“皆留之”三字。

❸取足：《太素》卷二十六《寒热杂说》“取”下并无“足”字。

【注】

①热厥：《素问·厥论》：“阴气衰于下，则为热厥。”张介宾曰：“热厥者，阳邪有余，阴气不足也。故当取足太阴而补之，足少阳而泻之。”

②寒厥：《素问·厥论》：“阳气衰于下，则为寒厥。”张介宾曰：“寒厥者，阴

邪有余，阳气不足也。故当取足阳明而补之，足少阴而泻之。补者，补脾胃二经以实四肢；泻者，泻水火二经以泻邪气，然必久留其针，则泻者可去，补者乃至矣。”

【语译】

热厥证，取足太阴脾经，足少阳胆经进行治疗；寒厥证，取足阳明胃经，足少阴肾经进行治疗，并在足部取穴，也都应该留针。

舌纵涎❶下，烦悗①，取足少阴。振寒②洒洒❷③，鼓颔④，不得汗出，腹胀烦悗，取手太阴。刺虚者，刺其去也⑤；刺实者，刺其来也⑥。

【校】

❶ 纵涎:《甲乙》卷十二第六、《圣济总录》卷一百九十三“纵”并作“缓”。《甲乙》“涎”作“羡”。按:《说文·欠部》:“次，慕欲口液也。”徐灏《说文笺说》云:“诸书作次，湪、涎、沵四形同。”

❷ 洒洒:《甲乙》卷七第一作“凄凄”。

【注】

①舌纵涎下烦悗（mèn 闷）：悗，义与闷同。张志聪曰：“舌纵涎下，烦闷者，肾气不上资心火也，故当取足少阴，以通少阴之气。”

②振寒：发冷。《左传·文公十六年》杜注：“振，发也。”

③洒洒：按：据《说文》“洒”字无寒义。此应依《甲乙》作“凄凄”。《左传·昭公四年》杜注：“凄，寒也。”凄凄，状寒之貌。

④鼓颔：鼓腮。

⑤刺虚者刺其去也：杨上善曰：“营卫气已过之处为去，故去者虚也，补之令实。”

⑥刺实者刺其来也：杨上善曰：“营卫气所至之处为来，故来者为实，泻之使虚也。”

【语译】

舌无力收卷，口涎自流，心胸烦闷，当取足少阴肾经穴。发冷，两腮像打鼓一样地颤抖，不出汗，腹胀烦闷，当取手太阴肺经穴。针刺虚证，应刺营卫虚处而用补法。针刺实证，应刺营卫实处而用泻法。

春取络脉❶①，夏取分腠②，秋取气口③，冬取经输④，凡此四时，各以时❷为齐⑤。络脉治皮肤❶，分腠治肌肉，气口治筋脉，经输治骨髓、五脏。

【校】

❶ 春取络脉　治皮肤：按:《甲乙》卷五第一上“络脉”下，即云“治皮肤”，与本篇及《太素》先言四时所取，再分言所治者异，下不再分举。

❷ 以时:《太素》卷二十六《寒热杂说》“以”下无“时”字。

【注】

①春取络脉：络脉浮而浅，春气将升未升，其气在中，故当取络脉。

②夏取分腠：分腠，指肌肉皮肤。夏令阳浮于外，气在盛经孙络之间，故治在阳分，当取分腠。

③秋取气口：气口，手太阴肺脉。杨上善曰:“秋时肺气将敛，阳气在合，阴气初胜，湿气及体，阴气未盛，故取气口，以疗筋脉之病。气口即合也。”

④冬取经输：丹波元简曰:“经输者，总言经穴，非诸经之经穴输穴。盖《水热穴论》以五输言，故云秋取经输，冬取井荥。此以内外言，故云‘络脉治皮肤，经输治骨髓也’。”

⑤各以时为齐（jì 剂）:“时”字蒙上衍，应据《太素》删。齐，范围也。此是谓四时取穴各有范围。

【语译】

在春季针刺时，取络脉间的穴位，夏季针刺时，取肌肉与皮肤间的穴位，秋季针刺时，取经脉的穴位，这四时各有取穴的范围。取络脉可治皮肤病，取肌肉皮肤可治肌肉病，取气口可治筋脉病，取经脉可治骨髓和五脏的病。

身有五部❶：伏兔①一；腓❷②二，腓者腨也❸；背③三；五脏④之腧四；项⑤五。此五部有痈❹疽者死⑥。病始手臂者❺，先取❻手阳明、太阴而汗出⑦；病始❼头首者，先取项太阳而汗出⑧；病始足胫❽者，先取足阳明而汗出⑨。臂太阴❾可汗出，足阳明可汗出。故❿取阴而汗出甚者，止之于⓫阳；取阳而汗出甚者，止之于⑪阴⑩。

【校】

❶身有五部：《千金翼方》卷二十三，本句上有"帝曰，有疽死者奈何，岐伯曰"十一字。

❷腓：《甲乙》卷十一第九下作"腨"。《外台》卷二十四作"胱"。

❸腓者腨也：按：此四字乃是后人释语混入正文。《甲乙》卷十一第九下、《病源》卷三十六《疽候》、《千金翼方》卷二十三均无此四字。

❹有痈：《甲乙》卷十一第九下、《病源》卷三十六"有"下并无"痈"字。

❺病始手臂者：《脉经》卷七第十三作"热病先手臂痛"。

❻先取：《素问·刺热》"先取"作"刺"字。《脉经》同。

❼病始：《甲乙》卷七第一中"始"上无"病"字。下同。

❽胫：《太素》卷二十六《寒热杂说》作"胻"。

❾阴：《甲乙》卷七第一中校语引《灵枢》"阴"作"阳"。

❿故：《太素》卷二十六《寒热杂说》、《甲乙》卷七第一中并无"故"字。

⓫于：《甲乙》卷七第一中无"于"字。

【注】

①伏兔：在膝上六寸起肉间。杨上善曰："伏兔足阳明气发，禁不可灸，又不言得针，此要禁为第一部，故生痈疽者死也。"张志聪曰："伏兔，肾之街也。"

②腓：小腿肚。"腓"作"腨"，义通。《一切经音义》卷三引《三苍》、卷十四引《字林》："腨，腓肠也。"杨上善曰："腓脉在腨中央陷中，足阳明太阳气所发，禁不可刺。"张志聪曰："腓者，脾之部也。"

③背：杨上善曰："自腰俞已上二十一椎两箱称背，去脏腑甚近，皮肉至薄。"张志聪曰："背者，肺之俞也。"

④五脏：杨上善曰："五脏，手足二十五输，当于输穴生痈疽者死生。"张志聪曰："五脏俞者，谓五椎之心俞也。"

⑤项：杨上善曰："三阳督脉在项。"张志聪曰："项者，肝之俞也。"

⑥此五部有痈疽者死：张志聪曰："五部之有痈疽者，乃五脏渐积之郁毒，外应于血气之不和而为痈疽，故五部有此者死。"

⑦先取手阳明太阴而汗出：杨上善曰："病起两手者，可取手阳明井商阳及手太阴郄孔最。"

⑧先取项太阳而汗出：杨上善曰："病起于头者，可取于项足太阳脉天柱之穴。"

⑨先取足阳明而汗出：杨上善曰："病起足者，可取阳明合三里穴。"

⑩取阴而汗出甚者……止之于阴：杨上善曰："取阴经出汗不止，可取阳脉所主之血止。若取阳脉出汗不止，可取阴脉所主之穴止之也。"

【语译】

身体有五个重要部位，就是伏兔部、腓部、背部、五脏的俞穴、项部。在这几个部位上患有痈疽的，都可以死亡。疾病起于手臂的，取手阳明、手太阴两经穴位使其出汗；疾病起于头首的，取项部足太阳经穴位使其出汗；疾病起于足部胫部的，取足阳明经穴位使其出汗。针刺手太阴经穴可以出汗；针刺足阳明经穴也可以出汗。由于阴阳两经的相通，所以取阴脉而出汗多的，可取阳经穴来止汗；取阳脉而出汗多的，可取阴经穴来止汗。

凡刺之害，中而不去则精泄[①]，不中而去则致气[②]；精泄则病甚而恇[❶]，致气则生为痈疽也。

【校】

❶ 而恇：《太素》卷二十六《寒热杂说》作"恇怕"。按：作"而恇"是，与《九针十二原》合。

【注】

①中而不去则精泄：杨上善曰："凡行针要害，刺中于病，补泻不以时去针，则泄人精气。"

②不中而去则致气：杨上善曰："刺之不中于病，即便去针，以伤良肉，故致气聚。气聚不散为痈为疡也。"

【语译】

一般说针刺的要害，当刺中了病所以后，仍不出针，就会泄病人的精气；如果没刺中病所就出针，就会使邪气凝聚不散。精气耗泄，会使病加重而产生虚弱；邪气凝聚不散，会生痈疽。

癫狂第二十二

本篇论述癫狂病的始生、始作的症状，和针法、灸法的应用。值得注意的是，篇首提出目眦的问题，这是因为“人身脏腑之神以目为主”。对于癫狂这类精神疾患，首先查目，是有其必要的。至于篇后所说的风逆证，是因为它和癫狂在发病上都有暴发的特点，但是二者在致病原因及治疗方法等方面，绝不相同，在篇内提出来，是为使人加以鉴别的。

目眦外决于面者❶，为锐眦①；在内近鼻者❷为内眦❸；上②为外眦，下②为内眦。

【校】

❶ 目眦外决于面者:《三因方》卷十六《眼叙论》引作“目决其面者”。《甲乙》卷十二第四校语:“决一作次。”按:“目眦”以下二十六字,《太素》载于《目痛篇》,《甲乙》载于《足太阳阳明手少阳脉动发目病篇》，故丹波元简以此节与癫狂不相涉，为古经残文。其实目系通于脑，为肝之窍，心之使，治癫疾先望病人之目，似有助于诊断。马莳谓:“脏腑之神，以目为主，先以目眦言之，示人以观神之法。”其说亦可参。

❷ 鼻者:《三因方》卷十六《眼叙论》引“鼻”下无“者”字。

❸ 为内眦:《太素》卷二十三《目痛》、《甲乙》卷十二第四、《千金》卷六上并无此三字。

【注】

①锐眦：眼之外角。

②上　下：上下指阴阳，内眦属阴，外眦属阳。

【语译】

眼角在面上外方的，叫作锐眦；眼角靠近鼻侧的，叫作内眦。上属外眦，下属内眦。

癫疾始生，先不乐①，头重痛❶，视❷举②目赤，甚❸作极，已而③烦心，候之于颜④，取手太阳、阳明、太阴⑤，血变而止⑥。

【校】

❶ 重痛:《千金》卷十四第五、《圣济总录》卷一百九十二“重”下并无“痛”字。

❷ 视:《甲乙》卷十一第二、《千金》卷十四第五、《圣济总录》卷一百九十二“视”上并有“直”字。

❸ 甚:《太素》卷三十《癫疾》、《圣济总录》卷一百九十二“甚”并作“其”。按:《甲乙》卷十一第二仍作“甚”，属上“赤”字读，作“举目赤甚”。

【注】

①先不乐：谓神志将乱。

②视举：目上视。

③已而：已，有“且”义。而，语词。

④颜:《说文·页部》:“颜，眉目之间也。”

⑤取手太阳阳明太阴：张介宾曰：“太阳，支正、少海；阳明，偏历、温溜；太阴，太渊、列缺。”

⑥血变而止：张介宾曰：“泻去邪血，必待其血色变而后止针也。”

【语译】

癫疾在初起时，先不乐，头重而痛，两眼向上看，眼睛红，当病发作较严重时，并且心烦不安。这可观察病人眉目之间的表情，就可以预知病之将发。治疗可取太阳、阳明、太阴的穴位，等到面部的血色，转变为正常之色然后止针。

癫疾始作，而引①口啼呼喘悸❶者，候之手阳明、太阳，左强❷②者攻③其右，右强❷者攻其左，血变而止。癫疾始作，先❸反僵④，因而脊⑤痛，候之足太阳、阳明、太阴❹、手太阳，

血变而止。

【校】

❶ 喘悸:《千金》卷十四第五、《圣济总录》卷一百九十二并无此二字。

❷ 强:《太素》卷三十《癫疾》作“僵”。

❸ 先:《太素》卷三十《癫疾》、《千金》卷十四第五并作“而”。

❹ 阳明太阴:《太素》卷三十《癫疾》“阳明”下无“太阴”二字。

【注】

①引:孙鼎宜曰:“引犹随也。”

②强:坚硬。

③攻:有“治”义,见《周礼·疡医》郑注。

④反僵:“僵”与“强”“疆”通。“反僵”即角弓反张。

⑤脊:脊椎,此指背言。

【语译】

癫疾开始发作,随口发出啼叫的声音,诊察应从手阳明、手太阳两经循行通路去取穴,采用缪刺的方法,左侧坚硬的,针治其右侧;右侧坚硬的针治其左侧,等到面部的血色,转变为正常之色后止针。癫疾开始发作,先是角弓反张,因而觉得脊背疼痛,诊察从足太阳、阳明、太阴、手太阳各经去取穴治疗,等到面部的血色,转变为正常之色然后止针。

治癫疾者,常与之居,察其所当取之处。病至,视之❶有过者❷泻之,置其血于瓠①壶之中,至其发时,血独动矣。不动,灸穷骨二十❸壮。穷骨者,骶骨❹②也。

【校】

❶ 之:张注本作“其”,属下读。

❷ 者:《太素》卷三十《癫疾》、《甲乙》卷十一第二、《千金》卷十四第五“者”下并有“即”字。

❸ 二十:《太素》卷三十《癫疾》作“二十五”。《甲乙》卷十一第二作“三十”。

❹ 骶骨:《太素》卷三十《癫疾》“骶”作“胝”。《甲乙》卷十一第二、《千

金》卷十四第五、《圣济总录》卷一百九十二“骶骨”并作“尾骶”。按:《太素》作“胝”非。《荀子·子道》杨注:“胝,皮厚也。”如作“胝”则与“骨”字文义不属。《素问·刺热论》王注:“脊穷之谓骶。”

【注】

①瓠(hù户):《广雅·释器》:“瓠,瓢也。”

②骶骨:指长强穴。

【语译】

治疗患癫疾的人,应该常和病人同住,观察他该用何经何穴进行治疗。病发作时,看他有病的经脉就进行放血,并将放出的血,藏到葫芦里面,到再发病时,葫芦里的血就会动的。如果不动,可灸穷骨二十壮。穷骨,就是尾骶骨。

骨癫疾者,颇❶齿、诸腧、分肉皆满而骨居❷①,汗出烦悗②。呕多沃❸沫③,气下泄,不治❹。

【校】

❶颇:《太素》卷三十《癫疾》、《甲乙》卷十一第二、《千金》卷十四第五并作“颔”。《方言》卷十钱氏笺疏:“从口外言,则两旁为颔。”即指两腮言。

❷居:《甲乙》卷十一第二、《千金》卷十四第五并作“倨”,下并有“强直”二字。按:“居”“倨”字通,见《尔雅·释畜》释文。“居”有“直”义,见《史记·司马相如列传》索隐。《甲乙》增“强直”二字,似为“居”字旁注,传抄误入正文。

❸沃:《太素》卷三十《癫疾》、《甲乙》卷十一第二、《千金》卷十四第五并作“涎”。按:作“涎”是。“涎”本字作“次”,与“沃”形近致误。

❹治:《千金》卷四第五作“疗”。按:作“疗”,系避唐高宗李治讳改。《圣济总录》作“瘵”,“疗”与“瘵”同。《说文·疒部》:“瘵,治也。”

【注】

①颇齿诸腧分肉皆满而骨居:谓腮齿诸腧分肉皆胀满,而骨骼僵直。张志聪曰:“骨居者,骨肉不相亲也。”

②烦悗:烦闷。

③沃沫:应据《太素》“沃”改作“涎”。此谓呕吐涎沫很多。

【语译】

骨癫疾，在腮齿诸腧分肉之间都感到胀满，骨骼僵直，出汗、烦闷，呕吐多涎沫，肾气下泄，出现这些现象的病人，就是不治之证。

筋癫疾者，身倦❶①挛急❷大，刺项大经之大杼脉❸。呕多沃沫，气下泄，不治。

【校】

❶ 倦：《太素》卷三十《癫疾》作“卷”，《千金》卷十四第五、《圣济总录》卷一百九十二并作“拳”。

❷ 急：《甲乙》卷十一第二、《千金》卷十四第五“急”下并有“脉”字。

❸ 脉：《甲乙》卷十一第二、《千金》卷十四第五并无“脉”字。

【注】

①身倦：按：“倦”与“卷”“拳”相通。“拳”有“曲”义。“身倦”就是身曲不伸。

【语译】

筋癫疾，身体弯曲不伸，拘挛发紧，脉大，可针刺项后的大杼穴进行治疗；假如出现呕吐很多涎沫，以及肾气下泄等现象，就是不治之证。

脉癫疾①者，暴仆②，四肢之脉皆胀而纵❶③。脉满，尽刺之出血；不满，灸之挟项❷太阳④，灸❸带脉于腰相去三寸，诸分肉本输。呕多沃沫，气下泄，不治。

【校】

❶ 纵：《千金》卷十四第五作“从”。

❷ 灸之挟项：《千金》卷十四第五无“灸之”二字，“项”下有“灸”字。

❸ 灸：《甲乙》卷十一第二、《千金》卷十四第五“灸”上并有“又”字。

【注】

①脉癫疾：指病在血脉。

②暴仆：突然倒仆于地。杨上善曰：“暴前倒仆。”

③四肢之脉皆胀而纵：杨上善曰：“四肢脉皆胀满纵缓。”

④挟项太阳：夹颈项灸足太阳经的穴位，如天柱、大杼等。

【语译】

脉癫疾，发病时会突然晕仆倒地，四肢的脉都胀而纵缓；如脉现胀满，都可以针刺出血，如并胀满，可在夹项两旁的足太阳经用灸法治疗，并灸带脉于腰间相去三寸许的穴位，和在分肉之间及四肢腧穴。但若出现呕吐很多白沫，以及气下泄的现象，就是不治之证。

癫疾者❶，疾发如狂①者❷，死不治。

【校】

❶ 癫疾者：《太素》卷三十《癫疾》“癫”上有“治”字。按：“者”字涉下衍，应删。

❷ 如狂者：《千金》卷十四第五“狂者”下有“面皮厚敦敦者”六字。

【注】

①狂：杨上善曰：“驰走善妄等谓之狂。”

【语译】

患癫病者，如果发作时像狂病的症状，就是不治之证。

狂始生，先自悲也，喜忘①、苦❶怒、善恐②者，得之忧饥③，治之取❷手太阴❸、阳明，血变而止，及取❹足太阴、阳明。狂始发④，少卧不❺饥，自高贤也❻⑤，自辩智也❼⑥，自尊贵也❽⑦，善骂詈⑧，日夜不休，治之取手阳明、太阳、太阴、舌下少阴⑨，视❾之盛者，皆取之，不盛❿，释之也。

【校】

❶ 苦：《太素》卷三十《惊狂》作“喜”。

❷ 取：《甲乙》卷十一第二“取”上有“先”字。

❸ 太阴：统本、金陵本“太阴”并作“太阳”。按：《太素》作“太阳”，与统本合。

❹ 及取：“及取”似应作“后取”，“及”“后”草书形误。下“狂言”节“后取”句可以证此。

❺ 不:《太平御览》卷七百三十九《狂条》引《黄帝八十一问》作“少”。

❻ 自高贤也:《太平御览》卷七百三十九引作“自贤”。

❼ 自辩智也：张注本“辩智”作“辩志”。《太平御览》卷七百三十九引无此四字。

❽ 自尊贵也:《太平御览》卷七百三十九引作“自贵”。

❾ 视:《太素》卷三十《惊狂》、《甲乙》卷十一第二“视”下并有“脉”字。

❿ 不盛:《太素》卷三十《惊狂》、《甲乙》卷十一第二“不盛”下并有“者”字。

【注】

①喜忘：爱忘也。《史记·扁鹊仓公列传》索隐：“喜，爱也。”

②善恐：多恐惧。《诗·载驰》郑笺：“善，犹多也。”

③得之忧饥：杨上善曰：“人之狂病，先因忧结之甚，不能去解于心；又由饥虚，遂神志失守，则自悲、喜忘喜怒。”

④狂始发：“始发”谓病已成而发也。

⑤自高贤也：自认为高洁、贤良优于他人。

⑥自辩智也：自认为能言有才胜于他人。

⑦自尊贵也：自认为名高望重过于他人。

⑧骂詈:《说文·网部》:“骂，詈也。”“詈，骂也。”二字互训。王筠曰：“詈见《诗》《书》，是周语也；骂见《史记》，是汉语也。”

⑨舌下少阴：王冰曰：“足少阴舌下二穴，在人迎前陷中动脉前，是日月本左右二也。”（见《素问·气府论》）按：舌下少阴，多认为指廉泉穴言。廉泉属任脉穴，与经文少阴不合，录俟参考。

【语译】

狂病在初起时，先是自己有悲哀的情绪，爱忘，爱发火，多恐惧，而忧愁、饥饿又是致病之因。治疗可先取手太阴、阳明两经的穴位，俟血色变为正常而止；后取足太阴、阳明两经的穴位。狂病在开始发作时，少睡眠，不饥饿，自认为高贤，自认为能言有才，自认为尊贵，好骂人，日夜不休止。治疗的方法，取手阳明、太阳、太阴，以及舌下少阴等穴位。观察如脉盛的，都可以取用，脉不盛的，就放掉不用它了。

狂言❶、惊、善❷笑①、好歌❸乐、妄行❹不休②者，得❺之大恐，治之取手阳明、太阳、太阴。狂，目妄见、耳妄闻、善呼③者，少气之所生也，治之取手太阳、太阴、阳明、足太阴❻、头两颇❼。狂者多食，善见鬼神，善笑而不发于外④者，得之有所大喜⑤，治之取足太阴、太阳、阳明，后取手太阴、太阳、阳明。狂而新发❽，未应如此者，先取曲泉左右动脉⑥，及盛❾者见血，有❿顷已，不已，以法取之⑦，灸骨骶⓫二十壮。

【校】

❶言:《太素》卷三十《惊狂》作“喜”。

❷善:《太平御览》卷七百三十九引作“妄”。

❸好歌:《太平御览》卷七百三十九引“好”下无“歌”字。

❹行：日抄本作“作”。

❺得：黄校本“得”上有“皆”字。

❻足太阴:《甲乙》卷十一第二作“足太阳”。

❼头两颇:《甲乙》卷十一第二“头”上有“及”字，“颇”作“颔”。

❽狂而新发:“而”字衍。以“狂始发”律之，似应删。

❾盛：张注本作“甚”。

❿有:《太素》卷三十《惊狂》作“食”。《甲乙》卷十一第二作“立”。

⓫骨骶:“骨骶”二字误倒，应据《太素》《甲乙》乙转。

【注】

①善笑:《御览》引“善”作“妄”，是。妄笑，谓笑的不正常。《说文·女部》:“妄，乱也。”

②妄行不休：按:“行”字应依日抄本作“作”。《尔雅·释言》:“作，为也。”妄为如登高而歌，弃衣而走等是。

③目妄见耳妄闻善呼：张介宾曰:“气衰则神怯，所以妄见妄闻而惊呼也。”

④不发于外：杨上善曰:“不发于外者，不于人前病发也。”

⑤得之有所大喜：杨上善曰:“甚忧大喜，并能发狂。然大喜发狂，与忧不同，即此病形是也。”

⑥曲泉左右动脉：曲泉，膝内辅后两筋间，阴谷穴之前上方凹陷中，足厥阴肝经穴。丹波元简曰:“此穴《甲乙》诸书，未有言及动脉者。惟《外台》云

‘横向胫二寸，当脉中’是也。”

⑦以法取之：张介宾曰：“如不已，则当照前五节求法以取之。”

【语译】

狂喜，害怕，多笑，好歌乐，胡乱动作而日夜不休止的，这是由于受了惊恐所致。治疗的方法，可取手阳明、太阳、太阴施行针刺。患狂病的，眼会看到不常见的东西，耳会听到不常听的声音，时常惊叫，这是由于气衰神怯所发生的精神失常状态。治疗的方法，可取手太阳、太阴、阳明、足太阴以及头部两腮的穴位施行针刺。患狂病的人吃得多，时常像看到鬼神，多笑，但不在人前表露，这是由于大喜伤神所致。治疗的方法，可取足太阴、太阳、阳明，后取手太阴、太阳、阳明施行针刺。狂病在初起时，还未曾出现象以上各节症状的时候，可先取曲泉穴动脉左右刺之，若经脉盛满，放了血，不久病可痊愈，假如不能治愈，就用以上治癫病的办法，在骶骨上灸二十壮。

风逆①暴四肢肿❶，身漯漯②，唏然时寒③，饥则烦，饱则善变，取手太阴表里，足少阴、阳明之经，肉清❷取荥④，骨清❷取井⑤、经也❸。

【校】

❶ 肿：《甲乙》卷十第二下作“痛”。

❷ 清：《太素》卷三十《风逆》、《甲乙》卷十第二下并作“凊”。

❸ 取井经也：《太素》卷三十《风逆》“井”下无“经”字。按：“经”字蒙上“之经”误衍，应据《太素》删。

【注】

①风逆：张介宾曰：“风感于外，厥气内逆，是为风逆。”

②漯（tà 踏）漯：汗出貌。《素问·刺腰痛》云：“痛上漯漯然汗出。”

③唏然时寒：史崧《音释》云：“唏，笑也。”按：“唏”与“欷”同，有鼻息出气之意，为“时寒”之状词。如释为笑，就与时寒无关了。

④肉清取荥：清，有“寒”义。《吕氏春秋·有度》高注：“清，寒。”杨上善曰：“肉者土也，荥者火也，火以生土，故取荥温肉。”

⑤骨清取井：杨上善曰：“骨者水也，井者木也，水以生木，以子实母，故

取井温骨。”

【语译】

风逆这种病，突然四肢疼痛，身上出汗，有时冷得鼻里出气发声，在饥饿时就感到烦躁，吃饱了就会动而不安。治疗可取手太阴肺和手阳明大肠表里二经，以及足少阴肾经、足阳明胃经，肉觉寒凉的，取上述四经荥穴刺之，骨里觉寒凉的，取上述四经井穴刺之。

厥逆①为病也，足暴清，胸❶若将裂❷，肠若将以刀切之❸②，烦而不能❹食，脉大小皆涩，暖取足少阴，清取足阳明，清则补之，温则泻之。厥逆腹胀满，肠鸣，胸满不得息，取之下胸二胁❺③咳而动❻手者，与背腧以手❼按之立快者是也。

【校】

❶胸:《甲乙》卷七第三“胸”下有“中”字。

❷裂:《太素》卷三十《厥逆》作“别”。按:“裂”“别”义通。《说文·冎部》:“别，分解也。”

❸肠若将以刀切之:《甲乙》卷七第三“肠”上有“腹”字。“若”上无“将”字。《太素》卷三十《厥逆》“肠”作“腹”,“刀”作“刃”。

❹烦而不能:《甲乙》卷七第三“烦”作“䐜”,“不”下无“能”字。

❺二胁:《甲乙》卷七第三作“三肋间”。

❻动:《甲乙》卷七第三“动”下有“应”字。

❼手:《太素》卷三十《厥逆》、《甲乙》卷七第三并作“指”。

【注】

①厥逆:《太素》卷十七杨注:“厥，逆也。”按:《素问·五脏生成》篇王注“厥，谓足逆冷也。”盖重笃之病发厥，均由手足而起，渐及臂胫胸腹。此张介宾所谓厥逆之证危证也，即气血败乱之谓也。

②肠若以刀切之：按：切，谓刮摩。《淮南子·原道训》高注：“切，摩也。”古有刮摩之工。以刀切之，是说像以刀刮摩其肠。如释“切”为“割”则不合。

③下胸二胁：张介宾曰：“谓胸之下左右二胁之间，即足厥阴之章门、期门。”

【语译】

厥逆病所表现的症状，脚突然发冷，胸部像要裂开，肠子像用刀刮摩，烦满而不能进食，脉来的大小都现涩象。如病人身体还温暖的，就取用足少阴经的穴位，身体冰冷的，就取用足阳明胃经的穴位，冰冷的用补法，温暖的用泻法。厥逆病，腹部胀满，肠鸣，胸满，呼吸不利，当取用胸下两胁的穴位，叫病人咳嗽，该处有动而应手的就是穴；另外取用背俞穴，用手指按之而有舒快之感的，也就是穴之所在。

内闭不得溲，刺足少阴、太阳与骶上以长针，气逆则❶取其太阴、阳明、厥阴❷，甚取少阴❸、阳明动者之经也①。

【校】

❶ 则:《太素》卷三十《惊狂》、《甲乙》卷九第十并无“则”字。

❷ 厥阴:《太素》卷三十《惊狂》、《甲乙》卷九第十并无“阴”字，“厥”字连下“甚”字断句。

❸ 少阴:《甲乙》卷九第十作“太阴”。

【注】

①动者之经也：谓动脉的经穴。

【语译】

内闭而小便不通的，可取用足少阴、足太阳两经的穴位和骶骨上的长强穴，以长针刺之。气逆，可取用足太阴、足阳明两经的穴位。厥逆发作严重的，取用足太阴、足阳明两经动脉的穴位。

少气，身漯漯也，音吸吸①也，骨酸体重，懈②惰❶不能动，补足❷少阴。短气，息短不属③，动作气索④，补足❷少阴，去血络也❸。

【校】

❶ 懈惰:《太素》卷三十《少气》作“解”。按:“解”是“懈”的假借字。“惰”乃旁注混入正文。《释名・释疾病》:“懈，解也。骨节解缓也。”

❷ 足:《太素》卷三十《少气》两处均无“足”字。

❸ 去血络也:《太素》卷三十《少气》“去”作“取”。按：据杨注“泻去少阴络血”之语，仍以作“去”为是。

【注】

①吸吸：按:《说文·口部》:“吸，内息也。”引申其义，“吸吸”是有入息而无出息的意思。所以说话时，气息若断若续，不能连接。故杨上善以为虚乏之状。

②懈：懒怠。《说文·心部》:“懈，怠也。”

③属：连接。《文选·应诏乐游苑饯吕僧珍诗》善注引顾野王:“属，接也。”

④索：散尽。《礼记·檀弓上》郑注:“索犹散也。”

【语译】

少气的病人，身体出汗，说话时，语声断续像连接不上，骨节酸，身体重，懒怠不愿意动。治疗可在足少阴肾经施行补法。短气的病人，呼吸短促而不能连续，稍为动作，气就像没了一样，治疗可在足少阴肾经施行补法，并用针刺去其血络。

热病第二十三

本篇提出了各种热病针刺方法和禁刺原则，以及治热病五十九穴的具体位置和分布。并叙述了偏枯、痱、喘息、心疝、喉痹、目中赤痛、风痉、癃、男子如蛊、女子如怚等杂证的刺法和要穴。

偏枯❶①，身偏❷不用而痛，言不变②，志❸不乱，病在分腠之间③，巨针刺之❹，益其不足，损其有余，乃④可复也。痱⑤之为病也❺，身无痛者❻，四肢不收，智乱不甚❼，其言微知❽⑥，可治；甚则不能言，不可治也。病先起于阳，后入于阴者，先取其阳⑦，后取其阴，浮而取之⑧。

【校】

❶ 偏枯:《千金》卷八第一“枯”下有“者”字。按:“偏枯”一段,《甲乙》卷十第二下载于《阳受病发风》类，较本篇羼入热病类中为合。

❷ 身偏:《千金》卷八第一作“半身不随，肌肉偏”。

❸ 志:《甲乙》卷十第二、《千金》卷八第一并作“智”。

❹ 巨针取之:《病源》卷一《风偏枯候》作“宜温卧取汗”。按:《病源》是。《千金》亦作“则温卧取汗”，校语引《甲乙经》同。惟今《甲乙》与本篇同。

❺ 痱之为病也:《千金》卷八第一作“风痱者”。《病源》卷一《风痱候》作“风痱之状”。

❻ 痛者:《千金》卷八第一“痛”下无“者”字。《病源》卷一作“身体无痛”。

❼ 智乱不甚:《病源》卷一作“神智不乱”。

❽ 其言微知:《千金》卷八第一作“言微可知”。

【注】

①偏枯：病名，属于中风证的一种，因久病则患肢比健侧枯瘦，不能随意运动，故名偏枯。

②言不变：杨上善曰："其言不异于常。"

③病在分腠之间：谓病在分肉腠理之间，不在于脏。

④乃：犹"能"也。乃，能声之转。

⑤痱（fèi 费）：又名风痱。楼英曰："痱即偏枯之邪气深者，痱与偏枯是二疾，以其半身无气营运，故名偏枯。以其手足废而不收，或名痱，或偏废，或全废，皆曰痱也。"

⑥其言微知：按：本句应依《千金》作"言微可知"。这是说患者语声细微，但可以听清楚。《史记·淮南衡山列传》索隐："知犹解也。"《淮南子·修务训》高注："知犹觉也。"所谓"解""觉"就是清楚、明白之意。

⑦先取其阳：先刺其表。

⑧浮而取之：浅刺。杨上善曰："不可深取。"

【语译】

偏枯的症状，半身不遂、疼痛，说话跟寻常一样没有改变，神志没有错乱，这是病邪在分肉腠理之间，治疗可用大针刺之。如病属不足的用补法，属有余的就用泻法，是能可以恢复的。痱病的症状，身体不觉疼痛，四肢弛缓不收。意识错乱不很严重，说话语声细微，但可以听明白，这样可以治疗。严重的，就不能说话，不可以治疗。病先起于阳分，再深入于阴分的，应当先刺其阳经，然后刺其阴经，并用浅刺的方法。

热病三日，而气❶口静、人迎躁①者，取之诸阳，五十九刺，以泻其热而出其汗，实其阴以补其不足者❷。身热甚❸，阴阳皆静❹者，勿刺也；其可刺者，急取之，不汗出❺则泄②。所谓勿刺者，有死征③也。

【校】

❶而气：《脉经》卷七第十三、《甲乙》卷七第一中、《伤寒补亡论》卷十二引"气"上并无"而"字。

❷以补其不足者：《伤寒论》成注卷二引"以"作"而"，"不足"下无

"者"字。

❸ 身热甚：《伤寒补亡论》卷十二引"身热"上有"热病"二字。

❹ 静：《脉经》卷七第十二作"争"。按：作"争"误。阴阳皆静与身热，脉证相反，故戒勿刺。作"争"则不合。

❺ 不汗出：《脉经》卷七第十二、《甲乙》卷七第一中、《太素》卷二十五《热病说》"汗"下并无"出"字。

【注】

①气口静人迎躁：杨上善曰："三阳受病，未入于阴至三日也。未入于阴，故气口静也；三阳已病，故人迎躁也。人迎，谓是足阳明脉结喉左右人迎脉者也。"

②不汗出则泄：张志聪曰："邪在阳分，即出其汗。在阴分即从下泄。"

③征：征兆、迹象。《尚书·洪范》郑注："征，验也。"

【语译】

热病三日了，气口脉象平静，人迎脉出现躁动的，可随证取用各阳经，治热病的五十九个穴，以泻在表的热邪，而发其汗，仍应配用充实阴经的针法，而补三阴的不足。病人身体发热很厉害，而阴阳之脉，反而出现沉静的，这就不可针刺了；如果还可以针治，就应赶快针刺，则邪不从汗出，就从泄解。所谓不可针刺的，是有死的征象。

热病七日❶八日①，脉口动喘而短❷②者，急刺之，汗且③自出，浅刺手大❸指间④。

【校】

❶ 七日：《太素》卷二十五《热病说》、《伤寒补亡论》卷十二引"七"下并无"日"字。下同。

❷ 短：日刻本作"弦"。按："短"是"弦"的误字。"短""弦""眩"声形易误。《太素》《脉经》《甲乙》并作"眩"。

❸ 手大：《太素》卷二十五《热病说》"手"下无"大"字。

【注】

①热病七日八日：杨上善曰："七日太阳病衰，八日阳明病衰。"

②脉口动喘而短：杨上善曰："脉口喘动头眩者，热犹未去。"

③且：将要。《吕氏春秋·音律》高注："且犹将也。"

④浅刺手大指间：按：本句作“手大指”则是手少商穴，作“手指”则是手前谷穴。

【语译】

热病七八日，脉口有动象，气喘、头眩，这样就赶快针治，汗将要自然出的。它主要是浅刺手大指之间的穴位。

热病七日八日，脉微小①，病者溲❶血，口中干，一日半而❷死，脉代者②，一日死❸。热病已得汗出❹，而脉尚躁❺，喘❻且复热，勿刺肤❼③，喘甚者死。

【校】

❶溲：《外台》卷一《诸论伤寒》作“便”。

❷半而：周本无“半而”二字。《病源》卷九《热病候》“半”下无“而”字。

❸脉代者一日死：周本无此六字。

❹汗出：《脉经》卷七第十八、《太素》卷二十五《热病说》、《甲乙》卷七第一中、《病源》卷九“汗”下并无“出”字。

❺躁：《甲乙》卷七第一中校语“一作‘盛’”。《病源》卷九作“脉尚数躁而喘”。

❻喘：《伤寒补亡论》卷十二无“喘”字。按：据《病源》“喘”字应属上读。传本既脱“而”字，乃将“喘”字移属下读，似不合。

❼勿刺肤：《太素》卷二十五《热病说》、《甲乙》卷七第一中、《病源》卷九并作“勿庸刺”。

【注】

①脉微小：杨上善曰：“脉微小者，内热消瘅之候。”张介宾曰：“脉微小者，正气虚也。”

②脉代者：杨上善曰：“脉代者，内气绝候，故一日死。”

③勿刺肤：按：此应据《太素》改作“勿庸刺”。《脉经》作“勿膚刺”。“膚”“庸”形近致误。“勿庸刺”即“不用刺”。杨上善所谓：“热病已得汗，其脉当调，犹尚躁喘，且复身热，此阴阳交不可刺也。”

【语译】

热病七八日，脉象微小，病人尿血，口中干燥，隔一日半就会死亡；

出现代脉的，隔一天就死。热病已经出汗，可是脉象还是燥而不静，气喘，并且不久热势又起的，不可针刺。若是气喘加剧，就会死亡。

热病七八日，脉不躁，躁不散❶数，后❷三日中有汗；三日不汗①，四日死。未曾❸汗❹者，勿腠❺刺之。

【校】

❶ 躁不散：《脉经》卷七第二十“躁”作“喘”，“不”下无“散”字。《甲乙》卷七第一中、《外台》卷一“不”上并无“躁”字。

❷ 后：《太素》卷二十五《热病说》“后”上有“数”字。

❸ 曾：《病源》卷九作“尝”。

❹ 汗：《太素》卷二十五《热病说》作“刺”。

❺ 腠：《太素》卷二十五《热病说》、《甲乙》卷七第一中、《病源》卷九并作“庸”。

【注】

①三日不汗：杨上善曰：“若从九日至十二日汗不出者，十三日死。计后三日者，三日后也。”

【语译】

热病七八日，脉没有躁象，就是有了躁象，但脉里没有数象，这种情况，在以后的三日之中能有汗的，病就可愈；如在三日后仍不得汗解，第四天就会死亡。未尝出汗的，就不用针治了。

热病先肤痛，窒鼻充面❶，取之皮，以第一针，五十九❷①，苛轸鼻❸②，索皮于肺③，不得索之❹火④，火者心也。

【校】

❶ 窒鼻充面：孙鼎宜曰：“当作‘鼻窒而充’。《诗·旄丘》‘充耳，塞耳也’。此谓鼻窒如塞然。”

❷ 九：《甲乙》卷七第一中“九”下有“刺”字。

❸ 苛轸鼻：《甲乙》卷七第一中“轸鼻”作“鼻干”。校语：“《灵枢》作‘诊

鼻干'。"《脉经》卷七第十三作"苛菌为轸鼻"。

❹ 索之:《甲乙》卷七第一中"索之"下有"于"字。

【注】

①以第一针五十九：杨上善曰："第一镵针，大有头，兑其末，令无得深入，但去皮中之病，故五十九取之皮也。"

②苛轸鼻：按："苛"有"病"义，见《吕氏春秋·审时》高注。"轸"本作"胗"。玄应《一切经音义》卷六引《三苍》云："胗，肿也。""苛轸鼻"犹云病肿鼻也。此盖火热郁肺，上注清窍所致。又按《太素》杨注："苛有本作苟。""苟"有"若"义。"苛轸鼻"犹云"若肿鼻"亦通。

③索皮于肺：杨上善曰："鼻主于肺，故此皮毛病，求于肺俞。"

④不得索之火：杨上善曰："不得求之心俞，以其心火克肺金也。"

【语译】

热病，开始感到皮肤疼痛，鼻孔不通气如塞上东西，应该用浅刺皮肤的针法，以九针中的镵针，在治热病的五十九个穴位里选穴针刺；如果鼻子发肿，同样用浅刺针法刺肺俞穴，不可取心俞穴，因为心属火，火是能克金的。

热病先身涩①，倚而热❶，烦悗，干唇口嗌❷，取之皮❸，以第一针，五十九❹，肤胀❺口干，寒汗②出❻，索脉于心❼，不得索之水，水者肾也。热病嗌干多饮，善惊，卧不能起❽。取之肤肉，以第六针，五十九，目眦青❾，索肉于脾，不得索之木，木者肝也。

【校】

❶ 倚而热:《脉经》卷七第十三作"倚教"，下无"而热"二字。《太素》卷二十五《热病说》作"倚烦"。《甲乙》卷七第一中作"烦而热"。

❷ 干唇口嗌:《太素》卷二十五《热病说》无"口"字。《甲乙》卷七第一中作"唇嗌干"。按：无"口"字是。下文既有"口干"句，则此不应先复。

❸ 取之皮：马注本、张注本"皮"作"脉"。按：作"脉"是。"脉"是"脈"之俗字。古或作"𠂢"，与"皮"易误。《伤寒补亡论》引作"脉"，与马张注本合。

❹ 九:《太素》卷二十五《热病说》、《甲乙》卷七第一中“九”下并有“刺”字。

❺ 肤胀:《甲乙》卷七第一中“肤胀”上有“热病”二字。

❻ 寒汗出:《太素》卷二十五《热病说》、《脉经》卷七第十三“寒汗”下并无“出”字。《伤寒补亡论》卷十三引作“寒热”。

❼ 索脉于心:《太素》卷二十五《热病说》无“索脉”以下十三字。按:下“热病数惊”段,有“索血于心,不得索之水,水者肾也”。则此不应复出,应据《太素》删。

❽ 起:《太素》卷二十五《热病说》作“定”。《脉经》卷七第十三、《甲乙》卷七第一中并作“安”。

❾ 目眦青:《脉经》卷七第十三“青”作“赤”。《太素》卷二十五《热病说》无“目眦青”三字。

【注】

①身涩:身体皮肤粗涩。

②寒汗:指冷汗。

【语译】

热病开始就出现皮肤粗涩,烦躁不安,满闷,唇、喉干,这应治血脉,用九针中的第一针,在五十九穴里,选取与脉有关穴位刺之。有的热病,皮肤发胀,口干,出冷汗;有的热病,喉干多饮,爱害怕,躺着不愿起来,这当以刺肌肉为主,用九针中的圆利针,在五十九穴里选穴。眼角现有青色,同样以刺肌肉取脾俞穴,不可取肝俞穴,因为肝属木,木是能克土的。

热病面青脑痛❶,手足躁①,取之筋间,以第四针,于四逆❷,筋躄❸②目浸③,索筋于肝,不得索之金,金者肺也。

【校】

❶ 热病面青脑痛:《素问·刺热》新校正引《灵枢》作“热痛而胸胁痛”。《太素》《脉经》《甲乙》并同。按:《甲乙》校语云:“《灵枢》作面青胸痛,与今本《灵枢》亦异。”

❷ 于四逆:周本无“于”字。《素问·刺热》新校正引无“于四逆”三字。

❸ 躄:《太素》卷二十五《热病说》、《脉经》卷七第十三并作“辟”。

【注】

①手足躁：按：“躁”有动义，见《礼记·月令》郑注。杨上善谓：“手足动，筋之病。”极为允恰。盖肝热灼筋，故手足动。

②躄：按：“躄”应据《太素》作“辟”。杨上善曰：“辟，筋挛也。”如作“躄”，热病与跛足何关？

③目浸：“浸”谓目障，俗谓之瞖。《释名·释疾病》：“目生肤入眸子曰浸，浸，侵也，言侵明也。”

【语译】

热病，胸胁作痛，手足乱痛，这应治其筋，可用九针中的锋针；如筋拘挛，目生瞖，同样治筋病取肝俞穴，不可取肺俞穴，因为肺属金，金是能克木的。

热病数惊，瘛疭而狂①，取之脉❶，以第四针，急泻有余②者，癫疾毛发❷去③，索血于心，不得索之水，水者肾也。

【校】

❶脉：顾氏《校记》云：“下言‘索血于心’，则‘脉’当作‘血’。”

❷发：《太素》卷二十五《热病说》作“髦”。

【注】

①瘛疭而狂：张介宾曰：“瘛疭者，热极生风，阴血伤也。狂则热之甚也。”

②有余：指亢盛热邪。

③癫疾毛发去：杨上善曰：“泻热出血，痌癫疾及毛发落，皆得愈也。”

【语译】

热病，惊悸，手足抽动，狂躁，这应治血，可用九针中的锋针，赶快泻其热邪，则癫疾及毛发脱落也就好了。这是治心病取心俞穴，不可取肾俞穴，因为肾属水，水是能克火的。

热病身重骨痛，耳聋而❶好瞑①，取之骨，以第四针，五十九刺❷，骨病不❸食，啮齿②耳青❹③，索骨于肾，不得索之土，土者脾也。

【校】

❶ 聋而:《甲乙》卷七第一中“聋”下无“而”字。

❷ 五十九刺:《太素》卷二十五《热病说》“九”下无“刺”字。

❸ 不:《太素》卷二十五《热病说》、《脉经》卷七第十三并无“不”字。

❹ 青:《脉经》卷七第十三作“清”,《甲乙》卷七第一中“青”下有“赤”字。

【注】

①瞑:“古“眠”字。《说文》无“眠”字。瞑、眠,一语之转。

②啮(niè 聂)齿:啮,此指咬牙。张介宾曰:“啮齿者,齿为骨之余也。”

③耳青:按:“青”应据《脉经》作“清”是。“耳清”就是两耳发凉。

【语译】

热痛,身重骨痛,耳聋,好睡觉,这应治其骨,可用九针里的锋针,在五十九个穴位里选穴针治。骨病不愿吃东西、咬牙、两耳发凉,同样治骨病取肾俞穴,不可取脾俞穴,因为脾属土,土是能克水的。

热病不知所痛,耳聋❶不能自收①,口干❷,阳热甚,阴颇有寒者②,热在髓,死不可❸治。

【校】

❶ 耳聋:《太素》卷二十五《热病说》无此二字。

❷ 口干:《伤寒明理论》卷二第三十二引《针经》作“口干舌黑者死”。

❸ 不可:《太素》卷二十五《热病说》“不”下无“可”字。

【注】

①不能自收:谓精神萎靡不能振作。《广雅·释言》:“收,振也。”

②阴颇有寒者:张志聪曰:“阳热甚而颇有寒者,在内之热,交争于外也。”孙鼎宜曰:“寒即谓热,阴阳以表里言,与伤寒白虎证,表有热、里有寒,文义相同。”

【语译】

热病,不觉得什么苦痛,只是耳聋,精神萎靡不振,口干,外热已极,内热也很盛,内外交热,这是热已深入骨髓,死不可治。

热病头痛颞颥❶，目瘈脉痛❷，善衄，厥热病❸也，取之以第三针，视有余不足，寒热痔❹。

【校】

❶ 头痛颞颥：颞，《脉经》卷七第十三作“摄”，属上读，极确。头痛摄，即头痛迫急之意。《论语·先进》皇疏：“摄，迫也。”

❷ 目瘈脉痛：《太素》卷二十五《热病说》“摩”作“瘈”，“脉”下无“痛”字。《脉经》卷七第十三、《甲乙》卷七第一中并作“目脉紧”。按：《太素》无“痛”字是。《说文·疒部》：“引纵曰瘈。”“目瘈脉”谓眼区脉络抽动也。

❸ 热病：《太素》卷二十五《热病说》、《脉经》卷七第十三“热”下并无“病”字。

❹ 痔：《脉经》卷七第十三作“病”。《甲乙》卷七第一中校语云：“痔一作痛。”丹波元简曰：“寒热痔三字，于上下文不相续，似为衍文。”

【语译】

热病，头痛得很，眼区脉络抽动，时常鼻出血，这是热邪厥逆。治疗应用九针中的锓针，要观察病情的有余和不足。

热病体重，肠中热①，取之以第四针，于其腧及下❶诸指间，索气于胃胳❷得气也。

【校】

❶ 下：孙鼎宜曰：“‘下’字疑衍，即五指间各一，凡八痏之义。”

❷ 胳：熊本作“络”。按：《太素》《脉经》《甲乙》并作“络”。

【注】

①体重肠中热：张介宾曰：“脾主肌肉四肢，邪在脾，故体重。大肠小肠皆属于胃，邪在胃，则肠中热。”

【语译】

热病，身体觉重，肠中热，应用九针中的锋针，取胃俞及手足诸指间，还可以针刺胃经的络穴，以得气为限。

热病，挟脐急痛，胸胁❶满，取之涌泉与阴陵泉❷，取❸

以第四针，针嗌里❹①。

【校】

❶ 胁:《脉经》卷七第十三、《伤寒补亡论》卷十二引“胁”下并有“支”字。

❷ 阴陵泉:《脉经》卷七第十三作“太阴阳明”。

❸ 取:《太素》卷二十五《热病说》、《脉经》卷七第十三并无“取”字。

❹ 里:《太素》卷二十五《热病说》无“里”字。

【注】

①针嗌里：张介宾曰：“针嗌里者，以少阴太阴之脉俱上络咽嗌，即下文所谓廉泉也。”

【语译】

热病，夹着脐部骤然疼痛，胸胁支满，治疗可取涌泉穴与阴陵泉穴，并用九针中的锋针刺廉泉穴。

热病而❶汗且❷出，及❸脉顺可汗①者，取之❹鱼际、太渊、大都、太白②，泻之则热去，补之则汗出，汗出太甚❺，取内踝上横脉❻③以止之。

【校】

❶ 而:《太素》卷二十五《热病说》无“而”字。

❷ 且：孙鼎宜曰：“且当作‘自’，形误。”

❸ 及:《脉经》卷七第十三作“反”。

❹ 取之:《甲乙》卷七第一中“取”下无“之”字。

❺ 太甚:《脉经》卷七第一中“太甚”下有“者”字。

❻ 取内踝上横脉:《脉经》卷七第十三“取”下无“内”字，“脉”作“文”。

【注】

①脉顺可汗：张介宾曰：“阳证得阳脉者，脉之顺也。”

②鱼际、太渊、大都、太白：此四穴并是手足太阴治疗热病的穴。

③内踝上横脉：指三阴交穴。

【语译】

热病，汗将出，以及脉证相合可以出汗去热的，就取手太阴经穴鱼际、太渊，足太阴经穴大都、太白刺之。用泻法就可去热，用补法就可出汗，如出汗过多，可刺踝上横纹三阴交穴以止之。

热病已得汗而脉尚❶躁盛，此阴脉之极也，死；其得汗而脉静者，生。热病者❷脉尚盛❸躁而不得汗者，此阳脉之极也，死；脉盛躁得汗静❹者，生。

【校】

❶尚:《太素》卷二十五《热病说》作“常”。下同。

❷者：统本无“者”字。按:《脉经》《甲乙》并无“者”字，与统本合。

❸脉尚盛：马注本、张注本“脉尚”下并无“盛”字。

❹得汗静:《甲乙》卷七第一中“静”上有“两脉”二字。《病源》卷九《热病候》“汗”下无“静”字。

【语译】

热病，已经出了汗，脉象常躁盛的，这是阴脉虚弱极了，死；如出汗后，而脉象平静的，生。患热病的，脉象常躁，出不了汗，这是阳脉亢盛极了，死；如果脉象盛躁，出了汗脉象就平静的，生。

热病不可刺者❶有九：一曰，汗不出，大颧发赤哕者死❷①；二曰，泄而腹满甚❸者死②；三曰，目不明，热不已者死③；四曰，老❹人婴儿，热而❺腹满❻者死④；五曰，汗不出，呕下❼血者死⑤；六曰，舌本烂，热不已者死⑥；七曰，咳而衄，汗不出❽⑦，出不至足❾者死⑧；八曰，髓❿热者死；九曰，热⓫而痉⓬者死⓭。腰⓮折，瘛疭，齿噤齘也⑨。凡此九⓯者，不可刺也。

【校】

❶不可刺者:《甲乙》卷七第一中、《外台》卷一“不可刺者”并作“死候”

二字。

❷ 大颧发赤哕者死:《外台》卷一、《太平圣惠方》卷十七《热病类》并作“大颧发者死”。按:《外台》引疑有脱误。《医心方》卷十四引《太素》作“出不大灌发者死”。亦难索解。《甲乙》“赤”下无“哕”字，亦误。盖汗不出、颧赤、哕，皆热炽阴亏之候，不能合并。《病源》卷九《热病候》作“颤赤哕者死”。与本篇合。

❸ 甚:《外台》卷一校语云:“甚一作黄。”《太平圣惠方》卷十七引无“甚”字。

❹ 老:《医心方》卷十四“老”上有“耆”字。

❺ 而:《外台》卷一作“病”。

❻ 腹满:《伤寒补亡论》卷十二引“满”下有“甚”字。

❼ 呕下:《甲乙》卷七第一中、《病源》卷九、《太平圣惠方》卷十七、《医心方》卷十四“呕”下并无“下”字。

❽ 汗不出:《甲乙》卷七第一中“汗”下无“不”字。《太平圣惠方》卷十七“汗”下无“不出”二字，“汗”字连下读。

❾ 出不至足:《医心方》卷十四作“出不止”。

❿ 髓:《太平圣惠方》卷十七作“體”。

⓫ 热:《甲乙》卷七第四“热”下有“病”字。

⓬ 痉:《太素》卷二十五《热病说》作“痓”。按:作“痓”是。《素问·气厥论》王注:“痓谓骨痓而不随，气骨皆热，髓不内充，故骨痓强而不举。”故热病而痓，是为危证。如作“痉”则不合。《说文·病部》:“痉，强急也。“痉”之为言颈也，颈项强急，何以能云死?

⓭ 死:《太素》卷二十五《热病说》“死”下有“热而痓者”四字。

⓮ 腰:《甲乙》卷七第一中“腰”下有“反”字。

⓯ 此九:《病源》卷九“此”下无“九”字。

【注】

①大颧发赤哕者死：王士雄曰:“汗不出，大颧赤，似属阳盛；哕者，呃忒也，肺胃之气不降，则呃忒而上逆也。治以轻清肃化之剂，病似可瘳，何以断为不可刺之死候，殆谓热邪方炽，而肾阳欲匮，阳已无根，病深声哕之证欤？”

②泄而腹满甚者死：王士雄曰:“腹满者当泄之，既泄而满甚，是邪尚踞而阴下脱，犹之乎热不为汗衰也，故死。”

③目不明热不已者死：汪曰桢曰:“此目不明，乃《难经》所谓脱阴者目盲也。阴竭而热犹未已，安得不死。”

④老人婴儿热而腹满者死：王士雄曰："腹满者宜泄之，老人婴儿不任大泄。既不任泄，热无出路，老弱阴液不充之体，涸可立待，故死。"

⑤汗不出呕下血者死：王士雄曰："汗不出，热内逼，上干清道以为呕，迫烁于营而下血，阴液两夺，是为死征。"

⑥舌本烂热不已者死：汪曰桢曰："此舌烂，乃由肾中虚阳，故断为死候，与肺胃热炽，大热口舌糜腐者大异。"

⑦咳而衄汗不出：吴瑭曰："咳而衄，邪闭肺络，上行清道，汗出邪泄可生，不然，则化源绝矣。"

⑧出不至足者死：孙鼎宜曰："不至足，阴已亏。"

⑨腰折瘛疭齿噤蚧（xiè 械）也：按：此应据《太素》于"腰折"上补"热而痓者"四字，否则，此"腰折"八字将无着落。"腰折"是脊背反张，"瘛疭"是肢体抽掣，"噤"是牙关不开，"蚧"是齿相切。

【语泽】

热病，有不可刺的死证九种，一曰：不出汗，颧骨部发赤，呃逆的，是死证；二曰：泄泻而腹部胀满极严重的，是死证；三曰：目不明，发热不退的，是死证；四曰：老人和婴儿，发热而腹部胀满的，是死证；五曰：不出汗，呕吐而兼有下血的，是死证；六曰：舌本溃烂，发热不退的，是死证；七曰：咳嗽、鼻出血，不出汗，就是出汗也到不了足部的，是死证；八曰：热邪深入骨髓的，是死证；九曰：发热而出现痓病的情况是死证。所谓发热而痓，就是出现脊背反张、肢体抽搐、牙关紧闭和咬牙等症状。凡是以上所举的死证，都不可以针刺。

所谓五十九刺①者，两手外内侧各三②，凡十二痏③；五指间各一④，凡八痏，足亦如是⑤；头入发❶一寸❷傍三分❸各三⑥，凡六痏；更入发❶三寸边❹五⑦，凡十痏；耳前后口下❺者各一，项中一，凡六痏；巅上一，囟会一❻，发际一❼，廉泉一，风池二，天柱二。

【校】

❶头入发　更入发：《甲乙》卷七第一中"发"下均有"际"字。

❷一寸：日抄本作"二寸"。

❸ 三分:《甲乙》卷七第一中校语云:“《灵枢》无‘分’字。”按:今本《灵枢》仍有。

❹ 边:《脉经》卷七第十三“边”下有“各”字。

❺ 口下:《甲乙》卷七第一中校语云:“《灵枢》作‘已下’。”按:今本《灵枢》仍作“口下”,检《脉经》卷七第十三、《太素》卷二十五杨注“口下”下并有“项中”二字。本句是说耳前听会、耳后完骨,约有左右两穴,口下承浆,项中哑门,均系一穴,故云“各一”。下“项中一”三字,似系窜抄之误,此据《脉经》订正。

❻ 囟会一:《太素》卷二十五《热病说》、《脉经》卷七第十三并无“囟会一”以下十五字。按:《甲乙》卷七第一中校语云:“《甲乙经》原缺囟会至天柱诸穴,今按《灵枢经》文补之。”则《太素》《脉经》缺文未必是。

❼ 发际一:孙鼎宜曰:“前发际神庭,后发际风府,旧本误作发际一。”

【注】

①所谓五十九刺:杨上善曰:“《素问》热输五十九穴,其经皆指称其穴。此《太素》五十九刺,但言手足内外之侧及手足十指之间,入头发际一寸左右,合有十六处;更入三寸左右,合有一处;耳前后口下项中有一,颠上有一,合有七处,更不细指处所,量谓刺之以去其热,不定皆依穴也。又数刺处,乃有六十三处。五十九者,以举大数为言耳。”

②两手外内侧各三:张介宾曰:“两手外内侧,即太阳之少泽,少阳之关冲,阳明之商阳也。三阴俱有内侧,即太阴之少商,厥阴之中冲,少阴之少冲也。”

③痏:瘢伤。《文选》嵇叔夜《幽愤诗》善注引《说文》:“痏,瘢也。”张介宾曰:“凡刺必有瘢,故即以痏为数。”

④五指间各一:张介宾曰:“五指间者总言手五指也。各一者,本节之后各一穴也。手经则太阳之后溪,少阳之中渚,阳明之三间;独少阴之在本节后者,则少府之荥也。手之六经,惟太阴、厥阴则本节后俱无穴,故左右四经,凡八痏也。”

⑤足亦如是:太阳之束骨,少阳之临泣,阳明之陷谷,太阴之太白,皆在本节之后。左右四经,亦共八痏。

⑥头入发一寸傍三分各三:张介宾曰:“头入发一寸,即督脉上星之次,其傍穴分而为三,则足太阳之五处、承光、通天也。”

⑦更入发三寸边五:张介宾曰:“更入发者,自上星之穴向后也。三寸边五者,去中行三寸许,两边各五也。即足少阳之临泣、目窗、正营、承灵、脑空。”

【语译】

所谓治热病的五十九个穴，就是在两手外侧各三穴，两手内侧各三穴，左右共十二穴。在手五指间，各有一穴，左右共八穴。在足趾间也同样各有一穴。头部入发际一寸，向两侧旁开分为三处，每侧各有三穴，左右共六穴。更入发际三寸两边各有五穴，左右共十穴。耳前后各一穴，口下一穴，项中一穴，合共六穴。颠顶一穴，囟会一穴，前发际一穴，后发际一穴，廉泉一穴，风池二穴，天柱二穴，共计九穴。

气满胸中喘息，取足太阴大指之端，去爪甲❶如薤❷叶，寒则留之①，热则疾之②，气下乃止③。

【校】

❶ 爪甲：《太素》卷三十《气逆满》作“端”。

❷ 薤：日刻本作“韭”。按：《太素》卷三十《气逆满》作“韭”，与日刻本合。

【注】

①寒则留之：张介宾曰：“内寒者气至迟，故宜久留其针。”

②热则疾之：张介宾曰：“内热者气至速，故宜疾去其针。”

③气下乃止：谓逆气下降，喘平，就可止针。

【语译】

气逆，壅满胸中，呼吸喘促，可取足大趾之端，去爪甲角像韭叶那样宽。证属于寒，就久留针；证属于热，就疾去针，等待逆气下降，喘已平定，就可止针。

心疝①暴痛，取足太阴、厥阴，尽刺去其❶血络。

【校】

❶ 去其：《甲乙》卷九第二作“之”字。

【注】

①心疝：《病源》卷二十《心疝候》：“疝者痛也，由阴气积于内，寒气不散，上冲于心，故使心痛，谓之心疝也。其痛或如锥刀所刺，或阴阴而痛，或四肢

逆冷，或唇口变青，皆其候也。”

【语译】

心疝病，突然发作疼痛，可取足太阴、厥阴，在这两经的血络上，针刺放血。

喉痹[①]舌卷，口中❶干，烦心心痛，臂内廉痛❷，不可及头，取❸手小指次指爪甲下[②]，去端如韭叶❹。

【校】

❶ 口中：《甲乙》卷九第二“口”下无“中”字。

❷ 臂内廉痛：《甲乙》卷九第二“内廉”作“表”。

❸ 取：《甲乙》卷九第二“取”下有“关冲在”三字。

❹ 叶：《甲乙》卷九第二“叶”下有“许”字。

【注】

①喉痹：咽喉肿痛，舌咽困难。《素问·阴阳别论》：“一阴一阳结谓之喉痹。”王注：“一阴谓心主之脉，一阳谓三焦之脉。三焦心主脉并络喉，气热内结，故为喉痹。”

②手小指次指爪甲下：指关冲穴。

【语译】

喉痹，舌卷曲不伸，口干，心烦，心痛，手臂内侧作痛，不能上举到头部。治疗这些症状，可取关冲穴刺之，穴在环指外侧（近小指侧一面）之爪甲角一分许，像韭叶宽。

目中赤痛，从内眦始，取之阴跻[①]。风痓❶身反折，先取足太阳及❷腘中[②]及血络出血❸；中❹有寒，取三里。

【校】

❶ 痓：《太素》卷十三《风痓》、《甲乙》卷七第四并作“痉”。

❷ 及：按：“及”字涉下误，应作“之”。

❸ 出血：《太素》卷三十《风痓》无“出血”二字。

❹ 中：《甲乙》卷七第四“中”上有“痉”字。

【注】

①取之阴跻：张介宾曰："阴跻之脉，属于目内眦，足少阴之照海，即阴跻之所生也。"

②腘中：指委中穴。

【语译】

目中赤痛，病从眼内角开始的，治疗时刺阴跻脉照海穴。风痉，出现了角弓反张的症状，治疗先取足太阳经委中穴。并在浮浅的血络上针刺出血。如腹中有寒的，兼取三里穴。

癃❶①，取之阴跻及三毛上及血络出血②。

【校】

❶ 癃：《甲乙》卷七第四作"痓"。按：作"痓"似误。阴跻及足厥阴脉三毛，并不主痓。

【注】

①癃：谓小便不畅。王冰曰："膀胱不利为癃。"

②取之阴跻及三毛上及血络出血：杨上善曰："阴跻上循阴股入阴，故取阴跻所主病者；足厥阴脉，起大指丛毛之上，入毛中，环阴器。故癃取阴跻脉所主之输，并取足厥阴脉三毛之上及此二经之络去血。"

【语译】

小便不通畅，治疗可取用阴跻以及足大趾外侧三毛上的穴位，与肝肾两经的血络上针刺出血。

男子如蛊①，女子如怚❶，身体腰脊如解，不欲饮❷食，先取涌泉见血，视跗上②盛者，尽③见❸血也。

【校】

❶ 怚：《太素》卷三十《如蛊如妲》作"妲"。《甲乙》卷八第一上、《千金》卷三十《针灸下杂疾七》并作"阻"。按：作"阻"是。"怚""阻"形误。马莳谓当作"疽"，张介宾谓当作"胎"，都是臆改。妊娠之病有恶阻。如阻者，谓如恶阻也。

❷ 饮：《太素》卷三十《如蛊如妲》、《甲乙》卷八第一上、《千金》卷三十

并无“饮”字。

❸ 见:《甲乙》卷八第一上作“出”。

【注】

①男子如蛊：丹波元简曰：“按《玉机真脏论》云‘脾传之肾，病名曰疝瘕，少腹冤热而痛出白，一名曰蛊’。盖男子如蛊，谓如疝瘕而非疝瘕也。”

②跗上：脚面。

③尽：略微的意思。《吕氏春秋·身本》高注：“尽，犹略也。”

【语译】

男子患了像疝瘕的病，女子患了像怀胎恶阻的病，身体腰脊像分开一样，不愿吃东西，先取涌泉穴刺血，再观察脚面上血络盛处略微的刺出血来。

厥病第二十四

本篇对于厥病之厥头痛、真头痛、偏头痛的不同症状，以及厥心病的发病情况，都详细做了介绍，所有以上各病的取穴与针刺疗法，也都分别叙述。但关于厥心痛的针刺穴位，在后世针灸书里，一向未见采用，是值得注意研究的一个问题。本篇虽以厥病名篇，但亦旁及于其他，如虫瘕、耳聋、耳鸣、足髀等证的刺法。

厥头痛①，而若肿起而②烦心，取之足阳明、太阴❶。

【校】

❶足阳明太阴：《太素》卷二十六《厥头痛》、《甲乙》卷九第一“太阴”并作“太阳”。按：据杨注应作“手足阳明太阳”。

【注】

①厥头痛：张介宾曰：“厥，逆也，邪逆于经，上干头脑而为痛者，曰厥头痛也。”

②而：有“且”义。

【语译】

厥头痛，面部像肿起，并且心烦。治疗可取足阳明胃经、足太阴脾经刺之。

厥头痛，头脉痛①，心悲善泣，视头动脉反盛者②，刺尽去血❶，后调足厥阴③。

【校】

❶刺尽去血：《甲乙》卷九第一作“乃刺之，尽去血”。

【注】

①头脉痛：张志聪曰："逆在脉，故头脉痛。"

②视头动脉反盛者：按：据《太素》杨注"视动"七字，应断句为"视头动，脉反盛者"。视头动，视之时头战动也。脉，络脉。

③后调足厥阴：按：《说文·言部》："调，和也。"此厥头痛，主病在肝，故去血泄邪以后，应刺肝经穴以调和之。张志聪所谓"后调足厥阴，以通其气逆"者，似乎得之。至有谓"调"为调补者，未必是。

【语译】

厥头痛，头部脉络里痛，心悲，爱哭，观察头部颤动，络脉充盛。用针刺治疗，略微放血，然后刺足厥阴肝经穴以调和之。

厥头痛，贞贞头重❶而痛，泻头上五行①，行五②，先取手少阴，后取足少阴。

【校】

❶贞贞头重：《甲乙》卷九第一"贞贞"作"员员"，下无"头重"二字。按：作"员员"是。《素问·刺热》："头痛员员。"王注："员员，谓似急也。"

【注】

①泻头上五行：头顶的经脉，左右共五条。正中是督脉；第二足太阳膀胱经，左右计二条；第三、足少阳胆经，左右各一，共五条，即五行。

②行五：就是五行中的一条经脉，五个穴位。据张志聪说，是五处、承光、通天、络却、玉枕五穴。

【语译】

厥头痛，头部沉重，痛得厉害。治疗可在头顶上行，每行五穴，去选穴针刺，以泻诸阳之热逆。但应先取手少阴心脉腧穴，后取足少阴肾脉腧穴。

厥头痛，意❶①善忘，按之不得②，取头面左右动脉③，后取足太阴❷。

【校】

❶意：《甲乙》卷九第一作"噫"。校语云："《九墟》作'意'。"

❷ 阴:《甲乙》卷九第一作“阳”。

【注】

①意：按:《甲乙》作“噫”，“意”“噫”通用。《诗·意嘻序》释文:“意又作噫。”噫，即伤叹。《汉书·董仲舒传》颜注:“噫，叹声也。”

②按之不得：张介宾曰:“阳邪在头，而无定所，则按之不得。”

③取头面左右动脉：指足阳明脉。

【语译】

厥头痛，常叹气、好忘，用手按摸也找不到疼痛部位。治疗可取用头面左右动脉刺之，然后再刺足太阴脾经以调之。

厥头痛，项先痛❶，腰脊为应①，先取天柱，后取足太阳。

【校】

❶ 项先痛:《太素》卷二十六《厥头痛》“项”下无“先痛”二字。按：据杨注“故足太阳气之失逆，头痛，项先痛，腰脊相应”。则杨氏所据本，仍有“先痛”二字。

【注】

①为应：犹“相应”。《吕氏春秋·审为》高注:“为，谓相为之为。”

【语译】

厥头痛，项部先痛，腰脊也相应而痛。治疗先取天柱穴刺之，然后再刺足太阳膀胱经的穴位。

厥头痛，头痛甚，耳前后脉涌有热❶（一本云有动脉），泻出❷其血，后取足少阳❸。

【校】

❶ 脉涌有热:《甲乙》卷九第一作“脉骨热”。校语云:“骨，一本作涌。”则今《灵枢》之“有”字为衍文矣。

❷ 泻出:《甲乙》卷九第一作“先泻”。

❸ 足少阳:《甲乙》卷九第一作“足太阳少阴”。

【语译】

厥头痛，头痛很剧烈，耳前后的脉络胀热。治疗先用针泻血，然后再取足少阳胆经的穴位刺之。

真头痛[①]，头痛甚❶，脑尽痛，手足寒至节[②]，死不治。

【校】

❶头痛甚：周本无“头痛”二字。“甚”字属上读。《甲乙》卷九第一“痛甚”上无“头”字。

【注】

①真头痛：《难经·六十难》：“入连在脑者，名真头痛。”

②手足寒至节：虞庶曰：“头脑中痛甚，而手足冷至肘膝者，名真头痛。其寒气入深故也。风寒之气，循风府入于脑。”

【语译】

真头痛，痛得剧烈，满脑都痛，手足冷到肘膝关节，这是死证，治不了。

头痛不可取于腧者[①]，有所击堕❶，恶血❷在于内，若肉伤❸，痛未已，可则❹刺[②]，不可选取也。

【校】

❶堕：《太素》卷二十六《厥头痛》、《甲乙》卷九第一并作“坠”。按：“堕”“坠”义同相通。《广雅·释诂二》：“坠，堕也。”

❷恶血：《太素》卷二十六《厥头痛》“血”上无“恶”字。

❸肉伤：《太素》卷二十六《厥头痛》“肉”作“内”。《甲乙》同。“伤”下有“痛”字。

❹则：《太素》卷二十六《厥头痛》、《甲乙》卷九第一并作“即”。

【注】

①头痛不可取于腧者：《医宗金鉴》卷七十一云：“头痛取腧以泄其气，则头痛可愈。若有所击堕，恶血在内，而取腧以泄其气，则其血病治气矣，故勿取其腧焉。”

②可则刺：按：“则”疑是“侧”之误字。“则”“侧”形声易误。《证治准绳·头痛类》引“则刺”作“侧取”。未知其所据为何。但《医宗今鉴》云：“若所击仆之腘肉，伤痛未已，虽用刺法，亦只于所伤附近之侧刺之，以出在内之

恶血而已。若仍按经远取诸腧，以疗头痛，则不可也。”如其说，则作“侧”之义为长。

【语译】

头痛，有的不可取腧穴来治疗，像击伤或摔伤，瘀血在内，假如有了内伤，痛还没有消除，只可在头痛部位斜刺，不可用距离远的腧穴治疗。

头痛不可刺者，大痹①为恶②，日❶作者，可令少愈，不可已❷。

【校】

❶ 日：《甲乙》卷九第一“日”上有“风”字。

❷ 已：《太素》卷二十六《厥头痛》作“除”。

【注】

①大痹：张介宾曰：“痹之甚者，谓之大痹，其证则风寒湿三气杂至，合成恶患，令人头痛。”

②为恶：为寒。《淮南子·说林训》高注：“恶犹害也。”

【语译】

头痛治疗，不能只靠针刺。由于大痹为害，遇到风日，头痛发作，针刺可以稍好些，不可以根除。

头半寒痛①，先取手少阳、阳明，后取足少阳、阳明。

【注】

①头半寒痛：张介宾曰：“偏头冷痛也。”

【语译】

头痛在半侧有冷痛感觉的，治疗可取用手少阳、手阳明两经穴位刺之，然后再针刺足少阳、足阳明两经。

厥心痛①，与背相控❶，善瘛❷②，如从后❸触其心，伛偻❹③者，肾心痛也，先取京骨、昆仑④，发狂❺不已，取然

谷[⑤]。

【校】

❶ 控:《甲乙》卷九第二、《千金》卷十三第六、《外台》卷七、《三因方》卷九并作“引”。按:“控”“引”义同。《小尔雅·广诂》第一:“控，引也。”

❷ 善瘛:《太素》卷二十六《厥心痛》无“善瘛”二字。《外台》卷七作“善瘛疭”。

❸ 如从后:《千金》卷十三第六“如”下有“物”字。按：有“物”字是。《太素》杨注:“肾在于后，故肾病痛心，如物从后触心而痛。”是杨所据本有“物”字。

❹ 伛偻:《甲乙》卷九第二、《千金》卷十三第六、《外台》卷七“伛偻”上并有“身”字。

❺ 狂：胡本、周本、统本并作“针”。按:《太素》《甲乙》并作“针”，与各本合。“发针”下,《甲乙》有“立已”二字。

【注】

①厥心痛:《难经·六十难》:“其五脏气相干，名厥心痛。”杨注:“诸经络皆属于心，若一经有病，其脉逆行，逆则乘心，乘心则心痛，故曰厥心痛，是五脏气冲逆致痛，非心家自痛也。”

②善瘛：按:“善瘛”与上下文义不属。《太素》无此二字，耐人玩索。《济生拔萃》卷二《窦太师流注指要赋》引“善瘛”作“善恐”。此为肾心痛。如以《素问·宣明五气》篇“并于肾则恐”之义核之，则“善恐”似较“善瘛”为合，此则不能以《流注指要赋》为后出之书而摈之也。

③伛偻（yǔ lóu 禹娄）：驼背。慧琳《音义》卷四十一引《通俗文》:“曲脊谓之伛偻。”

④京骨昆仑：杨上善曰:“京骨，在足外侧大骨下赤白肉际，肾腑足太阳脉所过。昆仑，在足外踝跟骨上足太阳脉所行。”

⑤然谷：杨上善曰:“然谷，在足内踝前起，大骨下，足少阴所流。”

【语译】

厥心痛，痛得牵引了背部，爱害怕，像有东西从背后触他的心那样，以致病人不敢伸直腰板，有驼背的现象，这是肾心痛。治疗先取京骨、昆仑两穴刺之，发针后，痛仍不止，应该再刺然谷穴。

厥心痛，腹胀胸满❶，心尤痛甚❷，胃心痛①也，取之大都、太白②。

【校】

❶ 腹胀胸满:《甲乙》卷九第二“腹胀”上有“暴泄”二字，“胀”下无“胸”字。《外台》卷七“满”下有“不欲食，食则不消”七字。

❷ 心尤痛甚:《甲乙》卷九第二、《外台》卷七并作“心痛尤甚者”。

【注】

①胃心痛:《病源》卷十六《心痛候》:“足太阴为脾之经与胃合。足阳明为胃之经，气虚逆乘心而痛，其状腹胀归于心而痛甚，谓之胃心痛。”

②取之大都太白：杨上善曰:“胃脉足阳明属络脾，脾脉足太阴流于大都，在足大指本节后陷中，注于太白，在足内侧核骨下陷中。支者，别胃上膈，注心中，此腑病取于脏输也。”

【语译】

厥心痛，腹胀胸满，心痛得更剧裂，这是胃心痛。治疗应取用大都、太白两穴刺之。

厥心痛，痛❶如以锥针刺其心，心痛甚者❷，脾心痛也，取之然谷、太溪❸。

【校】

❶ 痛:《千金》卷十三第六无“痛”字。

❷ 心痛甚者:《三因方》卷九作“蕴蕴然气满”。按:《千金》有“治心腹蕴蕴然痛方，药为芍药、黄芩、朴消、桔梗、柴胡、当归、升麻”。

❸ 然谷太溪：张志聪曰:“然谷当作‘漏谷’，太溪当作‘天溪’。”按:“漏谷”“天溪”均脾经穴。似较取肾经穴为合。其说虽无他据，但可作参考。

【语译】

厥心痛，痛得像用锥针刺其心一样，心痛极了，这是脾心痛。治疗应取用然谷、太溪两穴刺之。

厥心痛，色苍苍①如死状❶，终日不得太息❷，肝心痛也，取之行间、太冲。

【校】

❶ 色苍苍如死状:《千金》卷三十第二“苍苍”下有“然”字,“死”下有“灰”字。

❷ 终日不得太息:《甲乙》卷九第二、《千金》卷十三“息”下并有“者”字。按:“太息”似不合。《窦太师流注指要赋》引“太”作“休”,“休息”即休止,是谓终日痛不休止,义较明允。

【注】

①苍苍:青色。《广雅·释器》:“苍,青也。”

【语译】

厥心痛,面色青像死灰一样,整天痛得不止,这是肝心痛。治疗应取用行间、太冲两穴刺之。

厥心痛,卧若徒居❶①,心痛间②,动作❷痛益甚,色不变❸,肺心痛也,取之鱼际、太渊。

【校】

❶ 卧若徒居:《太素》卷二十六《厥心痛》“徒”作“徙”。《千余》卷十三“徒”作“从”。

❷ 作:《景岳全书》卷二十五《心腹痛类》引作“则”。

❸ 变:《甲乙》卷九第二、《千金》卷十三“变”下并有“者”字。

【注】

①卧若徒居:按:“若”有“或”义。“徒”应据《千金》作“从”,古书“徒、从”二字常互用。《诗·载弛》笺:“徒为淫乱之行。”释文:“徒本作从。”《庄子·至乐》释文:“从,从容。”这是说心痛病人,如果卧或从容闲居。《太素》徙居之义,似未合。

②心痛间:按:“间”与“閒”通。《国语·晋语》韦注:“閒,息也。”

【语译】

厥心痛,躺着或从容闲居,心痛就会少息,活动就会痛得更剧烈,但面色没有变化,这是肺心痛。治疗可取鱼际、太渊而穴刺之。

真心痛，手足清❶至节①，心痛甚❷，旦发❸夕死，夕发❸旦死。

【校】

❶ 清：周本、张注本并作“青”。《太素》卷二十六《厥心痛》作“凊”。按:《甲乙》卷九第二作“青”，与周本合。“清、青、凊”古互通用。

❷ 心痛甚:《三因方》卷九作“若甚”。

❸ 旦发　夕发:《病源》卷十六《心痛候》“旦”作“朝”。《中藏经》卷上第二十四“发”作“得”。

【注】

①手足清至节：杨上善曰:“心不受邪，受邪甚者，痛聚于心，气亦聚心，故手足冷，所以死速也。”

【语译】

真心痛，手足冷至关节，心痛得剧烈，像这样的症状，清晨发作到傍晚死，傍晚发作到转天清晨死。

心痛❶不可刺者，中有盛❷聚①，不可取于腧。肠中有虫瘕及蛟蛕❸②，皆❹不可取以小针③。

【校】

❶ 痛:《甲乙》卷九第二、《千金》卷十三第六并作“不”。

❷ 盛:《千金》卷十三第六作“成”。

❸ 有虫瘕及蛟蛕:《千金》卷十三第六“虫”下无“瘕及”二字，“蚊蛟”作“蚘咬”。按：无“及”字是。“蚘”即“蛕”字，或作“蛔”，“蛟”作“咬”误。《千金》卷十一云:“开皇六年三月，有人食芹得蚊龙病，吐出有头及尾。”据此，则“蛟”亦虫也。

❹ 皆:《甲乙》卷九第二无“皆”字。

【注】

①盛聚：张介宾曰:“盛聚，谓有形之癥，或积或血停聚于中。”

②蛟蛕（huí 回）:《说文·虫部》:“蛕，腹中长虫也。”张舜徽曰:“蛕之言回也，谓其回转宛曲也。今作蛔。”蛟蛕，是泛指蛔虫等各种寄生虫类。

③不可取以小针：杨上善曰:“可以手按，用大针刺之，不可用小针。”

【语译】

心痛，有的症状不可针刺，那是内有积聚，不可以取穴治疗。如肠中有虫类和蛔虫等作痛，都不应该用小针治疗。

心肠❶痛，侬作痛❷，肿聚①，往来上下行❸，痛有休止❹②，腹❺热，喜渴❻涎出者③，是蛟蛕也，以手聚按❼而坚持之④，无❽令得移，以大针刺之❾，久持之，虫❿不动，乃出针也。恚腹侬痛，形中上者⓫。

【校】

❶ 心肠:《病源》卷十八《蚘虫候》作“腹中”。《脉经》卷六第三、《太素》卷二十六《厥心痛》、《甲乙》卷九第二、《中藏经》卷上第二十四“肠”并作“腹”。

❷ 侬作痛:《甲乙》卷九第二、《病源》卷十八、《千金》卷十三第六并作“发作”。《脉经》卷六第三“侬作痛”作“懊侬发作”。按：据《太素》杨注“侬”下有“懊”字。“懊侬”痛声，见《集韵·六豪》。

❸ 往来上下行:《病源》卷十八作“去来上下”。

❹ 痛有休止:《中藏经》卷上第二十四“有”下有“时”字。《脉经》卷六第三“止”作“作”。

❺ 腹:《甲乙》卷九第二、《千金》卷十三第六“腹”下并有“中”字。

❻ 喜渴:《千金》卷十三第六“喜”下无“渴”字。

❼ 以手聚按:《脉经》卷六第三“聚”下无“按”字。

❽ 无:《太素》卷二十六《厥心痛》作“姑”。

❾ 刺之:《千金》卷十三第六“之”作“中管”。

❿ 虫:《千金》卷十三第六作“中”。

⓫ 恚腹侬痛形中上者:《甲乙》卷九第二、《脉经》卷六第三、《千金》卷十三第六均无“恚腹”以下八字。

【注】

①侬作痛肿聚：按：“侬作痛”应据《脉经》作“懊侬发作”。此谓发作则口出痛声，腹肿结聚于内。

②痛有休止：按：“止”是“作”的误字。这是说痛有时休，有时作。如作“休止”，则义无别。

③涎出者:《灵枢·口问》:“胃中有热则虫动，虫动则胃缓，胃缓则廉泉开，故涎下。”

④以手聚按而坚持之：按:“以”训“可”,“按”字似为“持”之旁注。这是说可以手指并拢而坚按住虫动处。

【语译】

心腹痛，发作时，痛得出声，腹部肿，结聚于中，上来下去，痛呈阵发性，有时休，有时作，腹中热，爱流涎的，这是有蛔虫一类病证的表现。治疗可以手指并拢而坚按虫痛之处，不使移动，再用大针刺之，久按着，虫不动，这才出针。

耳聋①无闻，取耳❶中②。

【校】

❶耳：周本作“其”。

【注】

①聋:《释名·释疾病》:“聋，笼也，如在蒙笼之内，听不察也。”

②耳中：杨上善曰:“耳中，听宫、角孙等穴也。”

【语译】

耳聋，什么也听不到，治疗取耳中的穴。

耳鸣，取耳前动脉①。

【注】

①耳前动脉：杨上善曰:“耳前动脉，和髎、听会等穴也。”张介宾曰:“手少阳之耳门也。”

【语译】

耳鸣，刺耳前的动脉。

耳痛不可刺者，耳中有脓，若有干耵聍❶①，耳无闻也。

【校】

❶耵聍:《太素》卷三十《耳聋》、《甲乙》卷十二第五并作“擿抵”。

【注】

①耵聍（dīngníng 丁宁）：史崧《音释》云："耵聍，耳中垢也。"

【语译】

耳内疼痛，不能用针刺治疗的，就是耳中有脓疡，或者有干的耳垢，耳已丧失听觉的。

耳聋，取手❶小指次指爪甲上与肉交者，先取手，后取足①。

【校】

❶ 取手：《太素》卷三十《耳聋》"手"下有"足"字。按：以下文"先取手，后取足"律之，应补"足"字。

【注】

①先取手后取足：杨上善曰："手少阳至小指次指，即关冲；足少阳至小指次指，即窍阴穴也，其脉皆入耳中，故二俱取之也。"

【语译】

耳聋，当取用环指端外侧爪甲角与肉相交之处刺之，先取手部关冲穴针刺，然后再取足部窍阴穴针刺。

耳鸣，取手❶中指爪甲上，左取右，右取左，先取手，后取足①。

【校】

❶ 手：《太素》卷三十《耳聋》"手"下有"足"字。

【注】

①先取手后取足：杨上善曰："手之中指，手心主脉，《明堂》不疗于耳；足之中指，十二经脉并皆不上。今手足中指，皆疗耳鸣，今刺之者未详，或可络至缪刺也。"马莳曰："当取手之中指爪甲上，取手厥阴心包络经中冲穴，后取足厥阴肝经大敦穴。"

【语译】

治疗耳鸣，当取用手中指端爪甲上刺之，左耳鸣取右边的穴位，右耳鸣取左边的穴位，先在手部针刺，然后在足部针刺。

足髀❶①不可举，侧而取之，在枢合❷中②以圆利针，大针不可刺❸。

【校】

❶ 足髀：《太素》卷三十《髀疾》“髀”上无“足”字。按：无“足”字是。《素问·缪刺论》：“邪客于足少阳之络，令人留于枢中痛，髀不可举。”与《太素》合。

❷ 合：《甲乙》卷十第一下作“阖”。

❸ 刺：《太素》卷三十《髀疾》、《甲乙》卷十第一下并无“刺”字。

【注】

①髀：大腿。

②枢合中：髀枢与尻骨之相合处，乃环跳穴。

【语译】

大腿抬不起来。治疗时，使病人侧卧，在髀枢中的环跳穴，用圆利针刺之，大针不能用。

病注❶下血，取曲泉①。

【校】

❶ 注：《太素》卷三十《瘫泄》、《千金》卷三第二、《外台》卷三十九第三并作“泄”。

【注】

①取曲泉：马莳曰：“凡病注下血者，以肝不能纳血也，当取肝经之曲泉以刺之。”

【语译】

患泄下血的，治疗可取曲泉穴刺之。

风痹淫泺❶①，病不可已者，足如履冰，时如入汤中❷，股❸胫淫泺②，烦心头痛，时呕时悗❹，眩已汗出❺，久则目眩，悲以喜恐❻③，短气不乐，不出三年死也④。

【校】

❶ 淫泺:《太素》卷二十八《痹论》“淫”下无“泺”字，“淫”字属下读。《甲乙》卷十第一下“淫泺”作“注”。

❷ 入汤中:《太素》卷二十八《痹论》作“汤入腹中”。

❸ 股:《甲乙》卷十第一上作“肢”。

❹ 悗:《太素》卷二十八《痹论》作“惋”。

❺ 眩已汗出:《永乐大典》卷一三八七九引无“眩已”四字。

❻ 恐:《甲乙》卷十第一下作“怒”。

【注】

①淫泺：按:“泺”字涉下衍。“淫”字属下“病”字读。“淫病”谓久病。《国语·晋语》韦注:“淫，久也。”

②淫泺：王冰曰:“淫泺，谓似酸疼而无力也。”

③悲以喜恐：按:“以”与“已”通。此谓悲伤止住又生恐惧。

④不出三年死也：杨上善曰:“人病风痹之病，又有此十二状者，不出三年死也。”

【语译】

风痹，病期很久不能痊愈。脚冷得像踏在冰上，有时又像热汤进入腹中，股部胫部都感到酸痛无力，心烦，头痛，经常呕吐，经常满闷，眩晕稍停就会出汗，出汗时间较长，眼就发眩，情绪上，悲伤过去又发生恐惧，气短，闷闷不乐，凡有这些现象的，不出三年就会死亡。

病本第二十五

本篇主要是论述治病的原则，大体不出治本、治标两个范围，但必须根据疾病的先后发生，和病情的缓急轻重以确定如何治疗，或先治本，或先治标，在本篇里均反复说明了。

先病而后逆者，治其本①。先逆而后病者②，治其本。先寒③而后生病者，治其本。先病而后生寒者，治其本。先热④而后生病者，治其本❶。先泄⑤而后生他病者，治其本，必且❷调之⑥，乃治其他病。先病而后中满者，治其标⑦。先病❸后泄者，治其本。先中满而后烦心者，治其本。有❹客气，有同❺气⑧。大小便❻不利，治其标；大小便❻利，治其本。

【校】

❶ 治其本：按：以上“先寒，先病”律之，则“治其本”后脱“先病而后生热者，治其本”十字，应据《甲乙》卷六第二补。

❷ 且：《甲乙》卷六第二作“先”。按：“且”“先”二字义同相通。古金石文字“祖”作“且”。《尔雅·释诂》：“祖，始也。”《广雅·释诂》：“先，始也。”是其证。

❸ 先病：日刻本、马注本、张注本“病”下并有“而”字。按：《素问》《甲乙》并有“而”字，与各本合。又按：上文“先泄后病”，此云“先病后泄”，文次应相连。今隔以病后中满，似系错倒。应据《素问·标本病传论》《甲乙》卷六第二移“先病后泄者，治其本”于“先泄而后生他病者，治其本”文下，文次始合。

❹ 有：《素问·标本病传论》“有”上有“人”字。

❺ 同:《素问·标本病传论》新校正云:“全元起本‘同’作‘固’。”

❻ 大小便:《素问·标本病传论》《甲乙》卷六第二“大小”下并无“便”字。

【注】

①治其本：王冰曰：“本，先病。”马莳曰：“凡先生初病，而后病势逆者，必先治其初病之为本。”

②先逆而后病者：逆，指气血逆行。马莳曰：“先病势逆而后生他病者，则必以病势逆之为本，而先治之也。”

③寒：指寒性疾病。

④热：指热性疾病。

⑤泄：指腹泻。

⑥必且调之：是谓一定要先治好腹泻。

⑦先病而后中满者治其标：中满，谓腹中胀满。标，谓后病。张介宾曰：“诸病皆先治本，而惟中满者先治其标。盖以中满为病，其邪在胃，胃者，脏腑之本也。胃满则药食之气不能行，而脏腑皆失其所禀，故先治此者，亦所以治本也。”

⑧有客气有同气：马莳曰：“正以人之病气有二，病本各不相同，而乃彼此相传者，谓之客气；有二病之气本相同类，而乃彼此相传者，谓之同气。”

【语译】

先有了病而后以致气血逆行的，当以治病为本；先因气血逆行而后得病的，当以调和气血为本；先患寒性疾病而后发生其他病变的，当以治寒性疾病为本；若先已有病，而后发生寒证者，以治先病为本；先患热性疾病而后发生其他病变的，当以治热病为本；先患泄泻而后发生其他病变的，当以治泄泻为本，定先把泄泻治好，才再治疗其他的病。先有了别的病，而后发生胸腹满闷的，当先调治中满的标病；先患了病，而后发生泄泻的，当以治先病为本；先有中满症状，而后发生心烦不舒畅的，当以治中满为本。人身致病原因，有客气，有同气。在患病时，若大小便不通利，急则治标，当先治大小便的不利；如果大小便通利的，当治他原来的本病。

病发而有余，本而标之，先治其本，后治其标；病发而不足，标而本之，先治其标，后治其本。谨详❶察间[①]甚，以意❷调之，间者并行，甚为❸独行[②]。先小大便不利而后生他病者，治其本也❹。

【校】

❶ 谨详:《素问·标本病传论》《甲乙》卷六第二“谨”下并无“详”字。

❷ 以意:《甲乙》卷六第二作“而”，属上读。

❸ 为:《素问·标本病传论》《甲乙》卷六第二并作“者”。

❹ 先小大便不利而后生他病者治其本也：张介宾曰:“二便不利，皆为急证，故无论标本，即当先治。此一句当在前小大不利之后，必古文脱简，误入于此。”

【注】

①间（jiàn 建）：谓病向好转。《论语·子罕》集解引孔注:“病少差曰间也。”

②间者并行甚为独行：并行，谓标本兼治。独行，谓标急治标，本急治本。张介宾曰:“病浅者，可以兼治；病甚者，难容杂乱，故曰独行。”

【语译】

疾病发作而出现有余的实证现象，那就是邪感有余为本，病证是标，当先去治邪，而后再治其病；疾病发作而表现正气不足的虚证现象，那就是正气不足为标，病证是本，当先扶其正气，而后再治其病。因此，治病必须慎重观察病证的轻重而加以调治，病轻的可以标本兼治，病重的就要用先单治本，或先单治标的疗法了。

杂病第二十六

本篇叙述了许多疾病，故名杂病。其中对于气厥、心痛、鼻衄、耳聋、喉痹、齿痛，以及项、腰、腹、膝等部位疼痛和对这些病的取穴针治方面，都分别做了详细说明。

厥，挟脊而痛者❶，至顶，头沉沉然❷，目𥆧𥆧①然，腰脊强，取足太阳腘中②血络。

【校】

❶痛者：张注本"痛"下无"者"字。按：《太素》卷二十六《厥头痛》、《甲乙》卷七第一中并无"者"字，与张注本合。

❷至顶头沉沉然：《甲乙》卷七第一中作"主头项几几"。按：依《甲乙》似较合。《诗·狼跋》："赤舄几几。"《说文·手部》引"几几"作"掔掔"，"几"脂部，"掔"真部，脂真对转。"掔"固也，其义可演为紧，为僵直。"主头项几几"是谓主要为头烦紧或僵直。

【注】

①𥆧𥆧（huāng荒）：视物不清。《玉篇·目部》："𥆧，目不明。"

②腘中：一作"郄中"。王冰曰："古法以委中为郄中。"

【语译】

经气厥逆，夹脊两旁发生疼痛，连及头项都觉得紧绷不舒服，眼睛视物不清，腰脊强直，难以俯仰。治疗应取足太阳经的委中穴，刺络脉出血。

厥，胸满面肿，唇漯漯①然❶，暴言难，甚则不能言，取足

阳明②。

【校】

❶ 唇漯漯然：金陵本、黄校本并无“然”字。《太素》卷二十六《厥头痛》“漯漯”作“思思”。《甲乙》卷七第三作“肩中热”。

【注】

①唇漯漯：按：“漯漯”与“唇”字，义不相合。《太素》作“思思”，亦非其义。“漯漯”疑是“累累”之误字。“累”正字作“纍”。《汉书·石显传》颜注“纍纍，重积也。”重积则厚，故以“累累”形容唇肿之厚。旧注直训“漯漯”为肿起貌，则想当然耳。

②取足阳明：张介宾曰：“病而在面在胸及不能言者，以胃脉行于颃颡，挟口环唇，循喉咙下胸膈也，故当取足阳明经穴以治之。”

【语译】

经气厥逆，胸满面肿，唇部肿厚，突然感到说话困难，甚至于不能说话。治疗应取足阳明经穴位刺之。

厥气走喉而不能言①，手足❶清❷②，大便不利③，取足少阴。

【校】

❶ 手足：《甲乙》卷七第三“手足”下有“微满”二字。

❷ 清：《甲乙》卷七第三作“凊”。

【注】

①厥气走喉而不能言：张志聪曰：“此邪病足少阴之气，而为厥逆也。足少阴肾脉循喉咙，挟舌本，厥气上逆于喉，故不能言。”

②手足清：杨上善曰：“手足清者，手少阴与足少阴通，故手足冷。”

③大便不利：张志聪曰：“肾开窍于二阴，故大便不利。”

【语译】

经脉气逆，至喉咙，就会不能说话，手足清冷，大便不通。治疗应取足少阴经穴位进行针刺。

厥而腹向向然❶，多寒气，腹中榖榖❷①，便溲难，取足太阴。

【校】

❶ 向向然：《甲乙》卷七第三“向向”作“膨膨”，下无“然”字。

❷ 彀彀：《甲乙》卷七第三作“橛橛”。校语云：“音最。《九墟》作‘荣’。”按：《太素》作“縈縈”，与《甲乙》引《九墟》作“荣”均不合。至“橛”字，为字书所无，无以索解。

【注】

①彀彀（hù 户）：水声。此以借喻腹中鸣声。

【语译】

经气厥逆，腹部膨膨胀满，寒气盛，肚腹里鸣如水响，大小便困难。治疗应取足太阴经穴位进行针刺。

嗌干，口中❶热如胶，取足少阴❷①。

【校】

❶ 口中：《甲乙》卷七第一中“口”下无“中”字。

❷ 阴：《甲乙》卷七第一中作“阳”。

【注】

①取足少阴：杨上善曰：“足少阴脉至舌下，故口热取之。”

【语译】

咽喉干，口热像胶一样的黏稠。治疗应取足少阴进行针刺。

膝中痛，取犊鼻①，以圆利针，发❶而间之②。针大如氂③，刺膝无疑。

【校】

❶ 发：《太素》卷三十《膝痛》、《甲乙》卷十第一下“发”上并有“针”字。

【注】

①取犊鼻：杨上善曰：“犊鼻，足阳明脉气所发，故膝痛取之。”

②发而间之：谓刺后稍隔片时再刺。《列子·黄帝》释文：“间，少时也。”

③氂（máo 毛）：张志聪曰：“牛尾也。”

【语译】

膝关节痛，取犊鼻穴，以圆利针刺之。刺后要隔片时再刺。由于圆利针的针身大如牛尾之毛，用来刺治膝关节病是无可犹豫的。

喉痹①不能言，取足阳明②；能言，取手阳明❶②。

【校】

❶ 能言取手阳明：周本无此六字。

【注】

①喉痹：张志聪曰："喉痹者，邪闭于喉而肿痛也。"

②取足阳明　取手阳明：杨上善曰："手阳明脉循缺盆上头，足阳明脉循喉咙入缺盆，故喉痹能言、不能言，取此二脉疗主病者也。"

【语译】

喉痹病人，不能说话的，应取足阳明经穴刺治；能说话的，应取手阳明经穴刺治。

疟❶不渴，间日而作，取足阳明❷；渴而❸日作，取手阳明❹。

【校】

❶ 疟：《太素》卷二十五《十二疟》"疟"下有"而"字。

❷ 取足阳明：《素问·刺疟》、《太素》卷二十五《十二疟》并作"刺足太阳"。

❸ 渴而：按："渴而"下脱"间"字，应据《素问·刺疟》、《太素》卷二十五《十二疟》、《甲乙》卷七第五补。

❹ 取手阳明：《素问·刺疟》、《太素》卷二十五《十二疟》并作"刺足少阳"。《甲乙》卷七第五引《九卷》作"取手少阳"。

【语译】

患疟疾，口不渴，每隔一日发作一次，治疗应取足阳明的穴位进行针刺；如有口渴现象而隔日发作一次的，就应取手阳明经的穴位进行针治。

齿痛❶，不恶清饮，取足阳期；恶清饮，取手阳明。

【校】

❶ 齿痛：《甲乙》卷十二第六“齿”下有“动”字。按：“动”字有“痛”义，是“痛”之旁记字，《甲乙》误入正文。

【语译】

患牙痛，不怕冷饮的，可在足阳明经取穴针治；如怕冷饮的，就取手阳明经的穴位针刺治之。

聋而不痛者❶，取足少阳①；聋而痛者❶，取手阳明②。

【校】

❶ 不痛者、而痛者：《太素》卷三十《耳聋》、《甲乙》卷十二第五“痛”下并无“者”字。

【注】

①取足少阳：杨上善曰：“足少阳正经入耳，主骨益耳，故取之也。”

②取手阳明：杨上善曰：“手阳明络脉入耳，主气益耳，故痛取之。”

【语译】

耳聋如不疼痛的，应取足少阳经的穴位刺治；耳聋如疼痛的，就应取手阳明经的穴位刺治。

衄而不止❶，衃❷①血流，取足太阳②；衃血，取手太阳②；不已，刺宛❸骨③下；不已，刺腘中出血。

【校】

❶ 衄血不止：《太素》卷三十《衄血》、《圣济总录》卷一百九十三《治鼻疾灸刺法》“不”下并无“止”字，“不”连下“衃”字为句。

❷ 衃：黄校本“衃”作“衄”。

❸ 宛：《太素》卷三十《衄血》、《甲乙》卷十二第七、《圣济总录》卷一百九十三并作“腕”。

【注】

①衃（péi 培）：《说文·血部》：“衃，凝血也。”杨上善曰：“血不凝，热甚也。”

②取足太阳　取手太阳：杨上善曰："足太阳起鼻，手太阳至目内眦，皆因鼻，故衄血取之。"

③宛骨："宛"当据《本素》改作"腕"，腕前起骨名完骨，此"宛骨"或因"完"而误为"宛"。张介宾曰："宛骨下，即手太阳之腕骨穴。"

【语译】

鼻出血而不凝止，血流，应取足太阳经穴位针治；血已凝止，应取手太阳经穴位针治。如不愈的，刺腕骨穴；还不愈的，可刺膝腘横纹中央委中穴出血。

腰痛，痛❶上寒[①]，取足太阳阳明；痛❶上热[①]，取足厥阴；不可以俯仰，取足少阳❷；中热而❸喘[②]，取足少阴[③]，腘中血络。

【校】

❶痛：《素问·刺腰痛》、《太素》卷三十《腰痛》、《甲乙》卷九第八、《圣济总录》卷一百九十四并无"痛"字。

❷不可以俯仰取足少阳：《圣济总录》卷一百九十四无"不可"九字。

❸而：《太素》卷三十《腰痛》作"如"。

【注】

①上寒　上热："上"指体之上部言。

②中热而喘：杨上善曰："腰痛中热，口如喘气动。"

③取足少阴：王冰曰："足少阴，涌泉、大钟悉主之。"

【语译】

腰痛，身体上部寒冷，应取足太阳经、足阳明经的穴位针治；如身体上部发热，应取足厥阴经的穴位针治；腰痛得前后不能俯仰，应取足少阳经的穴位针治。腰痛兼有内热气动如喘的，就当取足少阴经穴位针刺并刺膝腘横纹中央的血络。

喜❶怒而不欲食，言益小❷，刺足太阴；怒而多言，刺足少阳❸。

【校】

❶ 喜:《甲乙》卷九第五作“善”。

❷ 言益小:《太素》卷三十《喜怒》、《甲乙》卷九第五“小”并作“少”。按:作“少”是。“少言”与下“多言”对文。

❸ 少阳:《甲乙》卷九第五作“少阴”。

【语译】

多怒并且不愿吃东西,说话少,应取足太阴经穴位刺治;发怒而说话多,应用足少阳经穴位刺治。

顑❶痛,刺手阳明①与顑之盛脉②出血。

【校】

❶ 顑:张注本作“颔”。《甲乙》卷九第一作“颔”。《太素》卷三十《颔痛》作“颔”。按:《说文·页部》:“顑,饭不饱,面黄起行也。”又云:“颔,面黄也。”“颔”与“黄”双声,“顑”与“颔”亦双声,故两字借用,同训面黄。但“顑”之黄是饿病,“颔”之黄是生黄,细勘自有不同。本节之“顑”与《甲乙》之“颔”同是借字,正字应依《太素》作“颔”。《说文·页部》:“颔,颐也。”从口外说曰颐。其实“颔”即耳下曲骨,所谓辅车,今语称为下巴是也。

【注】

①刺手阳明:马莳曰:“是商阳穴。”

②顑之盛脉:马莳曰:“是胃经颊车穴。”

【语译】

下巴作痛,应针刺手阳明经的穴位,和下巴附近的盛脉出血。

项痛❶不可俯仰,刺足太阳①;不可以❷顾,刺手太阳❸②也。

【校】

❶ 项痛:《甲乙》卷九第一作“头项”。

❷ 不可以:《太素》卷三十《项痛》、《甲乙》卷九第一“不可”下并无“以”字。

❸ 手太阳:《甲乙》考九第一校语云:“一云手阳明。”

【注】

①刺足太阳：杨上善曰："足太阳脉行项，故不可俯仰取之。"马莳曰："俯仰属背与腰，故曰足太阳。"

②刺手太阳：杨上善曰："手太阳脉行项左右，故不得顾取之也。"马莳曰："顾则属肩与项，故曰手太阳也。"

【语译】

以项不能前后俯仰，应针刺足太阳经的穴位；如头项不能回顾，当针刺手太阳经的穴位。

小❶腹满大①，上走胃❷，至心，淅淅❸身时寒热，小便不利，取足厥阴。

【校】

❶小：《太素》卷三十《刺腹满数》、《甲乙》卷九第九并作"少"。

❷胃：《甲乙》卷九第九作"胸"。

❸淅淅：《太素》卷三十《刺腹满数》作"泝泝"。《甲乙》卷九第九作"索索然"。按："淅淅"与"洒洒"通。《广雅·释诂二》："淅，洒也。"《素问·诊要经终论》王注："洒洒，寒貌。"《太素》作"泝泝"，乃"淅淅"之坏字。

【注】

①小腹满大：杨上善曰："水气聚于少腹。"

【语译】

少腹部膨胀，上走胸，至于心的部位，发冷，全身常有寒热往来，小便不利。治疗应取足厥阴经的穴位进行针刺。

腹满，大便不利，腹大，亦❶上走胸嗌，喘息❷喝喝①然，取足少阴❸。

【校】

❶亦：《太素》卷三十《刺腹满数》、《甲乙》卷九第七并无"亦"字。

❷喘息：《甲乙》卷九第七无此二字。

❸少阴：《甲乙》卷九第七作"少阳"。《太素》杨注："有本'少阴为少阳'。"

【注】

①喝喝：喘促之声。《素问·生气通天论》“烦则喘喝”王注：“喝谓大呵出声也。”

【语译】

腹部胀满，大便不利，腹胀大，气逆，上走胸嗌，喘息粗急，喝喝有声。治疗当取足少阴经的穴位进行针刺。

腹满食不化，腹❶向向①然，不能大便❷，取足太阴❸。

【校】

❶腹：《甲乙》卷九第七无“腹”字。

❷不能大便：《太素》卷三十《刺腹满数》“不”下无“能大”二字。《甲乙》卷九第七“能”作“得”。

❸太阴：《甲乙》卷九第七作“太阳”。

【注】

①向向：谓腹内虚胀。一谓“向”与“响”通。“向向”指腹内鸣声。

【语译】

腹部胀满，食而不能消化，腹内虚胀，不能大便。治疗应取足太阴经的穴位进行针刺。

心痛引腰脊，欲呕，取足少阴。

【语译】

心痛牵引腰脊亦痛，想呕吐。治疗应取足少阴经的穴位进行针刺。

心痛腹胀，啬啬❶然①大便不利，取足太阴。

【校】

❶啬啬：《甲乙》卷九第七、《千金》卷十三第六并作“涩涩”。

【注】

①啬啬：按：“啬”，《甲乙》作“涩”是，“涩涩”是形容大便不利。《说文·水部》：“涩，不滑也。”引申有干燥之意。

【语译】

心痛，腹胀，大便干燥不通畅。治疗应取足太阴经的穴位进行针刺。

心痛引背不得息，刺足少阴；不已，取手少阳❶。

【校】

❶ 少阳:《千金》卷十三第六、《圣济总录》卷一百九十二并作“少阴”。

【语译】

心痛牵引背部作痛不能停，应针刺足少阴经穴位治疗；不见好，应再取手少阳经的穴位进行针治。

心痛引❶小腹满❷，上下无常❸处，便溲难，刺足厥阴。

【校】

❶ 引:《太素》卷二十六《厥心痛》无“引”字。

❷ 满:《千金》卷十三第六无“满”字。

❸ 常：马注本、张注本并作“定”。

【语译】

心痛，小腹胀满，上下作痛而没有固定的部位，大小便困难。治疗应取足厥阴经的穴位进行针治。

心痛，但❶短气不足以息，刺手太阴。

【校】

❶ 但:《千金》卷十三第六、《圣济总录》卷一百九十二并无“但”字。【语译】

心痛，气短而呼吸困难的，治疗应刺手太阴经的穴位。

心痛，当九节[①]刺❶之，按，已❷刺按之，立已；不已，上下求之，得之立已。

【校】

❶ 刺：胡本、熊本、周本、统本、金陵本、藏本、张注本并作“次”。

❷ 按已:《太素》卷二十六《厥心痛》作“不已”。

【注】

①九节：督脉之筋缩穴。

【语译】

心痛，治疗当在九椎下刺之，先在穴位上按揉，刺后，再按揉，就会止痛；如果痛还不止，须在上下背部腧穴寻取与本病有关的穴位配合针治，得到了恰好的穴位，就会止痛。

颇❶痛，刺足❷阳明曲周动脉①见血，立已；不已，按人迎于经❸，立已。

【校】

❶ 颇:《太素》卷三十《颔痛》作“频”。《甲乙》卷九第一作“颔”。

❷ 足:《太素》卷三十《颔痛》无“足”字。

❸ 按人迎于经:《甲乙》卷九第一作“按经刺人迎”。

【注】

①曲周动脉：颊车穴。马莳曰：“此穴在耳下曲颊端，动脉环绕一周，故曰曲周也。”

【语译】

腮部疼痛，就刺足阳明胃经的曲周动脉见血之后，立即止痛，如痛不止，再按本经的人迎穴，避开动脉浅刺，痛就可以止了。

气逆上，刺膺中陷者①与下胸❶动脉②。

【校】

❶ 下胸:《甲乙》卷九第四作“胁下”。

【注】

①膺中陷者：指足阳明胃经屋翳穴。按:《图经》卷四《膺俞第三行》:“屋翳，治咳逆上气。”旧注一谓此指膺窗穴言，似不如屋翳为合。

②下胸动脉：杨上善曰：“胸下动脉，中府等量取之。”

【语译】

气上逆，可针刺胸旁陷中的穴位，以及胸下的动脉。

腹痛，刺脐左右动脉①，已刺按之，立已；不已，刺气

街[②]，已刺[❶]按之，立已。

【校】

❶ 已刺：《甲乙》卷九第七无“已刺”二字。

【注】

①刺脐左右动脉：旧注指为天枢穴。但天枢穴无动脉搏击，姑存疑。

②气街：足阳明胃经气冲穴。

【语译】

腹痛，可以针刺脐旁左右动脉，刺后按压该处，则疼痛可止；如痛不止，再针刺气冲穴，加以按压，就可止住疼痛。

痿厥为四末[❶]束悗[①]，乃疾解之，日二，不仁者十日而知，无休，病已止[②]。

【校】

❶ 四末：《太素》卷三十《痿厥》“四”下无“末”字。

【注】

①四末束悗：杨上善曰：“四束，四肢如束。”

②病已止：孙鼎宜曰：“此言治痿厥法，当缚其手足，良久觉烦闷，又必须疾解之，隔半日又缚，后解如故。‘不仁’者，谓缚久不觉烦闷。‘知’者，谓十日方知烦闷。‘止’，谓止其束。”

【语译】

治疗痿厥，是将病人的四肢束缚起来，使他烦闷，就急速解开，每天做两次，假如病人不感觉烦闷，到了十天就会感觉到的，不要间断，直到病好了，才能不再束缚。

哕[①]，以草刺鼻，嚏，嚏[❶]而已；无息，而疾迎[❷]引之[②]，立已；大惊之，亦可已[❸]。

【校】

❶ 嚏嚏：按：两“嚏”字，其一是衍文。应据《太素》卷三十《疗哕》、《甲乙》卷十二第一删。

❷疾迎:《甲乙》卷十二第一“疾”下无“迎”字。

❸已:《太素》卷三十《疗哕》无“已”字。

【注】

①哕：呃逆也。俗语“打嗝”。《说文·口部》：“哕，气牾也。”

②无息而疾迎引之：张介宾曰：“或闭口鼻之气，使之无息，乃迎其气而引散之，勿令上逆，乃可宜已。”

【语译】

打嗝时，用草茎刺鼻，使之打喷嚏，就可好的；或闭着气息，而快引上逆之气下行，就可止住打嗝；或使之大惊，亦可以好的。

周痹第二十七

本篇首先指出周痹与众痹的不同所在，然后讨论周痹“在于血脉之中，随脉以上，随脉以下，不能左右，各当其所”的特点，和“内不在脏，而外未发于皮，独居分肉之间，真气不能周”的病理机转，同时提出循经压诊，观察虚实，熨通、针刺的治疗方法，题曰“周痹”，是以篇内以周痹为主的缘故。

黄帝问于岐伯曰：周痹①之在身也，上下移徙②，随脉其❶上下❷，左右相应，间不容空③，愿闻此痛❸，在血脉之中邪？将④在分肉之间乎？何以致是？其痛之移也，间⑤不及下针，其慉❹痛之时，不及定治，而痛已止矣，何道使然？愿闻其故。岐伯答曰：此众痹⑥也，非周痹也。

【校】

❶脉其：按：“脉其”二字误倒，应据《甲乙》卷十第一上乙正。

❷上下：按：“上下”二字蒙上误衍。以下文“以右应左，以左应右”核之，则其误显然。

❸痛：《太素》卷二十八《痹论》“痛”下有“之”字。

❹慉：《太素》卷二十八《痹论》、《甲乙》卷十第一上并作“蓄”。按：“慉”“蓄”并从“畜”声，义得相通。“蓄”有“聚”义，“慉痛”亦即聚痛。《医学纲目》卷十二《行痹》引“慉”作“搐”。“搐”谓抽搐，与众痹之义不合。《永乐大典》卷三八七八《痹类》引作“傗”。音亦同“蓄”。

【注】

①周痹：杨上善曰：“邪居分肉之间，令正气循身不周，邪与周为痹，故称

周痹。”

②移徙：移动，流走。“移”“徙”同义复词，《广韵·五支》：“移，徙也。”

③间不容空：间，间隙。“空，孔也。”见《汉书·鲍宣传》颜注。是谓痹邪窜走，其隙不容一孔之微。

④将：犹“抑”也，有“还是”之意。

⑤间：《汉书·文帝纪》：“间者，犹言中间之时也。”

⑥众痹：杨上善曰：“众痹在身左右之处，更身而发，不能周身，故曰众痹。”

【语译】

黄帝问岐伯说：在人身上有了周痹的病，上下游走不定，随其血脉左右相应，无处不到，几乎没有一孔的空隙。希望听一下像这样的疼痛，是邪在血脉之中耶？还是在分肉之间呢？为什么会有这种情况呢？其疼痛部位之转移，其间来不及下针，当其聚痛的时候，来不及确定如何治疗，而疼痛已经停止，这是什么道理使它这样呢？希望听到其中的原因。岐伯回答说：这是众痹的病，不是周痹。

黄帝曰：愿闻众痹。岐伯对曰：此❶各在其处，更①发更止，更居更起②，以右应左，以左应右③，非能周也，更发更休也。黄帝曰：善。刺之奈何？岐伯对曰：刺此者，痛虽已止，必刺其处④，勿令复起。

【校】

❶此：《古今医统》卷十一《痹证门》作“凡众痹”。

【注】

①更：《小尔雅·释诂》：“更，易也。”

②更居更起：杨上善曰：“居起，动静也。”

③以右应左以左应右：左右相应，是说左侧会影响到右侧，右侧会影响到左侧。

④必刺其处：杨上善曰：“众痹在身，所据不移。但痛有休发，故其病虽止，必须刺其痛休之处，令不起也。”

【语译】

黄帝说：我希望听到众痹的特征。岐伯回答说：众痹，是分别散在人身各处，易发易止，易静易动，左侧会影响到右侧，右侧会影响到左侧，不能遍及全身，其痛容易发作，也是容易停止的。黄帝说：讲得好，针刺治疗这种病，应当怎样呢？岐伯回答说：针刺众痹这种病，疼痛就是已经停止，还是应针刺原痛的地方，别使它再起疼痛。

帝曰：善。愿闻周痹何如？岐伯对曰：周痹①者，在于血脉之中，随脉以上，随❶脉以下，不能左右②，各当其所。黄帝曰：刺之奈何？岐伯对曰：痛❷从上下者，先刺其下以过❸（一作遏下同）之，后刺其上以脱③之；痛❷从下上者，先刺其上以过❸之，后刺其下以脱③之。

【校】

❶随：《太素》卷二十八《痹论》作“循”。

❷痛：《甲乙》卷十第一上“痛”上有“其”字。

❸过：《甲乙》卷十第一上作“通”。

【注】

①周痹：杨上善曰：“周痹之状，痹在血脉之中，循脉上下，不能在其左右，不移其处。但以壅其真气，使营身不周，故名周痹。”

②不能左右：谓周痹不能左右相应，与众痹之以右应左，以左应右正相对。

③脱：除病。《公羊传·昭公十九年》何注：“脱然，疾除貌也。”

【语译】

黄帝说：说得好。我希望听听周痹是怎样的情况。岐伯回答说：周痹是邪在血脉里面，随着血脉或上或下，不能左右流走，分别在病邪所在的部位作痛。黄帝说：用什么方法来针治呢？岐伯回答说：其痛如从上而下的，应先刺其下以阻止病势的发展，然后刺其上以除其根；若疼痛是从下而上的，应先刺其上以阻止病势的发展，然后再刺其下以除其根。

黄帝曰：善。此痛❶安生？何因而有名❷？岐伯对曰：风寒湿气，客于外❸分肉之间，迫切而为沫①，沫❹得寒则聚，聚则排分肉而分裂也❺，分❻裂则痛，痛则神归之②，神归之则热，热则痛解，痛解则厥，厥则他痹发，发❼则如是。

【校】

❶痛：《甲乙》卷十第一上作“病”。

❷何因而有名：《甲乙》卷十第一上作“因何有名”。

❸客于外：《千金》卷八第一“客”上有“併”字。“于”下无“外”字。

❹沫：《千金》卷八第一无“沫”字。按：《素问·痹论》王注无“沫”字，与《千金》合。

❺而分裂也：《千金》卷八第一、《素问·痹论》王注并无“而分裂也”四字。

❻分：《千金》卷八第一作“肉”。

❼发：《太素》卷二十八《痹论》无“发”字。

【注】

①沫：徐大椿曰：“经中无痰字，沫即痰也。”

②痛则神归之：杨上善曰：“痹痛引神，即神归痛，神痛不已，故热气集而痛解。此处痛解厥已，即余处痛生，周痹休发如是。”

【语译】

黄帝说：讲得好。这周痹的疼痛是怎样产生的？因为什么叫周痹呢？岐伯回答说：风寒湿气侵入肌肉皮肤，迫使津液化为痰涎，受到寒气就凝聚不散，凝聚就会排挤分肉，肉裂就会发生疼痛；疼痛则精神就集中在痛的地方，精神集中的地方就会发热；发热则寒散而疼痛缓解；疼痛缓解后，就会发生厥气上逆；厥逆就容易导致其痹闭之处发痛，因而形成了周痹这样的症状。

帝曰：善。余已得其意矣❶。此内不在脏，而外未发于皮❷，独❸居分肉之间，真气不能周，故命曰周痹❹。故刺痹者，必先切循①其下之六经❺②，视其虚实，及大络③之血结而❻不通，及虚而脉陷空者而❼调之，熨而通之，其瘛坚❽④，转引而行之。黄帝曰：善。余已得其意矣。亦得其事也。九❾者，经巽之理❿，十二经脉阴阳之病也。

【校】

❶帝曰善余已得其意矣：此九字涉下误衍，应删。

❷皮：《千金》卷八第一“皮”下有“肤”字。

❸独：《千金》卷八第一无“独”字。

❹故命曰周痹：《千金》卷八第一作“故为痹也”。楼英曰：“周痹当作‘众痹’，周痹邪在分肉血脉，今云‘邪独居分肉之间’，而命曰周痹者，是众痹误为周痹也明矣。”

❺必先切循其下之六经：《甲乙》卷十第一上作“必先循切其上下之大经”。

❻结而：《太素》卷二十八《痹论》作“而结”。

❼而：《太素》卷二十八《痹论》无“而”字。

❽其瘛坚：《甲乙》卷十第一上作“其瘛紧者”。按《太素》卷二十八《痹论》“坚”亦作“紧”。系避隋文帝杨坚讳。“坚”“紧”同义。

❾九：《太素》卷二十八《痹论》“九”上有“人”字。刘衡如曰：“疑人乃‘又’字之误。”

❿经巽之理：《太素》卷二十八《痹论》“巽”作“络”。顾氏《校记》云：“此与上文不相属，疑有脱误。”

【注】

①切循：切，谓按压。循，谓顺沿。

②下之六经：指足六经。

③大络：十五大络。

④瘛坚：谓筋脉急紧。《素问·玉机真脏论》：“瘛，筋脉相引而急，病名曰瘛。”按：旧注不审“坚”下脱“者”字，连下“转”字为句，谓为瘛急转筋，似未是。

【语译】

这是病邪还没有深入内脏，在外的皮肤也没有什么表现，病邪只留滞在分肉之间，致使真气不能周流全身，因而发生疼痛，所以成为痹证。因此，针刺痹证，必先按压并沿着足六经的分布部位，观察虚实，以及大络的血行有无郁结不通，和因虚而脉络下陷于内的情况，然后予以调治，并可用熨法，以疏通气血；如有筋脉急紧现象，也可转引其气使它通畅。黄帝说：讲得好。我已得到痹证的病情，也得到它的治疗法则了。

口问第二十八

本篇所论欠、哕、唏、振寒、噫、嚏、亸、泣涕、太息、涎、耳鸣、啮舌十二奇邪之病，既非由于风雨寒湿外因所致，又非情志内伤、饮食居处等内因所引起，关于它的病因、症状、治疗方法等，仅是岐伯从其先师口传得来，“论不在经”。故题曰“口问”，记其实也。

黄帝闲居，辟❶①左右而问于岐伯曰：余已闻九针之经，论阴阳逆顺六经已毕，愿得口问。岐伯避席再拜❷曰：善乎哉问也，此先师之所口传也。黄帝曰：愿闻口传。岐伯答曰：夫百病之始生也，皆生于风雨寒暑③，阴阳喜怒，饮食居处，大惊卒②恐③。则❸血气分离，阴阳破败❹，经络厥绝❺④，脉道不通，阴阳相逆，卫气稽留⑤，经脉虚空，血气不次⑥，乃失其常。论不在经者，请道其方。

【校】

❶辟：《太素》卷二十七《十二邪》作“避”。

❷拜：《太素》卷二十七《十二邪》“拜”下有“对”字。

❸则：《太素》卷二十七《十二邪》无“则”字。

❹败：熊本、周本、统本、金陵本、藏本、日抄本、张注本并作“散”。按：《太素》作“散”与各本合。

❺厥绝：《太素》卷二十七《十二邪》作“决绝”。按：“厥”作“决”是。“决绝”叠韵，犹断绝也。

【注】

①辟：“辟”与“避”通用。《荀子·荣辱》杨注：“辟读为避。”杨上善曰：

"避，去也。"

②卒（cù 醋）：与"猝"同，突然也。《汉书·杜钦传》颜注："卒，急也。"

③风雨寒暑……大惊卒恐：杨上善曰："风雨寒暑居处，外邪也；阴阳喜怒饮食惊恐，内邪也。"

④经络厥绝：谓经脉及络脉绝而不通。

⑤稽留：谓迟滞。杨上善曰："阴阳之气乖和，卫气不行。"

⑥血气不次：杨上善曰："诸经诸络虚竭，营血卫气，行无次第。"

【语译】

黄帝闲居，叫左右的人出去，而问岐伯说：我已听到九针在针经上所论及的属阴属阳、或逆或顺和手足六经的道理，那是已经完了，希望再得到你从前口问的知识。岐伯离开了坐位，行礼说：问得好极了，这是先师他所口传的。黄帝说：我希望听一下口传的内容。岐伯回答说：百病开始发生的时候，都是发生在风雨寒暑、阴阳喜怒、饮食居处、大惊猝恐的内因和外因等方面，由于这些致病原因，致使血气分离，阴阳破散，经脉络脉相互断绝，脉道不通，阴阳相乖，卫气迟滞，经脉虚空，血气不能按着规律周流，一切失去了常态。以上所论的，都不见于古代医经，让我说明它的道理吧！

黄帝曰：人之欠①者，何气使然？岐伯答曰：卫气昼日❶行于阳，夜半❷则行于阴。阴者❸主夜，夜者❹卧。阳者主上，阴者主下②。故阴气积于下，阳气未尽，阳引❺而上，阴引❺而下，阴阳相引，故数欠❻③。阳气尽❼，阴气盛，则目瞑；阴气尽而阳气盛，则寤矣❽。泻足少阴，补足太阳④。

【校】

❶昼日：《甲乙》卷十二第一"昼"下无"日"字。

❷夜半：《太素》卷二十七《十二邪》"夜"下无"半"字。

❸阴者：《甲乙》卷十二第一"阴"下无"者"字。

❹者：《甲乙》卷十二第一作"主"。

❺引：《甲乙》卷十二第一并作"行"。

❻故数欠：《伤寒论》成注卷一第二引"故"下无"数"字。

❼ 阳气尽：按："尽"下脱"而"字，应据《太素》卷二十七补，与下"阴气尽而阳气盛"句法一致。

❽ 则寤矣：《甲乙》卷十二第一"寤矣"下有"肾主欠故"四字。

【注】

①欠：呵欠。《释名·释姿容》："欠，钦也。开张其口，唇钦钦然也。"

②阳者主上阴者主下：阳主上以其升，阴主下以其降。

③阴阳相引故数欠：张介宾曰："人之寤寐，由于卫气。卫气者，昼行于阳则动而为寤，夜行于阴则静而为寐。故人于欲卧未卧之际，欠必先之者，正以阳气将入阴分，阴积于下，阳犹未静，故阳欲引而升，阴欲引而降，上下相引而欠出生也。"

④泻足太阴补足太阳：张介宾曰："卫气之行于阳者自足太阳始，行于阴者自足少阴始。阴盛阳衰，所以为欠。故当泻少阴之照海，阴跻所出也。补太阳之申脉，阳跻所出也。"

【语译】

黄帝说：人打呵欠，是什么气致使他这样呢？岐伯回答说：卫气在白天行于阳分，在夜间就行于阴分。阴主夜，夜主卧而睡眠。阳升而主下，阴降而主下，人在夜间将睡之时，阴气积聚于下，阳气还未全入阴分，阳仍有上升的作用，行气而上；且阴却开始降的作用，引气而下，阴阳的上下牵引，所以打了呵欠。到了阳气尽、阴气盛，就会闭目入睡；如白天阴气尽、阳气盛，就睡醒了。像这样的症状，治疗手法应泻足少阴肾经的穴位，补足太阳膀胱经的穴位。

黄帝曰：人之哕者，何气使然？岐伯曰：谷入于胃，胃气上注于肺[①]。今[②]有故寒气与新谷气[❶]，俱还入于胃，新故相乱，真邪[③]相攻，气并[❷]相逆，复出[❸]于胃[④]，故为[❹]哕[❺]。补手太阴，泻足少阴。

【校】

❶ 今有故寒气与新谷气：史崧《灵枢经》叙引作"新谷气入于胃，与故寒气相争"。

❷ 气并：《太素》卷二十七《十二邪》"并"上无"气"字。《甲乙》卷十二

第一无“气并”二字。按：据《太素》杨注“真邪在于胃中，相攻相逆”之语，则《甲乙》无“气并”字是。

❸ 复出:《太素》卷二十七《十二邪》“复”下无“出”字。按：据杨注“复从胃出”之语，仍以有“出”字为是。

❹ 为:《灵枢经》叙引作“曰”。

❺ 哕:《甲乙》卷十二第一“哕”下有“肺主哕故”四字。

【注】

①胃气上注于肺：杨上善曰：“谷入胃已，清气上注于肺，浊气下留于胃。”

②今：犹“若”也。

③真邪：马莳曰：“真气即胃气，邪气即寒气。”

④复出于胃：张志聪曰：“胃之水谷，借肺气转输于皮毛，行于脏腑。如肺有故寒气而不能输布，寒气与新谷气俱还入于胃。新故相乱，真邪相攻，气并相逆于胃，而胃腑不受，复出于胃，故为哕。”

【语译】

黄帝说：人发生了呃逆，是什么气致使他这样呢？岐伯说：谷物进入胃里，化生了胃气，向上转注到肺脏。若中焦先有寒气，和新入的谷气不能调和，二者都还留在胃里，新入的谷气，先有的寒气相互冲击，胃气寒气相攻相逆，复出于胃而上入胸膈，所以会发生呃逆。像这样的症状，应在手太阴肺经用补的手法，在足少阴肾经用泻的手法。

黄帝曰：人之唏①者，何气使然？岐伯曰：此阴气盛而阳气虚，阴气疾而阳气徐，阴气盛而❶阳气绝，故为唏。补足太阳，泻足少阴。

【校】

❶ 盛而:《太素》卷二十七《十二邪》、《甲乙》卷十二第一“盛”下并无“而”字。

【注】

①唏（xī 希）：悲泣后哽咽之声。按：“唏”与“欷”同。见《后汉书 · 刘盆子传》贤注。《一切经音义》卷五引《仓颉篇》：“歔欷，泣余声也。”《方言》卷一：“哀而不泣曰唏。”两字义相合。则“唏”乃属于悲忧之气。《太素》杨注释

“唏”为笑，其说虽亦本于《说文》，但本节曰“阳气虚”“阳气徐”以至“阳气绝”，是又何气使之笑耶？其实《说文》“一曰哀痛不泣”，杨氏何不引以为训耶？

【语译】

黄帝说：人发生哽咽，是什么气致使他这样呢？岐伯说：这是由于阴气盛而阳气虚，阴气速而阳气缓，以至阴气过盛而阳气衰绝，所以会发生哽咽。像这样的症状，应在足太阳膀胱经用补的手法，在足少阴肾经用泻的手法。

黄帝曰：人之振寒者，何气使然？岐伯曰：寒气客于皮肤，阴气盛，阳气虚，故为❶振寒寒慄①，补诸阳②。

【校】

❶故为：《太素》卷二十七《十二邪》“故”下无“为”字。

【注】

①慄：战栗，发抖。

②补诸阳：张介宾曰：“补诸阳者，凡手足三阳之原、合及阳跻等穴，皆可酌而用之。”

【语译】

黄帝说：人的发冷，是什么气致使他这样呢？岐伯说：寒气侵入皮肤，阴气偏盛，阳气偏虚，所以会发生发冷战抖的现象，应在各阳经用温补的疗法。

黄帝曰：人之噫①者，何气使然？岐伯曰：寒气客于胃，厥逆从下上散，复出于胃，故为噫②。补足太阴、阳明③。一曰补眉本也❶。

【校】

❶一曰补眉本也：《甲乙》卷十二第一无此六字。按：据校语，此六字乃后人旁注，窜入正文。

【注】

①噫：嗳气。《古今医统》卷二十四《嗳气》注云：“《内经》名噫气，俗作嗳气，今从之。即饱食有声出是也。”

②故为噫：张介宾曰：“此节与上文之哕，皆以寒气在胃而然。但彼云‘故寒气’者，以久寒在胃，言其深也；此云‘寒客于胃’者，如客之寄，言其浅也。故厥逆之气，从下上散，则复出于胃而为哕。”

③补足太阴阳明：张介宾曰：“使脾胃气温，则客气自散，而噫可除。”

【语译】

黄帝说：人的嗳气，是什么气致使他这样呢？岐伯说：寒气侵入胃中，厥逆之气，从下而向上扩散，复从胃而出，所以会发生嗳气。像这样的症状，应在足太阴脾经、足阳明胃经用补法。

黄帝曰：人之嚏者，何气使然？岐伯曰：阳气和利[①]，满于心❶，出于鼻，故为嚏。补足太阳荣❷。眉本❸，一曰眉上也❹。

【校】

❶心：孙鼎宜曰：“心当作‘胸’，字误。”

❷荣：字误，应作“荥”断句。《太素》杨注：“太阳荥，在通谷，足指外侧，本节前陷中。”应据改。

❸眉本：此二字，乃足太阳之旁注，误入正文。《太素》杨注：“太阳起鼻上两箱发于攒竹。”攒竹是眉本之别名，后人未审杨注，遂以注文作正文读之，而强解之，误矣。

❹一曰眉上也：《甲乙》卷十二第一无“一曰”五字。按：据校语，此五字乃后人旁注，窜入正文。

【注】

①和利：同义复词。《广雅・释诂三》：“利，和也。”

【语译】

黄帝说：人打了喷嚏，是什么气致使他这样呢？岐伯说：阳气和，盈溢胸中，向上出于鼻窍，所以会发生喷嚏。如因阳虚而作嚏的，应针刺足太阳经的荥穴通谷，用补的手法。

黄帝曰：人之亸❶①者，何气使然？岐伯曰：胃不实则诸脉虚②，诸脉虚则筋脉懈惰，筋脉懈惰则❷行阴③用力，气不能复，故为亸。因其所在❸，补分肉间。

【校】

❶ 亸：《太素》卷二十七《十二邪》作"掸"。《甲乙》卷十二第一作"亸"。丹波元简曰："'亸'为'亸'之讹。"

❷ 则："则"字是衍文，应据《太素》卷二十七《十二邪》删。

❸ 因其所在：《太素》卷二十七《十二邪》无此四字。

【注】

①亸（tuǒ 妥）：按：此应据《太素》作"掸"（dān 丹）。杨注："掸，牵引也。谓身体懈惰，牵引不收也。掸、痿厥同为一病，名字有异。"

②胃不实则诸脉虚：杨上善曰："胃气不实，谷气少也，谷气既少，脉及筋肉并虚。"

③行阴：入房也。

【语译】

黄帝说：人感到全身无力，手足不利落，是什么气致使他这样呢？岐伯说：胃气虚而不实，就会使全身之脉空虚；诸脉空虚，就会使筋脉松弛；筋脉松弛，又用力行房，真气就不能恢复，所以就发生了掸的症状。针治应因其发病部位，在分肉间用补的手法。

黄帝曰：人之哀而泣涕出❶者，何气使然？岐伯曰：心者，五脏六腑之主也；目者，宗脉之所聚①也，上液②之道也；口鼻者，气之门户也。故悲哀愁忧则心动，心动则五脏六腑皆摇③，摇则宗脉感❷④，宗脉感❷则液道开，液道开故泣涕出焉⑤。液者，所以灌精❸濡空窍者也，故上液之道开则泣❹，泣❺不止则液竭⑥，液竭则精不灌，精不灌则目无所见矣，故命曰夺⑦精。补天柱经侠颈❻。

【校】

❶泣涕出:《甲乙》卷十二第一“涕”下无“出”字。按:“泣涕出”下脱“目无所见”四字。探下“精不灌则目无所见”句，正是承明前义。《太素》杨注“涕泣多目无所见，何气使然也”是杨所据本有此四字。

❷感:《太素》卷二十七《十二邪》作“盛”。按:“盛”是传写之误。

❸灌精:《太素》卷二十七《十二邪》、《灵枢略·六气论》“灌精”下并有“而”字。

❹则泣:《太素》卷二十七《十二邪》、《灵枢略·六气论》并无“则泣”二字。“开”字断句。

❺泣:《太素》卷二十七《十二邪》、《灵枢略·六气论》“泣”下并有“出”字。

❻侠颈：熊本、周本“侠”并作“挟”。《太素》卷二十七《十二邪》“颈”作“项”。按：作“项”是。《甲乙》卷三第六作“天柱正在挟项”。

【注】

①宗脉之所聚：手足六阳及手少阴、足厥阴等诸脉凑目，取曰宗脉所聚。

②上液：大小便为下液，涕泣为上液。

③摇:《汉书·五行志·中之上》颜注:“摇摇，不安之貌。”

④感:《尔雅·释诂》:“感，动也。”

⑤故泣涕出焉：杨上善曰:“有物相感遂即心动。以其心动，脏腑既动，脏脉之脉皆动，脏腑宗脉摇动，则目鼻液道并开，以液道开，故涕泣出也。”

⑥泣不止则液竭：杨上善曰:“五谷液以灌目，五谷之精，润于七窍。今但从目鼻而出不止，则竭也。”

⑦夺：与“脱”同。

【语译】

黄帝说：人因悲哀而泣涕俱出，是什么气致使他这样呢？岐伯说：心脏是五脏六腑的主宰；眼睛是许多脉集合的地方，又是眼泪、鼻涕的通路；口、鼻二窍是气所出入的门户，所以悲哀忧愁就会使心动不宁，因而五脏六腑也都不安，又因而宗脉皆动，从而使目、口、鼻的液道随之而开，所以泣涕亦就流出来了。人身的津液，是灌注精气濡润空窍的，所以上液的通路开，泣涕不止，则泪液干竭，液竭则精气不能向上灌注，精不向上灌注，就会使眼睛看不见了，所以叫作“夺精”。针治应补天柱穴，该穴是夹项后发际的。

黄帝曰：人之太息①者，何气使然？岐伯曰：忧思则心系②急，心系急则气道约，约❶则不利，故太息以伸❷出之。补手少阴、心主、足少阳留之也。

【校】

❶约：《太素》卷二十七《十二邪》“约”上有“气道”二字。

❷伸：《太素》卷二十七《十二邪》作“申”。按：“伸”“申”通。《礼记·儒行》郑注：“‘信’读如屈伸之伸。‘信’或为‘申’。”

【注】

①太息：叹气。《楚词·九思》王注：“太息，忧叹也。”

②心系：维系心脏的脉络。

【语译】

黄帝说：人的叹气，是什么气致使他这样呢？岐伯说：忧思就会使维系心脏的脉络紧急起来，因而气道也受到约束，气道受了约束就不通畅，所以就要叹息以舒展之。针治应在手少阴、手心主两经，以及足少阳胆经用补法，并且留针。

黄帝曰：人之涎下者，何气使然？岐伯曰：饮食者❶皆入于胃，胃中有热则虫❷①动，虫❷动则胃缓，胃缓则廉泉开②，故涎下。补足少阴。

【校】

❶者：《甲乙》卷十二第一无“者”字。

❷虫：日抄本作“蛊”。

【注】

①虫：杨上善曰：“虫者，谷虫在于胃中也。”

②胃缓则廉泉开：杨上善曰：“廉泉，舌下孔，通涎道也。人神守，则其道不开。若为好味所感，神者失守，则其孔开涎出。亦因胃热虫动，故廉泉开涎因出也。”

【语译】

黄帝说：人流口涎，是什么气致使他这样呢？岐伯说：饮食都进到胃里，胃中有热则虫就会蠕动，虫动就会使胃气弛缓，因而廉泉开张，所以口涎流出。针治可在足少阴肾经用补的手法。

黄帝曰：人之耳中鸣者，何气使然？岐伯曰：耳者宗脉之所聚也①，故胃中空则宗脉虚②，虚则下，溜脉有所竭③者，故耳鸣。补客主人，手大指爪❶甲上与肉交者也。

【校】

❶ 爪：《甲乙》卷十二第一无“爪”字。

【注】：

①耳者宗脉之所聚也：杨上善曰：“人耳有手足少阳、太阳及手阳明等五络脉皆入耳中，故曰宗脉所聚也。”

②胃中空则宗脉虚：张介宾曰：“阳明为诸脉之海，故胃中空则宗脉虚。”

③溜脉有所竭：杨上善曰：“溜脉，入耳之脉，溜行之者也。有竭不通，虚故耳鸣也。”

【语译】

黄帝说：人的耳中发生鸣响，是什么气致使他这样呢？岐伯说：耳是许多经脉聚集的地方。如胃中空就会使宗脉虚，宗脉虚则清阳下降，因而溜脉衰竭，所以会发生耳鸣。针治可补足少阳客主人穴以及手大指爪甲上与肉交的手太阴少商穴。

黄帝曰：人之自啮①舌者，何气使然？岐伯曰：此厥逆走上②脉气辈❶至③也。少阴气至则❷啮舌，少阳气至则啮颊，阳明气至则啮唇矣。视主病者则补之④。

【校】

❶ 辈：《甲乙》卷十二第一作“皆”。

❷ 则：《甲乙》卷十二第一“则”下有“自”字。

【注】

①啮（niè 捏）：咬。《说文·齿部》：“啮，噬也。”“啮”即“啮”之简化。

②厥逆走上：杨上善曰：“厥逆之气，上走于头。”

③脉气辈至：按：“辈”字，据《太素》不误。杨注：“辈，类也。上头类脉所至之处，即自啮舌也。”张介宾曰：“厥逆走上则血涌气腾，至生奇疾。所至之处，各有其部，如少阴之脉行舌本，少阳之脉循耳颊，阳明之脉环唇口，故或为肿胀，或为怪痒，各因其处，随而啮之，不独止于舌也。”

④视主病者则补之：杨上善曰：“此辈诸脉，以虚厥逆，故视其所病之脉补也。”

【语译】

黄帝说：人有自己咬舌，是什么气致使他这样呢？岐伯说：这是厥逆之气上行，脉气各按其类而至，例如少阴逆气至舌本，就会咬舌；少阳逆气至耳颊，就会啮颊；阳明逆气至唇口，就会咬口唇。针治应察看主病之经，用补的手法。

凡此十二邪者，皆奇邪之走空窍①者也。故②邪之所在，皆为不足。故③上气不足，脑为之不满，耳为之苦❶④鸣，头为之苦❷倾⑤，目为之眩❸；中气不足，溲便为之变❹，肠为之苦❺鸣；下气不足，则乃为痿厥心悗❻。补足外踝下留之⑥。

【校】

❶苦：《太素》卷二十七《十二邪》、《甲乙》卷十二第一并作“善”。

❷苦：此“苦”字蒙上误衍，应据《太素》卷二十七《十二邪》、《甲乙》卷十二第一删。

❸眩：《太素》卷二十七《十二邪》、《甲乙》卷十二第一作“瞑”。

❹溲便为之变：周本“溲便”作“胃使”。《素问·脏气法时论》王注引作“则腹为之善满”。

❺苦：《素问·脏气法时论》王注引作“善”。

❻则乃为痿厥心悗：《太素》卷二十七《十二邪》无“乃”字，“心”作“足”。按：《太素》是。《百病始生》：“厥疾生足悗。”

【注】

①奇邪之走空窍：奇邪，谓异于寻常病邪。空窍，指头面孔窍。

②故：犹“夫”也。

③故：犹“若”也。

④苦：按：“苦”应据《太考》作“善”。《诗·载弛》郑笺：“善，犹多也。”“多鸣”犹云“常鸣”。

⑤头为之苦倾：头部因沉重不支而倾斜。

⑥补足外踝下留之：张介宾曰：“此昆仑穴也，为足太阳所行之经，凡于上中下气虚之病，皆可留针补之。”

【语译】

总之，上述的十二种病邪，都是奇邪上走头面孔窍的。这邪气所在之处，都是由于正气不足的缘故。如上部的正气不足，就会出现脑髓不满，耳中常鸣，头部倾邪，眼目眩暗；在中部的正气不足，就会出现二便失常，肠间经常鸣响；在下部正气不足，就会出现痿厥心闷。针治以上这些症状，都可以刺足外踝下的昆仑穴，用补法并留针。

黄帝曰：治之奈何？岐伯曰：肾主为欠①，取足少阴。肺主为哕②，取手太阴、足少阴。唏者，阴与❶阳绝，故补足太阳，泻足少阴。振寒者，补诸阳。噫者，补太阴、阳明。嚏者，补足太阳、眉本。亸，因其所在，补分肉间。泣出，补天柱经侠颈❷，侠颈❷者，头中分③也。太息，补手少阴、心主、足少阳留之。涎下，补足少阴。耳鸣，补客主人、手大指爪甲上与肉交者。自啮舌，视主病者则补之。目眩头倾❸，补足外踝下留之。痿厥心悗，刺足大指间❹上二寸留之④，一曰足外踝下留之❺。

【校】

❶与：《甲乙》卷十二第一作“盛”。

❷颈：《太素》卷二十七《十二邪》作“项”。

❸头倾：《太素》卷二十七《十二邪》作“项强”。

❹ 刺足大指间：《甲乙》卷十二第一“刺”上有“急”字。“大指”下无“间”字。

❺ 足外踝下留之：日刻本“足”下无“外”字。《甲乙》卷十二第一“足”上有“补”字。

【注】

①肾主为欠：张介宾曰：“上文未言属肾，故此复明之。”

②肺主为哕：张介宾曰：“上文言哕出于胃，此言哕主于肺。盖寒气上逆而为哕，气病于胃而主于肺也。”

③头中分：杨上善曰：“头中分者，取宗脉所行头中之分。”

④刺足大指间上二寸留之：张介宾曰：“大指间上二寸，足厥阴之太冲也。或曰足太阴之太白也。”

（**按**：“治之奈何”一段，多与前重复，不再语译。）

师传第二十九

本篇首先提出了医生思想方法的重要性，应懂得“顺”的道理，“顺者非独阴阳脉气之逆顺”，而是在治疗时，要“临病人问所便”，医患取得合作，才能做出正确的诊断与合理的治疗。其次在望诊上，着重提出身形、肢节、䐃肉与脏腑的关系，充分反映了“脏居于中，形见于外”的意义。以上两点，由于是弗著于方，乃先师心传的经验，故以师传名篇。

黄帝曰：余闻先师，有所心藏，弗著于方①。余愿闻而藏之，则而行之，上以治民，下以治身，使百姓无病，上下和亲，德泽下流，子孙无忧，传于后世，无有终时，可得闻乎？岐伯曰：远乎哉问也。夫治民与自治❶，治彼与治此，治小与治大，治国与治家，未有逆而能治之❷也，夫惟顺而已矣②。顺者，非独阴阳脉论❸气之逆顺也，百姓人民皆欲顺其志③也。

【校】

❶ 自治:《太素》卷二《顺养》作“治自”。

❷ 之:《太素》卷二《顺养》、《甲乙》卷六第二并作“者”。

❸ 论：按：详文义，“论”字疑衍。《太素》杨注：“非独阴阳之道、十二经脉、营卫之气有逆有顺。”未及“论”字。

【注】

①方：刻写文字的木板。《管子·霸形》：尹注“方，谓版牍也。”

②夫惟顺而已矣：杨上善曰：“人之与己、彼此、大小、国家八者，守之取全，循之取美，须顺道德阴阳物理。故顺之者吉，逆之者逆，斯乃天之道。”

③志：意愿。《广雅·释诂三》："志，意也。"

【语译】

黄帝说：我听说先师有许多心得，没记载在书板上，我希望听听这些心得而珍藏起来，作为准则去做，上以治民，下以治身，叫百姓无病，上下和美亲善，恩德教泽向民间流行，子孙无病可虑，传于后代，永无终止的时候。所有这些，可以使我听到吗？岐伯说：治民和治自，治彼和治此，治小和治大，治国和治家，从来没有用逆行的方法而能治理好的，只有采取顺行的方法罢了。但所说的顺，不仅仅是指阴阳、经脉、营卫的逆顺，就是对待人民也都要顺着他们的意愿。

黄帝曰：顺之奈何？岐伯曰：入国问俗，人家问讳[①]，上堂问礼，临病人问所便[②]。黄帝曰：便病人奈何？岐伯曰：夫❶中热消瘅则便寒[③]，寒中之属则便热。胃中热，则消谷，令人悬心[④]善饥，脐以上皮热[⑤]；肠中热，则出黄如糜❷[⑥]，脐以下皮寒。胃中寒，则腹胀❸；肠中寒，则肠鸣飧泄[⑦]。胃中寒，肠中热，则胀而❹且泄，胃中热，肠中寒，则疾饥[⑧]，小腹痛胀❺。

【校】

❶ 夫：《太素》卷二《顺养》"夫"下有"人"字。

❷ 糜：《甲乙》卷六第二"糜"下有"色"字。

❸ 胃中寒则腹胀：按：此六字疑衍。涉下胃寒肠热则胀致误。盖"脐以上皮热，肠中热，则出黄如糜"，与"脐以下皮寒，肠中寒，则肠鸣飧泄"文正相对。如再以"胃中寒，则腹胀"六字横隔其中，则乖矣。

❹ 而：《太素》卷二《顺养》、《甲乙》卷六第二并无"而"字。

❺ 小腹痛胀：《太素》卷二《顺养》"小"作"少"，"痛"下无"胀"字。

【注】

①讳：避忌。《广雅·释诂三》"讳，避也。"

②临病人问所便：杨上善曰："便，宜也。谓问病人寒热等病，量其所宜，随顺调之，故问所便者也。"张介宾曰："有居处之宜否，有动静之宜否，有阴阳之宜否，有情形之宜否，有味气之宜否，临病人而失其宜，施治必相左矣。故

必问病人之所便，是皆取顺之道也。”

③中热消瘅则便寒：杨上善曰：“中，肠胃中也。肠胃中热，多消饮食，即消瘅病也。瘅，热也。热中宜以寒调。”

④悬心：张介宾曰：“悬心者，胃火上炎，心血被烁而悬悬不宁也。”

⑤脐以上皮热：脐以上皮肤有热感。

⑥出黄如糜：《释名·释饮食》：“糜，煮米使糜烂也。”张介宾曰：“出黄如糜，以胃中湿热之气，传于小肠所致也。”

⑦飧泄：大便清稀，并有不消化之食物残渣。杨上善曰：“飧泄，谓食不消下消如水和饭也。”

⑧疾饥：此与上“善饥”似有轻重之差。“善饥”谓多饥，时有饿感。“疾饥”谓速饥，俗云火化食。《国语·周语》韦注：“疾，速也”。

【语译】

黄帝说：顺之怎样去做呢？岐伯说：进入一个国家时，要问明当地的风俗；进入人家时，要问明他家的忌讳；登堂时更要问明人家的礼节；医生临证时也要问病人怎样觉得适宜。黄帝说：使病人觉得适宜是怎样呢？岐伯说：肠胃中有热患了消瘅病，就适宜于寒的治法；寒中一类病证就适于热的治法。胃里有热，就会使谷物消化得快，叫人心似悬挂，总有饿感。脐以上的皮肤有热感，是肠中有热，就会使排出的粪便像糜粥一样。脐以下的皮肤觉得寒冷，是肠中有寒，就会发生肠鸣飧泄的症状。胃中有寒，肠中有热，就会出现胀而且泻的症状；胃中有热，肠中有寒，就会出现火化食，小腹痛的症状。

黄帝曰：胃欲寒饮，肠欲热饮，两者相逆，便❶之奈何？且夫王公大人血食①之君，骄恣从❷欲，轻人，而无能禁之，禁之则逆其志，顺之则加其病，便之奈何？治之何先❸②。

【校】

❶ 便：《甲乙》卷六第二作“治”。

❷ 从：张注本作“纵”。

❸ 治之何先：周本无“治之何”三字，“先”字属上读。

【注】

①血食：《释名·释形体》："血，涉也，出于肉流而涉涉也。"以血出于肉，故其义引申可作肉解。"血食"即指肉食。旧解指祭有牲牢，于此不合。

②治之何先：杨上善曰："寒热乖合，则损于性命。若纵欲则加病，逆志则生怒，二者不兼，故以先为问也。"

【语译】

黄帝说：胃热宜于寒饮，肠寒宜于热饮，寒热两者是相反的，治疗应该怎样呢？尤其像那王公大人，肉食之君，都是骄傲纵欲，轻视别人的，就无法能够劝阻他们，劝阻就算违背他们的意志，如顺着他们的意志，就会加重病情。像这样情况，治疗时先从哪着手呢？

岐伯曰：人之情，莫不恶死而乐生，告之以其败❶，语之以其善❷，导❸之以其所便，开之以其所苦，虽有无道之人，恶有不听❹者乎①？

【校】

❶ 败：《太素》卷二《顺养》作"驭"。

❷ 善：《太素》卷二《顺养》作"道"。

❸ 导：《太素》卷二《顺养》作"示"。

❹ 听：《太素》卷二《顺养》"听"下有"令"字。

【注】

①恶有不听者乎：杨上善曰："正可逆志以取其所乐，不可顺欲而致其所苦，故以道语之，无理不听也。"

【语译】

岐伯说：人的常情，没有不怕死的，也没有不喜欢活着的。如果医生告诉他哪些对人体有害处，哪些对人体有好处，指导他哪样对人体适宜，解开他哪些苦痛的疑虑。这样虽有不太懂理的人，哪里还有不听劝告的呢？

黄帝曰：治之奈何？岐伯曰：春夏先治其标，后治其本；

秋冬先治其本，后治其标①。

【注】

①先治其标……后治其标：杨上善曰："本，谓根与本也；标，谓枝与叶也。春夏之时，万物之气，上升在标；秋冬之时，万物之气，下流在本。候病所在，以行疗法，故春夏取标，秋冬取本也。"张介宾曰："春夏发生，宜先养气以治标，秋冬收藏，宜先固精以治本。"

【语译】

黄帝说：怎样治疗呢？岐伯说：春夏之时，应先治其在外的标病，后治其在内的本病；秋冬之时，应先治其在内的本病，后治其在外的标病。

黄帝曰：便其相逆者奈何①？岐伯曰：便此者，食饮衣服，亦❶欲适②寒温，寒无凄怆❷③，暑无出汗。食饮者，热无灼灼④，寒无沧沧⑤。寒温中适，故气将❸持⑥。乃不致邪僻也。

【校】

❶ 亦：《医心方》卷二十七引《太素》作"且"。

❷ 悽怆：《太素》卷二《顺养》作"凄凄"。《甲乙》卷六第二作"悽怆"。

❸ 将：《甲乙》卷六第二作"搏"。

【注】

①便其相逆者奈何：谓胃欲寒饥，肠欲热饮，两者相逆，如何宜之？

②适：适宜。《吕氏春秋·适威》高注："适，宜也。"

③凄怆："凄"应作"凄"。"凄怆"即"悽怆"。《汉书·王褒传》颜注："悽怆，寒冷也。"

④灼灼：烧烫。《说文·火部》："灼，炙也。"

⑤沧沧：寒凉。《说文·水部》："沧，寒也。"张舜徽曰："水之寒者，有如利刃，故沧义实等于创。"

⑥将持："将"犹"乃"也。《国语·越语》韦注："持，守也。"《太素》杨注释本句为"真气内守"是。

【语译】

黄帝说：使病人相逆的情况得到适宜，怎样才好呢？岐伯说：顺应这样的病人，在饮食衣服方面，应注意使他寒温适中。在衣服方面，天寒时，应加厚的不要着凉；天热时，应穿薄的不要热得出汗。在饮食方面，也不要过热过凉，寒温合适，这样，真气就能内守，才不致使邪气侵入体内发病。

黄帝曰：《本脏》以身形支节䐃肉①，候五脏六腑之小大焉。今夫王公大人、临朝即位之君而问焉，谁可扪循②之而后答乎？岐伯曰：身形支节者，脏腑之盖③也，非面部之阅④也。

【注】

①䐃肉（jiǒng 窘）：指肢体较突起之肌肉。

②扪循：张介宾曰："扪，摸也。循，摩也。言王公之尊贵，谁可得而摩摸。"

③盖：按：此"盖"字，与下"肺为之盖"义异。此"盖"字有"合"义，见《史记·司马相如列传》索隐。"脏腑之盖"是谓身形肢节合于脏腑。

④阅："阅"有观察之义。《左传·襄九年》："商人阅其祸败之衅。"

【语译】

黄帝说：在《本脏》篇里，认为身形肢节䐃肉，可以测候五脏六腑形态的大小。那王公大人或临朝即位之君如果来问，谁可以摸摩他们的身形肢节䐃肉然后回答呢？岐伯说：身形肢节是合于脏腑的，但不是仅观察面部而已。

黄帝曰：五脏之气，阅于面者，余已知之矣，以肢节而阅之奈何？岐伯曰：五脏六腑❶者，肺为之盖，巨❷肩陷咽，候见其外。黄帝曰：善。

【校】

❶六腑：《甲乙》卷一第三无"六腑"二字。

❷巨："巨"疑是"上"之误字。"巨"（巨）"上"（上）篆形易误。《说文》："上，高也。"张介宾释"巨肩陷咽"为"肩高胸突，其喉必缩，是为陷"。其说极是。但"巨"字向无"高"义，如不指出"巨"为"上"字之误，仍使人认

识模糊。

【语译】

黄帝说：五脏的精气，可从人身面部去观察，我已经知道了。从肢节而知道内脏的情况，要怎样观察呢？岐伯说：五脏六腑，肺处的部位最高，如伞盖一样，根据肩的高度和咽喉的凹陷情况，从外就能测知肺脏是怎样的。黄帝说：讲得好。

岐伯曰：五脏六腑，心为之主，缺盆为之道❶，骺骨[①]有余，以候髑骬[②]。黄帝曰：善。

【校】

❶缺盆为之道：刘衡如曰："详文义疑是后人沾注。"

【注】

①骺（kuò 括）骨：肩端骨。说见沈彤《释骨》。

②以候髑骬（héyú 合于）：《玉篇·骨部》："骺，髑骬，缺盆骨。""以候髑骬"是说从髑骬的部位和形态，可以测候心脏的高下坚脆。如《本脏》篇："无髑骬者心高，髑骬小短举者心下，髑骬长者心下坚，髑骬弱小以薄者心脆，髑骬直下不举者心端正，髑骬倚一方者心偏倾也。"

【语译】

岐伯说：五脏六腑，心是主宰，以缺盆部位作为通路，肩骨两端距离较大，借以测候缺盆骨的部位，从而了解了心脏。黄帝说：讲得好。

岐伯曰：肝者❶主为将，使之候外，欲知坚固，视目小大[①]。黄帝曰：善。

【校】

❶者：此"者"字是衍，应删。

【注】

①视目小大：观察眼之明暗。"小大"犹云"明暗"。《易·系词上》："是故卦有小大。"韩注："其道光明曰大。"引其义而反之，则不光明者为小。凡物象，大则明，小则暗。《四时气》："视其目色。"所谓色，即谓察目之明暗，明则眼清

朗，暗则眼混浊。目为肝之官，视其目之明暗，从而可察肝脏的有无变态。如泛以目珠小大为解，似不合。

【语译】

岐伯说：肝在五脏里，比喻说，像个将军，用来测候体外的征象，要了解肝脏的健康，就是观察眼睛的明暗。黄帝说：讲得好。

岐伯曰：脾者❶主为卫①，使之迎粮②，视唇舌好恶，以知吉凶。黄帝曰：善。

【校】

❶脾者：此“者”字是衍文，应删。下“肾者”同。

【注】

①脾者主为卫：孙鼎宜曰：“《说文》‘卫，宿卫也’。脾为脏腑行津液，若为主捍卫然。”

②使之迎粮：脾为仓廪之官。迎粮者，谓脾受粮以后，有运化水谷精微之功能。

【语译】

岐伯说：脾是主捍卫全身的，用来接受谷物的精微，输送至身体各部。观察唇舌的爱憎，就可知道脾病的吉凶。黄帝说：讲得好。

岐伯曰：肾者主为外❶，使之远听，视耳好恶，以知其性。黄帝曰：善。愿闻六腑之候。

【校】

❶外：“外”是“水”的误字。“水”（[illegible]）“外”（[illegible]）草书易误。应据《太素》卷二十九《津液》改。

【语译】

岐伯说：肾脏主水液，用它能够远听。观察耳力的聪否，可以了解肾脏的强弱。黄帝说：讲得好。希望再听到关于测候六腑的方法。

岐伯曰：六腑者，胃为之❶海①，广骸❷、大颈②、张胸，

五谷乃容；鼻隧❸③以长，以候大肠；唇厚、人中长，以候小肠；目下果❹大，其胆乃横④；鼻孔在外⑤，膀胱漏泄；鼻柱中央起⑥，三焦乃约⑦。此所以候六腑者也。上下三等⑧，脏安且良矣。

【校】

❶ 为之：日刻本作“之为”。按：《类经》卷四、二十九亦作“之为”，与日刻本合。

❷ 骸：《千金》卷十六第一作“胲”。《汉书·东方朔传》颜注：“颊肉曰胲。”

❸ 隧：周本作“遂”。按：“隧”“遂”通用。《考工记·匠人》释文：“隧”本作“遂”。

❹ 果：《甲乙》卷一第三作“裹”。张介宾曰：“果、裹同，目下囊裹也。”实则下眼胞也。

【校】

①胃为之海：是借海比喻胃能容纳食物。《海论》：“胃者水谷之海。”

②大颈：谓颈围粗壮。

③鼻隧：谓鼻道。《诗·桑柔》疏：“隧者，道之别名。”

④横（hèng）：恣横。《汉书·田蚡传》颜注：“横，恣也。”

⑤鼻孔在外：张介宾曰：“在外，掀露也。”

⑥鼻柱中央起：谓鼻不平塌。

⑦约：《广雅·释诂一》：“约，好也。”

⑧上下相等：按：“三”与“参”通。“参”有相义。“上下相等”犹《阴阳二十五人》所谓之“上下相称”。旧注以三庭相等为说，引麻衣相法证之，误矣。

【语译】

岐伯说：在六腑里，胃是像海一样，若颊肉丰满，颈围粗壮，胸部舒张，就知道胃的容纳谷物是比较好的。鼻道若长，可以测候大肠。唇厚，人中长，可以测候小肠。下眼胞大，可测知胆是恣横。鼻孔掀露，可知膀胱易于漏泄。鼻柱中央起，三焦正常。这就是测候六腑的方法。总之，肢体面部能够上下相称，就象征着内脏安和而且它的功能也是良好的。

决气第三十

本篇分析人体精、气、津、液、血、脉六气的生成、功能及病理特征。最后所云“五谷与胃为大海”，就是说水谷精微与脾胃消化吸收，乃是六气生化的源泉。

黄帝曰：余闻人有精、气、津、液、血、脉，余意以为一气耳，今乃辨❶为六名，余不知其所以然❷。岐伯曰：两神相搏①。合而成形②，常先身生，是谓精。何谓气？岐伯曰：上焦开发❸，宣③五谷味，熏肤❹④，充身泽毛，若雾❺露之溉，是谓气。何谓津？岐伯曰：腠理发泄，汗出溱溱❻⑤，是谓津。何谓液？岐伯曰：谷入❼气满，淖泽⑥注于骨，骨属屈伸，泄泽❽⑦，补益脑髓，皮肤润泽，是谓液。何谓血？岐伯曰：中焦受气取❾汁⑧，变化而赤，是谓血。何谓脉？岐伯曰：壅❿遏营气⑨，令无所避，是谓脉。

【校】

❶辨：藏本、张注本并作“辩”。按《灵枢略·六气论》亦作“辩”。与藏本合。

❷所以然：《太素》卷二《六气》“所以”下无“然”字，下有“愿闻何谓精”五字。

❸上焦开发：《太素》卷十三《肠度》杨注“上焦”下无“开发”二字。

❹熏肤：《太素》卷二《六气》“熏肤”下有“熏肉”二字。

❺若雾：《灵枢略·六气论》“若”下无“雾”字。

❻汗出溱溱：《太素》卷十三《肠度》杨注“汗出”作“出汗”，无“溱溱”

二字。《素问·调经论》王注引《针经》“溱溱”作“溱理”。按《太素·六气》、《甲乙》卷一第十二并作“腠理”。“腠”与“溱”通。

❼谷入:《太素》卷二《六气》、《灵枢略·六气论》“谷”下并无“入”字。

❽泄泽:《太素》卷二《顺养》“泄”作“光”。《甲乙》卷十第十二“泄泽”作“出泄”。《灵枢略·六气论》“泄”作“以”。

❾气取:《太素》卷二《六气》、《灵枢略·六气论》并作“血于”。

❿壅:《甲乙》卷一第十二作“擁”。

【注】

①两神相搏:“相搏”谓相近。《说文·手部》:“搏,一曰至也。”所谓“至”者,是以双声通其义于迫耳。迫者,近也。杨上善曰:“雌雄二灵之别,故曰两神,阴阳二神相得,故谓之薄。”

②合而成形:杨上善曰:“和为一质,故曰成形。”

③宣:发散。《文选·东京赋》薛注:“宣犹发也。”《左传·昭元年》杜注:“宣,散也。”

④熏肤:温和皮肤。“熏”与“薰”通。《庄子·天下》释文:“薰然,温和貌。”

⑤溱溱:盛多貌。“溱溱”与“蓁蓁”通。《诗·桃夭》:“其叶蓁蓁。”《通典·礼十九》引作“其叶溱溱”。毛传:“蓁蓁,至盛貌。”

⑥淖泽:湿润的汁液。杨上善曰:“淖,濡润也。”《素问·疏五过论》王注:“泽者液也。”

⑦泄泽:按:“泄”应据《灵枢略》改作“以”。犹云用五谷精汁“上补于脑,下补诸髓,旁益皮肤,令其润泽”。

⑧中焦受气取汁:按:“受气”犹云受纳食物。《说文·米部》:“气,馈客刍米也。”简言之,“气”可作谷食解。其气血之气,本作“气”,又后出“饩”字。《说文》“气”字下引《春秋传》曰:“齐人来气诸候。”今本《左传·桓公十年》“气”作“饩”是可证。《国语·越语》韦注:“饩,食也。”《素问·痹论》:“荣者,水谷之精气也。”可作本句之旁注。

⑨壅遏营气:张介宾曰:“壅遏者,提防之谓,犹道路之有封疆,江河之有涯岸,俾营气无所回避而必行其中者,是谓之脉。然则脉者,非气非血,而所以通乎气血者也。”

【语译】

黄帝说:我听说人身有精、气、津、液、血、脉,我本来以为它是一气，现在却分为六种名称，我不知道它是为什么要这样分的？岐伯说：阴阳两性相近，合而结成新的形体，这种产生形体的物质是在形体之先，叫作精。什么叫作气呢？岐伯说：从上焦开发，发散五谷的精微，温和皮肤，充实形体，润泽毛发，像雾露滋润草木一样，叫作气。什么叫作津呢？岐伯说：腠理发泄，出的汗很多，叫作津。什么叫作液呢？岐伯说：谷物入胃，气就充满全身，湿润的汁液渗到骨髓，使骨骼关节屈伸如意。就用这谷物精膏，在内补益脑髓，在外润泽皮肤，叫作液。什么叫作血呢？岐伯说：中焦脾胃纳受了食物，吸收汁液的精微，经过变化而成红色的液质，叫作血。什么叫作脉呢？岐伯说：像设堤防般的，限制着气血，使它无所回避和妄行的，叫作脉。

黄帝曰：六气者，有余不足，气❶之多少，脑髓❷之虚实，血脉之清浊，何以知之？岐伯曰：精脱者，耳聋①；气脱者，目不明②；津脱者，腠理开，汗大泄；液脱者，骨属屈伸不利③，色夭④，脑髓消，胫酸，耳数鸣❸；血脱者，色白，夭然不泽，其脉❹空虚，此其候也。

【校】

❶气：按：以前后文核之“气”上脱“精”字。

❷脑髓：按：“脑髓”二字疑误，似应作“津液”，否则，与六气不合。

❸耳数鸣：按：“数”字衍，应据《太素》杨注删。

❹其脉：《甲乙》卷一第十二“其脉”上有“脉脱者”三字。丹波元简曰：“本经脱‘脉脱者’三字，当补。若不然，则六脱之候不备。”

【注】

①精脱者耳聋：罗天益曰：“精气调和，则肾脏强盛，耳闻五音；若劳伤气血，兼受风寒，损于肾脏则精脱，精脱则耳聋也。”

②气脱者目不明：杨上善曰：“五脏精气为目，故气脱则目闭。”

③骨属屈伸不利：杨上善曰：“骨节相属之处无液，故屈伸不利。”

④色夭：杨上善曰：“无液润泽皮毛，故色夭。”王冰曰：“夭，谓不明而恶。”

【语译】

黄帝说：六气在人体中，有有余的也有不足的，关于精气的多少，津液的虚实，血脉的清浊，怎样才知道呢？岐伯说：精虚的，会耳聋；气虚的，会目不明；津虚的，会腠理开，大量出汗；液虚的，会使骨节屈伸不利，面色无华，脑髓不充，小腿发酸，耳鸣；血虚的，肤色苍白，发暗不光润；脉虚的，脉是空的。以上就是观察六气多少、虚实清浊的方法。

黄帝曰：六气者，贵贱[①]何如？岐伯曰：六气者，各有部主也[②]，其贵贱善恶，可为常主[③]，然五谷与胃❶为大海也[④]。

【校】

❶胃：《太素》卷二《顺养》无“胃”字。

【注】

①贵贱：“贵”谓主（主要），“贱”谓从（次要）。

②各有部主：张介宾曰：“部主，谓各部所主也。如肾主精，肺主气，脾主津液，肝主血，心主脉。”

③可为常主：谓各部所主，可以经常不变。

④然五谷与胃为大海也：杨上善曰：“六气有部有主，有贵有贱，有善有恶，人之所受，各有其常，皆以五谷为生成大海者也。”

【语译】

六气的主要和次要是怎样呢？岐伯说：六气各有它所主的脏器，那主要、次要、好、坏，一般来说，可以经常不变，但六气是以五谷作为资生的源泉。

肠胃第三十一

本篇叙述了消化道各器官的大小、长短及其部位和容量，反映了古代解剖学的知识。

黄帝问于伯高曰：余愿闻六腑传谷者，肠胃之小大长短，受谷之多少奈何？伯高曰：请尽言之，谷❶所从出入浅深远近长短之度①：唇至齿长②九分，口广二寸半。齿以后至会厌③，深三寸半，大容五合。舌重十两，长七寸，广④二寸半❷。咽门重十两❸，广一❹寸半；至胃❺长一尺六寸。胃纡曲屈❻，伸之❼，长二尺六寸，大一尺五寸⑤，径五寸，大容三斗五升❽。小肠后附脊❾，左环回周迭积❿⑥，其注于回肠者，外附于脐上，回运环⓫⑦十六曲，大二寸半，径八分分之少半⑧，长三丈二尺。回肠当脐⑨，左⓬环，回周叶积而下回运环反十六曲，大四寸，径一寸寸之⓭少半，长二丈一尺。广肠⑩傅⓮脊，以受回肠，左环叶脊⓯，上下辟⑪，大八寸，径二寸寸之⓰大半，长二尺八寸。肠胃所入至所出，长六丈四寸四分⑫，回⓱曲环反，三十二曲⑬也。

【校】

❶ 谷:《太素》卷十三《肠度》、《甲乙》卷二第七“谷”下并有“之”字。

❷ 舌重十两长七寸广二寸半:《太素》卷十三《肠度》无“舌重”以下十一字。

❸ 咽门重十两:《太素》卷十三《肠度》"咽"下无"门重十两"四字。

❹ 一:胡本、周本、藏本、日刻本、张注本并作"二"。按:《太素》《甲乙》《外台》卷十六并作"一",与胡本合。

❺ 胃:《外台》卷十六"胃"下有"管"字。

❻ 胃纡曲屈:《难经·四十二难》作"胃重三斤二两,纡曲屈伸"。《千金》卷十六第一"纡"作"迂"。按:"屈"字衍。"纡曲"同义复词。《考工记·矢人》郑注:"纡,曲也。"

❼ 伸之:《千金》卷十六第一"伸"下无"之"字,属上读。

❽ 大容三斗五升:统本、金陵本、藏本"三"并作"二"。《太素》卷十三《肠度》"三斗"下无"五升"二字。按:《平人绝谷》:"肠胃之中,常留谷二斗,水一斗五升。"是以三斗五升之容积,两篇相合。《太素》似误。

❾ 小肠后附脊:《太素》卷十三《杂刺》杨注"肠"下无"后"字,"附"作"傅"。

❿ 左环回周迭积:《太素》卷十三《肠度》"左环"下无"回周"二字,"迭"作"葉"。按:作"葉"误。"葉"从"枼"声,音牒,与"迭"声误。《千金》卷十四第一作"叠"是。下"回周葉积""左环葉积"之两"葉"字,并应作"叠"。

⓫ 环:《太素》卷十三《肠度》、《甲乙》卷二第七、《千金》卷十四第一"环"下并有"反"字。

⓬ 左:《素问·奇病论》王注引《灵枢》作"右"。按:《难经·四十二难》、《千金》卷十八第一并作"右",与王注合。马莳谓"左"字疑误,是也。

⓭ 寸之:《太素》卷十三《肠度》无"寸之"二字。

⓮ 傅:《素问·奇病论》王注引《灵枢》作"附"。

⓯ 脊:《太素》卷十三《肠度》、《甲乙》卷二第七并作"积"。按:作"积"是。《素问·奇病论》王注引《灵枢》作"积",与《太素》合。

⓰ 寸之:《太素》卷十三《肠度》无"寸之"二字。

⓱ 回:《太素》卷十三《肠度》"回"上有"其"字。

【注】

①出入浅深远近长短之度:杨上善曰:"谷行从口曰入,泄肛曰出,自唇至齿为浅,从咽至肠为深,谷至于胃曰近,从胃向脽曰远,肠十六曲曰长,咽一尺六寸曰短也。"

②长：有“当”义，俗语是应该。《诗·文王》郑笺：“长犹常也。”“常”与“当”在古书中互用。

③会厌：杨上善曰：“会厌，舌后喉咙上，出气入鼻口之孔，上有肉厌盖孔开阖，气之出入也。”

④广：《广雅·释诂一》：“广，大也。”《太素》卷十三《肠度》“广”作“大”义，不必改字。

⑤大一尺五寸：杨上善曰：“围之有一尺五寸曰大。”

⑥左环回周迭积：向左环绕一周重叠着。

⑦回运环：环绕叠积之意。

⑧少半：杨上善曰：“一二为三，则二为大半，一为少半也。”

⑨回肠当脐：杨上善曰：“回肠，大肠也。小肠附脊而在后，大肠近脐而在前，故大肠输在上，小肠输在其下也。”

⑩广肠：直肠，起于结肠下，至肛门，其间有二曲：一为荐骨弯曲，一为会阴弯曲。

⑪上下辟：上下偏斜之意。张介宾以“辟”字连下“大”字截句，与《素问·奇病论》王注引《灵枢》文合。但“辟大”二字亦未易解。

⑫肠胃所入至所出长六丈四寸四分：杨上善曰：“唇齿相去九分，齿与会厌，相去三寸半，会厌至胃咽，长一尺六寸，胃之终始，长二尺六寸，小肠终始（据萧校应于“终始”下补“长三丈二尺，回肠终始”九字），长二丈一尺，广肠终始，长二尺八寸，故有六丈四寸四分也。”

⑬三十二曲：杨上善曰：“胃有一曲，小肠十六曲，大肠十六曲，合而言之，计有三十三曲。其胃大曲短，不入其数，故有三十二曲。”

【语译】

黄帝问伯高说：我希望听到六腑的输送谷物，关于肠胃的大小长短，受纳谷物的容量多少，是怎样的？伯高说：请让我详细地说吧。谷物从入口到肛门排出粪便，这段的浅深、远近、长短的测定是：唇至牙齿的距离，应该是九分，口阔二寸半；牙齿后方至会厌深三寸半，其大能容五合食物；舌的重量是十两，长七寸，阔二寸半；咽门重十两，阔一寸半，自咽门至胃的长度是一尺六寸，胃体纡曲屈伸，它的长度是二尺六寸，周长一尺五寸，直径五寸，其大能容三斗五升。小肠后附于脊，从左旋环转，环绕一周重叠着，其连接回肠的部分，外附在脐之上方，回运环绕十六曲，周长二寸半，直径八分又一分的三分之一，长三丈二尺。回肠当脐部向左环旋，回周叠积而下，回运反复十六曲，周长四寸，直径一寸又三分之一，长二丈一尺。广肠在脊柱附近，以接受来自回肠的糟粕，向左环转叠积，上下稍有偏斜，周长八寸，直径二寸又三分之二，长二尺八寸。上述肠胃状况，全部长度是六丈四寸四分，其中回曲环反是三十二曲。

平人绝谷第三十二

本篇分析了平人七日不食而死的道理，并叙述了胃、小肠、回肠、广肠的尺寸大小及容纳水谷的数量，和神与水谷精气的密切关系。

黄帝曰：愿闻人之不食，七日而死何也❶？伯高曰：臣请言其故。胃大①一尺五寸，径❷②五寸，长二尺六寸，横屈❸③受水谷三斗五升❹。其中之谷常留二斗❺，水一斗五升❻而满❼。上焦泄④气，出其精微，慓悍滑疾⑤，下焦下溉诸肠❽⑥。小肠大二寸半，径八分分之少半，长三丈二尺，受谷二斗四升❾，水六升三合合之大半。回肠大四寸，径一寸寸之❿少半，长二丈一尺，受谷一斗，水七升⓫半。广肠大八寸，径二寸寸之⓬大半，长二尺八寸，受谷⓭九升三合八分合之一。肠胃之长，凡五丈八尺四寸⓮，受水谷九斗二升一合合之大半，此肠胃所受水谷之数也。

【校】

❶ 何也：《太素》卷十三《肠度》“何也”上有“其故”二字。

❷ 径：《千金》卷十六第一作“径”。按：“径”“径”同，见《尔雅·释水》释文。

❸ 横屈：《千金》卷十六第一无此二字。

❹ 五升：《太素》卷十三《肠度》无此二字。

❺ 其中之谷常留二斗：《千金》卷十六第一作“其中当留谷二斗”。

❻ 一斗五升：《太素》卷十三《肠度》“一斗”下无“五升”二字。

❼ 而满:《千金》卷十六第一“而满”上有“广胲大颈张胸五谷乃容”十字。

❽ 诸肠:《甲乙》卷二第七、《千金》卷十六第一并作“泄诸小肠”。

❾ 受谷二斗四升:《太素》卷十三《肠度》作“受一斗三合合之大半,谷四升”。

❿ 寸之:《太素》卷十三《肠度》无比二字。

⓫ 七升:《太素》卷十三《肠度》、《甲乙》卷七第二“七升”下并有“升之”二字。

⓬ 寸之:《太素》卷十三《肠度》无此二字。

⓭ 受谷:《太素》卷十三《肠度》“受”下无“谷”字。

⓮ 五丈八尺四寸:《太素》卷十三《肠度》作“六丈四寸四分”。按:《太素》所云与本经《肠胃》篇“肠胃所入所出,长六丈四寸四分”合。系将唇至齿,齿至会厌及咽长合计。

【注】

①胃大:胃的周长。

②径:胃腔直径。

③横屈:谓胃在腹腔中的位置和形态。与《肠胃》篇“胃纡曲屈伸”之意同。

④泄:宣发。《一切经音义》二十五引《广雅》:“泄,发也。”

⑤出其精微慓悍滑疾:张介宾曰:“精微慓悍滑疾,言水谷之精气也。”

⑥下焦下溉诸肠:“溉”指清涤。《诗·泂酌》传:“溉,清也。”《诗·匪风》传:“溉,涤也。”张介宾曰:“溉诸肠,言水谷之质粕也。”

【语译】

黄帝说:希望听听人如果不吃东西,到了七天就会死亡,这是什么道理?伯高说:让我说明它的缘故。胃的周长一尺五寸,直径五寸,长二尺六寸,纡曲屈伸的容量,可以受纳水谷三斗五升,其中经常留着食物二斗,水液一斗五升,而充满胃中。通过上焦的宣发作用,输出食物的精微,随着慓悍滑疾之气荣养全身;在下焦下面,起着清涤作用,泄于小肠。小肠大二寸半,直径八分又一分的三分之一,长三丈二尺,它的容量能受纳食物二斗四升,水液六升三合又一合的三分之二。回肠周长四寸,直径一寸又三分之一,长二丈一尺,它的容量能受纳食物一斗,水液七升半。广肠周长八寸，直径二寸又三分之二，长二尺八寸，受纳水谷的糟粕九升三合八分又一合的八分之一。肠胃的长度，凡五丈八尺四寸，可以受纳水谷九斗二升一合又一合的三分之二，这是肠胃受纳水谷容量的总数。

平人则不然，胃满则肠虚，肠满则胃虚，更虚更满，故❶气得上下①，五脏安定②，血脉和利❷，精神乃居③，故神者，水谷之精气也❸。故肠胃❹之中，当❺留谷二斗❻，水一斗五❼升。故平人日再后❽，后❾二升半，一日中五升，七日五七三斗五升，而留❿水谷尽矣。故平人不食饮⓫七日而死者，水谷精气⓬津液皆尽故也。

【校】

❶ 故:《千金》卷十六第一、《灵枢略》并无“故”字。

❷ 利：周本、张注本并作“则”。

❸ 水谷之精气也:《千金》卷十六第一“水谷”下无“之”字，“也”下有“五脏不足调于胃”七字。

❹ 肠胃:“肠”字疑衍。以《肠胃》篇“大容三斗五升”之文核之，此仅以胃言，数正相合。

❺ 当：日刻本作“常”。

❻ 二斗:《太素》卷十三《肠度》、《甲乙》卷七第二“二斗”下并有“四升”二字。

❼ 五:《太素》卷十三《肠度》、《千金》卷十六第一并作“一”。

❽ 故平人日再后:《甲乙》卷七第二、《千金》卷十六第一并作“故人一日再至后”。《千金》校语云:“后《甲乙》作‘圊’。”

❾ 后:《难经·四十三难》作“一行”。

❿ 而留:《难经·四十三难》“而”下无“留”字。

⓫ 不食饮:《甲乙》卷七第二、《千金》卷十六第一并作“不食不饮”。

⓬ 水谷精气:《难经·四十三难》“水谷”下无“精气”二字。

【注】

①故气得上下：孙鼎宜曰:“按此言食未化则肠虚，食已化，入肠中，则胃

虚耳。脾健能嗽，故气升降得如其常。”

②五脏安定：杨上善曰：“欲资水谷之味，故须盈也；欲受水谷之气，故待虚也。气味内和，故五脏安定也。”

③精神乃居：谓精神安定，《吕氏春秋·上农》高注：“居，安也。”

【语译】

平人就不这样，因为胃里充满食物，肠中就一定空虚；肠中充满来自胃中的食物，胃里就已空虚，由于肠胃的更虚更满，使体内气机升降正常，五脏安定，血脉和利，精神安宁。所以说人的神气，主要是水谷精气所化生而成的。因此肠胃里，经常存留谷物二斗，水液一斗五升，所以平人每天排便两次，每次排便二升半，一天里排便五升，七天五七三斗五升。所存留肠胃中的水谷就会竭尽的。所以平人不吃不喝而死，那是由于水谷津液都竭尽的原因啊！

海论第三十三

本篇命名海论，是因篇内中心问题为讨论髓海、血海、气海、水谷之海。人身四海是精神气血的来源，它的循行和输注有一定的规律，它的有余和不足，也一定会出现一些病候，从而提出调治针刺原则。“审守其俞，调其虚实，无犯其害。”这在针治时，是一般都要注意的。

黄帝问于岐伯曰：余闻刺法于夫子，夫子之所言，不离于营卫血气①。夫十二经脉者，内属于腑脏，外络于肢节，夫子乃合之于四海❶乎？岐伯答曰：人亦有四海、十二经水。经水❷者，皆注于海，海有东西南北，命曰四海。黄帝曰：以人应之奈何？岐伯曰：人有髓海，有血海，有气海，有水谷之海，凡此四者，以❸应四海也。

【校】

❶四海：《太素》卷五《四海合》“四海”下有“何”字。按：“何”应作“可”，声误。

❷经水：《太素》卷五《四海合》“经水”上有“十二”两字。

❸以：《太素》卷五《四海合》“以”上有“所”字。

【注】

①血气：杨上善曰：“血，谓十二脉中血也。气，谓十二脉中当经气也。”

【语译】

黄帝问岐伯说：我听你讲述过刺法，你所讲的离不开营卫气血。那十二条经脉，在内连属于五脏六腑，在外网络于四肢关节，你能把这和四海相配合吗？岐伯回答说：人体也有四海，十二条经水。十二条经水的流行，都从四方会合注于海中，海有东西南北，所以叫作四海。黄帝说：用人体怎样和四海相应呢？岐伯说：人体有髓海、血海、气海、水谷之海，以上四者，所以和四海相应。

黄帝曰：远乎哉，夫子之合人❶天地四海也，愿闻应之奈何？岐伯答曰：必先明知阴阳表里①荣输所在，四海定矣。

【校】

❶合人：按："合人"下似脱"于"字。

【注】

①表里：杨上善曰："胃脉以为阳，表也；手太阴、足少阴脉为阴，里也；冲脉为十二经脉及络脉之海，即亦表亦里也。"

【语译】

黄帝说：讲得真深远啊！你是把人体和天地四海配合起来了。希望再听到它们是怎样才能相应的？岐伯说：必先明确知道经脉的阴阳表里荣输所在，就可以确定髓、血、气、水谷的四海了。

黄帝曰：定之奈何？岐伯曰：胃者❶水谷之海①，其输上在气街❷②，下至三里。冲脉者为十二经之海③，其输上在于❸大杼④，下出于❸巨虚之❹上下廉⑤。膻中⑥者为气之海⑦，其输上在于❸柱骨之上下⑧，前在于❸人迎。脑❺为髓之海⑨，其输上在于❸其盖⑩，下在风府。

【校】

❶胃者：按："者"下脱"为"字，应据《太素》卷五《四海合》、《甲乙》卷一第八补。与下"为十二经之海""为气之海""为髓之海"句法一律。

❷街：马注本、张注本并作"冲"。

❸于：按："于"字均衍，应据《甲乙》卷一第八删。

❹之：《甲乙》卷一第八无"之"字。

❺脑：按："脑"下脱"者"字，应据《甲乙》卷一第八补。

【注】

①胃者水谷之海："海"是比喻汇集之处。《礼记·乡饮酒义》郑注："海，水之委也。""委"是指水流所聚。杨上善曰："胃盛水谷，故名水谷之海。"

②气街：王冰曰："气冲，在毛际两旁，鼠蹊上一寸脉动处。"

③十二经之海：血海。

④大杼：杨上善曰："大杼，是足太阳、手太阳脉所发之穴。"

⑤巨虚之上下廉：杨上善曰："巨虚上下廉，则足阳明脉所发之穴。此等诸穴，皆是冲脉致气之处，故名输也。"

⑥膻中：此指胸中。

⑦为气之海：杨上善曰："食入胃已，有气上行经隧，聚于胸中，名曰气海，为肺所主。"

⑧柱骨之上下："柱骨"即颈椎。张介宾曰："项后天柱骨也。""上"指哑门穴，"下"指大椎穴。

⑨脑为髓之海：杨上善曰："胃流津液，渗入骨空，变而为髓，头中最多，故为海也。"

⑩盖：指头颠百会穴。

【语译】

黄帝说：人身四海输注的要穴是怎样确定呢？岐伯说：胃是水谷之海，它的输注要穴，上在气冲，下在三里穴；冲脉是十二经之海，也就是血海，它的输注要穴，上在大杼，下在上巨虚和下巨虚穴；膻中是气海，它的输注要穴，在柱骨上的哑门，柱骨下的大椎，前在人迎穴；脑是髓海，它的输注要穴，上在百会，下在风府穴。

黄帝曰：凡此四海者，何利何害？何生何败？岐伯曰：得顺者生，得逆者败；知调者利，不知调者害①。

【注】

①得顺者生……不知调者害：杨上善曰："得生得败言逆顺，天也；为利为害言调不，人也。"

【语译】

黄帝说：关于人身的四海，怎样会有益？怎样会有害？怎样会生机旺盛？怎样会生机衰退？岐伯说：人身的四海顺乎生理规律的就会生机旺盛，相反的就会生机衰退；懂得调养四海的就有益于身体，否则，就有害于身体。

黄帝曰：四海逆顺奈何？岐伯曰：气海有余[①]者❶，气满胸中，悗❷息[②]面赤[③]；气海不足❸，则气少不足以言。血海有余，则常想其身大[④]，怫然不知其所病[⑤]；血海不足❸，亦❹常想其身小，狭然[⑥]不知其所病。水谷之海有余，则腹满❺；水谷之海不足❸，则饥不受谷食。髓海有余，则轻劲多力，自过其度[⑦]；髓海不足❸，则脑转[⑧]耳鸣，胫酸眩冒❻[⑨]，目无所见，懈怠❼安卧。

【校】

❶者：按："者"应作"则"，声误，应据《甲乙》卷一第八改。

❷悗：《太素》卷五《四海合》作"急"。

❸气海不足：《甲乙》卷一第八"不足"上无"气海"二字。下"血海不足""水谷之海不足""髓海不足"之句同。

❹亦：《太素》卷五《四海合》、《甲乙》卷一第八并作"则"。

❺腹满：《甲乙》卷一第八"腹"下有"胀"字。按：《太素》"满"下有"胀"字，似不如《甲乙》作"胀满"为允。

❻胫酸眩冒：《永乐大典》卷一一零七七《髓类》引"酸（痠）"作"疫"。《太素》卷五《四海合》"冒"作"瞀"。按："疫"乃"痠"之脱笔字，"瞀"谐"冒"声，与"冒"通。

❼怠：按："怠"字疑误，应作"㑊"。作"怠"是以注文改正文。

【注】

①气海有余：杨上善曰："有余，谓邪气益真气也。"

②悗息：《太素》作"急息"。谓呼吸急促也。

③面赤：杨上善曰："面赤，谓气上冲面，阳脉盛也。"

④血海有余则常想其身大：杨上善曰："血多脉盛，故神想见身大也。"

⑤怫然不知其所病：杨上善曰："怫郁不安，不知所苦也。"

⑥狭然：张介宾曰："狭，隘狭也，索然不广之貌。"

⑦自过其度："度"指常度。

⑧脑转：脑似旋转。

⑨眩冒：《素问·玉机真脏论》王注："眩，谓目眩视如转也。冒，谓冒闷也。"

【语译】

黄帝说：四海的逆顺，它的情况是怎样呢？岐伯说：气海有余，是邪气盛，就会气满胸中，呼吸急促，面赤；不足，就会觉得气短，说话无力。血海有余，因为血多脉盛，就会想象身体似大起来，虽然心情怫郁，也看不出病来；不足，就会经常感觉身体轻小，虽然心情不舒，也看不出病来。水谷之海有余，就会腹部胀满；不足，就会觉得饥饿而吃不下东西。髓海有余，就会使身体轻劲多力，耐劳过于常度；不足，就会发生脑似旋转，耳鸣，小腿发酸，眩晕，眼睛看不见东西，懈怠，只想睡眠。

黄帝曰：余已闻逆顺，调之奈何？岐伯曰：审守其输①而调其❶虚实，无犯其害②，顺者得复③，逆者必败。黄帝曰：善。

【校】

❶其：按："其"字似衍，蒙上致误。

【注】

①输：谓四海之输穴。

②无犯其害：谓不犯虚虚实实之误。

③复：安宁。《左传·昭二十七年》杜注："复，犹安也。"

【语译】

黄帝说：我已听到逆顺的情况，调治它应该怎样呢？岐伯说：精确掌握与四海相通的上下输穴，按照虚则补之，实则泻之的法则，不犯虚虚实实的错误。能顺这个法则的，就会使病人得到安康，否则，一定会导致病人衰败。黄帝说：讲得好。

五乱第三十四

本篇论述了“气乱于心，乱于肺，乱于肠胃，乱于臂胫，乱于头”之五种乱证，指出它的病因，是由于经气悖逆，阴阳相乘，卫气逆行，升降失调所致。对照以上情况，提出针治方法，在于导气同精，不能只用一般补泻手法。

黄帝曰：经脉十二者，别为五行，分为四时，何失而乱？何得而治？岐伯曰：五行有序，四时有分，相顺则❶治，相逆则❶乱①。

【校】

❶则：《甲乙》卷六第四作“而”。

【注】

①相顺则治相逆则乱：杨上善曰：“相顺者，十二经脉皆有五行四时之分。诸摄生者，摄之当分，则为和为顺，乖常失理，则为逆为乱也。”

【语译】

黄帝说：人的经脉十二条，分属于五行，又可分与四时相关，怎样会失而紊乱，怎样会得而正常呢？岐伯说：五行的生克有次序，四时的变化有区别，相适应就会正常，相违背就会反常。

黄帝曰：何谓相顺❶？岐伯曰：经脉十二者❷，以应十二月。十二月者，分为四时。四时者，春秋冬夏，其气各异，营卫相随①，阴阳已❸和，清浊不相干②，如是则顺之❹而治。

【校】

❶相顺:《甲乙》卷六第四"相顺"下有"而治"二字。按:《甲乙》是，有"而治"二字，方与下"顺之而治"相应。

❷者:《甲乙》卷六第四无"者"字。

❸已:《甲乙》卷六第四作"相"。

❹之:《太素》卷十二《营卫气行》、《甲乙》卷六第四并无"之"字。

【注】

①营卫相随：杨上善曰："营在脉中，卫在脉外，内外相顺，故曰相随。非相随行，相随和之。"

②干:《文选·西京赋》薛注："干，犯也。"

【语译】

黄帝说：什么叫作相顺呢？岐伯说：人体的十二经脉，和一年里的十二个月相应，那十二个月又分为四季，四季就是春夏秋冬，它的气候各不相同。如果营卫内外相顺，阴阳表里相合，清浊升降不相干扰，像这样，脏腑经脉的功能与四季气候就相顺洽而人体也就安和了。

黄帝曰：何谓❶逆而乱？岐伯曰：清气在阴，浊气在阳，营气顺脉❷，卫气逆行，清浊相干，乱于胸中，是谓大悗①。故气乱于心，则烦心密嘿❸②，俯首静伏；乱于肺，则俯仰喘喝③，接❹手以呼④；乱于肠胃，则为霍乱⑤；乱于臂胫，则为四厥⑥；乱于头，则为厥逆，头重❺眩仆⑦。

【校】

❶何谓：按："何谓"下脱"相"字，应据《甲乙》卷六第四补。

❷顺脉:《太素》卷十二《营卫气行》"顺"下有"行"字。按："脉"字是衍文。

❸嘿:《甲乙》卷六第四作"默"。

❹接:《甲乙》卷六第四作"按"。

❺重:《甲乙》卷六第四作"痛"。

【注】

①大悗：张志聪曰："悗音闷。"《说文·心部》："闷，懑也。"又"懑，烦也。"凡心闷皆为烦。

②密嘿："嘿"与"默"同，"密嘿"即沉默。

③喘喝：《素问·生气通天论》："烦则喘喝。"王注："喝，谓大呵出声。"

④接手以呼："接"应从《甲乙》作"按"。"按手以呼"谓手按胸部呼吸。

⑤霍乱：杨上善曰："肠胃之中，营卫之气，相杂为乱，故为霍乱。霍乱，卒吐利也。"

⑥四厥：杨上善曰："四厥，谓四支冷，或四支热也。"

⑦厥逆头重眩仆：杨上善曰："厥逆头重，谓头寒或热重而眩仆也。"

【语译】

黄帝说：什么叫作相逆而乱呢？岐伯说：清气属阳而反在阴，浊气属阴而反在阳，营气顺行于阳分，卫气逆行于阴分，清浊相互干扰，扰乱了胸中，就叫作大闷。因此，气乱于心，就会心中烦闷，沉默不语，低着头静伏；扰乱于肺，就会俯仰不定，喘呵有声，用手按着胸部呼吸；扰乱于肠胃，就会发生霍乱；扰乱于臂部足胫部，就会使人发生四肢厥证；扰乱于头部，就会使人厥逆，头部沉重，眩晕而仆倒在地。

黄帝曰：五乱者，刺之有道乎？岐伯曰：有道以来，有道以去[①]，审知其道，是谓身宝。黄帝曰：善。愿闻其道。岐伯曰：气在于心者，取之手少阴❶、心主之输[②]。气在于肺者，取之手太阴荥、足少阴输[③]。气在于肠胃者，取之❷足太阴，阳明（不）下者❸，取之三里[④]。气在于头者，取之天柱、大杼；不知[⑤]，取足太阳❹荥输[⑥]。气在于臂足❺，取之❻先去血脉，后取其❼阳明、少阳之荥输[⑦]。

【校】

❶少阴：《太素》卷十二《营卫气行》"少阴"下有"经"字。

❷取之：《甲乙》卷六第四"取之"下有"手"字。

❸不下者：《太素》卷十二《营卫气行》"下"上无"不"字。"下者"二字，连上"阳明"为句。杨注："阳明之脉是胃本经，胃之上输在背，下输在三里也。"

❹足太阳：《甲乙》卷六第四"太阳"下有"之"字。校语云："足，《灵枢》

作手。”

❺ 臂足：按：“足”误，应作“胫”。方与前“乱于臂胫”合。

❻ 取之：《太素》卷十二《营卫气行》、《甲乙》卷六第四并无“取之”二字。

❼ 其：《太素》卷十二《营卫气行》无。

【注】

①有道以来有道以去：马莳曰：“道者，脉路也。邪之来也，必有其道；则邪之去也，亦必有其道，审知其道，而善去之，斯谓养身之宝。”

②取之手少阴心主之输：手少阴之输，神门。心主之输，大陵。

③手太阴荥足少阴输：手太阴荥，鱼际。足少阴输，太溪。杨上善曰：“肾脉上入于肺，上下气通，故上取太阴荥，下取足少阴输。”

④取之足太阴……取之三里：足太阴输，太白。阳明下输，三里。杨上善曰：“脾胃腑脏，阴阳气通，故肠胃气乱，取足太阴也。阳明之脉，是胃本经。胃之上输在背，下输在三里也。”

⑤不知：不愈。《广稚·释诂一》：“知，愈也。”

⑥足太阳荥输：指通谷、束骨也。

⑦后取其阳明少阳之荥输：张介宾曰：“在手者取手，在足者取足。手阳明之荥输，二间、三间也。手少阳之荥输，液门、中渚也。足阳明之荥输，内庭、陷谷也。足少阳之荥输，侠溪、临泣也。”

【语译】

黄帝说：这五种乱证，针刺有原则吗？岐伯说：疾病的发生，有它的脉路；疾病的祛除，也有它的脉路，精确了解疾病来去的脉路，给以适当治疗，这可叫作养身之宝。黄帝说：讲得好。希望听到它的原则。岐伯说：乱气在于心的，当刺手少阴经的输穴神门，手厥阴心包络经的输穴大陵；乱气在于肺的，当针刺手太阴经的荥穴鱼际，足少阴经的输穴太溪；乱气在于肠胃的，当刺足太阴经的输穴太白，足阳明经的下输三里；乱气在于头的，当针刺天柱和大杼二穴，如不见好，可以再刺足太阳经的荥穴通谷、输穴束骨；乱气在于手臂和足胫部的，针刺时，先去局部的瘀血，然后再根据病是在手臂，或在足胫的情况，分别针刺手足阳明、少阳的荥穴、输穴。

黄帝曰：补泻奈何？岐伯曰：徐入徐出，谓之导气①，补泻无形，谓之❶同❷精②，是非有余不足也，乱气之相逆也。黄帝曰：允❸乎哉道，明乎哉❹论，请著之玉版❺，命曰治乱❻也。

【校】

❶ 谓之：《太素》卷十二《营卫气行》"谓之"上有"所以"二字。

❷ 同：日抄本作"固"。

❸ 允：《太素》卷十二《营卫气行》作"光"。

❹ 道明乎哉：周本无此四字。

❺ 版：《太素》卷十二《营卫气行》作"板"。按："版""板"字同。

❻ 治乱：顾本《校记》云："篇题'五乱'，而此云治乱，必有一误。"按：以上文乱于心、肺、肠胃、臂胫、头而言，当以五乱为是，"治"是"五"之误字。

【注】

①徐入徐出谓之导气：杨上善曰："补者，徐入疾出；泻者，疾入徐出，是谓通导营卫之气使之和也。"

②同精：孙鼎宜曰："《文选·神女赋》'精，神也'。《淮南子·天文训》注'精，九针之妙用也'。《诗·吉日》笺'同，聚也'。聚神聚气，凡刺皆然。"

【语译】

黄帝说：补泻手法怎样做呢？岐伯说：徐徐地进针，徐徐地出针，叫作导气。补泻没有固定形式，叫作同精。这并非是泻有余补不足，而是因为乱气相逆，主要是以导其气啊！黄帝说：所讲的针刺原则，平允极了！所讲的针刺理论，高明极了！愿把所讲的著在玉版上，命名叫作五乱。

胀论第三十五

本篇讨论了各种类型的胀病，主要是五脏胀、六腑胀，对于胀病发生的原因、症状特征、针刺治法都做了精辟的阐述。

黄帝曰：脉[1]之应于寸口，如何而胀？岐伯曰：其脉❶大坚❷以涩者[2]，胀也。黄帝曰：何以知❸脏腑之胀也？岐伯曰：阴为脏，阳为腑[3]。

【校】

❶脉：《太素》卷二十九《胀论》、《甲乙》卷八第三并作“至”。

❷坚：《甲乙》卷八第三“坚”下有“直”字。

❸知：《甲乙》卷八第三“知”下有“其”字。

【注】

①脉：指脉象。

②脉大坚以涩者：以，犹且也。张介宾曰：“脉大者，邪之盛也。脉坚者，邪之实也。涩因气血之虚而不能流利也。大都洪大之脉，阴气必衰；坚强之脉，胃气必损。故大坚以涩，则病当为胀。”

③阴为脏阳为腑：张志聪曰：“寸口坚大为阳脉，涩为阴脉，以脉之阴阳，则知脏腑之胀矣。”

【语译】

黄帝说：脉象在寸口的反应，什么脉象是胀病呢？岐伯说：凡脉现大、坚而且涩滞的，就是胀病的脉象。黄帝说：怎样来测知五脏六腑的胀病呢？岐伯说：阴脉胀在五脏，阳脉病在六腑。

黄帝曰：夫气之令人胀也，在于血脉之中耶，脏❶腑之内乎？岐伯曰：三❷①（一云二字）者皆存焉，然非胀之舍②也。黄帝曰：愿闻胀之舍。岐伯曰：夫胀者，皆在于脏腑之外，排脏腑而郭❸胸胁③，胀皮肤④，故命曰胀。

【校】

❶ 脏：《甲乙》卷八第三“脏”上有“抑”字。

❷ 三：《太素》卷二十九《胀论》、《甲乙》卷八第三并作“二”，与校语合。

❸ 郭：《甲乙》卷八第三作“廓”。按：“郭”“廓”同。《诗·皇矣》释文：“郭本作廓。”

【注】

①三：应作“二”。此承上文言，一血脉，二脏腑。

②胀之舍：胀之病邪留止之处。

③郭胸胁：《释名·释宫室》：“郭，廓也，廓落在城外也。”郭胸胁，是说胀病病所之一，是落在胸胁周围。

④胀皮肤：胀病又一病所，就是在皮肤腠理之间。

【语译】

黄帝说：气机不畅，就会使人发生胀病，是在血脉之中呢？还是在脏腑里面呢？岐伯说：血脉、脏腑二者，都可以存留，但这并不是胀病的病所。黄帝说：我希望听到胀病的病所。岐伯说：这胀病的部位，一般都在脏腑之外，排挤脏腑而廓落在胸胁周围，或胀在皮肤腠理，因此叫作胀。

黄帝曰：脏腑之在胸胁腹里之❶内也，若匣匮之藏禁器①也，各有次舍②，异名而同处，一域❷之中，其气各异，愿闻其故。黄帝曰：未解其意，再问❸。岐伯曰：夫胸腹，脏腑之郭也。膻中者，心主之宫城也❹③。胃者，太仓也④。咽喉小肠者，传送❺也⑤。胃之❻五窍者，闾里门户也。廉泉玉英⑥者，津液之道❼也。故五脏六腑者❽，各有畔界⑦，其病各有形状。营气循脉，卫气逆❾为脉胀[⑧]，卫气并❿脉循分⓫为肤胀[⑨]。三里而泻⓬，近者一下⓭，远者三下[⑩]，无问虚实，工[⑪]在疾泻。

【校】

❶胸胁腹里之:《甲乙》卷八第三无“胸胁腹里之”五字。《太素》卷二十九《胀论》“里”作“裹”。

❷域:《太素》卷二十九《胀论》作“城”。

❸黄帝曰未解其意再问:《太素》卷二十九《胀论》无此九字。按：此九字是衍文，检《甲乙》亦无此九字，与《太素》合。马莳等未据《太素》《甲乙》核校，而云此处缺岐伯之言，未必是。

❹心主之宫城也:《太素》卷二十九《胀论》作“主之官也”。《甲乙》卷八第三作“心主之中宫”。

❺送:《甲乙》卷八第三作“道”。

❻胃之：孙鼎宜曰：“胃之二字衍。”

❼道:《甲乙》卷八第三“道”下有“路”字。

❽者:《太素》卷二十九《胀论》、《甲乙》卷八第三并无此字。

❾卫气逆:《太素》卷二十九《胀论》无此三字。按:《甲乙》校语引《灵枢》亦无此三字，与《太素》合。

❿并:《甲乙》卷八第三“并”下有“血”字。

⓫分：按:“分”下脱“肉”字，应据《甲乙》卷八第三校语引《灵枢》补。

⓬三里而泻:《甲乙》卷八第三作“取三里泻之”。

⓭下:《甲乙》卷八第三校语云:“一本作分，下同。”

【注】

①禁器：丹波元简曰:“禁器，盖禁秘之器。”

②次舍：杨上善曰:“次舍者，五脏六腑，各有居处也。”

③膻中者心主之宫城也：张介宾曰:“膻中，胸中也。肺覆于上，膈膜障于下，为清虚周密之宫，心主之所居也，故曰宫城。”

④胃者太仓也：按:《释名·释宫室》:“仓，藏也，藏谷物也。”胃为水谷之海，故曰太仓。太仓，即大仓。

⑤咽喉小肠者传送也：杨上善曰:“咽传水谷而入，小肠传之而出，喉传气之出入，故为传道也。”

⑥廉泉玉英：张介宾曰："二穴俱属任脉。玉英即玉堂。"按：张说与《图经》卷四合。然与《太素》杨注义异。

⑦畔界：两字同义复词。《广雅·释诂三》："畔，界也。"畔界，谓疆界。此是借喻脏腑各有部居。

⑧营气循脉卫气逆为脉胀：杨上善曰："营气循脉，周于腹郭为胀，名为脉胀。"

⑨卫气并脉循分为肤胀：杨上善曰："卫气在于脉外，傍脉循于分肉之间，聚气排于分肉为肿，称为肤胀。"

⑩近者一下远者三下：杨上善曰："病日近者，可以针一泻，其病日远者，可三泻之。下者，胀消也。"

⑪工：取效。"工"与"功"同。魏三体石经"功"之古文作"玒"，玒即"工"之古文。"功"有效意。

【语译】

黄帝说：脏腑在胸胁腹腔里面的内层，好像禁器藏在匣柜一样，各有一定的部位，名称不同，而居处相同，在同一个区域里面，它的活动机能又各不相同，希望听到其中的原因。岐伯说：胸腹是脏腑的外郭；膻中是心包络的宫城；胃是贮藏水谷的太仓；咽喉和小肠是主管传导的；耳、目、鼻、口、舌，就像闾里的门户一样；廉泉、玉英二穴，是津液的通路。因此，五脏六腑，各有它的疆界，它的病变也是各有不同的形状。营气循脉而行，就会发为脉胀；卫气并入于脉，循行分肉之间，就会发生肤胀。在针治胀病时，就取三里穴而用泻法，新病可针泻一次，久病可针泻三次，胀就可消。不问胀的属虚属实，取效就在于速用泻法。

黄帝曰：愿闻胀形。岐伯曰：夫心胀者，烦心短气，卧不安❶。肺胀者，虚满而❷喘咳❸。肝胀者，胁下满而痛引小腹。脾胀者，善哕，四肢烦悗❹，体重不能胜衣❺，卧不安❻。肾胀者，腹❼满引背央央然❽，腰髀❾痛。六腑胀❿：胃胀者，腹满，胃脘痛，鼻闻焦臭①，妨②于食，大便难。大肠胀者，肠鸣而痛濯濯⓫，冬日重感于寒，则飧泄不化⓬。小肠胀者，少腹䐜胀，引腰⓭而痛。膀胱胀者，少腹满而气癃③。三焦胀者，气满于皮肤中⓮，轻轻⓯然而不坚。胆胀者，胁下痛胀⓰，口中⓱苦，善⓲太息。凡此诸胀者，其道在一④，明知逆顺，针数不失⑤。泻虚补实，神去其室⑥，致邪失正，真不可定⑦，粗之所败，谓之夭命。补虚泻实，神归其室⑧，久塞其空⑨，谓之良工。

【校】

❶卧不安:《甲乙》卷八第三“不”下有“得”字。《中藏经》卷上第二十四作“夜卧不宁”。

❷满而:《脉经》卷六第七、《千金》卷十七第一并作“而满”。

❸喘咳:《脉继》卷六第七“喘咳”下有“逆倚息，目如脱状，其脉浮”十字。

❹烦悗:《太素》卷二十九《胀论》、《脉经》卷六第五、《病源》卷十五《脾胀病候》、《千金》卷十五上第一并作“急”。按：作“急”是。《甲乙》作“闷”,《千金》校语作“实”均不合。

❺胜衣:《太素》卷二十九《胀论》、《脉经》卷六第五、《甲乙》卷八第三、《千金》卷十五上第一并无“胜”字。《千金》校语“胜衣”作“收”字。

❻卧不安：按：此三字，疑蒙上文“心胀”条误衍。应据《太素》《脉经》《甲乙》《千金》删。

❼腹:《中藏经》卷中第三十“腹”下有“痛”字。

❽央央然:《太素》卷二十九《胀论》作“怏然”。按:《甲乙》“央央”作“怏怏”，与《太素》合。“怏”从央声，义不相通。杨注:“怏，不畅也。”

❾腰髀:《千金》卷十九第一“髀”下有“并”字。按:“髀”应作“痹”。《中藏经》卷中第三十、《千金》校语并作“痹”。

❿六腑胀:《甲乙》卷八第三无此三字。

⓫濯濯:《脉经》卷六第八、《千金》卷十八第一并无此二字。

⓬冬日重感于寒则飧泄不化：周本无“泄”字。《脉经》卷六第八、《千金》卷十八第一并作“寒则泄食不化”。按:《脉经》是。“冬日重感于寒”，系《邪气脏腑病形》文，后人以先后同为大肠病，于本篇据以妄增“冬日重感于”五字。《太素》亦误衍。

⓭腰:《脉经》卷六第四、《千金》卷十四第一、《中藏经》卷上第二十五并

作“腹”。按：作“腹”是。此腹指大腹言，盖少腹䐜胀，致引大腹而痛也。

⑭ 中：《脉经》卷六第十一、《千金》卷二十第四并无此字。

⑮ 轻轻：《脉经》卷六第十一、《太素》卷二十九《胀论》、《甲乙》卷八第三并作“㱿㱿”。按：作“㱿”是。“㱿”本作“㱿”，物皮空也。与“不坚”义贯。

⑯ 胁下痛胀：《中藏经》卷上第二十三“胁”作“舌”。孙校云：“一作胁。”按：“胀”字是衍文，蒙上误。

⑰ 口中：《太素》卷二十九《胀论》、《脉经》卷六第二、《甲乙》卷八第三、《中藏经》卷上第二十三“口”下并无“中”字。

⑱ 善：《太素》卷二十九《胀论》、《甲乙》卷八第三并作“好”。

【注】

①鼻闻焦臭：臭，气也。希麟《续音义》卷七：“臭，凡气总名也。”杨上善曰：“香为脾臭，焦为心臭。今脾胃之病闻焦臭者，以其子病，思闻母气故也。”

②妨：《国语·越语》韦注：“妨，害也。”

③气癃：张介宾曰：“气癃，膀胱气闭，小水不通也。”

④其道在一：张介宾曰：“胀有虚实，而当补当泻，其道唯一，无二歧也。”

⑤针数不失：张璐曰：“针数不失者，随近远之一下三下也。”

⑥泻虚补实神去其室：莫仲超曰：“上节言无问虚实，工在疾泻。此复曰泻虚补实，神去其室，是又当审其邪正而补泻之。”按：针治如误用虚虚实实刺法则伤人，使神离其内守之室。

⑦真不可定：“真”与上“正”字异文同义。《文选·古诗十九首》善注：“真犹正也。”“定”有“安”义。“真不可安”犹云引邪失正，故正不可安。

⑧神归其室：杨上善曰：“神安其脏，故曰归室。”

⑨久塞其空：《汉书·礼乐志》颜注引晋灼曰：“久，固也。”“空”与“孔”同。马莳曰：“久塞其空，虚则补之，其穴空皆正气充塞。”

【语译】

黄帝说：希望听到胀病的症状。岐伯曰：心胀的症状，心烦气短，睡眠不能安宁；肺胀的症状，胸中虚闷，气喘咳嗽；肝胀的症状，胁下胀满、疼痛，牵引小腹；脾胀的症状，常呃逆，四肢不轻快，身体懒，重得像禁受不起衣服，睡眠不安；肾胀的症状，腹部满，牵引背部不舒畅，腰和髀部都感到疼痛。至于六腑的胀病，胃胀的症状，腹满，胃脘痛，鼻似闻到焦气，妨害吃东西，大便困难；大肠胀的症状，肠鸣作痛，受些寒冷，就会发生完谷不化的泄泻；小肠胀的症状，少腹胀满，影响大腹作痛；膀胱胀的症状，少腹胀满，小便不通；三焦胀的症状，气满于皮肤而肿起来，按之空而不坚；胆胀的症状，胁下痛，口苦，经常叹息。所有以上所说的各种胀病，它的治疗原则是一致的，只要明确知道逆顺的关系，针刺的次数不差就可以了。如果虚证而用泻法，实证而用补法，那神气就会离散，一定引邪深入，伤了正气，正气也就不定了。粗工往往因此致败，可以说他使人夭殇；若虚证用补法，实证用泻法，神气内藏，孔穴固密，这可以说他是好的医生。

黄帝曰：胀者焉生？何因而有❶？岐伯曰：卫气之在身也，常然❷并脉循分肉❸，行有逆顺①，阴阳相随②，乃得天和，五脏更始❹③，四时循❺序，五谷乃化④。然后❻厥气⑤在下，营卫留止，寒气逆上，真邪相攻，两气相搏❼⑥，乃合为胀也。黄帝曰：善。何以解惑？岐伯曰：合之于真❽，三合❾而得。帝曰：善。

【校】

❶有：《太素》卷二十九《胀论》、《甲乙》卷八第三“有”下并有“名”字。

❷然：《太素》卷二十九《胀论》、《甲乙》卷八第三并无此字。

❸肉：《太素》卷二十九《胀论》无此字。按：据杨注，以有“肉”字为是。

❹更始：《太素》卷二十九《胀论》“始”作“治”。《甲乙》卷八第三“更始”作“皆治”。

❺循：胡本、周本、明本、日抄本并作“有”。按：《太素》作“有”，与各本合。

❻后：《甲乙》卷八第三作“而”。

❼搏：《太素》卷二十九《胀论》作“薄”。

❽合之于真：按：“合”字疑蒙上误，“合”应作“下”。“合”（公）“下”（𠃊）草书形误。“于”与“为”义同。“合之于真”是云“下之为正”。

❾三合：按：“合”亦应作“下”。三下之义，具前后文。

【注】

①行有逆顺：杨上善曰："有逆有顺，从目循足三阳下为顺，从目循手三阳下为逆。"

②随：和顺。《广雅·释诂一》："随，顺也。"

③五脏更始："始"是"治"的误字。杨上善曰："五脏属于五行，故五脏更王。"

④五谷乃化：谓食入谷物，化生精微以养人体。杨上善曰："五谷入腹，得有变化也。"

⑤厥气：指寒厥之气。与下"寒气"异文同义。

⑥两气相搏：杨上善曰："寒气逆上，与正气相薄，交争愤起，谓之为胀。"

【语译】

黄帝说：胀是从何而生？因为什么有了胀的病名？岐伯说：卫气在人身，经常随着血脉循行于分肉之间。卫气运行，有逆有顺，阴阳和顺，就会受到自然的和气。五脏之气不紊，四时循着次序流转，食物入腹，正常地消化吸收，人体一定健康。如果寒厥之气潜藏于下，留于营卫之间，因而，营卫运行失常，就会寒气上逆，正邪相争，由于正气与邪相搏，那就要形成胀病了。黄帝说：讲得好。怎样使我去掉疑惑呢？岐伯说：用泻法是正确的，久病用三泻之法也是恰当的。黄帝说：讲得好。

黄帝问于岐伯曰：胀论❶言无问虚实①，工在疾泻，近者一下，远者三下。今有其三而不下者，其过焉在？岐伯对曰：此言陷于肉肓②，而中气穴③者也。不中气穴，则气内闭④；针不陷肓，则气不行⑤；上❷越中肉⑥，则卫气相乱，阴阳相逐❸⑦。其于胀也，当泻❹不泻，气故不下，三而不下❺，必更其道⑧，气下乃止，不下复始，可以万全，乌有⑨殆者乎。其于胀也，必审其胗❻，当泻则泻，当补则补，如鼓❼应桴⑩，恶有不下者乎。

【校】

❶胀论：顾氏《校记》云："胀论二字误，当作'夫子'。"

❷ 上:《太素》卷二十九《胀论》作“不”。

❸ 逐:《太素》卷二十九《胀论》作“遂”。《甲乙》卷八第三作“逆”。

❹ 当泻:《甲乙》卷八第三“当泻”下有“而”字。

❺ 三而不下:《甲乙》卷八第三无此四字。

❻ 胗:《太素》卷二十九《胀论》、《甲乙》卷八第三并作“诊”。周学海曰:“胗即诊也,诊即证也,即指五脏六腑之胀形也。”

❼ 如鼓:《太素》卷二十九《胀论》、《甲乙》卷八第三“如鼓”下并有“之”字。

【注】

①无问虚实:杨上善曰:“前言泻虚补实,神去其室。今言无问虚实,工在疾泻,其故何也?所谓初病未是大虚,复取三里,故工在疾泻。若虚已成,又取余穴,虚者不可也。”

②肉肓:杨上善曰:“肉肓者,皮下肉上之膜也,量与肌肤同类。”

③气穴:谓发胀脉气所发之穴。

④不中气穴则气内闭:杨上善曰:“针其余处,不中胀之气穴,则胀不泄也。”

⑤针不陷肓则气不行:杨上善曰:“不陷肓膜,则气不行分肉间也。”

⑥上越中肉:上越,谓针入皮,而未陷肓。中肉,指不中气穴,误中于分肉之间。

⑦相逐:相争。《后汉书·冯异传》贤注:“逐,争也。”

⑧必更其道:杨上善曰:“必须更取余穴,以行孙泻。”

⑨乌有:此“乌有”与下“恶有”异文同义。“乌”犹“焉”也,“焉”犹“何”也。“恶”犹“何”也。

⑩桴:《礼记·礼运》释文:“桴,鼓槌。”

【语译】

黄帝问岐伯:你说不问胀的虚实,针治取效在于速用泻法,新病刺泻一次,久病刺泻三次。但现在已泻过三次,胀还不消,它的错误在哪里?岐伯回答:这里所说的针一次、针三次,是必须针刺到皮下肉上之膜,并且要刺中发胀的穴位。若不能刺中穴位,那么气就会内闭不泄,针没刺到皮下肉上之膜,那么真气就不运行,针不陷肓,误中分肉之间,就会卫气乱行,阴阳相争于内。若针治胀病,当泻不泻,胀气就不会消退,在这样情况下,必须更换穴位再刺,直到胀气消退为止。倘不见消,应再从新针刺，这样，是不会出事故的。哪里会有危险的事情发生呢？关于治疗胀病，必须精察病者的胀形，是属于脏，是属于腑，当泻则泻，当补则补，它的效果就像用木槌击鼓，一定会有响声一样，哪里会有胀气不消的病啊！

五癃❶津液别第三十六

本篇论述了汗、溺、唾、泪、髓的生成机理和病理变化，并对津与液做了严格区别，最后指出阴阳不和、三焦气化失常，就会产生腰痛胫酸与水胀病。

黄帝问于岐伯曰：水谷入于口，输于肠胃，其液①别为五，天寒衣薄则为溺与气❷，天热❸衣厚则为汗，悲哀气并②则为泣，中③热胃缓则唾。邪气内逆，则气为之闭塞而不行，不行则为水胀，余知其然也，不知其何❹由生，愿闻其道❺。

【校】

❶ 癃：按："癃"字疑误，似应作"种"。"种""癃"声误。"五种津液别"方与篇末"津液五别"义合。

❷ 与气：《伤寒论》成注卷五引无"与气"二字。按："与气"二字应有。此"气"似指寒天呼出之气。盖寒天人体呼出之气，水湿较多，而明显易见，故与汗、溺、泣、唾并称，是谓津液五别。

❸ 热：《甲乙》卷一第十三作"暑"。

❹ 何：张注本作"所"。按：《太素》卷二十九《津液》作"所"，与张注本合。

❺ 道：《太素》卷二十九《津液》作"说"。

【注】

①液：杨上善曰："凡言液者，通名为津。经称津者，不名为液，故液有五也。"

②并：合并。《汉书·董仲舒传》颜注："并，合也。"

③中：指中焦。

【语译】

黄帝问岐伯：水谷进入胃里，输送到肠胃，其中的液体分为五种，如天寒衣薄，就多化为尿与气；暑天衣厚，就多出汗；情绪悲痛，气合于心，就化为泪；中焦有热，胃气弛缓，就多化为唾。邪气内阻，因而阳气闭塞，不能运行，就成为水胀之病。我知道这些情况，但不知道为什么会发生，希望听到它的道理。

岐伯曰：水谷皆入于口，其味有五，各❶注其海①，津液各走其道②。故三❷焦出气③，以温肌肉④，充⑤皮肤，为其❸津；其流❹而不行者，为液。

【校】

❶ 各：《甲乙》卷一第十三作“分”。

❷ 三：《太素》卷二十九《津液》、《甲乙》卷一第十三并作“上”。

❸ 其：按：“其”字衍，应据《太素》卷二十九《津液》、《甲乙》卷一第十三删。

❹ 流：《太素》卷二十九《津液》、《甲乙》卷一第十三并作“留”。

【注】

①各注其海：杨上善曰：“五味走于五脏四海，肝心二脏主血，故酸苦二味走于血海。脾主水谷之气，故甘味走于水谷海。肺主于气，故辛走于膻中气海。肾主脑髓，故咸走髓海也。”

②津液各走其道：杨上善曰：“目为泣道，腠理为汗道，廉泉为涎道，鼻为涕道，口为唾道也。”

③三焦出气：“三”应作“上”。杨上善曰：“上焦出气，出胃上口，名曰卫气。”

④以温肌肉：按：《荀子·修身》杨注：“温温有润泽之貌。”“以温肌肉”犹云以润肌肉。旧注以“温”为温暖，似不合。

⑤充：《广雅·释诂一》：“充，养也。”

【语译】

岐伯说：饮食都是进入口中，它有酸苦甘辛咸的五味，分别注入人身四海。由水谷化生的津液，分别沿着一定的道路布散。因此，上焦发出的卫气，可以润肌肉、养皮肤的就是津，留而不行的就是液。

天暑衣厚则腠理开，故汗出；寒留❶于分肉之间，聚沫则为痛①。天寒则腠理闭，气湿❷不行，水下留❸膀胱，则为溺与气。

【校】

❶寒留：藏本“留”作“溜”。按：《说文·田部》：“留，止也。”“寒留”犹言寒凝止也。作“溜”义不合。

❷湿：《太素》卷二十九《津液》、《甲乙》卷一第十三并作“涩”。

❸留：藏本“留”作“溜”。马注本、张注本并作“流”。按：《太素》作“溜”。《甲乙》作“流”。

【注】

①聚沫则为痛：杨上善曰：“寒留分肉之间，津液聚沫，迫裂分肉，所以为痛。”

【语译】

暑天穿的衣服厚些，则汗孔开，因此出汗。寒邪留止于分肉里面，使津液凝聚为沫，就会发生疼痛。在冷天汗孔闭，气涩而运行不畅，水液下流于膀胱，就成为尿与气。

五脏六腑，心为之主①，耳为之听，目为之候❶②，肺为之相，肝为之将，脾为之卫，肾为之主外❷③。故五脏六腑之津液，尽上渗于目，心悲气并则心系急，心系❸急则肺❹举，肺❺举则液上溢。夫心系与肺❻，不能常举❼，乍上乍下，故咳❽而泣出④矣。

【校】

❶候：藏本作“侯”。

❷外：《太素》卷二十九《津液》作“水”，似误。

❸心系：《太素》卷二十九《津液》、《甲乙》卷一第十三并无此二字。

❹肺：《太素》卷二十九《津液》、《甲乙》卷一第十三“肺”下有

"叶"字。

❺肺:《太素》卷二十九《津液》、《甲乙》卷一第十三并无"肺"字。

❻与肺:《太素》卷二十九《津液》"与"作"举"。《甲乙》卷一第十三作"急"。"肺"字并属下读。

❼常举:张注本"常"作"尽"。统本、金陵本、日抄本"举"并作"与"。

❽咳:《太素》卷二十九《津液》作"呿"。按:作"呿"是。杨注:"呿者,泣出之时,引气张口也。"与上下文义合。

【注】

①心为之主:张介宾曰:"心总五脏六腑,为精神之主,故耳目肺肝脾肾,皆听命于心,是以耳之听,目之视,无不由乎心也。"

②目为之候:《说文·人部》:"候,伺望也。"由伺望引申有视义。

③肾为之主外:张介宾曰:"肺朝百脉而主治节,故为心之相;肝主谋虑决断,故为心之将;脾主肌肉而护养脏腑,故为心之卫;肾主骨而成立其形体,故为心之主外也。"

④泣出:杨上善曰:"身中五官所管津液,并渗于目为泣。"

【语译】

五脏六腑,心是其中的主宰,其他脏器在心的支配下活动,耳是司听的,目是司望的,肺是起辅相作用的,肝是起将军谋虑作用的,脾是起卫护作用的,肾藏精髓,是起支撑全身在外活动作用的。那五脏六腑之津液,都要向上渗注于眼睛;心有悲哀,则五脏六腑之气都上并于心,就会使心脏的脉络呈现紧张,心脏的脉络出现紧张,则肺叶上举,上举则津液向上流溢。但心脏脉络紧张,肺叶不能经常上举,气行忽上忽下,所以当水液随气上溢时,就会出现引气张口而哭的现象。

中热则胃中消谷,消谷则虫❶上下作①,肠胃充郭故胃❷缓②,胃缓则气逆③,故唾出。

【校】

❶虫:日抄本作"蛊"。

❷故胃:《太素》卷二十九《津液》"故"下无"胃"字。

【注】

①消谷则虫上下作：杨上善曰："虫者，三虫也。"按：三虫指蚘虫、赤虫、蛲虫。"上下作"即上下活动。《荀子·解蔽》杨注："作，动也。"

②肠胃充郭故胃缓：孙鼎宜曰："《华严经音义》上引《风俗通》'郭之为言廓也'。肠充廓故胃缓，即更虚更满之义。上'胃'字衍。"

③气逆：气上。《周礼·宰夫》贾疏："逆者，向上之言。"

【语译】

中焦有热，则胃中谷食容易消化，谷食消化后，则肠中的寄生虫就上下活动。肠满，因而胃气弛缓，胃气弛缓，则气向上逆，因此，唾涎亦随之排出。

五谷之津液和合而为膏❶者，内渗入于骨空，补益脑髓[①]，而下流于阴股❷。阴阳不和，则使液溢而下流于阴，髓液皆减而下，下过度[②]则虚，虚故腰背❸痛而胫酸。

【校】

❶膏：胡本、熊本、周本、明本、藏本、日抄本、张注本并作"高"。按："膏"与"高"通。《素问·生气通天论》王注："高，膏也。"

❷而下流于阴股：按："而下"六字，疑涉下"则使液溢而下流于阴"句误衍。

❸腰背：《太素》卷二十九《津液》作"骨脊"。《甲乙》卷一第十三"背"作"脊"。

【注】

①补益脑髓：杨上善曰："补益脑髓者，谷之津液，和合为膏，渗入头骨空中，补益于脑；渗入诸骨空中，补益脑髓。"

②下过度：楼英曰："谓房劳过度也。"

【语译】

五谷所化生的津液，和合而成为黏稠的脂膏，内渗入于骨空之中，可以补脑益髓。如果阴阳不和，就会使津液溢出，而从阴窍流泄，因此髓液减少，房室过度，就会使身体虚弱，所以腰脊疼痛，足胫发酸。

阴阳气道不通，四海闭塞，三焦不❶泻，津液不化，水谷并行❷肠胃之中，别于回肠，留于下焦，不得渗膀胱，则下焦胀，水溢则为水胀，此津液五别之逆顺也。

【校】

❶不：周本作“下”。

❷行：周本作“于”。按:《太素》《甲乙》并作“于”，与周本合。

【语译】

脏腑阴阳气道不通，气海、血海、髓海、水谷之海闭塞，三焦不能输泄，津液不能运化，水谷聚集在肠胃里面。分入于回肠，停留在下焦，不能够渗入膀胱，这样就会使下焦胀满，水液充溢而成为水胀。这就是津液五别逆顺的情况。

五阅五使第三十七

本篇主要论述五脏与五官、五色内外相应的密切关系。“五官者，五脏之阅也。”“五色之见于明堂，以观五脏之气。”这是中医望诊的独特内容。

黄帝问于岐伯曰：余闻刺五官五阅①，以观五气②。五气者，五脏之使③也，五时❶之副④也。愿闻其五使当安出？岐伯曰：五官者，五脏之阅也。黄帝曰：愿闻其所出，令可为常。岐伯曰：脉出于气口，色见于明堂⑤，五色更出，以应五时❷，各如其常❸，经气入脏，必当治理。

【校】

❶ 五时：按：“时”字疑误，应作“使”，声误。本篇意义，未曾涉及五时，且“五时”提法，在《灵枢》里亦不多见。

❷ 以应五时：准前列，本句似应作“以应五使”。

❸ 常：马注本、张注本作“脏”。

【注】

①五官五阅：五官指眼、耳、鼻、舌、唇。五阅指观察到的五脏在内变化的表象。张介宾曰：“阅，外候也，五脏主于中，五官见于外，内外相应，故为五脏之阅。”

②五气：肝青、心赤、脾黄、肺白、肾黑五种色气。

③使：按：“使”指差遣。《吕氏春秋·音律》高注：“使，役也。”

④副：配合。《汉书·高惠高后文功臣表》颜注：“副，贰也。”

⑤明堂：指鼻言。

【语译】

黄帝问岐伯说：我听说刺法里有五官五阅的诊断方法，可以观察五种气色，它是受五脏所差遣，又是与五使相配的。我希望听到这与五使相配的五色，应从哪里反映出来呢？岐伯说：五官就是五脏的外候。黄帝说：希望听到五官外部怎样表现出与五脏变化的关系，使它可作为察病的常规。岐伯说：五脏的脉色可从气口反映出来，气色可从鼻部反映出来，五色变化出现，以和五脏的役使相应，各如它的藏象。至于从经脉传入内脏的病，一定要治里病。

帝曰：善。五色独决于明堂乎？岐伯曰：五官已❶辨❷①，阙庭必张②，乃立明堂。明堂广大，蕃蔽③见外，方壁高基④，引垂居外⑤，五色乃治，平搏广大，寿中⑥百岁。见此者，刺之必已，如是之人者，血气有余，肌肉坚致⑦，故可苦⑧已❸针。

【校】

❶ 已：周本、统本、日刻本、金陵本并作“以”。

❷ 辨：藏本、张注本并作“辩”。

❸ 已：马注本、张注本、日刻本、黄校本并作“以”。

【注】

①五官以辨：以，犹如也。五官已辨，谓五官之色，如能分明。

②阙庭必张：阙庭，即天庭。马莳曰：“阙者，眉间也。庭者，颜也。”孙鼎宜曰：“张渎为章。《易·丰》虞注‘章，显也’。”

③蕃蔽：马莳曰：“颊侧谓之蕃，耳门谓之蔽。”

④方壁高基：孙鼎宜曰：“《说文》‘壁，坦也’。‘基，墙始也’。‘方壁’喻人之面方。‘高基’喻面之丰下。”

⑤引垂居外：孙鼎宜曰：“‘引’读曰矧，声误。《曲礼》注‘齿本曰矧’。矧即断之假字。《说文》‘断，齿本也’。‘垂’远边也。‘引垂居外’者，谓齿本肉足以安置齿牙，不致齿大而断反小，如是者，血气有余，故下文曰‘肌肉坚致’也。”

⑥中：应当。《广韵·一东》：“中，宜也。”

⑦致：史崧《音释》云：“致，密也。”

⑧苦:《庄子·天道》释文引司马注:“苦者，急也。”

【语译】

黄帝说：讲得好。五色仅是决定在明堂部位吗？岐伯说：五官之色，已经分明，天庭的部位必须明显，才可决定明堂的测候。明堂广大，颊侧和耳门部位显露于外，面部方正，丰厚，齿龈的本肉在外护着牙齿，五色正常，五官的位置平正开阔，这样的人，其寿命应活到百岁。见到这样的人，在治疗时，针刺一定能治好病。因为像这样的人，血气有余，肌肉坚实，因此可以急用针刺治疗。

黄帝曰：愿闻五官。岐伯曰：鼻者❶，肺之官也❷①；目者，肝之官也；口唇❸者，脾之官也；舌者，心之官也；耳者，肾之官也。

【校】

❶者:《五行大义》卷三第四引《甲乙经》作“为”。下“目者”“口唇者”“舌者”“耳者”并同。

❷也:《五行大义》卷三第四引《甲乙经》无“也”字。下同。

❸口唇:“唇”字似衍。《素问·六节藏象论》王注:“口为脾官。”

【注】

①鼻者肺之官也：肺开窍于鼻，鼻内属于肺腔，故云肺之官。《国语·晋语》韦注:“官犹职也。”下目、口等类推。

【语译】

黄帝说：希望听听五官的职能。岐伯说：鼻内属于肺脏，是职司呼吸的；目内属于肝脏，是职司辨视的；口唇内属脾脏，是职司受纳水谷的；舌内属于心脏，是职司辨味的；耳内属于肾脏，是职司听觉的。

黄帝曰：以官何候？岐伯曰：以候五脏。故❶肺病者，喘息鼻胀❷；肝病者，眦青❸；脾病者，唇黄❹；心病者，舌卷❺短，颧❻赤；肾病者，颧与颜黑❼。

【校】

❶故:《甲乙》卷一第四无此字。

❷胀：胡本、熊本、周本、统本、金陵本、藏本、日抄本、日刻本并作“张”。按:《甲乙》作“张”，与各本合。

❸眦青:《甲乙》卷一第四“眦”上有“目”字。《五行大义》卷三第四“眦青”下有“目闭”二字。

❹唇黄:《五行大义》卷三第四作“口唇黄干”。

❺舌卷:《甲乙》卷一第四“舌”下无“卷”字。

❻颧:《五行大义》卷三第四作“颜”。

❼颜黑:《五行大义》卷三第四“颜黑”下有“黄耳聋”三字。

【语译】

黄帝说：从五官怎样诊察疾病呢？岐伯说：可以诊察五脏。所以肺脏有了病，就看到喘息急促，鼻孔张动；肝脏有了病，就看到眼角发青；脾脏有了病，就看到口唇发黄；心脏有了病，就看到舌短，两颧发红；肾脏有了病，就看到两颧和额部发现黑色。

黄帝曰：五脉安出①，五色安见①，其常色殆者②如何？岐伯曰：五官不辨，阙庭不张，小其明堂，蕃蔽不见，又埤其墙③，墙下无基，垂角去外④，如是者，虽平常殆，况加疾哉。

【注】

①安出、安见：张介宾曰：“言脉色安然无恙。”

②常色殆者：张介宾曰：“谓色本如常而身亦危也。”

③又埤其墙：按：“埤”与“卑”同。《荀子·宥坐》杨注：“埤读为卑。”《诗·昊天有成命》释文：“其本作基。”“又埤其墙”即“又卑基墙”。杨上善所谓“鼻之明堂，基墙卑下”是也。

④垂角去外：孙鼎宜曰：“垂，龂之边垂。《释名·释形体》‘角者，生于额角也’。‘去外’者，额角陷下，龂垂不能安置齿牙。”

【语译】

黄帝说：人有五脉是正常的，五色也是正常的，但气色正常，而有病就危险极了，这是什么道理呢？岐伯说：五官气色不分明，天庭不开阔，明堂狭小，颊侧和耳门之间不明显，面部又窄，面部的下颜无肉，额角陷下，齿龈露着，像这样人，虽在平常无病时候已有短寿的危险象征，何况再加上疾病呢？

黄帝曰：五色之见于明堂，以观五脏之气，左右高下，各有形乎？岐伯曰：府❶脏之在中也，各以次舍①，左右上下，各如其度也②。

【校】

❶府：张注本作“五”。按：作“五”是。与上“五脏之气”相合。

【注】

①各以次舍：孙鼎宜曰：“脏腑各有左右高下之次舍。‘次舍’犹云位置也。”

②各如其度也：孙鼎宜曰：“言面部之左右高下，亦如脏腑之度，如庭者首面，阙者咽喉之类。”

【语译】

黄帝说：五色显露在明堂上，可以观察五脏之气，其中左右高下，各有一定形象吗？岐伯说：五脏在胸腹腔的里面，各有位置，它反映在明堂的五色，左右上下也是分别有常度的。

逆顺肥瘦第三十八

本篇讨论针刺治疗，对不同年龄、不同体质的人，应分别采用不同的针刺方法，并对十二经脉循行逆顺做了说明；最后，叙述冲脉的功能，以及循行路线和它所发生的病理现象。

黄帝问于岐伯曰：余闻针道于夫子，众多毕悉矣，夫子之道❶应若失❷，而据未有坚然者也①，夫子之问学熟❸乎，将审察于物而心❹生之❺乎？岐伯曰：圣人之为道者，上合于天，下合于地，中合于人事，必有明法，以起度数②，法式③检押④，乃后可传焉。故匠人不能释尺寸而意短长⑤，废绳墨而起平木❻⑥也，工人不能置⑦规而为圆，去矩而为方。知用此者，固自然之物❼，易用之教，逆顺之常也。

【校】

❶ 道：《太素》卷二十二《刺法》无“道”字。

❷ 失：按：“失”应作“矢”，形误。此喻其言，应如矢之中的。

❸ 熟：“熟”当作“孰”。声误。“孰”下似脱“得”字。《太素》杨注：“夫子所问所学从谁得乎？”“谁”字正释“孰”字。是杨所见本，犹作“孰得”。

❹ 心：《太素》卷二十二《刺法》无“心”字。

❺ 之：《太素》卷二十二《刺法》无“之”字。

❻ 平木：胡本、熊本“木”并作“水”。《太素》卷二十二《刺法》“平木”作“水平”。

❼ 固自然之物：按：“固”应作“因”。《太素》杨注：“绳墨非它，亦自然之绳墨，因其自然，故其教用易。”寻绎杨注，“固”正是“因”之误字。

【注】

①而据未有坚然者也：杨上善曰："据，依也。坚，定也。"

②以起度数：以立尺度长短。《广雅·释诂四》："起，立也。"

③法式：模式。

④检押：《后汉书·仲长统传》贤注："检押，犹规短也。"

⑤匠人不能释尺寸而意短长：杨上善曰："匠人准尺寸之度，非以意而为短长。"

⑥平木：此应据《太素》改作"水平"。水平，谓一般标准。

⑦置：有"废"义，见《国语·周语》韦注。

【语译】

黄帝问岐伯说：我听针道于夫子，许多都能知道了。夫子的效应，好像箭之中的，而所依据是没有固定的，先生的学问是继承谁呢？还是从审察事物中而发明的呢？岐伯说：圣人所做针刺的道理，向上说是与天相合，向下说是与地相合，向中说是与人事相合，一定有明确的法则，以立尺度长短，模式规矩，然后才可传于后世。所以匠人不能去掉了尺寸而随意妄揣短长，放弃了绳墨而立标准；工人不能丢开了规而去画圆形，去了矩而去画方形。知道运用这一法则的，是顺应了自然的物理，是便于应用的教法。按着这样，也就是衡量逆顺的常规。

黄帝曰：愿闻自然[①]奈何❶？岐伯曰❷：临深决水，不用功力，而水可竭[②]也，循掘决冲❸[③]，而经[④]可通也。此言气之滑涩，血之清浊，行之逆顺也。

【校】

❶ 愿闻自然奈何：《甲乙》卷五第六作"愿闻针道自然"。

❷ 岐伯曰：《甲乙》卷五第六"岐伯曰"下有"用自然者"四字。

❸ 决冲：《甲乙》卷五第六"决冲"下有"不顾坚密"四字，与上"不用功力"相对，应据补。

【注】

①自然：杨上善曰："自然者，非为，自能与也。"

②而水可竭：竭，水干。《国语·周语》韦注："竭，涸也。"

③循掘决冲：谓从洞穴里开地道。掘，当作“堀”，袁刻《太素》作“地”，是偏旁犹不误。《诗·蜉蝣》：“蜉蝣掘阅。”《说文·土部》引“掘”作“堀”，可证二字古通。“堀”与“窟”同。“窟”洞穴也。“冲，隧也。”见《楚词·河伯》王注。此与上“临深决水”皆喻顺其自然。

④经：与“径”义通，指小路。《广雅·释言》：“经，径也。”

【语译】

黄帝说：希望听听自然是怎样的。岐伯说：到深河那里放水，不必用许多功力，就可以把水放完。从洞穴里开地道，不管多么坚密，就可以把小路通开。这就是说人身的气有滑有涩，血有清有浊，气血的运行衍有逆有顺，是应该顺应它的自然的。

黄帝曰：愿闻人之白黑肥瘦小❶长①，各有数②乎？岐伯曰：年质壮大，血气充盈❷，肤革❸坚固，因加以邪，刺此者，深而留之，此肥人也❹。广肩腋项，肉薄厚皮而黑色，唇临临然③，其血黑以浊，其气涩以迟❺，其为人也，贪于取与❻，刺此者，深而留之，多益其数也。

【校】

❶ 小：《甲乙》卷五第六作“少”。

❷ 盈：《甲乙》卷五第六作“盛”。

❸ 肤革：《甲乙》卷五第六作“皮肤”。

❹ 此肥人也：《太素》卷二十二《刺法》无此四字。

❺ 以迟：《太素》卷二十二《刺法》无此二字。

❻ 与：《甲乙》卷五第六作“予”。

【注】

①人之白黑肥瘦小长：杨上善曰：“白黑，色异也；肥瘦，形异也；少长，强弱异也。”

②数：分别。《文选·安陆昭王碑文》善注：“数，谓等差也。”

③唇临临然：嘴唇肥厚之貌。《广雅·释诂》：“临，大也。”“大”引申有厚义。

【语译】

黄帝说：我希望听听人的白黑肥瘦少长，在针刺时，是否各有分别呢？岐伯说：壮年而体质魁梧的人，血气充足旺盛，皮肤坚密，由于感受病邪而来治疗，针刺这种人，应该深刺、留针，这是刺肥壮的人的标准。另有一种人，肩腋项都很开阔，肉薄、皮厚、色黑，嘴唇肥厚，血色黑浊，气行涩迟，像这种黑色的人，是贪图便宜，又好赠予的。针刺这种人，应该深刺、留针，多增加针刺的次数。

黄帝曰：刺瘦人奈何？岐伯曰：瘦人❶者，皮薄色少①，肉廉廉然②，薄唇轻言，其血清❷气滑，易脱于气，易损于血，刺此者，浅而疾之。

【校】

❶ 瘦人：《太素》卷二十二《刺法》"瘦人"上有"刺"字。按："刺"字不应有，此蒙上误。

❷ 血清：《甲乙》卷五第六"血清"下有"其"字，属下读。

【注】

①色少：血色苍白。《史记·曹相国世家》索隐："少者，不足之词。"《针灸大成》卷一引"少"作"白"，是以意臆改。

②肉廉廉然：按：《礼记·乐记》孔疏："廉，谓廉棱。"廉廉然，是形容消瘦骨立如见棱见角。

【语译】

黄帝说：刺瘦人是用怎样的针法呢？岐伯说：瘦人皮薄血色不足，肌肉消瘦，嘴唇薄，语声低，他的血清稀，他的气滑利。像这样，气是容易虚脱的，血是容易损耗的。针刺这种人，应该浅刺、急速出针。

黄帝曰：刺常人奈何？岐伯曰：视其白黑①，各为调之，其❶端正敦❷厚者，其血气和调，刺此者，无失❸常数也②。

【校】

❶ 其：《甲乙》卷五第六无此字。

❷ 敦:《太素》卷二十二《刺法》作“长”。《甲乙》卷五第六作“纯”。

❸ 失:《甲乙》卷五第六“失”下有“其”字。

【注】

①视其白黑：张介宾曰：“视其白黑者，白色多清，宜同瘦人；黑色多浊，宜同肥人，而调其数也。”

②无失常数也：杨上善曰：“常，谓平和不肥瘦人。刺之，依于深浅常数，不深之，不浅之也。”

【语译】

黄帝说：刺常人是用怎样的针法呢？岐伯说：观察他的肤色白黑，分别给他配合针刺深浅的标准。若属于端正纯厚的人，他的血气和调，针刺这样的人，不能离开正常的针法标准。

黄帝曰：刺壮士真骨者❶奈何？岐伯曰：刺❷壮士真骨❸，坚肉缓❹节监监❺然①，此人重则气涩血浊，刺此者，深而留之，多益其数；劲❻则气滑血清，刺此者，浅而疾之。

【校】

❶ 真骨者：按：此三字涉下误衍。“刺壮士”与上“刺瘦人”下“刺婴儿”句例同，不应有“真骨”字样。

❷ 刺：按：“刺”字衍。应出照“瘦人”“婴儿”例删。

❸ 真骨：按：“真”应作“者”，字误。“骨”字属下读，应作“壮士者，骨坚肉缓，节监监然”。由于字误，旧注均失其读。

❹ 缓:《太素》卷二十二《刺法》作“纵”。

❺ 监监:《甲乙》卷五第六作“验验”。

❻ 劲：按：“劲”当作“轻”，声误，“轻”与上“重”字相对。

【注】

①节监监然：按：“监监”疑作“盤盤”。形近致误。《甲乙》作“验验”，于义亦不合。《文选·啸赋》善注引《声类》：“盤盤，大石也。”故此以“盤盤”喻骨节之坚大。《太素》杨注不误，但依“监监”作训，仍属不对。张介宾释“监监”为坚固貌，张志聪释为卓立不倚，检字书均无其义。

【语译】

黄帝说：刺壮士是用怎样的针法呢？岐伯说：壮士骨骼坚固、肌肉丰厚、关节坚大。这样的人，性情安重，就气涩血浊，针刺就当深刺、留针，并且增加针刺次数；那性情好动的，就气滑血清，针刺就当浅刺而急速出针。

黄帝曰：刺婴儿奈何？岐伯曰：婴儿者，其肉脆①血少气弱，刺此者，以豪❶针，浅刺而疾发针，日再可也②。

【校】

❶ 豪：周本、日刻本、张注本并作“毫”。

【注】

①肉脆：“脆”即“胞”之俗字。肉脆，即肉柔软。《说文·肉部》：“胞，小耎易断也。”

②日再可也：杨上善曰：“刺婴儿日再者，不得过多也。”

【语译】

黄帝说：刺婴儿是用怎样的针法呢？岐伯说：婴儿肉软、血少、气弱，针刺这样的人，用毫针浅刺、进针要快，一天针刺两次就可以了。

黄帝曰：临深决水奈何？岐伯曰：血清气浊❶，疾泻之，则气竭焉①。黄帝曰：循掘决冲奈何？岐伯曰：血浊气涩，疾泻之，则经❷可通也。

【校】

❶ 浊：《太素》卷二十二《刺法》作“滑”。按：作“滑”是，“气滑”与下“气涩”相对。

❷ 经：《甲乙》卷五第六作“气”。

【注】

①则气竭焉：张介宾曰：“血清气滑者，犹临深决水，泄之最易，宜从缓治可也。若疾泻之，必致真气皆竭矣。”

【语译】

黄帝说：临深决水，结合在针刺方面，是怎样的？岐伯说：对于血清气滑的人，用了疾泻的针法，就会使真气衰竭。黄帝说：循掘决冲，结合在针刺方面，是怎样的？岐伯答说：对于血浊气涩的人，用了疾泻的针法，就会使气得通畅。

黄帝曰：脉行之逆顺[①]奈何？岐伯曰：手之三阴，从脏走❶手[②]；手之三阳，从手走❷头[③]。足之三阳，从头走足[④]；足之三阴，从足走腹[⑤]。

【校】

❶ 走：《太素》卷十《冲脉》作"起"。

❷ 走：《太素》卷十《冲脉》作"至"。

【注】

①脉行之逆顺：杨上善曰："脉从身出向四肢为顺，从四肢上身为逆也。"

②手之三阴从脏走手：杨上善曰："脏，谓心肺。心肺在内，故为阴也。心肺之阴，起于三脉向手，故曰手之三阴，从脏走手，此为从阴之阳，终为阳中之阴。"

③手之三阳从手走头：杨上善曰："手之三阴之脉，从脏受得血气，流极手指端，已变而为阳，名手三阳，从手上至。此为从阳之阳，终为阳中之阳者也。"

④足之三阳从头走足：杨上善曰："手之三阳至头，曲屈向足，至足指端，从阳之阴，终为阴中之阳。"

⑤足之三阴从足走腹：杨上善曰："足之三阳，下行至足指极已，变而生足之三阴，上至胸腹，从阴之阴，终为阴中之阴也。复从脏走手，如环无端。"

【语译】

黄帝说：十二经脉循行的逆顺，是怎样的？岐伯答说：手三阴经，从胸部走到手指；手三阳经，从手臂走到头部；足三阳经，从头部下走到足趾；足三阴经，从足上行到腹部。

黄帝曰：少阴之脉独下行何也？岐伯曰：不然❶[①]。夫冲

脉者，五脏六腑之海也，五脏六腑皆禀焉②。其上者，出于颃颡③，渗诸阳，灌诸精❷；其下者，注少阴之大络④，出于气街❸，循阴股内廉，入❹腘中，伏行骭❺骨⑤内，下至内踝之后❻属⑥而别；其下者，并于少阴之经，渗三阴；其前者，伏行出跗属⑦，下❼循跗⑧入大指间，渗诸络而温肌肉❽。故别络⑨结则跗上不动，不动则厥⑩，厥则寒矣。黄帝曰：何以明之⑪？岐伯曰：以言❾导之，切而验之⑫，其非必动，然后乃可❿明逆顺之行也⑬。黄帝曰：窘⑭乎哉！圣人之为道也。明于日月，微⓫于毫厘，其非夫子，孰能道⑮之也。

【校】

❶ 不然：《甲乙》卷二第二无此二字。

❷ 精：《甲乙》卷二第二作“阴”。

❸ 街：黄校本作“冲”。

❹ 入：《甲乙》卷二第二“入”上有“斜”字。按：本经《动输》“入”上有“邪”字，“邪”“斜”古通。

❺ 骭：马注本、张注本作“骺”。按：《太素》卷十《冲脉》作“胻”，与马张注本合。按：“骺”应作“胻”。《史记·龟策传》索隐：“胫，脚胫也。”

❻ 后：《太素》卷十《冲脉》无此字。

❼ 下：顾氏《校记》云：“下乃‘上’之误，下文‘别络结则跗上不动’即其证。”

❽ 渗诸络而温肌肉：《动输》篇作“注渚络以温足胫”。

❾ 以言：统本、金陵本并作“五官”。周学海曰：“五官二字误。据经意当是‘循而’二字。”

❿ 乃可：《甲乙》卷二第二作“可以”。

⓫ 微：《太素》卷十《冲脉》作“徹”。

【注】

①不然：杨上善曰：“冲脉起于胞中，为经脉海。当知冲脉从动气生，上下行者，为冲脉也。其下行者，虽注少阴大络下行，然不是少阴脉，故曰不然也。”

②五脏六腑皆禀焉：孙鼎宜曰：“冲脉起于胞中，为十二经精血之海，故能

渗漉于三阳，灌溉于三阴，故曰五脏六腑皆禀焉。”

③颃颡：指喉咙上口上腭骨旁之鼻道。

④大络：指肾经穴大钟。

⑤骭骨：指小腿内侧。

⑥属：杨上善曰：“胫骨与跗骨相连之处曰属也。”

⑦跗属：外侧近踝处。

⑧跗：指足背。

⑨别络：指冲脉在下支分出之支络。

⑩不动则厥：杨上善曰：“不动则卫气不行，失逆名厥。”

⑪何以明之：杨上善曰：“帝谓少阴下行，至跗常动。岐伯乃言冲脉下行，至跗上常动者，未知以何明之令人知也。”

⑫切而验之：杨上善曰：“以手切按，上动者为冲脉，不动者为少阴。”

⑬然后乃可明逆顺之行也：杨上善曰：“少阴逆而上行，冲脉顺而下行，则逆顺

⑭窘：重要。《素问·灵兰秘典论》王注：“窘，要也。”

⑮道：讲说。

【语译】

黄帝说：足少阴肾经之脉单独下行，是为什么呢？岐伯说：这不是足少阴肾经，而是冲脉的旁支。冲脉是五脏六腑之海，五脏六腑都受它的濡养。它上行的脉，出于鼻道上窍，渗于阳经，灌于阴经；它下行的脉，流注于少阴的大络，出于气冲穴，沿着大腿内侧，进入膝腘窝中，隐伏于小腿内侧，下至内踝的胫骨和跗骨相连处又分出来。它的下行旁支，和足少阴经相并而行，渗注肝脾肾三条阴经；它前行的分支，伏行出于接近外踝之处，下沿足背，进入足大趾间，浸入络脉，以濡养肌肉。因此，冲脉在下的支络，如有结而不通的现象，则足背的脉就不跳动，不跳动则卫气不行而致厥逆，厥逆就会出现寒冷的症状。黄帝说：怎样能够明白冲脉和少阴的逆顺呢？岐伯说：用语言讲明白，其次是切按足背的动脉进行验证，若不是少阴脉，足背上的脉是跳动的，然后就可以明白少阴、冲脉的逆顺关系了。黄帝说：重要极了，是圣人做的针道啊！像日月那样光明，毫厘那么精细，如不是夫子，谁能够讲得出啊！

血络论第三十九

本篇论述了刺络泻血出现的“刺而仆者、血出而射者、血出黑而浊者、血出清而半为汁者、发针而肿者、血出多若少而面色苍苍者、发针面色不变而烦悗者、多出血而不动摇者”的八种情况，提出观察血络方法，并说明滞针原因，主要是叫人避免误刺。

黄帝❶曰：愿闻其❷奇邪①而不在经者❸。岐伯曰：血络②是也。

【校】

❶ 黄帝：《甲乙》卷一第十四“黄帝”下有“问”字。

❷ 其：《太素》卷二十三《量络刺》无此字。

❸ 不在经者：《甲乙》卷一第十四“经者”下有“何也”二字。

【注】

①奇邪：杨上善曰：“邪在血络奇络之中，故曰奇邪也。”

②血络：张志聪曰：“血络者，外之络脉、孙脉，见于皮肤之间，血气有所留积，则失其外内出入之机。”

【语译】

黄帝说：我希望听听奇邪它不在经脉里面，是什么原因？岐伯说：这是血络里有了病邪。

黄帝说：刺血络而仆者，何也？血出而射①者，何也？血少❶黑而浊者，何也？血出清而❷半为汁者，何也？发针②而肿者，何也？血出若❸多若少③而面色苍苍❹者，何也？发针而❺面色不变而烦悗者，何也？多出血而不动摇[④]者，何也？愿闻其故。

【校】

❶ 少:《太素》卷二十三《量络刺》、《甲乙》卷一第十四并作“出”。

❷ 血出清而:《太素》卷二十三《量络刺》作“血清”。

❸ 若:《太素》卷二十三《量络刺》无此字。

❹ 苍苍:《太素》卷二十三《量络刺》“苍苍”下有“然”字。

❺ 而：是衍文，涉下致误，应据《太素》卷二十三《量络刺》删。

【注】

①射：喷射。

②发针：出针。

③若少：或少。

④动摇:《说文・手部》:“摇，动也。”“动摇”双声。“动”有“痛”义。

【语译】

黄帝说：刺血络放血，有的病人就仆倒了，是什么原因？放血而出，像喷射似的，是什么原因？出血色黑浓厚，是什么原因？出血清稀，一半是液汁，是什么原因？出针以后，皮肤发肿的，是什么原因？出血多或少，面色发青的，是什么原因？出针以后，面色不变，而心胸感觉烦闷的，是什么原因？出血较多而不感觉苦痛，是什么原因？我希望听听以上的各种原因。

岐伯曰：脉气盛❶而血虚者，刺之则脱气，脱气则仆。血气俱盛而阴气❷多者，其血滑，刺之则射；阳气畜❸积，久留而❹不泻者，其血黑以浊[①]，故不能射。新饮而液渗于络，而未合和[②]于血也，故血出而汁别焉[③]；其不新饮者，身中有水，久则为肿[④]。阴气积于阳[⑤]，其气❺因[⑥]于络，故[⑦]刺之，血未出而气先行，故肿[⑧]。阴阳之气，其❻新相得[⑨]而未和合，因而泻之，则阴阳俱脱，表里相离[⑩]，故脱色而❼苍苍然。刺之血出多❽，色不变⑪而烦悗者，刺络而❾虚经。虚经之属于阴者❿，阴⓫脱，故烦悗。阴阳相得而合为痹者，此为内溢于经⓬，外注于络，如是者，阴阳俱有余，虽多出血而⓭弗能虚也。

【校】

❶ 盛：统本、金陵本并作“甚”。

❷ 阴气：按：“阴”应作“阳”，字误。杨上善曰：“阳气多者其血滑，刺之血射。此为‘阴气’多者，阴多为涩，故‘阴’字错字。”

❸ 畜：《太素》卷二十三《量络刺》、《甲乙》卷一第十四并作“蓄”。按：《说文·草部》：“蓄，积也。”“畜”与“蓄”虽亦可通，但不如作“蓄”之为直捷。

❹ 而：《甲乙》卷一第十四无此字。

❺ 其气：《太素》卷二十三《量络刺》“其气”上有“则”字。

❻ 其：《太素》卷二十三《量络刺》无此字。

❼ 而：《太素》卷二十三《量络刺》作“面”。

❽ 血出多：《甲乙》卷一第十四无此三字。丹波元简曰：“血出多三字衍。”

❾ 而：《太素》卷二十三《量络刺》作“中”。

❿ 者：日抄本无此字。

⓫ 阴：《甲乙》卷一第十四“阴”下有“气”字。

⓬ 于经：《甲乙》卷一第十四“于经”下有“而”字。

⓭ 而：《太素》卷二十三《量络刺》、《甲乙》卷一第十四并无此字。

【注】

①其血黑以浊：杨上善曰：“热气久留瘗蒸，故血黑而浊也。”

②合和：按：“合和”双声。合与和义同。《吕氏春秋·有始》高注：“合，和也。”

③血出而汁别焉：杨上善曰：“新水未变为血，所以别行。”

④身中有水久则为肿：杨上善曰：“旧水留而不泻，以为水肿。”丹波元简曰：“此答上文‘半为汁者’之问也。”

⑤阳：指阳络。

⑥因：按：《吕氏春秋·尽数》高注：“因，依也。”依之占㤅也。《说文·受部》：“㤅，所依据也，读与隐同。”此是说明气隐匿在络脉里面。

⑦故：犹“若”也，与下“故肿”之故，义异。

⑧故肿：杨上善曰："阴血涩而未行，阳气先行故肿。"丹波元简曰："此答上文'发针而肿者'之问也。肿乃针痕肿起之谓，与上节义异。"

⑨得：杨上善曰："得，遇也。"

⑩表里相离：杨上善曰："阴阳成和，则表里相持。未合刺之，故俱脱离。"

⑪色不变：孙鼎宜曰："据上节，阴阳俱脱则面色变。知此为脱阴，而未脱阳，故面不变也。"

【语译】

岐伯说：脉气虽盛而血虚的，刺络放血，就会脱气，脱气就会昏仆倒地。血气都盛，而脉中阴气较多的，它的血行是滑利的，在刺络时，就会血射如注；阳气蓄积在血络里，滞留很长时间而没有泄除的，那么放出的血就会色黑、浓厚，而不能其射如注了。刚喝过水，水液渗到血络里，还没和血混合时，针刺血络，就会有一部分是液汁；如果不是刚喝过水，那是病人身体内有停留的水液，时间长了就成为水肿。阴气蓄积在阳络里，那么阴气就会隐匿在络脉。如刺络，血还未出，气已先行，阴气闭于肉腠，因此所刺的局部就会发肿。阴阳之气，在刚相遇还没有调和的时候，由于用了泻法，就会使阴阳耗散，表里相离，以致面部脱色，出现发青现象。刺络出血过多，面色不变而心胸感觉烦闷的，这是因为刺络而使经脉虚了。所虚的经脉，连属于五脏之阴，阴虚，因而出现了烦闷现象。阴邪阳邪连在一起，而成为痹证，邪气滞留体内，从内说，充满了经脉，从外说，流注于络脉，像这样，在阴阳方面，都属于邪盛有余，在刺络时，虽然是多出点血，经脉也不会虚的。

黄帝曰：相[①]之奈何？岐伯曰：血脉者，盛❶坚横以赤[②]，上下无常❷处，小者如针，大者如筯❸[③]，则❹而泻之万全也，故[④]无失数[⑤]矣❺；失数而反❻，各如其度[⑥]。

【校】

❶者盛：二字误倒，应据《太素》卷二十三《量络刺》乙正。

❷常：《太素》卷二十三《量络刺》无此字。

❸筯：《太素》卷二十三《量络刺》作"??"。按：《广韵·九御》："筯同

箸。”“搘”疑“楮”误。“楮”“箸”同，见《史记·绛候周勃世家》。

❹ 则:“刺”之误字，应据《甲乙》卷一第十四改。

❺ 矣:《太素》卷二十三《量络刺》、《甲乙》卷一第十四并无此字。

❻ 反:《甲乙》卷一第十四作“返”。

【注】

①相：杨上善曰:“相，候也。阴阳俱盛，其候如何？”

②坚横以赤：按:《汉书·礼乐志》颜注:“横，充满也。”本句是说络脉盛的局部，是坚硬充满发赤的。

③小者如针大者如筯：张志聪曰:“小者如针，留血之在孙络也。大者如筯，留血之在经隧也。”

④故：通“固”。

⑤数：指刺络的道理。

⑥各如其度：度，料想。《左传·桓十七年》杜注:“不度犹不意也。”

【语译】

黄帝说：观察血络，应怎样呢？岐伯说：血脉盛的，可以看出是坚硬充满而发赤的，或上或下，没有固定地位，小的像针，大的像筯，在这样情况下，用刺络泻血的方法，保证是万全的，但一定不能脱离刺络的道理。如果脱离了刺络的道理，并且违背了常法，就会分别出现像料想的那八种情况。

黄帝曰：针入而肉著者❶①，何也？岐伯曰：热气因于针则针❷热，热则肉著于针②，故坚焉③。

【校】

❶ 针入而肉著者:《甲乙》卷一第十四作“针入肉著”。

❷ 针:《甲乙》卷一第十四无此字。

【注】

①肉著者：张介宾曰:“吸著于针也。”

②热则肉著于针：杨上善曰:“肤肌气热，故令针刺，则肉著转之为难。可动针久留，热去针寒，自然相离也。”

③故坚焉：按:“坚”与“紧”同。肉著于针故紧。

【语译】

黄帝说：进针后，肌肉就裹住针身，这是为什么？岐伯说：这是肌肤的热依于针身，针身也发了热，因而肌肉和针裹在一起，所以针就紧得不易转动。

阴阳清浊第四十

本篇讨论人气清浊与脏腑的关系，另外根据清者气滑，浊者气涩的常规，提出了与之相适应的刺法。

黄帝曰：余闻十二经脉，以应十二经水❶①者，其五色各异②，清浊不同，人之血气若一，应之奈何？岐伯曰：人之血气，苟能若一③，则天下为一矣，恶④有乱者乎？黄帝曰：余问一人，非问天下之众。岐伯曰：夫一人者，亦⑤有乱气⑥，天下之众，亦⑤有乱人❷，其合❸为一耳。

【校】

❶十二经水：《太素》卷十二《营卫气行》"十二经水"下重"十二经水"四字。

❷人：《太素》卷十二《营卫气行》作"气"。

❸合：袁刻《太素》"合"作"理"。似可以。

【注】

①十二经水：杨上善曰："十二水谓泾、渭、海、湖、汝、沔、淮、漯、江、河、济、漳。"

②其五色各异：杨上善曰："此十二水，十二经所法，以应五行，故色各异也。"

③苟能若一：杨上善曰："人之血气，苟能一种无差者，不可得应于十二经水。正以血脉，十二经不同，故得应于十二经水，所以有相乱也。"

④恶（wū 乌）：义与"何"同。

⑤亦：语首助词。

⑥乱气：按：据杨注，“乱气”是血脉有乱。以下文“清浊相干”绎之，即脏腑功能紊乱耳。

【语译】

黄帝说：我听说人体的十二经脉，可以和地面上的十二经水相应。那十二经水五色不同，清浊也不同，人体的血气如一，说它和十二经水相应，这是怎么回事呢？岐伯说：人体的血气，如果能够如一，那么，天下的一切，也都可以为一，哪还会发生混乱的事情呢？黄帝说：我问的是一个人的经脉血气，不是问的天下众人的事情。岐伯说：在一个人身体内有乱气，天下的众人同样是有乱气的，它的道理是一样的。

黄帝曰：愿闻人气之清浊❶。岐伯曰：受谷者浊，受气者清①。清者注❷阴②，浊者注❷阳②。浊而清者，上出于咽；清而浊者，则下行❸。清浊相干❹，命曰乱气。

【校】

❶ 清浊：《甲乙》卷一第十二“清浊”下有“者何也”三字。

❷ 注：日抄本作“主”。

❸ 则下行：《甲乙》卷一第十二作“下行于胃”。

❹ 清浊相干：《甲乙》卷一第十二“清浊相干”句上有“清者上行，浊者下行”八字。

【注】

①受谷者浊受气者清：杨上善曰：“受谷之浊胃气也，受谷之清肺气也。”

②阴、阳：“阴”指肺，“阳”指胃。

【语译】

黄帝说：我希望听听人体内的清气和浊气。岐伯说：人所吃的谷物是浊气，所吸的空气是清气。清气内注于肺，浊气内注于胃，由浊气所化生的清气，上出于咽喉；在清气内所含的浊气，下行于胃脘。如清浊升降失常，两相干扰，就叫作乱气。

黄帝曰：夫阴清而阳浊，浊者❶有清，清者❶有浊，清浊❷别之奈何？岐伯曰：气之大别①，清者上注于肺，浊者下走❸于胃。胃之清气，上出于口；肺之浊气，下注于❹经，内积于海②。

【校】

❶ 者：《甲乙》卷一第十二作“中”。

❷ 清浊：按：“清浊”二字蒙上误衍，应据《太素》《甲乙》删。

❸ 走：《太素》卷十二《营卫气行》、《甲乙》卷一第十二并作“流”。

❹ 于：统本作“外”。

【注】

①气之大别：杨上善曰：“气之细别多种，今言其略耳。”

②内积于海：杨上善曰：“注肺清而浊气下注十二海，并积膻中，以为气海，而成呼吸也。”

【语译】

黄帝说：那阴清阳浊，浊中有清气，清中有浊气，怎样来区别呢？岐伯说：气的大概区别，清气向上传注于肺脏，浊气向下流走于胃。胃中所化生的清气，上出于口，肺中所含的浊气，下注于经脉，在内积聚于气海之中。

黄帝曰：诸阳皆浊，何❶阳浊❷甚乎①？岐伯曰：手太阳独受阳之浊②，手太阴独受阴之清③，其清者上走空❸窍④，其浊者下行诸经❹⑤。诸阴❺皆清，足太阴独受其浊⑥。

【校】

❶ 何：周本“何”下有“太”字。

❷ 浊：张注本作“独”。按：《太素》《甲乙》并作“独”，与张注本合。

❸ 空：《甲乙》作“孔”。按：史崧《音释》：“空音孔。”“空”“孔”通用。

❹ 经：日抄本作“阴”。

❺ 诸阴：《甲乙》卷一第十二“诸阴”上有“故”字。

【注】

①何阳浊甚乎：杨上善曰："诸阳之脉皆浊，未知何经，独受中之浊也。"

②手太阳独受阳之浊：杨上善曰："胃者腐熟水谷，传入小肠，小肠受盛，然后传与大肠，大肠传过，是为小肠受秽浊最多，故小肠经受阳之浊也。"

③手太阴独受阴之清：杨上善曰："肺脉手太阴受于清气，其有二别，有清清之气，行于三百六十五络，皆上于面；精阳之气，上行目而为精，其别气走耳而为听，其宗气上出于鼻而为臭，其浊气出于唇口为味，皆是手太阴清气行之故也。"

④空窍：按："空窍"双声义同。《说文·穴部》："窍，空也。""空，窍也。"

⑤其浊者下行诸经：杨上善曰："手太阴清而浊者，下入于脉，行十二经中也。"

⑥足太阴独受其浊：杨上善曰："六阴之脉皆清。足太阴以是脾脉，脾主水谷浊气，故足太阴受阴之浊也。"

【语译】

黄帝说：诸阳都是浊气所在，哪个阳腑浊得最甚呢？岐伯说：手太阳小肠独受阳腑的浊气最多；手太阴肺独受阴腑的清气最多，气之属于清的，上走于孔窍，气之浊的，下行于各条经脉。属阴的五脏，虽都是受纳清气，但足太阴脾独接受胃中之浊气。

黄帝曰：治之奈何？岐伯曰：清者其气滑，浊者其气涩，此气之常也。故刺阴❶者，深而留之；刺阳❷者，浅而疾之①；清浊相干者，以数调之也②。

【校】

❶ 刺阴：《太素》卷十二《营卫气行》作"刺阳"。

❷ 刺阳：《太素》卷十二《营卫气行》作"刺阴"。按：丹波元简疑本节"阴阳"字互误，当从《太素》订正。

【注】

①刺阴者……浅而疾之：杨上善曰："人气清而滑利者，刺浅而疾之；其气浊而涩者，刺深而留之。"

②清浊相干者以数调之也：杨上善曰："阴阳清浊气并乱，以理调之，理数然也。"

【语译】

黄帝说：阴阳清浊之气，应怎样进行调治呢？岐伯说：清气是滑利的，浊气是涩滞的，这是气的正常情况。因此，针刺属阴脏的病，应该深刺而留针时间较长；针刺属阳腑的病，应该浅刺而出针要快。如果清浊之气，两相干扰，就应考虑偏阴偏阳，按理进行调治。

阴阳系日月第四十一

本篇说明人体阴阳和自然界的阴阳密切相关，并提出人气所在，针刺时，应忌刺其经脉，以免损伤正气。

黄帝曰：余闻天为阳，地为阴，日为阳，月为阴，其合之于人奈何①？岐伯曰：腰以上为天，腰以下为地，故天为阳，地为阴。故足之十二经脉❶②，以应十二月，月生于水③，故在下者为阴；手之十指，以应十日，日主火❷④，故在上者为阳。

【校】

❶ 故足之十二经脉：《太素》卷五《阴阳合》作“足之十二脉”。

❷ 日主火：按：“主”字系“生于”二字之误，上“月生于水”，此“日生于火”，文义相对。应据《太素》改。

【注】

①其合之于人奈何：杨上善曰：“夫人身阴阳，应有多种，自有背腹上下，阴阳有脏腑内外，阴阳有五脏雌雄，阴阳有身手足左右，阴阳有腰上下。天地，阴阳也。”

②故足之十二经脉：杨上善曰：“腰下为地，故两足各有三阴三阳应十二月，故十二脉也。人身左右，随是一边，即有十二脉者，天地通取也。”

③月生于水：杨上善曰：“月为太阴之精生水。”

④日主火：杨上善曰：“日为太阳之精生火。”

【语译】

黄帝说：我听说天叫作阳，地叫作阴，日叫作阳，月叫作阴。这些阴阳的说法，配合到人体方面，是怎样呢？岐伯说：人体在腰以上的，称为天，在腰以下的，称为地，所以说天是属于阳，地是属于阴的。足的十二经脉，可和地支的十二月相应，因为月生属阴的水，所以在下的都叫作阴。手的十指，可和天干的十日相应，因为日生于属阳的火，所以在上的都叫作阳。

黄帝曰：合之于脉奈何？岐伯曰：寅者，正月之❶生阳①也，主左足之少阳②；未者六月，主右足之少阳②。卯者二月，主左足之太阳③；午者五月，主右足之太阳③。辰者三月，主左足之阳明④；巳者四月，主右足之阳明④。此两阳合于前❷，故曰阳明。申者，七月之❶生阴⑤也，主右足之少阴⑥；丑者十二月，主左足之少阴⑥。酉者八月，主右足之太阴⑦；子者十一月，主左足之太阴⑦。戌者九月，主右足之厥阴⑧；亥者十月，主左足之厥阴⑧。此两阴交❸尽，故曰厥阴。

【校】

❶ 之：《太素》卷五《阴阳合》无此字。

❷ 此两阳合于前：《素问·阴阳类论》王注引《灵枢经》作“两阳合明”。按：以下文“此厥阴交尽”句律之，则作“此两阳合明”为是。

❸ 交：《素问·阴阳类论》王注引《灵枢经》作“俱”。

【注】

①生阳：杨上善曰：“从寅至未，六辰为阳，十一月一阳生，十二月二阳生，正月三阳生，三阳已生，能令万物生起，故曰生阳。”张介宾曰：“正二三为阳中之阳，阳之进也，故正月谓之生阳。”

②少阳：杨上善曰：“生物阳气，正月未大，故曰少阳；六月，阳气已少，故曰少阳。”

③太阳：杨上善曰：“二月，阳气已大，故曰太阳；五月，阳气犹大，故曰太阳。”

④阳明：杨上善曰：“三月、四月，二阳合明，故曰阳明也。”

⑤生阴：杨上善曰：“五月一阴生，六月二阴生，七月三阴生，三阴已生，能令万物始衰，故曰生阴。”张介宾曰：“七八九为阴中之阴，阴之进也，故七月谓之生阴。”

⑥少阴：杨上善曰："生物七月阴气尚少，故曰少阴；十二月阴气已衰，故曰少阴。"

⑦太阴：杨上善曰："八月，阴气已大，故曰太阴；十一月阴气犹太，故曰太阴。"

⑧厥阴：杨上善曰："九月、十月，二阴交尽，故曰厥阴。厥，尽也。"

【语译】

黄帝说：十二月十日和经脉配合起来，是怎样呢？岐伯说：正月建寅，是阳气生发的时候，阳先左而后右，因此正月主左足的少阳经；六月建未，主右足的少阳经。二月建卯，主左足的太阳经；五月建午，主右足的太阳经。三月建辰，主左足的阳明经；四月建巳，主右足的阳明经。这三四两月是介在少阳、太阳之中，而为两阳合明，所以叫作阳明。七月建申，是阴气生发的时候，阴先右而后左，因此七月主右足的少阴经；十二月建丑，主左足的少阴经。八月建酉，主右足的太阴经；十一月建子，主左足的太阴经。九月建戌，主右足的厥阴经；十月建亥，主左足的太阴经。这九十两月为阴之尽，所以叫作厥阴。

甲主左手之少阳①，己主右手之少阳①。乙主左手之太阳②，戊主右手之太阳②。丙主左手之阳明③，丁主右手之阳明③。此两火并合，故为阳明。庚主右手之少阴④，癸主左手之少阴④。辛主右手之太阴⑤，壬主左手之太阴⑤。

【注】

①少阳：杨上善曰："甲己为少阳者，春气浮于正月，故曰少阳；己为夏阳将衰，故曰少阳。甲在东方，故为左也。己在中宫，故为右也。"

②太阳：杨上善曰："乙戊为手太阳者，乙为二月，阳气已大，故曰太阳；戊夏阳盛，故为太阳。乙在东方，戊在中宫，故有左右也。"

③阳明：杨上善曰："丙丁为阳明者，丙为五月，丁为六月，皆是南方火也。二火合明，故曰阳明也。"

④少阴：杨上善曰："庚癸为少阴者，十二辰为地，十干为天，天中更有阴阳，故甲乙等六为阳，庚辛等四为阴。庚为七月申，阴气未大，故曰少阴；癸为十二月丑，阴气将终，故曰少阴。"

⑤太阴：杨上善曰："辛壬为太阴者，辛为八月酉，阴气已大，故曰太阴；壬为十一月子，阴气盛大，故曰太阴。"张介宾曰："足言厥阴，而手不言者，盖足以岁言，岁气有六，手以旬言，旬惟五行而已。且手厥阴者，心包络也，其脏附心，故不言耳。"

【语译】

甲日主左手的少阳经，己日主右手的少阳经。乙日主左手的太阳经，戊日主右手的太阳经。丙日主左手的阳明经，丁日主右手的阳明经。这丙丁是两火合明，所以叫作阳明。庚日主右手的少阴经，癸日主左手的少阴经。辛日主右手的太阴经，壬日主左手的太阴经。

故足之阳者，阴中之少阳也；足之阴者，阴中之太阴也①。手之阳者，阳中之太阳也②；手之阴者，阳中之少阴也③。腰以上者为阳，腰以下者为阴。

【注】

①足之阳者……阴中之太阴也：张介宾曰："此即两仪四象之道。阴中无太阳，阳中无太阴。故足为阴，而阴中之阳，惟少阳耳；阴中之阴，惟太阴也。"

②手之阳者阳中之太阳：杨上善曰："手之六阳，乃是腰以上阳中之阳，故曰太阳。"

③手之阴者阳中之少阴也：杨上善曰："手之六阴，乃是腰以上阳中之阴，阳大阴少，故曰少阴。"

【语译】

两足的阳经，是阴中的少阳；两足的阴经，是阴中的太阴。两手的阳经，是阳中的太阳；两手的阴经，是阳中的少阴。腰部以上的就称为阳，腰部以下的就称为阴。

其于五脏也，心为阳中之太阳，肺为阴中❶之少阴①，肝为阴中之少阳，脾为阴中之至阴，肾为阴中之太阴②。

【校】

❶阴中：日刻本、张注本、黄校本并作"阳中"。按:《太素》作"阳中"，

与日刻本合。证以《九针十二原》亦合。

【注】

①心为阳中之太阳肺为阴中之少阴：杨上善曰："心肺俱阳，心以属火，故为阳中太阳也；心肺俱阳，肺以属金，故为阳中少阴也。"

②肝为阴中之少阳……肾为阴中之太阴：杨上善曰："肝脏属木，故为阴中少阳也；脾在膈下属土，且以居下，故为阴中至阴；肾下属水，故为阴中至阴。"

【语译】

对于五脏方面来说，心是阳中的太阳，肺是阳中的少阴。肝是阴中的少阳，脾是阴中的至阴，肾是阴中的太阴。

黄帝曰：以治之❶奈何？岐伯曰：正月、二月、三月，人气在左，无刺左足之阳①；四月、五月、六月，人气在右，无刺右足之阳。七月、八月、九月，人气在右，无刺右足之阴；十月、十一月、十二月，人气在左，无刺左足之阴。

【校】

❶之：胡本、熊本、周本、明本并无"之"字。

【注】

①正月……无刺左足之阳：杨上善曰："春之三月，人三阳气在左足王处，故不可刺也。"张介宾曰："本篇但言人气在足之刺忌，而不言手者，盖言足之十二支，则手之十干可类推矣。故甲乙丙在左手之少阳太阳阳明，己戊丁在右手之少阳太阳阳明，庚辛在右手之少阴太阴，癸壬在左手之少阴太阴，皆不可以刺也。"

【语译】

黄帝说：这在治疗方面应该怎样呢？岐伯说：阳气自左而右：正月、二月、三月，人气在左，不要刺左足的三阳经。四月、五月、六月，人气在右，不要刺右足的三阳经。阴气由右而左：七月、八月、九月，人气在右，不要刺右足的三阴经。十月、十一月、十二月，人气在左，不要刺左足的三阴经。

黄帝曰：五行以东方为[1]甲乙木王[2]春，春者苍色，主[3]肝。肝者，足[4]厥阴也。今乃以甲为左手之少阳，不合于数何也？岐伯曰：此天地之阴阳也，非四时五行之以次行也。且夫阴阳者，有名而无形，故数之可十，离[5]之可百，散[6]之可千，推之可万，此之谓也。

【校】

❶ 为：胡本、统本并无此字。

❷ 王：周本作“主”。按:《太素》作“主”，与周本合。

❸ 主:《太素》卷五《阴阳合》“主”作“有”，上重“苍色”二字。

❹ 足:《太素》卷五《阴阳合》“足”上有“主”字。

❺ 离：马注本作“推”。

❻ 散：张注本作“数”。

【语译】

黄帝说：五行是以东方的甲乙木主春季，春季所属是青色，主肝脏，肝脏也就是足厥阴经。现在你却以甲日作为左手的少阳经，与五行配天干的道理不合，这是怎么回事？岐伯说：这是天地阴阳的变化规律，不是按着四时五行的次序排列的。阴阳这个概念，是有名而无形状的。所以用阴阳的道理来推演，数之可十，分之可百，散之可千，推之可万，不可以执一而论，也就是这个意思。

病传第四十二

本篇主要论述外邪伤及五脏的传变规律，并说明什么情况能用针刺治疗，以及其不能用的道理。

黄帝曰：余受九针于夫子，而私览于诸方，或①有导引行气，乔❶摩、灸、熨、刺、焫❷②、饮药，之❸一③者可独守耶，将尽行④之乎？岐伯曰：诸方者⑤，众人之方也，非一人之所尽行也。

【校】

❶ 乔：《甲乙》卷六第十作“按”。

❷ 焫：《甲乙》卷六第十作“爇”。

❸ 之：《甲乙》卷六第十无此字。按：有“之”是。“之”有“此”义，于文为合。

【注】

①或：犹“又”也。

②焫：按：“焫”是“爇”之或体。《说文·火部》：“爇，烧也。”

③一：谓针刺。

④尽行：指导引、按摩、灸、熨、刺、焫、饮药诸方。

⑤诸方者：马莳曰：“诸方虽行于众病，而医工当知乎守一。守一者，合诸方而尽明之，各守其一而勿失也。庶乎万物之病，可以毕治而无误矣。”

【语译】

黄帝说：我从夫子那里学到了九针知识，并且私自看了记载其他疗法的方书，又有导引、按摩、灸、熨、刺、烧、饮药。这种针刺疗法，可以单独坚守不移呢，还是导引等都综合使用呢？岐伯说：多样的治疗方法，那是适应于众人疾病的，不是某一个人都能够适应使用的。

黄帝曰：此乃所谓守一勿失万物毕者也。今❶余已❷闻阴阳之要，虚实之理，倾移之过①，可治之属②，愿闻病之变化，淫传绝败③而不可治者，可得闻乎？岐伯曰：要乎哉问。道，昭乎其如日❸醒，窘乎其如夜瞑，能被而服④之❹，神与俱成，毕将⑤服之，神自得之，生神之理，可著于竹帛，不巧传于子孙。

【校】

❶ 今：《甲乙》卷六第十无此字。

❷ 已：马注本、张注本无此字。

❸ 日：胡本、熊本、周本、明本、藏本并作"旦"。下同。按：《甲乙》作"旦"，与各本合。

❹ 能被而服之："而"字是衍文。"被服"双声。

【注】

①倾移之过：张志聪曰："倾移之过者，折毛发理，正气横倾也。"

②可治之属：犹云可治的机会。《吕氏春秋·顺民》高诱："属，会也。"机会，联绵字。

③淫传绝败：张介宾曰："淫邪传变，未必即危，正气绝败，则不可治矣。"

④被而服：谓如被服之著于身，时不能离。《汉书·河间献王德传》王先谦补注："被服者，言以儒术衣被其身。"此则谓以医道衣被其身。

⑤将：犹"当"也。

【语译】

黄帝说：这就是所谓坚守一种疗法，而不轻易丢开，那么各种复杂情，也可以触类旁通的。现在我已听到阴阳的要领，虚实的道理，腠理不固与正气不充的病变，以及病还有可治的机会等。除此以外，希望再听一下疾病的内在变化，淫邪相传，正气绝败，以致不可治疗，所有这些，可以听得到吗？岐伯说：你所问的，是极为重要的。道，它的明显就像"旦醒"一样，它的迫切就像"夜瞑"一样。能够按照去做，时刻不离于身，心领神会，就会与道合而为一，始终运用它，自然就会得到它的神妙，这种“生神”的医理，可以写刻在竹帛上，传于后世，不可自私地传给子孙。

黄帝曰：何谓日醒？岐伯曰：明于阴阳，如惑之解，如醉之醒。黄帝曰：何谓夜瞑？岐伯曰：喑❶乎其无声，漠①乎其无形，折毛发理②，正气横倾③，淫邪泮衍④，血脉传溜❷，大❸气入脏，腹痛下淫⑤，可以致死，不可以致生。

【校】

❶ 喑：周本作“瘖”。按：作“喑”是。《礼记·王制》释文，“喑，哑也。”

❷ 溜：《甲乙》卷六第十作“留”。

❸ 大：《素问·标本病传论》新校正引《灵枢经》作“夫”。

【注】

①漠：谓安静。《庄子·应帝王》：“合气于漠。”注：“漠然静于性而止。”

②折毛发理：孙鼎宜曰：“‘折’读曰‘淅’。始得病，则毫毛淅淅然寒，而腠理亦发泄也。”

③横倾：恣尽，犹言随时耗散。《汉书·田蚡传》颜注：“横，恣也。”《文选·孙子荆征西官属诗》善注：“倾犹尽也。”

④泮衍：按：《诗·匏有苦叶》传：“泮，散也。”《诗·板》传：“衍，溢也。”淫邪泮衍，是谓淫邪散溢于肌腠之间。

⑤淫：浸淫，渐进。《释名·释名语》：“淫，浸也。浸淫，旁入之言也。”

【语译】

黄帝说：什么叫作旦醒？岐伯说：明白了阴阳的规律，好像原来的疑惑解开了，又好像既醉之后清醒过来。黄帝说：什么叫作夜瞑？岐伯说：外邪侵害了人的身体，喑乎没有声响，静然没有形迹，只是毫毛发冷，腠理开泄，正气随时耗散，淫邪散溢肌体，邪气传留血脉之中，因之流入脏内，腹部作痛，浸淫下焦，这都可以使人致死，而不可以使人生命再延长下去。

黄帝曰：大❶气入脏奈何？岐伯曰：病先发于心❷，一日

而之肺❸①，三❹日而之肝❺②，五日而之脾❻③，三日不已，死，冬夜半，夏日中④。

【校】

❶ 大：依上例，“大”是“夫”之误字。

❷ 心：《千金》卷十三第一“心”下有“者”字。下有“心痛”二字。《脉经》卷六第三、《甲乙》卷六第十并同。王冰曰：“脏真通于心，故心先痛。”

❸ 之肺：《脉经》卷六第三、《千金》卷十三第一“之肺”下并有“喘咳”二字。

❹ 三：《素问·标本病传论》新校正引《甲乙》作“五”。

❺ 之肝：《脉经》卷六第三、《千金》卷十三第一“之肝”下并有“胁痛支满”四字。《甲乙》卷六第十有“肋支满”三字。

❻ 之脾：《脉经》卷六第三、《千金》卷十三第一“之脾”下并有“闭塞不通，身痛体重”八字。

【注】

①一日而之肺：王冰曰：“心火胜金，传于肺也。”

②三日而之肝：王冰曰：“肺金胜木，传于肝也。”

③五日而之脾：王冰曰：“肝木胜土，传于脾也。”

④冬夜半夏日中：冬属水，夜半是阴气最盛之时，水能克火，故心火衰竭而死。夏属火，中午是阳气最盛之时，故阳邪过亢而死。

【语译】

黄帝说：邪气入脏，是怎样传变呢？岐伯说：疾病开始发于心脏，过了一日，就传到肺脏；过了三日，又传到肝；过了五日，又传到脾脏；如果再过三日，病还不好，就会死的。冬季死在半夜，夏季死在中午。

病先发于肺❶，三日而之肝❷，一日而之脾❸，五日而之胃❹，十日不已，死，冬日入，夏日出①。

【校】

❶ 于肺：《脉经》卷六第七、《甲乙》卷六第十、《千金》卷十七第一“于肺”下并有“喘咳”二字。

❷ 之肝：《脉经》卷六第七、《千金》卷十七第一“之肝”下并有“胁痛支

满”四字。《甲乙》同，但无“痛”字。

❸之脾:《脉经》卷六第七、《千金》卷十七第一“之脾”下并有“闭塞不通，身痛体重”八字。

❹之胃:《脉经》卷六第七、《千金》卷十七第一“之胃”下并有“腹胀”二字。

【注】

①冬日入夏日出：冬日入，属申时，金衰已甚，故冬死于日入。夏日出，属寅时，木旺火生，肺气已绝，故夏死于日出。

【语译】

疾病开始发于肺脏的，过了三日，就传到肝脏；再过一日，就传到脾脏；过了五日，就传到胃腑；如果再过十日，病还不好，就会死的。冬季死在日入的时候，夏季死在日出的时候。

病先发于肝❶，三❷日而之脾，五❸日而之胃❹，三日而之肾❺，三❻日不已，死，冬日入❼①，夏早食②。

【校】

❶肝:《脉经》卷六第一、《千金》卷十一第一“肝”下并有“头目眩，胁痛支满”七字。《甲乙》卷六第十有“头痛目眩，胁多满”七字。

❷三:《脉经》卷六第一、《甲乙》卷六第十、《千金》卷十一第一并作“一”。

❸五:《脉经》卷六第一、《千金》卷十一第一并作“二”。

❹之胃:《脉经》卷六第一、《千金》卷十一第一“之胃”下并有“而腹胀”三字。

❺之肾:《脉经》卷六第一、《千金》卷十一第一“之肾”下并有“少腹腰脊痛，胫酸”七字。

❻三:《脉经》卷六第一、《千金》卷十一第一并作“十”。

❼入:《甲乙》卷六第十作“中”。校语:“《素问》作‘日入’。”

【注】

①冬日入：“日入”为申酉之时，属金，金旺木衰，故肝病易于此时死亡。

②夏早食：王冰曰：“早食，早于食时，则卯正之时也。”按：卯属木，木旺之时，病发于肝，势不能胜，故死。

【语译】

疾病开始发于肝脏的，过了三日，就传到脾脏；过了五日，就会传到胃腑；再过三日，就传到肾脏；如再过三日，病还不好，就会死的。冬季死在日入的时候，夏季死在早饭的时候。

病先发于脾，一日而之胃❶，二日而之肾❷，三日而之膂❸膀胱❹，十日不已，死，冬人定①，夏晏食②。

【校】

❶ 之胃：《脉经》卷六第五、《千金》卷十五上第一“之胃”下并有“而腹胀”三字。

❷ 之肾：《脉经》卷六第五、《千金》卷十五上第一“之肾”下并有“少腹腰脊痛，胫酸”七字。

❸ 而之膂：《脉经》卷六第五、《甲乙》卷六第十、《千金》卷十五上第一并无“膂”字。

❹ 膀胱：《脉经》卷六第五、《千金》卷十五上第一“膀胱”下并有“脊膂筋痛小便闭”七字。

【注】

①人定：指亥时。冬，寒水盛，亥时尤胜，土难制之，故脾病于此易死。

②晏食：指巳时。夏，湿土大行，亥时土旺，病发于脾，过亢亦能致死。

【语译】

疾病开始发生在脾脏的，一日就传到胃腑；过了二日，就传到肾脏；经过三日，就会传到膀胱；如再过十日，病还不好，就会死的。冬季死在人定的时候，夏季死在晚饭的时候。

病先发于胃❶，五日而之肾，三日而之膂膀胱，五日而上之心❷，二❸日不已，死，冬夜半❹，夏日昳①。

【校】

❶ 于胃：《脉经》卷六第六、《甲乙》卷六第十、《千金》卷十六第一“于胃”下并有“胀满”二字。

❷ 之心：《脉经》卷六第六作“之脾”。《千金》卷十六第一作“之心脾”。

按:《素问·标本病传论》王注:“膀胱水府传于脾也。”新校正云:“膀胱传心为相胜，而身体重，今王氏言传脾者误也。”但《脉经》作“之脾”，王氏亦非无据。《千金》两存其说，“心脾”并列，亦足征当时对此有争论也。

❸ 二:《脉经》卷六第六、《甲乙》卷六第十并作“六”。《千金》卷十六第一作“三”。

❹ 夜半:《脉经》卷六第六、《千金》卷十六第一“夜半”下并有“后”字。

【注】

①冬夜半夏日昳（dié 迭）：昳，日过午偏斜。马莳曰：“冬之半夜属子，土不胜水，故冬死于夜半。夏之日昳在未，故夏死于日昳也。”

【语译】

疾病开始发生于胃的，过了五日，就传到肾脏；再过三日，就传到了膀胱；再经过五日，就向上传到心脏；如再过二日，病还不好，就会死的。冬季死在夜半，夏季死在午后。

病先发于肾，三日而之膂❶膀胱，三日而上之心，三日而之小肠❷，三❸日不已，死，冬大晨❹，夏早❺晡①。

【注】

❶ 而之膂:《脉经》卷六第九、《甲乙》卷六第一、《千金》卷十九第一并无“而”“膂”二字。

❷ 三日而上之心三日而之小肠:《脉经》卷六第九、《千金》卷十九第一并作“二日上之心，心痛，三日之小肠胀”。

❸ 三:《脉经》卷六第九、《千金》卷十九第一并作“四”。

❹ 晨:《脉经》卷六第九作“食”。

❺ 早：日刻本、马注本、张注本并作“晏”。按:《素问》《脉经》《甲乙》《千金》并作“晏”，与各本合。

【注】

①冬大晨夏早晡（bū 逋）：早，应作“晏”。晏晡，指黄昏。张志聪曰：“冬大晨者，乃寅卯木旺之时，木旺则泄其水之气矣。夏晏晡者，土气所主之时，土克水也。”

【语译】

疾病开始发生于肾的，过了三日，就传到膀胱；再过三日，向上传到心脏，传到小肠；如再过三日，病还不好，就会死的。冬季死在黎明的时候，夏季死在夜间。

病先发于膀胱，五日而之肾，一日而之小肠❶，一❷日而之心❸，二日不已，死，冬鸡鸣，夏下晡❹①。

【校】

❶ 小肠:《甲乙》卷六第十“小肠”下有“腹胀”二字。

❷ 一:《甲乙》卷六第十作“二”。

❸ 心:《甲乙》卷六第十作“脾”。按:《脉经》《千金》“心”并作“脾”。唯《素问·标本病传处》新校正引《灵枢经》作“心”，与本篇合。

❹ 下晡:《脉经》卷六第十校注、《千金》卷二十第一校注并作“日夕”。

【注】

①冬鸡鸣夏下晡：张介宾曰：“冬之鸡鸣在丑，阴之极也；夏之下晡在未，水所畏也，膀胱为水腑，故其盛极衰极，皆能死。”

【语译】

疾病开始发生在膀胱的，过了五日，就传到肾脏。再过一日，就传到小肠；再过一日，就传到心脏；如再过二日，病还不好，就会死的。冬季死在夜半后鸡叫的时候，夏季死在午后的未时。

诸病以次❶相传，如是者①，皆有死期，不可刺也！间一脏❷及二❸三四脏者②，乃可刺也。

【校】

❶ 次:《素问·标本病传论》“次”下有“是”字。

❷ 一脏:《素问·标本病传论》“一脏”下有“止”字。

❸ 二:《素问·标本病传论》作“至”。

【注】

①如是者：王冰曰：“五脏相移皆如此。有缓传者，有急传者。缓者，或一岁、二岁、三岁而死，其次或三月，若六月而死；急者，一日、二日、三日、四日，或五六日而死，则此类也。寻此病传之法，皆五行之气，考其日数，理不相应。夫以五行为纪，以不胜之数传于所胜者，谓火传于金，当云一日；金

传于木，当云二日；木传于土，当云四日；土传于水，当云三日；水传于火，当云五日也。若以已胜之数传于不胜者，则木三日传于土，土五日传于水，水一日传于火，火二日传于金，金四日传于水。经之传日，似法三阴三阳之气。《玉机真脏论》曰‘五脏相通，移皆有次。不治，三月若六月，若三日，若六日，传而当死’。此与同也。虽尔，犹当临病详视日数，方悉是非尔。”

②间一脏及二（至）三四脏者：王冰曰：“间一脏止者，谓隔过前一脏而不更传也。则谓木传土，土传水，水传火，火传金，金传木而止，皆间隔一脏也。及至三四脏者，皆谓至前第三第四脏者，诸至三脏者，皆是其己不胜之气也；至四脏者，皆至己生之父母也。不胜则不能为害于彼所生，则父子无克伐之期，气顺以行，故刺之可矣。”张志聪曰：“五脏间传止，有间三而无间四。所谓间四脏者，以脏传之腑，而腑复传之于他脏，盖腑亦可以各脏也。”

【语译】

各种病都是按着一定的次序相互传移的。像这样的传变，都有死亡的预期，不能用针刺治疗。如果病的传次是间隔一脏或间隔三脏、四脏的，才可以用针刺治疗。

淫邪发梦第四十三

本篇说明人喜发梦，是与脏腑十二盛或十五不足有关。在针刺治疗时，脏腑气盛的用泻法，脏腑气虚的用补法。

黄帝曰：愿闻❶淫邪泮衍奈何？岐伯曰：正❷邪从外袭❸内①，而未有定舍②，反❹淫③于脏，不得定处，与营卫俱行❺，而与❻魂魄飞扬，使人卧不得❼安而喜梦④。气❽淫于腑⑤，则❾有余于外，不足于内；气淫于脏⑥，则❾有余于内，不足于外。

【校】

❶愿闻：《甲乙》卷六第八无此二字。

❷正：《病源》卷四《虚劳喜梦候》无此字。

❸袭：《病源》卷四《虚劳喜梦候》作"集"。

❹反：《千金》卷一《序例诊候》第四、《灵枢略》并作"及"。

❺与营卫俱行：《太平御览》卷三十九《叙梦类》引无此五字。

❻与：《灵枢略》无此字。

❼得：《灵枢略》无此字。

❽气：《甲乙》卷六第八、《千金》卷一《序例诊候》第四"气"上并有"凡"字。

❾则：《甲乙》卷六第八两"则"字下并有"梦"字。

【注】

①正邪从外袭内：张介宾曰："阴阳劳逸声色嗜欲，皆是正邪，无不从外袭内。"

②而未有定舍：孙鼎宜曰："或舍皮毛，或舍经络之类。"

③淫：指侵害，见《文选·演连珠》善注。

④喜梦：杨上善曰："思想情深，因之见梦，此为想梦也；因其所病，见之于梦，此为病梦也。"

⑤气淫于腑：气盛于阳。《尔雅·释诂》："淫，大也。"大，有"盛"义。

⑥气淫于脏：气盛于阴。

【语译】

黄帝说：淫邪散溢体内，而发梦的病理，是怎样的？岐伯说：凡是有害身心的邪气，从体外侵害到体内，它没有固定处所，到了内脏，和营卫之气一起流行，又与魂魄游荡，因之使人睡眠不安，常常发梦。这是气盛于阳，就是在外的阳气有余，在内的阴气不足；如气盛于阴，就是在内的阴气有余，在外的阳气不足。

黄帝曰：有余不足有形乎？岐伯曰：阴❶气❷盛则梦涉大水而恐惧，阳气❷盛则梦❸大火而燔焫❹①，阴阳俱盛则梦相❺杀❻②。上盛则梦飞❼③，下盛❽则梦堕❾④，甚❿饥则梦取⓫，甚❿饱则梦予⓬。肝气盛则梦怒，肺气盛则梦恐惧、哭泣、飞扬⓭，心气盛则梦善笑恐畏⓮，脾气盛则梦歌乐、身体重不举⓯，肾气盛则梦腰脊两解不属⓰。凡此十二盛者，至而泻之⑤，立已。

【校】

❶ 阴：《病源》卷四《虚劳喜梦候》"阴"上有"若"字。

❷ 气：《素问·脉要精微论》、《太素》卷十四《四时诊脉》并无此字。

❸ 梦：《千金》卷一《序例诊候》"梦"下有"蹈"字，应据补。按：《列子·周穆王》"梦"下有"涉"字，似蒙上误。

❹ 焫：《素问·脉要精微论》、《医说》卷五《梦》引并作"灼"。《天中记》卷十三《梦》条引作"炳"。

❺ 相：《列子·周穆王》作"生"。

❻ 杀：《素问·脉要精微论》、《太素》卷十四《四时诊脉》、《甲乙》卷六第八"杀"下并有"毁伤"二字。

⑦ 梦飞:《太素》卷十四《四时诊脉》、《千金》卷一《序例诊候》“飞”下并有“扬”字。

⑧ 盛：周本、日刻本并作“甚”。按:《类经》卷十八作“甚”，与周本合。

⑨ 堕:《太素》卷十四《四时诊脉》、《千金》卷一《序例诊候》“堕”下并有“坠”字。

⑩ 甚:《医说》卷五《梦》引无此字。

⑪ 取:《病源》卷四《虚劳喜梦候》作“卧”。

⑫ 予:《病源》卷四《虚劳喜梦候》作“行”。

⑬ 哭泣飞扬:《千金》卷一《序例诊候》“哭泣”下无“飞扬”二字。按:《千金》是。否则，下“客于肺，则梦飞扬”是虚实同候矣。《太平御览》卷三十九引亦无“飞扬”二字，与《千金》同。

⑭ 恐畏:《太平御览》卷三十九引无“恐畏”二字。按：无“恐畏”二字是。肺气盛，既梦“恐惧”，如心气盛，再梦“恐畏”，于义为复。

⑮ 身体重不举:《甲乙》卷六第八、《千金》卷一《序例诊候》并无“身”字。“体重”下并有“手足”二字。《病源》卷四《虚劳喜梦候》本句作“体重身不举”。

⑯ 两解不属:《甲乙》卷六第八、《千金》卷一《序例诊候》“两解”下并有“而”字。《脉经》卷六第九“不”下有“相”字。

【注】

①燔焫：按:“焫”应从《天中记》作“炳”，“焫”“炳”形误。“燔”与“焚”语转。《说文·火部》:“炳，明也。”燔炳，是谓大火焚烧的光亮。

②相杀：张志聪曰:“相杀者，挺刃交击也。”

③上盛则梦飞：张介宾曰:“阳盛者，亲乎上也。”

④下盛则梦堕：张介宾曰:“阴盛者，亲乎下也。”

⑤至而泻之:“至”犹云“了解”。《吕氏春秋·当染》高注:“至犹得也。”《先己》高注:“得犹知也。”至而泻之，是谓了解邪之所在而用泻法。

【语译】

黄帝说：脏腑阴阳的有余不足，有形象表现吗？岐伯说：阴气盛的，就会梦到趟渡大水、害怕；阳气盛的，就会梦见大火燃烧的光亮；阴阳都盛的，就会梦见金刃格斗；上盛就会梦到向上飞腾；下盛就会梦到向下堕坠；饥饿而睡，就会梦到躺卧；吃饱了睡，就会梦到走路；肝气盛的，就会梦到发怒；肺气盛的，就会梦到恐惧、哭泣；心气盛的，就会梦到多笑；脾气盛的，就会梦到歌乐，或身体沉，手足不能举动；肾气盛的，就会梦到腰和脊背两下分离不相连属。这十二种气盛所致的梦境，能了解邪在某一脏腑，运用针刺泻法治疗，就可以停止再发。

厥❶气客于心，则梦见丘山烟火❷。客于肺，则梦飞扬，见金铁之❸奇物。客于肝，则梦山林树木❹。客于脾，则梦见丘陵大泽，坏屋风雨❺。客于肾，则梦临渊❻，没居❼水中。客于膀胱，则梦游行①。客于胃，则梦饮食。客于大肠，则梦田野。客于小肠，则梦❽聚邑②冲衢❾。客于胆，则梦斗讼自刳❿。客于阴器⓫，则梦接内。客于项，则梦斩首。客于胫⓬，则梦行走而不能前⓭，及⓮居深地窌苑⓯中。客于股肱⓰，则梦礼节拜起⓱。客于胞膻⓲③，则梦溲便⓳。凡此十五⓴不足者，至而补之立已也。

【校】

❶ 厥:《中藏经》卷上第二十四作“邪”。

❷ 丘山烟火:《病源》卷四《虚劳喜梦候》作“山岳熛火”。《太平御览》卷三十九《叙梦类》“烟”作“燔”。

❸ 之:《甲乙》卷六第八“之”下有“器及”二字。

❹ 山林树木:《中藏经》卷上第二十二作“花草茸茸”。

❺ 坏屋风雨：本句当作“风雨坏屋”，应据《中藏经》卷上第二十六乙正。

❻ 渊:《中藏经》卷中第三十、《病源》卷四《虚劳喜梦候》并作“深”。

❼ 没居:《中藏经》卷中第三十作“投”。

❽ 梦:《病源》卷四《虚劳喜梦候》“梦”下有“游”字。

❾ 冲衢:《病源》卷四《虚劳喜梦候》“衢”作“街”。按:“街衢”双声。《脉经》卷六第四亦作“街衢”。《甲乙》作“行街”，非是。

❿ 自刳:《脉经》卷六第二、《中藏经》卷上第二十三并无此二字。

⓫ 阴器:《病源》卷四《虚劳喜梦候》“阴”下无“器”字。

⓬ 胫:《千金》卷一《序例诊候》作“跨”,《太平御览》卷三十九《叙梦类》引作“足”。

⑬ 而不能前:《太平御览》卷三十九《叙梦类》引“能”下无“前”字。《千金》卷一《序例诊候》“前”下有“进”字。

⑭ 及:《病源》卷四《虚劳喜梦候》作“又”。

⑮ 窌苑:《病源》卷四《虚劳喜梦候》无此二字。

⑯ 肱:《病源》卷四《虚劳喜梦候》、《千金》卷一《序例诊候》并无此字。

⑰ 起:《甲乙》卷六第八、《千金》卷一《序例诊候》并作“跪”。

⑱ 脜:《病源》卷四《虚劳喜梦候》无此字。

⑲ 便:《甲乙》卷六第八“便”下有“利”字。

⑳ 十五:统本、金陵本、藏本并作“有数”。

【注】

①客于膀胱则梦游行:马莳曰:“以膀胱经遍行头项、背腰、骱足也。”

②聚邑:犹云“聚会”。《释名·释州国》:“邑,犹悒也,邑人聚会之称也。”

③脜:《广韵·二十四职》:“脜,肥肠。”

【语译】

邪气侵入心脏,就会梦见丘山烟火;侵入肺脏,就会梦到飞扬起来,并且看见金铁制成的奇物;侵入肝脏,就会梦见山林树木;侵入脾脏,就会梦见丘陵大泽,风雨坏了房屋;侵入肾脏,就会梦到面临深渊,投入水里;侵入膀胱,就会梦到游行;侵入胃腑,就会梦见饮食;侵入大脉,就会梦见田野;侵入小肠,就会梦见聚会街内或要塞;侵入胆腑,就会梦到与人争讼;侵入生殖器,就会梦到性交;侵入项部,就会梦到斩首;侵入足胫,就会梦到行走而不能前进,又住在深的地下里;侵入股部,就会梦见礼节拜跪;侵入膀胱和直肠,就会梦在小便或大便。凡是这十五种不足所致的梦境,能了解邪在某一脏腑,运用针刺补法治疗,就可以停止再发。

顺气一日分为四时第四十四

本篇主要说明人的正气和一年四季的阴阳盛衰是一致的；所发疾病，旦慧、昼安、夕加、夜甚，亦和春生、夏长、秋收、冬藏的道理是相应的。在治疗疾病时，就当顺应这些变化，因而介绍了五变五输的针刺法则。

黄帝曰：夫百病之所始生者，必起于燥湿、寒暑、风雨、阴阳、喜怒、饮食、居处①，气合而有形，得脏而有名②，余知其然也。夫百❶病者，多以旦慧③昼安，夕加夜甚，何也？岐伯曰：四时之气使然。

【校】

❶ 百：《甲乙》卷六第六无此字。

【注】

①燥湿寒暑风雨阴阳喜怒饮食居处：张介宾曰："燥湿寒暑风雨，外感也；阴阳喜怒饮食居处，内伤也。"

②气合而有形得脏而有名：张介宾曰："气合而有形，脉证可据也。得脏而有名，表里可察也。"

③慧：清爽。

【语译】

黄帝说：百病开始发生，一定起于燥湿寒暑风雨等外感，或是由于阴阳喜怒饮食居处等内伤所致。邪气侵入体内，就会有脉证表现出来，邪入内脏，也有不同的病名，这一些我都知道了。至于一切疾病，大多是早晨清爽、白昼安静、傍晚加重、夜里更重，这是什么缘故呢？岐伯说：这是因为四时气候使它这样的。

黄帝曰：愿闻四时之气。岐伯曰：春生夏长，秋收冬藏，是气之常也，人亦应之，以一日分为四时❶①，朝则❷为春，日中为夏，日入为秋，夜半❸为冬。朝则人气始生②，病气衰，故旦慧；日中❹人气长③，长则胜邪，故安；夕则人气始衰④，邪气始生，故加；夜半人气入脏⑤，邪气独居于身，故甚也。

【校】

❶ 以一日分为四时：《甲乙》卷六第六作“以一日一夜，分为四时之气”。

❷ 则：《甲乙》卷六第六无此字。

❸ 夜半：《甲乙》卷六第六“夜”下无“半”字。

❹ 日中：《甲乙》卷六第六“日中”下有“则”字。

【注】

①以一日分为四时：张介宾曰：“天地之交，四时之序，惟阴阳升降而尽之矣。自子之后，太阳从左而升，升则为阳；自午之后，太阳从右而降，降则为阴。大而一岁，小而一日，无不皆然，故一日亦分四时也。”

②朝则人气始生：张介宾曰：“朝时太阳在寅卯，自下而上，在人应之，阳气正升，故病气衰而旦慧。”

③日中人气长：张介宾曰：“日中太阳在巳午，自东而中，在人应之，阳气正盛，故能胜邪而昼安。”

④夕则人气始衰：张介宾曰：“夕时太阳在申酉，由中而昃，在人应之，阳气始衰，故邪气渐盛而暮加重。”

⑤夜半人气入脏：张介宾曰：“夜半太阳在戌亥，自上而降，在人应之，阳气伏藏，邪气正盛，故夜则甚。”孙鼎宜曰：“人气谓营卫之精气，此举病在经络者言之。若病入五脏，则夜半必较昼为安。”

【语译】

黄帝说：希望听一下四时之气对于人体的影响。岐伯说：春生、夏长、秋收、冬藏，这是四时气候的正常情况，人体也是和它相应的。如把一天划分为四时来说，那么早晨是春天，中午是夏天，日入是秋天，夜半是冬天。早晨人体正气，像春气的生发，病邪衰退，所以病者会感觉清爽；中午人体正气，像夏气的盛长，盛就胜邪，所以病者趋于安静；傍晚人体正气，像秋气的收敛，邪气开始生发，所以病势加重；夜半人体正气，像冬气的闭藏，邪气独居体内，所以病势更加严重了。

黄帝曰：其时有反①者何也？岐伯曰：是不应四时之气，脏独主其❶病者，是必以脏气之所不胜时者甚②，以其所胜时者起也③。黄帝曰：治之奈何？岐伯曰：顺天之时，而病可与期。顺者为工，逆者为粗。

【校】

❶主其：周本作“生甚”。

【注】

①反：谓与以上说法不合。

②是必以脏气之所不胜时者甚：张介宾曰：“所不胜者，如脾病畏木，肺病畏火，肾病畏土，肝病畏金，心病畏水，值其时日，故病必甚。”

③以其所胜时者起也：张介宾曰：“所胜时者，如脾病喜火土，肺病喜土金，肾病喜金水，肝病喜水木，心病喜木火，值其时日，故病当起也。”

【语译】

黄帝说：但是时常有的疾病，和你所说的相反，这是为什么？岐伯说：这是和四时之气不相应的，而是一脏单独生了比较重的病。这一定因为脏气它所不胜的时候加重，而在所胜的时候又好些。黄帝说：怎样来治疗呢？岐伯说：能够顺应自然界的时气变化，就可预测疾病的好坏。顺应的是好医生，违反的是粗率的医生。

黄帝曰：善。余闻刺有五变，以主五俞❶，愿闻其数。岐伯曰：人有五脏，五❷脏有五变①，五❸变有五俞②，故五五二十五俞，以应五时③。

【校】

❶ 余闻刺有五变以主五俞:《甲乙》卷一第二作“五脏五腧”。

❷ 五:《太素》卷十一《变输》、《甲乙》卷一第二并无“五”字。《五行大义》卷三《论配脏腑》引《甲乙》同。

❸ 五:《太素》卷十一《变输》、《甲乙》卷一第二并无此字。

【注】

①五脏有五变:张志聪曰:“五脏有五变者,有五时、五行、五音、五色之变异。”

②五变有五俞:张志聪曰:“五变有五腧者,一脏之中,有春刺荥、夏刺输、长夏刺经、秋刺合、冬刺井之五腧。”

③五时:谓春、夏、长夏、秋、冬。

【语译】

黄帝说:讲得好,我听说刺法有五变,以五个腧穴为主,希望听到它的法则。岐伯说:人身有五脏,脏分别有相应的色、时、日、音、味的五种变化,每种变化都有井、荥、输、经、合五种腧穴,因此五五二十五个腧穴,与一年里的五个时令相应。

黄帝曰:愿闻五变。岐伯曰:肝为牡脏,其色青,其时春,其音角,其味酸,其日甲乙❶。心为牡脏,其色赤,其时夏,其日丙丁,其音徵,其味苦。脾为牝脏,其色黄,其时长夏,其日戊己,其音宫,其味甘。肺为牝脏,其色白,其音商,其时秋❷,其日庚辛,其味辛。肾为牝脏①,其色黑,其时冬,其日壬癸,其音羽,其味咸。是为五变。

【校】

❶ 其日甲乙:守山阁《校注》云:“五脏并以色时日音味为次。原刻肝脏日在味后,与余三脏不类,必传写之误。”按:《甲乙》卷一第二“其日甲乙”在“其时春”下,应据移正。

❷ 其音商其时秋:守山阁《校注》云:“原刻肺脏音在时前,传写之误。”按:《甲乙》卷一第二“其音商”在“其日庚辛”下,应据移正。

【注】

①肾为牝脏：张介宾曰："肾属水，为阴中之太阴，故曰牝脏。按五脏配合五行，而惟肝心为牡脏，脾肺肾皆为牝脏，盖木火为阳，土金水皆为阴也。"

【语译】

黄帝说：希望听一下五变的内容。岐伯说：肝为阳脏，它在五色里为青色，在时令里为春季，在一日的天干里为甲乙，在五音里为角音，在五味里为酸味。心为阳脏，它在五色里为赤色，在时令里为夏季，在一日的天干里为丙丁，在五音里为徵音，在五味里为苦味。脾为阴脏，它在五色里为黄色，在时令里为长夏，在一日的天干里为戊己，在五音里为宫音，在五味里为甘味。肺为阴脏，它在五色里为白色，在时令里为秋季，在一日的天干里为庚辛，在五音里为商音，在五味里为辛味。肾为阴脏，它在五色里为黑色，在时令里为冬季，在一日的天干里为壬癸，在五音里为羽音，在五味里为咸味。这以上就是与五脏相应的五变。

黄帝曰：以主五俞奈何？岐伯曰：脏主冬，冬刺❶井❷①；色主春，春刺❶荥❸②；时主夏，夏刺❶输❹③；音主长夏，长夏刺❶经❺④；味主秋，秋刺❶合❻⑤。是谓五变，以主五俞。

【校】

❶ 刺:《千金》卷二十九《针灸上》作"取"。

❷ 井:《难经·七十四难》作"合"。

❸ 荥:《难经·七十四难》作"井"。

❹ 输:《难经·七十四难》作"荥"。

❺ 经:《难经·七十四难》作"输"。

❻ 合:《难经·七十四难》作"经"。

【注】

①冬刺井：杨上善曰："冬时万物收藏，故五脏主冬也。井，为木也。木，春也。春时万物始生，如井中泉水；冬时万物始萌，如井水深未出，而刺之者，刺井，微也。"

②春刺荥：杨上善曰："春时万物初生鲜华，故五色主春。荥，火也。火，夏也。夏时万物荣长，如水流溢；春时万物始生未荣，而刺之者，亦刺荥，微也。"

③夏刺输：杨上善曰："夏时万物荣华，四时之胜，故五时主夏。输，土也。土，长夏也。长夏之时，万物盛极，如水致聚；夏时荣未盛极，而刺之者，亦刺输，微也。"

④长夏刺经：杨上善曰："长夏万物荣盛，音律和四时之序，故五音主于长夏。经，金也。金，秋也。秋时万物将衰；长夏之时，万物盛而未衰，而刺之者，亦刺经，微也。"

⑤秋刺合：杨上善曰："秋时万物皆熟，众味并盛，故五味主秋也。合，水也。水，冬也。冬时万物收藏，如水之入海；秋时万物收而未藏，而刺之者，亦刺合，微也。"

【语译】

黄帝说：由五变所主的五个腧穴，是怎样的呢？岐伯说：五脏主冬，冬刺各经的井穴；五色主春，春刺各经的荥穴；五时主夏，夏刺各经的输穴；五音主长夏，长夏刺各经的经穴；五味主秋，秋刺各经的合穴。这就是所谓五变分主五腧的情况。

黄帝曰：诸原安合①，以致六❶俞？岐伯曰：原独不应五时②，以经❷合之，以应❸其数，故六六三十六俞。

【校】

❶六：《甲乙》卷一第二作"五"。

❷以经：孙鼎宜曰："以经当作'以脏'。"

❸以应：孙鼎宜曰："以应当作'不应'。"

【注】

①诸原安合：杨上善曰："五变合于五腧，原之一腧，与何物合。"孙鼎宜曰："六腑井荥输经合之外，尚有一原穴，故六六三十六腧。帝疑诸原亦当分配五行，故曰'安合'也。"

②原独不应五时：孙鼎宜曰："六腑惟原穴不应五时，余如井荥输经合，仍别为分应五时，但与五脏不同耳。"

【语译】

黄帝说：那些原穴怎样分配，以合六个腧穴的数呢？岐伯说：原穴与五时是不相配合的。而以所属之经去配合，以应六个腧穴的数目，所以六六共为三十六个腧穴。

黄帝曰：何谓脏主冬，时主夏，音主长夏，味主秋，色主春？愿闻其故。岐伯曰：病在脏者，取之井①；病变于色者，取之荥②；病时间③时甚者，取之输④；病变于音者❶，取之经⑤，经满而血者❷；病在胃，及以饮食不节得病者，取之于❸合⑥。故命曰味主合。是谓五变❹也。

【校】

❶者：此“者”字，涉下误衍。

❷经满而血者：《甲乙》卷一第二校注：“经一作‘络’。”按：“络满而血”，于文不词。且“络满”四字，在“取之经”后。核与上下“取井”“取合”文例亦不合。似应作“病变于音，络血而满者，取之经”，于文方合。

❸于：按：“于”字衍，与上文例不合，应据《甲乙》卷一第二删。

❹变：周本、日刻本并作“病”。按：此承上病脏、色、时、音、胃而言，故言五病。《类经》卷二十第十七亦作“病”，与周本合。

【注】

①取之井：杨上善曰：“井，木也。井主心下满，是肝为满也。冬时心下满病，刺其井者，遣其本也。”

②取之荥：杨上善曰：“荥，火也。荥主身热，是心为热也，春时身热之病，刺其荥者，亦遣其本也。”

③间（jiàn 建）：病轻。

④取之输：杨上善曰：“输，土也。输主体重节痛，时间时甚，是脾为病也。夏时体重节痛，时间时甚，刺其输者，亦遣其本也。”

⑤取之经：杨上善曰：“经，金也。金主喘咳寒热，经血而满，是肺为病也。长夏喘咳寒热，经血而满，刺其经者，亦遣其本也。”

⑥取之于合：杨上善曰：“合，水也。合主逆气而泄，是肾为病也。秋时饮

食不节，逆而泄，刺其合者，亦遣其本也。”

【语译】

黄帝说：什么叫作五脏主冬，五时主夏，五音主长夏，五味主秋，五色主冬？岐伯说：病在五脏的，应刺各经的井穴；病变表现在气色的，应刺各经的荥穴；病情时轻时重，应刺各经的输穴；病变表现在声音方面，络脉盛满而有瘀血现象的，应刺各经的经穴；病在胃腑，以及由于饮食不节而引起的病，应刺各经的合穴，由于胃病是由口而入，所以叫作味主合。这就是我说的五病之针刺法则。

外揣第四十五

本篇首先说明九针的作用，“合于天道人事四时之变”，并显示人体是一个内外相应的统一整体，如果在临证时，能够做到“合而察之，切而验之，见而得之”，从外揣内，从内揣外，不仅能正确推测五脏的疾病，又可收到高的疗效。

黄帝曰：余闻九针九篇①，余亲授其调❶，颇②得其意。夫九针者，始于一而终于九，然未得其要道也。夫九针者❷，小之❸则无内③，大之❸则无外④，深不可为下⑤，高不可为盖❹⑥，恍惚无穷，流溢无极⑦，余知其合于天道人事四时之变也，然余愿❺杂⑧之毫毛❻，浑束为一⑨，可乎？岐伯曰：明乎哉问也，非独针道❼焉，夫治国亦然。

【校】

❶余亲授其调:《太素》卷十九《知要道》“授”作“受”。顾氏《校记》云:“当云‘亲受其词’。”

❷者:《甲乙》卷五第七无此字。

❸之:《甲乙》卷五第七无此字。

❹深不可为下高不可为盖:《甲乙》卷五第七无此十字。

❺愿:《太素》卷十九《知要道》“愿”下有“闻”字。

❻杂之毫毛:《甲乙》卷五第七无此四字。

❼道:《太素》卷十九《知要道》无此字。

【注】

①九针九篇：杨上善曰：“九篇，谓九针章别即为篇，非是一部总有九

篇也。”

②颇：大略。

③小之则无内：杨上善曰：“九针之道，小之有内，则内者为小，针道非小也，故知针道小者，小之穷也。”

④大之则无外：杨上善曰：“针道之大，有外者为大，针道非大也。故知针道大者，大之极也。”

⑤深不可为下：杨上善曰：“针道之深，更有下者，则针道非深，故知针道深者，深之深。”

⑥高不可为盖：杨上善曰：“针道之高，更有高者，则针道有盖，故知针道高者，高之高。”

⑦无极：不尽。《汉书·董仲舒传》颜注：“极，尽也。”

⑧杂：合也。见《国语·郑语》韦注。

⑨浑束为一：按：“浑”本字作“掍”。《说文·手部》：“掍，同也。”孙鼎宜曰：“帝患针道散漫，欲设一法以驾驭之，故愿参之同毫毛之细，浑之束之约而为一也。”

【语译】

黄帝说：我听过九针九篇，亲自领略它的词义，大略知道它的意思，这九针是从第一针开始，到第九针为止，可是没有懂得其中的主要道理。由于九针的针道，它里面所蕴藏的精细，小到不能再小；它外面所包罗的广博，大到不能再大；它的深，深到不可再深入下去；它的高，高到没有盖住它的。它的微奥，是恍惚无穷；它的运用，是流溢不尽。以上种种，我知道它是和于天道人事四时变化的，但是我希望把这同毫毛细的东西，归纳成为一个总纲，这可以吗？岐伯说：你问得高明极了，不仅是针道要有一个总纲，就是治国也是这样的。

黄帝曰：余愿❶闻针道，非国事也。岐伯曰：夫治国者，夫惟道焉，非道，何可小大深浅，杂合而为一乎①？

【校】

❶愿：《太素》卷十九《知要道》无此字。

【注】

①非道……杂合而为一乎：杂合，同义复词。杨上善曰："理国，安人也。针道，存身也。安人之与存身，非道不成，故通两者，浑然为一也。两者通道，故身国俱理耳。夫积小成大，故小大不可异也；益浅为深，故深浅不可殊也。针道者，即小与浅也。理国者，即大与深也。所以通为一，即针道理国得其妙也。"

【语译】

黄帝说：我希望听到的是针道，并不是国事啊！岐伯说：关于治理国事，就是要有一个"道"。如没有"道"，怎么可以把小、大、深、浅的许多复杂的事务，能合而成为一个总的纲领呢？

黄帝曰：愿卒闻之。岐伯曰：日与月焉，水与镜焉，鼓与响焉。夫日月之明，不失其影❶，水镜之察，不失其形，鼓响之应，不后①其声，动摇则应和❷，尽得其情②。

【校】

❶影：《太素》卷十九《知要道》作"彰"。按：作"影"是，"影"与"形"对文。杨注："外譬光影形象声音者也。"似《太素》原亦作"影"。今作"彰"，乃后人传抄之误。

❷动摇则应和：《太素》卷十九《知要道》作"治则动摇应和"。按：据《类经》卷十九张注"有应则可知"。是以"应和"作"应知"。《灵枢识》同，非是。

【注】

①不后：杨上善曰："不后者，同时者也。"

②动摇则应和尽得其情：杨上善曰："内譬日月水镜，鼓响者也；外譬光影形象，音声者也。针法存身和性，即道德者也；摄物安人，即仁义者也。故理身理国，动摇应和，尽和群生之情，斯乃至真之道也。"

【语译】

黄帝说：希望详尽地听一下。岐伯说：这可用日和月、水和镜、鼓和响来做比喻，像日月之明，不会失掉了影子；水镜之明，不会失掉了形态；鼓响之应，同时可以有声。凡是形影、声响的动摇是相应和的，明白了这些，就能够完全得到针刺的法则了。

黄帝曰：窘乎哉！昭昭❶之明不可蔽①。其不可蔽❷，不失阴阳也。合而察之，切而验之②，见而得之，若清水明镜之不失其形也。五音不彰，五色不明，五脏波荡，若是则内外相袭③，若鼓之应桴，响之应声，影之似❸④形。故远者司外揣内，近者司内揣外⑤，是谓阴阳之极，天地之盖❹，请藏之灵兰之室⑥，弗敢使泄也。

【校】

❶昭昭：《太素》卷十九《知要道》作“照照”。按：“昭”“照”通用。《老子》第二十章释文：“昭一本作照。”

❷其不可蔽：《太素》“蔽”下有“者”字。

❸似：张注本作“应”。

❹盖：孙鼎宜曰：“盖当作会，叠韵误也。会，谓集聚天地之理合而为一也。”

【注】

①蔽：障也，隐也。见《广雅·释诂二》《广雅·释诂四》。

②合而察之切而验之：杨上善曰：“以内外合而察之，以志意切而取验。”张介宾曰：“合而察之，参合阴阳而详察也。切而验之，从其切要而辨证也。”

③袭：《广雅·释诂四》：“袭，因也。”

④似：像，相类。《广雅·释诂四》：“似，类也。”张注本“似”作“应”，是蒙上误。“形”与“桴”“声”不同，作“应”不合。

⑤远者司外揣内近者司内揣外：“司”读如“伺”。慧琳《音义》卷六引《考声》：“伺，察也。”马莳曰：“人身之音与色，是之谓远，可以言外也，而即外可以揣五脏之在内者；人身之五脏，是之谓近，可以言内也，而即内可以揣音与色之在外者。”

⑥灵兰之室：王冰曰：“灵兰室，黄帝之书府也。”

【语译】

黄帝说：这是一个很迫切的问题，异乎寻常的光明，是不可隐蔽的，它所以不可隐蔽，是由于不失去阴阳相对的道理。在临证时，综合病人的情况而观察它，从切诊上而验证它，从望诊上而得到它的病情，这就像清水明镜之不失真一样。人的声音色泽，是内脏功能的反应，如果五音不响亮，五色不鲜明，五脏动摇，像这样，就是内外相因，那就像鼓与鼓槌相和，影与形相类一样。因此说，从远看，观察在外的声音色泽，可以测知内脏的证候，从近看，观察在内的脏腑，可以测知声音色泽的变化，这可说是阴阳变化的极点，天地所包的道理亦尽在其中，希望把它藏在灵兰之室，我不敢使它散失。

五变第四十六

本篇说明一切疾病的发生，都是由于风雨寒暑外邪侵袭所致，但主要还是决定人的体质强弱。另外分析了风厥、消瘅、寒热、留痹、积聚五种不同病变，而应加注意的是“避者得无殆”这一句话，它是寓有以预防为主要的意义。

黄帝问于少俞曰：余闻百疾之始期①也，必生于风雨寒暑，循毫毛而入腠理，或复还②，或留止，或为风肿汗出，或为消瘅，或为寒热，或为留痹③，或为积聚，奇邪淫溢，不可胜数，愿闻其故。夫同时得病，或病此，或病彼，意者天之为人生风乎，何其异也？少俞曰：夫天之生❶风者，非以私百姓也，其行公平正直，犯者得之，避者得无殆④，非❷求人⑤而人自犯之。

【校】

❶ 生：统本、金陵本、黄校本并无此字。

❷ 非：孙鼎宜曰：“‘非’上当脱‘风’字。”

【注】

①期：时候。《广雅·释言》：“期，时也。”

②复还：孙鼎宜曰：“复还，谓传变。”

③留痹：久痹。《广雅·释诂》：“留，久也。”

④得无殆：得，犹“能也”。殆，谓危险。《说文·歹部》：“殆，危也。”

⑤非求人：犹云非风邪找人。《礼记·檀弓上》：“瞿瞿如有求而弗得。”孔疏：“求犹觅也。”

【语译】

黄帝问少俞说：我听说各种疾病在开始的时候，必发生于风雨寒暑的外感，邪气沿着毫毛而进到腠理，或传变，或留止，或形成风肿而出汗，或发为消瘅，或寒热往来，或成为久痹，或形成积聚，不正的邪气散漫于体内，以致病证千变万化，计算不清，希望听听其中的缘故。至于同时得病，有的生这种病，有的生那种病，可疑呀！自然界发生的风，为什么发生的病变竟不同呢？少俞说：自然界发生的风，不是偏私于某个人，它普遍吹动，公平正直，触犯它就会得病，防避它就能没有危险，说明白些，不是风邪找人，却是人们自去触犯了它，才会生病的。

黄帝曰：一时遇风，同时得病，其病各异，愿闻其故。少俞曰：善乎哉问！请论以比匠人。匠人磨斧斤①，砺刀削②，斲③材木。木之阴阳④，尚有坚脆，坚者不入，脆者皮弛⑤，至其交节⑥，而缺斤斧⑦焉。夫一❶木之中，坚脆不同，坚者则刚，脆者易伤，况其材木之不同，皮之厚薄，汁之多少，而各异耶。夫木之早花先生叶者，遇春霜烈风，则花落而叶萎；久曝大旱，则脆木薄皮者，枝条汁少而叶萎；久阴淫雨，则薄皮多汁者，皮溃而漉⑧；卒风暴起，则刚脆之木，枝折杌⑨伤；秋霜疾风，则刚脆之木，根摇而叶落❷。凡此五者，各有所伤，况于人乎。

【校】

❶ 一：周本无此字。

❷ 根摇而叶落："而"字是衍文，应比照"枝折杌伤"句删。"根摇叶落"与"枝折杌伤"是对文。

【注】

①斧斤：《说文·斤部》："斤，斫木也。"徐灏曰："斧斤同物，斤小于斧。"

②砺刀削：《广雅·释诂三》："砺，磨也。""刀削"义同。《书·顾命》孔疏："刀一名削。"

③斲（zhuó 灼）:《说文·斤部》:“斲，斫也。”

④木之阴阳:《周礼·考工记》:“凡斩毂之道，必矩其阴阳。阳也者，稹理而坚；阴也者，疏理而柔。”按：矩谓刻记。木之向日为阳，背日为阴。

⑤弛:“弛”与“弛”同。《左传·昭公三十二年》杜注:“弛犹解也。”

⑥交节：木结节处。《荀子·王制》杨注:“交，交接连结也。”

⑦缺斤斧：按：木有结节，斧斤难入，故云缺斤斧。缺，犹废也。见《后汉书·郎颢传》贤注。

⑧皮渍而漉（lù 鹿）:《广雅·释言》:“漉，渗也。”“皮渍而漉”是谓木经阴雨，木皮溃烂而汁液渗下。张介宾释:“漉，水湿貌。”不知何据。

⑨杌（wù 误）：慧琳《音义》卷三引《韵英》:“树无枝曰杌。”

【语译】

黄帝说：同一时候遇到风，又同时得了病，可是所生的病却不一样，希望听一下其中的原因。少俞说：问得很好。让我拿匠人来比喻这件事吧。那匠人磨斧子，磨刀刃，斫削木材，木的阴面阳面，是有坚硬与脆薄的区别。坚者不易砍入，脆者容易裂开，至于它的结节之处，能够叫斧斤受到损坏。就木材来说，坚脆不一样，坚硬的就强，脆薄的容易伤折，何况木材种类不同，外皮有厚薄，内含汁有多少，也是各不相同呢！像那早开花先生叶的，遇到春霜烈风，就会花落而叶萎；或久经暴晒、大旱，就会使脆弱皮薄的木质，枝条所含水分少了，而致树叶枯萎；或久经阴天，淫雨连绵，就会使木材薄皮而多含水分的，树皮溃烂渗水；或遭到猝风暴起，就会使刚脆的树木，树枝折断、树干损伤；或遇到秋霜疾风，就会使刚脆之树木，树根摇动、树叶零落。以上这五种木材的情况，分别都有不同的伤损，何况是人呢？

黄帝曰：以人应木奈何？少俞答曰：木之所伤也，皆伤其枝，枝之刚脆而坚❶，未成伤也①。人之有常病也，亦因其骨节皮肤腠理之不坚固者，邪之所舍也，故常为病也。

【校】

❶刚脆而坚：按:“脆”字疑误。坚脆不同，既脆且坚，不易解释。此与前文“刚脆之木”含义各异，不能援彼例此。“刚脆而坚”似应作“刚而坚者”。

"脆"字蒙前误。

【注】

①未成伤也：按："成"有"必"义，见《国语·吴语》韦注。此犹云"未必伤也"。

【语译】

黄帝说：将人和树木相比，是怎样的？少俞回答说：树木所受的损伤，都是树枝受伤。如果树枝刚实坚硬，就未必受到损伤。人体经常有病，也是因为骨节皮肤腠理不坚固，往往是病邪所留止的地方，所以经常有病。

黄帝曰：人之善病风厥漉汗[①]者❶，何以候之？少俞答曰：肉不坚，腠理疏❷，则善病风。黄帝曰：何以候肉之不坚也？少俞答曰：䐃❸肉不坚，而无分理❹，理者粗理❺，粗理❻而皮不致[②]者，腠理疏。此言其浑然[③]者。

【校】

❶厥漉汗者：《甲乙》卷十第二上作"洒洒汗出者"。

❷疏：《甲乙》卷十第二上"疏"下有"者"字。

❸䐃：《甲乙》卷十第二上作"䐃"。丹波元简曰："《甲乙》作'䐃'为是。以䐃肉候通身之肌肉，见《本脏》等论，诸家以䐃释之，非也。"

❹分理：《甲乙》卷十第二上"分理"下有"者"字。

❺理者粗理：《甲乙》卷十第二上作"肉不坚"。

❻粗理：《甲乙》卷十第二上作"肤粗"。

【注】

①漉汗：按：《甲乙》"漉"作"洒洒"，与汗出之义不合，仍应作"漉"。"漉漉"是汗出之貌，见《素问·疟论》王冰注。

②致：按："致"与"缀"通，皆有"密"义。《汉书·严延年传》颜注："致，至密也。"

③浑然：《文举·幽通赋》注："浑，大也。"浑然，犹言大致如此。

【语译】

黄帝说：人有常患风厥病，而汗出不止的，从什么现象上，观察病因呢？少俞回答说：肌肉不坚实，腠理疏松，就会常感受风病。黄帝说：怎样来观察肌肉的不坚实呢？少俞回答说：那是肩、肘、髀、膝等处的肌肉不坚实，又没有肤纹的。由于肌肉不坚实，肤粗，皮亦不致密。因此，腠理疏松，就容易感受风邪。这仅说是大致如此吧。

黄帝曰：人之善病消瘅者，何以候之？少俞答曰：五脏皆柔弱者，善病消瘅。黄帝曰：何以知五脏之柔弱也？少俞答曰：夫柔弱者，必有❶刚强①，刚强❷多怒，柔者易伤②也。黄帝曰：何以候柔弱之与刚强？少俞答曰：此人薄皮肤而目坚固以深③者，长冲❸直扬④，其心刚，刚则多怒，怒则气上逆，胸中蓄积⑤，血气逆留❹，腨皮充饥❺，血脉不行，转而为热，热则消肌肤❻，故为消瘅，此言其人❼暴刚而肌肉弱者也。

【校】

❶有：《甲乙》卷十一第六无此字。

❷刚强：周本无此二字。

❸冲（衡）：《甲乙》卷十一第六作“衡”。按：作“衡”是，形似致误。《论勇》：“长衡直扬。”将此句例同。衡，谓眉目之间，见《后汉书·蔡邕传》贤注。

❹逆留：《甲乙》卷十一第六校注云：“《太素》作‘留积’。”按：上云“畜积”，此如再云“留积”，未免重复，仍以作“逆留”为是。“留”有滞义。

❺腨皮充饥：《甲乙》卷十一第六作“腹皮充胀”。

❻肤：《甲乙》卷十一第六无此字。

❼人：《甲乙》卷十一第六无此字。

【注】

①柔弱者必有刚强：丹波元简曰：“柔弱者必有刚强，谓形质弱而性气刚也。”

②刚强多怒柔者易伤：此谓测知五脏柔弱，是从性情粗暴、多怒的方面看。柔者容易病消瘅。《国语·晋语》韦注：“伤，病也。”

③坚固以深：坚固，谓视物坚定。深，谓眶骨高耸，眼珠深凹。

④长冲直扬：“长冲”应作“长衡”，谓坚眉睁目。“直扬”谓视直而光露的

样子。

⑤胸中畜积：按：《易·小畜》释文："畜，积也，聚也。"畜积，即积聚。《史记·扁鹊仓公列传》："邪气畜积。"

【语译】

黄帝说：人有常患消瘅病的，从什么现象上，可以观察病因呢？少俞回答说：五脏都柔弱的人，就会常患消瘅。黄帝说：怎样知道五脏是柔弱的呢？少俞回答说：五脏柔弱的人，一定性气刚强，多怒。而柔弱是很容易患消瘅病的。黄帝说：怎样观察柔弱与刚强的特征呢？少俞回答说：这种人，皮肤薄，眼睛视物时，目光坚定，眼珠深凹，睁目竖眉，直视露光。这种人，性气刚强，刚强就会多怒，怒就会气向上逆，气逆就使气积聚胸中，血气留滞不畅，肚皮膨胀，血脉运行失常，转而成为郁热，成热就消灼肌肤，所以就成为消瘅病。这是说那性气粗暴刚强而肌肉脆弱的人啊！

黄帝曰：人之❶善病寒热①者，何以候之？少俞答曰：小骨弱肉❷②者，善病寒热。黄帝曰：何以候骨之小大，肉之坚脆，色之不一也。少俞答曰：颧骨者，骨之本也③。颧大则骨大，颧小则骨小。皮肤薄而其肉无䐃④，其臂懦懦⑤然，其地色殆❸⑥然，不与其天同色，污然独异⑦，此其候也。然后❹⑧臂薄⑨者，其髓不满，故⑩善病寒热也。

【校】

❶之：《甲乙》卷八第一作"有"。

❷小骨弱肉：按："弱肉"下脱"色不一"三字，应据帝问补。

❸殆：《甲乙》卷八第一作"炲"。

❹后：《甲乙》卷八第一无此字。

【注】

①寒热：丹波元简曰："寒热，谓虚劳寒热。《内经》言寒热者皆然。"

②小骨弱肉：张介宾曰："骨属肾，肉属脾，皆至阴之所在也。阴不足，则阳邪易以入之，故善病寒热。"

③颧骨者骨之本也：张介宾曰："目下颊骨曰颧，周身骨骼大小，可验于此。"张志聪曰："夫肾主骨。颧者，肾之外候也，故颧骨为骨之本。"

④䐃：王冰曰："䐃者，肉之标，谓肘膝后肉如块者。"

⑤懦懦：柔软。《广韵·十虞》："懦，弱也。"

⑥殆：是"炲"之误字。炲，黑色。见《素问·风论》王注。

⑦污然独异："污"与"汙""洿"并同。《广雅·释诂三》："洿，浊也。"马莳曰："面有天地人三部，其地色殆然，不与其天同色，汙然甚浊，独异于上中二部，则色浊者，所以易病寒热也。"

⑧然后："后"字是衍文，应据《甲乙》删。盖候病寒热，既从骨肉色测知，故曰此其候也。但此外亦可以其他情况观察。"然"作"如或"解。若"然后"，则文义扞格矣。

⑨臂薄：张志聪曰："臂薄者，股肱之大肉不丰也。"倪冲之曰："臂薄者，通体之皮肉薄弱矣，皮肉薄弱，则津液竭少，故曰臂薄者其髓不满。"

⑩故：犹"亦"也。"故""亦"是鱼部叠韵字。

【语译】

黄帝说：人有常患寒热病的，从什么现象上，可以知道病因呢？少俞回答说：骨骼小肌肉脆弱的人，就容易常患寒热病。黄帝说：怎样去观察骨骼的小大、肌肉的坚脆、气色的不一致呢？少俞回答说：面部的颧骨，是全身骨骼之本，颧骨大的，则骨骼也大，颧骨小的，则骨骼也小。皮肤薄而肌肉没有突起的，他的臂膊柔弱，下巴颏发黑色，和额前色泽不同，就像罩着污浊之色，而和其他地方的色泽不一样，从这些现象就可观察病因了。如或两臂及股后肌肉不丰满的，他的髓液必虚，也会常患寒热病的。

黄帝曰：何以候人之善病痹者？少俞答曰：粗理而肉不坚者，善病痹①。黄帝曰：痹之高下有处乎？少俞答曰：欲知其高下者❶，各视其部❷②。

【校】

❶ 者：《甲乙》卷十第一上无此字。

❷ 各视其部：《甲乙》卷十第一上作"视其三部"。

【注】

①善病痹：张介宾曰："肉不坚，则风寒湿邪易以入也。"

②各视其部：张志聪曰："皮脉肉筋骨，五脏之分部也。《痹论》曰'风寒湿三气杂至，合而为痹。以冬遇此者为骨痹，以春遇此者为筋痹，以夏遇此者为脉痹，以至阴遇此者为肌痹，以秋遇此者为皮痹'。故各视其部，则知痹之高下。盖心肺之痹在高，肝肾脾在下。"

【语译】

黄帝说：从什么现象上去观察人常患痹病的病因呢？少俞回答说：皮肤的纹理粗，而肌肉又不坚实的，就会常患痹病。黄帝说：痹病的发生，或高或下，有一定的病所吗？少俞回答说：要知道痹病发作的或高或下，就应当观察五脏的分部。

黄帝曰：人之善病肠中积聚❶①者，何以候之？少俞答曰：皮肤❷薄而不泽②，肉不坚而淖泽❸③，如此则肠胃❹恶④，恶则邪气留止，积聚乃伤❺。脾胃之间❻，寒温不次⑤，邪气稍至❼；稸积⑥留止❽，大聚乃起。

【校】

❶积聚：《甲乙》卷八第二、《千金》卷十一第五"积"下并无"聚"字。按：以本篇篇首"或为积聚"律之，以有"聚"字为是。

❷肤：《甲乙》卷八第二、《千金》卷十一第五并无此字。

❸而淖泽：按："而淖泽"与上"肉不坚"之意相反。"而"下应有"不"字，此乃蒙上"不"字而省。《古书疑义举例·卷二》有"蒙上文而省例"。"而淖泽"犹云而不淖泽也。

❹肠胃：《千金》卷十一第五"肠胃"下有"伤"字。

❺伤：《甲乙》卷八第二、《千金》卷十一第五并作"作"。

❻脾胃之间：《甲乙》卷八第二、《千金》卷十一第五并作"肠胃之积"。

❼稍至：《甲乙》卷八第二作"乃止"。

❽稸积留止：《甲乙》卷八第二作"其畜积止"。

【注】

①积聚：《病源》卷十九《积聚候》："积聚者，由阴阳不和，腑脏虚弱，受

于风邪，搏于腑脏之气所为也。诸脏受邪，初未能为积聚，留滞不去，乃成积聚。”

②泽：《说文·水部》：“泽，光润也。”

③淖（nào 闹）泽：谓微湿润。见《素问·经络论》王注。

④恶：《淮南子·说林训》高注：“恶，犹害也。”

⑤不次：犹言“不当”。《庄子·田子方》释文引李注：“次，中也。”《史记·孔子世家》索隐引宋均：“中，当也。”据此，则“次”“中”“当”三字，义可互通。“寒温不次”是谓饮食冷热之不当也。

⑥稸积：慧琳《音义》卷六十五：“稸又作蓄。”引《仓颉篇》云：“稸，聚也，积也。”

【语译】

黄帝说：人有常患肠中积聚的病，从什么现象上，可以观察病因呢？少俞回答说：皮肤瘦薄而不光润，肌肉不坚实又不湿润，像这样，就是肠胃受了伤害，受了伤害，那么邪气就会留滞在里面，因此，积聚的病就发作了。脾胃里，由于饮食的冷热失调，邪气才会侵入，蓄积停留腹内，那大聚重病就形成了。

黄帝曰[①]：余闻病形，已知之矣，愿闻其时。少俞答曰：先立其年，以知其时，时高则起，时下则殆，虽不陷下，当年有冲通[❶]，其病必起，是谓因形而生病，五变之纪也。

【校】

❶通：日抄本作“道”。

【注】

①黄帝曰：丹波元简曰：“本节诸家并以运气家之言而解之。然运气之说，昉于唐以后，乃不可以彼解此，必别有义之所存，俟考。”

【语译】

根据丹波氏说，从略。

本脏第四十七

本篇首先论述了脏腑、经脉、志意、魂魄的功能，而病变的发生，主要则在于脏腑。五脏有小大高下坚脆端正偏颇之不同，六腑亦有小大长短厚薄曲直缓急之各异，脏腑不同，病变则异，这是古人进行类比观察脏腑所得的结论。至于篇中所述及的肺和肩膺胸喉的关系，肝和胁的关系，脾和唇的关系，肾和耳的关系，以及皮和肺、大肠的关系，脉和心、小肠的关系，肉和脾、胃的关系，爪、筋和肝、胆的关系，腠理毫毛和三焦的关系，这些理论，直到现在，仍在临证诊断和治疗上，给我们极大的启发。

黄帝问于岐伯曰：人之血气精神者，所以奉❶生①而周②于性命者也。经脉者，所以行血气而营③阴阳，濡筋骨❷，利关节者也。卫气者，所以温分❸肉④，充皮肤，肥腠理⑤，司关❹合⑥者也。志意者，所以御⑦精神，收魂魄⑧，适寒温，和喜怒⑨者也。是故血和则经脉流行，营覆阴阳⑩，筋骨劲强，关节清❺利矣。卫气和则分肉解利❻⑪，皮肤调柔，腠理致密矣。志意和则精神专直⑫，魂魄不散，悔怒❼⑬不起❽，五脏不受邪❾⑭矣。寒温和则六腑化谷，风痹不作，经脉通利，肢节得安❿矣。此人之常平也。五脏者，所以藏精神血气魂魄者也。六腑者，所以化水⓫谷而行津液⑮者也。此人之所以具受于天也，无愚智贤不肖，无以相倚⑯也，然有其⓬独尽天寿，而无邪僻之病，百年不衰，虽犯风雨卒寒大暑，犹有⓭弗能害也；有其⓬不离屏蔽⑰室内，无怵惕⑱之恐，然犹不免于病⓮，何也？愿闻其故。

【校】

❶ 奉：《太素》卷六《五脏命分》、《灵枢略》“奉”下并有“于”字。

❷ 濡筋骨：《云笈七签》卷五十七第三引“濡筋骨”上有“荣气者”三字。按：“荣气者”与下“卫气者”对文，应据补。

❸ 分：《灵枢略》作“爪”。

❹ 关：张注本作“开”。按：《素问·阴阳应象大论》王注引《云笈七签》卷五十七第三引并作“开”，与张注本合。

❺ 清：《太素》卷六《五脏命分》、《灵枢略》并作“滑”。

❻ 分肉解利：《灵枢略》作“爪解筋滑和”。

❼ 怒：《灵枢略》作“忿”。

❽ 起：《太素》卷六《五脏命分》作“至”。

❾ 邪：《太素》卷六《五脏命分》、《灵枢略》“邪”下并有“气”字。

❿ 得安：《灵枢略》无“得安”二字。《太素》卷六《五脏命分》“得”下无“安”字。

⓫ 化水：《太素》卷六《五脏命分》“化”下无“水”字。按：以上“六腑化谷”核之，无“水”字是。

⓬ 有其：《太素》卷六《五脏命分》作“其有”。按：作“其有”是。“其有”即“其或”。此言或者独尽天寿，而无邪僻之病；或者不离屏蔽，不免于病。“其或”者，疑何之词。下“其有”，《太素》亦误作“有其”，并应改。

⓭ 有：《太素》卷六《五脏命分》无此字。

⓮ 病：《太素》卷六《五脏命分》“病”下有“者”字。

【注】

①奉生：养生。《左传·昭六年》杜注：“奉，养也。”

②周：犹“合”也。见《离骚》王注。

③营：与上“行”字异文同义。《文选·魏都赋》刘注：“周行为营。”

④分肉：指肌肉。张介宾曰：“肉有分理，故云分肉。”

⑤肥腠理：“肥”犹“厚”也，见《国策·秦策》高注。“腠理”指肌肤之间隙纹理。这是说腠理之厚盛，是由于卫气之养。

⑥司关合：“关”应改作“开”。“开合”指皮肤腠理之开合（包括汗孔）。

⑦御：驾驭。“御”与“驭”通。

⑧收魂魄：《尔雅·释诂》：“收，聚也。”张介宾曰：“魂之为言，如梦寐恍惚变幻游行之境皆是。魄之为用，能动能作，痛痒由之而觉也。”

⑨适寒温和喜怒：杨上善曰：“脾肾之神志意者，能御精神，令之守身；收于魂魄，使之不散；调于寒暑，得于中和；和于喜怒，不过其节者，皆志意之德也。”

⑩营覆阴阳：“营”与“荣”同。《汉书·邹阳传》颜注：“覆犹被也。”营覆阴阳，是谓血和则荣养被于人体内外阴阳。

⑪解利：舒散滑利。《广雅·释诂三》：“解，散也。”本句是说卫气行于肌肉间舒畅之意。

⑫精神专直：张介宾曰：“专直，如《易·系》所谓其静也专，其动也直。言其专一而正也。”

⑬悔怒：悔，恨也。见《诗·云汉》毛传。

⑭五脏不受邪：杨上善曰：“志意司腠理，外邪不入，故五脏不受也。”

⑮津液：杨上善曰：“津液，即泣汗涎涕唾也。”

⑯倚：张介宾曰：“一曰当作‘异’。”按：“倚”与“异”义通，无须改字。《荀子·修务》杨注：“倚，奇也。”《广雅·释言》：“奇，异也。”“倚”“奇”“异”三字义可互训。

⑰屏蔽：“屏蔽”双声，“屏”亦蔽也。《广雅·释诂二》：“蔽，障也。”“障”即屏风。《释名·释床帐》：“屏风，言可以屏障风也。”

⑱怵惕：慧琳《音义》卷三十二：“怵惕，悚惕也。”

【语译】

黄帝问岐伯说：人体的血气精神，是养生而合于性命的物质。人的经脉，它的作用，是通行血气，运转阴阳，濡润筋骨，滑利关节的；人的卫气，它的作用，是温养肌肉，充实皮肤，肥盛腠理，管理皮肤腠理开合的；人的志意，它的作用，是驾驭精神，收聚魂魄，适应寒温的变化，调和情绪激动的。所以血脉和的，就会经脉流行，荣养到了身体内外，筋骨劲强，关节也感觉滑利；卫气和的，就会使肌肉感到舒畅滑利，皮肤和柔，腠理也能致密；至于志意和顺的，就会使精神专一，魂魄不致散漫，恨怒也不妄起，因而五脏和谐，不受邪气的侵袭；如能适应寒温气候的变化，就会使六腑运化谷物的功能正常，风痹的病不致发生，四肢关节的活动，也就正常了。这些都是身体协调的平常情况。总的来说，五脏的功能，是藏精神血气魂魄的，六腑的功能，是运化谷物而行津液于全身的，这些都是人禀受于天的，不论愚智贤不肖，没有什么不同的。但有的人独享天寿，一向未发生过难治的病，直到老年，身体毫不衰败，虽然遇到了风雨、暴冷、大暑的气候，还是不能损害健康。又有的人从不离开屏风、室内，也没遭到什么可怕的事情，但仍然免不了病，这是为什么？希望听一下其中的缘故。

岐伯对曰：窘[①]乎哉问也！五脏者，所以参天地[②]，副[③]阴阳，而连❶四时[④]，化五节[⑤]者也。五脏者，固❷有小大高下坚脆端正偏倾者❸；六腑❹亦有小大长短厚薄结[⑥]直缓急。凡此二十五者[⑦]，各❺不同，或善或恶[⑧]，或吉或凶[⑨]，请言其方[⑩]。

【校】

❶连：周本、张注本并作“运”。

❷固：统本、金陵本并作“故”。

❸者：守山阁本《校注》云：“倾下衍‘者’字。”

❹六腑：《太素》卷六《五脏命分》“六腑”下有“者”字。按：有“者”字是，与上“五脏者”对文。

❺各：《太素》卷六《五脏命分》、《甲乙》卷一第五“各”下并重“各”字。

【注】

①窘：重要。《素问·灵兰秘典论》王注：“窘，要也。”

②参天地：杨上善曰：“肺心居其上，故参天地也。肝脾肾在下，故参地也。”

③副：相配。《汉书·礼乐志》颜注：“副，称也。”

④连四时：《一切经音义》卷三引《广雅》：“连，合也。”杨上善曰：“肝春、心夏、肺秋、肾冬，即连四时也。”

⑤化五节：杨上善曰：“从五时而变，即化五节。节，时也。”

⑥结：《广雅·释诂一》：“结，曲也。”

⑦凡此二十五者：五脏，各有小大、高下、坚脆、端正、偏倾等五变。杨

上善曰："天地阴阳四时八节造化不同，用参五脏，何得一也。五脏各有五别，六腑皆准五脏，亦有五别。故脏腑别言各有五别，五五二十五也。五脏既五，六腑亦五，三焦一腑，属于膀胱，故唯有五。"

⑧或善或恶：杨上善曰："心小则安，此为善也；易伤以忧，即为恶也。"

⑨或吉或凶：杨上善曰："心坚则脏安守固，此为吉也；心脆则喜病消瘅热中，即为凶也。"

⑩方：有"别"义，见《国语·楚词》韦注。

【语译】

岐伯回答说：你问得很重要啊！人体五脏，它的功能活动，是与天地相参，阴阳相配，合于四时，而与五时的变化相应的。在五脏本有小大、高下、坚脆、端正、偏倾等各种不同，在六腑也有小大、长短、厚薄、曲直、缓急等各种差异。总之，这二十五种变化，各不一样，或善或恶，或吉或凶，请让我说说它的差别吧。

心小则安，邪❶弗能伤①，易伤以❷忧②；心大则忧不能伤③，易伤于邪❸。心高则满于肺中④，悗而善忘，难开以言；心下则脏外⑤，易伤于寒，易恐以言。心坚则脏安守固⑥；心脆则善病消瘅热中⑦。心端正则和利难伤⑧；心偏倾则操持不一⑨，无守司也。

【校】

❶ 邪：《甲乙》卷一第五校注："《太素》云'外邪不能伤'。"按：今《太素》无"外"字。

❷ 以：《甲乙》卷一第五作"于"。

❸ 邪：《甲乙》卷一第五校注云："《太素》亦作'外邪'。"

【注】

①心小则安邪弗能伤：杨上善曰："脏小则神收，不敢自宽，故常安，邪不入也。"

②易伤以忧：张介宾曰："心小则怯，故必多忧。"

③心大则忧不能伤：杨上善曰："脏大则神气宣纵，故忧不能伤。"

④心高则满于肺中：张志聪曰："肺者心之盖，故心高则满于肺中。在心主

言，在肺主声，满则心肺之窍闭塞，故闷而善忘，难开以言也。”

⑤外：稀疏。《礼记·大学》孔疏：“外，疏也。”

⑥心坚则脏安守固：杨上善曰：“脏坚则神守亦坚固，故其心脏安不病。”

⑦心脆则善病消瘅热中：杨上善曰：“五脏柔脆，神亦柔脆，故脏柔脆。人血脉上行，转而为热，消肌肤，故病消瘅热中也。热中，胃中热故也。”

⑧和利难伤：孙鼎宜曰：“《荀子·荣辱》杨注‘利，益也’。五脏相和相益，故病难伤。”

⑨操持不一：杨上善曰：“心脏偏倾不一，神亦如之，故操持百端，竟无守司之恒。”

【语择】

心脏小的，则心气安定，外邪不能伤害，但易被内忧所伤；心脏大的，不致被内忧所伤，但易为外邪所伤。心脏的位置高，就会满于肺部，多烦闷，好忘事，很难用言语去开导他；心脏的位置低，则脏气不紧密，容易为寒邪所伤，又容易用言语去恐吓他。心脏坚实的，则所藏的神气安定，内守固密；心脏脆弱的，则多患消瘅热中的病。心脏的位置端正，则脏气和谐，外邪难以伤害；心脏的位置偏倾不正，则操持各种事物不能一致，是精神不能内守去约束啊！

肺小则❶少饮，不病喘喝❷①；肺大则多饮❸，善病胸痹喉痹❹逆气。肺高则上气②肩息❺咳③；肺下则居❻贲迫肺❼，善胁下痛。肺坚则不病咳❽上气；肺脆则苦病消瘅易伤❾。肺端正则和利难伤；肺偏倾则❿胸⓫偏痛④也。

【校】

❶肺小则：丹波元简曰：“以前后文例推之，‘肺小则’下，恐脱‘安’字。”

❷喝：《甲乙》卷一第五无此字。

❸则多饮：《千金》卷十七第一“则”下有“寒喘鸣”三字。《太素》卷六《五脏命分》无“多饮”二字。

❹喉痹：《甲乙》卷一第五无此二字。

❺肩息：《太素》卷六《五脏命分》“肩息”下有“欲”字。

❻ 居:《甲乙》卷一第五作"逼"。

❼ 贲迫肺:《太素》卷六《五脏命分》、《千金》卷十七第一并作"肝"。孙鼎宜曰:"按'贲'当作'膈',字误。心肺同居膈上,必不出膈。'肺'当作'心',字误。如是者,当病胸痛,以胸与胁相连,故著其善胁痛也。"

❽ 咳:《甲乙》卷一第五"咳"下有"逆"字。

❾ 苦病消瘅易伤:《太素》卷六《五脏命分》"苦"作"善"。《千金》卷十七第一作"易伤于热,喘息鼻衄"。《甲乙》校注同。

❿ 则:《千金》卷十七第一"则"下有"病"字。

⓫ 胸:《甲乙》卷一第五"胸"下有"胁"字。

【注】

①喘喝:杨上善曰:"喝喝,喘声。"

②上气:杨上善曰:"肺高则上迫缺盆,故上气。"

③肩息咳:杨上善曰:"喘息两肩并动,故曰肩息。又肺上迫,故数欲咳。"

④肺偏倾则胸偏痛:杨上善曰:"偏倾者,随偏所在,即偏处胸痛也。"

【语译】

肺脏小的,就饮水少,也不患喘喝的病;肺脏大的,就饮水多,容易患胸痹、喉痹、逆气等证。肺脏位置高的,就会气逆向上、肩息、咳嗽等证;肺脏位置低的,就会逼迫胸膈,多胁下痛。肺脏坚实的,就不会患咳嗽,气逆向上的病;肺脏脆弱的,就会患消瘅病,容易感受外邪。肺脏的位置端正,则肺气和利,外邪难以伤害;肺脏的位置偏倾不正,就会影响胸胁偏痛。

肝小则脏❶安,无胁下之病❷①;肝大则逼胃迫咽②,迫咽❸则苦❹膈中③,且胁下痛。肝高则上支贲④,切❺胁悗❻,为息贲;肝下则逼❼胃,胁下空,胁下空则易受邪。肝坚则脏安难伤;肝脆则善病消瘅易伤。肝端正则和利难伤;肝偏倾则胁下❽痛⑤也。

【校】

❶ 脏:《太素》卷六《五脏命分》、《甲乙》卷一第五并无"脏"字。

❷ 病:张注本作"痛"。

❸ 迫咽：统本、金陵本并不叠此“迫咽”二字。按:《千金》卷十一第一无“迫咽”二字，与统本同。

❹ 苦:《千金》卷十一第一作“善”。

❺ 切:《甲乙》卷一第五、《千金》卷十一第一并作“加”。按:“切”似应作“且”。“切”“且”声误。

❻ 悗:《甲乙》卷一第五、《千金》十一第一并作“下急”。

❼ 逼:《太素》卷六《五脏命分》作“安”。

❽ 胁下:《太素》卷六《五脏命分》、《甲乙》卷一第五、《千金》卷十一第一“胁下”下并有“偏”字。

【注】

①无胁下之病：肝居胁下，肝之脏气安定，故无胁下之病。

②肝大则逼胃迫咽：杨上善曰:“胃居肝下，咽在肝傍。肝大下逼于胃，傍迫于咽。”

③膈中：胸中隔塞不通。《释名・释形体》:“膈，塞也。”

④上支贲：杨上善曰:“贲，当膈。”

⑤肝偏倾则胁下痛：杨上善曰:“偏近一箱，则一箱空处偏痛也。”

【语译】

肝脏小的，则脏气安定，没有胁下作痛的病；肝脏大的，就会逼近胃部，上迫咽喉，胸中膈塞不通，并且胁下疼痛。肝脏位置高的，就会上支胸膈，并且胁下拘急，发为息贲的病；肝脏位置低的，则胃部安和，胁下空虚，因为空虚就容易感受外邪。肝脏坚实，则脏气安定，外邪难以伤害；肝脏脆弱，则多患消瘅，而易被外邪所伤。肝脏的位置端正，则肝气和利，不易为外邪伤害；肝脏的位置偏倾的，则胁下也会偏痛的。

脾小则脏❶安，难伤于邪也；脾大则苦❷凑眇而痛①，不能疾行。脾高则眇引季胁②而痛；脾下则下加于大肠③，下❸加于大肠则脏苦受邪❹。脾坚则脏安难伤；脾脆则善病消瘅易伤。脾端正则和利难伤；脾偏倾则善满❺善胀也。

【校】

❶ 脏:《太素》卷六《五脏命分》无此字。下“肾小”节,《太素》亦无

"脏"字，不再出。

❷ 苦:《太素》卷六《五脏命分》作"善"。

❸ 下:《太素》卷六《五脏命分》无此字。

❹ 脏苦受邪:《太素》卷六《五脏命分》作"脏外善受邪"。《甲乙》卷一第五"苦"作"易"。

❺ 善满:《太素》卷六《五脏命分》"满"作"瘛"。《甲乙》卷一第五"善满"作"瘛疭"。

【注】

①脾大则苦凑眇而痛：杨上善曰："眇，空处也。脾大凑向空眇而痛。"

②季胁：张介宾曰："季胁，小肋也。"

③脾下则下加于大肠：杨上善曰："脾下即是大肠，故脾下加出于脾脏所居之外，故喜受邪。"

【语译】

脾脏小的，则脏气安定，外邪难以伤害；脾脏大的，就会经常影响腋下胁上空软部分作痛，行路不能走得很快。脾脏的位置高，就在胁下空软处，会牵引季胁作痛；脾脏的位置低，就向下加于大肠之上，会常受邪气伤害。脾脏坚实的，则脏气安和，难被外邪所伤；脾脏脆弱的，就会患消瘅病，容易为外邪伤害。脾脏的位置端正，则脾气和利，不易为外邪伤害；脾脏的位置偏倾，就容易发生胀满的病。

肾小则脏安难伤；肾大则❶善病腰痛，不可以❷俯仰，易伤以邪。肾高则苦背膂痛❸，不可以俯仰❹；肾下则腰尻痛，不可以俯仰①，为狐疝②。肾坚则不病腰背❺痛；肾脆则善❻病消瘅易伤❼。肾端正则和利难伤；肾偏倾则苦腰尻❽痛也。凡此二十五变者，人之所❾苦常病❿③。

【校】

❶ 则:《千金》卷十九第一"则"下有"耳聋或鸣，汗出"六字。《甲乙》卷一第五校语引一本同。

❷ 可以:《千金》卷十九第一作"得"。

❸ 苦背膂痛:《千金》卷十九第一作"背急缀痛"。

❹ 不可以俯仰:《千金》卷十九第一作“耳脓血出，或生肉塞耳”。《甲乙》卷一第五校语引一本同。

❺ 背:《甲乙》卷一第五、《千金》卷十九第一并无此字。按：无“背”字是。《太素》杨注:“肾坚则腰不痛。”未出“背”字。似杨所据本，亦无“背”字。

❻ 善：胡本、熊本、周本、统本、金陵本、明本、藏本、日抄本并作“苦”。

❼ 易伤:《太素》卷六《五脏命分》、《千金》卷十九第一并无此二字。

❽ 尻:《太素》卷六《五脏命分》、《千金》卷十九第一“尻”下并有“偏”字。

❾ 人之所:“所”下脱“以”字，应据《甲乙》卷一第五补。

❿ 病：日刻本、马注本、张注本“病”下并有“也”字。

【注】

①肾下则腰尻痛不可以俯仰：杨上善曰:“肾下入于尻中，下迫膀胱，故尻痛不可俯仰。”

②狐疝:《金匮要略·趺蹶手指臂肿转筋阴狐疝蛔虫病脉证治第十九》:“阴狐疝气者，偏有小大，时时上下。”

③凡此二十五变者人之所苦常病：杨上善曰:“人之五脏，受之天分，有此二十五变者，不由人之失养之愆，故虽不离屏蔽，常喜有前病也。”

【语译】

肾脏小的，则脏气安定，外邪难以伤害；肾脏大的，则常患腰痛，不能够俯仰，并且容易为邪所伤。肾脏的位置高，就经常有脊背疼痛、耳出脓血等病；肾脏的位置低，就会腰尻部疼痛，不能前后俯仰，且有狐疝等病。肾脏坚实，就没有腰背痛的病；肾脏脆弱，就多病消瘅，容易为邪气所伤。肾脏的位置端正，则肾气和利，不易为外邪伤害；肾脏的位置偏倾，就会经常发生腰尻偏痛。总之，这五脏的大小、高低、坚脆、端正与偏倾等二十五种变化，就是人体所以经常发生各种疾病的原因。

黄帝曰：何以知其然也？岐伯曰：赤色小理[①]者心小，粗理者心大。无髃骬[❶][②]者心高，髃骬小短举者[③]心下。髃骬长者心

下❷坚，髑骬弱小❸以薄者心脆。髑骬直下不举者[4]心端正，髑骬倚❹[5]一方者心偏倾也。

【校】

❶骬：《太素》卷六《五脏命分》、《甲乙》卷一第五并作“骭”。按：“骭”即“骬”之正字。

❷下：《太素》卷六《五脏命分》、《甲乙》卷一第五、《千金》卷十三第一并无此字。

❸小：《太素》卷六《五脏命分》、《千金》卷十三第一并无此字。

❹倚：《千金》卷十三第一作“向”。《甲乙》卷一第五无“倚”字。而校语云：“一作面。”按：“面”疑为“向”字之误。

【注】

①小理：杨上善曰：“理者，肉之文理。”张志聪曰：“小理者，肌肉之文理细密。”

②髑骬（héyú曷于）：胸骨剑突。杨上善曰：“髑骭，胸前蔽骨，蔽心神也。其心上入肺中，不须蔽骨，故心高以无蔽骨为候也。”

③短举者：孙鼎宜曰：“举者，俗谓之鸡胸。”

④髑骬直下不举者：谓剑突直下不偏，又不向外突起。

⑤倚：偏也。《荀子·解蔽》杨注：“倚，偏倚也。”

【语译】

黄帝说：怎样可以知道五脏的大小、高低、坚脆、端正与偏倾的情况呢？岐伯说：皮肤现红色，纹理细密的，心脏就小；纹理粗疏的，心脏就大。看不见胸骨剑突的，心脏的位置就高；胸骨剑突小、短而鸡胸的，心脏的位置就低。胸骨剑突长的，心脏就坚实；胸骨剑突弱小而较薄的，心脏就脆弱。胸骨剑突直下而不突起的，心脏就端正；胸骨剑突偏在一面的，心脏就偏倾不正。

白色小理者肺小，粗理者肺大。巨肩反膺陷喉[1]者肺高，合腋❶张胁[2]者肺下。好肩背厚者肺坚，肩背薄者肺脆。背膺厚者❷肺端正，胁❸偏疏❹[3]者肺偏倾也。

【校】

❶ 腋:《太素》卷六《五脏命分》作“掖”。按:“腋”“掖”通用，见《礼记·深长》郑注、释文。

❷ 背膺厚者:《太素》卷六《五脏命分》作“好肩膺者”。《千金》卷十七第一“背”作“肩”“厚”作“好”。

❸ 胁:《甲乙》卷一第五、《千金》卷十七第一并作“膺”。

❹ 疏:《甲乙》卷一第五作“竦”。校语云:“一作欹。”按:《千金》亦作“欹”。

【注】

①反膺陷喉：张介宾曰:“胸前两旁为膺。胸突而向外者，是为反膺。肩高胸突，其喉必缩，是为陷喉。”

②合腋张胁：张介宾曰:“合腋张胁者，腋敛胁开也。”

③胁偏疏：按：应据校文改作“膺偏欹”。盖膺欹斜而肺亦因之不正。于“胁”似无关也。

【语译】

皮肤现白色，纹理细密的，肺脏就小；纹理粗疏的，肺脏就大。两肩高大，胸部向外突出，而咽喉内陷的，肺脏的位置就高；两腋收敛，两胁部开张的，肺脏的位置就低。胸背部宽厚的，肺脏就坚实；肩背部薄弱的，肺脏就脆弱。背部及胸膺宽厚的，肺脏就端正；胸部偏斜的，肺就偏倾不正。

青色小理者肝小，粗理者肝大。广胸❶反骹[①]者肝高，合胁兔❷骹者肝下。胸胁好者❸肝坚，胁骨弱者肝脆。膺❹腹好相得[②]者肝端正，胁骨偏举者肝偏倾也。

【校】

❶ 胸:《千金》卷十一第一作“胁”。

❷ 兔:《太素》卷六《五脏命分》作“菟”。《甲乙》卷一第五作“脆”。《千金》卷十一第一作“危”。按:“兔”“菟”通，见《尔雅·释器》释文。“兔骹”谓胸胁交分处之扁骨，伏藏不见如兔者。作“脆”作“危”均误。

❸ 胸胁好者:《千金》卷十一第一作“胁坚骨者”。

❹ 膺:《甲乙》卷一第五“膺”下有“胁”字。

【注】

①反骹（qiāo 敲）:《广雅·释器》:“骹，骨也。”反骹，指胁骨隆起也。

②相得：按:《礼记·王制》郑注:“得，犹足也。”“足”谓无缺失，其证见于《荀子·礼论》杨注。引申有称合之义，“膺胁相称”与下“胁骨偏举”相对。

【语译】

皮肤现青色，纹理细密的，肝脏就小；纹理粗疏的，肝脏就大。胸部宽阔，胁骨隆起的，肝脏的位置就高；胁部狭窄，胸胁交分之处的扁骨隐伏的，肝脏的位置就低。胸胁健美的，肝脏就坚实；胁骨柔软的，肝脏就脆弱。胸腹好，两相称合的，肝脏就端正；胁骨偏斜而高起的，肝脏就偏倾不正。

黄色小理者脾小，粗理者脾大。揭❶唇[①]者脾高，唇下纵❷者脾下。唇坚者脾坚，唇大而不坚者脾脆。唇上下好者脾端正，唇偏举者脾偏倾也。

【校】

❶ 揭:《千金》卷十五上第一“揭”下有“耸”字。

❷ 下纵:《千金》卷十五上第一作“垂而大不坚”。

【注】

①揭唇：杨上善曰:“揭，举也。”张介宾曰:“脾气通于口，其荣在唇，故脾之善恶，体于唇而可知也。”

【语译】

皮肤现黄色，纹理细密的，脾脏就小；纹理粗疏的，脾脏就大。嘴唇向上翻的，脾脏的位置就高；嘴唇向下纵垂的，脾脏的位置就低。嘴唇坚实的，脾脏就坚实；嘴唇大而不坚实的，脾脏就脆弱。嘴唇上下均匀的，脾脏就端正；嘴唇偏耸的，脾脏就偏倾不正。

黑色小理者肾小，粗理者肾大。高耳❶者肾高，耳后陷

者肾下。耳坚者肾坚，耳薄不坚❷者肾脆。耳好前居牙车[①]者肾端正，耳偏高[②]者肾偏倾也。凡此诸变者，持则安，减则病[③]也。

【校】

❶ 高耳：二字误倒，应据《千金》卷十九第一乙作“耳高”。与下“耳后陷”相对。

❷ 不坚:《千金》卷十九第一无此二字。

【注】

①牙车：又称颊车，即下颌角处。

②耳偏高：杨上善曰：“一箱独高为偏。”

③持则安减则病：张介宾曰：“凡以上诸变，使能因其偏而善为持守，则可获安；若少有损减，则不免于病矣。”

【语译】

皮肤现黑色，纹理细密的，肾脏就小；纹理粗疏的，肾脏就大。两耳高的，肾脏的位置就高；两耳向后陷下的，肾脏的位置就低。耳朵皮肉坚实的，肾脏就坚实；耳薄而皮肉不坚实的，肾脏就脆弱。两耳皮肉丰厚，位于两侧颊车之前的，肾脏就端正；两耳一边偏高的，肾脏就偏倾不正。所有以上五变的现象，倘能因其不同情况，善为持守，就仍然能够安好，如不善调理，有所伤损，那就会发生疾病了。

帝曰：善。然非余之所问也。愿闻人之有不可病者，至[①]尽天寿，虽有深忧大恐，怵惕[②]之志❶，犹不能减❷也，甚寒大热，不能伤也；其有不离屏蔽室内，又无怵惕之恐，然不免于病者，何也？愿闻其故❸。岐伯曰：五脏六腑，邪之舍也[③]，请言其故❹。五脏皆小者，少病，苦燋❺心，大❻愁忧；五脏皆大者，缓于事，难使以❼忧。五脏皆高者，好高举措[④]；五脏皆下者，好出人下[⑤]。五脏皆坚者，无病，五脏皆脆者，不离于病。五脏皆端正者，和利得人[⑥]心❽；五脏皆偏倾者，邪心而善❾盗，不可以❿为人[7]，平⓫反复言语也[8]。

【校】

❶志：熊本作“至”。按：作“至”是。本句承上“深忧大恐”言，“至”是表态词。

❷减：《太素》卷六《五脏命分》、《甲乙》卷一第五并作“感”。按：《广雅·释诂二》：“感，愓也。”（愓为伤之本字）“不能感”与下“不能伤”文异义同。

❸愿闻其故：《甲乙》卷一第五无此四字。

❹请言其故：《甲乙》卷一第五无此四字。

❺燋：《太素》卷六《五脏命分》、《甲乙》卷一第五并作“焦”。

❻大：《太素》卷六《五脏命分》无此字。

❼以：《太素》卷六《五脏命分》无此字。

❽心：《太素》卷六《五脏命分》无此字。

❾善：《太素》卷六《五脏命分》作“喜”。

❿以：《甲乙》卷一第五无此字。

⓫平：《甲乙》卷一第五作“卒”。丹波元简曰：“作‘卒’为是。”

【注】

①至：达到。《礼记·乐记》：“至犹达也。”

②怵惕：《广雅·释训》：“怵惕，恐惧也。”

③邪之舍也：杨上善曰：“五脏六腑坚端正者，和利得人，则道之宅也；脏腑脆而偏倾，则邪气舍也。”

④举措：举动措置。杨上善曰：“措，置也。”

⑤好出人下：杨上善曰：“意志卑弱。”

⑥和利得人：杨上善曰：“和谓神性和柔。利谓薄于名利，并为人所附也。”

⑦不可以为人：按：此与上“和利得人”相对，无须深解。

⑧平反复言语也：按：“平”应依《甲乙》作“卒”。《诗·渐渐之石》毛传：“卒，竟也。”竟言语反复，所以不可为人。

【语译】

黄帝说：讲得好。但这些不是我要问的，我希望听听有的人总没有病，达到能享天寿的愿望，虽然遭遇了深忧大恐，情绪上极坏，还是不能损伤他，酷寒炎暑，也不能影响他的健康；又有的人，不离开屏风室内，也没有深忧大恐的刺激，可是免不了患病，这是什么道理？希望讲清楚其中的缘故。岐伯说：五脏六腑是外邪留止的地方。五脏都小的，生病就少，但经常要劳心焦虑，免不了愁忧；五脏都大的，做事缓慢，很难使他愁忧。五脏的位置都高，举动措置，好高而不切乎实际；五脏的位置都低，意志卑弱，情愿居于人下。五脏都坚实的，不会生病；五脏都脆弱的，离不开病。五脏的位置都端正的，性情和顺而得人亲近；五脏的位置都偏倾的，存心不正而贪图盗窃，无做人条件，他的言语竟反复无常。

黄帝曰：愿闻六腑之应。岐伯答曰：肺合大肠①，大肠者，皮其应❶。心合小肠，小肠者，脉其应❶。肝合胆，胆者，筋其应❶。脾合胃，胃者，肉其应❶。肾合三焦膀胱②，三焦膀胱者，腠理毫❷毛其应❶。

【校】

❶ 其应：《太素》卷六《脏腑应候》“其应”下有“也”字。

❷ 毫：《太素》卷六《脏腑应候》作“豪”。按：“毫”“豪”相通，见《尔雅·释器》释文。

【注】

①肺合大肠：张介宾曰：“肺本合皮，而大肠亦应之。心本合脉，而小肠亦应之。胆胃皆然，故表里之气相同也。”

②肾合三焦膀胱：张介宾曰：“肾本合骨，而此云三焦膀胱者，腠理毫毛其应，何也？如《五癃津液别》篇曰‘三焦出气，以温肌肉充皮毛’。此其所以应腠理毫毛也。”

【语译】

黄帝说：希望听一下六腑在人体的察验情况。岐伯回答说：肺与大肠表里配合，大肠怎样？以皮肤来察验。心与小肠表里配合，小肠怎样？以血脉来察验。肝与胆表里配合，胆怎样？以筋来察验。脾与胃表里配合，胃怎样？以肉来察验。肾与三焦膀胱表里配合，三焦膀胱怎样？以毫毛腠理来察验。

黄帝曰：应[①]之奈何？岐伯曰：肺应皮。皮厚者大肠厚[②]，皮薄者大肠薄。皮缓腹裹❶[③]大者大肠大❷而长，皮急者大肠急而短。皮滑者大肠直[④]，皮肉不相离[⑤]者大肠结[⑥]。

【校】

❶ 裹：《太素》卷六《脏腑应候》作“果”。《千金》卷十八第一作“裹”。按：“裹”与“果”同。“果”乃“裹”之简写。

❷ 大：《甲乙》卷一第五、《千金》卷十八第一并作“缓”。按：作“缓”是，与下“急”字对文。

【注】

①应：杨上善曰：“应，候也。”

②肺应皮皮厚者大肠厚：杨上善曰：“肺以皮为候，肺合大肠，故以其皮候大肠也。”

③腹裹：指肚囊。

④直：孙鼎宜曰：“直读曰膱。膱亦滑也。《考工记·亏人》注‘膱，亦黏也’。疏，今人发有膏者谓之膱。”

⑤离（lì 立）：靠近，贴切。《广韵·十二霁》引《汉书》云：“离，附离著也。”

⑥结：杨上善曰：“结，纡屈多。”孙鼎宜曰：“结者，不滑之意。”

【语译】

黄帝说：怎样察验呢？岐伯说：察验肺，是看皮肤。肺与大肠相表里，那么皮肤厚的，大肠就厚；皮肤薄的，大肠就薄。皮肤松，肚囊大的，大肠就缓纵而长；皮肤紧，大肠就紧而短。皮肤滑润的，大肠就滑利；皮肉不相贴切的，大肠就不滑利。

心应脉❶[①]。皮厚者脉厚，脉厚者小肠厚；皮薄者脉薄，脉薄者小肠薄。皮缓者脉缓，脉缓者小肠大而长；皮薄而脉冲小[②]者，小肠小而短。诸阳经脉皆多纡屈者[③]，小肠结。

【校】

❶ 脉：《千金》卷十四第一作“皮”。

【注】

①心应脉：杨上善曰："心合于脉，脉在皮中，故得以皮候脉，脉候小肠也。"张介宾曰："心与小肠为表里，心应脉，故小肠腑状，亦可因脉而知也。然脉行皮肉之中，何以知其厚薄？但察其皮肉，即可知也。"

②冲小：虚小。杨上善曰："冲，虚也，脉虚小也。"

③诸阳经脉皆多纡屈者：杨上善曰："诸阳脉，六阳经也。小肠之脉，太阳也。太阳与诸阳为长，故诸阳经纡屈多者，则知小肠亦纡屈也。纡屈，即名为结也。阳经在于肤不见，候其阳络，即经可知矣。"

【语译】

察验心，是看血脉。心与小肠相表里，脉在皮中，那么皮肤厚的，血脉就厚，血脉厚的，小肠就厚；皮肤薄的，血脉就薄，血脉薄的，小肠就薄。皮肤弛缓的，血脉就弛缓，血脉弛缓的，小肠的形状就大而且长；皮肤薄而血脉虚少的，小肠的形状就小而且短。各条阳经脉络显现有纡屈现象的，就可知小肠之气也会有所郁结的。

脾应肉。肉䐃①坚大者胃厚，肉䐃么②者胃薄。肉䐃小而么者胃不坚；肉䐃不称❶身者③胃下，胃❷下者下管约不利❸④。肉䐃不坚者胃缓，肉䐃无小裹❹累者⑤胃急。肉䐃多少❺裹累者胃结⑥，胃结者上管❻⑦约不利也。

【校】

❶不称：《太素》卷六《脏腑应候》、《甲乙》卷一第五、《千金》卷十六第一"不称"下有"其"字。

❷胃：《太素》卷六《脏腑应候》无此字。

❸下管约不利：《甲乙》卷一第五校语云："《太素》作下脘未约。"

❹裹：《太素》卷六《脏腑应候》作"果"。

❺少：《太素》卷六《脏腑应候》作"小"。按：作"小"是。上曰"无小裹累"，此曰"多小裹累"文正相对。作"少"则不合矣。

❻上管：《太素》卷六《脏腑应候》"上管"上有"胃"字。

【注】

①肉䐃：王冰曰："䐃者，肉之标。"杨上善曰："脾以合胃，故以肉䐃候于

胃也。”

②么：慧琳《音义》卷四十六引《通俗文》：“细小曰么。”

③肉䐃不称身者：杨上善曰：“谓䐃颗累与身大小不相称也。”

④下管约不利：下管，指胃之下脘幽门。约，拘束。杨上善曰：“胃下逼于下管，故便溲不利。”

⑤肉䐃无小裹累者：裹，《太素》作“果”。杨上善曰：“果音颗。谓肉䐃无小颗段连累。”

⑥胃结：胃气郁结不舒。

⑦上管：指胃之上脘贲门部。

【语译】

察验脾，是看肉䐃。脾与胃相表里，脾主肉，那么肉䐃坚大的，胃壁的肌肉就厚；肉䐃薄小的，胃壁的肌肉就薄。肉䐃小而且薄的，胃就不坚实；肉䐃与身体不相称的，胃就会下垂，下垂则胃的下口受到拘束，就会使二便不利。肉䐃不坚实的，则胃气弛缓；肉䐃上没有小的颗粒累累，则胃气急促，肉䐃上现出很多小的颗粒，则胃气郁结，这样，则胃的上口受到拘束，就会使饮食有所困难。

肝应爪❶。爪厚色黄者胆厚①，爪薄色红❷者胆薄。爪坚色青❷者胆急，爪濡❸②色赤❷者胆缓。爪直色白❷无约❹者胆直，爪恶③色黑❷多纹❺者胆结也。

【校】

❶爪：《甲乙》卷一第五、《千金》卷十二第一并作“筋”。

❷色红：《太素》卷六《脏腑应候》无此二字。下“色青”“色赤”“色白”“色黑”并无。

❸濡：《千金》卷十二第一作“耎”。

❹无约：“约”为“纹”之误字。“无纹”与下“多纹”相对。

❺纹：《甲乙》卷一第五作“文”。按：《太素》《千金》“纹”并作“败”。

【校】

①爪厚色黄者胆厚：杨上善曰：“肝以合胆，胆以应筋，爪为筋余，故以爪候胆也。”

②濡：柔润。慧琳《音义》卷三十一："濡，润泽也。"

③爪恶：爪甲畸形。

【语译】

察验肝，是看爪甲。肝与胆相表里，肝主筋，爪甲是筋之余，那么爪甲厚的，胆囊就厚；爪甲薄的，胆囊就薄。爪甲坚硬的，胆气就急；爪甲柔润的，胆气就和缓。爪甲平直无纹的，胆气直爽；爪甲畸形而多纹的，胆气就郁结不舒。

肾应骨。密理厚皮者三焦膀胱厚[①]，粗理薄皮者三焦膀胱薄。疏腠理者❶三焦膀胱缓，皮急❷[②]而无毫毛者三焦膀胱急。毫毛美而粗者三焦膀胱直，稀❸毫毛者三焦膀胱结也。黄帝曰：厚薄美恶皆有❹形，愿闻其所病。岐伯答曰：视❺其❻外应，以知其内脏，则知❼所病矣[③]。

【校】

❶疏腠理者：《太素》卷六《脏腑应候》、《甲乙》卷一第五、《千金》卷二十第一并作"腠理疏者"。

❷皮急：《太素》卷六《脏腑应候》、《千金》卷二十第一并作"急皮"。

❸稀：《太素》卷六《脏腑应候》作"希"。按："稀""希"二字相通，见《文选·鲍明远咏史诗》善注。

❹皆有：《甲乙》卷一第五"皆有"下有"其"字。

❺视：《太素》卷六《脏腑应候》"视"上有"各"字。

❻其：《太素》卷六《脏腑应候》"其"下有"所"字。

❼知：《太素》卷六《脏腑应候》"知"下有"其"字。

【注】

①三焦膀胱厚：杨上善曰："肾以应骨，骨应三焦膀胱。三焦之气，如沤沟渎与膀胱水府是同，故为一腑也。"倪冲之曰："太阳之气主皮毛，三焦之气通腠理，是以视皮肤腠理之厚薄，则内应于三焦膀胱矣。"

②皮急：皮肤紧绷。《礼记·曲礼上》郑注："急犹坚也。"倪冲之曰："津液随三焦之气，以温肌肉，充皮肤。三焦者，少阳之气也。本经云'熏肤充身泽毛，是谓气'。是以皮毛皆应于三焦膀胱。"

③则知所病矣：张介宾曰："外形既明，内脏可察，病亦因而可知矣。所谓病者，如上文二十五变之类皆是也。"

【语译】

察验肾，是看骨。肾主骨，内与三焦膀胱相应。纹理密，皮肤厚，则三焦膀胱厚；纹理粗，皮肤薄，则三焦膀胱薄。腠理稀疏的，则三焦膀胱之气就和缓；皮肤紧绷，而无毫毛的，则三焦膀胱之气就紧促。毫毛美好而粗的，则三焦膀胱之气就条达；毫毛稀少的，则三焦膀胱之气就郁结不舒了。黄帝说：脏腑的厚薄美恶，既然都有形状，希望再听一下它所以会发生病。岐伯回答说：观察它在外的相应情况，可以测知它的内脏变化，从而也就知道它所发生疾病。

禁服第四十八

本篇说明针灸治病，其理极为深奥。但首先要熟悉经脉的理论。所谓“凡刺之理，经脉为始”，就是对后人殷切的教导。尤其是本篇不仅介绍了针灸治疗原则，同时对寸口人迎脉的诊断价值和意义，也给我们以极大的启发。

雷公问于黄帝曰：细子①得❶受业，通于九针六十篇②，旦暮勤服③之，近者编绝④，久者简垢❷⑤，然尚讽诵弗置⑥，未尽解于意矣。外揣❸言浑束为一⑦，未知❹所谓也。夫大则无外，小则无内⑧，大小无极，高下无度⑨，束之奈何？士之才力，或有厚薄，智虑褊❺浅⑩，不能博大深奥，自强⑪于学❻若细子，细子恐其散于后世，绝于子孙，敢问约之奈何⑫？黄帝曰：善乎哉问也！此先师之所禁⑬，坐私传之也⑭，割臂歃血⑮之❼盟也，子若欲得之，何不斋⑯乎。

【校】

❶ 得：《太素》卷十四《人迎脉口诊》“得”下有“之”字。

❷ 近者编绝久者简垢：《太素》卷十四《人迎脉口诊》“久”作“远”。按：“近”与“久”上下误倒，应作“久者编绝，近者简垢”。杨注：“其简之书，远年者，编有断绝，其近年者，简生尘垢。”是杨所据本犹不误。

❸ 揣：周本此下有“其”字。

❹ 未知：《太素》卷十四《人迎脉口诊》、《甲乙》卷四第一上“未知”下并有“其”字。

❺ 褊：熊本作“偏”。

❻ 于学:《太素》卷十四《人迎脉口诊》“于学”下有“未”字。

❼ 之:《太素》卷十四《人迎脉口诊》作“为”。

【注】

①细子：犹云小子，雷公自谦之词。

②六十篇：杨上善曰：南方来者，九针之道，有六十篇。”张介宾曰：“六十篇，古经数也，今失其传。”

③服：犹“习”也。见《礼记·孔子闲居》郑注。

④编绝：连贯竹简所用之青丝，由于年久朽断。《说文·系部》：“编，次简也。”段注：“以丝次第竹简而排列之曰编。”

⑤简垢：竹简上蒙尘不洁。《说文·土部》：“垢，浊也。”张舜徽《约注》：“垢，引申为不洁之通名。”

⑥置：放弃。《华严音义》上引《广雅》：“置，舍也。”

⑦浑束为一：杨上善曰：“浑，合也。束，总要也。”浑束为一，是谓将许多问题，综括其要，成为一个总的问题。

⑧大则无外小则无内：杨上善曰：“经脉之气，合天地之数，与道通洞，包裹六合，故大无外也；气贯毫微，则小无内也。”

⑨大小无极高下无度：杨上善曰：“无形不可以大小极，不可以高下测，故以总为一者，殊不可知也。”

⑩褊浅：无知。《楚辞·九辩》王注：“褊浅，姿质鄙钝，寡所知也。”

⑪强：按：“强”与“彊”同。《淮南子·修务训》高注：“彊，勉也。”

⑫敢问约之奈何：杨上善曰：“敢问其要，传之不朽也。”

⑬此先师之所禁：禁，禁戒。杨上善曰：“非其人不可授道，故须禁之。”

⑭坐私传之也：按：《一切经音义》卷二引《仓颉篇》：“坐，罪也。”所禁与坐私传，意义一贯。是谓慎于传授，否则罪也。

⑮歃血：谓盟者以血涂口旁。

⑯斋：斋戒，沐浴更衣，暂禁一切嗜欲。王冰曰：“洗心曰斋。”

【语译】

雷公问黄帝说：我得从你受业，明白了《九针》六十篇，早晚奋勉学习，那年代较远的，经久翻阅，有的编索已断；那年代较近的，经久翻阅，有的竹简污损，但我还是诵读而没有舍弃。不过仍然不能全面地了解其中的意义，特别是《外揣》篇里所说的“浑束为一”这句话，不知是指什么讲的。由于九针的道理，大到在外的一切，已经没有比它包罗更大的，小到在内的一切，已经没有比它蕴藏更小的，大小达到了无极的顶点，高下也进入莫测的境地，把它归纳为一个总的纲领，应怎么办呢？况且人的才力，有深有浅，有的智识偏浅，不能博大深奥，又不能像我一样努力学习。我恐怕这九针学术，到了后世就会散失，子孙后辈也就很难学到了，请问把它精简了，应怎样呢？黄帝说：你问得很好啊！这是先师所再三告诫，而私传就要有罪的，它甚至要经过割臂歃血盟誓，才能传授。你若打算得到真传，为什么不斋戒，以表示诚意呢？

雷公再拜而起曰：请闻命于是也❶。乃斋宿①三日而请曰：敢问今日正阳②，细子愿以受盟。黄帝乃与俱入斋室❷，割臂歃血。黄帝亲❸祝曰：今日正阳，歃血传方，有❹敢背此言者，反❺受其殃。雷公再拜曰：细子受之。黄帝乃左握其手，右授之书，曰：慎之慎之，吾为子言之。

【校】

❶请闻命于是也：《太素》卷十四《人迎脉口诊》作“也于是”。“于是”二字属下读。

❷室：张注本作“堂”。

❸亲：《太素》卷十四《人迎脉口诊》无此字。

❹有：《太素》卷十四《人迎脉口诊》无此字。

❺反：《太素》卷十四《人迎脉口诊》作“必”。

【注】

①斋宿：俞曲园曰：“宿读曰肃，斋宿即斋肃。”按：斋肃，严敬之意。

②正阳：丹波元简曰：“正阳，正午也。”

【语译】

雷公一再的礼拜之后，立起来说：我希望听到教诲。于是就斋肃了三日，又请求说：敢问在今日正午，我希望能行受教的盟誓。黄帝就和他一同进入斋堂，割臂出血，把血涂在口旁，黄帝祝告着说：在今日正午，歃血传授了针治方法，有敢违背这一盟言的，必定受到祸殃。雷公再拜着说：我敬谨接受。黄帝就用左手握着他的手，右手授给他书说：

慎重啊！慎重啊！吾为你再讲一下吧。

凡刺之理，经脉为始①，营其所行，知其度量②，内刺❶五脏③，外刺❷六腑④，审察卫气，为百病母⑤，调其❸虚实，虚实乃止❹，泻其血络⑥，血❺尽不殆矣。雷公曰：此皆细子之所以通，未知其所约⑦也。

【校】

❶ 刺:《太素》卷十四《人迎脉口》作“次”。

❷ 外刺:《太素》卷十四《人迎脉口》作“别其”。

❸ 其：黄校本作“诸”。

❹ 虚实乃止:《太素》卷十四《人迎脉口》无“虚实”二字。“乃止”属下读。

❺ 血:《太素》卷十四《人迎脉口》“血”下有“络”字。

【注】

①经脉为始：杨上善曰：“人之十二经脉，奇经八脉，十五络脉，经络于身，营卫阴阳，气之经隧，生之夭寿，莫不由之，故为始也。”

②营其所行知其度量：杨上善曰：“刺之理者，必须经营循十二经诸络脉等所行之气，并知脉之长短度量也。”《广雅·释诂一》:“营，度也。”

③内刺五脏：杨上善曰：“从于脏腑流出，经脉行身外，故脏腑称内。知内之道，先次五脏，内中之阴。”

④外刺六腑：杨上善曰：“次别六腑，内中之阳也。”

⑤审察卫气为百病母：张介宾曰：“卫气者，阳气也，卫外而为固也。阳气不固，则卫气失常，而邪从卫入，乃生疾病，故为百病母。”

⑥虚实乃止泻其血络：“虚实”二字蒙上误衍，应据《太素》删。本句是谓辨别虚实后，如实者，就只泻其血络出血。

⑦约：杨上善曰：“约，节量也。”

【语译】

大凡针刺之理，首先是精研经脉，测量它的循行通路，了解它的长短大小。在治病时，针刺五脏，分别六腑，审察卫气，因为它是百病之所由生。另外调和虚实，如属实的，就泻它的血络出血，血络里的瘀血出尽，病情就没有危险了。雷公说：这些道理，都是我早已通晓的，就不知道怎样把它归纳起来。

黄帝曰：夫约方①者，犹约囊②也，囊❶满而❷弗约，则输泄，方成弗约，则神与弗❸俱③。雷公曰：愿为下材④者，勿❹满而约之。黄帝曰：未满而知约之以⑤为工，不可以⑤为❺天下师。

【校】

❶ 囊：统本、金陵本并无此字。

❷ 而：《太素》卷十四《人迎脉口诊》无此字。按：无“而”字是。“囊满弗约”与下“方成弗约”相对成文。

❸ 与弗：《太素》卷十四《人迎脉口诊》作“弗与”。

❹ 勿：周本、日刻本、张注本并作“弗”。

❺ 以为：《太素》卷十四《人迎脉口诊》“以”下无“为”字。按：“以”字衍，此沿上文“以为”致误。

【注】

①约方：指针灸取穴，精确有法，而非杂乱无章，是谓约方。《后汉书·郎顗传》贤注：“方，法也。”

②约囊：杨上善曰：“方以诊气，囊以盛气，故得比之。”张志聪曰：“约囊者，谓气与血合，犹气在橐籥之中。

③神与弗俱：神，指神妙。“与弗”应据《太素》乙作“弗与”。神弗与俱，是说神妙之用与针刺之法不能共起变化作用。

④下材：低下之才。古材、才互用。

⑤以：犹“谓”也，见《经传释词》。

【语译】

黄帝说：所谓约方，就像把一个袋口束缚起来一样，装满的袋子，没有把袋口扎紧，就会把囊内的东西漏泄外面；许多方法没有归纳起来，就不能出神入化，在运用上，达不到神妙的境地。雷公说：那甘愿作低下的人，还没有达到精博的地步，就定出简约的方法了。黄帝说：未达到精博的地步，就归纳出简约的方法，只可说他是个好的医生，不可说他是天下人的师表。

雷公曰：愿闻为工。黄帝曰：寸口主中❶①，人迎主外②，两者相应，俱往俱来③，若引绳大小齐等④。春夏人迎微大，秋冬寸口微大⑤，如是❷者名曰平⑥人❸。

【校】

❶ 中：《甲乙》卷四第一上作“内”。按：《素问·至真要大论》新校正引《甲乙》作“中”，与本篇合。

❷ 如是：《素问·至真要大论》新校正引《甲乙》无此二字。“者”字属上读。

❸ 名曰平人：《素问·至真要大论》新校正引《甲乙》作“故名曰平也”。

【注】

①寸口主中：杨上善曰：“夫言口者，通气者也。寸口通于手太阴气，故曰寸口。气行之处，亦曰气口，寸口气口，更无异也。中谓五脏，脏为阴也。五脏之气，循手太阴脉，见于寸口，故寸口脉，主于中也。”

②人迎主外：杨上善曰：“结喉两箱足阳明脉，迎五脏六腑之气，以养于人，故曰人迎。人迎胃脉，六腑之长，动在于外，候之知内，故曰主外。寸口居下，在于两手，以为阴也；人迎在上，居喉两旁，以为阳也。”

③俱往俱来：杨上善曰：“寸口人迎，两者上下，阴阳虽异，同为一气，出则二脉俱往，入则二脉俱来。”

④若引绳大小齐等：杨上善曰：“二人共引一绳，彼牵而去，其绳并去；此引而来，其绳并来。寸口人迎，因呼吸牵脉往来，其动是同，故曰齐等也。”

⑤春夏人迎微大秋冬寸口微大：张介宾曰：“人迎主阳，故必于春夏微大；寸口主阴，故必于秋冬微大。”

⑥平：杨上善曰：“平者，和气无病者也。”

【语译】

雷公说：希望听一下做个好医生应怎样。黄帝说：高明的医生，在切脉时，着重于测候寸口和人迎的脉象。寸口主在内的五脏之阴，人迎主在外的六腑之阳，两者内外相应，往来不息，好像引绳用劲大小均匀。春夏属阳，人迎脉搏动微大；秋冬属阴，寸口脉搏动微大，像这样的脉象，叫作无病的人。

人迎大一倍于寸口，病在足❶少阳①，一倍而躁，在手少阳❷。人迎二倍，病在足❶太阳②，二倍而躁，病在手太阳❷。人迎三倍，病在足❶阳明③，三倍而躁，病在手阳明❷。盛则为热④，虚则为寒⑤，紧则为痛痹⑥，代则乍甚乍间⑦。盛则泻之⑧，虚则补之⑨，紧痛❸则取之分肉，代则取❹血络且❺饮药⑩，陷下❻则❼灸之⑪，不盛不虚，以经取之⑫，名曰经刺。人迎四倍⑬者，且大且数，名曰溢阳，溢阳为❽外格，死不治。必审按其本末⑭，察其寒热，以验其脏腑之病。

【校】

❶足：《太素》卷十四《人迎脉口诊》、《甲乙》卷四第一上并无“足”字。下同。

❷一倍而躁在手少阳　二倍而躁病在手太阳　三倍而躁病在手阳明：《太素》卷十四《人迎脉口诊》、《甲乙》卷四第一上并无。疑后人依本书《终始》篇增衍。

❸紧痛：《甲乙》卷四第一上“紧”下无“痛”字。按：以下“代则”句律之，《甲乙》是。

❹取：《甲乙》卷四第一上“取”下有“之”字。

❺且：胡本、熊本、周本、统本、金陵本、明本、藏本、日抄本并作“具”。

❻陷下：《甲乙》卷四第一上“陷下”下有“者”字。

❼则：《甲乙》卷四第一上“则”下有“从而”二字。

❽溢阳溢阳为：《太素》卷十四《人迎脉口诊》、《甲乙》卷四第一上并无此五字。

【注】

①人迎大一倍于寸口病在足少阳：杨上善曰：“春夏之时，人迎之动，微大寸口，以为平好。人迎之脉渐大，小半大半，至于一倍，即知少阳有病。少阳盛气未大，故得过阴一倍，名曰少阳之病，致使人迎之脉一倍大于寸口。”

②人迎二倍病在足太阳：杨上善曰：“少阳病气渐盛，过于阴气二倍，名曰

太阳之病。”

③人迎三倍病在足阳明：杨上善曰：“太阳病气渐盛，过于阴气三倍，名曰阳明之病。”

④盛则为热：杨上善曰：“阳气内盛为热，故人迎脉盛也。”

⑤虚则为寒：杨上善曰：“阳气内虚，阴乘为寒，故人迎脉虚也。”

⑥紧则为痛痹：杨上善曰：“其气动紧似急也，此肌肉之间有寒温气，故为痛痹也。”

⑦代则乍甚乍间（jiàn 见）：滑寿曰：“代，更代也，动而中止，不能自还，因而复动，由是复止，寻之良久，乃复强起为代。”张志聪曰：“代则乍甚乍间，乍痛乍止者，病在血气之交，或在气，或在脉，有交相更代之义，故脉代也。”

⑧盛则泻之：杨上善曰：“人迎一盛者，泻于少阳，二盛泻于太阳，三盛泻于阳明也。”

⑨虚则补之：杨上善曰：“人迎虚者，人迎小于寸口也。小于寸口一倍，补于少阳，二倍补于太阳，三倍补于阳明也。”

⑩且饮药：张志聪曰：“且饮药者，助其血脉脏腑，勿使病从络脉而入于经脉，从经脉而入于脏腑也。”

⑪陷下则灸之：杨上善曰：“谓其诸脉血气不满，陷下不见，是中寒，故须灸之。”

⑫以经取之：孙鼎宜曰：“按经犹常也，刺法不一，各取其所当用者，谓之常也。”

⑬人迎四倍：杨上善曰：“人迎三倍，各病一阳。至四倍，其阳独盛，外拒于阴，阴气不行，故曰格阳。格，拒也。阳气独盛，故大而且数。”

⑭本末：指内外。寸口主内，人迎主外。

【语译】

人迎脉大于寸口一倍，病在少阳。人迎脉大于寸口二倍，病在太阳。人迎脉大于寸口三倍，病在阳明。人迎脉盛，就是热象，脉虚就是寒象，脉紧的就会出现痛痹的症状，脉代的就会出现忽重忽轻的病证，脉盛的就用泻法，脉虚的就用补法，脉紧的当刺分肉之间的穴位，脉代的应刺血络，并且服用药物，脉虚陷的就用灸法，至于不实不虚的脉象，就分别用常法针治，叫作经刺。人迎脉大于寸口四倍，大而且数，叫作外格，是不治的死证。凡治病必须细审详按脉象的内外，观察它的寒热，从而验证脏腑疾病的轻重。

寸口大于人迎一倍❶，病在足❷厥阴①，一倍而躁，在手心主❸。寸口二倍，病在足❷少阴②，二倍而躁，在手少阴❸。寸口三倍，病在足❷太阴③，三倍而躁，在手太阴❸。盛则胀满、寒中、食不化，虚则热中、出糜❹④、少气、溺色变，紧则❺痛痹，代则乍痛乍止❻。盛则泻之，虚则补之，紧则先刺❼而后灸之⑤，代则取血络而后调❽之，陷下则徒❾⑥灸之，陷下者，脉❿血结于中，中有著血⑦，血寒，故宜灸之，不盛不虚，以经取之⓫。寸口四倍者，名曰内关⑧，内关者，且大且数，死不治。必审察其本末之寒温⓬，以验其脏腑之病。

【校】

❶ 寸口大于人迎一倍:《甲乙》卷四第一上作“寸口大一倍于人迎”。

❷ 足:《太素》卷十四《人迎脉口诊》、《甲乙》卷四第一上并无“足”字。下同。

❸ 一倍而躁在手心主　二倍而躁在手少阴　三倍而躁在手太阴:《太素》卷十四《人迎脉口诊》、《甲乙》卷四第一上并无。疑后人依本书《终始》篇增衍。

❹ 糜：原作“縻”，据张注本、日刻本、黄校本、《太素》卷十四《人迎脉口诊》、《甲乙》卷四第一上改。

❺ 则:《甲乙》卷四第一上“则”下有“为”字。

❻ 乍痛乍止:《甲乙》卷四第一上作“乍寒乍热，下热上寒”。

❼ 刺:《甲乙》卷四第一上“刺”下有“之”字。

❽ 后调:《太素》卷十四《人迎脉口诊》作“泄”。

❾ 徒:《甲乙》卷四第一上作“从”。

❿ 脉:《甲乙》卷四第一上“脉”上有“其”字。

⓫ 取之：马注本“取之”下有“名曰经刺”四字。

⓬ 必审察其本末之寒温:《甲乙》卷四第一上作“必审按其本末，察其寒热”。

【注】

①病在足厥阴：杨上善曰：“秋冬之时，寸口之动，微大人迎，以为平好。寸口之脉，至于一倍，即知厥阴有病，厥阴之气衰少，故得过阳一倍，名曰厥阴之病。”

②病在足少阴：杨上善曰："阴气虽少，得过阳气二倍，名曰少阴之病。"

③病在足太阴：杨上善曰："太阴最大，过于阳气三倍，名曰太阴之病。"

④出糜：糜，烂粥。杨上善曰："阴虚阳气来乘，肠胃中热，故大便出强如黄糜。"

⑤紧则先刺而后灸之：杨上善曰："紧有痹痛，先以痛为输荥，针刺已，然后于其刺处灸之。"

⑥徒：有"但"字之义，见《经传释词》。

⑦著血：凝结之血。《一切经音义》卷三引《字书》："著，相附著也。"

⑧名曰内关：杨上善曰："阴气三倍，大于阳气。病在三阴，至于四倍，阴气独盛，内皆闭塞，阳不得入，故为内关。关，闭也。"

【语译】

寸口脉大于人迎一倍，病在厥阴，寸口脉大于人迎二倍，病在少阴，寸口脉大于人迎三倍，病在太阴。寸口脉盛，就会出现胀满、寒中、食不消化等；寸口脉虚，就会出现热中、大便如糜、气短、溺色变黄等；寸口脉紧，就有痛痹之证；脉代就有忽痛忽止之证。脉盛的就用泻法，脉虚的就用补法，脉紧的就先针刺，然后再用灸法，脉代的就针刺血络以后，然后泻之，脉虚陷的就仅用灸治，因为脉象虚陷，是因为脉络里有瘀血凝结，血因寒滞，以致其中凝结，所以应用灸法散寒。至于不实不虚的脉象，就分别用常法针治。寸口脉大于人迎四倍，叫作内关，内关的脉象，大而且数，是不治的死证。凡治病必要细审详按脉象的内外，观察它的寒热，从而验证脏腑疾病的轻重。

通其营❶输，乃可传于大数①。大数❷曰：盛则徒❸泻之，虚❹则徒❸补之，紧则灸刺且饮药，陷下则徒❸灸之，不盛不虚，以经取之。所谓经治②者，饮药，亦曰❺灸刺。脉急则引③，脉大❻以弱，则欲安静，用力无劳❼也。

【校】

❶营：《太素》卷十四《人迎脉口诊》、《甲乙》卷四第一上并作"荥"。

❷数：《甲乙》卷四第一上无此字。按：《甲乙》是。"数"字蒙上误衍。

❸徒：《甲乙》卷四第一上作"从"。

❹ 虚:《甲乙》卷四第一上“虚”上有“小曰”二字。按:《甲乙》是。“小曰”与上“大曰”对文。

❺ 曰:《甲乙》卷四第一上作“用”。

❻ 大:《太素》卷十四《人迎脉口诊》、《甲乙》卷四第一上并作“代”。

❼ 用力无劳:应据《太素》卷十四《人迎脉口诊》、《甲乙》卷四第一上乙为“无劳用力”。

【注】

①大数:张介宾曰:“大数,大法也。”

②经治:马莳曰:“以经取之,则取阳经者,不取阴经;取阴经者,不取阳经,此之谓经治。”

③脉急则引:杨上善曰:“寸口脉急,可以针导引令和也。”

【语译】

通晓荥输经穴,才可传授针灸治病的大法,脉象大而盛的就仅用泻法,脉象小而虚的就仅用补法,脉紧就针灸并用,而且服用药物,脉虚陷的,也可仅用灸法,至于不实不虚的脉象,就用常法治疗。所谓常法治疗,就是饮药,也可用针刺。脉急就用针导祛其邪,脉代就需要安静,不要过劳,勉强用力。

五色第四十九

本篇主要对于以五色观察疾病的问题，加以阐明，因而叙述了五色的部位、主病以及观察方法，并说明根据面部色泽的变化，可以推测脏腑疾病的浅深。所以说“审察泽夭，谓之良工”。

雷公问于黄帝曰：五色独①决于明堂乎？小子②未知其所谓也。黄帝曰：明堂者鼻也，阙者眉间也，庭者颜也③，蕃④者颊侧也，蔽⑤者耳门也，其间欲方正⑥，去之十步，皆见于外，如是者寿必中百岁⑦。

【注】

①独：但也。

②小子：自谦之词，以喻无知。

③庭者颜也：庭，天庭。颜，额部。《广雅·释亲》：“颜，额也。”

④蕃：通“藩”。《国语·晋语》韦注：“蕃，篱落也。”两颊侧，犹面之藩篱，故曰“蕃”。

⑤蔽：《广雅·释亲》：“蔽，障也。”耳门，所以障耳，故曰障。

⑥方正：指面部端正丰厚言。

⑦寿必中（zhòng 仲）百岁：中，有“得”义，见《史记·封禅书》索隐。必中百岁，即必得百岁。

【语译】

雷公问黄帝说：观察面部的五色，仅是取决于明堂吗？我不了解所说的意思。黄帝说：明堂，就是鼻；阙，就是两眉之间；天庭，就是额部；蕃，就是两颊之侧；蔽，就是耳门。这些部位之间，端正丰厚，在十步之外，一望而见。像这样的人，一定会享得百岁高寿的。

雷公曰：五官之辨奈何？黄帝曰：明堂骨高以起，平以直，五脏次于中央，六腑挟其两侧①，首面上于阙庭，王宫在于下极②，五脏安于胸中，真色③以致④，病色不见，明堂润泽以清，五官恶得无辨乎。雷公曰：其不辨者⑤，可得闻乎？黄帝曰：五色❶之见也，各出其色❷部⑥。部骨❸陷者⑦，必不免于病矣。其色部❹乘袭⑧者，虽病甚，不死矣。雷公曰：官五色⑨奈何❺？黄帝曰：青黑为痛⑩，黄赤为热，白为寒⑪，是谓❻五官。

【校】

❶ 五色：《甲乙》卷一第十五“五色”上有“五脏”二字。

❷ 色：《甲乙》卷一第十五无此字。

❸ 部骨：《甲乙》卷一第十五“部骨”上有“其”字。

❹ 色部：二字互倒，应据《甲乙》卷一第十五乙作“部色”。

❺ 官五色奈何：《甲乙》卷一第十五作“五官具五色何也”。

❻ 谓：马注本作“为”。

【注】

①五脏次于中央六腑挟其两侧：李念莪曰：“次者，居也。挟者，附也。”张介宾曰：“肺心肝脾之候，皆在鼻中；六腑之候，皆在四旁，故一曰次于中央，一曰挟其两侧。”

②下极：张介宾曰：“下极居两目之中，心之部也。心为君主，故曰王宫。”

③真色：相应部位出现的正常色泽。

④致：《广雅·释诂一》：“致，至也。”

⑤其不辨者：其，假设连词，有“若”义。不，语中助词。其不辨者，犹云“若辨者”，与上“恶得无辨”相对。旧注以“否”释“不”误。

⑥各出其色部：“色”是衍文。出其部，如肝病，则耳青色青之类。

⑦部骨陷者：孙鼎宜曰：“部骨者，即中央两侧之谓，若唇舌二部，并无骨陷之理。”

⑧其色部乘袭者：指子色见于母位。例如脾之黄色显现于心之下极部位。

⑨官五色：官，主也，见《管子·宙合》房注。官五色，就是五色所主。

⑩青黑为痛：青黑为风寒之色，故主痛。

⑪白为寒：阳虚阴盛，寒从内生，出现青苍之白色。临证须与脱血、亡津液等出现的白色鉴别。

【语译】

雷公说：辨别五官各部的病色，应怎样呢？黄帝说：鼻骨高而隆起，正而且直，五脏部位，以次排列在鼻部的中央，六腑夹附在它的两旁，在上的阙中和天庭，主头面；在两目之间的下极，主心之王宫。当胸中五脏安和，相应部位就会出现正常色泽，看不到病色，鼻部的色泽，显得清润。这样，五官的病色，哪会辨别不出来呢？雷公说：如果加以辨别，可以听到它的究竟吗？黄帝说：五脏病色，都会分别显现在它的相应部位，如该部的不正气色，有深陷入骨的征象，那么必然免不了患病了。如它的部色，有彼此相生的征象，就是病情虽然严重，也不会死亡的。雷公说：五色所主的是什么？黄帝说：青黑主痛，黄赤主热，白主虚寒，这就是五色所主。

雷公曰：病之益甚，与其方衰如何？黄帝曰：外内皆在[①]焉。切其脉口[②]滑小紧以沉[③]者，病❶益甚，在中[④]；人迎气大紧以浮[⑤]者，其病益甚，在外[⑥]。其脉口浮❷滑者，病日进❸；人迎沉而滑者，病日损。其脉口滑以沉者，病日进，在内；其人迎脉滑盛以浮者[⑦]，其病日进，在外。脉之浮沉及人迎与寸口气小大❹等者，病❺难已。病之❻在脏，沉而大者，易已❼[⑧]，小❽为逆[⑨]；病在腑，浮而大者，其病易已[⑩]。人迎盛坚❾者，伤于寒[⑪]；气口盛坚❾者，伤于食❿[⑫]。

【校】

❶病：《太素》卷十四《人迎脉口诊》“病”上有“其”字。

❷浮：《太素》卷十四《人迎脉口诊》“浮”下有“而”字。

❸进：《太素》卷十四《人迎脉口诊》作“损”。

❹小大：《甲乙》卷四第一上“小大”下有“齐”字。

❺病：《太素》卷十四《人迎脉口诊》、《甲乙》卷四第一上“病”上并有

“其”字。

❻ 之：衍文，“病在脏”与下“病在腑”对文。应据《甲乙》删。

❼ 易已:《甲乙》卷四第一上“易已”上有“其病”二字。

❽ 小:《甲乙》卷四第一上“小”上有“以”字。

❾ 坚:《太素》卷十四《人迎脉口诊》、《甲乙》卷四第一上并作“紧”。

❿ 食:《太素》卷十四《人迎脉口诊》“食”下有“饮”字。按:“饮”字似系传刻妄增，杨注未及“饮”字。

【注】

①外内皆在：杨上善曰:“外腑内脏并有甚衰，故曰皆在。”

②脉口：阴位也。

③滑小紧以沉：杨上善曰:“滑为阳也。小紧沉者，皆为阴也。一阳三阴，则阴乘阳。”

④在中：指病在五脏。

⑤人迎气大紧以浮：杨上善曰:“人迎，阳位也。紧为阴也。大，浮阳也。二阳一阴，则阳乘阴。”

⑥在外：指病在六腑。

⑦其人迎脉滑盛以浮者：杨上善曰:“滑盛浮等俱为阳也，又在阳位，名曰太过。”

⑧沉而大者易已：张介宾曰:“病在脏者，在六阴也，阴本当沉，而大为有神，有神者，阴气充也，故易已。”

⑨小为逆：张介宾曰:“若沉而细小，则真阴衰而为逆矣。”

⑩病在腑浮而大者其病易已：张介宾曰:“病在腑者，在六阳也。阳病得阳脉者为顺，故浮而大者病易已，若或浮小，亦逆候也。”按:“易已”下，应有“小为逆”三字，方与上“在脏”之文相对。古人之文，有蒙上而省者，此其一例。张氏于注文内及之，甚是。

⑪人迎盛坚者伤于寒：张介宾曰:“人迎主表，脉盛而坚者，寒伤三阳也，是为外感。”

⑫气口盛坚者伤于食：张介宾曰:“气口主里，脉盛而坚者，食伤三阴也，是为内伤。”

【语译】

雷公说：疾病的加重，和病邪的将衰，怎样去认识呢？黄帝说：疾病有在内在外的区别。按切病人的脉口，出现滑、小、紧、沉的，其病会日趋严重，这是病在五脏；人迎脉气，出现大、紧、浮的，其病情也会日趋严重，这是病在六腑。若脉口部脉现浮滑的，病就日渐加重；人迎脉现沉而滑的，病就日渐轻减。如脉口部脉现滑而沉的，病就日加严重，是属于五脏有病；如人迎部脉现滑盛而浮的，病也会日加严重，是属于六腑有病。至于脉象的或沉或浮及人迎和脉口部的小大相等的，其病就难以好了。病在五脏，脉现沉而大的，病就容易好；脉现沉而小的，就是逆象。病在六腑，脉现浮而大的，病就容易好；脉现浮而小的，就是逆象。人迎主表，脉现盛而坚的，是伤于寒邪；脉口主里，脉现盛而坚的，是伤于食。

雷公曰：以色言病之间甚①奈何？黄帝曰：其色粗以明❶②，沉夭③者为甚，其色上行者病益❷甚④，其色下行如云彻散⑤者病方已。五色各有脏部⑥，有外部⑦，有内部⑦也。色❸从外部走内部者，其病从外走内；其色从内走外❹者，其病从内走外。病生于内者，先治其阴⑧，后治其阳⑧，反者益甚⑨；其病生于阳者，先治其外❺，后治其内❻，反者益甚⑨。其脉滑大以代而长者，病从外来，目有所见⑩，志有所恶❼⑪，此阳气❽之并❾也，可变而已❿⑫。

【校】

❶其色粗以明："明"下脱"者为间"三字，"为间"与下"为甚"对文，此应据《甲乙》卷一第十五补。

❷益：《甲乙》卷一第十五作"亦"。

❸色：《甲乙》卷一第十五"色"上有"其"字。

❹从内走外：《甲乙》卷一第十五作"从内部走外部"。按：以上"从外部走内部"句例之，两"部"字应补。

❺外：《甲乙》卷一第十五作"阳"。

❻内：《甲乙》卷一第十五作"阴"。

❼恶：《甲乙》卷四第一上作"存"。

❽阳气：《甲乙》卷四第一上"阳"下无"气"字。

⑨ 并：日抄本“并”作“病”。

⑩ 其脉滑大……可变而已：按：“其脉”以下三十一字系论脉，置以色言病之后不合，疑有窜乱。《甲乙》卷四第一上移置“气口盛坚者伤于食”下较合。

【校】

①间甚：轻重。《广雅·释诂一》：“间，愈也。”

②粗以明：粗，犹“略”也，见《文选·东京赋》薛注。粗以明，是谓色略明亮，故为病轻之征。

③夭：晦暗。《素问·玉机真脏处》王注：“夭谓不明而恶。”

④其色上行者病益甚：李念莪曰：“色上行者，浊气方升，故病甚。”

⑤彻散：犹云“散去”。《仪礼·士冠礼》郑注：“彻，去也。”

⑥脏部：张志聪曰：“脏部，脏腑之分部也。”

⑦外部　内部：李念莪曰：“外部者，六腑之表，六腑挟其两侧也；内部者，五脏之里，五脏次于中央也。”

⑧阴　阳：指脏腑。

⑨反者益甚：李念莪曰：“凡病色先起外部而后及内部者，其病自表入里，是外为本而内为标，当先治其外，后治其内；若先起内部而后及外部者，其病自里出表，是阴为本而阳为标，当先治其阴，后治其阳。若反之者，皆为误治，病必转甚矣。”

⑩目有所见：指妄见。

⑪志有所恶：“恶”应据《甲乙》改作“存”。志有所存，指妄想。妄见、妄想，故下承以“此阳之病”。

⑫可变而已：病由阳盛，可变者，谓抑阳益阴，则病愈矣。

【语译】

雷公说：从面部病色，说清病的轻重，怎样呢？黄帝说：如病人面部色泽微亮的是病轻，沉滞晦暗的是病重。如病色向上走的病就加重，如病色向下走，像浮云散去的，病就要好了。五脏的病色，各有脏腑的部位。有属于六腑的外部，有属于五脏的内部。病色从外部走向内部的，那是病邪从表入里；如病色从内部走向外部的，那是病邪从里出表。病生于里的，当先治其脏，后治其腑，治反了，病就更加严重；如果病生于外的，当先治其表，后治其里，治反了，病就更加严重。那脉象滑大或代或长，是病邪从外而来，眼睛有所妄见，心里有所妄想，这是阳盛之病，可以抑阳益阴，病就会好的。

雷公曰：小子闻风者，百病之始也；厥逆❶者，寒湿之起❷也，别之奈何？黄帝曰：常❸候阙中❹，薄泽为风①，冲浊为痹②，在地为厥③，此其常也，各以其色言其病。

【校】

❶逆："逆"是误字，似应作"痹"，与下"寒湿之气"于义相贯。

❷起：日抄本作"气"。按:《景岳全书》卷三十一《湿证》引"起"作"气"，与日抄本合。

❸常:《甲乙》卷一第十五作"当"。

❹阙中:《甲乙》卷一第十五作"眉间"。

【注】

①薄泽为风：李念莪曰："风病在阳，皮毛受之，故色薄而泽。"按："薄泽"即后之"浮泽"。"浮"与"薄"双声。

②冲浊为痹：李念莪曰："痹病在阴，肉骨受之，故色冲而浊。"按："冲浊"与后之"沉浊"同。"冲""沉"双声。

③在地为厥：张介宾曰："厥病起四肢，则病在下而色亦见于地。地者，面之下部也。"

【语译】

雷公说：我听说风邪，是百病的起因，厥痹的病变，是由于寒湿之气所致，从色泽上，加以辨别，应怎样呢？黄帝说：这应该测候眉间的气色，色现浮薄光泽的是风病；色现沉滞晦浊的是痹病。病色出现在面的下部（下巴）是厥病。这是一般的常法。总的说来，要分别根据色泽说明它的病变。

雷公曰：人❶不病卒死，何以知之？黄帝曰：大气入于❷脏腑者①，不病而卒死矣。雷公曰：病小❸愈而卒死者，何以知之？黄帝曰：赤色出两颧❹，大如母❺指②者，病虽小❸愈，必卒死③。黑色出于庭❻④，大如母指❼，必不病而❽卒死⑤。

【校】

❶ 人:《甲乙》卷一第十五、《千金翼方》卷二十五第一“人”下并有“有”字。

❷ 于:金陵本作“干”。

❸ 小:《甲乙》卷一第十五、《千金翼方》卷二十五第一并作“少”。

❹ 赤色出两颧:《甲乙》卷一第十五“出”下有“于”字。《千金翼方》卷二十五第一“颧”下有“上”字。

❺ 母:《甲乙》卷一第十五作“拇”。

❻ 庭:《甲乙》卷一第十五作“颜”。

❼ 母指:《千金翼方》卷二十五第一“母指”下有“者”字。

❽ 不病而:《千金翼方》卷二十五第一无此三字。

【注】

①大气入于脏腑者:张介宾曰:“大气,大邪之气也。大邪之入者,未有不由元气大虚,而后邪得袭之,故致卒死。”

②母指:手大指。“母”与“拇”通。慧琳《音义》卷二十引贾逵注《国语》:“拇,大指也。”

③病虽小愈必卒(cù 猝)死:《千金翼方》卷十七第一:“肺疾少愈,赤黑如拇指,黡点见颜颊上,此必卒死。”与此可互证。

④黑色出于庭:李念莪曰:“天庭处于最高,黑者干之,是肾绝矣。”

⑤必不病而卒死:《金匮要略·黄疸病脉证并治第十五》:“额上黑,女劳疸,腹如水状,不治。”《千金》卷十九第一:“肾病少愈,黄黑色,黡点如拇指,应耳,必卒死。”与此并可互证。

【语译】

雷公说:有的人没有什么病象就突然死亡,怎样能够预先知道呢?黄帝说:大邪之气侵入到脏腑里边,虽然没有病象,也会突然死亡的。雷公说:病稍微见好,而突然死亡的,怎样能够预先知道呢?黄帝说:赤色出现在两颧上,大如拇指一样,病虽稍微好转,还要突然死亡的;黑色出现在天庭,大如拇指一样,虽没有显著病象,但也会突然死亡的。

雷公再拜曰:善哉!其死有期乎?黄帝曰:察❶色以言其时。雷公曰:善乎!愿卒闻之。黄帝曰:庭❷者,首面也。阙

上❸者，咽喉也。阙中❹者，肺也。下极①者，心也。直下者②，肝也。肝左者③，胆也。下者，脾也。方上者④，胃也。中央者⑤，大肠也。挟大肠❺⑥者，肾也。当肾者，脐也。面王以上⑦者，小肠也。面王以下者，膀胱❻子处也⑧。颧者，肩也⑨。颧后者，臂也⑩。臂下者，手也。目内眦上者，膺⑪乳也。挟绳❼而上者，背也。循牙车⑫以下❽者，股也。中央者，膝也。膝以下者，胫也。当胫以下者，足也。巨分者，股里也⑬。巨屈⑭者，膝膑也⑮。此五脏六腑肢节❾之部也，各有部分。有部分❿，用阴和阳，用阳和阴⓫⑯，当⓬明部分，万举万当，能别左右⑰，是谓大道⓭，男女异位⑱，故曰阴阳，审察泽夭，谓之良工。

【校】

❶ 察:《甲乙》卷一第十五“察”下有“其”字。

❷ 庭:《甲乙》卷一第十五作“颜”。

❸ 阙上:《甲乙》卷一第十五作“眉间以上”。

❹ 阙中:《甲乙》卷一第十五作“眉间以中”。

❺ 挟大肠:《甲乙》卷一第十五作“侠傍”。按：作“侠傍”是。“侠傍”与上“中央”对，则“侠傍”者，谓夹面中央之傍，其指两颊甚明。

❻ 膀胱:《甲乙》卷一第十五“膀胱”下有“字”字。

❼ 绳：孙鼎宜曰:“绳当作‘眹’，‘眹’‘绳’叠韵，声误。《说文》‘瞽，目但有眹也’。目内眦上应胸，故挟眹而上应背，相联属也。”

❽ 下:《甲乙》卷一第十五作“上”。

❾ 肢节:《甲乙》卷一第十五作“支局”。

❿ 有部分：按：此三字，疑蒙上文误衍。

⓫ 用阴和阳用阳和阴:《甲乙》卷一第十五乙作“用阳和阴，用阴和阳”。与下“当”字协韵。

⓬ 当:《甲乙》卷一第十五作“审”。

⓭ 道:《甲乙》卷一第十五作“通”。

【注】

①下极：张介宾曰："两目之间。"

②直下者：张介宾曰："下极之下为鼻柱。"

③肝左者：马莳曰："肝之左即为胆，则在鼻挟颧之间矣。"

④方上者：按：方者，傍也。方上者，谓夹脾之两旁而略上，即鼻之外，颧之里是也。

⑤中央者：张介宾曰："面之中央，谓迎香之外，颧骨之下。"

⑥挟大肠：此于校文内已谓应改作"挟傍"。喻昌曰："所谓四脏皆一，惟肾有两。四脏居腹，惟肾附脊，故四脏次于中央，而肾独应于两颊是也。"

⑦面王以上：喻昌曰："面王，鼻准也。小肠为腑应，挟两颧。故面王之上，两颧之内，小肠之应也。"

⑧面王以下者膀胱子处也：张介宾曰："面王以下者，人中也，是为膀胱子处之应。子处，子宫也。凡人人中平浅而无髭者多无子。"孙鼎宜曰："按面王以下者，谓两颧之内挨次而下也。张以为人中，与上章'六腑夹其两侧'不贯。'子处'指女子言，本为奇恒腑中之一。"

⑨颧者肩也：张介宾曰："此下复言肢节之应也。颧为骨之本，而居中部之上，故以应肩。"

⑩颧后者臂也：张介宾曰："臂接乎肩，故颧后以应臂。"

⑪膺：《说文·肉部》："膺，胸也。"

⑫牙车：《释名·释形体》："辅车，其骨强，所以辅持口也，或曰牙车。"沈彤曰："耳下曲骨，载颊有颔后者，曰辅车。"

⑬巨分者股里也：张介宾曰："巨分者，口旁大纹处也。股里者，股之内侧也。"

⑭巨屈：张介宾曰："巨屈，颊下曲骨也。"按：《内经知要》卷上《色诊》引"屈"作"阙"。其释义同。

⑮膝膑也："膝"与"膑"文异义同。《文选·西征赋》善注引郭璞《解诂》："膑，膝盖也。"

⑯用阴和阳用阳和阴：张介宾曰："部分既定，阴阳乃明。阳胜者阴必衰，当助其阴以和之；阴胜者阳必衰，当助其阳以和之。"

⑰能别左右：《素问·阴阳应象大论》新校正引杨上善曰："阴气右行，阳气左行。"

⑱男女异位：王冰曰："左为阳，故男子右为从，而左为逆；右为阴，故女子右为逆，而左为从。"

【语译】

雷公再拜说：讲得好，那猝死的人，有死期吗？黄帝说：观察面部色泽的变化，可以说明死亡的时日。雷公说：好呀，我希望完全听到它。黄帝说：天庭，主头面的病；眉心之上，主咽喉的病；眉心，主肺脏的病；两目之间，主心脏的病；由两目之间直下的鼻柱的部位，主肝脏的病；在这部位的左面，主胆的病；从鼻柱以下的鼻准之端，主脾脏的病；夹鼻准之端而略上，主胃的病；面之中央，主大肠的病；夹两颊部，主肾脏的病；当肾脏所属颊部的下方，主脐部的病；在鼻准的上方两侧，主小肠的病；在鼻准以下的人中部，主膀胱和子宫的病。至于各部所主的四肢疾病，就是颧骨主肩；颧骨的后方主臂；在该之下主手；眼内角的上方，主胸部和乳部；夹目瞳子的上方，主背部；沿牙车以下之处，主大腿部；两牙床的中央部位，主膝部；膝以下的部位，主胫部；由胫以下，主足部；口角大纹处，主大腿内侧；颊下曲骨的部位，主膝盖骨。以上是五脏六腑肢体分布在面部的情况，那是各有一定的部位。在治疗时，用阴和阳，用阳和阴，只要审明各部分所表现的色泽，就会屡次诊治屡次得当。能够辨别阳左阴右，可说有了解阴阳的道路。男女病色的顺逆，其位置是不同的，所以说必须了解阴阳的规律。再观察面色的润泽和晦滞，从而诊断出疾病的好坏，这就叫作好的医生。

沉浊为内，浮泽[❶]为外[①]，黄赤为风[❷]，青黑为痛，白为寒，黄而膏润[❸][②]为脓，赤甚者为血[③]，痛甚[❹]为挛[④]，寒甚[❹]为皮不仁。五色[❺]各见其部，察其浮沉，以知浅深[⑤]，察其泽夭，以观成败[⑥]，察其散抟[❻]，以知远近[⑦]，视色上下，以知病处[⑧]，积神于心，以知往今[⑨]。故相气不微，不知是非[⑩]，属意勿去，乃知新故[⑪]。色明不粗，沉夭为甚；不明不泽，其病不甚[❼]。其色散，驹驹然[⑫]，未有聚；其病散而[⑬]气痛，聚未成也。

【校】

❶ 泽：《甲乙》卷一第十五作“清”。按：作“清”是，“清”与上“浊”字

对文。

❷ 风：按：以前文律之，“风”当是“热”之误字。

❸ 润：《甲乙》卷一第十五作“泽”，下有“者”字。

❹ 痛甚、寒甚：《甲乙》卷一第十五“甚”下并有“者”字。

❺ 五色：《甲乙》卷一第十五无此二字。

❻ 抟：《甲乙》卷一第十五作“浮”。

❼ 色明不粗……其病不甚：按：“沉夭为甚”与下“其病不甚”句误倒，应乙作“色明不粗，其病不甚；不明不泽，沉夭为甚”，于义方合。

【注】

①沉浊为内浮泽为外：张介宾曰：“内主在里在脏，外主在表在腑，皆言色也。”

②膏润：疮疡化脓欲溃，皮肤现黄色而油润。《说文·肉部》：“膏，肥也。”段注：“肥当作脂。”

③赤甚者为血：此疮疡尚未化脓，热毒迫使血液积于局部，故现赤色。《素问·生气通天论》：“乃生痈肿。”王注：“血郁则热聚为脓。”按：以上两句，不指气色言。

④挛：指筋脉挛急。

⑤察其浮沉以知浅深：色浮主病浅，色沉主病深。

⑥察其泽夭以观成败：色光润主病轻，色枯暗主病重。

⑦察其散抟以知远近：“抟”有“圉”义。李念莪曰：“散而不聚者病近，抟而不散者病远。”

⑧视色上下以知病处：观察病色之在上在下，则知病之部位。

⑨积神于心以知往今：此谓察色须全神贯注。马莳曰：“积神气于己心，而病之为已往，为今病者，皆能知之。”

⑩相气不微不知是非：马莳曰：“相视气色，不能至于精微者，不知病之为是为非。”

⑪属意勿去乃知新故：“属意”即“注意”。慧琳《音义》卷五十引《国语》韦注：“属，注也。”马莳曰：“属意专心而无所摇夺，则凡病之为新为故者洞然也。”

⑫其色散驹驹然：病色散在，无固定之处，而其色较好。“驹”应读为“拘”。《淮南子·精神训》高注：“拘拘，好貌。”

⑬而：犹“乃”也，“乃”有“仅”义。

【语译】

面色沉滞晦浊的是在里在脏的病，浅浮光亮的是在外在腑的病。色见黄赤属于热，色见青黑属于痛，色见白属于寒。黄而油亮的是疮疡将要化脓，深红的是有留血，痛极了就会拘挛，受寒深了就出现皮肤麻木。五色表现在各部位上，观察它的或浮或沉，可以知道病的属浅属深；观察它的光润和枯滞，可以看出病情的或好或坏；观察它的散在和聚结，可以知道病程的或远或近；观察病色的在上在下，可以知道病的部位。全神贯注，心中了了，可以知道病的已往和现在。因此观察病色，如不仔细，就不知道病的虚实；专心毫不走神，才能了解病情的过去和目前情况。面色光亮而不粗糙，病就不会太重；面色既不明亮，又不润泽，而显得沉滞晦暗的，病就比较严重。若其色散而不聚在固定的地方，则其病势也要消散，仅有气痛，就没成为积聚的病。

肾乘心，心先病，肾为应，色皆❶如是①。

【校】

❶皆:《甲乙》卷一第十五作“其”。

【注】

①色皆如是：张介宾曰：“水邪克火，肾乘心也。肾邪乘心，心先病于中，而肾色则应于外，如以下极而见黑色者是也。不惟心肾，诸脏皆然。凡肝部见肺色，肺部见心色，肾部见脾色，脾部见肝色，及六腑之相克者，其色皆如是也。”

【语译】

肾的黑色侵犯心脏，是因为心脏先有了病，肾的黑色，相应出现在心所属的部位上，一般说，病色的出现，很多是像这样的。

男子色在于面王，为小❶腹痛，下为卵痛，其圜直①为茎痛，高为本，下为首②，狐疝㿗阴❷之属也。

【校】

❶小：黄校本作“首”。

❷ 阴:《甲乙》卷一第十五“阴”下有“病”字。

【注】

①圜直:“圜”与“圆”同。李念莪曰:“圜直,指人中水沟穴也。人中有边圜而直者,故人中色见,主阴茎作痛。”

②高为本下为首:李念莪曰:“在人中上半者曰高,为茎根痛。在人中下半者为茎头痛。”

【语译】

男子病色出现在鼻准的上方,主小腹疼痛,下引睾丸作痛;若病色出现在圜直的人中沟上,就会发生阴茎作痛,在人中的上半部,主茎根病痛,在人中下半部,主茎头作痛,这是属于狐疝、㿉、阴病一类的。

女子❶在于面王,为膀胱❷子处之病,散为痛,抟❸为聚①,方圆左右,各如其色形②。其随而下至胝❹为淫③,有润如膏状④,为暴食不洁。

【校】

❶ 女子:“女子”下脱“色”字。以上“男子”句律之可证。此应据《甲乙》卷一第十五补。

❷ 膀胱:《甲乙》卷一第十五“膀胱”下有“字”字。

❸ 抟:《甲乙》卷一第十五作“薄”。

❹ 胝:《甲乙》卷一第十五作“骶”。按“胝”“骶”并误。盖此为面王之色诊,不应望至尾骶。“胝”疑为“脤”之误字。“脤”则为“唇”之借字。《庄子·德充符》释文引崔注:“脤、唇同。‘其随而下行至脤’者,谓望其色由面王而下至唇也。”

【注】

①散为痛抟为聚:马莳曰:“其气色散者为痛,而不至成聚;若气色抟聚不散,则成聚而不止于痛。”

②方圆左右各如其色形:马莳曰:“其聚之在内者,或方或圆,或左或右,各如其外色之形耳。”

③淫:按:据《周礼·匠人》郑注,“淫”应读为淫液之淫。《素问·痿论》王注:“白淫,谓白物淫衍,如精之状,女子阴器中绵绵而下也。”

④有润如膏状:此谓面色,非承“为淫”言。面润如脂,乃饮食停滞,积

有痰涎之征。

【语译】

女子病色出现在鼻准的上方，主膀胱与子宫的病；病色散在的主痛，病色集结的主积聚，积聚的或方或圆，或左或右，分别像病色在外面所显现的形状。如其色随着下行至唇，就会有淫浊疾患。如面色光润如脂的，那是暴食，或是吃了不洁食物的象征。

左为左，右为右❶，其色有邪，聚散❷而不端，面色所指者也①。色者，青黑赤白黄②，皆端满有别乡❸③。别乡赤者，其色亦❹大如榆荚④，在面王为不日❺⑤。其色上锐，首空上向，下锐下向⑥，在左右如法。以五色命脏，青为肝，赤为心，白为肺，黄为脾，黑为肾。肝合筋，心合脉，肺合皮，脾合肉，肾合骨也。

【校】

❶ 左为左右为右:《甲乙》卷一第十五作“左为右，右为左”。

❷ 散:《甲乙》卷一第十五作“空满”。

❸ 乡：周本作“目”。

❹ 亦：马注本、张注本作“赤”。《甲乙》卷一第十五“亦”下有“赤”字。

❺ 日:《甲乙》卷一第十五作“不月”。

【注】

①面色所指者也：张介宾曰：“色见左者病在左，色见右者病在右，凡色有邪而聚散不端者，病之所在也。故但察面色所指之处，而病可知矣。”

②青黑赤白黄：张志聪曰：“青黑赤白黄，五脏五行之色也。”

③别乡：别部位。张志聪曰：“别乡者，如小肠之部在面王，而面王者，乃心之别乡也。”

④大如榆荚：张志聪曰：“大如榆荚者，血分之聚色，即如拇指之状也。”

⑤不日：不多日，喻变化之速。《诗·灵台》孔疏：“不日，谓不设期日。”

⑥其色上锐……下锐下向：张介宾曰：“凡邪随色见，各有所向。而大锐之处，即其乘虚所进之方。故上锐者，以首面正气之空虚，而邪则乘之上向也，下锐亦然。其在左在右，皆同此法。”

【语译】

病色见于左，就是左侧有病，病色见于右，就是右侧有病。如面部有病色，或聚或散而不正的，只要观察面色所指的部位，就可知道发病的脏腑。所谓五色，就是青黑赤白黄，它的色泽都是端正充润，见于所属部位，有时也会出现在其他部位上，如心所主的色泽为赤，深红的，大如榆荚一样，出现在面王部位上，不多天内，病情就会有变化。如果它的病色形状，在上的边缘尖锐，是因为头部气虚，病邪会向上发展，在下的边缘尖锐，病邪就向下发展，尖端的在左在右，都可以根据这个原则去测候病邪的发展趋向。以五色与五脏相应的关系来说，青色属于肝脏，赤色属于心脏，白色属于肺脏，黄色属于脾脏，黑色属于肾脏。肝与筋相配合，心与脉相配合，肺与皮相配合，脾与肉相配合，肾与骨相配合。

论勇第五十

本篇主要说明勇与怯在诊断和治疗上的意义。“诊病之道，观勇怯骨肉皮肤，能知其情，以为诊法”，也就是这个意思。

黄帝问于少俞曰：有人于此，并行并立，其年之长少等也，衣之厚薄均[①]也，卒然遇烈风[②]暴❶雨，或病或不病，或皆病❷，或皆不病❸，其故何也？少俞曰：帝问何急[③]？黄帝曰：愿尽闻之。少俞曰：春青❹风，夏阳风，秋凉风，冬寒风。凡此四时之风者，其所病各不同形[④]。

【校】

❶暴:《甲乙》卷六第五作“疾”。

❷病:《甲乙》卷六第五作“死”。

❸或皆不病:《甲乙》卷六第五无此四字。

❹青:《甲乙》卷六第五作“温”。按：作“温”是。与下“阳、凉、寒”义相合。

【注】

①均:《荀子·富国》杨注:“均，同也。”

②烈风：暴风。《方言》卷十三:“烈，暴也。”

③急:《吕氏春秋·情欲》高注:“急，犹先。”

④凡此四时之风者其所病各不同形：张介宾曰:“凡此四时之风，各有所王，有所王则有所制，故其所病各不同形也。”

【语译】

黄帝问少俞说：假使有几个人在这里，同行同立，他们的年龄长少相等，所穿的衣服厚薄相同，猝然遇到了暴风暴雨，或者生病，或者不生病，或者都生病，或者都不生病，那是什么缘故？少俞说：你先问什么呢？黄帝说：我希望全部都听到。少俞说：春季所当令的是温风，夏季是阳风，秋季是凉风，冬季是寒风。这四季的风，影响到人的身体，所引起的疾病是不相同的。

黄帝曰：四时之风，病人如何？少俞曰：黄色薄皮弱肉①者，不胜春之虚风②；白色薄皮弱肉者，不胜夏之虚风③；青色薄皮弱肉❶，不胜秋之虚风④；赤色薄皮弱肉❶，不胜冬之虚风⑤也。

【校】

❶弱肉：《甲乙》卷六第五“弱肉”下有“者”字。

【注】

①弱肉：柔软之肉。《淮南子·原道训》高注：“弱，柔也。”

②不胜春之虚风：虚风，指非其季节所发之风，如春起北风，夏起东风之类。张介宾曰：“黄者土之色。黄色薄皮弱肉者，脾气不足也，故不胜春木之虚风。”

③不胜夏之虚风：张介宾曰：“白者金之色。白色薄皮弱肉者，肺气不足也，故不胜夏火之虚风而为病。”

④不胜秋之虚风：张介宾曰：“青者木之色。青色薄皮弱肉者，肝气不足也，故不胜秋金之虚风而为病。”

⑤不胜冬之虚风：张介宾曰：“赤者火之色。赤色薄皮弱肉者，心气不足也，故不胜冬水之虚风而为病。”

【语译】

黄帝说：四季的风，病人感受了，会怎样呢？少俞说：色黄皮薄肉柔软的人，经不住春季反常的风；色白皮薄肉柔软的人，经不住夏季反常的风；色青皮薄肉柔软的人，经不住秋季反常的风；色红皮薄肉柔软的人，经不住冬季反常的风。

黄帝曰：黑色不病乎？少俞曰：黑色而皮厚肉坚，固不❶伤于四时之风。其皮薄而肉不坚，色不一者，长夏至而有虚风者，病矣①。其皮厚而肌肉坚者，长夏至而有虚风❷，不病矣。其皮厚而肌肉坚者，必重感于寒②，外内皆然③，乃病。黄帝曰：善❸。

【校】

❶ 不:《甲乙》卷六第五“不”下有“能”字。

❷ 虚风:《甲乙》卷六第五“虚风”下有“者”字。

❸ 黄帝曰善：守山阁校本注云：“自篇首至此，并与论勇无涉。《甲乙经》以为黄帝岐伯问答，与《贼风》篇连合为一，当得其真也。”

【注】

①长夏至而有虚风者病矣：张介宾曰：“黑者水之色。黑色而皮薄肉不坚，及色时变而不一者，肾气不足也，故不胜长夏土令之虚风而为病。”

②必重感于寒：“必”作“如或”解。既感于风，又感于寒，谓之重感。

③外内皆然：张介宾曰：“既伤于内，又伤于外，是为外内皆伤。”

【语译】

黄帝说：色黑的人，就不会生病吗？少俞说：色黑、皮厚、肉坚的人，当然不轻易被四季之风所伤；如皮薄、肉不坚，肤色不一的，到了长夏季节，遇到了虚风，也会生病的；如皮厚、肌肉坚实的，到了长夏季节，就不会生病。但是皮厚、肌肉坚实的，如或反复感受了风寒，外内都受了伤，就仍然不免生病。黄帝说：讲得好。

黄帝曰：夫人之忍痛与不忍痛者，非勇怯之分也。夫勇士之不忍痛者，见难则前，见痛则止❶；夫怯士之忍痛者，闻难则恐，遇痛不动。夫勇士之忍痛者，见难不恐，遇痛不动；夫怯士之不忍痛者，见难与痛，目转面❷盼①，恐不能言，失气惊❸，颜色变化❹，乍②死乍生。余见其❺然也，不知其何由，愿闻其故。少俞曰：夫忍痛与不忍痛者，皮肤之薄厚，肌肉之

坚脆缓急之分也，非勇怯之谓也。

【校】

❶ 止：统本作“正”。张舜徽曰：“凡云静止、停止，当以正为本字。《诗·终风》序：“见侮慢不能正也。即以正为止。”

❷ 面：刘校云：“详文义应改为‘而’，形近而误。”

❸ 惊：周本、日刻本“惊”下并有“悸”字。按：《类经》卷四第二十一有“悸”字，与周本合。

❹ 化：周本、日刻本并作“更”。

❺ 其：周本作“不”。

【注】

①目转面盼：按：“盼”应据《类经》、张氏《集注》改为“眄”（xì系）。《说文·目部》：“眄，恨视也。”恨视即怒视。本句是谓目珠转动，怒目而视。但怒现于外，却恐不敢言，此其所以为怯。如作“盼”，指眼睛美好，黑白分明，于义不合。至丹波氏以“盼为眄字之误”，益失之远矣。

②乍：按：《一切经音义》卷十七引《仓颉》：“乍，两词也。”所谓“两词”，即疑而未定之谓。

【语译】

黄帝说：人能够忍痛和不能够忍痛，并不是单从勇敢和怯弱来分别的。勇士里有不能忍痛的，见到困难就勇往向前，而遇到疼痛必定停止；怯士里有能忍痛的，听说有困难就害怕，遇到疼痛，却能坚持不动。至于勇士里有能忍痛的，见到困难毫不恐惧，遇到疼痛也能坚持不动；怯士里有不能忍痛的，见到困难，遇到疼痛，眼睛转动，怒目而视，但怕得不敢说话，失气、惊悸，面部颜色吓得变了，疑死疑活。我看到他们这些情况，不理解为什么会这样，希望听到其中的缘故。少俞说：关于能够忍痛和不能够忍痛，是由于人的皮肤有厚有薄，肌肉有坚有脆，有松有紧的分别，不是勇敢和怯弱可以说明的。

黄帝曰：愿闻勇怯之所由然。少俞曰：勇士者，目深以固[①]，长衡❶直扬[②]，三焦理横[③]，其心端直，其肝大以坚，其胆满以傍[④]，怒则气盛而胸张，肝举而胆横，眦[⑤]裂而目扬，毛

起而面苍⑥，此勇士之由然者也。

【校】

❶衡：马注本、张注本并作“冲”。

【注】

①目深以固：眼珠深陷而视物坚定。似乎“不目逃”者。

②长衡直扬：《文选·魏都赋》刘注：“眉上曰衡。”此谓长眉竖起。

③三焦理横：张介宾曰：“三焦理横，凡刚急者肉必横，柔缓者肉必纵也。”张志聪曰：“理者，肌肉之文理，乃三焦通会之处，三焦理横，少阳之气壮而胆横也。”

④傍：按：“傍”与“旁”通。“旁”有“盛”义。《广雅·释训》：“旁旁，盛也。”“胆满以盛”与“肝大以坚”上下义正相对。

⑤眦：《说文·目部》：“眦，目匡也。”按：“匡”后作“眶”。其字始见《玉篇》作“眼眶”解。

⑥苍：青也。见《广雅·释器》。

【语译】

黄帝说：希望听到勇敢怯弱为什么会有这样的区分。少俞说：勇士这类人，目珠深陷，而视物坚定，长眉竖起，肌肉纹理粗横，他的心脏正常，肝脏大而坚实，胆囊汁满而盛，在发怒时，就会气盛胸张，肝举胆横，眼眶欲裂，目光四射，毛发竖起，面现青色，这就是他所以成为勇士的原因。

黄帝曰：愿闻怯士之所由然。少俞曰：怯士者，目大而不减❶，阴阳相失①，其❷焦理纵，䯏骬短而小②，肝系❸缓，其胆不满而纵③，肠胃挺④；胁下空，虽方大怒，气不能满其胸，肝肺❹虽举，气衰复下，故不能久怒，此怯士之所由然者也。

【校】

❶减：孙鼎宜曰：“按‘减’当作‘瞒’，字误。《说文》‘瞒，目陷也’。”

❷其：周本作“三”。按：作“三”是。此与上“三焦理横”对文。

❸系：按：“系”应作“糸”（mì 密）。《说文·系部》：“糸，细丝也。”张舜徽曰：“细丝谓之糸，犹木上谓之末，草之初生者谓之苗，皆双声语转，并有细

义。”“细”犹“小”也。怯士肝小缓与勇士肝大坚，上下义正相对。

❹ 肺：疑为“胆”之误字。律以前文“肝举胆横”可知。

【注】

①阴阳相失：张介宾曰：“阴阳相失者，血气易乱也，即转盼惊顾之意。”

②䯏骬短而小：胸骨剑突的形态短小。张介宾曰：“䯏骬短小者，其心卑小，而甘出人下也。”

③纵：按：《说文·系部》：“纵，缓也。”一曰舍也。怯士之胆，不满而缓，与勇士之胆满以傍者相对。旧注释“纵”为“长”，非是。

④肠胃挺：“挺”有“直”义，见《周礼·考工记·弓人》郑注。此谓肠胃挺直，缺少弯曲，以喻其不健全。

【语译】

黄帝说：希望听到怯士为什么会成为那样呢？少俞说：怯士这类人，眼睛大而不深陷，转盼惊顾，肌肉的纹理纵缓，胸骨剑突的形态短小，肝小缓，胆汁不满并且缺少，肠胃很少弯曲，胁下空虚，肝气不充实，虽然刚刚大怒，怒气也不能充满胸中，即使肝胆之气上冲，也随即衰退，气又颓下，所以不能久怒，这就是他所以成为怯士的原因。

黄帝曰：怯士之得酒，怒不避勇士①者，何脏使然？少俞曰：酒者，水谷之精，熟谷之液也，其气慓悍②，其入于胃中，则胃胀，气上逆，满于胸中，肝浮胆横③。当是之时，固❶比于勇士，气衰则悔。与勇士同类，不知避❷之④，名曰酒悖⑤也。

【校】

❶ 固：统本、金陵本并作“同”。

❷ 避：统本作“为”。

【注】

①怒不避勇士：意谓怯士酒后发怒，气壮胆大，与勇士相去无几。《一切经音义》卷九引《仓颉》：“避，去也。”

②慓悍：轻疾之义。王冰曰：“慓，疾也。悍，利也。”

③肝浮胆横（hèng）：此谓肝气浮动，胆气恣横。《汉书·田蚡传》颜注：

"横，恣也。"

④不知避之：按："避"字蒙上"怒不避勇士"致误，应据统本改作"为"。

⑤悖：《荀子·王霸》杨注："悖，惑也。"

【语译】

黄帝说：怯弱的人喝了酒，发怒后，和勇士差不多少，这是哪一脏的功能使他这样呢？少俞说：酒是水谷的精华，熟谷的液汁，它的性质轻疾，如进入胃中以后，就会促使胃部胀满，气向上逆，充满胸中；也会使肝气浮动，胆气恣横。在这时候，和勇士相比，好像是相同的。但到了酒醒气衰，他就感觉后悔了。这酒后的怯士，虽与勇士一样，可是不知怎样去做，这叫作酒悖。

背腧第五十一

本篇主要说明背部五脏腧穴的部位和取法。“灸之则可，刺之则不可”，是说这些腧穴，在临床上，可以灸治，不可随意针刺，进一步说明，灸法也是要分补泻的。

黄帝问于岐伯曰：愿闻五脏之腧，出于背者①。岐伯曰：胸❶中大腧在杼骨②之端，肺腧在三焦❷之间❸，心腧在五焦之间，膈腧在七焦之间❹，肝腧在九焦之间，脾腧在十一焦之间，肾腧在十四焦之间，皆❺挟脊相去三寸所③，则欲得❻而验之，按其处，应在❼中而痛解④，乃其腧也。灸之则可，刺之则不可。气❽盛则泻之，虚则补之。以火补❾者⑤，毋吹其火，须自灭也❿；以火泻❾者⑥，疾⓫吹其火，传⓬其艾，须其火灭也。

【校】

❶ 胸：日刻本、马注本、张注本并作“背”。按：《类经》卷七第十一亦作“背”。惟《太素》卷十一《气穴》作“胸”。但以作“背”为合。

❷ 焦：《素问·血气形志》篇王注引作“椎”。按：《太素》卷十一《气穴》、卷二十五《五脏热病》杨注引《九卷》、《甲乙》卷三第八并作“椎”，与王注合。

❸ 间：《素问·血气形志》篇王注引作“傍”。

❹ 膈腧在七焦之间：按：此论五脏之腧，膈腧不应杂入其中。《素问·血气形志》篇王注引《灵枢经》及《中诰》并无“膈腧”。惟其注云：“合度之人，其

初度两隅之下，约当肺俞；再度两隅之下，约当心俞；三度两隅之下，约当七椎，七椎之傍，乃膈腧之位。”疑《灵枢》初无此句，后人以五椎、九椎之间，应有七椎，乃据王注补窜，但未审不合于五脏之数也。

❺皆：周本、明本并作“背”。按：《太素》作“背”与周本合。

❻得：《太素》卷十一《气穴》无此字。

❼在：《太素》卷十一《气穴》无此字。

❽气：《甲乙》卷三第八无此字。按：以本经前后例之，如本书《经脉》《禁服》等篇，均云“盛则泻之，虚则补之”，并无“气”字。

❾补：《甲乙》卷三第八“补”下有“之”字。下“泻”同。

❿须自灭也：《圣济总录》卷一百九十二《刺节论》作“须其自灭”。

⓫疾：《圣济总录》卷一百九十二《刺节论》作“急”。

⓬传：《太素》卷十一《气穴》作“傅”。《甲乙》卷三第八作“拊”。按：“拊”有“拍”义，见《左传·襄二十五年》释文。

【注】

①出于背者：杨上善曰：“五脏之输者，有在手足。今者，欲闻背之五输也。”

②杼骨：杨上善曰：“杼骨，一名大杼。”《资生经》第一《背俞部》：“大杼二穴，在项后第一椎下，两旁相去各寸半陷中。”

③皆挟脊相去三寸所：张介宾曰：“此自大腧至肾腧，左右各相去脊中一寸五分，故云挟脊相去三寸所也。”

④应在中而痛解：张介宾曰：“按其腧穴之处，必痛而且解，即其所也。解，酸软解散之谓。”

⑤以火补者：杨上善曰：“火烧其处，正气聚，故曰补也。”

⑥以火泻者：杨上善曰：“吹令热入，以攻其病，故曰泻也。”

【语译】

黄帝问岐伯说：我希望听听五脏的腧穴，出于脊背是怎样的？岐伯说：背中大腧，在项后第一椎骨两旁；肺俞穴在第三椎骨两旁，心俞穴在第五椎骨两旁；肝俞穴在第九椎骨两旁；脾俞穴在第十一椎骨两旁；肾俞穴在第十四椎骨两旁，这些腧穴都是夹脊两旁，左右距离脊中各一寸五分许。如果打算检验穴位，只要用手指按压在该处，病人感到里面酸痛，或按之痛楚缓解，就是穴位的所在。这些腧穴，应用上，以灸疗为宜，针刺就要小心，不可妄用。在灸疗时，也要分清补泻，邪气盛的就用泻法，正气虚的就用补法。用艾火来补的时候，别吹艾火，等待它慢慢燃烧自灭；用艾火来泻的时候，快吹艾火，用手再撮其艾，让它尽快燃烧至火灭。

卫气第五十二

本篇主要阐明十二经标本所在和胸腹头胫四个气街的部位，并指出它们的气穴及主治病证。再篇中内容，涉及卫气者，仅有“其浮气之不循经者为卫气”一句，而篇名“卫气”，似不切合。《太素》卷十名《经脉标本》、《甲乙》卷二第四名《十二经标本》比较为宜。

黄帝曰：五脏者，所以藏精神魂魄①者❶也。六腑者，所以受水谷而行化❷物者也②。其气内干❸五脏，而外络肢节③。其浮气之不循❹经者，为卫气④；其精气之行于经者，为营气⑤。阴阳相随，外内相贯⑥，如环之❺无端，亭亭淳淳乎❻，孰能穷之。然其分别阴阳，皆有标本虚实所离之处⑦。能别阴阳十二经者，知病之所生⑧。候❼虚实之所在者，能得病之高下⑨。知六腑❽之气街⑩者，能知解结契绍于门户❾。能知虚石❿之坚软⓫⑪者，知补泻之所在。能知六经标本者，可以无惑于天下。

【校】

❶者：《太素》卷十《经脉标本》、《甲乙》卷二第四并无此字。

❷行化：周本、黄校本“行化”并作“化行”。《甲乙》卷二第四无“行”字。

❸干：《太素》卷十《经脉标本》作“入于”。《甲乙》卷二第四作“循于”。

❹循：《甲乙》卷二第四“循”下有“于”字。

❺之：按：“之”字是衍文，应据《甲乙》删。

❻ 亭亭淳淳乎:《太素》卷十《经脉标本》作“混乎”。按:“混”与“浑”通。《淮南子·精神训》高注:“浑,转行貌。”浑转无穷,与上“如环无端”义正相贯。

❼ 候:《太素》卷十《经脉标本》“候”上有“知”字。

❽ 腑:《甲乙》卷二第四作“经”。

❾ 能知解结契绍于门户:《甲乙》卷二第四“结”下无“契”字。按:《甲乙》是。“绍”与“继”“续”义并通。《说文·系部》:“续,连也。”“连”与“达”义通。据是,则“绍”亦有“达”义。“能知解结绍于门户”,谓能解其结聚,达于输穴也。杨上善曰:“门户,输穴也。”

❿ 石:张注本作“实”。按:《太素》《甲乙》并作“实”,与张注本合。

⓫ 软:《甲乙》卷二第四作“濡”。

【注】

①精神魂魄:杨上善曰:“肾藏精也,心藏神也,肝藏魂也,肺藏魄也,脾藏意智,为五脏本,所以不论也。”

②六腑者……化物者也:杨上善说:“胆之腑,唯受所化木精汁三合,不能化物也,今就多者为言耳。”

③其气……络肢节:杨上善曰:“六腑谷气,化为血气,内即入于五脏,资其血气,外则行于分肉经络肢节也。”

④其浮……为卫气:杨上善曰:“六腑所受水谷,变化为气,凡有二别,起胃上口,其悍气浮而行者,不入经脉之中,昼从于目,行于四肢分肉之间二十五周;夜行五脏二十五周,一日一夜,行五十周以卫于身,故曰卫气。”

⑤其精气……为营气:杨上善曰:“其谷之精气,起于中焦,亦并胃上口,行于脉中,一日一夜,亦五十周以营于身,故曰营气。”

⑥外内相贯:杨上善曰:“浮气为阳为卫,随阴从外贯内;精气为阴为营,随阳从内贯外也。”

⑦皆有标本虚实所离之处:杨上善曰:“阴阳之气,在于身也,即有标有本,有虚有实,有所历之处也。”

⑧如病之所生:杨上善曰:“十二经脉,有阴有阳。能知十二经脉标本所在,则知邪入病生所由也。”

⑨能得病之高下:杨上善曰:“十二经脉,上实下虚病在下;下实上虚,病在其上,虚实为病,高下可知也。”

⑩气街:杨上善曰:“街,六腑气行要道也。”

⑪坚软:杨上善曰:“知虚为软,知实为坚,即能泻坚补软也。软,柔也。”

【语译】

黄帝说：五脏是藏精神魂魄的，六腑是受水谷而输送精微物质的，其气内则入于五脏，外则络于肢节。其中浮于脉外，并不沿着经脉而行的，叫作卫气；其中精气行于经隧里的，叫作营气。阴阳相互随着，外内相互贯通，像圆环的无头无尾，那无休止浑转流动，谁能够穷其究竟呢？但是，它对于阴阳的分别，都是有标本虚实分离标准。能够辨别阴阳十二经脉的，就可以了解疾病所发生的原因；能够观察虚实所在之处的，就可以掌握发病部位的在上在下；能够明白六腑往来的要道，就能知道解开结聚，腧穴也就通畅了；能够知道虚实的属坚属软，就可以知道哪应补哪应泻；能够知道手足六经标部和本部，就可以广泛地认识疾病，胸中毫无疑惑了。

岐伯曰：博哉圣帝之论！臣请尽意❶悉言之。足太阳之本，在跟以❷上五寸中①，标在两络命门②。命门者，目也③。足少阳之本，在窍阴之间，标在窗笼之前④。窗笼者，耳也❸。足少阴之本，在内踝下上三寸❹中，标在背腧与舌下两脉也⑤。足厥阴之本，在行间上五寸所，标在背腧也。足阳明之本，在厉兑，标在人迎颊挟颃颡❺⑥也。足太阴之本，在中封前上❻四寸之中⑦，标在背腧与舌本也⑧。

【校】

❶尽意：《甲乙》卷二第四无此二字。

❷以：《甲乙》卷二第四无此字。

❸耳也：《千金》卷十一第一作“耳前上下脉，以手按之动者，是也”。

❹上三寸：《太素》卷十《经脉标本》、《千金》卷十九第一并作“二寸”。丹波元简曰：“据《千金》‘内踝下二寸’。考《甲乙》等无穴，疑是‘下’字衍。‘三寸’作‘二寸’为是。复溜、交信，并在内踝上二寸，止隔一条筋，踝上三寸亦无穴。”

❺颊挟颃颡：《太素》卷十《经脉标本》“颊”下有“下上”二字。《甲乙》卷二第四校语引《九卷》云：“标在人迎，颊上侠颃颡。”周学海曰：“颊下当有

脱字。揣文义是申释人迎穴在颊下挟颃颡之处也。”

❻ 上:《甲乙》卷二第四无此字。

【注】

①在跟以上五寸中：杨上善曰："跟上五寸，当承筋下，足跟上，是足太阳脉为根之处也，其末行于天柱，至二目内眦，以为标本也。"按："跟中五寸中"即跗阳穴。跗阳本在外踝上三寸，今日在"跟以上五寸"，系踝下至跟有二寸，而踝上又三寸，则当是跗阳。

②标在两络命门：马莳曰："标在两络命门，即睛明穴，睛明左右有二，故曰两络。"

③命门者目也：杨上善曰："肾为命门，上通太阳于目，故目为命门。"

④标在窗笼之前：窗笼之前，指听宫穴。杨上善曰："足少阳脉为根在窍阴，其末上出天窗，支入耳中，出走耳前，即在窗笼之前也。以耳为身窗舍，故曰窗笼也。"

⑤标在背腧与舌下两脉也：杨上善曰："末在背第十四椎两箱一寸半肾腧及循喉咙侠舌本也。"张介宾曰："舌下两脉，廉泉也。"

⑥颃颡（háng sāng 杭桑）：咽上上腭与鼻相通的部位。张介宾曰："颃颡，即颈中之喉颡。"

⑦在中封前上四寸之中：指三阴交穴。

⑧标在背腧与舌本也：杨上善曰："末在背第十一椎两箱一寸半脾腧及连舌本散在舌下也。"

【语译】

岐伯说：你所提的博大呀！我愿意把看法全说了。足太阳经脉之本，在足跟以上的五寸中；其标在左右两络的命门。所谓命门，是指眼的睛明穴。足少阳经脉之本，在窍阴穴；其标在窗笼之前。所谓窗笼，是指耳前听宫穴。足少阴经脉之本，在内踝上二寸的交信穴；其标在背部肾俞穴以及舌下两脉的廉泉穴。足厥阴经脉之本，在行间穴上五寸许的中封穴；其标在背部肝俞穴。足阳明经脉之本，在厉兑穴；其标在人迎穴，颊上夹于咽上上腭与鼻相通的部位。足太阴经脉之本，在中封穴前方向上之处三阴交穴；其标在背部脾俞穴和舌根。

手太阳之本，在外踝之后[①]，标在命门之上一寸❶也[②]。

手少阳之本，在小指次指之间上二寸❷，标在耳后上角下外眦③也。手阳明之本，在肘骨中④，上至别阳⑤，标在颜❸下合❹钳上⑥也。手太阴之本，在寸口之中，标在腋内❺动❻也⑦。手少阴之本，在锐骨之端⑧，标在背腧⑨也。手心主之本，在掌后两筋之间⑩二寸中❼，标在腋下下❽三寸⑪也。凡候此者，下❾虚则厥⑫，下盛则热❿⑬；上虚则眩⑭，上盛则热痛⑮。故石⓫者绝而止之⑯，虚者引而起之⑰。

【校】

❶一寸:《太素》卷十《经脉标本》、《千金》卷十三第一并作“三寸”。

❷二寸:《甲乙》卷二第四作“三寸”。按：小指次指间约一寸为“中渚”，约四寸为“阳池”。本篇言“二寸”，《甲乙》言“三寸”，皆不当穴。马莳以为指液门穴。

❸颜:《太素》卷十《经脉标本》作“颊”。

❹合:《太素》卷十《经脉标本》“合”下有“于”字。

❺在腋内:《甲乙》卷二第四“腋”下有“下”字。按:“腋”下无须增“下”字。“内”系“下”之误字，应据《千金》卷十七第一改。

❻动:《甲乙》卷二第四“动”下有“脉”字。

❼二寸中:《甲乙》卷二第四无此三字。

❽下下:《太素》卷十《经脉标本》、《甲乙》卷二第四“下”下并无“下”字。丹波元简曰:“下字恐剩文。”

❾下:《甲乙》卷二第四“下”上有“主”字。

❿热:《太素》卷十《经脉标本》“热”下有“痛”字。

⓫石:《太素》卷十《经脉标本》、《甲乙》卷二第四并作“实”。

【注】

①在外踝之后：指养老穴。杨上善曰:“手腕之处，当大指者为内踝，当小指者为外踝。”

②命门之上一寸也：张介宾曰:“当是睛明穴上一寸。”

③耳后上角下外眦：张介宾曰:“耳后上角，当是角孙穴。下外眦，当是丝竹空也。”

④在肘骨中：马莳曰:“当是曲池穴。”

⑤上至别阳：杨上善曰："手阳明脉起大指次指之端，循指上廉，至肘外廉骨中，上至背臑。背臑，手阳明络，名曰别阳。"

⑥颜下合钳上：张介宾曰："颜，额庭也。钳上，即《根结》篇钳耳之义，谓脉由足阳明大迎之次，夹耳之两旁也。"按：钳耳，是指头维穴。

⑦腋内动：指天府穴。《千金翼方》卷二十六第十九："天府在腋下三寸臂臑内廉动脉。"

⑧锐骨之端：指神门穴。《千金翼方》卷二十六第二十一："神门在掌后兑骨之端陷中。"

⑨标在背腧：杨上善曰："末在于背第五椎下，两傍一寸半心腧。"

⑩掌后两筋之间：指内关穴。《千金翼方》卷二十六第二十三："内关在掌后去腕二寸。"

⑪腋下下三寸：指天池穴。

⑫下虚则厥：杨上善曰："下，则本也。诸本阳虚者，手足皆冷为寒厥。"

⑬下盛则热：杨上善曰："诸本阳盛，则手足热痛为热厥也。"

⑭上虚则眩：杨上善曰："诸标阴虚，则为眩冒。"

⑮上盛则热痛：杨上善曰："诸阴盛，则头项热痛也。"

⑯石者绝而止之：杨上善曰："阴阳盛实，绝泻止其盛也。"

⑰虚者引而起之：杨上善曰："阴阳虚者，引气而补起也。"

【语译】

手太阳经脉之本，在手外踝之后的养老穴；其标在睛明穴的上方一寸之处。手少阳经脉之本，在手小指次指之间上二寸的液门穴；其标在耳后上角的角孙穴，下外眦的丝竹空穴。手阳明经脉之本，在肘骨之中的曲池穴，上至臂臑之处；其标在额下，夹耳两旁的头维穴。手太阴经脉之本，在寸口之中的太渊穴；其标在腋下动脉天府穴。手少阴经脉之本，在掌后锐骨之端的神门穴；其标在背部的心俞穴。手心主经脉之本，在掌后去腕二寸两筋之间的内关穴，其标在其腋下三寸的天池穴。凡是观察十二经标本上下的病变，诸本阳虚的就会发生厥逆；诸本阳盛的，就会发生热厥。诸标阴虚的，就会发生眩晕；诸标阴盛的就会发生热痛。因此对实证，就杜绝邪气而止其发展；对虚证，就导引正气而使之充实。

请言气街①：胸有街气，腹有街气，头气有街，胫气有街。

故气在头者，止❶之于脑②。气在胸者❷，止之膺与背腧③。气在腹者，止之背腧❸，与冲脉于脐左右之动脉④者。气在胫者，止之于气街⑤，与承山踝上以下❹。取此者用毫针，必先按而在久❺⑥应于手，乃刺而予之⑦。所治❻者，头❼痛眩仆，腹痛中❽满暴胀，及有新积⑧。痛❾可移者，易已也；积不痛❿，难已也。

【校】

❶ 止:《甲乙》卷二第四作“上”。校语云:“一作止，下同。”

❷ 气在胸者:《甲乙》卷二第四作“在胸中者”。按：此仍以作“气在胸者”为是。

❸ 止之背腧:《太素》卷十《经脉标本》、《甲乙》卷二第四“止之”下并有“于”字。

❹ 上以下:《太素》卷十《经脉标本》无“以”字。

❺ 在久:《甲乙》卷二第四作“久存之”。

❻ 治:《甲乙》卷二第四作“刺”。

❼ 头:《太素》卷十《经脉标本》“头”上有“谓”字。

❽ 痛中:《太素》卷十《经脉标本》乙作“中痛”。

❾ 痛:《甲乙》卷二第四无此字。按：以下“不痛”律之，应有“痛”字。

❿ 不痛:《太素》卷十《经脉标本》、《甲乙》卷二第四“痛”下并有“者”字。按:“不痛”下，疑脱“不移”二字。《太素》杨注:“积而不痛，不可移者难已。”此应据杨注补。

【注】

①气街：杨上善曰:“街，道也。补泻之法，须依血气之道。”

②止之于脑：杨上善曰:“脑为头气之街，故头有气，止百会也。”张志聪曰:“止，尽也。止之于脑者，言头气之街，络脉尽于脑也。”

③止之膺与背腧：杨上善曰:“膺中肺腧为胸气之街，故胸中有气，取此二腧也。”张介宾曰:“胸之两旁为膺，气在胸之前者止之膺，谓阳明少阴经分也；胸之后者在背腧，谓自十一椎膈膜之上，足太阳经诸脏之腧，皆为胸之气街也。”

④止之背腧……之动脉：杨上善曰:“脾腧及脐左右冲脉，以为腹气之街。若腹中有气，取此二穴也。”张介宾曰:“腹之背腧，谓自十一椎膈膜以下，太阳

经诸脏之腧皆是也。其行于前者，则冲脉并少阴之经行于腹，与脐之左右动脉，即肓腧天枢等穴，皆为腹之气街也。”

⑤止之于气街：张介宾曰：“此云气街，谓足阳明经穴，即气冲也。承山，足太阳经穴，以及踝之上下，亦皆足之气街也。”

⑥必须按而在久：杨上善曰：“刺气街之法，皆须按之良久。”

⑦乃刺而予之：按：“予”与“与”同。“刺而与之”谓刺而与之补泻也。

⑧新积：指积聚初起。《广雅·释言》：“新，初也。”

【语译】

我再说一下气街吧。胸气有它的道路，腹气有它的道路，头气有它的道路，胫气有它的道路。因此，气在头部的，要制止它的病变，当取治于脑之百会穴。气在胸部的，要制止它的病变，当取治于膺部及肺俞穴。气在腹部的，要制止它的病变，当取治于脾俞与冲脉的循行通路，以及肚脐左右动脉的肓俞、天枢等穴。气在足胫的，要制止它的病变，当取治于气冲穴和承山穴以及足踝上下处。取用这些治疗穴位时，当采用毫针针刺，并一定先用较长时间按压，等待气至应手，才能施针分别给以补泻手法。各部气街所主的病证，有头痛、眩仆、腹痛、中满、暴胀以及初起的积聚等证。如果痛的部位可移动的，容易治愈；那积聚不痛，而痛的部位固定，就难以治好了。

论痛第五十三

本篇主要说明人的体质，有筋骨强弱，肌肉坚脆，皮肤厚薄，腠理疏密的不同，因而对针灸的耐痛以及对药物的耐受，各有差异，所以在治疗时，要慎重地因人制宜，然后施针用药，才能各得其当，避免发生事故。

黄帝问于少俞曰：筋骨之强弱，肌肉之坚脆，皮肤之厚薄，腠理之疏密，各不同，其于针石火焫❶①之痛何如？肠胃之厚薄坚脆亦不等，其于毒药何如？愿尽闻之。少俞曰：人之骨强、筋弱❷、肉缓②、皮肤厚者耐痛，其于针石之痛、火焫❶亦然。

【校】

❶ 焫:《甲乙》卷六第十一作“爇”。

❷ 弱:《申乙》卷六第十一作“劲”。

【注】

①火焫：按：“焫”即“爇”之或体，见《玉篇》。《说文·火部》：“爇，烧也。”此指灸灼之类。

②缓：柔也，见《吕氏春秋·任地》高注。

【语译】

黄帝问少俞说：人体筋骨的强和弱，肌肉的坚和脆，皮肤的厚和薄，腠理的疏松和致密，各不相同，他们对于针石和艾灸所感觉的疼痛，是怎样呢？肠胃的厚薄坚脆也不相同，他们对于毒药的刺激，又怎样呢？我希望详尽地听一下。少俞说：人的体质，那骨强、筋弱、肉柔、皮肤厚的，能够耐痛，他们对于针刺和艾灸的痛感，也同样能够忍耐。

黄帝曰：其耐火焫者，何以知之？少俞答曰：加以黑色而美❶骨[①]者，耐火焫❷。黄帝曰：其不耐针石之痛者，何以知之？少俞曰：坚肉薄皮者，不耐针石之痛，于火焫❷亦然。

【校】

❶ 美:《甲乙》卷六第十一作“善”。

❷ 焫:《甲乙》卷六第十一作“爇”。

【注】

①美骨：张介宾曰：“美骨者，骨强之谓。”

【语译】

黄帝说：有的人能够耐受艾火灸烧的灼痛，怎样可以知道呢？少俞回答说：皮肤现黑色，并且骨骼强劲的人，能够耐受艾火的烧灸。黄帝说：有的人不能耐受针刺的疼痛，又怎样可以知道？少俞说：肌肉坚而皮薄的人，不能耐受针刺的疼痛，对于艾灸，也是同样的怕痛。

黄帝曰：人之病，或❶同时而伤，或易已，或难已，其故何如？少俞曰：同时而伤，其身❷多热者易已，多寒者难已[①]。

【校】

❶ 或：此“或”字，涉下“或易”“或难”误衍。

❷ 其身:《伤寒论》成注卷二引无此二字。

【注】

①多热者易已多寒者难已：张介宾曰：“多热者病在阳分，故易已；多寒者，病在阴分，故难已。”

【语译】

黄帝说：有些人生病，是同时害的病，有的就容易好，有的就很难好，这是什么缘故？少俞说：同时害的病，那身体多热的就容易好，多寒的就很难好。

黄帝曰：人之胜毒，何以知之？少俞曰：胃厚、色黑、大骨及❶肥者[①]，皆❷胜毒；故❸其瘦而薄胃❹者，皆不胜毒也。

【校】

❶ 及:《甲乙》卷六第十一作“肉”。

❷ 皆:《病源》卷二十六《解诸毒候》作“则”。按：下“皆不”亦应改作“则不”。

❸ 故:《甲乙》卷六第十一无此字。

❹ 薄胃：此应乙作“胃薄”，与上“胃厚”相对。《病源》卷二十六《解诸毒候》“若其瘦而胃薄者”，应据改。

【注】

①胃厚色黑大骨及肥者：张介宾曰：“胃厚者脏坚，色黑者表固，骨大者体强，肉肥者血盛，故能胜峻毒之物。”

【语译】

黄帝说：有的人能够耐受毒性药物，怎样可以知道呢？少俞说：胃厚、色黑、骨大、肉肥的人，就能够耐受毒性药物，如果体瘦而胃弱的人，就不能够耐受毒性药物。

天年第五十四

本篇主要讨论寿天问题，系统地叙述了人的发育、生长、衰老、死亡整个过程，由十岁的“五脏始定”，到百岁的“五脏皆虚”，扼要说明脏腑强弱与气血盛衰，是寿天的关键所在，因此“五脏坚固，血脉和调”才能健康永寿。

黄帝问于岐伯曰：愿闻❶人之始生，何气❷筑为基，何立而❸为楯❹①，何失而死，何得而生？岐伯曰：以母为基，以父为楯②，失神者死，得神者生也。黄帝曰：何者为神？岐伯曰：血气已和❺，荣卫已通，五脏已成，神气舍心，魂魄毕具，乃成为人。

【校】

❶ 愿闻:《灵枢赂》作“夫”。

❷ 气:《灵枢略》无此字。

❸ 而:《灵枢略》无此字。

❹ 楯:《灵枢略》作“顺”。按：作“顺”非是。“楯”“顺”声误。

❺ 已和:《灵枢略》作“和合”。

【注】

①楯:《说文·木部》:“楯，阑槛也。”《门部》:“阑，门遮也。”引申为凡遮阑之称，现在所谓栏杆是也。

②以母为基以父为楯：马莳曰:“方其始生，赖母以为之基，坤道成物也；赖父以为之楯，阳气以为捍卫也。”

【语译】

黄帝说岐伯说：人在生命开始的时候，是以什么为基础，是怎样竖起外卫，丢掉了什么就会死亡，得到了什么就会生存呢？岐伯说：以母为基础，以父为外卫，没了神气就会死亡，有了神气就能生存。黄帝说：什么叫作神呢？岐伯说：血气极其和调，荣卫极其通畅，五脏都已形成，神气潜藏于心，思维意识具备，才成为人。

黄帝曰：人之寿夭各不同，或夭寿❶，或卒死，或病久，愿闻其道。岐伯曰：五脏坚固，血脉和调，肌肉解利①，皮肤致密②，营卫之行，不失其常③，呼吸微徐④，气以度行⑤，六腑化谷，津液布扬⑥，各如其常⑦，故能长久。

【校】

❶ 或夭寿：《太素》卷二《寿限》“夭”下有“或”字。

【注】

①肌肉解利：“解利”犹云“悦利”。“悦”与“和”义近。“和利”引申有滑润之义。杨上善曰：“谓外肌内肉，各有分利。”

②皮肤致密：杨上善曰：“谓皮肤闭密，肌肤致实。”

③营卫之行不失其常：杨上善曰：“谓营卫气一日一夜，各循其道，行五十周营卫其身，而无错失。”

④呼吸微徐：杨上善曰：“谓吐纳气，微微不粗，徐徐不疾。”

⑤气以度行：杨上善曰：“呼吸定息，气行六寸，以循度数，日夜百刻。”

⑥津液布扬：“布扬”犹云“散播”。《广雅·释诂三》：“布，散也。”《方言》卷十二郭注：“扬，谓播扬也。”杨上善曰：“所谓泣汗涎涕唾等，布扬诸窍。”

⑦各如其常：杨上善曰：“上之九种（指五脏坚固等）营身之事，各各无失，守常不已，故得寿命长生久视也。”

【语译】

黄帝说：人的年岁，活的长短，各不相同，有的命短，有的寿长，有的突然死亡，有的患病日久，我希望听到其中的道理。岐伯说：五脏形质坚固，血脉和顺协调，肌肉滑润，皮肤细密，营卫之气的运行，不脱离它的正常情况，呼吸轻轻徐徐，气行循着度数，不快不慢，六腑消化谷物，津液散播诸窍。所有以上各点，分别按照正常活动，就能够寿命长久。

黄帝曰：人之寿百岁而死❶，何以致❷之？岐伯曰：使道隧❸以长①，基墙❹高以方②，通调③营卫，三部三里④，起骨高肉满⑤，百岁乃得终。

【校】

❶ 而死：《太素》卷二《寿限》“而死”下有“者”字。

❷ 致：张注本作“知”。

❸ 隧：周本、黄校本并作“隊”。按：“隧”“隊”古通。《论语·子张》：“未隊于地。”《石经残碑》作“未隧于地”。

❹ 基墙：此二字误倒。《太素》杨注作“墙基”，与《寿夭刚柔》合。

【注】

①使道隧以长：杨上善曰：“使道，谓是鼻空使气之道，隧以长，出气不壅。”隧，深也。见《诗·小戎·传》“俴俴”孔疏。

②基墙高以方：杨上善曰：“鼻之明堂，墙基高大方正。”

③通调：能和。《庄子·文物论》：“通也者，得也。”“得”犹“能也”。见《古书虚字集释》卷六。

④三部三里：杨上善曰：“三部，谓三焦部也。三里，谓是膝下三里胃脉者也。”

⑤起骨高肉满：杨上善曰：“起骨，谓是明堂之骨。明堂之骨，高大肉满，则骨肉坚实。”

【语译】

黄帝说：人有寿活百岁才死的，怎样能够这样长寿呢？岐伯说：他的鼻孔深而且长，鼻的部位，高大方正，这说明能和营卫、三焦与三里的脉气。因此起骨高而鼻肉丰满的人，他能活到百岁而终其天年。

黄帝曰：其气之盛衰，以至其死，可得闻乎？岐伯曰：人生十岁❶，五脏始定，血气已通，其气在下，故好走①。二十

岁，血气始盛，肌肉❷方长，故好趋②。三十岁，五脏大定，肌肉坚固❸，血脉盛满❹，故好步③。四十岁，五藏六腑十二经脉，皆大盛④以平定，腠理始疏❺⑤，荣华颓❻落⑥，发颇❼斑❽白，平盛❾不摇⑦，故好坐。五十岁，肝气始❿衰，肝叶始薄，胆汁始灭⓫，目始不明。六十岁，心气始衰，苦忧悲，血气懈惰⓬，故好⓭卧。七十岁，脾气虚⓮，皮肤⓯枯⓰。八十岁，肺气衰，魄离⓱，故言善误⑧。九十岁，肾气焦⓲⑨，四脏⓳经脉空虚⑩。百岁⓴，五脏皆虚，神气皆去，形骸独居而终㉑⑪矣。

【注】

❶ 人生十岁:《甲乙》卷六第十二“生”作“年”。校语:“十岁一作十六。”

❷ 肉:《太平圣惠方》卷一《论形气盛衰法》引作“骨”。

❸ 肌肉坚固：按:“固”字疑为传抄妄增，其意以“坚固”与下“盛满”相对，其实不必。《素问·八正神明论》:“肌肉坚。”句法与此相类。《卫生宝鉴》卷二《灸之不发》条引无“固”字。

❹ 满:《太平圣惠方》卷一《论形气盛衰法》引作“溢”。

❺ 疏:《甲乙》卷六第十二作“开”。

❻ 颓:《甲乙》卷六第十二作“剥”。《素问·阴阳应象大论》王注引“颓”作“稍”。

❼ 颇:《太素》卷二《寿限》作“鬓”。

❽ 斑：熊本、周本、统本、金陵本并作“班”。《太素》卷二《寿限》作“颁”。按:《说文》无“斑”字。古多以“班”为“斑”。“班”“颁”声义并近。“颁白”谓年老之发白黑相杂。

❾ 平盛:《太平圣惠方》卷一《论形气盛衰法》作“平减”。按：作“平减”是。否则，与上“大盛以平安”义复。上云“大盛”，此云“平减”者，乃言人年四十，将由壮渐老，由盛而渐衰也。

❿ 始:《太平圣惠方》卷一《论形气盛衰法》无此字。

⓫ 灭：周本、日刻本并作“减”。按:《太素》《甲乙》并作“减”，与周本合。

⑫ 惰:《甲乙》卷六第十二作“堕”。按:“懈惰”古多作“懈堕”。如《吕氏春秋·求人》:“不有懈堕。”《淮南子·要略》:“则懈堕分学。”均其证。

⑬ 好:《太平圣惠方》卷一《论形气盛衰法》作“多”。

⑭ 虚:《太平圣惠方》卷一《论形气盛衰法》作“衰”。

⑮ 皮肤:《甲乙》卷六第十二“皮肤”下有“始”字。

⑯ 枯:《甲乙》卷六第十二“枯”下有“故四肢不举”五字。

⑰ 魄离:《甲乙》卷六第十二作“魂魄离散”。

⑱ 焦:《太平圣惠方》卷一《论形气盛衰法》“焦”下有“竭”字。

⑲ 四脏:《太素》卷二《寿限》作“脏枯”。《甲乙》卷六第十二作“脏乃萎枯”。《太平圣惠方》卷一《论形气盛衰法》无“四脏”二字。

⑳ 百岁:《甲乙》卷六第十二“百岁”上有“至”字。按:《素问·上古天真论》王注引《灵枢》“百岁”上有“人”字。

㉑ 终:《甲乙》卷六第十二“终”下有“尽”字。按:“尽”字疑为注语混入正文。“终”“尽”义同。

【注】

①好走:喜跑。慧琳《音义》卷五十九引《释名》云:“疾趋曰走。”

②好趋:喜快走。慧琳《音义》卷五十九引《释名》云:“疾行曰趋。”

③好步:喜徐走。慧琳《音义》卷十一引《说文》:“步,行也。”

④大盛:杨上善曰:“大盛,内盛也。”

⑤始疏:杨上善曰:“始疏,外衰。”《楚词·东皇太一》王注:“疏,稀也。”

⑥荣华颓落:“荣华”喻面色红润。“颓”应依《素问》作“稍”。“落”谓零落。此谓人年四十,则红润面色开始衰老。

⑦平盛不摇:“盛”是“减”的误字。“平减不摇”是说事喜简易,而不好动作。《尔雅·释诂》:“平,易也。”“减”与“简”义通。“摇”有“动”义,见《广雅·释诂一》。

⑧故言善误:由于肺气虚,魂魄离散,精神不足,因而言语多有颠倒。马莳以肺主言属之,似不合。

⑨肾气焦:马莳曰:“肾气焦者,水竭则焦也。”

⑩经脉空虚:张志聪曰:“人之衰老,从上而下,自阳而阴,故肝始衰而心,心而脾,脾而肺,肺而肾。”

⑪终:死也,见《国语·周语》韦注。

【语译】

黄帝说：关于人的体气盛衰，从幼年直到死亡，可以让我听听吗？岐伯说：人生到十岁，五脏才开始健全，血气已经通畅，这时他的经气，还在下肢，所以喜跑。到了二十岁，血气开始旺盛，肌肉正在发达，所以走路喜快。到了三十岁，五脏完全健全，肌肉坚固，血脉盛满，所以喜欢徐行。到了四十岁，五脏六腑和十二经脉之内已发育很好，并且稳定，腠理开始稀疏，面部华色开始衰落，发鬓斑白，遇事喜简易，不好动作，所以好坐。到了五十，肝气开始衰退，肝叶薄弱，胆汁逐渐减少，眼睛开始有不明的感觉。到了六十岁，心气开始衰退，经常有忧虑悲伤之苦，血气运行缓慢，所以喜欢躺卧。到了七十岁，脾气虚弱，皮肤干枯。到了八十岁，肺气衰退，魂魄离散，所以言语常常错误。到了九十岁，肾气焦竭，肝、心、脾、肺四脏和经脉都空虚了。到了百岁，五脏就都空了，神气也都没有了，这时，就仅留下形体而死亡了。

黄帝曰：其不能终寿而死者，何如？岐伯曰：其五脏皆不坚①，使道不长，空外以张②，喘息暴疾③，又卑基墙，薄脉少血，其肉不石❶，数中风寒❷，血气虚，脉❸不通，真邪相攻，乱而相引④，故中寿而尽也。

【校】

❶ 石：《太素》卷二《寿限》作“实”。

❷ 寒：《太素》卷二《寿限》无此字。

❸ 血气虚脉：《太素》卷二《寿限》“血气”下无“虚脉”二字。

【注】

①其五脏皆不坚：杨上善曰：“五脏皆虚，易受邪伤。”

②使道不长空外以张：“以”犹“又”也，“以”“又”古同音。杨上善曰：“使道短促，鼻空又大，泄气复多。”

③喘息暴疾：丹波元简曰：“谓喘息之气，卒暴急速也。”

④真邪相攻乱而相引：张介宾曰：“正本拒邪，正气不足，邪反随之而入，故曰相引。”

【语译】

黄帝说：有的人，不能终其天年就死了，这是为什么？岐伯说：那是五脏都不坚实，人中不长，鼻孔又向外张开，呼吸急速，明堂又低，脉小血少，肌肉不坚实，屡次中风，血气虚，脉不通，正邪相攻，致使体内血气失常，引邪深入。像这样的人，中年就会死的。

逆顺第五十五

本篇首先提出“气有逆顺，脉有盛衰”，而决定病之可刺、不可刺、已不可刺，是为刺之大法。

黄帝问于伯高曰：余闻气有逆顺，脉有盛衰，刺有大约，可得闻乎？伯高曰：气之逆顺①者，所以应天地❶、阴阳、四时、五行也；脉之盛衰②者，所以候血气之虚实有余不足❷。刺之大约者，必明知病之可刺，与其未可刺，与其已不可刺也③。

【校】

❶ 地：《太素》卷二十三《量顺刺》作“下”。

❷ 不足：张注本、日刻本“不足”下有“也”字。顾氏《校记》云：“也字当补。”

【注】

①气之逆顺：杨上善曰：“谓知四时五行逆顺之气，依而刺也。”

②脉之盛衰：杨上善曰：“谓候寸口人迎血气虚实也。”

③病之可刺……不可刺也：张介宾曰：“明知病之可刺者，以其实邪在经也。与其未可刺者，谓有所避忌也，如《终始》篇所谓新内新劳、已饱已饥、大惊大恐者勿刺，及《八正神明论》所谓天忌，《五禁》篇所谓五禁之类皆是也。与其已不可刺者，言败坏无及也。如《本神》篇所谓五者已伤，针不可以治之也。凡此三者，皆本节切近之义。”

【语译】

黄帝问伯高说：我听说气机有逆有顺，脉象有盛有衰，针刺也有大法，可能告诉我吗？伯高说：人体气行的逆顺，和天地阴阳四时五行是相应的；脉象的盛衰，可以测知血气的虚实和有余不足的情况；针刺的大法，一定要正确知道哪些病可以针刺，或一时还不可针刺，或已不可施行针刺等三种类型。

黄帝曰：候之奈何？伯高曰：兵法曰❶：无迎逢逢❷①之气，无击堂堂②之阵。刺法❸曰：无刺熇熇③之热❹，无刺漉漉④之汗，无刺浑浑⑤之脉，无❺刺病与脉相逆者⑥。黄帝曰：候其可刺奈何？伯高曰：上工，刺其未生者也⑦。其次，刺其未盛❻者也⑧。其次，刺其已衰者也⑨。下工，刺其方袭⑩者也，与其形之盛者也，与其病之与脉相逆者也。故曰❼：方其盛也❽，勿敢毁伤❾，刺其已衰❿，事必大昌。故曰：上工治未⓫病⑪，不治已病。此之谓也。

【校】

❶ 曰：《太素》卷二十三《量顺刺》无此字。

❷ 逢逢：《太素》卷二十三《量顺刺》作“逄逄”。按：古无轻唇音，“逢”字读重唇音如“逄”。故古书“逢”“逄”常互用。

❸ 刺法：《素问·疟论》作“经言”。

❹ 热：《素问·疟论》新校正引全元起本及《太素》作“气”。按：检今本《太素》仍作“热”。

❺ 无：《伤寒补亡论》卷十二引作“此”。

❻ 盛：《甲乙》卷五第一上作“成”。

❼ 故曰：《素问·疟论》作“故经言曰”。

❽ 也：《素问·疟论》、《太素》卷二十五《三疟》并作“时”。

❾ 毁伤：《太素》卷二十三《量顺刺》作“必毁”。

❿ 刺其已衰：《素问·疟论》作“因其衰也”。

⓫ 未：《太素》卷二十三《量顺刺》作“不”。

【注】

①逢逢：“逢”与“蓬”通。《诗·采菽》传云：“蓬蓬，盛貌。”

②堂堂：杨上善曰：“堂堂，兵盛貌。兵之气色盛者，未可即击，待其衰，然后击之。”

③熇熇（hè 贺）：热貌。《说文·火部》：“熇，火热也。”

④漉漉：形容汗出之多。《广韵·一屋》引《说文》："漉，一曰水下貌。"

⑤浑浑：王冰曰："浑浑，言无端绪也。"杨上善曰："凡候脉浊乱者，莫知所病，故不可刺也。"

⑥无刺病与脉相逆者：杨上善曰："逆，反也。形病脉不病，脉病形不病，故曰相反。"

⑦上工刺其未生者也：杨上善曰："内外二邪虽有，未起病形，刺之以为上工也。"

⑧刺其未盛者也：杨上善曰："已成微病，未为盛者，刺之以为上工者也。"

⑨其次刺其已衰者也：杨上善曰："病虽已衰，未即能愈，刺之以为中工者也。"

⑩方袭：杨上善曰："方，正方。袭，重也。正病重叠。"

⑪上工治未病：按：治未病，指治未病之脏腑，非治未病之人。《难经·七十七难》所谓"见肝之病，知肝当传之于脾，故先实其脾气，无令得受肝之邪"是。

【语译】

黄帝说：测候疾病不宜针刺应怎样呢？伯高说：在兵法上，不能迎击前来的锐势，不能出击壮盛的阵容。刺法也说过，不可刺热太盛的，不可刺大汗淋漓的，不可刺脉象混乱、病与脉相反的。黄帝说：测候疾病可以针刺应怎样呢？伯高说：上工，能刺治还未显露的病证；其次，是能刺治邪气还未亢盛的病证；再其次，是能刺治病势已渐衰退的病证。下工，是在正病重叠，病邪正盛，和病证与脉象相反的时候，进行针刺。因为在邪气正盛的时候，迎其锐气而刺，就会损伤元气，加重病情。等待病邪衰败，乘机刺治，收效一定很好。所以说，上工是能治未病的脏腑，并不是仅能治疗已经有病的脏腑，就是这个意思。

五味第五十六

本篇讨论五味对五脏的所入，也就是申明“五脏六腑皆禀气于胃，五味各走其所喜”的含义。并叙述了五谷、五畜、五果、五菜的五味属性，以及对五脏病的宜禁。

黄帝曰：愿闻谷气有五味，其入五❶脏，分别奈何？伯高❷曰：胃者，五脏六腑之海也，水谷皆入于胃，五脏六腑皆禀①气❸于胃。五味各走其所喜②，谷❹味酸，先走❺肝，谷味苦，先走❺心，谷味甘，先走❺脾，谷味辛，先走❺肺，谷味咸，先走❺肾。谷气❻津液已行，营卫大通③，乃化糟粕④，以次传下。

【校】

❶ 五:《甲乙》卷六第九无此字。

❷ 伯高:《甲乙》卷六第九作“岐伯”。

❸ 气:《太素》卷二《调食》无此字。

❹ 谷:《甲乙》卷六第九“谷”上有“故”字。

❺ 走:《类说》卷三十七引作“入”。

❻ 谷气:《甲乙》卷六第九“谷气”下有“营卫俱行”四字。

【注】

①禀：承受。《国语·晋语》韦注:“禀，受也。”按:《太素》杨注“禀”作“秉”,“禀”“秉”义通。

②五味各走其所喜：杨上善曰:“五味所喜，谓津液变为五味，则五性有殊，性有五行，故各喜走同性之脏。”

③营卫大通：杨上善曰："水谷化为津液清气，犹如雾露，名营卫，行脉内外，无所滞碍，故曰大通。"

④乃化糟粕：杨上善曰："其沉浊者，名为糟粕，泌别汁入于膀胱，故曰以次传下也。"

【语译】

黄帝说：希望听一下，谷气有五味，它进入人体五脏后，是怎样各走各的呢？伯高说：胃像是五脏六腑营养汇聚的大海，水谷都要进入胃中，因此，五脏六腑都接受它所消化的精微之气，饮食物的五味分别进入它所喜受之脏。所以味酸的，先趋向于肝；味苦的，先趋向于心；味甘的，先趋向于脾；味辛的，先趋向于肺；味咸的，先趋向于肾。这谷气精微化生的津液，已在体内运行，因而营卫通畅；其中废物就化为糟粕，随着二便由上而下排出体外。

黄帝曰：营卫之❶行奈何？伯高曰：谷始入于胃，其精微①者，先出于胃之两焦②，以溉③五脏，别出两❷行❸④，营卫之道。其大气⑤之抟❹而不行者，积于胸中，命曰气海⑥，出于肺，循喉咽❺，故呼则出，吸则入。天地❻之精气⑦，其大数常出三❼入一⑧，故谷不入，半日则气衰，一日则气少矣。

【校】

❶之：《甲乙》卷六第九作"俱"。

❷两：《甲乙》卷六第九"两"下有"焦"字，断句。

❸行：《太素》卷二《调食》、《甲乙》卷六第九"行"下并有"于"字。

❹抟：周本、统本、金陵本、明本、藏本并作"搏"。按：《太素》《甲乙》并作"搏"，与周本合。但据《太素》杨注训"聚"之义律之，仍以作"抟"为是。

❺咽：《太素》卷二《调食》、《甲乙》卷六第九并作"咒"。

❻地：《太素》卷二《调食》无此字。

❼出三：《甲乙》卷六第九"出三"下有"而"字。

【注】

①精微：杨上善曰："精微，津液也。"

②之两焦：之，至也，见《诗·柏舟》郑笺。两焦指中、上两焦。

③溉：作“灌”解，见《淮南子·诠言训》高注。

④别出两行：张介宾曰：“两行，言清者入营，营行脉中；浊气入卫，卫行脉外。故营主血而濡于内，卫主气而布于外，以分营卫之道。”

⑤大气：谓宗气。

⑥命曰气海：杨上善曰：“谷化为气，计有四道。精微营卫以为二道；化为糟粕及浊气并尿，其与精下传，复为一道；抟而不行，积于胸中，名气海，以为呼吸，复为一道，合为四道。”

⑦天地之精气：杨上善曰：“天之精气，则气海中气也。”

⑧其大数常出三入一：杨上善曰：“气海之中，谷之精气，随呼吸出入也。人之呼也，谷之精气，三分出已；及其吸也，一分还入，即须资食充其肠胃之虚，以接不还之气。”

【语译】

黄帝说：营卫的运行是怎样呢？伯高说：谷物刚入胃后，其中所化生精微，先从胃出于上中两焦，以灌养五脏，另出两行，就是营卫的两条道路。又有大气抟聚不散，积于胸中，叫作气海。这种气，从肺而出，沿着喉咙，呼则气出，吸则气入。谷物的精气，贮于气海，大概是呼出三分，而吸入一分，所以半日不进谷物，就会感到气衰，一日不进谷物，就会气短了。

黄帝曰：谷之五味，可得闻乎？伯高曰：请尽言之。五谷：秔❶①米❷甘，麻❸酸，大豆咸，麦❹苦，黄❺黍❻②辛。五果③：枣甘，李酸，栗咸，杏苦，桃辛。五畜：牛❼甘，犬酸，猪咸，羊苦，鸡辛。五菜：葵甘，韭❽酸，藿④咸，薤⑤苦，葱辛。

【校】

❶秔：《太素》卷二《调食》、《甲乙》卷六第九并作“粳”。按：《说文·禾部》：“秔，亢声。或从更声。”《五行大义》卷三《论配气味》引《甲乙经》无“秔”字。

❷米：《太素》卷二《调食》“米”下有“饭”字。

❸ 麻:《素问·脏气法时论》作“小豆”。

❹ 麦:《甲乙》卷六第九“麦”上有“小”字。

❺ 黄:《五行大义》卷三《论配气味》引《甲乙》无此字。

❻ 黍:《千金》卷二十九第四作“稻”。

❼ 牛:《甲乙》卷六第九“牛”下有“肉”字。下“犬”“猪”“羊”“鸡”同。

❽ 韭:《甲乙》卷六第九、《五行大义》卷三《论配气味》并作“韮”。按:《广韵·四十四有》:“韭俗作韮。”

【注】

①秔:《尔雅·释草》释文引《声类》云:“秔,不粘稻也。”

②黄黍:张介宾曰:“黍,小米也。北人呼为黄米,又曰黍子。”

③果:《说文·木部》:“果,木实也。”《易·说卦》释文引马注:“果,桃李之属。”

④藿:豆叶,见《史记·太史公自序》正义。

⑤薤(xiè 械):《本草纲目》卷二十六《菜部》:“薤,其叶类葱,而根如蒜。”

【语译】

黄帝说:谷物的五味,可以使我听到吗?伯高说:我愿意详尽地说一下。在五谷里,秔米味是甘的,芝麻味是酸的,大豆味是咸的,小麦味是苦的,黄黍味是辛的。在五果里,枣味甘,李味酸,栗味咸,杏味苦,桃味辛。在五畜里,牛肉味甘,犬肉味酸,猪肉味咸,羊肉味苦,鸡肉味辛。在五菜里,葵菜的味甘,韭菜的味酸,豆叶的味咸,薤白的味苦,葱的味辛。

五色:黄色❶宜甘,青色宜酸,黑色宜咸,赤色宜苦,白色宜辛。凡此五者,各有所宜。五宜❷:所言五色❸者,脾病者❹,宜食秔❺米饭牛肉枣葵;心病者,宜食麦羊肉杏薤;肾病者,宜食大豆黄卷❻猪肉栗❼藿;肝病者,宜食麻犬肉李韭;肺病者,宜食黄黍鸡肉桃葱❽。

【校】

❶黄色:《甲乙》卷六第九“黄”下无“色”字。下青、黑、赤、白色同。

❷五宜：周本、马注本、张注本并无此二字。按:“五宜”二字衍，应据《太素》与周本删。

❸五色:《太素》卷二《调食》作“五宜”。

❹脾病者：按:“者”字似衍，应据《千金》卷二十六《序论》删。

❺秔:《千金》卷二十六《序论》作“稗”。

❻黄卷:《甲乙》卷六第九无此二字。《五行大义》卷三《论配气味》“卷”作“黍”。

❼栗:《五行大义》卷三《论配气味》无此字。

❽肺病者宜食黄黍鸡肉桃葱:《五行大义》卷三《论配气味》作“肺病宜食糯米饭牛肉枣葵”。本句后有“此五食者，肝心肾三脏实，故各以其本味补之；脾肺虚，故以其子母相养者也”三十字。

【语译】

略。

五禁[①]：肝病禁辛，心病禁咸，脾病禁酸，肾病禁甘，肺病禁苦❶。

【校】

❶肾病禁甘肺病禁苦:《甲乙》卷六第九、《五行大义》卷三《论配气味》“肾病”“肺病”两句互乙。按：此五脏，以相生为次，肺宜在脾下，肾宜在肺下,《甲乙》是。

【注】

①五禁：杨上善曰:“五味所克之脏，有病宜禁其能克之味。”

【语译】

略。

肝色青，宜食甘[①]，秔米饭牛肉枣葵❶皆甘。心色赤，宜食酸[②]，大肉麻李韭皆酸❷。脾色黄，宜食咸[③]，大豆豕肉栗藿❸皆咸。肺色白，宜食苦[④]，麦羊肉杏薤❹皆苦。肾色黑，宜食辛⑤，黄黍鸡肉桃葱❺皆辛。

【校】

❶葵:《太素》卷二《调食》无此字。

❷大肉麻李韭皆酸:《太素》卷二《调食》“大”作“犬”，无“麻韭”二字。

❸藿:《太素》卷二《调食》无此字。

❹薤:《太素》卷二《调食》无此字。

❺葱:《太素》卷二《调食》无此字。

【注】

①宜食甘：杨上善曰：“肝者木也，甘者土也。宜食甘者，木克于土，以所克资肝也。”王冰曰：“肝性喜急，故食甘物而取其宽缓也。”

②宜食酸：杨上善曰：“心者火也，酸者木也，木生心也，以母资子也。”王冰曰：“心性喜缓，故食酸物而取其收敛也。”

③宜食咸：杨上善曰：“脾者土地，咸者水也，土克于水，水味咸也，故食咸以资于脾也。”王冰曰：“究斯宜食，乃调利关机之义也。肾为胃关，脾与胃合，故假咸柔软以利其关，关利而胃气乃行，胃行而脾气方化，故应脾宜味与众不同也。”

④宜食苦：杨上善曰：“肺者金也，苦者火也，火克于金也，以能克为资也。”王冰曰：“肺喜气逆（按：“喜”，似“苦”之误字。《素问·脏气法时论》：“肺苦气上逆。”）故食苦物而取其宣泄也。”

⑤宜食辛：杨上善曰：“肾者水也，辛者金也，金生于水，以母资子。”王冰曰：“肾性喜燥，故食辛物而取其津润也。”

【语译】

略。

水胀第五十七

本篇论述了水胀、肤胀、鼓胀、肠覃、石瘕等证的病因和症状，并且做了精细的鉴别，最后指出肤胀、鼓胀的针刺原则，应该先泻血络，后调其经。

黄帝问于岐伯曰：水与肤胀、鼓胀、肠覃①、石瘕②、石水❶，何以别之。岐伯答曰：水❷始起也，目窠❸③上微肿❹，如新卧起之状，其❺颈脉动④，时咳⑤，阴❻股⑥间寒❼，足胫瘇❽⑦，腹乃❾大，其水已成矣。以手按其腹❿，随手而起，如⓫裹水之状，此其候也。

【校】

❶石水：按：以经文律之，并未涉及“石水”，则“石水”二字是衍文。应据《甲乙》卷八第四、《千金》卷二十一第四、《外台》卷二十《水肿门》删。

❷水：《甲乙》卷八第四、《千金》卷二十一第四“水”下并有“之”字。

❸窠：《太素》卷二十九《胀论》作“果”。《脉经》卷八第八、《病源》卷二十《水肿候》并作“裹”。

❹微肿：《千金》卷二十一第四校注引《灵枢》《太素》作“微擁”。按：本书《论疾诊尺》篇“肿”作“痈”。“痈”疑为“壅”之音误。检《医垒元戎》卷十引“肿”正作“壅”。“擁”与“壅”同。《素问·评热病论》王注：“壅，谓目下壅如卧蚕形也。”

❺其：《太素》卷二十九《胀论》、《甲乙》卷八第四并无此字。

❻阴：《太平圣惠方》卷五十四《水病论》无此字。

❼寒：《病源》卷二十《水肿候》作“冷”。

❽瘇：藏本、马注本并作“肿”。按“瘇”“肿”通用，见《尔雅·释木》

郭注。

❾ 乃:《千金》卷二十一第四作“仍”。

❿ 其腹:《病源》卷二十《水肿候》、《太平圣惠方》卷五十四《水病论》并作“肿处”。

⓫ 如:《病源》卷二十《水肿候》“如”下有“物”字。

【注】

①肠覃:孙鼎宜曰:“覃读为‘蕈’,音寻。《玉篇》‘蕈,地菌也’。肠覃附肠而生如蕈,俗谓之肠菌。”

②石瘕:《说文·疒部》:“瘕,女病。”瘕,本子宫肿瘤之名,引申之,则凡腹中有结块亦谓之瘕。

③目窠:杨上善曰:“眼睑也。”

④其颈脉动:王冰曰:“颈脉,谓耳下及结喉旁人迎脉。”丹波元简曰:“不谓之人迎,而谓颈脉者,非诊之始知其动之疾,以其望而知颈脉之疾也。”

⑤时咳:张介宾曰:“水之标在肺,故为时咳。”

⑥阴股:大腿内侧。

⑦足胫瘇:足和小腿浮肿。

【语译】

黄帝问岐伯:腹部的水胀和肤胀、鼓胀、肠覃、石瘕等证,是怎样鉴别呢?岐伯回答说:水胀开始发病时,在眼睑部位上,略微浮肿,像刚睡醒起床的样子,颈部人迎脉搏动得快,常常咳嗽,大腿内侧感觉寒冷,足胫部浮肿,如腹部再胀大,那水胀病就形成了。用手按在他的腹上,放手后,随即胀起,好像里面裹着水液的样子,这就是水胀病的诊候方法。

黄帝曰:肤胀何以候之?岐伯曰:肤胀者,寒气客于皮肤之间,鼟鼟❶然不坚①,腹大,身尽肿,皮❷厚,按其腹,窅❸而不起②,腹色不变,此其候也。

【校】

❶ 鼟鼟:《太素》卷二十九《胀论》、《甲乙》卷八第四、《千金》卷二十一第四并作“殼”。

❷ 皮:《甲乙》卷八第四“皮”下有“肤”字。

❸ 窅:《甲乙》卷八第四作“腹陷”。

【注】

①鼟鼟(kōng kōng 空空)然不坚:“鼟”张介宾曰:“寒气客于皮肤之间者,阳气不行,病在气分,故有声若鼓,气本无形故不坚。”

②窅(yǎo 杳)而不起:窅,其音受于“窔”。马叙伦云:“《说文·目部》‘窅’,当云从目窔省声。《穴部》窔,深也。”窅而不起,是谓深陷不起。徐大椿曰:“肤胀为无形之气,故按之不起。”

【语译】

黄帝说:腹胀,是怎样诊候呢?岐伯说:肤胀的成因,是由于寒气留于皮肤之间,叩击腹部,中空而不坚实,腹大,周身尽肿,皮厚,用手按其腹部,深陷不能随手胀起,腹部的皮色,没有什么变化,这就是肤胀病的诊候方法。

鼓胀何如?岐伯曰❶:腹胀身皆大❷,大❸与肤胀等[①]也,色❹苍黄[②],腹筋❺起,此其候也。

【校】

❶ 岐伯曰:按:“岐伯曰”下似应有“鼓胀者”三字,当据《甲乙》卷八第四补。

❷ 腹胀身皆大:《甲乙》卷八第四作“腹身皆肿大”。

❸ 大:按:“大”字蒙上衍。应据《甲乙》删。

❹ 色:《甲乙》卷八第四、《千金》卷二十一第四“色”上并有“其”字。

❺ 筋:《太素》卷二十九《胀论》、《千金》卷二十一第四、《外台》卷二十《水肿门》并作“脉”。

【注】

①等:相同。《汉书·郊祀志上》颜注:“等,同也。”

②色苍黄:皮肤呈现青黄色。李念莪曰:“鼓胀与肤胀,大同小异,只以色苍黄,腹筋起为别耳。”

【语译】

鼓胀,是怎样诊候呢?岐伯说:腹部胀满,全身都显出肿大,和肤胀的情况相同，肤色青黄，腹部之筋暴起，这就是鼓胀病的诊候方法。

肠覃何如？岐伯曰❶：寒气客于肠外，与卫❷气相搏①，气❸不得荣❹②，因有❺所系③，癖❻而内著④，恶气⑤乃起，瘜肉⑥乃生，其始生❼也，大如鸡卵，稍以⑦益大，至其成❽如怀子之状，久者离岁❾⑧，按之则坚，推之则移，月事以时下，此其候也。

【校】

❶岐伯曰：《甲乙》卷八第四、《千金》卷二十一第四“岐伯曰”下并有“肠覃者”三字。

❷卫：《千金》卷二十一第四作“胃”。

❸气：《甲乙》卷八第四、《千金》卷二十一第四、《外台》卷二十“气”上并有“正”字。

❹荣：《太素》卷二十九《胀论》、《甲乙》卷八第四并作“营”。

❺有：《太素》卷二十九《胀论》作“其”。

❻癖：“癖”是“瘕”的误字，形近致误。应据《太素》《甲乙》《千金》改。

❼生：“生”字蒙上衍，应据《太素》删。

❽至其成：《太素》卷二十九《胀论》、《甲乙》卷八第四“成”下并有“也”字。

❾岁：周本、张注本并作“脏”。《甲乙》卷八第四、《千金》卷二十一第四“岁”下并有“月”字。

【注】

①与卫气相搏：张介宾曰：“寒气与卫气相搏，则畜积不行，留于肠外。”

②气不得荣：按：“荣”与“营”虽通用，但依《太素》作“营”，义更显豁。“营”谓运行。《广雅·释训》：“营营，往来也。”“气不得荣”是谓气不得运行。

③因有所系：《释名·释衣服》：“系，繫也，相联系也。”“因有所系”是谓寒气卫气相互联系而不得散。

④癖而内著：“癖”依校文应作“瘕”。瘕而内著，是谓腹中结块，在里面逐

渐显露。

⑤恶气：病害污秽之气。《左传·成公六年》杜注："恶，垢秽。"

⑥瘜肉：恶肉。

⑦稍以：渐则。

⑧久者离岁：杨上善曰："离，历也。"尤怡曰："瘜肉蔓延，与肠相着，瘜肉渐大，则消之非易，故曰状如怀子，久者离岁。"

【语译】

肠覃，是怎样诊候呢？岐伯说：寒气留于肠外，和卫气相搏结，正气不得运行。由于寒气和卫气相互联系而不得散，腹中结块逐渐从内显露，污秽之气随之而起，息肉开始生长，在初期的时候，其大像鸡子一样，逐渐就增大起来，等到病已成形，就好像怀孕一样，病程长的要经历好几年，如用手去按患部是坚硬的，但用手去推又感觉有些移动，月经仍然按时来潮。这就是肠覃病的诊候方法。

石瘕何如？岐伯曰：石瘕❶生胞中寒，寒气客于子门❷①，子门❷闭塞，气不得❸通，恶血当泻不泻，衃②以❹留止，日以益大，状如怀子，月事不以时下。皆生于女子，可导而下❺③。

【校】

❶石瘕：按："石瘕"下脱"者"字，应据《甲乙》卷八第四、《千金》卷二十一第四补。

❷门：《千金》卷二十一第四作"宫"。

❸不得：《太素》卷二十《胀论》、《甲乙》卷八第四"不"下并无"得"字。

❹衃以：《甲乙》卷八第四作"血衃乃"。

❺下：《甲乙》卷八第四"下"下有"之"字。

【注】

①寒气客于子门：罗天益曰："膀胱为津液之府，气化则能出焉。今寒气客于子门，则气闭塞而不流，衃以留止，结硬如石，是名石瘕。"

②衃：王冰曰："衃血，谓败恶凝聚之血，色赤黑也。"

③可导而下：下，谓去掉。《周礼·司民》郑注："下犹去也。"尤怡曰："瘕，假也，假血成形，积于胞中，血积易去，故曰可导而下。"

【语译】

石瘕，是怎样诊候呢？岐伯说：石瘕生于子宫，寒气侵入于子宫口，子宫口闭塞，因而气不通畅，恶血当泻而不泻，败血就留止里面，而一天比一天增大，形状好像怀孕一样，月经不能按时来潮，这种病都生于妇女，可用通利的方法去之。

黄帝曰：肤胀鼓胀可刺邪[①]？岐伯曰：先泻❶其胀❷之血络[②]，后调其经，刺❸去❹其血络❺也。

【校】

❶泻：《太素》卷二十九《胀论》、《甲乙》卷八第四并作"刺"。

❷胀：《太素》卷二十九《胀论》、《甲乙》卷八第四并作"腹"。《千金》《外台》同。

❸刺：《太素》卷二十九《胀论》、《甲乙》卷八第四"刺"上并有"亦"字。

❹去："去"字疑衍。《医垒元戎》卷八引无"去"字。

❺络：《太素》卷二十九《胀论》、《甲乙》卷八第四并作"脉"。

【注】

①肤胀鼓胀可刺邪：孙鼎宜曰："水输有五十七穴，肠覃、石瘕已云可导而下，故独举此二者问也。"

②先泻其胀之血络：张介宾曰："无论虚实，凡有血络之外见者，必先泻之，而后因虚实以调其经。"

【语译】

黄帝说：肤胀、鼓胀，可以用针刺治疗吗？岐伯说：首先针刺其腹的血络，然后根据虚实调理经脉，但应以针刺血络为主。

贼风第五十八

本篇虽以贼风命题，但其内容，涉及贼风伤人者，并无许多。而主要提出未遭贼风邪气其他致病原因；此外并指出“志有所恶及有所慕”的精神因素，亦能发病。至于“可祝而已”的治疗方法，只能存参罢了。

黄帝曰：夫子言贼风①邪气之伤人也，令人病焉，今有其❶不离屏蔽②，不出空穴❷之中，卒③然病者，非不❸离④贼风邪气，其故何也？

【校】

❶其：《甲乙》卷六第五无此字。

❷空穴：明本、统本、日刻本、张注本“空”并作“室”。《太素》卷二十八《诸风杂论》“空穴”作“室内”。

❸不：《太素》卷二十八《诸风杂论》作“必”。

【注】

①贼风：四时不正之气。王冰曰：“窃害中和，谓之贼风。”

②屏蔽：犹屏障，屏风。《释名·释床帐》：“屏风，言可以屏障风也。”

③卒（cù猝）：忽然。

④离：遭到。《淮南子·氾论训》高注：“离，遭也。”

【语译】

黄帝说：你说过四时不正之气伤害了人体，会使人生病。可是现在有人不离开屏风，亦不出屋中，忽然生病，并不是一定遭到贼风邪气，这是什么缘故呢？

岐伯曰：此皆尝有所伤于湿气，藏于血脉之中，分肉之间，久留而不去；若①有所堕坠，恶血在内而不去。卒然喜怒不节，饮食不适，寒温不时，腠理闭而不通。其②开❶而❷遇风寒，则血气凝结③，与故邪相袭④，则为寒痹。其有热则汗出，汗出则受风，虽不遇贼风邪气，必有因加而发焉⑤。

【校】

❶ 开：《甲乙》卷六第五无此二字。

❷ 而：《甲乙》卷六第五“而”下有“适”字。

【注】

①若：与“或”义同。

②其：义当训“或”。见《古书虚字集释》卷五。

③凝结：“凝”犹“结”也，同义复词。《淮南子·原道训》高注：“凝，如脂凝也。”

④与故邪相袭：“故邪”指以前寒湿。“袭”合也，见《小尔雅·广言》。

⑤必有因加而发焉：张介宾曰：“谓因于故而加以新也，新故合邪，故病发矣。”

【语译】

岐伯说：这都是曾经为湿邪所伤，湿邪蕴藏在血脉里面和分肉之间，长久留止而不能排除；或者有因堕坠，瘀血在内未散，忽然喜怒过度，饮食不适宜，寒温不调节，致使腠理闭塞，壅而不通。或在腠理开发之时，恰巧遭遇风寒，就会使血气凝结，以前湿邪和新感风寒相合，就成为寒痹。或有因热出汗，出汗的时候而受了风。像以上所说的情况，虽然没有遇到贼风邪气，也会因为原有宿邪加上新感之邪而发生疾病的。

黄帝曰：今❶夫子之所言者，皆病人之❷所自知也。其毋所❸遇邪气❹，又毋怵惕①之所❺志，卒然而病者，其故何也？唯②有因鬼神之事乎？

【校】

❶ 今：张注本无此字。按：《甲乙》卷六第五无“今”字，与张注本合。

❷ 之：周本、日刻本并无此字。按:《甲乙》卷六第五无“之”字，与周本合。

❸ 所:《甲乙》卷六第五无此字。

❹ 气:《甲乙》卷六第五作“风”。

❺ 所：疑衍，应据《甲乙》卷六第五删。

【注】

①怵惕:《广雅·释训》:“怵惕，恐惧也。”孙鼎宜曰：“邪气谓外感，怵惕谓内伤。”

②唯：与“惟”通用。“惟”有“是”义。见《文选·东征赋》善注。

【语译】

黄帝说：像你所说的这些，都是病人自己所理解到的。但亦有没遭到四时不正之气，又没有恐惧等情志上的刺激，忽然就发病了，那是什么缘故？是真有鬼神作祟的事吗？

岐伯曰：此亦有故邪留而未发，因而志有所恶，及有所❶慕①，血气内乱，两气相搏。其所从来者微，视之不见，听而不闻，故似鬼神。

【校】

❶ 所:《太素》卷二十八《诸风杂论》“所”下有“梦”字。

【注】

①志有所恶及有所慕：杨上善曰：“故有所恶，即为怒也；梦有所乐，即为喜也。”

【语译】

岐伯说：这也是先有宿邪留在体内，还没发作，由于情志上有腻烦的事，或有向往的事，都不能随心，以致血气不和，新病与宿邪相搏，所以突然发病。它的病因极为微妙，要看也看不见，听也听不到，所以像有鬼神作祟一样。

黄帝曰：其祝❶①而已者，其故何也？岐伯曰：先巫者②，

因❷知百病之胜③，先知其病知所从生者，可祝❸而已也。

【校】

❶ 其祝：《甲乙》卷六第五作“其有祝由”。

❷ 因：《太素》卷二十八《诸风杂论》作“固”。

❸ 祝：下脱“由”字，应据《甲乙》卷六第五补。

【注】

①祝：祝由。《素问·移精变气论》：“古之治病，惟其移精变气，可祝由而已。”王注：“移精变气，无假毒药，祝说病由，不劳针石而已。”

②先巫者：古代巫医，能用祝由治病。杨上善曰：“先巫，知者。”

③因知百病之胜：张介宾曰：“胜者，凡百病五行之道，必有所以胜之者。然必先知其病所从生之由，而后以胜法胜之，则可移精变气，祛其邪矣。”

【语译】

黄帝说：有用祝由的方法而治好病，这是什么缘故呢？岐伯说：古代的巫医，本来知道百病是有相互克制的，但首先要了解疾病的发生原因，然后可以用祝由的方法治愈。

卫气失常第五十九

本篇首先讨论卫气失常所引起的病变，以及针刺治疗方法。另外叙述了皮肉气血筋骨多部的病证，和根据病变取穴的针刺原则。最后并提出诊治疾病要注意人的年龄大小和体质肥瘦。

黄帝曰：卫气之留于腹❶中，搐❷积①不行，苑❸蕴②不得常所，使人支③胁胃中满❹，喘呼逆息者，何以去之？伯高曰：其气积于胸中❺者，上取之；积于腹中者，下取之；上下皆满者，傍取之。

【校】

❶ 腹：《甲乙》卷九第四作“脉”。按：作“脉”似误。“腹”上疑脱“胸”字，以下“积于胸”“积于腹”证之，则其脱显然。

❷ 搐：马注本、张注本并作“稸”。按：《甲乙》卷九第四作“畜”。慧琳《音义》卷六十五“稸积”下云：“又作蓄。”“稸”“畜”“蓄”并通。作“搐”不合。

❸ 苑：马注本、张注本并作“菀”。按：“苑”“菀”通用。《诗·都人士》释文“苑”作“菀”。

❹ 支胁胃中满：《甲乙》卷九第四作“榰胁中满”。

❺ 中：周本无此字。

【注】

①搐积：“搐”是“稸”的误字。慧琳《音义》卷六十五引《仓颉篇》：“稸，聚也，积也。”

②苑蕴：郁结。张介宾曰：“卫气者，水谷之悍气也。其气循皮肤之中，分肉之间，熏于肓膜，散于胸腹，此卫气之常也。失其常，则随邪内陷，留于腹

中，搐积不行，而苑蕴为病。”

③支：《国语·周语》韦注：“支，拄也。”

【语译】

黄帝说：卫气留滞在腹中，积聚不能畅达，而郁结又没有固定部位，叫人拄胁，中满，喘息气逆，用什么方法，可以消除这些病象呢？伯高说：气积聚在胸中的，取上部穴位治疗，气积聚在腹部的，取下部穴位治疗，胸腹部都气聚胀满的，取其附近穴位治疗。

黄帝曰：取之奈何？伯高对曰：积于上❶，泻人迎❷、天突、喉中；积于下[①]者，泻三里与气街；上下皆满者，上下❸取之，与季胁之下❹一寸[②]；重者❺，鸡足取之[③]。诊视其脉大而弦❻急[④]，及绝不至者[⑤]，及腹皮急❼[⑥]甚者，不可刺也。黄帝曰：善。

【校】

❶积于上：按：“上”下脱“者”字，应据《甲乙》补。“积于上者”与下“积于下者”句法一律。

❷人迎：周本、张注本、黄校本并作“大迎”。按：“积于上，泻人迎”，当与上“喘呼逆息”相应。考《图经》卷三，大迎所治，不主喘息。卷四，人迎所治，则主胸满喘呼不得息，据是，则此以作“人迎”为是。

❸上下：《甲乙》卷九第四“上下”下有“皆”字。

❹下：《甲乙》卷九第四“下”下有“深”字。

❺重者：按：“重者”与上“与季胁之下一寸”句似误倒。当作“重者，与季胁之下一寸，鸡足取之”。文义方合。

❻弦：《甲乙》卷九第四作“强”。

❼急：《甲乙》卷九第四作“绞”。

【注】

①积于下：下，指腹部。马莳曰：“对胸中而言，故谓腹为下。”

②与季胁之下一寸：足厥阴肝经章门穴。

③鸡足取之：按：此为针治上下胀满甚者之取穴方法。鸡足取之，指上取人迎、天突、喉中，下取三里、气街，中取章门而言。楼英取《官针》左右鸡

足之义以释此句，似不合。

④诊视其脉大而弦急：张介宾曰："脉大而弦急，阴虚而真脏见也。"

⑤绝不至者：张介宾曰："绝不至者，营气脱也。"

⑥急：坚硬。《礼记·曲礼上》郑注："急犹坚也。"张介宾曰："腹皮急甚者，中和气绝而脾元败也。"

【语译】

黄帝说：针刺取穴应怎样呢？伯高回答说：气积聚在胸部的，当针泻人迎、天突、喉中各穴；气积聚在腹部的，当针泻三里、气街各穴；胸腹部都觉得胀满的，当取在上的人迎、天突、喉中，在下的三里、气街各穴；胀满严重的，取章门穴，与上下各穴，像鸡足般刺之。如诊视病人之脉大而弦急，以及脉绝不至，和肚皮坚硬太甚的，都不可以进行针刺。黄帝说：讲得好。

黄帝问于伯高曰：何以知皮肉、气血、筋骨之病也❶？伯高曰：色起两眉❷薄泽者①，病在皮❸。唇色青黄赤白❹黑者②，病在肌肉。营气濡❺然者③，病在血气❻。目色青黄赤白黑者，病有筋④。耳焦枯受尘垢❼，病在骨⑤。

【校】

❶何以知……之病也：《千金翼方》卷二十五《诊气色法》作"察色知病何如"。《甲乙》卷六第六"知"下有"其"字。

❷色起两眉：《千金翼方》卷二十五《诊气色法》作"白色起于两眉间"。

❸皮：《千金翼方》卷二十五《诊气法》"皮"下有"肤"字。

❹白：《千金翼方》卷二十五《诊气色法》无此字。

❺濡：《千金翼方》卷二十五《诊气色法》作"需"。

❻气：《千金翼方》卷二十五《诊气色法》作"脉"。

❼垢：下脱"者"字，应据《甲乙》《千金翼方》补。

【注】

①色起两眉薄泽者：薄泽，无光泽。《淮南子·要略》高注："薄，少也。"张志聪曰："色者，气之章也。两眉间，即阙中，乃肺之部，肺合于皮，故色起两眉薄泽，知卫气之在皮也。"

②唇色青黄赤白黑者：张志聪曰："肌肉者，脾土之外合。土灌四脏，故观唇色青黄赤白黑者，知卫气之病在肌肉也。"

③营气濡然者：犹言血气怯弱。"濡"与"需"通。朱骏声谓"需"即今所用濡湿字。"需"亦与"懦"通，见《周礼·考工记·辀人》郑注。

④目色青黄赤白黑者病在筋：张介宾曰："目为肝之窍，肝之筋也。"

⑤耳焦枯受尘垢病在骨：按："受"犹"多"也。《广雅·释诂三》："受，盛也。"尘垢，似指耳垢言，以耳垢能放尘入耳中，因云"尘垢"。张介宾曰："耳为肾之窍，耳主骨也。"

【语译】

黄帝问伯高：怎样可以知道皮肉气血筋骨有病呢？伯高说：白色出现在两眉之间而没有光泽的，病在皮肤；口唇之色出现青黄赤黑的，病在肌肉；血气怯弱的，病在血脉；目色出现青黄赤白黑的，病在筋；耳干枯，多耳垢的，病在骨。

黄帝曰：病形何如❶，取之奈何？伯高曰：夫百病变化，不可胜数，然❷皮有部①，肉有柱②，血气有输❸，肉有属。黄帝曰：愿闻其故。伯高曰：皮之部，输❹于四末❺。肉之柱，在臂胫诸阳分肉之间，与足少阴分间❻③。血气之输❼，输于诸络❽，气血留居④，则盛而起。筋部无阴无❾阳，无❾左无❾右，候病❿所在⑤。骨之属者⓫⑥，骨空之所⓬以受益⓭而益⓮脑髓者也。

【校】

❶病形何如：《千金翼方》卷二十五第一作"病状如是"。

❷夫百病变化不可胜数然：《甲乙》卷六第六、《千金翼方》卷二十五第一并无此十字。

❸血气有输：《千金翼方》卷二十五第一作"气血有轮"。下并有"筋有结"三字。按：下文"筋部无阴无阳"云云，正承"筋有结"而言。本篇脱此三字，应据《千金翼方》补。

❹输：《千金翼方》卷二十五第一作"在"。

❺末：《千金翼方》卷二十五第一作"肢"。

❻ 分间:《千金翼方》卷二十五第一作“分肉之间”。

❼ 血气之输:《千金翼方》卷二十五第一作“气血之轮”。

❽ 输于诸络:《千金翼方》卷二十五第一作“在于诸经络脉”。

❾ 无:《千金翼方》卷二十五第一无此三“无”字。

❿ 候病:《千金翼方》卷二十五第一作“唯疾之”。

⓫ 者:此“者”字衍,应据《千金翼方》删。

⓬ 所:《千金翼方》卷二十五第一作“间”。

⓭ 益:《甲乙》卷六第六作“液”。

⓮ 益:《甲乙》卷六第六作“溢”。按:《千金翼方》作“益”,与本篇同,此谓受液可增益脑髓,作“溢”则义乖。

【注】

①皮有部:王冰曰:“循经脉行止所主,则皮部可知。”这是说十二皮部分区,是和十二经脉在体表上之循行部位一致。

②肉有柱:柱,指肌肉突起部分。张介宾曰:“柱者,䐃之属也。”

③在臂胫……足少阴分间:张介宾曰:“病在肌肉,当治其柱。坚厚之肉,多在手足三阳分肉间,以肉主于脾,而脾主四肢也。足少阴之经,自足心,循内踝后,入足跟,以上腨内,出腘内廉,上股内后廉,会于尻臀,贯脊,其肉俱厚,故亦为肉之柱。”

④气血留居:气血滞塞。《吕氏春秋·圜道》高注:“留,滞。居,犹壅闭也。”

⑤候病所在:张介宾曰:“病在筋者,不必分其阴阳左右,但当随病所在而治之。”

⑥骨之属者:丹波元简曰:“属者,附属之属,两骨相交之处,十二关节皆是。”

【语译】

黄帝说:病的情况怎样,又怎样取穴针治呢?伯高说:各种病的变化,不可能都计算出来,然而皮有分部,肉有突起之处,气血有轮,骨有附属,这都是它所主的部位。黄帝说:我希望听到它的所以然。伯高说:皮之部,在于四肢。肉之柱,在于臂胫诸阳经分肉之间与足少阴分肉之间。气血之轮,在于诸经的络穴,若气血留滞,就会使经气壅盛不定。病在筋的,不必分其阴阳左右,但看病之所在部位进行针治。病在骨的,当取治于骨之所属,骨节的间隙,是接受髓液而充实脑髓的所在。

黄帝曰：取之奈何？伯高曰：夫病变化，浮沉深浅，不可胜穷，各在其处❶。病间者浅之①，甚者深之②，间者小之❷①，甚者众之❸②。随变而调气❹，故曰上工。

【校】

❶ 黄帝曰……各在其处：《千金翼方》卷二十五第一作“若取之者，必须候病间甚者也”。按：“取之奈何”，已见上文，此不应再重。“夫病变化”句，亦与上文为复。《千金翼方》是。

❷ 间者小之：《千金翼方》卷二十五第一无“间者”二字，“小”作“少”，“少之”二字，移在上文“间者浅之”之下。

❸ 甚者众之：《千金翼方》卷二十五第一无“甚者”二字，“众”作“多”，“多之”二字，移在上文“甚者深之”之下。

❹ 气：《千金翼方》卷二十五第一作“之”。

【注】

①间者浅之　间者小之：张介宾曰：“间者病轻，故用针宜浅宜小。”

②甚者深之　甚者众之：张介宾曰：“甚者病重，故用针宜深宜众。”

【语译】

如果取穴针治，一定先要观察病的轻重。病轻的应浅刺、少刺，病重的应深刺、多刺，随着病情的变化而进行调治，这叫作高明的医生。

黄帝问于伯高曰：人之肥瘦大小寒温①，有老壮少小，别之❶奈何？伯高对曰：人年五十已上为老，二❷十已上为壮，十八❸已上为少，六岁已上为小。

【校】

❶ 别之：《甲乙》卷六第六作“之别”。

❷ 二：《甲乙》卷六第六、《千金》卷五第一引《小品方》并作“三”。

❸ 八：《千金》卷五第一引《小品方》作“六”。

【注】

①寒温：指膏型、脂型的人，粗理身寒，细理身热言。

【语译】

黄帝问伯高：人的肥瘦、大小、寒温，以及老壮少小，怎样来区别呢？伯高回答说：人的年龄到了五十岁以上叫作老，到了二十岁以上叫作壮，到了十八岁以上叫作少，到了六岁以上叫作小。

黄帝曰：何以度①知❶其肥瘦？伯高曰：人有肥有膏有肉。黄帝曰：别此奈何？伯高曰：䐃❷肉②坚，皮满者，肥❸。䐃❷肉不坚，皮缓者，膏。皮肉不相离者，肉。

【校】

❶ 知：胡本、熊本、周本、明本、藏本并作“之”。

❷ 䐃：日刻本作“䐃”。按：《甲乙》卷六第六作“䐃”，与日刻本合。

❸ 肥：《甲乙》卷六第六作“脂”。

【注】

①度（duó 夺）：揣度。《国语・晋语》韦注：“度，揆也。”

②䐃肉：“䐃”应作“䐃”，形误。䐃肉，肉之突起部分，张介宾所谓肉之聚处也。

【语译】

黄帝说：怎样揣度他的肥瘦差异呢？伯高说：人有肥的、有膏的、有肉的三种类型。黄帝说：对于这三种类型，怎样区别呢？伯高说：䐃肉坚实，皮肤丰满的人，属于肥的类型；䐃肉不坚实，皮肤松缓的人，属于膏的类型；皮肉紧连不相分离的人，属于肉的类型。

黄帝曰：身之寒温何如？伯高曰：膏者其肉淖①，而❶粗理②者身寒，细理③者身热。脂者其肉坚，细理者热❷，粗理者寒。

【校】

❶ 而：按：“而”字是衍文。以下文“细理者热，粗理者寒”律之，可证。

❷ 热：《甲乙》卷六第六作“和”。丹波元简曰：“作‘和’非。”

【注】

①淖（nào 闹）：润泽。《尔雅・释言》释文引《字林》：“淖，濡甚也。”

②粗理：纹理粗糙。

③细理：纹理细密。

【语译】

黄帝说：身体的寒温，怎样识别呢？伯高说：膏型的人，他的肌肉润泽，纹理粗糙，身耐寒，纹理细密的，身耐热。脂型的人，他的肌肉坚实，纹理细密的耐热，纹理粗糙的耐寒。

黄帝曰：其肥瘦大小奈何？伯高曰：膏者，多气而皮纵缓，故能纵腹垂腴[①]。肉者，身体容大。脂者，其身收小[②]。

【注】

①腴：《说文·肉部》："腴，腹下肥也。"

②脂者其身收小：张志聪曰："卫气深沉，不能充于分肉，以致脂膜相连，而肌肉紧密，故其身收小也。"

【语译】

黄帝说：身体肥瘦大小是怎样呢？伯高说：膏型的人，气盛，皮肤松缓，因此腹肌放松，肚囊下垂。肉型的人，身体容积较大。脂型的人，肌肉紧密，身型较小。

黄帝曰：三者之气血多少何如？伯高曰：膏者多气，多气者热，热者耐寒[①]。肉者多血❶则充形❷，充形则平[②]。脂者，其血清，气滑少，故不能大。此别于众人者也。黄帝曰：众人奈何？伯高曰：众人❸皮肉脂膏不能❹相加[③]也，血与气不能相多，故其形不小不大，各自称其身[④]，命曰众人。

【校】

❶多血：张注本"多血"下重"多血"二字。按："多血"二字应补，与上"多气"句例一致。《甲乙》卷六第六有"多血者"三字，与张注本合。

❷充形：《甲乙》卷六第六乙作"形充"。

❸众人：《甲乙》卷六第六"众人"下有"之"字。

❹能：统本、金陵本无此字。

【注】

①热者耐寒：张介宾曰："膏者多气，气为阳，故质热而耐寒也。"

②充形则平：张介宾曰："肉者多血，血养形，故形充而气质平也。"

③不能相加：余伯荣曰："不能相加者，谓血气和平，则皮肉脂膏，不能相加于肥大也。"

④各自称其身：余伯荣曰："血气之浮沉浅深，各有常所，不能相多于肥肉间也。皮肉筋骨各自称其身，故其形不大不小也。"

【语译】

黄帝说：膏、肉、脂三种类型人的气血多少，是怎样的呢？伯高说：膏型的人，多气，气多的，体质热，热就能够耐寒。肉型的人，多血，血多者，就能使形体充实，形体充实则全身平和。脂型的人，血清，气滑而少，所以形体不能壮大，这都是和一般人不同的地方。黄帝说：一般人的气血、形体是怎样的呢？伯高说：一般人的皮肉脂膏，不能够偏加，血与气平衡，也不可能偏多，所以他的形体不小不大，和全身的皮肉筋骨相称，这叫作一般人。

黄帝曰：善。治之奈何？伯高曰：必先别其三形，血之多少，气之清浊，而后调之，治无失常经①。是故膏人❶，纵腹垂腴；肉人者，上下容大；脂人者，虽脂不能大者❷。

【校】

❶ 膏人：《甲乙》卷六第六"膏人"下有"者"字。

❷ 者：周本、张注本、日刻本并作"也"。

【注】

①治无失常经：按：此有两说，张介宾以为"宜补宜泻，勿失常经"。张志聪以为"无失卫气之常"。但以与篇题"卫气失常"相应来说，似以张志聪说为是。

【语译】

黄帝说：讲得好。怎样进行治疗呢？伯高说：首先必须分清膏、肉、脂的三种类型，血的多少、气的清浊，然后调治，总要不脱离卫气正常循行的道理。所以这里再重复说明一下，膏型的人，腹肌纵缓，肚囊下垂；肉型的人，身体上下容积都很大；脂型的人，虽然脂肪多，也不能像膏型、肉型的人那样肥大。

玉版第六十

本篇说明针的作用，能“上数天文，下度地纪，内别五脏，外次六腑”，但用之失宜，亦可伤人，并举刺五里为例。“著之玉版”，是提示后人注意误刺的严重后果。另外叙述了痈疽的病因，诸病的逆顺。“积微之所生也”，不仅是治痈疽病为然，推之诸病，都应该早期诊断，早期治疗。

黄帝曰：余以小针为细物①也，夫子乃言❶上合之于天，下合之于地，中合之于人，余以为过针之意矣②，愿闻其故。岐伯曰：何物大于天❷乎？夫大于针者，惟五兵③者焉。五兵者，死之❸备也，非生之具❹。且夫人者，天地之镇❺④也，其不❻可不参乎？夫治民者，亦惟针焉。夫针之❼与五兵，其孰小乎⑤？

【校】

❶ 言:《太素》卷二十三《疽痈逆顺刺》无此字。

❷ 天:《太素》卷二十三《疽痈逆顺刺》作“针者”二字。

❸ 之:《太素》卷二十三《疽痈逆顺刺》无此字。

❹ 具:《太素》卷二十三《疽痈逆顺刺》作“备也”二字。

❺ 镇:《太素》卷二十三《疽痈逆顺刺》“镇”下有“塞”字。

❻ 不：是衍文，应据《太素》卷二十三删。

❼ 之：是衍文，应据《太素》卷二十三删。

【注】

①细物：小道。杨上善曰：“物，道也。”

②余以为过针之意矣：杨上善曰："九针微细之道，以合三才之大，余恐太过也。"

③五兵：弓、殳、矛、戈、戟。

④镇：宝器。《周礼·天府》："凡国之玉镇大宝器藏焉。"郑注："故书镇作瑱。"贾疏："玉镇即大宗伯云，以玉作六瑞镇圭之属，即此宝镇也。"

⑤其孰小乎：张介宾曰："治人之生，唯针最先。盖针之为用，从阳则上合乎天，从阴则下合乎地，从中则变化其间，而动合乎人，此针道之所以合乎三才，功非小补，较之五兵，其孰大孰小，为可知矣。"

【语译】

黄帝说：我以为小针是小道了，先生却说它的作用，上合于天，下合于地，在中又合于人。我以为超过针的原意了，希望听到其中的缘故。岐伯说：什么东西能够比针更大呢？那大于针的，只有五种兵器，但兵器是备作杀人用的，不是活命的工具。人是天地宝贝的东西，哪可不和天地相参呢？就是治民之事，亦可从针道去推演它，像这样，针和五种兵器，它们的作用，究竟哪个小呢？

黄帝曰：病之生❶时，有喜怒不测①，饮食不节，阴气不足，阳气有余，营气不行，乃发为痈疽②。阴阳❷不通③，两❸热相搏，乃化为脓，小针能取之乎？岐伯曰：圣人不能使化❹者，为之❺邪不可❻留也。故两军相当④，旗帜相望，白刃陈于中野者，此非一日之谋也。能使其民，令行禁止，士❼卒无白刃之难者，非一日之教❽也，须臾之❾得也。夫至使身被痈疽之病，脓血之聚者，不亦离道远乎。夫痈疽之生，脓血之成也，不从天下，不从地出❿，积微⑤之所生也。故圣人自⓫治于未有⓬形也，愚者遭⑥其已成也。

【校】

❶之生：《太素》卷二十三《疽痈逆顺刺》作"生之"。

❷阳：《太素》卷二十三《疽痈逆顺刺》、《甲乙》卷十一第九下"阳"下并有"气"字。

❸ 两：黄校本作“而”。按:《甲乙》作“而”，与黄校本合。

❹ 化：孙鼎宜曰：“‘化’上疑脱‘邪’字。化，消也。”

❺ 之：马注本、张注本并作“其”。

❻ 不可：孙鼎宜曰：“‘不可’二字衍文。”

❼ 士:《太素》卷二十三《疽痈逆顺刺》无此字。

❽ 教:《太素》卷二十三《疽痈逆顺刺》作“务”。

❾ 臾之:《太素》卷二十三《疽痈逆顺刺》作“久之方”。

❿ 不从天下不从地出:《甲乙》卷十一第九下无此八字。

⓫ 自:《太素》卷二十三《疽痈逆顺刺》作“之”。

⓬ 有:《甲乙》卷十一第九十无此字。

【注】

①不测：无常。杨上善曰：“测，度也。”

②乃发为痈疽：杨上善曰：“痈生所由，凡有四种。喜怒无度，争气聚，生痈一也；饮食不依节度，纵情不择寒温，为痈二也；脏阴气虚，腑阳气实，阳气实盛，生痈三也；邪客于血，聚而不行，生痈四也、痈疽一也，痈之久者败骨，名曰疽也。”

③阴阳不通：杨上善曰：“邪客于皮肤之中，寒温二气不和。”

④相当：相对敌。《公羊传·庄十三年》何注：“当犹敌也。”

⑤微：王冰曰：“微，细小也。”

⑥遭：犹今语碰到。《说文·辵部》：“遭，遇也。”徐锴曰：“值也。”

【语译】

黄帝说：在病发生的时候，有因为喜怒无常，饮食不节，五脏的阴气不足，六腑的阳气有余，以致营卫不行，于是发展成为痈疽。由于阴阳之气不能畅通，而邪热相聚，就化而为脓。像这样的病，用小针能够刺治吗？岐伯说：圣人不能使邪气立即消除，是因为病邪滞留在内已久了。好像两军对敌，旗帜相望，利刃排列在旷野之中，这绝不是一天所策划的。又如能够使人民奉行法令，不做非法的事，始终不受到斩杀之刑，也绝不是一天的教育，顷刻之间就能做得到的。像方才说的，致使身体上受到痈疽的病苦，脓血已聚，这不是和养生全形之道距离太远吗？那痈疽之发生，化成脓血，既不是从天上掉下来，也不是从地上长出来，而是由细微的病因，积累而发生的，因此圣人注意防治是在病未显著的时候，而愚人是到病已成形才治疗的。

黄帝曰：其已❶形，不予遭❷[①]，脓已成，不予见❸，为之奈何？岐伯曰：脓已成，十死一生[②]，故圣人弗使已成，而明为良方，著之竹帛[③]使能者踵[④]而❹传之后世，无有终时者，为其不予遭❺也。

【校】

❶ 已：周本作“以”。按：《太素》卷二十三《疽痈逆顺刺》作“以”，与周本合。“以”下有“有”字。《甲乙》卷十一第九下同。

❷ 不予遭：《太素》卷二十三《疽痈逆顺刺》“予”作“子”。《甲乙》卷十一第九下无“不予遭”三字。

❸ 不予见：《太素》卷二十三《疽痈逆顺刺》“予”作“子”。《甲乙》卷十一第九下无“不予见”三字。

❹ 而：《太素》卷二十三《疽痈逆顺刺》作“之”。

❺ 予遭：《太素》卷二十三《疽痈逆顺刺》作“遭子”。

【注】

①不予遭：按：“予”应据《太素》作“子”。杨注：“遭，逢也。子，百姓。言不逢者，痈之有形，百姓不能逢知也。”

②十死一生：杨上善曰：“痈生于节背及腹内，脓成不可疗，故十死一生。”

③竹帛：古时文字，多刊于竹，或书于帛。《文选·魏都赋》向注：“竹，简也，帛，素也，古人所以书。”

④踵：继续。《史记·太史公自序》索隐：“踵，继也。”

【语译】

黄帝说：痈疽已经形成，一般群众不知道；脓已化成，一般群众看不懂，这有什么办法呢？岐伯说：脓已化成，往往是十死一生，所以圣人不在痈疽成脓的时候，就明确地制定了很好药方，书写在竹帛之上，叫有才能的人继承它，传到后世，没有终绝的时候，这是因为一般群众不知道，才这样做啊！

黄帝曰：其已❶有脓血而后遭乎❷，不导之❸以小针治

乎？岐伯曰：以小治小者其功小，以大治大者多害❹，故其已成脓血❺者，其唯砭石铍锋之所取也。

【校】

❶已：《甲乙》卷十一第九下“已”下有“成”字。

❷而后遭乎：《甲乙》卷十一第九下无此四字。

❸导之：守山阁《校本》注云：“导之二字衍，今据文义删。”

❹多害：《甲乙》卷十一第九下作“其功大”。下有“以小治大者多害大”八字。丹波元简曰：“原文义难通，得《甲乙》其旨甚晰。盖以大治大，谓以砭石铍针取大脓血也。”

❺血：《太素》卷二十三《疽痈逆顺刺》无此字。

【语译】

黄帝说：如果痈疽已成，有了脓血，不可以用小针刺治吗？岐伯说：用小针刺治其小处，功效小，用大针刺治其大处，功效大，所以如已成脓血的，只有取用砭石或铍针、锋针去排脓了。

黄帝曰：多害者其不可全乎？岐伯曰：其在逆顺①焉❶。黄帝曰：愿闻逆顺。岐伯曰：以为伤②者，其白眼❷青黑眼小❸，是一逆也；内药而呕③者❹，是二逆也；腹❺痛渴甚，是三逆也；肩❻项中不便④，是四逆也；音嘶色脱⑤，是五逆也。除此五❼者为顺矣⑥。

【校】

❶其在逆顺焉：《甲乙》卷十一第九下无“其”字，“焉”下有“耳”字。

❷眼：《甲乙》卷十一第九下作“睛”。

❸眼小：《外台》卷三十七《痈疽发背证候等论》作“而小”。

❹者：是衍文，应据《病源》卷三十二《痈溃后候》、卷三十三《痈发背溃后候》删。

❺腹：《病源》卷三十二《痈溃后候》、《外台》卷三十七《痈疽发背证候等论》并作“伤”。

❻肩：《病源》卷三十二《痈溃后候》作“髆”。

❼五：《太素》卷二十三《疽痈逆顺刺》、《病源》卷三十二《痈溃后候》并

无此字。

【注】

①逆顺：杨上善曰："逆者多伤致死，顺者多脓得生。"

②伤：《楚词·沈江》王注："伤，害也。"

③内药而呕："内"与"纳"通。马莳曰："纳药而呕，乃脾气衰也。"

④肩项中不便：马莳曰："肩属手之三阳，项属手足六阳及督脉经。今肩项不便，是阳盛阴虚也。"

⑤音嘶色脱：嘶，音哑。张志聪曰："在心立言，心之合脉也，其荣色也。音嘶色脱，心脏伤也。"

⑥除此五者为顺矣：杨上善曰："先无五伤，脓成行铗，为顺。"

【语译】

黄帝：痈疽发病危害多的就不可救治吗？岐伯说：那主要在病证的逆和顺了。黄帝说：希望听到逆顺的情况。岐伯说：痈疽为害，有五种逆证，白眼青黑，眼小，是逆证之一；服药而呕吐的，是逆证之二；伤痛，渴得厉害，是逆证之三；肩项转移不便，是逆证之四；声音嘶哑，面无血色，是逆证之五。除掉这些逆证，就是顺证的现象了。

黄帝曰：诸病皆有逆顺，可得闻乎？岐伯曰：腹胀，身热，脉大❶，是一逆也；腹鸣而满，四肢清❷，泄，其脉大①，是二逆也；衄而不止，脉大②，是三逆也；咳且溲血，脱形，其脉小劲③，是四逆也；脱形身热，脉小以疾④，是谓❸五逆也。如是者，不过十五日而❹死矣。

【校】

❶大：《甲乙》卷四第一下校注："一作小。"按：作"小"是。盖腹胀，身热，脉大为顺，脉小则脉证不合，故云为逆。

❷清：应作"凊"。指寒冷言。

❸谓：按：以上各逆句例律之，"谓"字衍，应据《甲乙》卷四第一下删。

❹而：《甲乙》卷四第一下无此字。

【注】

①其脉大：张介宾曰："腹鸣而满，四肢清冷，而兼后泄，阴证也，脉不宜

大而大者，脉证相反。”

②脉大：张介宾曰：“鼻衄在阴，脉大为阳，阳实阴虚，是三逆也。”

③其脉小劲：张介宾曰：“咳而溲血脱形者，正气已衰。脉小而急者，邪气仍在，邪正不能相当，是为四逆。”

④脉小以疾：张介宾曰：“脱形身热，真阴已亏，而火犹不清，其脉细小疾数，乃邪盛正衰之候，是为五逆。”

【语译】

黄帝说：各种疾病都有逆和顺的症状，我可以听到吗？岐伯说：腹胀，身热，脉大，是逆证之一；腹内肠鸣并且胀满，四肢清冷，泄泻，脉大，是逆证之二；鼻出血不止，脉大，是逆证之三；咳嗽，溺血，肌肉消瘦，脉小有力，是逆证之四；咳嗽，形体消瘦，身热，脉小而数，是逆证之五。像这样的病候，不超过十五天就会死的。

其❶腹大胀，四末清，脱形，泄甚，是一逆也①；腹胀便❷血，其脉大，时绝，是二逆也②；咳溲血，形肉脱，脉搏❸③，是三逆也④；呕血，胸满引背，脉小而疾，是四逆也⑤；咳呕腹胀，且飧泄，其脉绝，是五逆也⑥。如是者，不及❹一时⑦而死矣。工不察此者而刺之，是谓逆治⑧。

【校】

❶ 其:《甲乙》卷四第一下无此字。

❷ 便:《甲乙》卷四第一下校语：“一作后。”

❸ 脉搏:《甲乙》卷四第一下作“喘”。

❹ 及：马注本、张注本并作“过”。

【注】

①是一逆也：张介宾曰：“腹大胀者，最忌中虚。若见四肢清冷而脱形泄甚者，脾元败而阳气去也，故为一逆也。”

②是二逆也：张介宾曰：“腹胀便血，阴病也。脉大时绝，孤阳将脱也，故为二逆也。”

③脉搏：谓脉搏指有力。《甲乙》作“喘”，其文脱“脉”字，其义与“脉搏”不差。《素问·三部九候论》:“盛躁喘数者为阳。”“喘数”即“搏数”。草

书，“摶”“揣”形似，而“喘”“揣”声形相似，故“摶”“揣”“喘”常通用。

④是三逆也：张介宾曰：“咳而溲血者，气血俱病，形肉脱者，败在脾，脉摶者，真脏也，败在胃气，故为三逆。”

⑤是四逆也：张介宾曰：“呕血胸满引于背者，脏气连乎背也，脉见细小疾数，则真元大亏矣，故为四逆。”

⑥是五逆也：张介宾曰：“上为呕咳，中为胀满，下为飧泄，三焦俱病，而脉至于绝者，有邪无正也，故为五逆。”

⑦一时：指一日。犹“一旦”“一朝”。

⑧是谓逆治：张介宾曰：“病不可治而强治之，非惟无益，适以资害，是谓逆治。

【语译】

腹大发胀，四肢清冷，形体消瘦，泄泻严重，是逆证之一；腹部胀满，大便下血，脉大，经常间歇，是逆证之二；咳嗽，小便溺血，形肉消瘦，脉应指有力，是逆证之三；呕血，胸部满闷牵引背部，脉小而数，是逆证之四；咳嗽呕吐，腹胀并且泄泻，脉伏欲绝，是逆证之五。像这些病候，不过一日就会死的。医工如不细察这种危象而妄行针刺，这叫作逆治。

黄帝曰：夫子之言针甚骏[①]，以配天地，上数[②]天文，下度地纪[③]，内别五脏，外次六腑，经脉二十八会[④]，尽有周纪[⑤]，能杀生人，不能起死者，子能反之[❶]乎[⑥]？岐伯曰：能杀生人，不能起死者也。黄帝曰：余闻之则为不仁，然愿闻其道，弗行于人。岐伯曰：是明道也，其必然也，其如刀剑之可以杀人，如饮酒使人醉也，虽勿诊，犹可知矣。

【校】

❶ 子能反之：《甲乙》卷五第一下无此四字。

【注】

①骏：《尔雅·释诂》：“骏，大也。”

②数：接近。《家语·贤君》王注：“数，近也。”

③地纪：谓地理。《白虎通·三纲六纪》：“纪者，理也。”

④经脉二十八会：马莳曰："手足十二经，左右相同，共有二十四脉，加以两跻督任，共为二十八会。"

⑤周纪：谓谨密之节。《管子·人国》房注："周，谨密也。"《吕氏春秋·本味》高注："纪犹节也。"

⑥子能反之乎：按："反"有"变"义，见《列子·仲尼》张注。"反之"是谓一变其旧，起死而不杀人。

【语译】

黄帝说：你曾说针的作用极大，从上说接近天文，从下说效法地理，在内是分别五脏，在外条析六腑，各不相紊。全身经脉二十八脉的会合，都有循环周转的规律，但亦能够用针刺人，而不能使病人获得起死回生，你能改变这种事故吗？岐伯说：针治得不当，是能够致人于死，而不能救活病人的。黄帝说：我听到你这样说，就认为这不是仁者所为，因此希望听到其中的道理，不叫人们妄行针刺以加于人。岐伯说：这种道理很明显，也是必然的结果。不善用针，就像用刀剑可以把人杀死，又像喝酒叫人醉倒一样。通过以上的比喻，虽然没有诊察，也可理解其中的道理了。

黄帝曰：愿卒闻之。岐伯曰：人之所受气者，谷也。谷之所注①者，胃也。胃者，水谷气血之海也。海之所行云气者，天下也❶。胃之所出气血者，经隧②也❷。经隧者，五脏六腑之大络也，迎而夺之而已矣❸。

【校】

❶海之所行云气者天下也:《甲乙》卷五第一下"气"作"雨"。《灵枢略·六气论篇》作"海之所出者雰雾，而布太虚也"。

❷胃之所出气血者经隧也:《灵枢略·六气论篇》作"胃之所出者气血，而行经隧也"。

❸迎而夺之而已矣:《甲乙》卷五第一下"迎"作"逆"。《灵枢略·六气论篇》无"迎而夺之而已矣"七字。

【注】

①注：聚集。《周礼·兽人》："令禽注于虞中。"贾疏："注，犹聚也。"

②经隧：经脉循行之路。

【语译】

黄帝说：我希望详尽地听一下。岐伯说：人所有的精气，是仰给于谷物，谷物所聚集的地方，就是胃。胃是水谷气血之海。海水蒸发上升而为云雾，布于太空，由胃化生的气血，而流行于经隧，经隧就是五脏六腑之大络。

黄帝曰：上下[①]有数[②]乎？岐伯曰：迎之五里[③]，中道而止❶，五至而已，五往❷而脏之气尽矣[④]，故五五二十五而竭其输矣，此所谓夺其天下者也，非❸能绝其命而倾❹其寿者也。黄帝曰：愿卒闻之。岐伯曰：窥❺门而刺之者[⑤]，死于家中❻；入门而刺之者[⑤]，死于堂上。黄帝曰：善乎方，明哉道，请著之玉版[⑥]，以为重宝，传之后世，以为刺禁，令民勿敢犯也。

【校】

❶ 止:《素问·气穴论》王注引《针经》作“上”。

❷ 往:《素问·气穴论》王注引《针经》作“注”。按:《甲乙》卷五第一校语:“往一作注。”

❸ 非：按:《内经章句》“非”下补“针”字，疑近是。

❹ 倾：周本作“顷”。按:“倾”“顷”通用。见《汉书·文帝纪》颜注。

❺ 窥：孙鼎宜曰:“窥当作开，声误。”

❻ 中:《甲乙》卷五第一下无此字。

【注】

①上下：指手足经。

②数：指刺禁之术。《广雅·释言》:“数，术也。”

③五里:《甲乙》卷三第二十七:“五里在肘上三寸，行向里大脉中央，禁不可刺。”

④五至而已五往而脏之气尽矣：张介宾曰:“一脏之气，大约五至而已。针凡五往以迎之，则一脏之气已尽。若夺至二十五至，则五脏之输气皆竭，乃杀生人，此所谓夺其天真之气也。”张志聪曰:“至者，迎其气之至之。往者，追其气之行也。故五至而迎其五脏之气至即已，若五往而追之，则五脏之气，尽泄

于外矣。”

⑤窥门而刺之者、入门而刺之者：张介宾曰：“门即《生气通天》等论所谓‘气门’之门也。窥门而刺，言犹浅也，浅者害迟，故死于家中；入门而刺，言其深也，深则害速，故死于堂上。”

⑥玉版：刻玉版画为文字，见《汉书·司马迁传》颜注。

【语译】

黄帝说：上下手足各经，有刺禁之术吗？岐伯说：误用迎而夺之的泻法，针刺五里穴，必致脏气运行到中途而止。脏气，一般是五至而已，如果误针五次，则一脏的气尽，而五脏各有五至，所以误刺到五五二十五次，就会使五脏输注的脏气都竭绝而死，这并非针能绝其生命，使他的寿尽而死。主要是施针者，不知刺禁所造成的。黄帝说：我希望再详细听一下。岐伯说：妄行针刺，若刺得浅，回家便会死亡；若刺得深，就会死于医者的堂上。黄帝说：讲得原则好极了，道理也极明确，把它刻写在玉版上，作为重宝，传于后代，当作刺禁，叫人不敢触犯它。

五禁第六十一

本篇重点论述针刺的五禁，说明逢其禁日，针刺应有不同的禁忌，并提出五夺不可用泻法，另外指出五种脉证相反的逆象，不可率意针刺。

黄帝问于岐伯曰：余闻刺有五禁，何谓五禁❶？岐伯曰：禁其不可刺也。黄帝曰：余闻刺有五夺①。岐伯曰：无泻其不可夺者也。黄帝曰：余闻刺有五过❷。岐伯曰：补泻无过其度②。黄帝曰：余闻刺有五逆。岐伯曰：病与脉相逆，命曰五逆。黄帝曰：余闻刺有九宜❷。岐伯曰：明知九针之论，是谓九宜。

【校】

❶ 何谓五禁：此四字是衍文，以下余闻四例律之可证，益涉下致误。

❷ 五过　九宜：守山阁校本注云："按下无'五过''九宜'之说，盖脱简也。"

【注】

①夺："脱"的借字。《说文·肉部》："脱，消肉臞也。"又"臞，少肉也。"王冰曰："夺谓精气减少，如夺去也。"

②补泻无过其度：张介宾曰："补之过度，资其邪气；泻之过度，竭其正气，是五过也。"

【语译】

黄帝问岐伯：我听说针刺有叫作五禁的。岐伯说：那就是逢到五个禁日对某些部位，不可针刺。黄帝说：我听说针刺的禁忌有叫作五夺的。岐伯说：那就是不可针泻五种精气已经亏损的病证。黄帝说：我听说针刺的禁忌有叫作五过的。岐伯说：那就是补泻不可过度。黄帝说：我听说针刺有五逆的病证。岐伯说：那是有五种病证与脉象相反的，叫作五逆。黄帝说：我听说针刺有九宜的规定。岐伯说：那就是明确了解九针的理论，才叫作九宜。

黄帝曰：何谓五禁？愿闻其不可刺之时。岐伯曰：甲乙日自乘①，无刺头，无❶发蒙②于耳内。丙丁日自乘③，无振埃④于肩喉廉泉❷。戊己日自乘四季⑤，无刺腹去爪⑥泻❸水。庚辛日自乘⑦，无刺关节于股膝。壬癸日自乘⑧，无刺足胫。是谓五禁。

【校】

❶ 无：周本无此字。

❷ 廉泉：按："廉泉"二字，似系"喉"字旁注，误入正文。本篇《禁刺》，都以身形部位称，无言及穴位者，此不应独异。

❸ 泻：张注本作"通"。

【注】

①甲乙日自乘：孙鼎宜曰：《淮南子·汜论训》高注，"乘，加也。"按：如孙说，例如甲寅和乙卯日，禁刺头部。

②发蒙：针法之名。据《刺节真邪》，用此刺法，当于日中，刺听宫。

③丙丁日自乘：丙丁、丁巳日，禁刺肩喉部。

④振埃：针法之名。据《刺节真邪》用此刺法，取天容、廉泉二穴。

⑤戊己日自乘四季：戊己为属土之天干，四季为属土之辰戌丑未四地支。此谓戊辰、戊戌、己丑、己未日禁刺腹部。

⑥去爪：针法之名，用铍针去水。

⑦庚辛日自乘：庚申、辛酉日，禁刺关节股膝。

⑧壬癸日自乘：壬子、癸亥日，禁刺足胫。

【语译】

黄帝说：什么叫作五禁？希望听到那不可针刺的禁日。岐伯说：逢到甲乙日，不刺头部，也不要用"发蒙"的针法刺其耳内。逢到丙丁日，不要用"振埃"的针法刺肩和喉部。逢到戊己日，和辰戌丑未之日，不刺腹部，也不要用"去爪"的针法泻水。逢到庚辛日，不刺关节和股膝部。逢到壬癸日，不刺足胫部。这就是所谓五禁。

黄帝曰：何谓五夺？岐伯曰：形肉已夺，是一夺也；大夺血之后，是二夺也；大汗出❶之后，是三夺也；大泄之后❷，是四夺也；新产及大❸血之后，是五夺也。此皆不可泻①。

【校】

❶ 汗出：《甲乙》卷五第一下作“夺汗”。

❷ 之后：张注本无此二字。

❸ 大：《甲乙》卷五第一下“大”下有“下”字。

【注】

①此皆不可泻：张介宾曰：“此五夺者，皆无气之大虚者也。若再泻之，必置于殆，不惟用针，用药亦然。”

【语译】

黄帝说：什么叫作五夺？岐伯说：久病形肉消瘦已极，是为一夺；大出血之后，是为二夺；大汗以后，是为三夺；大泄泻，是为四夺；新产的产妇或在大出血之后，是为五夺。这五夺的病人，都不可用泻法。

黄帝曰：何谓五逆？岐伯曰：热病❶脉静，汗已出，脉盛躁①，是一逆也；病泄，脉洪大②，是二逆也；著痹不移③，䐃肉④破，身热，脉偏绝⑤，是三逆也；淫而夺形⑥，身热，色夭然白⑦，及后⑧下血衃⑨，血衃❷笃重⑩，是谓❸四逆也；寒热夺形，脉坚搏，是谓五逆也。

【校】

❶ 热病：《甲乙》卷四第一下“热病”上有“治”字。

❷ 血衃：此二字是衍文，应据《甲乙》卷四第一下删。

❸ 谓：衍文，下五逆句同，应据《甲乙》删。

【注】

①热病脉静汗已出脉盛躁：张介宾曰：“热病脉静，阳证得阴脉也。汗已出，脉躁盛，真阴败竭也。”

②病泄脉洪大：张介宾曰："病泄脉宜静而反洪大者，孤阳邪胜也。"

③著痹不移："著痹"之病，为肢体不仁，微痛，有重滞感。"不移"指病不去。《楚词·大招》王注："移，去也。"

④䐃肉：肌肉之突起部分。王冰曰："䐃，谓肘膝后肉如块者。"

⑤脉偏绝：马莳曰："偏则一手全无，绝则二手全无也。"

⑥淫而夺形：周学海曰："淫，谓肠澼沃沫，精遗淋漓盗汗之类。""夺形"谓形体消瘦。

⑦夭然白：面色晦暗苍白。王冰曰："夭，谓不明而恶。"

⑧后：指大便。

⑨血衃：《素问·五脏生成论》作"衃血"。其义无异。王冰曰："衃血，谓败恶凝聚之血，色赤黑也。"

⑩笃重：病重。《楚词·大招》王注："笃，病也。"

【语译】

黄帝说：什么叫作五逆？岐伯说：热病，而脉反静，在出汗以后，脉反见大而躁动的，是为一逆；患泄泻的病，脉反见洪大，是为二逆；患着痹，其病不去，日久，肘膝高起处的肌肉破溃，身体发热，而脉现偏绝的，是为三逆；患肠澼遗精等证，身体消瘦，面色晦暗苍白，并且大便中杂有赤黑色血块，病情极重，是为四逆；患寒热病，形体消瘦，脉反见坚实有力，是为五逆。

动输第六十二

本篇首先阐述十二经脉中，为什么手太阴、足少阴、阳明三条经脉“独动不休”的原因。另外说明营卫运行，上下贯通，其交会之处，是在四肢，“四末阴阳之会者”，正简要地揭示这个道理。

黄帝曰：经脉十二，而手太阴、足少阴、阳明独动不休①，何也？岐伯曰：是❶明胃脉也。胃为❷五脏六腑之海，其清气上注于肺，肺气从太阴而行之，其行❸也②，以息往来，故人一呼脉再动，一吸脉亦再动③，呼吸不已，故动而不止。

【校】

❶ 是：《太素》卷九《脉行同异》、《甲乙》卷二第一下、《千金》卷十七第一“是”并作“足阳”二字。

❷ 为：《太素》卷九《脉行同异》、《甲乙》卷二第一下、《千金》卷十七第一并作“者”。

❸ 行：《千金》卷十七第一“行”下有“之”字。

【注】

①手太阴……独动不休：张介宾曰：“手太阴、足少阴、足阳明三经，独多动脉，而三经之脉，则手太阴之太渊，足少阴之太溪，足阳明上则人迎，下则冲阳，皆动之尤甚者。”

②其行也：杨上善曰：“其手太阴脉上下行也，要由胸中气海之气，出肺循喉咙，呼出吸入，以息往来，故手太阴脉得上下行。”

③脉亦再动：杨上善曰：“脉，手太阴也。人受谷气，积于胸中。呼则推于手太阴以为二动，吸则引于手太阴复为二动，命为气海。”

【语译】

黄帝说：十二经脉之中，只有手太阴肺经、足少阴肾经、足阳明胃经独有动脉搏动不已，为什么？岐伯说：这是足阳明胃脉与脉搏跳动的关系，胃是五脏六腑汇聚之处，其饮食精微所化的清气，向上流注于肺，气从手太阴开始，运行全身。肺气上下运行，呼吸往来，所以人一呼脉跳动两次，一吸脉也跳动两次，呼吸不停，所以寸口脉跳动不止。

黄帝曰：气之过于寸口也，上十❶焉息①？下八❷焉伏②？何道从还？不知其极③。岐伯曰：气之离❸脏也，卒然❹如弓弩之发，如水之下岸❺④，上于鱼以反衰，其余气❻衰散以逆上⑤，故其行微。

【校】

❶十：日刻本眉批“十”，“寸”之误也。《太素》卷九《脉行同异》无“十”字。《甲乙》卷二第一下“十”作“出”。

❷八：日刻本眉批“八”，“尺”之误也。《太素》卷九《脉行同异》“下”下无“八”字。《甲乙》卷二第一下“八”作“出”。廖平《人寸诊补证》云：“当作入。”

❸离：《太素》卷九《脉行同异》、《甲乙》卷二第一下“离”下并有“于”字。

❹然：《太素》卷九《脉行同异》无此字。

❺岸：《太素》卷九《脉行同异》作“崖”。

❻气：《太素》卷九《脉行同异》无此字。

【注】

①上十焉息：按：“十”字似误，兹从《太素》。焉，语中助词。上焉息，是谓脉气从寸口上入肺而息。

②下八焉伏：按：“八”字疑误，兹从《太素》。《广雅·释诂四》：“伏，藏也。”下焉伏，是谓脉气从肺下至手指端而藏。

③何道从还不知其极：《广雅·释诂四》：“极，已也。”“已”与“以”通。此谓脉气上入下脏。还肺之时，是从本脉而还，抑别有脉道而还，不知其所以然也。

④卒然如……水之下岸：杨上善曰："手太阴脉气从胃中焦，上入于肺，下腋，向手上鱼至少商之时，以乘脏腑盛气，如弓弩之发机，比湍流之下岸，言其盛也。"

⑤其余气衰散以逆上：杨上善曰："从少商返回，逆上向肺，虽从本脉而还，以去脏腑渐远，其脏腑余气衰散，故其行迟微也。"

【语译】

黄帝说：手太阴脉气过于寸口，上入肺而息，下至手指端而藏。它是从哪里还到本脉，我不知道所以然的道理。岐伯说：脉气内离脏腑而外达于经脉，好像突然弓弩发机，又好像急流下冲堤岸一样的不可阻挡。待脉气上于手鱼部，却反呈现衰象，它的余气因为衰散而向上逆行，所以它的气行也比较微弱。

黄帝曰：足之阳明何因❶而动？岐伯曰：胃气上注于肺，其悍气①上冲头者，循咽，上走空窍②，循眼系，入络脑，出顑❷③，下客主人④，循牙车⑤，合阳明，并下人迎，此胃气别走于阳明者也⑥。故阴阳上下⑦，其动也若一⑧。故阳病而阳脉小者为逆⑨，阴病而阴脉大者为逆⑩。故阴阳俱静❸俱动❹，若引绳相倾❺⑪者病。

【校】

❶何因：《甲乙》卷二第一下作"因何"。

❷顑：《太素》卷九《脉行同异》、《甲乙》卷二第一下并作"颔"。

❸静：《甲乙》卷二第一下作"盛"。

❹俱动：《太素》卷九《脉行同异》作"与其动"。

❺倾：《太素》卷九《脉行同异》作"顿"。

【注】

①悍气：廖平《三部篇补证》云："其本经所行为悍。'悍'读为'干'，与'支'对文。"

②空窍：空，通"孔"。据《太素》杨注，空窍指七窍言。

③顑：廖平曰："据《杂病篇》曰'顑痛'。《癫狂篇》曰'取头两顑'。盖皆言头面之部位也。此节言自脑出顑，下客主人，则此当在脑之下，鬓之前，客

主人之上，其即鬓骨之上，两太阳之间为颇也。”

④客主人：穴名。在耳前起骨上廉，颧骨桥上缘发际。

⑤牙车：张介宾曰：“牙车，即曲牙，当是颊车也。”

⑥此胃气别走于阳明者也：杨上善曰：“十二经脉别走，皆从脏之阴络，别走之阳；亦从腑之阳络，别走之阴。此之别走，乃别胃腑盛气，还走胃脉阳明经者，何也？答曰，胃者，水谷之海，五脏六腑，皆悉禀之，别起一道之气，合于阳明，故阳明得在经脉中长动，在结喉两箱，名曰人迎。五脏六腑脉气，并出其中，所以别走，与余不同。”

⑦故阴阳上下：杨上善曰：“阴，谓寸口，手太阴也。阳，谓人迎，足阳明也。上，谓人迎。下，谓寸口。有其二义，人迎是阳，所以居上也；寸口是阴，所以居下也。又人迎在颈，所以为上；寸口在手，所以为下。”

⑧其动也若一：杨上善曰：“人迎寸口之动，上下相应俱来，譬之引绳，故若一也。”

⑨故阳病而阳脉小者为逆：阳病时，人迎脉当大，若小，则为逆。

⑩阴病而阴脉大者为逆：阴病时，寸口脉当小，若大，则为逆。

⑪引绳相倾：两下牵绳，都想拉倒一边。此是譬喻偏静偏动，偏盛偏衰，阴阳不能平衡。

【语译】

黄帝说：足阳明胃经，因为什么有动脉呢？岐伯说：胃气上注入于肺脏，它的本经干气，是上冲于头部的。沿咽喉，走七窍，再沿着眼球深处的脉络，内入络于脑，又出于颇部，下会客主人穴，沿颊车，合于足阳明本经，下行至人迎部位，这就是胃气别行而走向足阳明经，使人迎脉跳动不休的原因。因此，太阴的动脉寸口，与阳明的动脉人迎，其搏动是一致的。所以阳病而阳脉反小的，叫作逆，阴病而阴脉反大的，也叫作逆。在正常情况下，寸口和人迎脉的动静是平衡的，假如“引绳相倾”，这脉就有了偏象，是一定生病的。

黄帝曰：足少阴何因而动？岐伯曰：冲脉者，十二经❶之海也，与❷少阴之大❸络，起❹于肾下①，出于气街②，循阴股内廉，邪❺入腘中，循胫骨内廉❻，并少阴之经，下入内踝之

后，入足下；其别者，邪入踝❼，出属跗上❽，入大指❾之间，注诸络③，以温④足胫❿，此脉之常动者也。

【校】

❶ 经：《甲乙》卷二第一下“经”下有“脉”字。

❷ 与：《素问·离合真邪论》王注引《灵枢》“与”下有“足”字。

❸ 大：《太素》卷十《冲脉》杨注引《九卷》作“本”。《素问·离合真邪论》王注引《灵枢》无“大”字。

❹ 起：《素问·离合真邪论》王注引《灵枢》“起”上有“皆”字。《大奇论》王注“皆”又作“俱”。

❺ 邪：本书《逆顺肥瘦》无此字。

❻ 循胫骨内廉：本书《逆顺肥瘦》作“伏行骭骨内”。

❼ 踝：《甲乙》卷二第一下“踝”下有“内”字。

❽ 出属跗上：周本“跗”作“附”。按：《甲乙》作“附”，与周本合。惟“属附”二字难解。据顾校以“属跗”二字误倒。检本书《逆顺肥瘦》即作“跗属”。则顾说是。再沈彤谓“足上曰跗”，其外侧近踝者，曰“跗属”。如此，则文义了然。

❾ 大指：汪昂曰：“当作‘小指’。”

❿ 胫：《甲乙》卷二第一下作“跗”。

【注】

①肾下：指会阴穴。

②气街：指气冲穴。

③诸络：指足少阴经脉在足胫的所有络脉。

④温：和润。见《论语·述而》“子温而厉”皇疏。

【语译】

黄帝说：足少阴肾经为什么有动脉？岐伯说：冲脉是十二经之海，它和足少阴的络脉，都起于会阴，出于气冲，沿大腿内侧，斜入膝腘窝中，再沿胫骨内侧，与足少阴肾经相并，下入足内踝的后面，进入脚下。它的另一支脉，斜入内踝，出外侧近踝之处，进入足大趾之间，渗注少阴经足胫的络脉，以和润足胫部，这就是足少阴经脉经常搏动的原因。

黄帝曰：营卫❶之行也，上下相贯，如环之❷无端，今有

其卒然遇邪气❸，及逢大寒，手足懈惰❹，其脉阴阳之道，相输之会，行①相失也，气何由还？岐伯曰：夫四末②阴阳之会者，此气之大络也。四街③者，气之径路❺也。故络绝则径❻通，四末解则❼气从④合，相输如环。黄帝曰：善。此所谓如环无端，莫知其纪，终而复始，此之谓也。

【校】

❶ 营卫：《甲乙》卷二第一下作“卫气”。

❷ 之：是衍文，应据《甲乙》删。

❸ 今有其卒然遇邪气：《甲乙》卷二第一下作“今有卒遇邪气”。

❹ 懈惰：《甲乙》卷二第一下作“不随”。

❺ 路：《太素》卷九《脉行同异》无此字。

❻ 径：《太素》卷九《脉行同异》、《甲乙》卷二第一下并作“经”。

❼ 解则：金陵本作“阴阳”。

【注】

①行：有“将”义。见《古书虚字集释》卷四。

②四末：杨上善曰：“四末谓四肢，身之末也。”

③四街：杨上善曰：“四街，谓胸腹头胻，脉气道也。”

④从：随也。见《公羊传·庄公十三年》何注。

【语译】

黄帝说：营卫之气的运行，在全身上下贯通，像圆环一样无头。现在有人突然遇到邪气，或遭逢严寒，手足懈惰无力，那么经脉阴阳之道，气血相输之会，将相互失掉正常运行，则气又将从哪里回还，而仍能往来不绝呢？岐伯说：人体的四肢，是阴阳会合的所在，也是脉气循行的大络。头、胸、腹、胻是脉气的道路，所以络脉即使被外邪侵入而阻绝，而经脉仍能通行，等待四末邪解，脉气随和，就会相互转输而如环了。（按：“如环”三句，是《脉度》篇文，兹不译。）

五味论第六十三

本篇主要论述五味入口，各有所走，各有所病。饮食、药物之五味，可以养人，亦可以伤人，命篇“五味”，所以示人注意也。

黄帝问于少俞曰：五味❶入于口也，各有所走①，各有所病。酸走筋，多食之❷，令人癃②；咸走血，多食之❸，令人渴；辛走气，多食之❹，令人洞❺心；苦走骨，多食之❻，令人变呕❼③；甘走肉❽，多食之❾，令人悗心❿。余知其然也，不知其何由，愿闻其故。

【校】

❶ 五味：《太素》卷二《调食》、《五行大义》卷三《论配气味》引《养生经》“五味”下并有“之”字。

❷ 之：《千金》卷二十六《序论》作“酸”。

❸ 之：《千金》卷二十六《序论》作“咸”。

❹ 之：《千金》卷二十六《序论》作“辛”。

❺ 洞：《千金》卷二十六《序论》作“愠”。《甲乙》卷六第九校语：“洞一作‘煴’。”按：作“煴”是，作“愠”音误。此谓姜韭之气熏人，犹烟煴上蒸，故曰煴心。

❻ 之：《千金》卷二十六《序论》作“苦”。

❼ 变呕：《五行大义》卷三《论配气味》作“挛”。孙鼎宜曰：“变字疑衍。或谓其变为呕，寻上下文例，亦非是。”

❽ 肉：《五行大义》卷三《论配气味》作“皮”。

❾ 之：《千金》卷二十六《序论》作“甘”。

❿ 悗心：《太素》卷三《调食》作“心悗”。按：《素问·生气通天论》王注：

“甘多食之，令人心闷。”与《太素》合。“悗”与“闷”通。又《五行大义》卷三《论配气味》“悗”作“恶”，《千金》同。义亦可参。

【注】

①各有所走：谓五味各喜走同性之脏。

②癃：王冰曰：“癃，小便不通。”

③变呕：谓易呕。《小尔雅·广诂》：“变，易也。”

【语译】

黄帝问少俞：五味入到口中，各有它喜走的脏器，各有它所发生的病变。例如酸味走筋，多食酸味，会使人小便不通；咸味走血，多食咸味，会使人发渴；辛味走气，多食辛味，会使人熏心；苦味走骨，多食苦味，会使人呕吐；甘味走肉，多食甘味，会使人心闷。我已知道五味食之过度，能发生这些病证，但不理解为什么会发生这些病证，希望听到其中的缘故。

少俞答曰：酸入于胃，其气涩[①]以收❶，上之两焦❷[②]，弗能出入也[③]，不出即留❸于胃中，胃中和温，则下注❹膀胱❺，膀胱之胞[④]薄以懦❻[⑤]，得酸则缩绻❼，约[⑥]而不通，水道不行❽，故癃。阴者，积筋之所终❾也[⑦]，故酸入❿而走筋矣。

【校】

❶以收：《甲乙》卷六第九无此二字。

❷上之两焦：《甲乙》卷六第九无此四字。《千金》卷二十六第一《序论》“之”作“走”。

❸留：《千金》卷二十六第一《序论》作“流”。

❹注：《甲乙》卷六第九“注”下有“于”字。

❺膀胱：《甲乙》卷六第九“膀胱”下有“之胞”二字。

❻懦：《太素》卷二《调食》作“濡”。《甲乙》卷六第九作“耎”。按：杨注训“濡”为“耎”，与《甲乙》合。“耎”有“软”义。

❼绻：《太素》卷二《调食》、《千金》卷二十六第一《序论》并作“卷”。按：“卷”为“绻”之省假字，见《诗·民劳》释文。卷，曲也。

❽行：《太素》卷二《调食》作“通”。《千金》卷二十六第一《序论》作

“利”。

❾ 终:《甲乙》卷六第九、《千金》卷二十六第一《序论》“终”下并有“聚”字。

❿ 入:《甲乙》卷六第九“入”下有“胃”字。

【注】

①涩：杨上善曰：“涩，不滑也。”

②上之两焦：“之”有“往”义。《广韵·七之》：“之，往也。”与《千金》作“走”义通。“两焦”指上中两焦。

③弗能出入也：杨上善曰：“酸味性为涩收，故上行两焦，不能与营俱出而行，复不能自反还，入于胃也。”

④胞：杨上善曰：“胞，苞盛尿也。”俞正燮曰：“胞即‘脬’字。”

⑤薄以懦：按：据《太素》杨注，谓“膀胱皮薄而又耎”。所谓“皮薄”，是指盛尿之“胞”，而非以“皮”训“胞”。检字书亦均无此训，近注有误解杨注者，不可以。

⑥约：《释名·释书契》：“约，约束之也。”

⑦阴者积筋之所终也：杨上善曰：“人阴器，一身诸筋终聚之处。”

【语译】

少俞回答：酸味入胃以后，它的气味涩滞，并有收敛作用，不能随着气化运行往来出入，既然不出，就流于胃里，胃里温和，就向下渗注到膀胱，由于膀胱之脬，皮薄而软，受到酸味，就会缩屈，使膀胱出口处约束不通，以致小便不畅，因此发生癃闭症状，再人体的阴器，是周身诸筋终聚之处，如酸味入胃是走于筋的。

黄帝曰：咸走血①，多食之，令人渴，何也？少俞曰：咸入于胃，其气上❶走中焦，注于❷脉，则血气走之❸，血❹与咸相得则❺凝②，凝则胃中❻汁注之❼，注之则胃中竭❽，竭❾则咽路③焦，故❿吞本⓫干而善渴。血脉者，中焦之道也④，故咸入⓬而走血矣。

【校】

❶ 上:《千金》卷二十六第一《序论》无此字。

❷注于：《甲乙》卷六第九、《千金》卷二十六第一《序论》"注于"下有"诸"字。

❸则血气走之：《甲乙》卷六第九、《千金》卷二十六第一《序论》并作"脉者，血之所走也"。

❹血：《千金》卷二十六第一《序论》无此字。

❺则：《千金》卷二十六第一《序论》"则"下有"血"字。

❻中：《太素》卷二《调食》无"中"字。

❼注之：《千金》卷二十六第一《序论》作"泣"。

❽竭：《千金》卷二十六第一《序论》作"干渴"。按："竭"乃"渴"之假音。段玉裁曰："古水竭字多用渴。"

❾竭：仍应依《千金》作"渴"。

❿故：《千金》卷二十六第一《序论》"故"上有"焦"字。

⓫本：《太素》卷二《调食》、《甲乙》卷六第九并无"本"字。

⓬入：《千金》卷二十六第一《序论》"入"下有"胃"字。

【注】

①咸走血：杨上善曰："肾主于骨，咸味走骨。言走血者，以血为水也。"张介宾曰："血为水化，咸亦属水，咸与血相得，故走注血脉。"

②血与咸相得则凝：《素问·五脏生成》："多食咸则脉凝泣而变色。"

③咽路：杨上善曰："咽为下食，又通于涎，故为路也。"

④血脉者中焦之道也：杨上善曰："血脉从中焦而起，以通血气，故味之咸味走于血也。"

【语译】

黄帝说：咸味走血分，多食咸味，使人口渴，是为什么？少俞说：咸味入胃以后，它所化之气向上走于中焦，再由中焦流注到血脉，脉，就是血流的反应，如和咸相和，脉就要凝涩，脉凝涩则胃的水液也要凝涩，胃的水液凝涩则胃里干竭，由于胃液干竭，咽路感到干燥，因而吞干多渴。主要就是血脉从中焦而起，在咸味入胃以后，就走向血液去了。

黄帝曰：辛走气，多食之，令人洞心❶，何也？少俞曰：辛入于胃，其气走于上焦①，上焦者，受❷气而营诸阳者也②，姜韭之气熏之❸，营卫之气❹不时受之，久留心下❺，故洞

心❻。辛❼与气俱行③，故辛入❽而与汗俱出。

【校】

❶ 洞心:《千金》卷二十六第一《序论》作“愠心”。按:“愠”是“煴”之误字，已见前校。

❷ 受:《甲乙》卷六第九“受”下有“诸”字。

❸ 熏之:《甲乙》卷六第九、《千金》卷二十六第一并作“熏至营卫”。

❹ 营卫之气:《甲乙》卷六第九、《千金》卷二十六第一《序论》并无“之气”二字，“营卫”二字连下读。

❺ 久留心下:《千金》卷二十六第一《序论》作“却溜于心下”。

❻ 洞心:《千金》卷二十六第一《序论》作“愠愠痛也”。

❼ 辛:《太素》卷二《调食》、《甲乙》卷六第九“辛”下并有“者”字。

❽ 入:《甲乙》卷六第九“入”下有“胃”字。

【注】

①其气走于上焦：杨上善曰：“辛气慓悍，走于上焦。”

②受气而营诸阳者也：杨上善曰：“上焦卫气，行于脉，外营腠理诸阳。”

③辛与气俱行：杨上善曰：“辛走卫气，即与卫气俱行。”

【语译】

黄帝说：辛味走气分，多食辛味，使人感觉如烟熏心，是为什么？少俞说：辛味入胃以后，其气走向上焦，上焦有受纳饮食精气以运行周身阳气的作用，姜韭之气，熏至营卫，不时受到了辛味的刺激，如久留在胃中，所以有如烟熏心的感觉。辛走卫气，与卫气同行，所以辛味入胃以后，就会和汗液发散出来。

黄帝曰：苦走骨，多食之，令人变呕，何也？少俞曰：苦入于胃❶，五谷之气，皆不能胜苦，苦入下脘❷，三焦之道❸皆闭而不通，故❹变呕。齿者，骨之所终也①，故苦入❺而走骨，故入而复出❻，知❼其走骨也②。

【校】

❶ 于胃:《千金》卷二十六第一《序论》“于胃”下有“其气燥而涌泄”六字。

❷ 下脘:《千金》卷二十六第一《序论》“下脘”下有“下管(管与脘通)者”三字。

❸ 道:《甲乙》卷六第九作“路”。

❹ 故:《甲乙》卷六第九、《千金》卷二十六第一《序论》“故”下并有“气”字。

❺ 入:《甲乙》卷六第九“入”下有“胃”字。

❻ 复出:《千金》卷二十六第一《序论》“复出”下有“齿必黧疏”四字。

❼ 知:《甲乙》卷六第九“知”上有“是”字。

【注】

①齿者骨之所终也:杨上善曰:“齿为骨余,以杨枝苦物资齿,则齿鲜好,故知苦走骨。”

②故入而复出知其走骨也:任谷庵曰:“肾主骨,肾属于寒水之脏,苦性寒,故走骨,同气相感也。然苦乃火味,故入于下,而复出于上,其性下泄而上涌也。”

【语译】

黄帝说:苦味走骨,多食苦味,使人牙齿变色,是为什么?少俞说:苦味入胃以后,胃中五谷之气,都不能敌住苦味。苦味进入下脘,三焦的气行之路,就会闭塞不通,因此牙齿变色。牙齿,是骨之所终,所以苦味入胃,必先走骨,而又出于齿,以致齿色变为黑黄,所以知道苦味是走骨的。

黄帝曰:甘走肉,多食之,令人悗❶心,何也?少俞曰:甘入于胃,其气弱小❷,不能上至❸于上焦①,而与谷❹留于胃中者❺,令人柔润者也,胃柔则缓,缓则虫❻动②,虫动则令人悗心。其气外通于肉,故甘走肉❼。

【校】

❶ 悗:《千金》卷二十六第一《序论》作“恶”。

❷ 小:《太素》卷二《调食》、《甲乙》卷六第九并作“少”。《千金》卷二十六第一《序论》作“劣”。

❸ 至:《太素》卷二《调食》无此字。《千金》卷二十六第一《序论》作

"进"。

❹ 与谷:《甲乙》卷六第九、《千金》卷二十六第一《序论》"与谷"下并有"俱"字。

❺ 者：上脱"甘"字。"甘者"二字属下读。应据《太素》《甲乙》补。

❻ 虫：周本、马注本、张注本作"蛊"。《千金》卷二十六第一《序论》作"蚘"。

❼ 其气外通于肉故甘走肉:《甲乙》卷六第九作"其气通于皮，故曰甘走皮。皮者，肉之余。盖皮虽属肺，与肉连体，故甘润肌肉并皮也"。

【注】

①不能上至于上焦：杨上善曰："甘味气弱，不能上于上焦。"

②缓则虫动：杨上善曰："虫动者，谷虫动也。"张介宾曰："味过于甘，则与谷气留于胃中，令人柔润而缓，久则甘从湿化，致生诸虫。"

【语译】

黄帝说：甘味走肉，多食甘味，使人发生心闷，是为什么？少俞说：甘味进入胃中，其气弱小。不能上达于上焦，只能和谷物同留在胃里。甘味能使人胃里发生柔润作用，胃气柔和就弛缓，气行弛缓，便会引起肠胃中的寄生虫蠕动，虫动就使人心闷，又甘的气味，外通于肉，因此有甘走肉的说法。

阴阳二十五人第六十四

本篇根据阴阳五行理论，结合五色、五音，归纳分述了二十五人的不同特性，“别而以候，从外知内”。因此说二十五人，其态不同，其筋骨气血各不等。所以在临证时，观察患者的不同体质表现，可以了解他的内在脏腑，气血之功能状态，对于针刺原则，除掌握疾病一般情况而外，主要在注意体质特征。

黄帝曰：余闻阴阳之人何如？伯高❶曰：天地之间，六合①之内，不离于五②，人亦应之。故五五二十五人之政❷，而阴阳之人不与焉。其态又不合于众者五③，余已知之矣。愿闻二十五人之形，血气之所生，别而以候，从外知内何如？岐伯曰：悉乎哉问也，此先师之秘也，虽伯高犹不能明之也。黄帝避席遵循④而却曰：余闻之，得其人弗教，是谓重失，得而泄之，天将厌之。余愿得而明之，金柜藏之，不敢扬之。岐伯曰：先立五形金木水火土，别其五色，异其五形之人❸，而二十五人具矣。黄帝曰：愿卒闻之。岐伯曰：慎之慎之，臣请言之。

【校】

❶伯高：守山阁校本注云：“按下文所引，系二十卷《通天篇》文。彼云‘少师’，而此云‘伯高’。张介宾疑‘伯高’即‘少师’。然张仲景《伤寒论》序云‘上古有神农、黄帝、岐伯、伯高、雷公、少俞、少师、仲文’。则伯高、少师之为二人明矣。疑经文有误字。检《甲乙经》亦作‘少师’。”

❷政：《甲乙》卷一第十六作“形”。按：《甲乙》是。下文“愿闻二十五人

之形”与此相应。马莳谓“政读为式”，非是。

❸ 五形之人：《甲乙》卷一第十六作“五声”。

【注】

①六合：四方上下，见《文选·东京赋》善注引《吕氏春秋》高注。

②不离于五：张介宾曰：“由阴阳而化五行，所以天地万物之理，总不离五，而人身之相应者，亦惟此耳。”

③而阴阳……合于众者五：张介宾曰：“五行之中，又各有五，如下文以五形之人，而又分左之上下，右之上下，是为五矣。五而五之，计有二十五人也。然此言五行之详，非若前《通天篇》所谓太阳、少阳、太阴、少阴、和平五态而已，故曰‘阴阳之人不与焉，又不合于众者五也’。”

④遵循：守山阁校本注云：“遵循盖即‘逡巡’，以声近通用。”按：逡巡，谦退之貌。《文选》刘琨《劝进表》翰注：“逡巡犹退让也。”

【语译】

黄帝说：我听说人体有属阴属阳，是怎样的？伯高说：天地之间，四方上下之内，离不开五行，人也和它相应。所以在五五二十五种的类型内，那属阴属阳两类的人，是不在内的。那阴阳之人的形态和一般人不同，有太阳、少阳、太阴、少阴、和平五种，这些我已经知道了。现在希望听到一下二十五种人的形态，血气所生的特征，分别观察，从外表能够了解内脏的变化，怎样使我明白呢？岐伯说：你问得详细啊，这是先师的秘传，就是伯高还不能彻底理解它。黄帝离开坐席，谦退地说：我听说，遇到相当的人而不教给他，这叫作重大错误；得到真传，毫不重视，天要厌恶这种人的。我希望得到以后，加以阐明，藏在金柜里，不敢弃掉它。岐伯说：首先确立金、木、水、火、土五种形态，区别五色，分开五声，二十五种人的形态特征，就具备了。黄帝说：我希望尽听到它。岐伯说：审慎啊，审慎啊，我详尽地说一下吧！

木形之人，比于上角①，似于苍帝②。其为人❶苍色，小头，长面，大肩❷背，直身，小手足，好❸有才，劳心，少力，多忧劳于事。能❹③春夏不能秋冬，感❺而病生❻，足厥阴佗佗❼④然。大角❽之人，比于左足少阳⑤，少阳之上⑥遗遗[7]然。左角❾之人，比于右足少阳，少阳之下[8]随随[9]然。钛[10]角❿之人，比于右足少阳，少阳之上推推⓫[11]然。判角[12]之人，比于左足少阳，少阳之下栝栝⓬[13]然。

【校】

❶ 似于苍帝其为人:《甲乙》卷一第十六无此七字。

❷ 大肩:《甲乙》卷一第十六“大肩”下有“平”字。

❸ 好：误窜，应据《千金》移在下“劳心”之前,《甲乙》误衍一“好”字。

❹ 能:《甲乙》卷一第十六作“奈”。

❺ 感:《千金》卷十一第一“感”上有“秋冬”二字。

❻ 而病生:《甲乙》卷一第十六“而病”作“而成病”。“生”作“主”属下读。

❼ 佗佗:《千金》卷十一第一作“他他”。

❽ 大角:《甲乙》卷一第十六校语作“左角”。

❾ 左角:《甲乙》卷一第十六校语作“少角”。

❿ 钛角:《甲乙》卷一第十六校语作“右角”。

⓫ 推推:《甲乙》卷一第十六作“鸠鸠”。

⓬ 栝栝:《甲乙》卷一第十六作“括”。

【注】

①比于上角：马莳曰:“比者，拟议之谓，盖以人而拟角，故谓之曰比。”按:“角”为五音之一，角音属木。上、大、钛、左、判，是角音之分类。凡得五行一行之气全者，名曰“上”，属于本行之阴经，如上角属于足厥阴；得一行之气偏者，名曰“大”、曰“少”，属于与本行所属阴经相表里之阳经，并根据太、少而分上下，太属上、少属下。其他四音类此。

②似于苍帝：东方属木，在色为苍。古人将东方称为苍帝所居。此借喻木形之人如生，在东方地区。

③能：按:“能”古读曰“耐”。《千金》卷十一第一正作“耐”。“耐”谓受得住。《甲乙》作“奈”，“耐”“奈”声近所致，其实义不相同。

④佗佗（tuó tuó 驼驼）:“佗”本作“它”，后增人旁作“佗”，隶变为“他”。“它”“佗”“他”实一字耳。《尔雅·释训》:“佗佗，美也。”《太元·元攡》范注:“他，犹泰也。”故“佗佗”有雍容自适之义。

⑤比于左足少阳：张介宾曰:“其形之见于外者，属于左足少阳之经。如

下文所谓足少阳之上，气血盛则通髯美良，以及血气多少等辨，正合此大角之人也。”

⑥少阳之上：大角、钛角属之。

⑦遗遗：有“自得”义。《国策·赵策二》鲍注：“遗遗，犹逶逶。”“逶逶”与“逶迤”“委蛇”（音移）义并通。《后汉书·杨秉传》贤注：“委蛇，委曲自得之貌。”

⑧少阳之下：左角、判角属之。

⑨随随：和顺貌。《广雅·释诂一》：“随，顺也。”

⑩钛（dà 大）：张志聪曰：“大谓之钛。”

⑪推推：《汉书·韦玄成传》颜注：“推推，盛也。”引申有前进之意。

⑫判角：张介宾曰：“判，半也，应在大角之下者，是谓判角。”

⑬栝栝：（guā guā 瓜瓜）张志聪曰：“栝栝，正直之态，如本体之挺直也。”张介宾曰：“凡此遗遗、随随、推推、栝栝者，皆所以表木形之象。”

【语译】

木形的人，和五音里的上角比类，好像东方地区的人。这样人的特征，苍色，小头，长面，大肩，平背，直身，手足小，有才干，劳心，体力差，经常忧劳工作。经受得住春夏，经受不住秋冬，感受不时之气就成了病。这一类型的人，属于足厥阴肝经，他们形之于外的态度，总是雍容自适的。在木音中，属于大角一类人，可比类于左足少阳，少阳的上部，其表现是自得的。属于左角的一类人，可比类于右足少阳，少阳的下部，其表现是和顺的。属于钛角的一类人，可比类于右足少阳，少阳的上部，其表现是前进的。属于判角的一类人，可比类于左足少阳，少阳的下部，其表现是正直的。

火形之人，比于上徵①，似于赤帝。其为人❶赤色，广朋❷，锐面②小头，好肩背髀腹，小手足，行安地③，疾心❸，行④摇，肩背肉满，有气轻财，少信，多虑，见事明❹，好颜，急心，不寿暴死。能春夏不能秋冬，秋冬感而病生❺，手❻少阴核核❼然。质❽徵之人比于左手太阳，太阳之上肌肌❾然。少徵之人，比于右手太阳，太阳之下慆慆⑤然。右徵之人，比于右手太阳，太阳之上鲛鲛⑥然。质判❿（一曰质徵）之人，比于左手⓫太阳，太阳之下支支⓬颐颐⓭⑦然。

【校】

❶ 似于赤帝其为人：《甲乙》卷一第十六无此七字。

❷ 䐃：周本作“矧”。按：周本是。“矧”有“齿本”之义，见《礼记·曲礼上》郑注。“广矧”犹言齿本宽露。此文由色及齿、及面、及头，条次甚明。马莳、张介宾均依“䐃”释为脊肉，与下“背肉满”义复，不合。

❸ 疾心：《千金》卷十三第一无“心”字。按：《千金》是。如作“疾心”，与下“急心”复。

❹ 明：《甲乙》卷一第十六、《千金》卷十三第一“明”下并有“了”字。

❺ 病生：《千金》卷十三第一作“中病”。

❻ 手：《甲乙》卷一第十六“手”上有“主”字。

❼ 核核：《甲乙》卷一第十六作“窾窾”。按：作“窾”是。《说文·穴部》：“窾，空也。”此言火性上越，故曰空空然。《论语·子罕》邢疏：“空空，虚心也。”

❽ 质：《甲乙》卷一第十六作“太”。

❾ 肌肌：按：“肌肌”疑应作“朓朓”，形误。《广韵·三萧》：“朓，月出西方。”引申为月明貌，大性之人，取象于离，离为火，为明故也。

❿ 质判：《甲乙》卷一第十六作“判徵”。

⓫ 手：《永乐大典》卷三千七《阴阳二十五人》条引“手”作“足”。

⓬ 支支：《甲乙》卷一第十六“支支”下有“然”字。

⓭ 颐颐：《甲乙》卷一第十六作“熙熙”。

【注】

①徵（zhǐ 纸）：五音之一，属火。

②锐面：指面形尖锐。

③行安地：步履稳重。

④疾（心）行：“心”字：应据《千金》删，连下“行”字为句。疾行，谓走得快。下“摇肩”为句。

⑤慆慆：喜悦。《说文·心部》：“慆，说也。”“说”即今之“悦”字。

⑥鲛鲛：按：“鲛”是鱼名。“鲛鲛”无义。《甲乙》校语云：“鲛鲛一曰熊熊。”义较是。《山海经·西山经》郭注：“熊熊，光气炎盛相焜耀之貌。”

⑦支支颐颐：张介宾曰：“支支，支离貌。颐颐，自得貌。”

【语译】

火形的人，和五音里的上徵比类，好像南方地区的人。这样人的特征，齿本宽，面尖锐，头小，肩背髀腹各部发育都好，手足小，步履稳重，走得快，行路摇肩，背部肌肉丰满，有气魄，轻钱财，说话少信，多疑虑，见事明白，心急，不能享受高龄，容易暴亡。经受得住春夏，经受不住秋冬，感受秋冬不正之气就会生病。这上徵的人，属于手少阴心经，他们的为人是谦虚的。在火音中，属于太徵的一类人，可比类于左手太阳小肠经，太阳的上部，其表现是光明的。属于少徵的一类人，可比类于右手太阳小肠经，太阳的下部，其表现是充满喜悦的。属于右徵的一类人，可比类于右手太阳小肠经，太阳的上部，其表现是前进光明的。属于质判的一类人，可比类于左手太阳，太阳的下部，其表现是乐观而自得的。

土形之人，比于上宫，似于上古黄帝。其为人❶黄色，圆面，大头，美肩背，大腹，美股胫，小❷手足，多肉，上下相称，行安地，举足浮❸，安心，好利人，不喜权势，善附人也。能秋冬不能春夏，春夏感而病生，足太阴敦敦①然。太宫之人，比于左足阳明，阳明之上婉婉②然。加宫③之人（一曰众之人），比于左足阳明，阳明之下坎坎❹④然。少宫之人，比于右足阳明，阳明之上枢枢⑤然。左宫❺之人（一曰众之人，一曰阳明之上），比于右足阳明，阳明之下兀兀⑥然。

【校】

❶ 似于上古黄帝其为人：《甲乙》卷一第十六无此九字。

❷ 小：疑应作“大”。上文曰“圆面”“大头”“大腹”，如手足独小，则不应曰“上下相称”。故以作“大”为合。

❸ 举足浮：“浮”是“孚”的误字。“孚”有“信”义。“举足孚”谓行事取以取信于人，与下水形之人，“善欺绐人”正相对。

❹ 坎坎：《甲乙》卷一第十六作“炫炫”。

❺ 左宫：张介宾曰："详此义，当是右宫之人，故属于右足阳明之下。"

【注】

①敦敦：诚恳貌。《诗·常武》郑笺："敦当作屯。""屯屯"与"肫肫""纯纯"义并同。《礼记·中庸》郑注："肫肫或为纯纯，恳诚貌也。"

②婉婉：和顺貌，见《文选》谢宣远《张子房诗》。

③加宫：仇汝霖曰："加宫者，右宫也。盖西北之地高厚而多山岳，故曰加宫。"

④坎坎：《尔雅·释训》："坎坎，喜也。"《甲乙》作"炫"。据《玉篇·火部》"炫，炽也。"引申亦与喜义不悖。

⑤枢枢：按："枢"谓户枢。《文选·魏都赋》济注："枢户所以转而开闭也。"引申有圆滑之义。

⑥兀兀：喜良貌。按《说文·儿部》："兀，高而上平也。"徐灏曰："此望文生义，'兀'与'元'同。古文从上之字，或作二，或省而为一，故元亦作兀。"据其说，"兀兀"即"元元"。《国策·秦策》高注："元元，善也。"旧注谓："兀兀，独立不动貌。"无据难信。

【语译】

土形的人，和五音里的上宫比类，好像中央地区的人。这样人的特征，肤色黄，面圆，头大，肩背发育好，腹大、大腿和足胫部都健壮，手足大，肌肉丰满，身体上下，均匀相称。步履稳重，做事足以取信于人，心安，好做有益于人的事情，不喜欢有权势，而想法依附人。经受得住秋冬，经受不住春夏，感受春夏不正之气，就会生病。这上宫的人，属于足太阴脾经，他们的为人是诚恳的。在土音中，属于大宫的一类的人，可比类于左足阳明，阳明的上部，其表现是和顺的。属于加宫的一类人，可比类于左足阳明，阳明的下部，其表现是喜悦而愉快。属于少宫的一类人，可比类于右足阳明，阳明的上部，其表现是圆滑的。属于左宫的一类人，可比类于右足阳明，阳明的下部，其表现是善良的。

金形之人，比于上商，似于白帝。其为人❶方面，白色，小头，小肩背，小腹，小手足，如骨发踵外，骨轻，身清廉❷，急心，静悍，善为吏❸。能秋冬不能春夏，春夏感而病生，手

太阴敦敦❹①然。钛❺商②之人，比于左手阳明之上廉廉③然。右❻商之人，比于左手阳明，阳明之下脱脱④然。右❼商之人，比于右手阳明，阳明之上监监⑤然。少商之人，比于右手阳明，阳明之下严严⑥然。

【校】

❶ 似于白帝其为人：《甲乙》卷一第十六无此七字。

❷ 如骨发踵外骨轻身轻廉：周学海曰："'如骨'十字中，疑有误字。"按：《千金》卷十七第一，"如骨"十字作"发动身轻，精瘦"。当据订正。

❸ 善为吏：《千金》卷十七第一作"性喜为吏治"。

❹ 敦敦：《千金》卷十七第一作"廉廉"。与下"廉廉"文重，似不可从。

❺ 钛：《甲乙》卷一第十六作"太"。

❻ 右：日刻本作"左"。按：《永乐大典》卷三千七《阴阳二十五人》条引作"左"，与日刻本合。

❼ 右：周本、张注本作"左"。按：《甲乙》作"左"，与周本合。

【注】

①敦敦：《庄子·逍遥游》释文："敦，断也。""断"有"斩绝"之意。金性之人，遇事决断，故性斩绝。此"敦敦"与足太阳敦敦义异，盖土形之人敦厚，与金形之人不同。

②钛商：张介宾曰："钛亦大也。左右之上，俱可言钛，故上文云'钛角者，比于右足少阳之上'。比钛商者，比于左手阳明之上也。"

③廉廉：按："廉"为"棱"之语转，"棱角"谓不随和。

④脱脱（tuì 退）：《诗·野有死麕》毛传："脱脱，舒迟也。"

⑤监监：《说文·卧部》："监，临下也。"张介宾谓："监睢，多察貌。"其义由此衍出。

⑥严严：按："严严"有威重之貌，见《荀子·儒效》杨注。

【语译】

金形的人，和五音里的上商比类，好像西方地区的人，这样人的特征，面方，色白，头小，肩背小，腹小，手足小，动作时身体轻捷，精悍瘦小，心急躁，能静能动，性情喜欢做官吏职分。经受得住秋冬，经受不住春夏，感受春夏不正之气就会生病。这上商的人，属于手太阴肺经，他们的为人是有决断的。在金音中，属于太商的一类人，可比类于左手阳明，阳明的上部，其表现是不随和的。属于右商的一类人，可比类于左手阳明，阳明的下部，其表现是舒缓而动作较慢的。属于右商的一类人，可比类于右手阳明，阳明的上部，其表现是明察的。属于少商的一类人，可比类于右手阳明，阳明的下部，其表现是庄重而有威严的。

水形之人，比于上羽，似于黑帝。其为人❶黑色，面不平，大头❷，廉❸颐，小肩，大腹，动❹手足，发行①摇身，下尻长，背延延②然，不敬畏，善欺绐③人，戮❺④死。能秋冬不能春夏，春夏感而病生，足少阴汗汗❻然。大羽之人，比于右足太阳，太阳之上颊颊⑤然。少羽之人，比于左足太阳，太阳之下纡纡⑥然。众之为人⑦比于右足太阳，太阳之下洁洁⑧然。桎之为人⑨，比于左足太阳，太阳之上安安⑩然。是故五形之人二十五变者，众之所以相欺❼者是也⑪。

【校】

❶似于黑帝其为人：《甲乙》卷一第十六无此七字。

❷面不平大头：《甲乙》卷一第十六作“大头，面不平”。校语：“面不平，一云曲面。”《千金》卷十九第一即作“曲面”。曲面与面不平同义。

❸廉：《甲乙》卷一第十六、《千金》卷十九第一并作“广”。

❹动：《甲乙》卷一第十六作“小”。校语“小一作大”。

❺戮：《甲乙》卷一第十六“戮”上有“殆”字。

❻汗汗：熊本、周本并作“汙”。按：《甲乙》《千金》并作“污”。“汙”“污”古今字。汙汙，卑下貌，见《文选·西征赋》善注。

❼欺：刘衡如曰：“疑当作‘异’。”

【注】

①发行：犹云“行动”。

②延延：《广雅·释训》：“延延，长也。”

③欺绐：欺骗。“欺绐”叠韵。《谷梁传》僖元年释文：“绐，欺诈也。”

④戮（lù路）：《说文·戈部》：“戮，杀也。”

⑤颊颊：快意貌。“颊”与“愜”通，“颊”“愜”谐声。《说文·心部》：“愜，

快心。”张介宾谓：“颊，得色貌。”义与此近。

⑥纡纡：曲貌。见《周礼·考工记·矢人》郑注。比喻禀性纡曲而不直爽。

⑦众之为人：右羽之人。

⑧洁洁：《广雅·释言》：“洁洁，静貌。”

⑨桎之为人：左羽之人。

⑩安安：犹连连，亦舒徐之意，见《诗·皇矣》陈奂注。

⑪五形之人……欺者是也：张介宾曰：“形分为五，而又分为二十五。禀赋既偏，则不免强弱胜负之相欺。故惟不偏不易而钟天地之正气者，斯为阴阳和平之人，是以有圣跖贤愚之别。”

【语译】

水形的人，和五音里的上羽比类，好像北方地区的人，这样人的特征，肤色黑，面部不平正，大头，宽腮，肩小，腹大，手足大，行动身体摇摆，自腰至尻距离比较长，背部也比较长。他们既不敬人，也不怕人，经常欺骗人，有的要被杀而死。经受得住秋冬，经受不住春夏，感受春夏不正之气就会生病。这上羽的人，属于足少阴肾经，他们的为人，是卑下的。在羽音中，属于大羽的人，可比类于右足太阳，太阳的上部，其表现是得意的。属于少羽的人，可比类于左足太阳，太阳的下部，其表现是纡曲而不直爽的。属于众羽的人，可比类于右足太阳，太阳的下部，其表现是沉静的。属于桎羽的人，可比类于左足太阳，太阳的上部，其表现是舒缓而徐和的。由此来看，五形之人有二十五种变化，这是一般人所以不同的缘故。

黄帝曰：得其形[①]，不得其色何如？岐伯曰：形胜色，色胜形[②]者，至其胜时年加，感❶则病形，失[③]则忧矣。形色相得[④]者，富贵大乐。黄帝曰：其形色❷相胜之时，年加可知乎？岐伯曰：凡年忌下上之人❸，大忌常加❹七岁[⑤]，十六岁，二十五岁，三十四岁，四十三岁，五十二岁，六十一岁，皆人之大❺忌，不可不❻自安也，感则病行❼，失则忧矣。当此之时，无为奸事，是谓年忌。

【校】

❶ 感:《甲乙》卷一第十六作“害”。

❷ 形色:《永乐大典》卷三千七《阴阳二十五人》条引无此二字。

❸ 凡年忌下上之人：此七字应据《甲乙》卷一第十六改为“凡人之”三字，连下“大忌”断句。

❹ 加:《甲乙》卷一第十六“加”下有“九岁”二字。应据补。

❺ 大:《甲乙》卷一第十六无此字。

❻ 不:《永乐大典》卷三千七《阴阳二十五人》条引无此字。

❼ 行:《甲乙》卷一第十六无此字。

【注】

①得其形：张介宾曰:“此言形色当相合，否则为病矣。得其形者，如上文之所谓二十五形也。”

②形胜色色胜形：马莳曰:“人有形胜色者，如木形人而黄色现也。有色胜形者，如木形人而白色现也。”

③失：指失治。

④形色相得：谓形色相适合，如木形色苍，金形色白等。

⑤常加（九岁）七岁：张介宾曰:“此言年忌，始于七岁，以至六十一岁，皆递加九年者，盖以七为阳之少，九为阳之老，阳数极于九，而极必变，故自七岁以后，凡遇九年，皆为年忌。”

【语译】

黄帝说：人体适合五行的体形，而不适合应有的肤色，那将怎样呢？岐伯说：形体的五行属性克肤色的五行属性，或者肤色的五行属性克形体的五行属性，再遇到胜时年加，稍有感受，就会生病，如果失治，就要发生可忧虑的事。如果形色相适合，那就要极大愉快了。黄帝说：在那形体和肤色如有克制的时候，所谓年忌，可以使我了解它吗？岐伯说：总括说人的大忌，通加是加九岁，从七岁起始，十六岁、二十五岁、三十四岁、四十三岁、五十二岁、六十一岁，这都是人的大忌之年，不可自身疏忽，如有所感受，就会生病，失治就要令人忧虑。在这些年岁里，不做奸邪的事，这就叫作年忌。

黄帝曰：夫子之言，脉之上下，血气之候，以知形气奈

何？岐伯曰：足阳明之上，血气盛则髯❶美长；血少气多❷则髯❶短；故❸气少血多❹则髯❶少；血气皆少则无髯❶，两吻多画①。足阳明之下，血气盛则下毛美长至胸；血多气少则下毛美短至脐，行则善高举足，足❺指少肉，足善寒；血少气多则肉而❻善瘃②；血气皆少则无毛，有则稀❼枯悴❽，善痿厥③足痹。

【校】

❶ 髯：《甲乙》卷一第十六作“须”。《病源》卷二十七《令毛发不生候》作“发”。按：作“须”与本书《五音五味》“美须者阳明多血”义合，且免与下足少阳条混淆。查足阳明之脉，循鼻外，夹口环唇，上循发际，故血气盛，或“须”美，或“发”美，于义均通。

❷ 血少气多：《甲乙》卷一第十六作“血多气少”。

❸ 故：此字是衍文，应据《甲乙》卷一第十六、《图经》卷二补注引删。

❹ 气少血多：《甲乙》卷一第十六作“气多血少”。

❺ 足：《甲乙》卷一第十六“足”下有“大”字。

❻ 而：《甲乙》卷一第十六无此字。

❼ 稀：《甲乙》卷一第十六“稀”下有“而”字，连下“枯悴”为句。

❽ 悴：马注本作“瘁”。按：悴、瘁同，见《汉书·叙传上》颜注。慧琳《音义》二引《字书》云：“枯顇，瘦恶貌，或作悴。”

【注】

①两吻多画：吻，即口角。画，即皱纹。

②瘃（zhú 竹）：冻疮。《说文·疒部》：“瘃，中寒肿核。”段玉裁曰：“肿核者，肿而肉中硬，如果中有核也。”

③痿厥：两足痿软不用。

【语译】

黄帝说：你所说在手足三阳经脉的上部和下部，从血气方面去测候，就可以知道形气的强弱，是怎样的？岐伯说：足阳明经的形体特征在上部的，如血气充盛，则须美而长；血多气少，则须短；气多血少，则虽有须而稀少；血气皆少，则两颊无须，口角两旁皱纹很多。足阳明经的形体特征在下部的，如血气盛，则阴毛美而长，甚至胸部生毛；血多气少，则阴毛美而短，仅至脐部；步行时，经常高举两足，足大趾的肉少，两足常觉寒冷；血少气多，则下肢肌肉容易发生冻疮；血气皆少，就无阴毛，有也是稀少、干燥，并且经常发生足软无力，或足部痹痛。

足少阳之上，气血盛则通髯美长①；血多气少则通髯美短；血少气多则少髯；血气皆少则无须❶，感于寒湿则善痹，骨痛爪枯也。足少阳之下，血气盛则胫毛美长②，外踝肥；血多气少则踝毛美短，外踝皮坚而厚；血少气多则胻❷毛少，外踝皮薄而软；血气皆少则无毛，外踝瘦❸无肉。

【校】

❶ 须：应作“髯”，应据《甲乙》卷一第十六改。

❷ 胻：《图经》卷二补注引作“胫”。按：作“胫”是，与上“胫毛美长”“胫毛美短”一致。

❸ 瘦：《甲乙》卷一第十六“瘦”下有“而”字。

【注】

①气血盛则通髯美长：马莳曰：“所谓通髯者，乃连鬓而生者也。”张介宾曰：“足少阳胆经之脉，行于上体者，抵于颇，下颊车，故其气血之盛衰，必形见于须髯也。”

②血气盛则胫毛美长：张介宾曰：“足少阳之脉，行于下体者，出膝外廉，下外辅骨外踝之前，故其形见者，皆在足之外侧。”

【语译】

足少阳经的形体特征在上部的，如气血充盛，则两颊连鬓之髯美而且长；血多气少，则两颊连鬓之髯美而且短；血少气多，则髯显少；血气皆少，就无髯了。感受寒湿，就会经常发生痹痛、骨痛、爪甲干枯等。足少阳经的形体特征在下部的，如血气充盛，则小腿毫毛美而且长，足外踝肥大；血多气少，则小腿毫毛美而且短，足外踝的皮坚而厚；血少气多，则小腿毫毛较少，足外踝的皮薄而软；血气都少，则小腿无毛，足外踝瘦薄而无肌肉。

足太阳之上，血气盛则美眉①，眉有毫毛❶②；血多气少则恶眉③，面多少❷理④；血少气多❸则面多肉；血气和则美色。足太阴❹之下，血气盛则跟⑤肉满，踵⑤坚；气少血多则瘦，跟空；血气皆少则喜转筋，踵❺下痛。

【校】

❶ 血气盛则美眉眉有毫毛:《病源》卷二十七《令生眉毛候》作“血气盛则眉美有毫”。

❷ 少:《甲乙》卷一第十六作“小”。

❸ 多:《甲乙》卷一第十六作“盛”。

❹ 阴：马注本、张注本、日刻本并作“阳”。按:《永乐大典》卷三千七《阴阳二十五人》条引亦作“阳”，与马注本合。

❺ 踵:《病源》卷二十二《转筋候》“踵”上有“喜”字。

【注】

①血气盛则美眉：张介宾曰：“足太阳膀胱之脉，行于上体者，起于目内眦，其筋之支者，下颜，结于鼻，故其气血之盛衰，皆形见于眉面之间也。”

②毫毛：张志聪曰：“毫毛者，眉中之长毛，因血气盛而生长。”

③恶眉：指眉毛不润泽。

④少理：张志聪曰：“‘少理’当作‘小理’。面多小理者，多细小之纹理，盖气少而不能充润皮肤也。”

⑤跟　踵:《释名・释形体》:“足后曰跟，又谓之踵。”

【语译】

足太阳经的形体特征在上部的，如血气盛，则两眉美好，眉里夹有长毛；血多气少，则两眉枯悴而不润泽，并在面部有许多小的纹理；血少气多，则面部多肉；血气调和，则面色美好。足太阳经的形体特征在下部的，如血气盛，则脚后跟的肌肉丰满，并且坚实；气少血多，则脚后跟瘦而无肉；血气都少，就会经常发生转筋，和脚后跟疼痛。

手阳明之上，血气盛则❶髭①美；血少气多则髭恶；血气皆少则❷无髭。手阳明之下，血气盛则腋下毛美②，手鱼肉③以❸温；气血皆少则手瘦以寒。

【校】

❶ 则：《甲乙》卷一第十六下有“上”字。

❷ 则：《甲乙》卷一第十六下有“善转筋”三字。

❸ 以：《图经》卷一补注引无此字。

【注】

①髭：嘴上边的胡子。《释名·释形体》：“口上曰髭。”张介宾曰：“手阳明大肠之脉行于上体者，挟口，交人中，上挟鼻孔。故其气血之盛衰，必形见于髭也。”

②血气盛则腋下毛美：张介宾曰：“手阳明之行于下体者，上臑外前廉，下近于腋。且阳明太阴为表里，而太阴之脉出腋下，故腋下毛美。”

③手鱼肉：张介宾曰：“手鱼肉者，大指本节后厚肉也。本经之脉起于次指，出合谷，故形见于此。”

【语译】

手阳明经的形体特征在上部的，如血气盛则嘴上边的胡子就好；血少气多，则嘴上边的胡子就不好；血气都少，嘴上边就没有胡子。手阳明经的形体特征在下部的，如血气盛，则腋下之毛美盛，手鱼部的肌肉温暖；气血都少，则两手的肌肉瘦薄而时觉凉。

手少阳之上，血气盛则眉美以长，耳色美①；血气皆少则耳焦恶色。手少阳之下，血气盛则手卷❶多肉以温②；血气皆少则寒以瘦❷；气少血多则瘦以多脉③。

【校】

❶ 卷：《甲乙》卷一第十六作“拳”。

❷ 寒以瘦：《甲乙》卷一第十六作“瘦以寒”。

【注】

①血气盛则眉美以长耳色美：张介宾曰：“手少阳三焦之脉行于上体者，出耳前后，至目锐眦，故其血气之盛衰，皆见于眉目之间。”

②血气盛则手卷多肉以温：张介宾曰：“手少阳之脉行于下体者，起无名指端，循手腕，出臂外上肘，故其形见如此。”

③多脉：由于皮肉瘦，脉络显见于外。

【语译】

手少阳经形体特征在上部的，如血气盛，则眉毛秀美而长，耳色美好；血气皆少，则耳焦、色晦。手少阳经形体特征在下部的，如血气盛，则手拳多肉，并且温暖；血气皆少，则手冷，瘦而少肉；气少血多，则皮肉瘦薄，脉络都显现在外面。

手太阳之上，血气盛则有❶多须❷①，面多肉以平；血气皆少则面瘦恶❸色。手太阳之下，血气盛则掌肉充满②；血气皆少则掌瘦以寒。

【校】

❶有：黄校本作“口”。

❷须：《甲乙》卷一第十六作“髯”。

❸恶：《甲乙》卷一第十六作“黑”。

【注】

①血气盛则有多须：张介宾曰：“手太阳小肠之脉，行于上体者，循颊上䪼，斜络于颧，故其血气之盛衰，皆形见于须面之间也。”

②血气盛则掌肉充满：张介宾曰：“手太阳之脉行于下体者，循手外侧上腕，故其形见者如此。”

【语译】

手太阳经形体特征在上部的，如血气盛，则嘴上下多须，面部肉多，并且平正；血气皆少，则面部无肉，色黑。手太阳经形体特征在下部的，如血气充盛，则手掌的肌肉充满；血气皆少，则手掌的肌肉瘦薄而寒。

黄帝曰：二十五人者，刺之有约①乎？岐伯曰：美眉者，足太阳之脉，气血多；恶眉者，血气少；其肥而泽者，血气有余；肥而不泽者，气有余，血不足；瘦而无泽者，气血俱不足。审察其形气有余不足而调之②，可以知逆顺矣。

【注】

①约：按：“约”与“的”通，见《文选·七发》善注。“的”即准的，犹言标准。旧注谓“约”为“度”，似无据。

②审察其形气有余不足而调之：马莳曰："审察其形气之有余不足，而盛则泻之，虚则补之，可以知当补而补，当泻而泻之为顺，而反此则为逆矣。"

【语译】

黄帝说：对于二十五体形的人，针刺有标准吗？岐伯说：眉毛秀美的，是由于足太阳之经脉，气血都多；眉毛不秀美的，是由于足太阳之经脉，血气都少；如肌肉肥而肤色润泽的，是属于血气有余，肌肉肥而肤色不润泽的，是属于气有余，血不足；肌肉瘦薄，肤色显着不光泽的，是属于气血都不足。审察这些形气有余不足的情况，而用补虚泻实的原则去调和它，就可以知道逆与顺的区别了。

黄帝曰：刺其诸❶阴阳奈何？岐伯曰：按其寸口人迎，以调阴阳①，切循其经络之凝涩②，结③而不通者，此❷于身皆为痛痹，甚则不行，故凝涩。凝涩者，致气以温之④，血和乃止。其结络❸者，脉结血不和❹，决⑤之乃行。故曰：气有余于上者，导而下之；气不足于上者，推而休❺之⑥；其稽留不至者，因而迎之⑦；必明于经隧，乃能持之。寒与热争者，导而行之；其菀陈血不结者❻，则而予之❼。必先明知二十五人，则❽血气之所在，左右上下，刺❾约毕也。

【校】

❶诸：《甲乙》卷一第十六无此字。

❷此：《永乐大典》卷一三八七《痹类》引作"在"。

❸络：孙鼎宜曰："'络'字衍。"

❹和：周本、张注本、日刻本并作"行"。按：《甲乙》作"行"，与周本合。

❺休：《甲乙》卷一第十六作"往"。

❻菀陈血不结者：按："不"字衍。如血既不结，则"菀陈"何解？

❼则而予之：《甲乙》卷一第十六作"即而取之"。

❽则：《甲乙》卷一第十六作"别"。

❾刺：《甲乙》卷一第十六"刺"上有"则"字。

【注】

①以调阴阳：张介宾曰："寸口在手，太阴脉也。人迎在头，阳明脉也。太阴行气于三阴，阳明行气于三阳，故按其寸口人迎，而可以调阴阳也。"

②凝涩：凝滞不行。《说文·水部》："涩，不利也。"

③结：凝结。《文选·七命》善注："凝，犹结也。"

④致气以温之：张介宾曰："血脉凝涩，气不至也。故当留针以补，而致其气以温之。致，使之至也。"

⑤决：有"开"义，见《文选·甘泉赋》善注。

⑥推而休之：周学海曰："'休'字疑误。《官能》曰'上气不足，推而扬之'。"

⑦其稽留不至者因而迎之：马莳曰："针已稽留，而气尚未至，必因而迎之，随即有以推之耳。"张介宾曰："稽留不至，言气至之迟滞者，接之引之，而使其必来也。"

【语译】

黄帝说：针刺阴经阳经，应怎样呢？岐伯说：按其寸口脉和人迎脉，以察其阴阳的盛衰，并循沿着经络，按之有无凝滞不利现象，如有凝结不通，在形体上，都会出现痛痹，严重的，就不能走路，所以血气凝涩。对于凝涩的病人，当导致其阳气，以温通血气的凝涩。待血脉调和就停止这种疗法。由于凝结，以致脉中郁结，血不畅行，像这祥的病，决之使通，血就畅行了。所以说，邪气亢盛在上部的，应该导之下行；如在上部有正气不足的病象，则应取上部腧穴，揉按肌肤，以发其气；若留针已久而气仍未至，应该采用多种手法，迎导其气。这些必首先明确经脉的通路，才能掌握治疗方法。如有寒热相争的现象，应宣导以行其气血；若有血分菀陈，日久郁结的，就在所在腧穴针刺。总之，必须先了解二十五种人的类型，分辨在气在血，左右上下各方面的特征，那么针刺的标准，就尽在其中了。

五音五味第六十五

本篇首先论述了五音所属各种类型的人，以及同类相应的关系；其次介绍了妇人、宦者、天宦不能生须的道理；另外论列了三阴三阳经脉气血多少的规律。

右徵❶与少徵，调右手太阳上。左商与左徵，调左手阳明上。少徵与大宫，调左手阳明上。右角与大角，调右足少阳下。大徵与少徵，调左手太阳上。众羽与少羽，调右足太阳下。少商与右商❷，调右手太阳下。桎羽与众羽①，调右足太阳下。少宫与大宫，调右足阳明下。判角与少角，调右足少阳下。钛商与上商，调右足阳明下。钛商与上角，调左足太阳下。

【校】

❶ 右徵：刘衡如曰："即'太徵'之别名。"

❷ 右商：刘衡如曰："即'太商'之别名。"

【注】

①桎羽与众羽：张介宾曰："桎、窒同，局窒不通之义。众，常也。"推张意"桎羽"似固执的水形之人。"众羽"似指一般水形之人。

【语译】

属于五音中的右徵和少徵之类的人，应当调治右侧手太阳经的上部。属于左商和左徵之类的人，应当调治左侧手阳明经的上部。属于少徵和大宫之类的人，应当调左侧手阳明经的上部。属于右角与大角之类的人，应当调治右侧足少阳经下部。属于大徵和少徵之类的人，应当调治左侧手太阳经的上部。属于众羽和少羽之类的人，应当调治右侧足太阳经的下部。属于少商和右商一类的人，应当调治右侧手太阳经下部。属于桎羽和众羽之类的人，应当调治右侧足太阳经下部。属于少宫和大宫之类的人，应当调治右侧足阳明经下部。属于大角和少角之类的人，应当调治右侧足少阳下部。属于大商和上商之类的人，应当调治右侧足阳明经下部。属于大商和上角之类的人，应当调治左侧足太阳经下部。

上徵与右徵同，谷麦，畜羊，果杏，手少阴，脏心，色赤，味苦，时夏。上羽与大羽同，谷大豆，畜彘，果栗，足少阴，脏肾，色黑味咸，时冬。上宫与大宫同，谷稷，畜牛，果枣，足太阴，脏脾，色黄，味甘，时季夏。上商与右商同，谷黍，畜鸡，果桃，手太阴，脏肺，色白，味辛，时秋。上角与大角同，谷麻，畜犬，果李，足厥阴，脏肝，色青，味酸，时春。

【语译】

上徵和右徵同属火音之人，在五谷为麦，在五畜为羊，在五果为杏，在经脉为手少阴经，在五脏为心，在五色为赤，在五味为苦，在四时为夏。上羽和大羽同属水音之人，在五谷为大豆，在五畜为猪，在五果为栗，在经脉为足少阴经，在五脏为肾，在五色为黑，在五味为咸，在四时为冬。上宫和大宫同属土音之人，在五谷为谷子，在五畜为牛，在五果为枣，在经脉为足太阴经，在五脏为脾，在五色为黄，在五味为甘，在四时为季夏。上商和右商同属金音之人，在五谷为黍，在五畜为鸡，在五果为桃，在经脉为手太阴经，在五脏为肺，在五色为白，在五味为辛，在四时为秋。上角和大角同属木音之人，在五谷为芝麻，在五畜为犬，在五果为李，在经脉为足厥阴经，在五脏为肝，在五色为青，在五味为酸，在四时为春。

大宫与上角，同右足阳明上。左角与大角，同左足阳明上。少羽与大羽，同右足太阳下。左商与右商，同左手阳明上。加宫与大宫，同左足少阳上。质判与大宫，同左手太阳下。

判角与大角，同左足少阳下。大羽与大角，同右足太阳上。大角与大宫，同右足少阳上。

【语译】

属于五音中的大宫与上角的人，都可以调治右侧足阳明胃经的上部。属于左角与大角的人，都可以调治左侧足阳明胃经的上部。属于少羽与大羽的人，都可以调治右侧足太阳膀胱经的下部。属于左商与右商的人，都可以调治左侧手阳明大肠经的上部。属于加宫与大宫的人，都可以调治左侧足少阳胆经的上部。属于质判与大宫的人，都可以调治左侧手太阳小肠经的下部。属于判角与大角的人，都可以调治左侧足少阳胆经的下部。属于大羽与大角的人，都可以调治右侧足太阳膀胱经的上部。属于大角与大宫的人，都可以调治右侧足少阳胆经的上部。

右徵、少徵、质徵、上徵、判徵。

右角、钦角、上角、大角、判角。

右商、少商、钛商、上商、左商。

少宫、上宫、大宫、加宫、左角❶宫。

众羽、桎羽、上羽、大羽、少羽。

【校】

❶角：此是衍文，应据马注本删。

【语译】

右徵、少徵、质徵、上徵、判徵等五种，都属于火音的不同类型。右角、钛角、上角、大角、判角等五种，都属于木音的不同类型。右商、少商、钛商、上商、左商等五种，都属于金音的不同类型。少宫、上宫、大宫、加宫、左宫等五种，都属于土音的不同类型。众羽、桎羽、上羽、大羽、少羽等五种，都属于水音的不同类型。

按：此节总结上文，指出五音每音中，又分为五，以合二十五人之数，但核与《阴阳二十五人》亦不尽符。至于医理有何作用，向无明确之说，孙鼎宜谓《类经》隶此于藏象类，题曰《五音五味分配脏腑》，义亦未安。其说似有见。

黄帝曰：妇人❶无须者，无血气乎？岐伯曰：冲脉、任脉❷，皆起于胞中①，上循背❸里②，为经络❹之海③。其浮而外者，循腹右上行❺，会于咽喉，别而络唇口④。血气盛❻则充肤热肉❼，血独盛则澹渗❽⑤皮肤，生毫毛。今妇人之生❾，有余于气，不足于血，以其❿数⑥脱血⓫也，冲任之脉⓬，不荣口唇⓭，故须不生焉⑦。

【校】

❶ 人：《太素》卷十《任脉》“人”下有“之”字。

❷ 冲脉任脉：《素问·骨空论》王注引《针经》、《甲乙》卷二第二“脉”下并有“者”字。

❸ 背：《素问·骨空论》王注引《针经》、《太素》卷十《任脉》并作“脊”。

❹ 络：《病源》卷三十八《漏下候》作“脉”。

❺ 循腹右上行：《素问·骨空论》王注引《针经》作“循腹各行”。《太素》卷十《任脉》、《甲乙》卷二第二“腹”下并无“右”字。顾氏《校记》云：“‘右’乃‘各’之误。”

❻ 血气盛：廖平曰：“血字衍。”

❼ 则充肤热肉：《素问·骨空论》王注引《针经》“充”作“皮”，“热”下无“肉”字。

❽ 澹渗：《素问·骨空论》王注引《针经》、《甲乙》卷二第二并作“渗灌”。

❾ 今妇人之生：《甲乙》卷二第二无“今之生”三字，“妇人”二字属下读。

❿ 以其：《甲乙》卷二第二“以其”下有“月水下”三字。

⓫ 血：《甲乙》卷二第二“血”下有“任充并伤故”五字。

⓬ 脉：《甲乙》卷二第二作“交”。

⓭ 不荣口唇：《甲乙》卷二第二作“脉不营其唇”。

【注】

①胞中：杨上善曰：“胞下为膀胱，膀胱包尿，是以称胞，即尿脬也。胞门与子户相近，任冲二脉起于中也。”张介宾曰：“胞者，子宫是也，此男子藏精之所，皆得称为子宫。惟女子于此受孕，因名曰胞。”

②背里："背"应据《素问》王注改作"脊"。脊，指脊椎骨。杨上善曰："脊里，谓不行皮肉中也。"

③为经络之海："络"应据《病源》改作"脉"。杨上善曰："十二经脉、奇经八脉、十五络脉、皮部诸络，皆以任冲二脉血气为大，故为海。"

④别而络唇口：杨上善曰："任冲二脉，从胞中起，分为二道：一道后行，内著脊里而上；一道前行，浮外循腹，上络唇口也。"

⑤澹渗：此二字无义。《太素》杨注释"澹"为"聚"，亦不合。应依《甲乙》作"渗灌"较是。渗灌，是谓血液慢慢渗渍皮肤。慧琳《音义》四引《广雅》云："灌，渍也。"

⑥数（shuò 朔）：屡次。《汉书・贾山传》颜注："数，屡也。"

⑦故须不生焉：杨上善曰："妇人气多血少，任充少血，故不得营口以生毫毛也。"

【语译】

黄帝说：妇人没有胡须，是无血气吗？岐伯说：冲脉和任脉，都是从胞中起始，向上循行于脊椎里边，是经脉之海，那浮行于体表的，沿腹部分别上行，会于咽喉部，别行而缠绕唇口。气盛，就皮肤热，血独盛，就渗渍皮肤，生长毫毛。这妇人生理呢，是气有余，血不足，因为她月月要排出经血，冲任之脉不能荣养口唇，因此不能够长胡须。

黄帝曰：士❶中有❷伤于阴，阴气❸绝而不起，阴不❹用，然其须❺不去，其故何也❻？宦❼者独❽去何也？愿闻其故❾。岐伯曰：宦❼者去其宗筋①，伤其冲脉，血泻不复，皮❿肤内结⓫，唇口不荣，故须不生。

【校】

❶ 士：《甲乙》卷二第二、《辍耕录》卷二十八《黄门》条引《针经》并无此字。

❷ 有：《辍耕录》卷二十八《黄门》引《针经》"有"下有"具"字。

❸ 气：按：据马莳注，"气"似应作"器"。

❹ 不：《甲乙》卷二第二"不"下有"为"字。

❺ 然其须：《甲乙》卷二第二作"髭须"。

❻ 其故何也：《甲乙》卷二第二、《辍耕录》卷二十八《黄门》条引《针经》并无此四字。

❼ 宦：《太素》卷十《任脉》作“宫”。

❽ 独：《辍耕录》卷二十八《黄门》条引《针经》“独”下重“独”字。

❾ 愿闻其故：《甲乙》卷二第二无此四字。

❿ 皮：《太素》卷十《任脉》作“肉”。

⓫ 内结：孙鼎宜曰：“内结未详，或‘气结’之误。”

【注】

①宗筋：指睾丸。杨上善曰：“人有去其阴茎，仍有髭须，去其阴核，须必去者，则知阴核并茎，为宗筋也。”

【语译】

黄帝说：有人损伤了阴器，阴器痿而不起，丧失了作用，但他的胡须不去，而宦者阉割后，独独不长胡须，这是什么缘故？岐伯说：宦者是割掉睾丸以后，损伤了冲脉，血被泻出后不能恢复正常，气郁结在皮肤里，唇口得不到气血的荣养，所以不能生长胡须。

黄帝曰：其[①]有❶天宦❷者，未尝被伤[②]，不脱于血[③]，然其须不生，其故何也？岐伯曰：此❸天之所不足也，其任冲不盛，宗筋不成[④]，有气无血，唇口不荣，故须不生。

【校】

❶ 有：《太素》卷十《任脉》作“病”。

❷ 宦：《太素》卷十《任脉》作“宫”。

❸ 此：《太素》卷十《任脉》“此”下有“故”字。按：“故”字应补。“故”与“固”通。

【注】

①其：犹“又”也。“其”与“又”为之部叠韵字。

②未尝被伤：廖平曰：“与宦官异。”

③不脱于血：廖平曰：“与女子异。”

④成：全、备。《诗·猗嗟》郑笺：“成，犹备也。”

【语译】

黄帝说：又有一种天宦的人，未尝被阉割之伤，也不逐月排出月经，但是他不能生长胡须，这是什么缘故？岐伯说：这当然是先天性的发育不足，他的任冲之脉既不充盛，宗筋亦不全备，有气无血，不能上以荣养口唇，所以不生长胡须。

黄帝曰：善乎哉！圣人之通万物也，若日月之光影，音声❶鼓响，闻其声而知其形，其非夫子，孰能明万物之精。是故圣人视其颜色❷，黄赤者多热❸气，青白者少热❸气，黑色者多血少气。美眉者太阳多血①，通髯❹极须❺者少阳多血，美须者阳明多血，此其时然也②。夫人之常数，太阳常❻多血少气，少阳常多气少血，阳明常多血多❼气，厥阴常多气少血，少阴常多血少气❽，太阴常多血少❾气，此天❿之常数也。

【校】

❶ 音声：《太素》卷十《任脉》“音声”下有“之”字。

❷ 颜色：《太素》卷十《任脉》“颜”作“真”。杨上善曰：“表内不误，故曰真色。”

❸ 热：按：“热”似为“血”之误字。否则，黑色“多血少气”，而黄赤青白则“多热”“少热”未免不类。

❹ 髯：《太素》卷十《任脉》作“鬓”。

❺ 须：《太素》卷十《任脉》作“发”。

❻ 常：日抄本作“当”。

❼ 多：《太素》卷十《任脉》无“多”字。

❽ 多血少气：周本、马注本、张注本并作“多气少血”。

❾ 少：《太素》卷十《任脉》无此字。按：气血多少，本篇与本书《九针论》《素问·血气形志》《太素·任脉篇》《知形志所宜篇》互有歧异。杨上善注两存其说，犹有存疑求是之意。张介宾谓当以《血气形志篇》为是，殆未必也。

❿ 天：疑当作“人”字，与上“人之常数”相应。

【注】

①美眉者太阳多血：杨上善曰："太阳之血营眉，故美眉之人，即知太阳多血。"

②此其时然也：此则常如此也。《古书虚字集释》卷九："时，犹常也。"

【语译】

黄帝说：你说得好极了。圣人明白一切事物的道理，好像日月的光影，音声的鼓响，听到他的声音就可知道他的形状，如果不是夫子你，谁能够说明这一切事物的精义。所以圣人观察人的面部颜色，可以了解他的气血多少。如面现黄赤色的，多血气；面现青白色的，少血气；面现黑色的，多血少气；两眉美好的，属于太阳经多血；通髯和胡须相连的，属于少阳经多血；颜色美好的，属于阳明经多血，这是常常这样的。人身经脉，有一定的比数，手足太阳经常多血少气；手足少阳经常多气少血；手足阳明经常多血多气；手足厥阴经常多气少血；手足少阴经常多血少气；手足太阴经常多血少气，这就是人身经脉气血多少的一定比数。

百病始生第六十六

本篇论述疾病发生的原因，主要是由于风雨寒暑，清湿喜怒。并指出邪之伤人“必因虚邪之风与其身形，两虚相得，乃客其形”。否则，就不会引起疾病，另外叙述了外邪侵入体内，是由皮肤、经络、冲脉、肠胃，由表及里，以致形成积、胀、痛等病变。最后说明内外三部之所生病病因及治疗原则。

黄帝问于岐伯曰：夫百病之始生也，皆生于风雨寒暑，清湿喜怒①。喜怒不节则伤脏②，风雨则伤上③，清湿则伤下④。三部之气，所伤异类❶，愿闻其会。岐伯曰：三部之气各不同，或起于阴，或起于阳⑤，请言其方⑥。喜怒不节，则伤脏，脏伤❷则病起于阴也；清湿袭虚，则病起于下；风雨袭虚，则病起于上，是谓三部。至于❸其淫泆⑦，不可胜数。

【校】

❶ 异类:《甲乙》卷八第二作“各异”。

❷ 则伤脏脏伤：按：此五字似蒙前文误衍，此应作“喜怒不节则病起于阴”。与下“清湿”“风雨”句例一律。

❸ 于:《太素》卷二十七《邪传》、《甲乙》卷八第二并无“于”字。

【注】

①风雨寒暑清湿喜怒：杨上善曰：“湿从地起，雨从上下，其性虽同，生病有异；寒生于外，清发于内，性是一物，起有内外，所病亦有不同；喜者阳也，怒者阴也，此病之起也。”

②喜怒不节则伤脏：杨上善曰：“心主于喜，肝主于怒，二者起之过分，即

伤神，伤神即内伤五脏，即中内之部也。”

③风雨则伤上：杨上善曰：“风雨从头背而下，故为上部之气。”张介宾曰：“风雨袭虚，阴邪之在表也，故起于上。”

④清湿则伤下：杨上善曰：“清湿从尻脚而上，故为下部之气。”

⑤或起于阴或起于阳：杨上善曰：“或起于阴，谓臂胻及尻；或起于阳，谓面与项膺背及胁。”

⑥方：《广雅·释诂二》：“方，义也。”

⑦至于其淫泆（yì 溢）：“于”是衍文。杨上善曰：“三部之气，生病不同，更随所用，变而生病，漫衍过多，不可量度也。”

【语译】

黄帝问岐伯：各种疾病在开始发生，都是由于风雨寒暑，清湿喜怒内外各因所致。喜怒没有节制，就会伤及内脏，外感风雨，就会伤及人体的上部，感受湿冷，就会伤及人部的下部，上中下三部之气，所伤于人，各不相同，希望你讲一下其中相通的道理。岐伯说：三部之气各不相同，有的病起于臂胻及尻，有的病起于面膺背胁，我愿意讲讲它的道理。喜怒没有节制，则病起于内部；清湿乘虚袭人筋骨，则病起于下部；风雨乘虚袭人肌表，则病起于上部，这就是百病始生的三个主要部位，待至病邪漫衍深入，那么发生的症状，就不可以数计了。

黄帝曰：余固不能数[①]，故问先师❶，愿卒闻其道。岐伯曰：风雨寒热，不得虚邪❷[②]，不能独伤人。卒然逢疾风暴雨而不病者，盖无虚，故邪不能独伤人❸，此❹必因虚邪之风，与其身形，两虚相得❺，乃客其形。两实相逢，众人肉坚❻[③]。其中于虚邪也，因于天时，与其身形❼，参以虚实[④]，大病乃成，气有定舍[⑤]，因处为名[⑥]，上下中❽外，分为三员❾[⑦]。

【校】

❶先师：《太素》卷二十七《邪传》作“天师”。按：“天师”是。《素问·上古天真论》“乃何于天师”可参。杨上善曰：“天师，尊之号也。”

❷风雨寒热不得虚邪：《素问·上古天真论》王注引《灵枢经》作“邪气不

得其虚”。

❸ 卒然……故邪不能独伤人：周本无“卒然”以下二十一字。按：“故邪”二字误倒。“邪”应属上“虚”字为句。“故”连下“不”字句。检《甲乙》犹未误。

❹ 此：《太素》卷二十七《邪传》无此字。

❺ 得：《甲乙》卷八第二作“搏”。《九灵山房集》卷十九《抱一翁传》引作“感”。按：据《太素》杨注“必因虚邪之风、及身形虚相感”之语，以作“感”为是。

❻ 众人肉坚：《甲乙》卷八第二作“中人肉间”。

❼ 身形：《太素》卷二十七《邪传》、《甲乙》卷八第二并作“躬身”。

❽ 中：《甲乙》卷八第二作“内”。

❾ 员：周本作“贞”。按：《太素》作“贞”，与周本合。《甲乙》作“真”。“真”“贞”义通。《广雅·释诂一》：“贞，正也。”正者，谓不移易，乃言上下三部，各有定位不移，故曰三正。

【注】

①固不能数（shǔ 暑）：“固”与“故”通，犹“困”也。《广韵·九麌》引《说文》：“数，计也。”

②虚邪：杨上善曰：“虚邪，即风从虚乡来，故曰虚邪。风雨寒暑，四时正气也。四时正气，不得虚邪之气，亦不能伤人。”

③两实相逢众人肉坚：杨上善曰：“风雨寒暑四时正气，为实风也。众人肉坚，为实形也。两实相逢，无邪客病也。”

④参以虚实：杨上善曰：“参，合也。虚者，形虚也。实者，邪气盛实也，两者相合，故大病成也。”

⑤气有定舍：内藤希哲曰：“气者，营卫也。营主里、主下，卫主表、主上，此有定舍也。”（见《医经解惑论》）

⑥因处为名：内藤希哲曰：“邪之中人，在表则名太阳病、阳明病、少阳病。在里则名太阴病、少阴病、厥阴病。此因处为名也。”

⑦分为三员：张介宾曰：“三员（应作贞）如下文虚邪之中人，病因表也；积聚之已成，病因内也；情欲之伤脏，病在阴也，即内外三部之谓。”

【语译】

黄帝说：我因为不能计其病名，所以请问天师，希望详尽地听到其中的道理。岐伯说：风雨寒暑，如不得虚邪之气，也不能够单独伤人，有人突然遇到疾风暴雨，但没发生什么病，这大多是没有虚邪，因此不能伤人。疾病的形成，必因虚邪的贼风，与人形体素虚，两虚相感，病邪才能侵入人体为害。若气候正常，体质强健，这“两实相逢”，多数人又皮肉坚实，虚邪是不能侵害的。如为虚邪所伤，那一定由于天时不正之气以及形体衰弱，形虚邪实，两相结合，才成了大病。气有主里主表之处，按着邪气留止部分，给以名称，有上下内外，分为三部。

是故虚邪之中人也，始于皮肤，皮肤缓①则腠理开，开❶则邪从毛发入②，入❷则抵❸深，深❹则毛发立，毛发立则❺淅然③，故❻皮肤痛④。留而不去⑤，则传舍⑥于络脉❼，在络之时，痛于肌肉，其痛之时息❽，大经⑦乃代。留而不去，传舍于经，在经之时，洒淅❾喜惊。留而不去，传舍于输⑧，在输之时，六经⑨不通，四肢则肢节痛❿，腰脊乃强⑩，留而不去，传舍于伏冲之脉⑪，在伏冲之⓫时，体重身痛⑫。留而不去，传舍于肠胃，在⓬肠胃之时，贲响⑬腹胀，多寒则肠鸣飧泄，食不化，多热则溏出麋⓭⑭。留而不去，传舍于肠胃之外，募原⑮之间，留著于脉⑯，稽留⓮⑰而不去，息⑱而成积。或著孙脉⓯，或著络脉，或著输脉⑲，或著于伏冲之脉，或著于膂筋⑳，或著于肠胃之募原，上连⓰于缓筋㉑，邪气淫泆㉒，不可胜论。

【校】

❶ 开：《甲乙》卷八第二“开”上重“腠理”二字。

❷ 入：《甲乙》卷八第二“入”上重“毛发”二字。

❸ 抵：《太素》卷二十七《邪传》作“柢”。《甲乙》卷八第二作“稍”。

❹ 深：《甲乙》卷八第二“深”上有“稍”字。

❺ 毛发立则：《太素》卷二十七《邪传》、《甲乙》卷八第二并无此四字。

❻ 故：《太素》卷二十七《邪传》、《甲乙》卷八第二并无此字。

❼ 脉：《甲乙》卷八第二无此字。

❽ 其痛之时息：《太素》卷二十七《邪传》“时”下无“息”字。按：无

"息"字是。"之"应作"止"为声误。

❾ 洒淅:《太素》卷二十七《邪传》作"洫泝"。

❿ 四肢则肢节痛:《太素》卷二十七《邪传》作"四肢节痛"。《甲乙》卷八第二作"四节即痛"。按:"肢节"二字衍。参核杨注，本句应作"四肢则痛"。《太素》《甲乙》均未尽是。

⓫ 之：下脱"脉"字，应据《甲乙》补。

⓬ 在:《太素》卷二十七《邪传》作"舍于"。

⓭ 麋：张注本作"糜"。按:《太素》《甲乙》并作"糜"，与张注本合。

⓮ 稽留:《太素》卷二十七《邪传》"稽"下无"留"字。

⓯ 脉:《太素》卷二十七《邪传》、《甲乙》卷八第二并作"络"。

⓰ 上连：按:"上连"当作"或著"，与上文一律。作"上连"，涉后"外连"误。

【注】

①皮肤缓：杨上善曰:"皮肤缓者，皮肤为邪所中，无力不能收，故缓也。"

②开则邪从毛发入：杨上善曰:"人毛发中虚，故邪从虚中入也。"

③淅然：王冰曰:"淅然，寒貌。"

④故皮肤痛：张介宾曰:"寒邪伤卫，则血气凝滞，故皮肤为痛。凡寒邪所袭之处，必多酸痛，审系何经，则在阴在阳，或深或浅，从可知矣。"

⑤去:《广韵·八语》:"去，除也。"

⑥传舍:《汉书·郦食其传》颜注:"传舍者，人所止息，前人已去，后人复来，转相传也。"此借喻邪气传络、传经、传输等，如旅人之过客舍也。"

⑦大经：经脉。丹波元简曰:"大经即经脉，对络而谓之大经。"

⑧传舍于输:"输"即后之"输脉"。指足太阳脉。

⑨六经：指手之六经，如手太阴经、手阳明经、手少阴经、手太阳经、手厥阴经、手少阳经。

⑩强：与"彊"同。硬直，屈伸困难。《礼记·月令》:"季夏之月。"孔疏:"强，是不软。"

⑪伏冲之脉：张介宾曰:"伏冲之脉，即冲脉之在脊者，以其最深，故曰伏冲。"张志聪曰:"伏冲者，伏行腹内之冲脉。"

⑫体重身痛：杨上善曰:"冲脉为经络之海，故邪居体重。"

⑬贲响：杨上善曰:"虚起貌。"

⑭多热则溏出麋：丹波元简曰:"'麋''糜'古通用，乃糜烂也。溏出糜，盖谓肠垢赤白滞下之属。"

⑮募原：指肠外之脂膜。

⑯脉：指募原内之细络。

⑰稽留：联绵字。慧琳《音义》卷八引《说文》："稽，留业也。"

⑱息：《广韵·二十四职》："息，止也。"

⑲输脉：杨上善曰："输脉者，足太阳脉，以管五脏六腑之输，故曰输脉。"

⑳膂筋：杨上善曰："膂筋，谓肠后脊膂之筋也。"

㉑缓筋：丹波元简曰："缓筋即宗筋也。下文云'其著于缓筋也，似阳明之积'。与《痿论》'冲脉者，经脉之海也，主渗灌溪谷，与阳明合于宗筋'相符。"

㉒淫泆：即"淫佚"，"泆""佚"二字谐声。《国语·越语下》韦注："淫佚，放滥也。"邪气放滥，犹言邪气变化，故下文承以"不可胜论"。

【语译】

所以虚邪的伤害人体，开始时侵入皮肤，皮肤弛缓则腠理开泄，腠理开泄，则邪气从毛发侵入，侵入后，到达深部，就会促使毛发竖起，毛发竖起，感觉寒栗，皮肤痛；邪气留而不除，就会传入于络，邪在于络，就会肌肉作痛，如疼痛止时，经脉就要代受其邪；滞留不除，就会传入于经，邪在于经，寒栗恶冷，多惊；滞留不除，就会传入于输脉，邪在于输脉，手之六经不通，四肢感到疼痛，腰脊不能屈伸；滞留不除，就会传入伏冲之脉，邪在于伏冲之脉，会发生体重身痛；滞留不除，就会传入于肠胃，邪在肠胃，腹部虚起发胀，多寒就要发生肠鸣泄泻，食物不化，多热就要便溏，赤白相兼，滞留不除，就会传入于肠胃之外，募原之间，留着于募原细络之中；如仍滞留不除，就会停在这里成为积块。总而言之，邪气侵入人体，或留着于孙络，或留着于络脉，或留着于经脉，或留着于输脉，或留着于伏冲之脉，或留着于脊膂之筋，或留着于肠胃之募原，或留着于宗筋，邪气放溢在体内，变化多端，不可能说得很完全。

黄帝曰：愿尽闻其所由然①。岐伯曰：其著孙络之脉而成积者，其积往来上下，臂❶手孙络之居也②，浮❷而缓，不能句❸积③而止之，故往来移行肠胃之间，水❹湊渗④注灌，濯

濯⑤有音，有寒则䐜❺䐜满❻雷引⑥，故时切痛⑦。其著于阳明之经，则挟脐而居，饱食❼则益❽大，饥则益❽小。其著于缓筋也，似阳明之积，饱食❼则痛，饥则安。其著于肠胃之募原也，痛❾而外连于缓筋，饱食❼则安，饥则痛⑧。其著于伏冲之脉⑨者，揣之❿应手而动，发手则热气下于两股，如汤沃之状。其著于膂筋在肠后⓫者，饥则积见，饱则积不见，按之不得⑩。其著于输之⓬脉者，闭塞不通，津液不下，孔窍干壅⓭。此邪气之从外入内，从上下也。

【校】

❶ 臂：《甲乙》卷八第二作“擘”。

❷ 浮：上脱“络”字，应据《太素》杨注补。

❸ 句：《太素》卷二十七《邪传》作“勾”。《甲乙》卷八第二作“拘”。按：“句”古有两读，《太素》作“勾”，是从其古侯切一读。“句”与“拘”义通。

❹ 肠胃之间水：《甲乙》卷八第二作“肠胃之外”。《太素》卷二十七《邪传》作“肠间之水”。

❺ 䐜：涉下误，应据《甲乙》卷八第二改作“腹”。

❻ 䐜满：周本、日刻本作“胀满”。

❼ 饱食：《甲乙》卷八第二“饱”下无“食”字。

❽ 益：按：“益”是误字，应作“脉”。《太素》杨注：“饱食则其脉粗大，饥少谷气，则脉细小。”是杨氏所据本不误。证以《甲乙》卷八第二“卒然盛食多饮，则脉满”，则更征作“脉”之可信。

❾ 痛：金陵本作“病”。

❿ 揣之：《太素》卷二十七《邪传》作“揣揣”。按：作“揣揣”是。“揣”与“喘”并从耑声，故字相通。《说文·口部》：“喘，疾息也。”喘为气息疾急，引申而为脉动疾急。故《素问·大奇论》：“脉至如喘。”王注：“喘谓卒来盛急，去而便衰。”本节之“著于伏冲之脉，揣揣应手而动”，正于《素问·举痛论》“寒气客于冲脉，寒气客则脉不通，脉不通则气因之，故喘动应手”之义合。脉来疾甚，故曰“揣揣”。古书重文，字多作“Z”字，传抄不审，误以为“之”，此理之可推者。

⓫ 在肠后：孙鼎宜曰：“‘肠‘当作‘背’，膂筋在背，故曰在背后。三字疑

注文误入经者。”

⑫ 输之：“之”字衍。应据《甲乙》卷八第二删。

⑬ 孔窍干壅：《甲乙》卷八第二作“而孔窍干”。

【注】

①所由然：指成积所由。

②臂手孙络之居也：“臂手”应从《甲乙》改作“擘手”。孙鼎宜曰：“擘读曰辟。《庄子·桑庚楚》释之：‘辟，相著也。’《史记·扁鹊仓公列传》索隐：‘辟犹聚也。’‘居’犹处也。言积聚著于孙络之处，是为孙络积矣。”

③句积：应作“句稽”。《荀子·哀公》杨注：“积乃稽之误。”是古书“积、稽”时有误写。“句稽”犹云勾留也。

④湊渗：谓聚下渗之水。慧琳《音义》卷三十引《说文》：“湊，聚也。”

⑤濯濯：水声。

⑥雷引：谓肠鸣如雷而相牵引也。

⑦故时切痛：故，有且义。切痛，急痛，《广韵·十六屑》：“切，迫也。”

⑧饱食则安饥则痛：孙鼎宜曰：“饱则肠胃得以充养，故安，饥者反是。”

⑨其著于伏冲之脉：张介宾曰：“伏冲，其上行者，循背里，络于督脉；其下行者，注少阴之大络，出于气街，循阴股内廉，入腘中。”

⑩饥则积见……按之不得：杨上善曰：“膂筋，足少阴筋，循脊内，侠膂，在小肠后附脊，因饥则见，按之可得；饱则不见，按之难得。”

【语译】

黄帝说：希望听到成积的详细原因。岐伯说：邪气留着孙络的小络而成为积证的，那积块能够上下移动，因它聚在孙络，络浮而缓，不能勾留其积而固定它，所以它往来移入而慢慢进入肠胃之间，有水的，就会聚渗注灌于内，像有水声；若有寒的，就会腹部胀满雷鸣，相互牵引，并经常急痛。如邪气留着于阳明之经，那积就会夹在脐部周围，饱食后，脉络现粗大，饥饿时，脉络现细小。如邪气留着于宗筋的，就像阳明经的积证一样，饱食后，就感觉胀痛，饥饿时，反感觉舒适。如邪气留着肠胃募原之间的，其疼痛会向外连及宗筋，饱食后，感觉舒适，饥饿时，会感疼痛。如邪气留着于伏冲之脉的，其脉揣揣触手有动的感觉，手离开后，就似有热气向两股下行，好像热汤浇着一样。如邪气留着于膂筋的，饥饿时，则积可以看明，饱食后，积聚就不易看得清楚，用手按摸也找不到。如邪气留着于输脉的，就会使脉道闭塞不通，津液不能布散，而孔窍感到干燥。这些都是邪气自外而内，从上而下的一般症状。

黄帝曰：积之始生，至其已成奈何？岐伯曰：积之始生，得寒乃生①，厥❶乃成积也②。黄帝曰：其成积奈何？岐伯曰：厥气生足悗❷，悗❷生胫寒❸，胫寒则血脉凝涩❹，血脉凝涩则寒气上入于肠胃，入于肠胃则䐜胀，䐜胀则肠外之❺汁沫迫聚不得散，日以成积③。卒然多食饮❻则肠❼满，起居不节，用力过度，则络脉伤，阳络④伤则血外溢，血外溢则衄血⑤，阴络④伤则血内溢，血内溢则后❽血⑤，肠胃❾之络伤，则血溢于肠外，肠外有寒汁沫与血相抟，则并合凝聚不得散而积成矣⑥。卒然外中于寒，若内伤于忧怒，则气上逆，气上逆则六输⑦不通，温❿气不行，凝血蕴里⓫而不散，津液涩渗⓬，著而不去，而积皆成矣⑧。

【校】

❶ 厥：《太素》卷二十七《邪传》“厥”下有“上”字。

❷ 悗：《甲乙》卷八第二作“溢”。按：“悗”与“溢”文异义同。“悗”与“懑”通，《一切经音义》卷十一引《仓颉》：“懑，闷也。”《广雅·释诂一》：“溢，满也。满读曰懑。”“足闷”是谓足部感到不爽。（闷有不爽之意，见《素问·风论》王注。）张介宾所谓“肢节痛滞，不便利”者，殆得之。

❸ 悗生胫寒：《太素》卷二十七《邪传》、《甲乙》卷八第二“悗”上并有“足”字。按：此叠句，“足”字应有。《景岳全书·积聚类》引有“足”字，《类经》卷十三引则无之，未审张氏何以两异。

❹ 凝涩：《太素》卷二十七《邪传》作“涘泣”。

❺ 肠外之：按：此三字，据《太素》杨注应作“肠胃之外”。

❻ 多食饮：《太素》卷二十七《邪传》、《甲乙》卷八第二并作“盛食多饮”。按：“盛”与“多”同义。《广雅·释诂三》：“盛，多也。”

❼ 肠：《太素》卷二十七《邪传》、《甲乙》卷八第二并作“脉”。

❽ 后:《太素》卷二十七《邪传》、《甲乙》卷八第二并作“便”。

❾ 胃:《太素》卷二十七《邪传》作“外”。

❿ 温：按：据《太素》杨注“温”应作“卫”。张注本作“湿”，乃臆改。

⓫ 里:《甲乙》卷八第二作“裹”。按：作“裹”是。“里（裹）”“裹”形误。蕴、裹同义词,《诗·小宛》孔疏:“包裹曰蕴。”

⓬ 涩渗:《甲乙》作“凝涩”。

【注】

①得寒乃生：杨上善曰：“积之始生，邪得寒气，入舍于足，以为积始也。”

②厥乃成积也：杨上善曰：“寒厥邪气，上行入于肠胃，以成于积也。”

③日以成积：杨上善曰：“外邪厥逆之气客之，则阳脉虚，故胫寒。胫脉皮薄，故血寒而涘泣。涘，凝也。寒血循于络脉，上行入于肠胃，寒血入于肠胃，则肠胃之内䐜胀，肠胃之外，冷汁沫聚，不得消散，故渐成积。此为生积所由，一也。”

④阳络　阴络：张志聪曰：“阳络者，上行之络脉，阴络者，下行之络脉。”

⑤衄血　后血：徐大椿曰：“衄为阳经之血，宜凉。后血为阴经之血，宜温。”

⑥则并合凝聚不得散而积成矣：杨上善曰：“盛饮多食无节，遂令脉满，起居用力过度，内络脉伤。若伤肠内阳络，则便衄血；若伤肠内阴络，遂则便血；若伤肠外之络，则血与寒汁凝聚为积。此则生积所由二也。”

⑦六输：丹波元简曰：“六输指六经之输。”

⑧而积皆成矣：杨上善曰：“人之卒然外中于寒，以入于内；内伤忧怒，以应于外。内外相搏，厥气逆上，阴气既盛，遂令六腑阳经六输，皆不得通。卫气不行，寒血凝泣，蕴里不散，著而成积，所由三也。”

【语译】

黄帝说：积证从开始发生到了成病，是怎样的？岐伯说：积证的开始发生，是由于受到了寒气，侵入到足部，寒厥邪气，上行于肠胃，就是形成积证的主要因素。黄帝说：那形成积证的过程，是怎样的？岐伯说：由于寒厥之气，使足部发生疼痛和行走不便，因此引起胫部寒冷，由于胫部寒冷，以致血脉凝涩，血脉凝涩，则寒气自下而上，渐入肠胃之中，寒气入于肠胃后，就引起腹部䐜胀，腹部䐜胀，则肠胃之外的汁沫，为寒邪所迫而聚留不散，日久就形成积证。又因突然多食多饮，使肠里食物充满，运化困难，又加上起居无节，用力过度，就会使络脉受伤。如阳络伤，就导致血向外溢，血向外溢，就会发生鼻出血；如阴络受伤，就导致血向内溢，血向内溢，就会发生大便出血。如肠胃的络脉受伤，血就溢出肠外，倘肠外适有寒气，汁沫和溢出的血相搏聚，那就并合凝聚散不开了，也可成为积证。又因突然在外伤于寒邪，如并在情绪上伤于忧怒，就会使气向上逆，气向上逆，则六经的经气，就会壅滞不通，卫气不行，血液凝结，蕴郁于里，不能散开，津液因而凝涩，像这样，久留不除，而积证也就形成了。

黄帝曰：其生于阴者奈何？岐伯曰：忧思伤心；重寒伤肺①；忿怒伤肝；醉以入房，汗出当风❶，伤脾；用力过度，若入房汗出浴❷，则伤肾。此内外三部之所生病者❸也②。

【校】

❶当风：《太素》卷二十七《邪传》、《甲乙》卷八第二“当风”下并有“则”字。

❷浴：注本无“浴”字。《太素》卷二十七《邪传》、《甲乙》卷八第二“浴”下并有“水”字。

❸者：《甲乙》卷八第二无此字。

【注】

①重寒伤肺：杨上善曰：“饮食外寒，形冷内寒，故曰重寒。肺以恶寒，故重寒伤肺。”

②此内外三部之所生病者也：杨上善曰：“忧思为内，重寒为外，入房当风以为内外，故合前三部所生病。”

【语译】

黄帝说：病发生于内脏，是怎样的？岐伯说：忧思会伤心脏；重寒会伤肺脏；愤怒会伤肝脏；醉甚行房，出汗之后，当风受凉，会伤脾脏；用力过多，以及房事后，汗出浴于水中，会伤肾脏。这都是身体内外上中下三部所发生的病证。

黄帝曰：善。治之奈何？岐伯答曰：察其所痛[①]，以知其应，有余不足，当补则补，当泻则泻，毋逆天时[②]，是谓至治[③]。

【注】

①痛：《说文·疒部》："痛，病也。"

②毋逆天时：杨上善曰："顺于四时。"

③至治：善治。《诗·节南山》郑笺："至，犹善也。"

【语译】

黄帝说：讲得好。这些病怎样进行治疗呢？岐伯答说：观察它的致病之由，借以了解发生的相应症状，对于邪盛有余和正虚不足，当补的就补，当泻的就泻，不违反四时气候和人体的关系，这就是最好的治疗原则。

行针第六十七

本篇主要说明“百姓之血气，各不同形”，由于体质不同，在针刺时，就有六种反应，对于这种问题的原因和机理，做了比较深刻的探讨。

黄帝问于岐伯曰：余闻九针于夫子，而行之于❶百姓，百姓之血气各不同形，或神动而气先针❷行，或气与针相逢①，或针已出❸气独行，或数刺❹乃知，或发针②而气逆③，或数刺病益剧❺④，凡此六者，各不同形❻，愿闻其方⑤。

【校】

❶ 于：《太素》卷二十三《量气刺》无此字。

❷ 针：按：“针”字疑衍。以下文“故神动而气先行”律之可证。

❸ 已出：按：“已出”下脱“而”字，以下文“针已出而气独行者”律之可证。

❹ 刺：《甲乙》卷一第十六“刺”下有“之”字。

❺ 剧：《甲乙》卷一第十六作“甚”。

❻ 形：张注本作“行”。按：“形”字蒙上误。《太素》杨注：“故此六者，问气之行也。”似杨所据本亦作“行”。

【注】

①或针与气相逢：是指针刺后，针感随针适时而至。

②发针：丹波元简曰：“下文云‘针入而气逆’。乃知‘发针’即‘下针’之谓。”

③气逆：指针感迟。《素问·通评虚实论》王注：“逆，谓涩也。”

④剧：严重。《汉书·杨雄传上》颜注引郑氏：“剧，甚也。”《甲乙》作“甚”，似以注文改正文。

⑤方：道理。《广雅·释诂二》："方义也。"

【语译】

黄帝问岐伯：我听了你所讲的九针用法，就在民间使用，由于百姓的血气有盛有衰，体质各不相同，所以针下的反应也不一致。有的心神激动，反应先针而来；有的针感与针适时而至；有的已经出针而针感犹存；有的经过数次针刺才有反应；有的下针后反应很迟；有的经过数次针刺，病更严重。关于这六种情况，行针后各不相同，希望听一下其中的道理。

岐伯曰：重阳之人①，其神易动，其气易往②也。黄帝曰：何谓重阳之人？岐伯曰：重阳之人，熇熇高高❶③，言语善疾，举足善高，心肺之脏气有余④，阳气滑盛而扬，故神动而气先行⑤。

【校】

❶熇熇高高：《甲乙》卷一第十六作"矫矫蒿蒿"。

【注】

①重阳之人：谓阳有余。

②往：《广雅·释诂一》："往，至也。"

③熇熇高高：按：此应据《甲乙》作"矫矫蒿蒿"。《广雅·释训》："矫矫，武也。"《礼记·祭义》郑注："蒿，谓气蒸出貌。"据是，则"矫矫蒿蒿"是谓重阳之人勇武气盛。如"熇熇"，则其训为"热貌"，为"气热之盛"，似未合也。

④心肺之脏气有余：杨上善曰："五脏阴阳者，心肺为阳，肝脾肾为阴，故心肺有余为重阳也。"

⑤故神动而气先行：杨上善曰："重阳之人，其神才动，其气即行，以阳气多也。故见持针欲刺，神动其气即行，不待针入。"

【语译】

岐伯说：重阳的人，他的心神易动，针下的反应是容易产生的。黄帝说：什么叫作重阳的人？岐伯说：重阳的人，他的气概，勇武气盛，说话很快，走路举足高，表示得意，心肺两脏的脏气有余，阳气运行滑利、充实、扬溢，所以心神稍为触动，就会先出现反应。

黄帝曰：重阳之人而神不先行者①，何也？岐伯曰：此人颇②有阴者也。黄帝曰：何以知其颇有阴也？岐伯曰：多阳者多喜，多阴者多怒，数怒者易解，故曰颇有阴，其阴阳之离❶合难，故其神不能先行也。

【校】

❶ 离：《太素》卷二十七《邪传》无此字。

【注】

①重阳之人而神不先行者：杨上善曰："自有重阳，要待针入，其气方行，故须问之。"

②颇：略微。《广雅·释诂三》："颇，少也。"

【语译】

黄帝说：重阳的人，在心神上不能预先表现过敏，是什么缘故？岐伯说：像这样的人，是略微有阴气在内的。黄帝说：怎么知道他是略微有阴气在内呢？岐伯说：多阳的人多喜，多阴的人多怒，屡次发怒却很容易消除，这属于阳中有阴，所以说他是略微有阴气在内。这样的人，阳多阴少，阴阳之合较难，因此他的心神是不能预先表示过敏的。

黄帝曰：其气与针相逢奈何？岐伯曰：阴阳和调❶而❷血气淖泽①滑利，故针入而气出，疾而相逢也。

【校】

❶ 调：《甲乙》卷一第十六"调"下有"者"字。

❷ 而：《甲乙》卷一第十六无此字。

【注】

①淖（nào 闹）泽：湿润。《素问·经络论》王注："淖，湿也。泽，润液也。"

【语译】

黄帝说：针感和针适时而至，是怎样的？岐伯说：阴阳和谐的人，血气的运行湿润滑利，所以进针以后，就出现反应，很快的随针适时而至。

黄帝曰：针已出而气独行者，何气使然？岐伯曰：其阴气❶多而阳气❶少，阴气沉而阳气浮者内藏❷，故针已出，气乃随其后，故独行也。

【校】

❶阴气　阳气：《甲乙》卷一第十六“阴”“阳”下并无“气”字。按：《甲乙》是。“气”字涉下致衍。“阴多阳少”指多阴少阳之人，如下节之“多阴而少阳”，增“气”字则不合。

❷浮者内藏：马注本、张注本“浮”字断句，下并有“沉”字。《太素》卷二十三《量气刺》“浮者内藏”作“沉者藏”。周学海曰：“浮者下，当有‘其气’二字。”

【语译】

黄帝说：已经出针，而仍有反应，这是什么气促使这样的呢？岐伯说：这是多阴少阳的人，阴气沉缓，阳气浮腾，沉缓则其气就内藏于里，所以开始很难取得反应，在针已出，其反应才随后出现，因此说这是独行。

黄帝曰：数刺乃知❶①，何气使然？岐伯曰：此人之❷多阴而少阳，其气沉而气往❸难，故数刺❹乃知也。

【校】

❶知：《太素》卷二十三《量气刺》“知”下有“者”字。

❷之：《太素》卷二十三《量气刺》无此字。

❸往：《太素》卷二十三《量气刺》作“注”。萧延平曰：“据上文经云‘其气易往’。‘注’字恐系‘往’字传写之误。”

❹刺：《甲乙》卷一第十六“刺”下有“之”字。

【注】

①知：病愈。

【语译】

黄帝说：频加针刺，病才见好，是什么气促使这样呢？岐伯说：这种人是多阴少阳的，他的阳气沉伏在内，出现针感是比较难的，所以需要频加针刺，病才可以见好。

黄帝曰：针入而气逆者❶，何气使然？岐伯曰：其气逆与其数刺病益甚者，非阴阳之气，浮沉之势也，此皆粗之所败，上❷之所失，其形气无过焉①。

【校】

❶而气逆者：丹波无简曰："难上下文例，'者'下似脱'其数刺病益甚者'七字。"

❷上：日刻本、张注本、黄校本并作"工"。按：《太素》《甲乙》并作"工"，与日刻本合。

【注】

①其形气无过焉：杨上善曰："刺之令人气逆，又刺之病甚者，皆是医士不知气之浮沉，非是阴阳形气之过也。"

【语译】

黄帝说：进针后而发生气逆，或频加针刺，病更严重的，这是什么气促使这样呢？岐伯说：针后发生气逆和频加针刺而病情更趋严重的，绝不是阴阳之气的盛衰和浮沉之势所致，这都是粗率治疗的不良后果，也是医工的错误，与病人的形气是无关的。

上膈第六十八

本篇首先对上膈和下膈做了鉴别分析，上膈是因于气，表现为食已即吐；下膈是因于虫，表现为食晬时乃出。其次阐述病因，并介绍治疗下膈的刺法，以及精神、药物疗法。篇中内容，侧重下膈，而题曰上膈，以其首出故，并无他意。

黄帝曰：气为上膈❶者，食饮❷入而还出，余已知之矣。虫为下膈，下膈者，食晬时乃出[①]，余未得其意，愿卒闻之。岐伯曰：喜怒不适，食饮不节，寒温不时，则寒汁流❸于肠中，流❸于肠中❹则虫寒，虫寒则积聚，守于下管❺[②]，则肠胃充郭[③]，卫气[④]不营，邪气居之。人食则虫上食，虫上食则下管虚，下管虚则邪气胜之，积聚❻以留，留则痈成，痈成则下管约[⑤]。其痈在管内者，即❼而痛深；其痈在❽外者，则痈外❾而痛浮，痈上皮热。

【校】

❶ 上膈：《太素》卷二十六《虫痈》、《甲乙》卷十一第八“膈”并作“鬲”。并重“上鬲”二字。

❷ 饮：《甲乙》卷十一第八无此字。按：据《太素》杨注“食入还即吐出”。是杨所据本亦无“饮”字。

❸ 流：《甲乙》卷十一第八作“留”。

❹ 于肠中：《甲乙》卷十一第八无此三字。

❺ 守于下管：《太素》卷二十六《虫痈》“下管”下重“守于下管”四字。

❻ 积聚：《甲乙》卷十一第八“积聚”上有“胜则”二字。

❼ 即:《太素》卷二十六《虫痈》、《甲乙》卷十一第八并作“则沉”。

❽ 在:《甲乙》卷十一第八“在”下有“脘”字。

❾ 痈外：按:“痈”字疑蒙上衍。杨上善曰:“其痈若在管内，其痈则深；若管外，其痈则浮。”杨氏于“痛外”无释词。

【注】

①食晬（zuì 醉）时乃出：晬，《说文·日部》:“晬，周年也。”此假作周时，指一日一夜。

②管：通“脘”。《广韵·二十四缓》:“管、莞同。”声通“脘”。

③郭:《释名·释宫室》:“郭，廓也。”

④卫气：张介宾曰:“卫气，脾气也。脾气不能营运，故邪得聚而居之。”

⑤约：拘束。《说文·系部》:“约，缠束也。”

【语译】

黄帝说：因为气机郁结而形成上膈证的，吃进谷物去，随即吐出，我已经知道它的情况了。因为有虫而成为下膈证的，这种病的特征是，吃了东西后，经过一日一夜才吐出来，我不明了它的原因，希望详尽地听一下。岐伯说：这种病的形成，主要是喜怒不合适，饮食无规律，寒温随意，不依气候，以致损伤了胃气，使寒汁留于肠里，寒流肠里则寄生虫感觉寒冷，就会积聚守伏在下脘的部位，因而使肠胃充大，脾气不能营运，而邪气就留住了。人在吃饭时则虫亦上食，虫上食则下脘虚空，下脘虚空，则邪气乘虚侵入，因邪气的积留，便形成了内痈，内痈已成，就会使下脘拘束不利。那痈在下脘之内的，就沉而痛深；痈在下脘之外的，就浅而痛浮，痈的部位上，皮肤是发热的。

黄帝曰：刺之奈何？岐伯曰：微按其痈，视气❶所行[①]，先浅刺其傍，稍内益深，还而[②]刺之，毋过三行[③]，察其沉浮[④]，以为深浅。已刺必熨[⑤]，令热入中，日使热内[⑥]，邪气益衰，大痈乃溃[⑦]。伍以参禁❷[⑧]，以除其内，恬憺❸[⑨]无为，乃能行气[⑩]，后以咸❹苦[⑪]，化谷乃下❺矣。

【校】

❶气：张注本作"其"。

❷伍以参禁：《甲乙》卷十一第八"伍"作"互"。《太素》卷二十六《虫痈》作"以参伍禁"。

❸憺：《太素》卷二十六《虫痈》作"惔"。《甲乙》卷十一第八作"澹"。按："憺"与"惔"同。《说文·心部》："憺，安也。"钮树玉曰："'憺'《广韵》收上去二声，重文作'惔'。'憺''澹'义异，俗用'澹'作'憺'。"

❹以咸：《甲乙》卷十一第八作"服酸"。

❺下：《甲乙》卷十一第八"下"下有"鬲"字。

【注】

①视气所行：杨上善曰"以手轻按痈上，以候其气取知，痈气所行有三：一欲知其痈气之盛衰，二欲知其痈之浅深，三欲知其刺处之要，故按以视之也。"

②还而：再与。杨上善曰："还，复也。"《古书虚字集释》卷七："而犹与也。"

③毋过三行：张介宾曰"先浅刺其旁气所及之处，稍纳其针而渐深之，以泄其流行之邪，然后还刺其所病之正穴，以拔其积聚之本，但宜至再至三而止，不可过也。"

④沉浮：杨上善曰："沉浮，浅深也。察痈之浅深，以行针也。"

⑤已刺必熨：杨上善曰："寒汁邪气，聚以为痈，故痈塞也，令刺已熨之。"

⑥热内：热入。《说文·入部》："内，入也。"

⑦溃（huì）：谓疡痈含有脓血。见《周礼·疡医》郑注。

⑧伍以参禁：按：此当依《太素》作"以参伍禁"。孙鼎宜曰："参伍即三五，占当有三禁五禁之法，而今亡矣。"

⑨恬憺：《后汉书·班彪传》贤注："恬淡，犹清静也。"按："淡"为"憺"之假借字。

⑩乃能行气：杨上善曰："夫情有所在，则气有所并，气有所并，则不能营卫，故忘情恬惔，无为则气将自营也。"

⑪咸苦："咸"字应据《太素》《甲乙》改作"酸"。杨上善曰："酸为少阳，苦为太阳，此二味为温，故食之化谷也。"

【语译】

黄帝说：刺治这种病证应怎样呢？岐伯说：轻微按着痈的部位，观察它的气行方向，先在其旁浅刺，慢慢进针渐深，然后再与针刺，别过三次，看痈之浅深，以考虑针刺的深浅，针刺以后，一定加用温熨法，使热气直达内部，每天都使热气入内，则以前所受的寒邪之气自然日益衰退，大痈就会出了脓血而减轻。并且要用三五禁法，以除去他的体内病因。同时还必须恬惔无为，才能使正气运行畅达，随后用酸苦的药、食调养，能够消化谷物则下膈证就消去了。

忧恚无言第六十九

本篇叙述咽、喉咙、会厌、口唇、舌、颃颡等发音器官的功能。至于突然失音，不外由于情志忧恨之内因，和寒气客厌之外因，针刺治疗，当取天突。

黄帝问于少师曰：人之卒然忧恚①而言无音者❶，何道之塞❷，何气出❸行，使音不彰②？愿闻其方。少师答曰：咽③喉❹者，水谷之道❺也。喉咙④者，气之所以上下者也。会厌⑤者，音声之户也。口唇❻者，音声❼之扇⑥也。舌者，音声❼之机⑦也。悬雍⑧垂❽者，音声之关也。颃颡⑨者，分气之所泄也。横骨⑩者，神气❾所使，主发舌者也。故人之鼻洞⑪涕出不收者，颃颡不开❿，分气失也。是故厌小而疾薄⓫，则发气疾，其开阖利，其出气易；其厌大而厚，则开阖难，其气出⓬迟，故重言⑫也⓭。人卒然无音者，寒气客于厌⓮，则厌不能发，发不能下至⓯⑬，其开阖不致⓰，故无音⑭。

【校】

❶ 而言无音者：《灵枢略·无音论篇》作“而无言者”。

❷ 何道之塞：《甲乙》卷十二第二无此四字。

❸ 出：《甲乙》卷十二第二作“不”。按：《甲乙》是。《灵枢略》作“之不行”，与《甲乙》义合。

❹ 喉：按：“喉”字涉下衍。《释名·释形体》：“咽，咽物也。”与“水谷之道”义贯。

❺ 道:《甲乙》卷十二第二“道”下有“路”字。

❻ 口唇:《灵枢略·无音论篇》“唇”上无“口”字。按:《病源》卷一《风失音不语候》无“口”字，与《灵枢略》合。

❼ 音声:《病源》卷一《风失音不语候》“声”上无“音”字。

❽ 垂:《灵枢略·无音论篇》无此字。按:《病源》卷三十《悬痈候》亦无“垂”字，与《灵枢略》合。

❾ 神气：按：“神气”下脱“之”字，应据《甲乙》《灵枢略》补。

❿ 开:《甲乙》卷十二第二、《灵枢略·无音论篇》并作“闭”。

⓫ 是故厌小而疾薄:《甲乙》卷十二第二“是故”作“其”，而”下无“疾”字。按：“疾”字涉下“气疾”误衍。“小而薄”与下“大而厚”文正相对。《灵枢略》亦无“疾”字。

⓬ 气出：按：“气出”二字误倒。“出气迟”与上“出气易”相对。此应据《甲乙》《灵枢略》乙正。

⓭ 故重言也:《甲乙》卷十二第二“言也”下有“所谓吃者，其言逆，故重之”十字。《灵枢略·无音论篇》有“所谓吃者，其言重”七字。

⓮ 寒气客于厌:《病源》卷一《风失音不语候》作“风寒客于会厌之间”。

⓯ 发不能下至:《灵枢略·无音论篇》无“下”字，“至”下有“其机扇”三字。《甲乙》亦有此三字。

⓰ 其开阖不致:《甲乙》卷十二第二作“机扇开阖不利”。

【注】

①恚（huì 惠）:《说文·心部》:“恚，恨也。”徐锴曰：“忿之深切也。”《广雅·释诂二》:“忿，怒也。”

②彰:《广雅·释诂四》:“彰，明也。”引申有响亮之意。

③咽：指口腔后部，司呼吸与消化。

④喉咙：喉，介于咽和气管之间，是发音器官一部分。喉咙，则为咽部与喉部之统称。

⑤会厌：覆于气管上口，发声则开，饮食则闭。张介宾曰：“会厌者，喉间之薄膜也。周围会合，上连悬雍，咽喉食息之道得以不乱者，赖以遮厌，故谓之会厌，能开能阖，声由以出，故谓之户。”

⑥扇：门扇也。《说文·户部》:“扇，扉也。”“扉，户扇也。”

⑦音声之机：张介宾曰：“舌动则音生，故谓之机。”

⑧悬雍：张介宾曰：“悬雍者，悬而下垂，俗谓之小舌，当气道之冲，为喉间要会，故谓之关。”

⑨颃颡：指口腔后上方软腭近后鼻道处。张志聪曰："颃颡者，腭之上窍，口鼻之气及涕唾，从此相通，故为分气之所泄，谓气之从此而分出于口鼻者也。"

⑩横骨：张介宾曰："横骨，即喉上之软骨也，下连心肺，故为神气所使，上连舌本，故主举发舌机也。"沈彤曰："牙之后横舌本者，曰横骨。"

⑪鼻洞：丹波元简曰："鼻洞，即鼻渊。"

⑫重言：张志聪曰："重言，口吃而期期也。"

⑬厌不能发发不能下至：张志聪曰："厌不能发，谓不能开也；发不能下，谓不能阖也。"

⑭故无音：张介宾："寒气客于会厌，则气道不利，既不能发扬而高，又不能抵抑而下，开阖俱有不便，故卒然失音。"

【语译】

黄帝问少师：人有突然因忧愁恨怒而失音的，是哪一条气血通路阻塞，又是什么气不通畅，以致音声不能响亮，希望听一下其中的道理。少师回答：咽部，是水谷入胃的必经道路。喉咙，是使呼吸能够上下出入的。会厌，是像发声的户。口唇，是像发声的门。舌，是像发声的机关。悬雍，是像发声的关隘。颃颡，是气从此而分出于口鼻的。横骨，是受神气支配而主发舌以组成语言的。所以人有鼻渊出鼻涕不止的，是颃颡不闭，分气失职所致。至于会厌小而薄的，则出气快，开阖便利，由于出气容易，语言也就爽利；如会厌大而厚的，则开阖不利，出气比较迟缓，所以有口吃的现象。有的人突然发生失音，那是寒邪中于会厌，则会厌不能活动，活动也不正常，开阖已经失其作用，所以就失音了。

黄帝曰：刺之奈何？岐伯曰：足之少阴❶，上系于舌❷，络于横骨，终于会厌。两泻其血脉①，浊气乃辟。会厌之脉，上络❸任脉，取❹之天突，其厌乃发也。

【校】

❶足之少阴：《甲乙》卷十二第二作"足少阴之脉"。

❷舌：《甲乙》卷十二第二"舌"下有"本"字。

❸络：《太素》卷十《任脉》杨注引《九卷》作"经"。

❹ 取:《甲乙》卷十二第二“取”上有“复”字。

【注】

①两泻其血脉：指刺足少阴和任脉两经之穴。

【语译】

黄帝说：针治失音，应怎样呢？岐伯说：足少阴肾经，上系于舌根，联系于横骨，终止于会厌。当治疗时，可在足少阴和任脉两经，分别泻其血脉，寒邪的浊气就排除了，那会厌之脉，向上过任脉，再取用天突穴，这会厌就发音了。

寒热第七十

本篇讨论瘰疬病因，是由于寒热之毒气留于经脉所致。并指出在鼠瘘尚未着于肌肉而化脓血时，治疗较易。另外举出察目之法，以预测此病之可治与否。篇内所论皆为瘰疬之病，题名曰“寒热”者，是所以著其因耳。

黄帝问于岐伯曰：寒热❶瘰疬在于颈腋❷者，皆❸何气使❹生？岐伯曰：此皆鼠瘘①寒热之毒❺气也，留❻于脉而不去者也。

【校】

❶寒热:《千金》卷二十三第一“寒热”上有“夫九漏之为病皆”七字。

❷腋:《太素》卷二十六《寒热瘰疬》作“掖”。按:“掖”是借用字，因声得通，义实不同。《广韵·二十二昔》:“腋，肘腋。”“掖，持臂。”自当以从“腋”为是。

❸皆:《甲乙》卷八第一、《千金》卷二十三第一并无此字。

❹使:《甲乙》卷八第一作“所”。

❺毒:《外台》卷二十三《寒热瘰疬方》无此字。

❻留:《太素》卷二十六《寒热瘰疬》、《千金》卷二十三第一并作“堤留”。《甲乙》卷八第一留”作“稽”。校语云:“《灵枢》‘稽’作‘隄’字。”按:《病源》《外台》并作“稽留”。“隄”与“堤”同。“堤”“隄”“稽”均有留滞之义。

【注】

①鼠瘘：莫文泉曰:“瘘之称鼠，取窜通经络为义。此病初起曰瘰疬，从其外命之；已成曰鼠瘘，从其内命之。经称‘寒热瘰疬’及‘寒热鼠瘘’别之以此。”

【语译】

黄帝问岐伯：恶寒发热的瘰疬，生在颈项腋下，这是什么气使其所发生的呢？岐伯说：这都是鼠瘘证，是寒热的毒气稽留在经脉里而不能排除所致的。

黄帝曰：去之奈何？岐伯曰：鼠瘘之本，皆❶在于脏①，其末上出❷于颈腋之间❸，其浮于脉中②，而未内著于肌肉，而外为脓血者，易去也。

【校】

❶ 皆：《千金》卷二十三第一"皆"下有"根"字。

❷ 出：《太素》卷二十三第一无"出"字。按：据杨注"出"似作"发"。

❸ 间：《千金》卷二十三第一作"下"。

【注】

①皆在于脏：张介宾曰："瘰疬必起于少阳，而后延及阳明，二经表里相传，乃至厥阴太阳，俱能为病。大抵因郁气之积，食味之厚，或风热之毒，结聚而成，故其所致之本皆出于脏，而标则见于颈腋之间。"

②其浮于脉中：杨上善曰："不生于颈，在脉中，未在肌肉，言其浅也。"

【语译】

黄帝说：治疗鼠瘘，应怎样呢？岐伯说：鼠瘘的病机，都开始于内脏，它的标部，循脉而上，发于颈项和腋下。如果毒气浮于经脉之中，而在内未深入肌肉，只是外面化为脓血的，这种病是容易除去的。

黄帝曰：去之奈何？岐伯曰：请从其本引其末❶①，可使衰去而绝其寒热。审按其道以予之②，徐往徐来❷以去之，其小如麦者，一刺知③，三刺而已❸③。

【校】

❶ 本引其末：《千金》卷二十三第一、《外台》卷二十三《寒热瘰疬方》并作"末引其本"。

❷ 徐往徐来：《千金》卷二十三第一"徐往"下无"徐"字。按：《千金》

是。《太素》杨注："徐往来者，动针法也。"是杨所据本与《千金》合。

❸ 而已：《甲乙》卷八第一、《千金》卷二十三第一并无"而"字。

【注】

①本引其末：杨上善曰："本，谓脏也。末，谓瘘处也。"

②审按其道以予之："道"谓脏腑脉行之穴道。"予"与"与"同，与之针也。

③知　已：按："知""已"同训"愈"。但"知"与"已"为对文，则愈有轻重。"知"谓少愈，"已"谓全愈，则一刺、三刺之别方显。

【语译】

黄帝说：去了这病，应怎样呢？岐伯说：可以内脏充实正气，然后引导鼠瘘邪毒外出，这样，可使邪毒之势逐渐消退，而停止寒热的发作。要审察瘘的部位，按照经脉通路，给予适当的针刺，运用徐往徐来的针法以去瘘毒。如鼠瘘小如麦粒的，针刺一次见效，针刺三次就可完全好了。

黄帝曰：决其生死奈何？岐伯曰：反[①]其❶目视之，其中有赤脉，上下❷贯瞳子[②]，见一脉，一岁死；见一脉半，一岁半死；见二脉，二岁死；见二脉半，二岁半死；见三脉，三岁而❸死。见❹赤脉❺不下贯瞳子，可治也。

【校】

❶ 反其：《外台》卷二十三"反其"下有"人"字。

❷ 上下：《太素》卷二十六《寒热瘰疬》、《脉经》卷五第四、《千金》卷二十三第一"上下"上并有"从"字。

❸ 而：是衍文，应据《甲乙》卷八第一删。

❹ 见：张注本无此字。按：《甲乙》卷八第一无"见"字，与张注本合。

❺ 赤脉：《太素》卷二十六《寒热瘰疬》"赤脉"下有"而"字。

【注】

①反：按："反"有"拨"义，见《国语·晋语》韦注。

②其中有赤脉上下贯瞳子：赤脉，指红色脉络。张介宾曰："目者，宗脉之所聚也；瞳子者，骨之精也。赤脉下贯瞳子，以邪毒之焰，深贼阴分而然，死

之征也。”

【语译】

黄帝说：诊断人的生死，应怎样呢？岐伯说：拨开眼皮看，如果这个人的眼里，由上而下贯瞳子的，见有一条赤脉，过了一年死；见有一条半脉，过了一年半死；见有两条赤脉，过了两年死；见有两条半赤脉，过了两年半死；见有三条赤脉，过了三年死。如果赤脉没有下贯瞳子，那还是可以医治的。

邪客第七十一

本篇首先以邪气客人，能令人发生不眠之证，来说明卫气、营气、宗气的运行，并提出治疗不眠证的有效方剂。此外用取类比象方法，将人之身形肢节，与日月星辰、山川草木相互比拟，说明了天人相应的道理；叙述了手太阴、手厥阴之屈折循行及手少阴无腧的道理；最后并详述持针纵舍及针刺宜忌等。

黄帝问于伯高曰：夫邪气之客❶人也，或令人目不瞑❷，不卧出者❸，何气使然❹？伯高曰：五谷入于胃也，其糟粕、津❺液、宗气①分为三隧②。故③宗气积于胸中，出于喉咙，以贯心脉❻，而行呼吸焉。营气者，泌其❼津液④，注之于脉，化以❽为血，以荣四末，内注五脏六腑，以应刻数⑤焉。卫气者⑥，出其悍气之慓疾，而先行于四末分肉皮肤之间而不休者❾也。昼日❿行于阳，夜行于阴⓫，常从足少阴之分⓬间，行于五脏六腑。今厥⓭气⑦客于五脏六腑⓮，则卫气独卫⓯其外⑧，行于阳，不得入于脏⓰。行于阳⓱则阳气盛，阳气盛则阳跻陷⓲；不得入于阴，阴⓳虚，故目不⓴瞑。

【校】

❶ 客:《太素》卷十二《营卫气行》、《病源》卷三《虚劳不得眠候》“客”下并有“于”字。

❷ 瞑:《甲乙》卷十二第三作“眠”。按:“瞑”古“眠”字，“瞑”“眠”一语之转。《说文》无“眠”字，“瞑”即其本字。《甲乙》是以“眠”改“瞑”。

❸ 不卧出者：周学海曰："不卧出者，疑当作'不汗出者'。"

❹ 何气使然:《甲乙》卷十二第三、《病源》卷三《虚劳不得眠候》并作"何也"。

❺ 津:《太素》卷十二《营卫气行》作"精"。按：作"津"是。据杨注亦作"津"。

❻ 脉:《太素》卷十二《营卫气行》、《甲乙》卷十二第三、《外台》卷十七《虚劳虚烦不得眠方》并作"肺"。

❼ 泌其:《太素》卷九《脉行同异》杨注"泌"下无"其"字。

❽ 以:《太素》卷十二《营卫气行》、《甲乙》卷十二第三并作"而"。

❾ 者:《甲乙》卷十二第三、《外台》卷十七《虚劳虚烦不得眠方》并作"息"。

❿ 日:《甲乙》卷十二第三、《病源》卷三《虚劳不得眠候》、《外台》卷十七《虚劳虚烦不得眠方》并无此字。

⓫ 夜行于阴：此后应据《太素》《甲乙》《病源》《外台》补"其入于阴也"五字。

⓬ 分:《病源》卷三《虚劳不得眠候》"分"下有"肉"字。

⓭ 厥:《甲乙》卷十二第三作"邪"。

⓮ 五脏六腑:《太素》卷十二《营卫气行》作"脏腑"。

⓯ 卫:《甲乙》卷十二第三、《病源》卷三《虚劳不得眠候》并作"营"。

⓰ 行于阳不得入于脏:《太素》卷十二《营卫气行》无此八字。

⓱ 行于阳:《太素》卷十二《营卫气行》作"卫其补"。

⓲ 陷:《甲乙》卷十二第三、《病源》卷三《虚劳不得眠候》并作"满"。

⓳ 阴:《甲乙》卷十二第三"阴"下有"气"字。

⓴ 不:《太素》卷十二《营卫气行》、《甲乙》卷十二第三"不"下并有"得"字。

【注】

①宗气：内藤希哲曰："人身不外营卫二气，而又有宗气，何也？盖宗气即营卫之积于胸中者耳，非营卫之外别有宗气也。"

②三隧：隧，道路。《诗·桑柔》孔疏："隧者，道之别名。"张介宾曰："糟粕之道，出于下焦，津液之道，出于中焦，宗气之道，出于上焦，故分为三隧。"

③故：犹"夫"也，提示之词。

④泌其津液：泌，分泌。廖平曰："泌其津液，水谷所化之气。"

⑤刻数：指昼夜一百刻，营气一昼夜运行人身五十周，每周二刻。

⑥卫气者：杨上善曰："卫气起于上焦，上行至目，行手足三阳已，夜从足少阴分，上行五脏，至昼还行三阳。如是行五脏、行六腑者，夜行五脏之时，脏脉络腑，故兼行也，以腑在内故。"

⑦厥气：邪气。

⑧则卫气独卫其外：杨上善曰："邪气客于内脏腑中，则卫气不得入于脏腑，卫气唯得卫外。"

【语译】

黄帝问伯高：邪气侵入人体，或使人不能合目而眠，一直出汗，这是什么原因？伯高说：当五谷进入胃口以后，其中的糟粕、津液、宗气，分为三条道路。宗气积于胸中，出于喉咙，以贯通心肺，而流通呼吸之气。营气分泌津液，渗注到经脉里，化为血液，外则营养四肢，内则流注脏腑，以与昼夜百刻按时计算相应。卫气却是秉着悍疾之气，首先运行在四肢的分肉，皮肤之中，毫先休止。白天行于阳分，夜间行于阴分，它入于阴分，经常从足少阴肾经的分间开始，以次行于五脏六腑。如有邪气侵入五脏六腑，则卫气就会单独捍卫着体表，捍卫着体表就会使阳气盛，阳气盛就会使阳跻的脉气充满，不得入于阴分，阴气虚，所以不能合目而眠。

黄帝曰：善。治之奈何？伯高曰：补其不足[①]，泻其有余[①]，调其虚实，以通其道[②]而去其邪，饮以半夏汤一剂❶，阴阳已通[③]，其卧立至。黄帝曰：善。此所谓❷决渎壅塞[④]，经络大通，阴阳和得❸者也。愿闻其方。伯高曰：其汤方以流水千里[⑤]以外者八升，扬之万遍[⑥]，取其清五升煮之，炊以苇薪火❹，沸置❺秫米一升，治半夏[⑦]五合，徐炊，令竭[⑧]为一升半，去其滓，饮汁一小杯，日三稍益，以知为度。故[⑨]其病新发者，复杯则卧，汗出则已矣。久者，三饮而已[⑩]也。

【校】

❶剂：《太素》卷十二《营卫气行》作"齐"。按：《说文・刀部》："剂，齐

也。”段注：“今人药剂字，乃《周礼》之齐字也。”

❷ 调：《甲乙》卷十二第三作“以”。

❸ 和得：二字误倒，应据《甲乙》乙正。

❹ 火：《太素》卷十二《营卫气行》作“大”。“大沸”自为句。

❺ 置：《太素》卷十二《营卫气行》作“量”。《甲乙》卷十二第三作“煮”。

【注】

①不足　有余：杨上善曰：“不足，阴气也。有余，外阳气。”张介宾曰：“补其不足，即阴跻所出足少阴之照海也；泻其有余，即阳跻所出足太阳之申脉也。”

②道：孙鼎宜曰：“道，谓卫气行阴之道。”

③阴阳已通：杨上善曰：“半夏汤方以疗厥气，厥气既消，内外气通，则目合得卧。”

④决渎壅塞：杨上善曰：“沟渎水壅，决之则通；阴阳气塞，针液导之，故曰决渎。”按：“壅”“塞”同义复词。《玉篇·土部》：“壅，塞也。”“决渎壅塞”是喻词，杨说得之。丹波元简以“壅塞”为水饮，未知所本。

⑤流水千里：李念莪曰：“千里流水，取其流长源远，有疏通下达之义。”

⑥扬之万遍：孙鼎宜曰：“仲景谓之甘澜水，万遍劳之，以助其动性。”

⑦治半夏：李念莪曰：“犹言制过半夏也。”

⑧竭：《国语·周语》韦注：“竭，涸也。”演今义为浓缩。

⑨故：犹“若”也。

⑩三饮而已：杨上善曰：“三饮者，一升半为一齐，久病三服即差。”

【语译】

黄帝说：讲得好，治疗这不眠证应怎样呢？伯高说：补其阴的不足，泻其阳的有余，调和虚实之偏，就可以使卫气行阴之道通畅，而排除干扰的邪气，同时再饮以半夏汤一剂，像这样，阴阳之气已通，躺下便立即入睡了。黄帝说：你讲得好。这种治法，是所以决开水道的壅塞，使经络非常通畅，阴阳之气得到调和的。希望听一下半夏方的情况。伯高说：半夏汤方用长流水八升，搅到万遍，取它沉淀后的清水五升去煮，烧以苇薪，等到大沸，再放入秫米一升，制半夏五合，慢慢地烧，使水药浓缩为一升半，然后去掉药滓，每次饮服一小杯，每天服三次，或稍为增加，以见效为度。如果病是初起，服药后去睡眠，出了汗就会好的。

如病程较长的，服三剂后也会好的。

黄帝问于伯高曰：愿闻人之肢节，以应天地奈何？伯高答曰：天圆地方，人头圆足方以应之。天有日月，人有两❶目。地有九州❷，人有九窍。天有风雨❸，人有喜怒❹。天有雷电，人有音声。天有四时，人有四肢。天有五音❺，人有五脏。天有六律①，人有六腑。天有冬夏，人有寒热。天有十日②，人有手十指。辰有十二，人有足十指、茎、垂以应之③；女子不足二节，以抱人形④。天有阴阳，人有夫妻。岁有三百六十五日，人有三百六十❻节。地有高山，人有肩膝。地有深谷，人有腋腘。地有十二经水，人有十二经脉。地有泉脉❼，人有卫气。地有草蓂❽⑤，人有毫毛。天有昼夜，人有卧起。天有列星，人有牙齿。地有小山，人有小节。地有山石，人有高骨⑥。地有林木，人有募❾筋。地有聚邑⑦，人有䐃肉。岁有十二月，人有十二节⑧。地有四❿时不生草，人有无子。此人⓫与天地相应者也。

【校】

❶ 两：《素问·四气调神大论》王注引《灵枢经》作“眼”。

❷ 地有九州：《五行大义》卷五第二十三作“天有九星”。按：自“天有日月”至“人有夫妻”，均言天以配人，其中仅有“辰有”者，指地支言，不应羼入“地有九州”一句。此疑系后人附会《素问·生气通天论》“其气九州九窍”之文误改，应据《五行大义》订正。

❸ 风雨：《五行大义》卷五第二十三“风雨”下有“寒暑”二字。

❹ 喜怒：《五行大义》卷五第二十三“喜怒”下有“哀乐”二字。

❺ 音：《五行大义》卷五第二十三作“行”。

❻ 十：《太素》卷五“十”下有“五”字。

❼ 泉脉：藏本“泉脉”二字空白。《太素》卷五作“云气”。萧延平校语云：按《素问·阴阳应象大论》云‘地气上为云’。此云‘地有云气’正合。”

❽ 蓂:《太素》卷五、《医心方》卷十五第一并作“芦”。

❾ 募:《太素》卷五作“幕”。杨上善曰“‘幕’当为‘膜’，膜筋、十二经筋及十二筋之外裹膜分肉者，名膜筋也。”丹波元简曰:“‘募’当作‘幕’，‘幕’‘膜’同。《痿论》‘肝主身之筋膜’。全元起注云‘膜者人皮下肉上筋膜也’。可以证矣。”

❿ 四:《太素》卷五无此字。

⓫ 此人:《太素》卷五“此人”下有“所以”二字。

【注】

①六律：黄钟、太簇、姑洗、蕤宾、夷则、无射，此六种属阳称六律。另有属阴的六种，称六吕。

②十日：张介宾曰：“十日者，甲乙丙丁戊己庚辛壬癸，是谓天干。”

③人有足十指茎垂以应之：张介宾曰：“十二辰者，子丑寅卯辰巳午未申酉戌亥，是谓地支。故应人之足指，足指惟十，并茎垂为十二。茎者，阴茎控。垂者，睾丸也。”

④以抱人形：指女子怀胎受孕。

⑤草蓂（mì 觅）：蓂，《说文·草部》“蓂，析蓂，大荠也。”王筠曰：“《本草》菥蓂子有蔑薪、大蕺、马辛、大荠四名。”草蓂，是谓地上丛生之草。

⑥高骨：人身高起之骨，如颧、肩、膝、踝之类。

⑦聚邑：丹波元简曰：“聚落邑里也。”

⑧十二节：四肢三节，是为十二节。

【语译】

黄帝问伯高：希望听一下人的四肢百节能和天地相应，是怎样的？伯高回答：天体是圆的，地面是方的，人头是圆的，足是方的，这是天地与人相应的。又如天有日月，人有眼目；天有九星，人有九窍；天有风雨，人有喜怒；天有雷电，人有音声；天有四时，人有四肢；天有五音，人有五脏；天有六律，人有六腑；天有冬夏，人有寒热；天有十天干，人有手十指；天有十二地支，人有足十趾和宗筋、睾丸，这是天人相应的。女子缺少阴茎和睾丸，但可以怀胎受孕。天有阴阳，人有夫妻；一年有三百六十五日，人身有三百六十五个穴位；地面上有高山，人体上有肩膝；地面上有深谷，人体上有腋腘；地面上有十二条较大河流，人体上有十二条主要经脉；地面上有云气，人体里有卫气；地面上有众草丛生，人身上有毫毛生长；天有昼夜，人有卧起；天有列星，人有牙齿；地面上有小山，人体上有小骨节；地面上有山石，人体上有高骨；地面上有林木，人体上有膜筋；地面上有群聚的都邑，人体上有隆起的肌肉；一年里有十二月，人体的四肢有十二节；地面上有时不生草，人有终身不生子女的，这些都是人与天地相应的情况。

黄帝问于岐伯曰：余愿闻持针之数①，内针之理，纵舍之意②，扦皮③开腠理，奈何？脉之屈折，出入之处，焉至而出，焉至而止，焉至而徐，焉至而疾，焉至而入④？六腑之输于身者，余愿尽闻。少序❶别离之处，离而入❷阴，别而入阳，此何道而从行❸？愿尽❹闻其方。岐伯曰：帝之所问，针道毕矣。

【校】

❶ 少序：《太素》卷九《脉行同异》作“其序”，属上读。

❷ 入：《太素》卷九《脉行同异》作“行”。

❸ 此何道而从行：《太素》卷九《脉行同异》作“皆何道从行”。

❹ 尽：《太素》卷九《脉行同异》无此字。

【注】

①数：技巧。《孟子·告子上》：“今夫弈之为数。”赵注：“数，技也。”

②纵舍之意：马莳曰：“或纵针而不必持，或舍针而不复用。”张志聪曰：“纵舍者，迎随也。”

③扦皮：马莳曰：“扦分其皮，以开其腠理，而入刺之也。”丹波元简曰：“‘扦’考《集韵》与‘擀’同，以手伸物也。马扦分之解，似略通。”

④焉至而出……焉至而入：杨上善曰：“举其五义，问五脏脉行处。”张介宾曰：“出止徐疾入，即五输之义。”

【语译】

黄帝问岐伯：我希望听听运用针刺的技巧，进针的原理，迎随的意义，分平皮肤以发腠理的针法，这都是怎样的？关于经脉的屈折以及出入的地方，脉气到哪里而出，到哪里而止，到哪里而慢，到哪里而快，到哪里而入，六腑输注于全身的情况，我希望详尽地听到它的次第，其中有关支别离合的地方，或离阳而入阴，或别阴而入阳，这种运行是从什么通路而进行的？我也希望听听它的原因。岐伯说：你所问的问题，针刺的道理，都包括其中了。

黄帝曰：愿卒闻之。岐伯曰：手太阴之脉，出于大指之端①，内屈，循白肉际❶②，至本节之后太渊留❷以澹③，外屈❸，上于本节④下❹，内屈，与阴诸络❺会于鱼际⑤，数脉并注⑥，其气滑利，伏行壅骨⑦之下，外屈，出于寸口而行⑧，上至于肘内廉⑨，入于大筋之下，内屈，上行臑阴⑩，入腋下，内屈走肺，此顺行逆数之屈折也⑪。心主之脉，出于中指之端⑫，内屈，循中指内廉以上留于掌中⑬，伏行两骨⑭之间，外屈，出两筋之间❻，骨肉之际，其气滑利，上二寸❼，外屈，出❽行两筋之间⑮，上至肘内廉，入于小筋之下，留❾两骨之会⑯，上入于胸中，内络于心脉❿。

【校】

❶ 际:《太素》卷九《脉行同异》无此字。

❷ 留:《甲乙》卷三第二十四作“溜”。

❸ 外屈:《太素》卷九《脉行同异》“外屈”上有“以”字。

❹ 下:《太素》卷九《脉行同异》“下”上有“以”字。

❺ 与阴诸络:《太素》卷九《脉行同异》作“手少阴心主诸络”。

❻ 间：统本、金陵本并作“上”。

❼ 上二寸:《太素》《脉行同异》作“上行三寸”。按：此指间使言，作“三寸”是。《图经》卷二:“间使，在掌后三寸，两筋间陷中。”

❽ 出:《太素》卷九《脉行同异》、《甲乙》卷三第二十五并无此字。

❾ 留:《太素》卷九《脉行同异》、《甲乙》卷三第二十五并无此字。

❿ 脉：周本、马注本、张注本并作“肺”。《甲乙》卷三第二十五作“胞”。按:《太素》作“肺”，与周本合。但仍以作“胞”为是。

【注】

①出于大指之端：杨上善曰：“手太阴脉，从脏行至腕后，一支上大指次指

之端，变为手阳明脉，其本从腕后上鱼，循鱼际，出大指之端。”此指少商穴，为手太阴经之井穴。

②循白肉际：马莳曰：“凡人身经脉阴阳，以紫赤白肉际为界。紫赤者在外属阳，白者在内属阴。”

③留以澹：此借水比喻太渊穴的搏动。张介宾曰：“澹，水摇貌，脉至太渊而动，故曰‘留以澹’也。”

④本节：指手足指的最上一节，即指与掌相连的关节。

⑤会于鱼际：指鱼际穴，为手太阴肺经之荥穴。

⑥数脉并注：数脉，指手太阴、手少阴、手心主三条经脉。注，流注。

⑦壅骨：杨上善曰：“壅骨，谓手鱼骨也。”指第一掌骨。沈彤曰：“手大指本节后起骨，曰壅骨。”

⑧出于寸口而行：指经渠穴，为手太阴肺经之经穴。

⑨上至于肘内廉：指尺泽穴，为手太阴肺经之合穴。

⑩内屈上行臑（nào 闹）阴：臑，在肩部以下，肘部以上部分。杨上善曰：“臑阴，谓手三阴脉行于臑中，故曰臑阴。”

⑪此顺行逆数之屈折也：杨上善曰：“手太阴一经之中，上下常行，名之为顺数；其屈折从手向身，故曰逆数也。”按：手太阴之脉是从胸走手，至于少商。而本节则指脉气从大指之端开始，由手走胸，所以为“逆数屈折”。

⑫中指之端：指中冲穴。

⑬留于掌中：指劳宫穴。

⑭两骨：指中指与示指本节两骨之间。

⑮两筋之间：指大陵穴。

⑯两骨之会：指曲泽穴。

【语译】

黄帝说：希望详尽地听一下。岐伯说：手太阴肺经的脉气，出于拇指的尖端，由此屈向内行，沿着白肉际，到本节之后的太渊穴，略留而呈搏动的现象，再屈向外行，上于本节以下，又屈而向内，和诸阴络会合在鱼际部，手太阴、手少阴、手心主几条经脉合并流注，它的气行滑利，伏行在手鱼的起骨之下，屈而向外，出于寸口循经上行，至于肘内侧，进入大筋的下方，屈而向内，上行于上膊内侧，进入腋窝部，又屈向内行，走到肺脏。这就是手太阴肺经顺行走向，而逆数的屈折运行情况。心主手厥阴经的脉气，出于中指尖端，屈向内行，沿着中指内侧，上行留于掌中，伏行在两骨之间，屈而向外，出前臂掌侧两筋之间，腕关节骨肉之际，它的气行滑利，去腕上行三寸，又屈而向外，出行于两筋之间，上至肘的内侧，入于小筋的下方，留在两骨会合的地方，上入于胸中，在内连络着心脏的经脉。

黄帝曰：手少阴之脉独无腧①，何也？岐伯曰：少阴❶，心脉也。心者❷，五脏六腑之大主也，精神❸之所舍也，其脏坚固，邪弗能容❹也。容之则心伤，心伤则神去，神去则❺死矣。故诸邪之❻在于心者，皆在于❼心之包络，包络者，心主之脉也②，故独❽无腧焉。

【校】

❶ 少阴：《脉经》卷六第三、《甲乙》卷三第二十六、《千金》卷十三第一“少阴”下并有“者”字。

❷ 心者：《外台》卷三十九作“是”字。

❸ 精神：《脉经》卷六第三“精神”上有“心为帝王”四字。按：“精”字疑衍。律以下文“神去”句，似无“精”字。

❹ 容：《太素》卷九《脉行同异》、《脉经》卷六第三并作“客”。按：作“客”是。《图经》卷二补注：“心者君主，大宜其实坚固，不受诸邪，邪客之则死矣。”《外台》作“害”非是。

❺ 则：《千金》卷十三第一“则”下有“身”字。

❻ 之：《脉经》卷六第三、《千金》卷十三第一并无此字。

❼ 于：《脉经》卷六第三、《甲乙》卷三第二十六并无此字。按：无“于”字是。《太素》卷八首篇：“心手少阴之脉。”杨注引《九卷》无“于”字，与《脉经》合。

❽ 独：《脉经》卷六第三、《千金》卷十三第一并作“少阴”。

【注】

①手少阴之脉独无腧：张介宾曰：“手少阴，心经也；手厥阴，心包络经也。经虽分二，脏实一原。凡治病者，但治包络之腧，即所以治心也。故少阴一经，所以独无腧焉。”

②心主之脉也：包络为心之外卫，而受心所主宰，所以称之为心主之脉。

【语译】

黄帝说：手少阴经脉独无腧穴，为什么？岐伯说：手少阴，是心脏的经脉，也是五脏六腑的大主宰，心神之所潜藏，它的器质坚固，外邪不能侵入，如外邪侵入，就会损伤心脏，心脏受伤则神散去，神散就死了。因此各种外邪留滞在心脏的，都在心脏的包络部位上，心包络，是心脏所主宰的经脉，既然有它代替心脏受邪，所以手少阴独无腧穴。

黄帝曰：少阴独❶无腧者，不病乎？岐伯曰：其处经❷病而脏不病，故独取其经于掌后锐骨之端①。其余②脉出入屈❸折，其行之徐疾，皆如手少阴❹心主之脉行也。故本腧者，皆因其气之虚实疾徐以取之，是谓因冲③而泻，因衰而补，如是者，邪气得去，真气坚固，是谓因天之序④。

【校】

❶ 独：《素问·平人气象论》、《三部九候论》王注引《灵枢经》无“独”字，《脉经》《千金》并同。

❷ 经：《甲乙》卷三第二十六、《外台》卷三十九“经”下并有“脉”字。《脉经》卷六第三、《千金》卷十三第一“经”下并有“腑”字。

❸ 屈：《甲乙》卷三第二十六作“曲”。按：“屈”与“曲”通，惟以上文核之，仍以作“屈”为合。

❹ 少阴：《太素》卷九《脉行同异》作“太阴”。按：守山阁校本据《甲乙》校语引《铜人经》作“手厥阴”。但校语有两说，其一与《太素》合。但细绎前段手太阴、心主之脉经文并核之本节上下文义，以从《太素》作“太阴”为是。

【注】

①于掌后锐骨之端：张介宾曰：“凡脏腑经络，有是脏则有是经，脏居于内，经行于外。心脏坚固居内，邪弗能容，而经则不能无病。故少阴经病者，当取掌后锐骨之端，即神门输也。”

②其余：杨上善曰：“余，谓十种经脉者也。”

③冲：杨上善曰：“冲，盛也。”

④是谓因天之序：杨上善曰：“是谓因天四时之序，得邪去真存也。”

【语译】

黄帝说：手少阴心经没有腧穴，它不发生病吗？岐伯说：它经脉以外有病，而心脏无病，当在外的心经有病时，可以独取心经在掌后锐骨之端的神门穴。其余各条经脉的出入屈折，以及脉气运行慢快，都像手太阴、心包经那样。因此，这神门穴，就应该根据脉气的虚实疾徐来取用它，也就是说亢盛就用泻法，衰弱就用补法。像这样的治疗，邪气能够排除，正气因之坚实，这就是所谓因天之序。

黄帝曰：持针纵舍①奈何？岐伯曰：必先明知十二经脉❶之本末②，皮肤之寒热③，脉之盛衰滑涩④。其脉滑而盛者，病日进；虚而细者，久以持⑤；大以涩者⑥，为痛痹；阴阳如一者⑦，病❷难治。其❸本末⑧尚热者❹，病尚❺在；其热已衰者，其病亦去矣。持❻其尺⑨，察其肉之坚脆、大小、滑涩、寒温❼、燥湿。因视目之五色，以知五脏而决死生。视其血脉，察其❽色，以知其❾寒热痛痹⑩。

【校】

❶脉：《太素》卷二十二《刺法》、《甲乙》卷五第七并无此字。

❷病：《太素》卷二十二《刺法》作“瘤”。按：作“瘤”不合。

❸其：此前应据《甲乙》卷五第七补“察”字。

❹本末尚热者：应据《甲乙》卷五第七改为“本末上下，有热者”七字。

❺尚：《甲乙》卷五第七作“常”。

❻持：《太素》卷二十二《刺法》、《甲乙》卷五第七“持”上并有“因”字。

❼温：《甲乙》卷五第七作“热”。

❽察其：《太素》卷二十二《刺法》、《甲乙》卷五第七“察其”下并有“五”字。

❾其：《甲乙》卷五第七无此字。按：“其”字蒙上衍。此与上“以知五脏”句法同。

【注】

①纵舍：张介宾曰："纵言纵缓，舍言弗用也。"按：《素问·三部九候论》王注引《灵枢经·持针纵舍论》今本无该篇名。所谓"持针纵舍"，是否即为该篇之文，未敢臆定也。

②本末：杨上善曰："起处为本，出处为末。"

③皮肤之寒热：杨上善曰："皮肤热即血气通，寒即脉气壅也。"

④滑涩：杨上善曰："阳气盛而微热，谓之滑也。多血少气微寒，谓之涩。"

⑤久以持：久病而不能愈。《素问·六元正纪大论》王注："持，谓相执持也。"

⑥大以涩者：杨上善曰："多气少血为大，多血少气为涩，故为痛痹。"

⑦阴阳如一者：杨上善曰："阴阳之脉不可辨，故如一也。"马莳曰："人迎气口若一，则脉为关格，病当难治。"

⑧本末：马莳曰："胸腹为本，四支为末。"

⑨持其尺：杨上善曰："持尺皮肤，决死生也。"

⑩察其色以知其寒热痛痹：按：《太素》作"察其五色"是。《素问·皮部论》所谓"色多青则痛，多黑则痹，黄赤则热，多白则寒，五色皆见，则寒热"者，可为本句确诂。

【语译】

黄帝说：持针有纵舍之法，是怎样的呢？岐伯说：一定要先知道十二经的起出，皮肤的属寒属热，脉象的盛衰滑涩。如果脉象滑而盛的，病就日渐严重；脉象虚而细者，病就日久不愈；脉象大而涩的，是痛痹的病。脉象阴阳如一，不可辨别，病则难治，如胸腹四肢还有热象，则病还存在；如胸腹四肢热已消退，那么病也就痊愈了。察看他的皮肤，借以观察病者的肌肉坚实和脆薄，脉象的大小滑涩，以及病的属寒、属热、属燥、属湿。另外，观察眼目的五色，因而了解五脏的内在变化而决定死生；再看他的血络，细审肤色的青黑黄赤白，以测候寒热痛痹的病证。

黄帝曰：持针纵舍，余未得其意也[①]。岐伯曰：持针之道，欲端以正，安以静[②]，先知虚实，而行疾徐，左手❶执骨，右

手循❷之，无与肉❸果❹，泻欲端以正，补必闭肤，辅❺针导气，邪❻得淫泆[③]，真气得❼居。黄帝曰：扞皮开腠理[④]奈何？岐伯曰：因其分肉，左❽别其肤[⑤]，微内[⑥]而徐端之，适神不散[⑦]，邪气得去。

【校】

❶手：周本、马注本、张注本并作“指”。按:《太素》作“指”，与各本合。

❷循:《太素》卷二十二《刺法》作“修”。

❸肉：藏本作“内”。

❹果:《甲乙》卷五第七作“裹”。按:“果”“裹”通。《尔雅·释鱼》释文：“果本作裹。”丹波元简谓《甲乙》改字，其说非是。

❺辅：日抄本作“铺”。《太素》卷二十二《刺法》、《甲乙》卷五第七并作“转”。

❻邪:《甲乙》卷五第七“邪”下有“气不”二字。

❼得:《甲乙》卷五第七作“以”。

❽左:《太素》卷二十二《刺法》作“在”。

【注】

①持针纵舍余未得其意也：张介宾曰：“不惟病形轻重有纵舍，而持针之际，其进止退留，亦有纵舍，未得其详，因而复问。”

②欲端以正安以静：杨上善曰：“持针当穴故端正，以志不乱故安静。”

③邪得淫泆：按：本句“邪”下脱“气不”二字，应据《甲乙》补。“淫泆”即“淫佚”，均属双声定纽。《国语·越语》韦注：“淫佚，放滥也。”“邪气不得淫泆”犹言邪气不得放滥，而后真气得居。

④扞皮开腠理：按:“扞”与“捍”通。此谓开腠理而恐伤皮，故曰“扞皮”。

⑤左别其肤:“左”应作“在”，形误。杨上善曰:“肤，皮也。以手按得分肉之穴，当穴皮上下针，故曰‘在别其肤’也。”

⑥内：通“纳”。《荀子·富国》杨注:“内读曰纳。”“纳”有“入”义。

⑦适神不散:“适”犹“若”也。“神”指术者之神，应精心专一，是《素问·宝命全形论》所谓“治神”。此盖谓在进针时，如医生神不外驰，病邪可以去也。

【语译】

黄帝说：关于持针纵舍，我还不懂得它的意思呢？岐伯说：针刺操作的方法，要端正安静，首先了解病情的虚实，然后考虑进针的快慢。在进针时，用左手手指握住患者的骨骼，右手按着穴位，使针别被肌肉纤维缠裹住。泻法要端正，直刺而下；补法必须封闭皮肤上的针眼，又当采用转针手法，以导引其气，使邪气不得泛滥，而真气得以安定。黄帝说：捍卫皮肤，开发腠理，是怎样的呢？岐伯说：顺着分肉的纹理，在分开肌肉时，轻轻刺入，而使针正确不偏，如针师再精神专一，病邪是一定可以排除的。

黄帝问于岐伯曰：人有八虚①，各何以❶候？岐伯答曰：以候五脏。黄帝曰：候之奈何？岐伯曰：肺心有邪，其气留于两肘②；肝有邪，其气流于两腋③；脾有邪，其气留于两髀④；肾有邪，其气留于两腘⑤。凡此八虚者，皆机关⑥之室，真气之所过，血络之所游，邪气❷恶血，固不得住留，住留则伤筋❸络，骨节机关不得屈伸，故痀❹挛也⑦。

【校】

❶ 何以：《甲乙》卷十第三作“以何”。

❷ 邪气：《甲乙》卷十第三“邪气”上有“是八”二字。

❸ 筋：周本、马注本、张注本并作“经”。

❹ 痀：胡本、熊本、周本、统本、明本、藏本并作“病”。《甲乙》卷十第三作“拘”。

【注】

①八虚：指两肘、两腋、两髀、两腘。

②其气留于两肘：按：肺之经脉，自胸中之中府，以入两腋之侠白等穴；心之经脉，自肘上极泉，以行于少海等穴，故肺心虚，外邪易流于两肘。

③其气流于两腋：按：肝之经脉，自足大指大敦，以行于腋下期门等穴，故肝虚，外邪易流于两腋。

④其气留于两髀：按：脾之经脉，自足大指之隐白，以行于髀之血海等穴，

故脾虚，外邪易流于两髀。

⑤其气留于两腘：按：肾之经脉，自足心涌泉，以行于腘之阴谷等穴，故肾虚，外邪易流于两腘。

⑥机关：犹言枢纽或要会的地方。《说文·木部》："主发谓之机。"《说文·门部》："关，以木横持门户也。"

⑦故痀（gōu 沟）挛也：按："痀"《甲乙》作"拘"是。《素问·至真要大论》："筋肉拘苛。"王注："拘，急也。"《生气通天论》："緛短为拘。"王注："緛短，故拘挛而不伸。"拘，或拘挛之为义，自可见于人体任何一部，不仅限于背脊一处。故《伤寒论·辨太阳病脉证并治》一则曰"脚挛急"，再则曰"两胫拘急"，三则曰"脉数者，必两胁拘急"，本节明言人体肘腋髀腘等处，如有邪留，即病拘挛。旧注未审，泥为背脊曲俯之疾，不合。

【语译】

黄帝问于岐伯说：人身有八虚，怎样能够分别测候疾病呢？岐伯说：可以测候五脏的疾病。黄帝说：怎样测候呢？岐伯说：肺心有邪气的，其气必留于两肘；肝有邪气的，其气必留于两腋；脾有邪气的，其气必留于两髀；肾有邪气的，其气必留于两腘。这肘腋髀腘称为八虚的部位，都是关节枢纽所在，也是真气所往还、血络所游行的要会之处，邪气和恶血，一定不得驻留，如驻留这些地方，就会伤了经络，因而骨节机关不得屈伸，所以会形成拘挛的症状。

通天第七十二

本篇主要的内容，是把人分为五种类型，并分别叙述了每一类型的性情、体质和形态等，同时根据他们的生理特点，提出针灸时注意的问题。

黄帝问于少师曰：余尝闻人有阴阳，何谓阴人，何谓阳人？少师曰：天地之间，六合之内❶，不离于五，人亦应之，非徒一阴一阳而已也，而略言耳，口弗能遍明也❷。黄帝曰：愿略闻其意，有贤人圣人，心能备而行之乎❸？少师曰：盖有太阴之人，少阴之人，太阳之人，少阳之人，阴阳和平之人。凡❹五人者①，其态不同，其筋骨气血各不等②。

【校】

❶六合之内:《甲乙》卷一第十六无此四字。

❷而略言耳口弗能遍明也:《甲乙》卷一第十六无此十字。

❸心能备而行之乎：按:“心”应作“必”，形误。“行”应作“衡”，声误。本句应作“必能备而衡之乎”。意谓贤人圣人必能尽阴阳之平乎。周学海疑“心”字有误，是矣，但未言其究竟耳。

❹凡:《甲乙》卷一第十六“凡”下有“此”字。

【注】

①凡五人者：张介宾曰:“太阴、少阴、太阳，少阳者，非如经络之三阴三阳也。盖以天禀之纯阴者太阴，多阴少阳者曰少阴，纯阳者为太阳，多阳少阴者为少阳，并阴阳和平之人，而分为五态也。”

②等：有“同”义。《淮南子·主术训》高注:“等，同也。”

【语译】

黄帝问少师说：我曾听说人有属阴的属阳的，什么叫属阴的人？什么叫属阳的人？少师说：天地之间，四方上下之内，都离不开五行的范畴，人体也是和五行相应的，并不是仅有相对的一阴一阳而已，这不过是大概一说，至于其中复杂情况，简单的语言是难以讲明白的。黄帝说：希望听到大致的意思，有贤人圣人，他们是否能够尽到阴阳平衡呢？少师说：一般人的类型，有属于太阴的人，有属于少阴的人，有属于太阳的人，有属于少阳的人，有属于阴阳和平的人，总而言之，这五种类型的人，他们的形态不同，他们的筋骨强弱、气血盛衰也各不相同。

黄帝曰：其不等者，可得闻乎？少师曰：太阴之人，贪而不仁，下齐❶湛湛①，好内而恶出②，心和❷而不发③，不务于时④，动而后之❸⑤，此太阴之人也。

【校】

❶ 齐：《甲乙》卷一第十六作“济”。

❷ 和：《甲乙》卷一第十六作“抑”。丹波元简曰：“贪而不仁，焉得有和。”《甲乙》为是。

❸ 之：《甲乙》卷一第十六作“人”。

【注】

①下齐湛湛：按：《汉书·食货志下》颜注：“齐，等也。”“湛湛，喻贪浊。”见《楚词·七谏》王注。本句是谓贪而不仁者，向下等于贪浊。《甲乙》“齐”作“济”，似不合。

②好内而恶出：马莳曰：“内，纳同。好纳而恶出者，有所得则喜，有所费则怒也。”

③心和而不发：“和”是误字，应从《甲乙》作“抑”。“抑”谓遏制，心抑而不发，犹云遏制内心而不外露，是乃不坦率者。《史记·河渠书》索隐：“抑，遏也。”

④不务于时：《广雅·释诂一》：“时，善也。”贪而不仁，故不务为善。

⑤动而后之：张志聪曰：“见人之举动而后随之，柔顺之态也。”

【语译】

黄帝说：那不同的情况，可以讲给我听吗？少师说：属于太阴的人，性情贪而不仁厚，向下等于贪浊，好进恶出，遏制内心活动而不外露，不注意做好事，看风使舵，随着人家后面跑，这就是属于太阴一类的人。

少阴之人，小❶贪而贼心①，见人有亡，常若有得②，好伤好害，见人有荣，乃反愠怒③，心疾❷④而无恩，此少阴之人也。

【校】

❶ 小：《甲乙》卷一第十六作“少”。

❷ 疾：《甲乙》卷一第十六作“嫉”。按：“疾”与“嫉”同。见《荀子·性恶》杨注。

【注】

①贼心：害人之心。《论语·先进》皇疏：“贼犹害也。”

②见人有亡常若有得：张介宾曰：“即幸灾乐祸之谓。”

③愠怒：同义复词。《说文·心部》：“愠，怒也。”

④心疾：嫉妒之心。《广雅·释诂一》：“嫉，妒也。”

【语译】

属于少阴的人，贪图小利，而有害人之心，看到别人有了损失，就像拣到便宜一样的高兴，好伤人，好害人，看到别人的光荣，就表现出恼怒的样子，心怀嫉妒，毫无同情别人的心，这就是属于少阴一类的人。

太阳之人，居处于于①，好言大事，无能而虚说，志发于四野②，举措③不顾是非，为事如④常自用，事虽败而常无悔❶，此太阳之人也。

【校】

❶ 而常无悔：《甲乙》卷一第十六作“而无改”。

【注】

①于于：按：“于于”自得之貌，见《庄子·盗跖》成疏。

②志发于四野：赵庭霞曰：“志发于四野者，放旷而肆志也。”

③举措：按："举措"叠韵，谓举动措置。《国语·鲁语》韦解："举，动也。"《汉书·宣帝纪》颜注："措，置也。"

④如：犹"而"也。见《左传·隐公七年》服注。

【语译】

属于太阳的人，平时自鸣得意，好讲大事，无能却空说大话，有志于四方。举动措置不顾是非，做出事来，经常自以为是，事情失败了，又经常没有悔改之心，这就是属于太阳一类的人。

少阳之人，諟谛①好自贵，有小小②官，则高自宜❶，好为外交而不内附③，此少阳之人也。

【校】

❶ 宜：《甲乙》卷一第十六作"宣"。

【注】

①諟谛（shì dì 是帝）：义同。《广雅·释诂三》："谛（即谛字），諟也。"《说文·言部》："谛，审也。"张介宾所谓审而又审，与义尚合。

②小小：犹言微微。《说文·部首》："小，物之微也。"重言之，故曰小小。

③而不内附：谓不靠近应亲之人。"内"对上"外"言。《后汉书·仲长统传》贤注："附，亲也。"

【语译】

属于少阳的人，对于事务审慎，好抬高自己，有了微小官职，就以为了不起，向外宣扬，好对外交际，而不能靠近应该亲近的人，这就是属于少阳一类的人。

阴阳和平之人，居处安静，无为惧惧①，无为欣欣②，婉然③从物，或与不争，与时变化，尊则谦谦❶，谭而不治❷，是谓至治④。古之善用针艾❸者，视人五态乃治之，盛者泻之，虚者补之。

【校】

❶ 尊则谦谦：《甲乙》卷一第十六作"尊而谦让"。

❷ 谭而不治：《甲乙》卷一第十六作“卑而不谄”。

❸ 艾：马注本作“灸”。按：《甲乙》作“灸”，与马注本合。

【注】

①无为惧惧：为，犹“有”也。惧惧，恐骇貌。《说文·心部》：“惧，恐也。”

②欣欣：喜乐。《尔雅·释诂》：“欣，乐也。”《广雅·释训》：“欣，喜也。”

③婉然：和顺貌。《说文·女部》：“婉，顺也。”

④至治：指至真妙理。见《素问·六元正纪大论》“是谓至治”王注。

【语译】

属于阴阳和平的人，居处安静，没有意外的恐惧，也没有过分的喜乐，和顺的服从一切工作，偶尔有便宜，也不计较争取，顺着事物的变化，有尊贵的地位，却很谦让，即使地位低下，也不媚上。以上所说五种人的类型就是所谓至真妙理啊！古代善用针灸疗法的医工，观察五类人的形态，才分别给以进行治疗。对气盛的用泻法，气虚的用补法。

黄帝曰：治人之五态奈何？少师曰：太阴之人，多阴而无阳，其阴血浊，其卫气涩，阴阳不和，缓筋而厚皮，不之疾泻①，不能移②之。少阴之人，多阴❶少阳，小胃而大肠，六腑不调，其阳明脉小而太阳脉大③，必审调之，其血易脱，其气易败④也。

【校】

❶ 多阴：“多阴”下似脱“而”字。

【注】

①不之疾泻：按：“之”犹“与”也，字或作“予”。《广雅·释诂一》：“疾，急也。”太阴之人，血浊、气涩、缓筋、厚皮，不予急泻，则不能去其病。

②移：去掉。《楚词·大招》王注：“移，去也。”

③而太阳脉大：马莳曰：“胃小，故阳明之脉小；肠大，故手太阳小肠之脉大也。”

④败：犹“伤”也。见《吕氏春秋·君守》高注。

【语译】

黄帝说：针治五种不同形态的人，是怎样的？少师说：属于太阴的人，阴偏多，却无阳，他们的阴血重浊，卫气涩滞，阴阳不能调和，形体显现出筋缓皮厚的特征，像这样的人，如果不用急泻针法，就不能够去掉他的病。属于少阴的人，阴多阳少，他们的胃小而肠大，六腑的功能不相协调，因为他的足阳明经脉气偏小，而手太阳经脉气偏大，一定要审慎调治。由于他的血容易耗脱，他的气也是容易伤的。

太阳之人，多阳而少阴❶，心谨调之，无脱其阴，而泻其阳，阳重❷脱①者易❸狂②，阴阳皆脱者，暴死不知人也。少阳之人，多阳❹少阴，经小而络大③，血在中而气❺外，实阴而虚阳，独泻其络脉，则强④气脱而疾，中气❻不足，病不起也。

【校】

❶少阴:《甲乙》卷一第十六作“无阴”。按：作“无阴”是。如作“少阴”，则与少阳之人无别。作“无阴”，与上太阴之人“多阴无阳”文正相对。

❷阳重：马注本、张注本并作“阴重”。

❸易：周本、马注本、张注本并作“阳”。按：“阳”草书作“易”，传抄遂误作“易”。

❹多阳:《甲乙》卷一第十六“多阳”下有“而”字。

❺气:《甲乙》卷一第十六“气”下有“在”字。

❻中气:《甲乙》卷一第十六“中气”下有“重”字。

【注】

①重脱：大脱。《吕氏春秋·贵生》高注：“重，大也。”

②易狂：应作“阳狂”。阳盛则欲狂。《素问·阳明脉解》：“阳盛则使人妄言骂詈，不避亲疏，而不欲食。”

③经小而络大：张介宾曰：“经脉深而属阴，络脉浅而属阳。故少阳之人，多阳而络大，少阴而经小也。”

④强：迫使。《淮南子·修务训》高注：“强，勉也。”

【语译】

属于太阳的人，阳多阴少，一定谨慎地进行调治，不能再耗脱其阴，只可泻其阳。阴大脱的，就会阳盛而狂；如果阴阳都耗脱的，就会突然死亡，或不知人事。属于少阳的人，阳多阴少，经脉小而络脉大，血脉在中而气络在外，在治疗时，应当充实阴经而泻阳络。但是单独过度地泻其阳络，就会迫使阳气很快地耗脱，以致中气不足，病也就难以痊愈了。

阴阳和平之人，其阴阳之气和，血脉调，谨❶诊❷其阴阳，视其邪正，安❸容仪①，审有余不足❹，盛则泻之，虚则补之，不盛不虚，以经取之。此所以调阴阳，别五态之人者也。

【校】

❶ 谨:《甲乙》卷一第十六“谨”上有“宜”字。

❷ 诊:《甲乙》卷一第十六作“审”。

❸ 安：此下脱“其”字，应据《甲乙》补。

❹ 审有余不足:《甲乙》卷一第十六作“审其有余，察其不足”。

【注】

①安容仪：看明其容貌仪表。《吕氏春秋・乐成》高注:“安，习也。”《国策・秦策》高注:“习，晓也。”“容”读为“颂”。朱骏声曰:“面之神气曰颂，面之形状曰貌。”

【语译】

属于阴阳和平的人，他们的阴阳之气和谐，血脉调顺。在治疗时，应当谨慎地观察阴阳变化，了解邪正盛衰，看明容貌仪表，然后细审是哪一方面有余，哪一方面不足。邪盛就用泻法，正虚就用补法，如果不盛不虚，就取治于病证所在的本经，这就是调和阴阳，辨别五种不同形态人的标准。

黄帝曰：夫五态之人者，相与毋故①，卒然新会，未知其行也，何以别之？少师答曰：众人②之属，不如❶五态之人者，故五五二十五人，而五态之人不与焉。五态之人，尤不合于众者也。黄帝曰：别五态之人奈何？少师曰：太阴之人，其状黮

黮然[3]黑色，念然下意[4]，临临然[5]长大，腘❷然未偻[6]，此太阴之人也。

【校】

❶ 如：周本、马注本并作“知”。按:《类经》卷四第三亦作“知”，与周本合。

❷ 腘:《甲乙》卷一第十六作“䐃”。

【注】

①毋故：犹言没有故旧之谊。

②众人：张介宾曰：“众人者，即前章阴阳二十五人之谓，与五态之人不同，故不合于众也。”

③黮黮（zhēn 朕）然：深黑色，见《春秋繁露·深察明号》凌注。

④念然下意：按：“念”应作“俨”，音误。俨，矜庄貌，见《诗·泽陂》传。此谓貌庄严而意念谦下。

⑤临临然：形容长大。《广雅·释诂一》:“临，大也。”重言之曰“临临”。

⑥腘然未偻：“腘”应依《甲乙》改作“䐃”。《素问·皮部论》王注：“䐃者肉之标。”䐃然未偻，谓项后有肉隆起，如驼背然，而实非伛偻。

【语译】

黄帝说：关于五种形态的人，彼此没有故旧的情谊，突然新会面，不知道他们平日的行为如何怎样来进行辨别呢？少师回答说：在许多人的所属中，不了解五种形态之人的特征，所以有阴阳二十五人的类型，但是五种型态的人，是未掺入其中的，这五种形态的人，是和一般人很不相同的。黄帝说：分别五种形态的人，应怎样呢？少师说：属于太阴的人，他们的形状，肤色是深黑的，表现像庄严，意念却谦下，身体很长大，项肉隆起，好像驼背，其实并非伛偻，这就是太阴之人显现在外的样子。

少阴之人，其状清然窃然[1]，固[2]以阴贼，立而躁崄❶[3]，行而似伏[4]，此少阴之人也。

【校】

❶ 崄:《甲乙》卷一第十六作“险”。

【注】

①清然窃然：按:《广雅·释言》:“窃，浅也。”其状清浅，与上太阴之人“黮黮然黑色”，义正相对。

②固：通“故”，“故”犹“特”也，见《助字辨略》。

③立而躁崄:《广雅·释诂一》:“躁，疾也。”“崄”《甲乙》作“险”，“险”古亦作“憸”。《说文·心部》:“憸，诐也。”“憸诐”是谓情实不正。此则借用其义，以喻少阴之人，立则急躁而立不正。

④行而似伏：马莳曰:“其行也，伏似伛偻，此其内藏沉思反侧之心故耳。”

【语译】

属于少阴的人，他们的外貌是清浅的，特以阴险害人，立而躁险，像站不稳，行而似伏状，不能直立，这就是少阴之人显现在外的样子。

太阳之人，其状轩轩储储①，反身折腘②，此太阳之人也。

【注】

①其状轩轩储储：按:《庄子·天地》释文:“轩，宽悦之貌。”储储，褒大自得之意。

②反身折腘：张介宾曰:“言仰腰挺腹，其腘似折也。”

【语译】

属于太阳的人，他们的外貌宽悦，褒然自得，挺胸凸肚，就像膝腘曲折，这就是太阳之人显现在外的样子。

少阳之人，其状立则好仰，行则好摇①，其两臂❶两肘则常出于背❷②，此少阳之人也。

【校】

❶其两臂:《甲乙》卷一第十六此三字属上读。

❷两肘则常出于背:《甲乙》卷一第十六作“两臂肘皆出于臂”。

【注】

①立则好仰行则好摇：张介宾曰:“立则好仰，志务高也。行则好摆，性多动也。”

②其两臂两肘则常出于背：赵庭霞曰:“其两臂两手常出于背者，谓常挽其

手于背，此皆轻倨傲慢之状，无叉手掬恭之貌也。"

【语译】

属于少阳的人，他们的形状，立着就好仰头，行路时就好摇摆，他的两臂两肘又经常挽在背后，这就是少阳之人显现在外的样子。

阴阳和平之人，其状委委❶①然，随随②然，颙颙然③，愉愉然④，暶暶⑤然，豆豆❷然，众人皆曰君子，此阴阳和平之人也。

【校】

❶ 委委：《甲乙》卷一第十六作"逶逶"。

❷ 豆豆：按："豆"似为"岂"之坏字。《诗·寥萧》传："岂，乐也。"重言之，曰"岂岂"。

【注】

①委委：《尔雅·释训》："委委，美也。"

②随随：顺从貌。《广雅·释诂一》："随，顺也。"

③颙颙（yóng yóng 喁喁）然：《诗·卷阿》传："颙颙，温貌。"

④愉愉然：《广雅·释训》："愉愉，和也。"

⑤暶暶（xuán 旋）：《玉篇·目部》："暶，好貌。"此指目言。

【语译】

属于阴阳和平的人，他们的状态美好，表现得顺从，态度温恭，颜色和悦，目光和善，慈祥和乐，大家都称他为君子，这就是阴阳和平之人显现在外的样子。

官能第七十三

本篇首言用针之理，并言学习针灸，必须“上视天光，下司八正”，还必须“法于往古，验于来今”；另外讲述了针刺具体补泻方法；最后提出“官能”。就是说，根据每一个人的能力、性情、志趣和特点，分别传授不同的技术，使之“各得其能”，故以“官能”名篇。

黄帝问于岐伯曰：余闻九针于夫子，众多矣不可胜数，余推而论之，以为一纪①。余司❶诵之，子听其理，非则语余，请其正❷道，令可久传，后世无患，得其人乃传，非其人勿言。岐伯稽首再拜曰：请听圣王之道。

【校】

❶ 司:《图经》卷三引作“试”。

❷ 其正：胡本、周本、明本、藏本并作“正其”。《太素》卷十九《知官能》、《图经》卷三引“其正”并作“受其”。

【注】

①以为一纪：杨上善曰：“余学之于子，推寻穷问其理，十有二载。”

【语译】

黄帝问岐伯说：我听你讲解九针之学，已经很多，简直不能以数计了，我推寻讨论，业已十有二年，我试诵读一下，你听听其中的道理，有不对的就告诉我，请指正里面的错误。使它可以永久传于后世而没有害处，得到有志于此的，就传授给他，无志于此的，就不必和他说。岐伯叩头再拜说：我希望听一下圣王所讲的针道。

黄帝曰：用针之理，必知形气之所在①，左右上下②，阴阳表里，血气多少，行之逆顺③，出入④之合❶，谋❷伐有过⑤。知❸解结⑥，知补虚泻实，上下气门❹⑦，明通❺于四海⑧，审其所在⑨，寒热❻淋露⑩，以❼输异处⑪，审于调气，明于经隧⑫，左右肢络❽⑬，尽知其会。寒与热争，能合而调之，虚与实邻⑭，知❾决而通之⑮，左右不调，把❿而行之，明于逆顺，乃知可治⓫⑯，阴阳不奇⑰，故知起时⑱，审于本末⑲，察其寒热，得⓬邪所在⑳，万刺不殆，知官九针㉑，刺道毕矣。

【校】

❶合:《图经》卷三作“会”。按：史崧《音释》谓“合一作会”。与《图经》合。

❷谋:《太素》卷十九《知官能》、《图经》卷三引并作“诛”。

❸知:《图经》卷三引作“雪汙”。按:“知”字涉下误。

❹气门:《太素》卷十九《知官能》作“之气”。

❺明通:《太素》卷十九《知官能》“明”下无“通”字。《图经》卷三“通”上无“明”字。

❻寒热:《太素》卷十九《知官能》“寒热”上有“审”字。

❼以:《太素》卷十九《知官能》、《图经》卷三并作“荥”。

❽肢络：周本“络”作“脉”。《太素》卷十九《知官能》“肢”作“支”。丹波元简曰:“肢即支字。”

❾知:《太素》卷十九《知官能》作“和”。《图经》卷三引无“知”字。

❿把：胡本、熊本、周本、明本、藏本并作“犯”。按:《图经》卷三引作“犯”，与各本合。史崧《音释》亦云:“一本作犯。”但作“犯”亦不合。“把”即“爬”字。慧琳《音义》卷二十七:“把或作爬。”卷六十一:“爬，以手指爬散也。”“爬而行之”与上“决而通之”对文。

⓫乃知可治:《图经》卷三引作“乃可治之”。

⓬得:《图经》卷三引作“知”。

【注】

①形气之所在：杨上善曰:“形之所在肥瘦，气之所在虚实。”

②左右上下：杨上善曰:“肝生于左，肺藏于右，心部于表，肾居其里，男

女左右，阴阳上下，并得知之。”

③行之逆顺：杨上善曰：“营气顺脉，卫气逆行。”张介宾曰：“阴气从足上行，至头而下行循臂；阳气从手上行，至头而下行至足。故阳病者，上行极而下；阴病者，下行极而上。反者，皆谓之逆。”

④出入：马莳曰：“自表而之里为入，自里而之表为出。”

⑤有过：指邪气恶血。

⑥结：谓阴阳积聚。

⑦上下气门：孙鼎宜曰：“‘气门’误，应作‘之气’。‘上下’，手足六经及诸经标准之谓。”

⑧四海：指髓、血、气、谷。

⑨审其所在：知其虚实所在。《淮南子·说山训》高注：“审，知也。”

⑩淋露：杨上善曰：“因于露风，生于寒热，故曰寒热淋露。”丹波元简曰：“淋露与淋沥同义，谓如淋下露滴，病经久不止。”

⑪以输异处：“以”应依《太素》作“荥”。杨上善曰：“五行荥输有异。”

⑫经隧：杨上善曰：“经，正经，奇经也。隧，诸络也。”

⑬肢络：杨上善曰：“支络，小络也，皆知小络所归，大络会处。”

⑭邻：接近。《广雅·释诂三》：“邻，近也。”

⑮知决而通之：孙鼎宜曰：“此谓虚实疑似之证，当决其是非也。”

⑯明于逆顺乃知可治：杨上善曰：“人身左右脉不调者，可持左右寸口人迎诊而行之，了知气之逆顺，乃可疗之。”

⑰阴阳不奇：按：《周礼·大祝》杜注：“奇读曰倚。”“倚有‘偏’义。”阴阳不偏，与上“明于逆顺”错综相对。

⑱故知起时：张志聪曰：“如乘秋则肺先受邪，乘春则肝先受邪之类也。如春甲乙伤于风者为肝风，以夏丙丁伤于风者为心风之类也。”

⑲本末：指病之本标。

⑳所在：张介宾曰：“所在，三部九候之病脉处也。”

㉑知官九针：张介宾曰：“官，任也。九针不同，各有所宜，能知以上之法而任用之，则刺道毕矣。”

【语译】

黄帝说：用针治病的道理，一定要知道形气所在的部位、左右上下的区别、阴阳表里的关系、血气的或多或少，以及脉气在全身的逆行和顺行，和由里出表或由表入里的会合处所等。这样，才能铲除邪恶气血。

更要懂得解其结聚，并了解补泻上下气的虚实，明确通晓气海、血海、髓海、水谷之海的作用，知道虚实的所在。如果寒热病久不愈，那是由于腧穴部位不同，就需要详慎调和脉气，弄明经与络，以及散在左右的支络，都要知道它的关键所在。若有寒与热争的现象，必须参合各种情况进行调治；对于虚实相似的症状，应当决断而明其是非；左右不相协调的疾病，应用爬而行之的手法。明白病的属逆属顺，才可进行治疗。不偏于阴，不偏于阳，才知病起与时令的关系。观察寒热变化，就可得到病邪所在部位，然后进行针刺治疗，就是刺一万遍，也不会发生事故。能够知道用九针的原则，针刺的道理也就说尽了。

明于五输，徐疾所在①，屈伸出入②，皆有条理，言阴与阳，合于五❶行，五脏六腑，亦有所藏③，四时八风④，尽有阴阳，各得其位，合于明堂⑤，各处色部⑥，五脏六腑，察其所痛，左右上下⑦，知其寒温，何经所在，审皮肤❷之寒温滑涩⑧，知其所苦，膈有上下⑨，知其❸气所在。先得其道，稀❹而疏❺之⑩，稍深以留❻，故能徐入❼之。大热在上❽，推而下之⑪，从下上者，引而去之⑫，视前痛❾者，常先取之⑬。大寒在外，留而补之⑭，入于中者，从合泻之⑮。针所不为，灸之所宜⑯，上气不足，推而扬之⑰，下气不足，积而从之⑱，阴阳皆虚，火自当之⑲，厥而寒甚，骨廉陷下，寒过于膝，下陵三里，阴络所过，得之留止，寒入于中，推而行之⑳，经❿陷下者，火则当之，结络坚紧⓫，火所治之㉑。不知所苦㉒，两跻之下㉓，男阴女阳⓬㉔，良工所禁，针论毕矣。

【校】

❶ 五：日刻本、黄校本并作“阳”。

❷ 皮肤：《太素》卷十九《知官能》作“尺”。杨上善曰：“言能审候尺之皮肤。”

❸ 其:《太素》卷十九《知官能》无此字。

❹ 稀:《太素》卷十九《知官能》作“希”。按:《说文》无“希”字。席氏《读说文记》曰:“‘希’字当是古文‘稀’。”《甲乙》卷五第四作“布”。

❺ 疏:《甲乙》卷五第四作“涿”。刘衡如曰:“字书无‘涿’字,或是‘涿’字。”

❻ 留:《太素》卷十九《知官能》“留”下有“之”字。

❼ 入:《太素》卷十九《知官能》无此字。汪有诰曰:“‘入’字衍。”

❽ 在上:《甲乙》卷五第四“在上”下有‘者’字。

❾ 痛:张注本作“病”。按:《太素》作“病”,与张注本合。

❿ 经:周本作“结”。

⓫ 紧:黄校本作“下”。

⓬ 男阴女阳:《太素》卷十九《知官能》、《甲乙》卷五第四并作“男阳女阴”。

【注】

①明于五输徐疾所在:马莳曰:“五脏有井荥输经合之五腧,六腑有井荥输原经合之六腧。然六腑之原并于输,则皆可称为五腧也。徐疾者,针法也。”

②屈伸出入:杨上善曰:“行针之时,须屈须伸,针之入出条数,并具知之。”马莳曰:“屈伸出入者,经脉往来也。”

③五脏六腑亦有所藏:杨上善曰:“五脏藏五神,六腑藏五谷。”

④八风:东方婴儿风、南方大弱风、西方刚风、北方大刚风、东北方凶风、东南方弱风、西南方谋风、西北方折风。

⑤明堂:指鼻。

⑥各处色部:脏腑有病,其色必反应于面部之相应部位。《灵枢·五色》:“明堂骨高以起,平以直,五脏次于中央,六腑挟其两侧,首面上于阙庭,王宫在于下极……五色之见也,各出其色部。”

⑦左右上下:指面部左右上下所显现的颜色。

⑧审皮(尺)肤之寒温滑涩:《灵枢·论疾诊尺》:“尺肤滑,其淖泽者,风也;尺肤涩者,风痹也;尺肤热甚,脉盛躁者,病风也;尺肤寒,其脉小者,泄、少气。”

⑨膈有上下:杨上善曰:“谷入于胃,清气上肺,故在膈上;浊气留入胃中,在于膈下。”

⑩稀而疏之:张介宾曰:“稀而疏之,贵精少也。”

⑪大热在上推而下之:张介宾曰:“推而逐之,抑其高也。”

⑫从下上者引而去之：如病邪从下而上，则引而越之。

⑬常先取之：张介宾曰："先取其本也"。

⑭大寒在外留而补之：杨上善曰："寒在皮肤，留针使针下热。"

⑮入于中者从合泻之：杨上善曰："寒入骨髓，亦可留针使热泻出。"按："从合"犹言"随以"。"从"训"随"，见《诗·既醉》郑笺。"合"与"以"义可互训。"从合泻之"即"随以泻之"，与上"留而补之"，文正相对。马莳以"合"为合穴，似不合。

⑯灸之所宜：杨上善曰："脉之陷下，是灸所宜，不可针也。"

⑰上气不足推而扬之：杨上善曰："上气不足，谓膻中气少，可推补令盛。扬，盛也。"张介宾曰："推而扬之，引致其气，以补上也。"

⑱下气不足积而从之：杨上善曰："下气不足，谓肾间动气少者，可补气聚。积，聚也。从，顺也。"张介宾曰："积而从之，留针随气，以实下也。"

⑲火自当之：火，指灸言。"自"犹"则"也。

⑳推而行之：张介宾曰："寒留于络，而入于经，当用针推散而行之。"

㉑火所治之：张介宾曰："寒气凝聚，或陷于经，或结于络，皆当以火逐之。"

㉒不知所苦：张介宾曰："寒邪在肌肉血脉之间，有不痛不仁不知所苦者。"

㉓两跻之下：楼英曰："两跻之下，照海、申脉二穴。"

㉔男阴女阳：守山阁校本注云："原刻'阳阴'二字互讹，依《甲乙经》改。按八卷《脉度》论跻脉云'男子数其阳，女子数其阴，当数者为经，不当数者为络'。故结络坚紧，而以火所治之者，男子必取阴跻，女子必取阳跻。若误施之，是病在络，而反取其经，诛伐无过矣。"

【语译】

明白五输穴的徐疾手法所在，和经脉往来的屈伸出入，都有一定的条理。讲人体的阴阳，是和五行相合的。五脏六腑，分别有藏神藏谷的功能，四时八风的变化，全有阴阳的关系，人身的面部，也各有所属阴阳五行的部位，而会合在鼻部，并在各部显现出不同的色泽，可以测候五脏六腑的疾病。观察疼痛部位，结合面部左右上下所显现的颜色，就可知道疾病的属寒属温，在哪条经脉有病了。审察尺肤所表现的寒温滑涩，知道疾病属于哪种病苦，再诊察膈膜上下，可以知道病气所在。首先掌握经脉的通路，然后取穴，要少而精专，或深刺，或留针，因此使正气徐徐内入。病人上部出现大热，当用推而下之的针法；如病邪从下向上发展，就引病邪向下而排除之；同时注意病人以前的病史，应该先按以前情况取穴，以治其因。体表出现寒象的，在针刺时，采用留针而补之使热的针法；如寒邪深入于里，随即采用留针使泻的针法。凡针刺不适应的病，就用灸法较为适宜。对上气不足的病，当用“推而扬之”的针法；对下气不足的病，当采用“积而从之”的针法；若阴阳皆虚的病，可以采用灸法治疗。厥逆而寒象严重的，或骨侧的肌肉下陷，或寒冷过于两膝，都当在三里穴施灸。又如阴络所过之处，受了寒邪留滞在内，寒邪深入到了内脏，就当用“推而行之”的针法；经脉陷下的，就用艾灸治疗；络脉结而坚紧的，也当用艾灸治疗。如果病是不痛不仁，不感觉什么苦痛，就采用阳跻脉申脉、阴跻脉照海二穴治疗；如果男子误用阴跻，女子误用阳跻，这是高明针师所禁忌的。以上针法的主要理论讲得已详尽了。

用针之服①，必有法则②，上视天光，下司八正③，以辟奇邪，而观④百姓，审于虚实，无犯其邪。是得❶天之露⑤，遇岁之虚，救而不胜，反受其殃，故曰：必知天忌，乃言针意。法于往古，验于来今⑥，观于窈冥❷⑦，通于无穷，粗之所不见，良工之所贵，莫知其形，若神髣髴⑧。

【校】

❶得：《太素》卷十九《知官能》无此字。

❷窈冥：史崧《音释》云：“一本作‘冥冥’。”

【注】

①服：杨上善曰：“服，学习也。”王冰曰：“服，事也。”

②法则：王冰曰：“法，象也。则，准也，约也。”

③上视天光下司八正：杨上善曰：“学用针法，须上法日月星辰之光，下司八节正风之气。”按：司，犹察也，见《周礼·师氏》郑注。八正，指四立、二分、二至。

④观：《汉书·宣帝纪》颜注：“观，示也。”

⑤露：张介宾曰：“天之风雨不时者，皆谓之露。”

⑥法于往古验于来今：杨上善曰："法于往古圣人所行，逆取将来得失之验，亦检当今是非之状。"

⑦窈冥：王冰曰："窈冥，谓不可见者。"

⑧髣髴：仿佛。似有似无之意。慧琳《音义》卷七十四引《声类》："髣髴，见不审貌。"

【语译】

关于学习用针，一定要有法则。上要观察日月星辰之运行规律，下要了解八个节气之正常情况，为的是避免四时不正之气，而提示百姓知道，使他审察虚实，能够预防，不致为虚邪实邪侵袭。如天之风雨不时，或遇到时令不正，医工救护，不能掌握气候变化的情况，就反会使病情趋于危险，所以说必须知道天时的宜忌，然后才可谈到针法的意义。取法于古人的学术，用现实来检验，观察人体不可见的东西，通晓变化无穷的疾病。这些，是粗工所认识不到，而良工却认为是宝贵的。它之所以难知，是由于看不到形迹，它的神妙好像若有若无。

邪气之中人也，洒淅❶①动形。正邪②之中人也微，先见于色，不知于其❷身，若有若无，若亡若存，有❸形无形，莫知其情❹③。是故上工之取气，乃救其萌芽❺④；下工守其已成，因败其形。

【校】

❶洒淅：《太素》卷十九《知官能》作"洫泝"。

❷其：《太素》卷十九《知官能》无此字。按：本书《邪气脏腑病形》无"其"字。

❸有：《太素》卷十九《知官能》作"在"。按：本书《邪气脏腑病形》作"有"。

❹情：《太素》卷十九《知官能》作"精"。按：本书《邪气脏腑病形》作"情"。

❺芽：《太素》卷十九《知官能》、《素问·八正神明论》并作"牙"。

【注】

①洒淅：振寒貌。

②正邪：指劳动出汗后，感受之风邪。《素问·八正神明论》："正邪者，身形若用力，汗出腠理开，逢虚风，其中人也微。"

③情：犹"实"也。见《礼记·大学》郑注。

④萌芽：《汉书·霍光金日磾传》颜注："萌芽者，言始有端绪若草之始生。"杨上善曰："邪气初客，未病之病，名曰萌芽，上工知之。"马莳曰："上工论气不论形，所以预取其气，而早救其萌芽。"

【语译】

邪气侵入到人体后，便有寒栗怕冷的现象。正邪侵入到人体，略微先表现在气色方面，在身体上没有什么感觉，像有病又像无病，像病邪消失，又像病邪还留存，像有病形，又像无病形，不易知道真实的病情。所以高明的医生可以根据脉气的微小变化，治疗疾病于萌芽状态；低劣的医生在疾病形成后才进行治疗，会使病人的形体受到严重损害。

是故工之用针也，知气之所在，而守其门户[①]，明于调气，补泻所在[②]，徐疾之意，所取之处。泻必用圆[③]，切[④]而转❶之，其气乃行，疾而❷徐出，邪气乃出，伸而迎之，遥❸大其穴，气出乃疾。补必用方[⑤]，外引其皮，令当其门，左引其枢[⑥]，右推其肤，微旋而徐推之，必端以正，安以静，坚心无解，欲微以留，气下而疾出之，推其皮，盖其外门，真气乃存。用针之要，无忘其❹神[⑦]。

【校】

❶转：《太素》卷十九《知官能》作"传"。

❷而：《太素》卷十九《知官能》、《甲乙》卷五第四并作"入"。

❸遥：《太素》卷十九《知官能》、《甲乙》卷五第四并作"摇"。按："遥"与"摇"同，见《庄子·逍遥游》释文。

❹其：《太素》卷十九《知官能》、《甲乙》卷五第四并作"养"。

【注】

①而守其门户：门户，指孔穴。杨上善曰："谓知邪气处，气处于皮肤脉肉筋骨所在，守其空穴门户疗之。"

②明于调气补泻所在：杨上善曰："明于调气补泻处所，是处可补，是处可泻，不妄为之。"

③泻必用圆：杨上善曰："圆谓之规，法天而动，泻气者也。"

④切：张介宾曰："切，直迫病所也。"

⑤补必用方：杨上善曰："方谓之矩，法地而静，补气者也。泻必用方，补必用圆，彼出《素问》。此是《九卷》方圆之法，神明之中，调气变化不同故尔。"

⑥枢：杨上善曰："枢，谓针动也。"

⑦无忘其神：张志聪曰："用针之要，贵在得神，盖存己之神，以俟彼之神也。"

【语译】

所以医工的用针，应该知道脉气的运行所在，按照相应的孔穴治疗。同时明白调和气行的关键，什么应补，什么应泻，进针或快或慢，以及所当取用穴位等。泻法须用流利圆活的手法，直迫病所而转针，正气就可正常运行。进针快些，出针慢些，邪气就会随针散出，进针时，屈伸而迎其气之来，出针时，摇大针孔，就更促使邪气极快外出。补法须用端正从容的手法，外引皮肤，使正当其穴，左手引针，右手推针进入皮肤，轻微捻转，缓缓进针，针身一定端正，并且精神安静，心坚不懈地进行刺治，待气至以后，要略微留针，等到气已下流，就要急快出针，随即按压穴位的皮肤，扪住针孔，真气就内存不泄。用针的关键，别忘了得神。

雷公问于黄帝曰：针论曰：得其人乃传，非其人勿言。何以知其可传？黄帝曰：各得其人，任之其①能，故能明其事。雷公曰：愿闻官能②奈何？黄帝曰：明目者，可使视色❶③。聪耳者，可使听音④。捷❷疾辞语❸者⑤，可使传论语。徐而安静，手巧而心审谛⑥者，可使行针艾，理血气而调诸逆顺，察阴阳而兼诸方。缓节柔筋而心和调者，可使导引行气⑦。疾毒言语轻人者，可使唾痈呪❹病⑧。爪苦手毒，为事善伤❺者，可使按积抑[⑨]痹。各得其能，方乃可行，其名乃彰。不得其人，其功不成，其师无名。故曰：得其人乃言❻，非其人勿传❻，此之谓也。手毒[⑩]者，可❼使试按龟，置龟于器❽下而按其上，五十日而死矣；手甘❾[⑩]者，复生如故也。

【校】

❶ 色：《太素》卷十九《知官能》作“也”。按：作“色”是。“也”“色”形近致误。

❷ 捷：《太素》卷十九《知官能》作“接”。按：“捷”与“接”通，见《庄子·人间世》释文。

❸ 语：《太素》卷十九《知官能》作“给”。

❹ 呪：《太素》卷十九《知官能》作“祝”。按：“呪”与“祝”通。

❺ 伤：马注本、张注本“伤”下并有“人”字。

❻ 乃言　勿传：按：“言”“传”两字误倒，以上《针论》云云律之可证。

❼ 可：周本作“若”。

❽ 器：《太素》卷十九《知官能》“器”下有“之”字。

❾ 手甘：《太素》卷十九《知官能》作“甘手”。

【注】

①其：犹“以”也。

②官能：杨上善曰：“人受命于天，各不同性，性既不同，其所能亦异，量能用人，则所为必当。”闵士先曰：“官之为言司也，言各因其所能而分任之，以司其事，故曰官能。”

③明目者可使视色：杨上善曰：“视面部五行变色，知其善恶。”

④聪耳者可使听音：杨上善曰：“听病人五音，即知其吉凶。”

⑤捷疾辞给者：“捷疾”两字一义。《吕氏春秋·贵卒》高注：“捷，疾也。”杨上善曰：“其知接疾，其辨敏给，此可为物说道以悟人。”

⑥审谛：详尽仔细。《说文·釆部》：“宷，悉也。”“审”为“宷”之重文。“悉”有“详尽”之义。“审谛”二字同义复词。《说文·言部》：“谛，审也。”杨上善曰：“神清性明，故安静也。动合所宜，明手巧者，妙察机微，故审谛也。”

⑦缓节柔筋……导引行气：杨上善曰：“身则缓节柔筋，心则和性调顺。调柔之人，导引则筋骨易柔，行气则其气易和。”

⑧疾毒……唾痈呪病：按：“疾”与“嫉”同。《荀子·不苟》杨注：“疾犹

嫉也。”杨上善曰:“心嫉毒,言好轻人,有此二恶,物所畏之,故可使之唾祝。”

⑨抑:《广雅·释诂三》:“抑,治也。”

⑩手毒　手甘:喻手狠、手善。

【语译】

雷公问黄帝:《针论》所说“得其人乃传,非其人勿言”,怎样知道他是可以传授的人呢?黄帝说:传授学术,分别要得到适当的人才,教他可以胜任的工作,所以能够明达其事。雷公说:希望听一下怎样才能量材取用呢?黄帝说:目明的人,可以使他看色泽;耳聪的人,可以使他听声音;口齿流利,善于言辞的人,可以使他传达言论;语言徐缓安静,手巧,心又仔细,可以使他操作针灸,以疏通血气,调治一切逆顺反常病证,观察阴阳变化而兼有许多治疗方法;手缓筋柔,心性和顺的人,可以使他导引行气;嫉妒、刻薄,说话轻视人的人,可以使他做“唾痈呪病”的事;爪甲粗,手下狠,做事爱伤人的人,可以使他按揉积聚,治疗痹证。总之,使每个人各尽其能,各种治疗方法才可以推行,名声才可以显扬。如果传授的不得其人,不仅没有功效,其师也就没有名誉。所以说“得其人乃传,非其人勿言”,也就是这个意思。至于手毒的方法,可叫手狠的人试按乌龟,放乌龟于器具的下面,而在上按压,到五十天乌龟就死了;如果手善的,按压五十天而乌龟仍然照旧活着。

论疾诊尺第七十四

本篇论述诊尺肤的缓急、大小、滑涩及肌肉的坚脆，可以测候内脏盛衰和病变情况；另外观察眼的颜色，可以测候病在何经或预断死期远近；最后，论述了“四时之变，寒暑之胜”，其规律是“重阴必阳，重阳必阴”，并指出四季伏邪，可能发生的疾病。所以题曰“论疾诊尺”者，以本篇侧重论诊尺肤故也。

黄帝问于岐伯曰：余欲无❶视色持脉，独调❷其尺①，以言其病，从外知内，为之奈何？岐伯曰：审其尺之缓急、小大、滑涩，肉之坚脆②，而病形❸定矣。

【校】

❶欲无：《脉经》卷四第一作“每欲”。

❷调：据《太素》卷十五《尺诊》杨注应作“诊”。

❸形：《脉经》卷四第一“形”下有“变”字。

【注】

①独调其尺：马莳曰：“脉在内，肉在外，内外相应。故审其脉，验其肉，而病形自定也。愚谓诊人脉时，惟臂至尺泽可验，难以周身知之，故止以尺言也。”

②肉之坚脆：杨上善曰：“肉坚脆者，谓尺分中肉之坚脆也。”

【语译】

黄帝问岐伯：我想不要经过望色诊脉，仅是诊查尺肤的部位，就可以说明这病的原因，从外面能知道内在的变化，怎样才能够做到呢？岐伯说：审察尺肤的缓急、大小、滑涩和肌肉的坚实脆弱，什么病形就可以确定了。

视人之目窠❶①上微痈❷②，如新卧起伏，其颈脉动③，时咳❸④，按其手足上，窅❹而不起者⑤，风水肤胀❺也。

【校】

❶ 窠：《太素》卷十五《尺诊》作“果”。《脉经》卷八第八作“裹”。

❷ 痈：《脉经》卷八第八作“拥”。按：本书《水胀》作“肿”。

❸ 时咳：《脉经》卷八第八作“时时咳”。

❹ 窅：《脉经》卷八第八作“陷”。

❺ 肤胀：《脉经》卷八第八无此二字。丹波元简曰：“此一节，与诊尺之义不相干，疑是他篇错简。”

【注】

①目窠：杨上善曰：“目果，眼睑也。”

②痈：杨上善曰：“痈，微肿起也。”

③其颈脉动：杨上善曰：“颈脉，足阳明人迎也。动，不以手按之，见其动也。”

④时咳：孙鼎宜曰：“水邪侵肺使然。”

⑤窅（miǎo 渺）而不起者：是谓按手足部位，凹陷深，不能随手而起。杨上善曰：“窅，深也。不起者，手足肿，脉按之，久而不起，如按泥也。”

【语译】

看到病人的眼睑，略微浮肿，像刚睡起的样子，而且颈脉明显搏动，时作咳嗽，用手指按在病人手足上，被按的凹陷处，深而不能随手而起，这就是风水肤胀的症状。

尺肤滑❶其❷淖泽者①，风也。尺肉❸弱者❹，解㑊②，安卧脱肉③者，寒热❺，不治。尺肤滑而泽脂者，风也❻。尺肤涩者④，风痹也。尺肤粗如枯鱼之鳞者，水泆饮❼也。尺肤热甚，脉盛躁者，病温❽也，其脉盛而滑者，病❾且出也。尺肤寒，其❿脉小⓫者，泄、少气。尺肤炬⓬然，先热后寒者，寒热也。尺肤先寒，久大⑬之而热者，亦寒热⑭也。

【校】

❶ 滑：《太素》卷十五《尺诊》作“温”。《甲乙》卷四第二上作“温”。刘衡如谓均因形近而误。

❷ 其：《太素》卷十五《尺诊》、《甲乙》卷四第二上、《脉经》卷四第一并作“以”。

❸ 肉：《脉经》卷四第一作“内”。

❹ 者：此字是衍文，应据《脉经》删。

❺ 寒热：《甲乙》卷四第二上“寒热”下有“也”字。

❻ 尺肤滑而泽脂者风也：按：此与上文“尺肤滑其淖泽者风也”义同文复，疑衍。《甲乙》《脉经》并无此九字可证。

❼ 泆饮：《脉经》卷四第一“泆”作“淡”。按：“淡”即“痰”字。《华严经音义》下引《方言》骞师注：“淡字又作痰也。”据是，则“淡饮”即“痰饮”。后人不知“淡、痰”二字可通，而改“淡”为“泆”，强行作解，误矣。

❽ 病温：《太素》卷十五《尺诊》作“湿”。按：《素问·平人气象论》：“人一呼脉三动，一吸脉三动而躁，尺热曰病温。”其义与此同。《太素》作“湿”，形误。

❾ 病：《太素》卷十五《尺诊》、《脉经》卷四第一、《甲乙》卷四第二上并作“汗”。

❿ 其：《脉经》卷四第一、《甲乙》卷四第二上并作“甚”。“寒甚”断句。

⓫ 小：《甲乙》卷四第二上作“急”。

⓬ 炬：《太素》卷十五《尺诊》作“炬”。《脉经》卷四第一作“烜”。校语云：“《甲乙》作‘热炙人乎’。”按：《脉经》作“烜”是。《周礼·司烜氏》郑注：“烜，火也。”火，有热义，是谓扪尺肤则热也。又《脉经》校语所引《甲乙》“热炙”，今作“烧炙”。“烧”字不合。

⓭ 大：《太素》卷十五《尺诊》、《脉经》卷四第一、《甲乙》卷四第二上并作“持”。

⓮ 寒热：《太素》卷十五《尺诊》“寒热”下有“候者”二字。

【注】

①其淖泽者：其，犹“而”也。《太素》作“以”。“以”亦有“而”义。淖泽，谓柔润光泽。

②解㑊：身体倦怠。杨上善曰：“解㑊，懈惰也。”

③安卧脱肉：丹波元简曰："安卧脱肉，为阴阳亏败，乃寒热虚劳之候，故不治。"

④尺肤涩者：杨上善曰："尺肤涩者，内寒，故有风痹。"张介宾曰："尺肤涩者血少，血不能营，故为风痹。"

【语译】

尺肤滑而柔润光泽的，是风病。尺部的肌肉脆弱，身体倦怠，爱睡眠，肌肉削瘦的，是寒热虚劳之证，不易治愈。尺肤涩而无滑润之感的，是风痹。尺肤粗糙像干鱼鳞似的，是水湿和痰饮的病。尺肤很热，脉现盛大而躁动的，是温病；如脉虽盛而现滑利的，是汗将出的征象。尺肤很寒，脉现细小的，是泄利或气虚的病。尺肤热得像火，先热而后寒的，是寒热病；尺肤扪之先寒，久持之而逐转热的，也是寒热病。

肘所独热者，腰以上热①；手所独热者，腰以下热②。肘前③独热者，膺前热；肘后④独热者，肩❶背热。臂中⑤独热者，腰腹热；肘后粗❷以下三四寸热者❸，肠中有虫❹。掌中热者，腹❺中热；掌中寒者，腹中寒。鱼上❻白肉有青血脉者，胃中有寒。

【校】

❶肩：《太素》卷十五《尺诊》无此字。

❷粗：《甲乙》卷四第二上作"廉"。

❸热者：《太素》卷十五《尺诊》、《脉经》卷四第一无此二字。

❹肠中有虫：丹波元简曰："肘后粗以下三四寸，乃上文手所之地。后乃应背面，而云'肠中有虫'，则似与上文所指上下前后相乖错，可疑。"按：以上下文义例之，"虫"疑是"热"之误字。

❺腹：《太素》卷十五《尺诊》作"肠"。按："腹中热"与下"腹中寒"上下对文，且据杨注"主大腹小腹冷热"之说，仍以作"腹"为合。

❻上：《甲乙》卷四第一作"际"。

【注】

①肘所独热者腰以上热：杨上善曰："当肘皮肤独热者，即腰以上至头热也。"马莳曰："人之手自曲池已上为肘，肘在上，应腰以上。"

②手所独热者腰以下热：马莳曰："自曲池已下为臂，手臂在下，应腰已下。"

③肘前：杨上善曰："从肘向手为肘前。"

④肘后：杨上善曰："从肘向肩为肘后。"丹波元简曰："肘后独热者，肩背热。此乃与上文肘所独热者，腰以上热义同。"

⑤臂中：杨上善曰："从肘至腕中间为臂。"

【语译】

肘部皮肤单独发热的，主腰以上发热；手部单独发热的，主腰以下发热；肘的前方单独发热的，主胸前发热；肘的后方单独发热的，主肩背发热；臂中单独发热的，主腰腹有热；肘后廉以下三四寸发热的，主肠中有热；掌心发热的，主腹中有热；掌心发冷的，主腹中有寒。手鱼际白肉部有青色脉络的，主胃中有寒。

尺❶炬然热，人迎大者，当❷夺血。尺坚大❸，脉小甚❹，少气，悗有加❺，立死[①]。

【校】

❶ 尺:《甲乙》卷四第二上"尺"下有"肤"字。

❷ 当:《脉经》卷四第一作"尝"。

❸ 坚大:《脉经》卷四第一作"紧人迎"三字，"人迎"二字连下读。按：此当作尺肤紧，人迎脉小甚。"人迎小"与上"人迎大"对文。

❹ 甚:《脉经》卷四第一"甚"下有"则"字。

❺ 悗有加:《脉经》卷四第一作"色白有加者"。

【注】

①悗有加立死：丹波元简曰："此盖与'尺炬然热者'相反，阳绝之候。"

【语译】

尺肤灼手发热，人迎脉大的，主失血；尺肤紧，人迎脉很小的，就是气虚，如面色再现青白，会立即死亡。

目赤色❶者病在心，白❷在肺，青❷在肝，黄❷在脾，黑❷在肾。黄色不可名者[①]，病在胸中[②]。

【校】

❶ 赤色:《太素》卷十七、《脉经》卷五第四、《甲乙》卷十二第四并作“色赤”。

❷ 白:《甲乙》卷十二第四、《千金》卷六上第一“白”下并有“色者病”三字。下青、黄、黑同。

【注】

①黄色不可名者：杨上善曰：“恶黄之色，不可譬喻言之，言之，故不可名之也。”张志聪曰：“黄色不可名者，色黄而有黑白青赤之间色也。”

②胸中：张志聪曰：“胸中，膈中也。”

【语译】

眼睛赤红色的疾病在心经，发白色的疾病在肺经，发青色的疾病在肝经，发黄色的疾病在脾经，发黑色的疾病在肾经。发黄且兼杂其他颜色不可名状的，疾病在胸中。

诊目痛❶，赤脉从上下者，太阳病①；从下上者，阳明病②；从外走❷内者，少阳病③。

【校】

❶ 痛:《脉经》卷五第四作“病”。

❷ 走:《脉经》卷五第四作“入”。

【注】

①太阳病：张介宾曰：“足太阳经为目上网，故赤脉从上下者，为太阳病。”

②阳明病：张介宾曰：“足阳明经为目下网，故赤脉从上下者，为阳明病。”

③少阳病：张介宾曰：“足少阳经外行于锐眦之后，故从外走内者，为少阳病也。”

【语译】

诊察眼病，眼里有赤脉从上向下的，属于足太阳经的病；如眼里赤脉从下向上的，属于足阳明经的病；若眼里赤脉从外角走向内的，属于足少阳经的病。

诊寒热❶，赤脉上下至瞳子❷，见一脉一岁死，见一脉半一岁半死，见二脉二岁死，见二脉半二岁半死，见三脉三岁死。

【校】

❶ 寒热:《脉经》卷五第四“寒热”下有“瘰疬”二字。按:《脉经》是。本书《寒热》亦有“瘰疬”二字。《千金》卷二十三第一有治“寒热瘰疬”两方。

❷ 赤脉上下至瞳子:《脉经》卷五第四作“目中有赤脉，从上下至瞳子”。按:《太素》卷二十六《寒热瘰疬》、《甲乙》卷八第一上、《外台》第二十三“赤脉”下并有“从”字。“至”应从《太素》作“贯”。

【语译】

诊察寒热瘰疬的病，眼里有赤脉，从上下贯向瞳子的，见有一条赤脉，过了一年死；见有一条半赤脉，过了一年半死；见有两条赤脉，过了两年死；见有两条半赤脉，过了两年半死；见有三条赤脉，过了三年死。

诊龋[①]齿❶痛，按其阳❷之❸来，有过者独❹热[②]，在左左热，在右右热，在上上热，在下下热。

【校】

❶ 龋齿:《甲乙》卷十二第六“龋”下无“齿”字。

❷ 阳：下脱“明”字，应据《脉经》卷五第四、《甲乙》卷十二第六补。

❸ 之:《脉经》卷五第四“之”下有“脉”字。

❹ 独：孙鼎宜曰:“‘独’当作‘为’，字误。”

【注】

①龋:《释名·释疾病》:“龋，齿朽也，虫啮之齿缺朽也。”马莳曰:“齿痛曰龋。”

②有过者独热：手阳明经脉象太过，则大肠热；足阳明经脉象太过，则胃热。独，犹“为”也，见《古书虚字集释》卷六。孙鼎宜谓“独”是“为”的误字，似未必。

【语译】

诊察龋齿痛，可按手足阳明经的来路，如其经脉太过，就会有热，在左的左热；在右的右热；在上的上热；在下的下热。

诊血脉①者，多赤多热❶②，多青多痛③，多黑为久❷痹，多赤、多黑、多青皆见者，寒热❸④。

【校】

❶ 多赤多热：《太素》卷九《经脉皮部》作“多黄赤则热”。

❷ 久：《太素》卷九《经脉皮部》、《素问·皮部论》并无“久”字。

❸ 寒热：《病源》卷十二《黄疸候》“寒热”上有“必”字。“必”犹“则”也。

【注】

①血脉：指各部之络脉。

②多赤多热：杨上善曰：“络脉具有五色，然众络以色偏多者，候其别病。痺热在中，气溢皮肤，故络黄赤也。”

③多青多痛：杨上善曰：“邪客分肉之间，迫肉初痛，故络青也。”

④寒热：杨上善曰：“赤青为阳色，黑为阴色，二色俱见，当知所病有寒热也。”

【语译】

诊察络脉，多赤色的多热，多青色的多痛，多黑色的是久痹的病，如果多赤、多黑、多青三色都见的，就属于寒热相兼的病。

身痛而❶色微黄，齿垢黄，爪甲上黄，黄疸也，安卧，小便❷黄赤，脉小而涩者，不嗜食①。

【校】

❶ 而：《甲乙》卷十一第六、《脉经》卷五第四、《病源》卷十二并作“面”。

❷ 小便：《脉经》卷五第四作“少”。

【注】

①不嗜食：杨上善曰：“安卧，小便黄赤，脉小涩，脾病，故不嗜食也。”按：张介宾以此为阴疸。但细绎经义，似以面色微黄，齿垢黄，爪甲上黄为黄疸，故以“黄疸也”三字结束上文。“身痛”云云，应另系一病，杨说得之。

【语译】

身痛，面色略微黄些，齿垢黄，指甲上也出现黄色，这就是黄疸病。好安卧，小便颜色黄赤，脉小并且涩的，就会成为不嗜食的症状。

人病，其寸口之脉，与人迎之脉小大等❶及其❷浮沉等者，病难已也①。

【校】

❶ 等:《太素》卷十四《人迎脉口诊》、《脉经》卷一第十五并无此字。

❷ 其:《脉经》卷一第十五无此字。

【注】

①病难已也：杨上善曰："人病，寸口之脉，秋浮冬沉；人迎之脉，春小夏大，纵病易已。四时大小浮沉皆同，即四时脉乱，故难已也。"

【语译】

有病的人，他的寸口脉与人迎脉，其搏动力量小大，以及浮沉现象相等的，像这样，病是难以好的。

女子❶手少阴脉动甚者①，妊②子。

【校】

❶ 女子:《甲乙》卷十二第十"女子"上有"诊"字。

【注】

①手少阴脉动甚者：王冰曰："手少阴脉，谓掌后陷者中，当小指动而动手者也。动，谓动脉也。动脉者，大如豆，厥厥动摇也。"

②妊:《说文·女部》:"妊，孕也。"

【语译】

诊察女子的脉，如发现手少阴心脉动甚的，主怀孕的征象。

婴❶儿病，其头毛皆逆上者①，必❷死。耳间❸青脉起者，掣❹痛❺②。大便赤瓣❻③，飧泄④，脉小❼者❽，手足寒，难已；飧泄，脉少，手足温❾，泄❿易已。

【校】

❶ 婴:《脉经》卷九第九作"小"。

❷ 必:《甲乙》卷十二第十一无此字。

❸ 耳间:《甲乙》卷十二第十一"耳间"上有"婴儿"二字。

❹ 掣:《甲乙》卷十二第十一作“瘈”。

❺ 痛:《甲乙》卷十二第十一“痛”上有“腹”字。

❻ 赤瓣:《脉经》卷九第九作“赤青瓣”。《甲乙》卷十二第十一作“青瓣”。

❼ 小:《甲乙》卷十二第一作“大”。

❽ 者:按:“者”字误窜,该字应在“手足寒”下。

❾ 手足温:按:“温”下脱“者”字,应据《甲乙》补。上手足寒者,与此手足温者文正相对。

❿ 泄:周本作“亦”。《脉经》卷九第九、《甲乙》卷十二第十一并无“泄”字。

【注】

①其头毛皆逆上者:《千金》卷五上第三:“小儿发逆上,啼笑面暗,色不变,是痫候。”

②掣痛:丹波元简曰:“掣,瘈通。掣痛,谓掣疭。”

③大便赤瓣:丹波元简曰:“赤作青为是,盖小儿有便青乳瓣完出者,即青瓣也,此虚寒之候。”

④飧泄:杨上善曰:“饮食不消,为飧泄也。”

【语译】

婴儿有了病,如头发都向上逆的,一定死亡。若耳间有青脉隆起的,主筋肉抽搐,腹痛。若大便里,排出有青瓣的东西,消化不良,脉大,手足寒冷的,这就难以治愈;消化不良,脉小,但手足温暖的,那泄泻就容易治愈。

四时之变,寒暑之胜,重阴必阳,重阳必阴①,故阴主❶寒,阳主❶热,故寒甚则热,热甚则寒,故曰:寒生热,热生寒②,此阴阳之变也。故曰:冬伤③于寒,春生瘅热❷④;春伤于风,夏生后❸泄⑤肠澼❹;夏伤于暑,秋生痎疟⑥;秋伤于湿,冬生咳嗽⑦。是谓四时之序也。

【校】

❶ 主:统本、金陵本、日抄本并作“生”。

❷ 瘅热:《素问·阴阳应象大论》作“温病”。

❸ 后：马注本、张注本、黄校本并作“飧”。《太素》卷三十《四时之变》作“飧”，与马注本合。

❹ 肠澼：《素问·阴阳应象大论》无此二字。

【注】

①重阴必阳重阳必阴：杨上善曰：“日中阳陇，必降为阴；夜半阴极，必升为阳。”

②寒生热热生寒：杨上善曰：“十一月极寒，一阳爻生，即寒生热；五月一阴爻生，即热生寒。”

③伤：杨上善曰：“伤，过多也。”

④春生瘅热：杨上善曰：“人之冬月，受寒过多，至春必属瘅热之病，此为寒生热也。”

⑤春伤于风夏生后泄：王冰曰：“风中于表，则内应于肝，肝气乘脾，故飧泄。”

⑥夏伤于暑秋生痎疟：王冰曰：“夏暑已甚，秋热复壮，两热相攻，故为痎疟。痎，瘦也。”

⑦秋伤于湿冬生咳嗽：王冰曰：“秋湿既多，冬水复王，水湿相得，肺气又衰，故冬寒甚则为嗽。”

【语译】

四时气候的变化，寒暑的更胜，是阴过盛一定转变为阳，阳过盛一定转变为阴，由于阴主寒，阳主热，所以寒过甚就会变热，热过甚就会变寒，因此也可以说，寒极能生热，热极能生寒，这就是阴阳相对变化的道理。所以说，冬被寒气所伤，到春天就会发生温热的病。春被风气所伤，到夏天就会发生飧泄、痢疾。夏天被暑气所伤，到秋天就会发生疟疾。秋天被湿气所伤，到冬天就会发生咳嗽。这就是说由于四时气候变化因而生病的规律。

刺节真邪第七十五

本篇包括刺节、五邪、解结、推引、真邪四个部分，首先讨论了振埃、发蒙、去爪、彻衣、解惑等五节的病证，介绍了五节针法，以及对五邪的治疗原则与针刺方法；另外叙述解结，举出“治厥”“一经上实下虚而不通”的施治原则，指出推引有推而上之、引而下之、推而散之，三种不同的应用方法。最后对真气和邪气的区别，加以阐解。

黄帝问于岐伯曰：余闻刺有五节①奈何？岐伯曰：固有五节：一曰振埃②，二曰发蒙③，三曰去爪❶，四曰彻❷衣，五曰解惑。黄帝曰：夫子言五节，余未知其意。岐伯曰：振埃者，刺外经④，去阳病也。发蒙者，刺腑输⑤，去❸腑病也。去爪者，刺关节肢❹络⑥也。彻衣者，尽刺诸阳之奇输⑦也。解惑者，尽知调阴阳，补泻有余不足，相倾移也⑧。

【校】

❶ 爪：《甲乙》卷九第十一作“衣”。按：作“衣”，与下“彻衣”字复。“爪”疑当作“水”。“爪”“水”形近易误。《太素》杨注谓“水字错为爪字”。其说是。

❷ 彻：张注本作“撤”。

❸ 去：《甲乙》卷十二第五“去”上有“以”字。

❹ 肢：《太素》卷二十二《五节刺》作“之支”二字。

【注】

①刺有五节：刺法有五个简要标准。《左传·成公十八年》杜注：“节，省也。”《荀子·性恶》杨注：“节，准也。”

②振埃：马莳曰："振埃者，如振落尘埃也。"

③发蒙：张介宾曰："发蒙者，犹开发蒙瞶。"

④外经：杨上善曰："外经者，十二经脉入腑脏者，以为内经；行于四肢及皮肤者，以为外经也。"

⑤腑输：杨上善曰："六腑，三十六输，皆为腑输也。"

⑥关节肢络："肢"应从《太素》作"之支"。杨上善曰："关，四肢也，四关诸节，人身大节也。支络，孙络也。"

⑦奇输：杨上善曰："诸阳奇输，谓五十九刺，故曰尽也。"张志聪曰："奇输者，六腑之别络也。"

⑧相倾移也：阴阳补泻，不可拘执，故曰相互反复变化。《淮南子·原道训》高注："倾，复也"。《诗·雨无正》传："复，反也。"《文选·洛神赋》善注："移，变也。"

【语译】

黄帝问岐伯：我听说刺法有五节的说法，它是怎样的？岐伯说：是确有五节的，一叫作振埃，二叫作发蒙，三叫作去爪，四叫作彻衣，五叫作解惑。黄帝说：你所说的五节，我不知道它的意义。岐伯说：振埃的刺法，就是针刺四肢和皮肤的经穴，治疗阳病；发蒙的针法，就是针刺六腑的腧穴，治疗六腑的病；去爪的针法，就是针刺关节的支络；彻衣的刺法，就是针刺六腑的别络；解惑的针法，就是完全了解调和阴阳的作用，补不足，泻有余，相互反复变化。

黄帝曰：刺节言振埃，夫子乃言刺外经❶，去阳病，余不知其所谓也，愿卒闻之。岐伯曰：振埃者，阳气大逆，上❷满于胸中，愤❸䐜❹①肩息，大气逆上，喘喝坐伏②，病恶埃烟，䬪❺不得息，请言振埃，尚疾于振埃③。黄帝曰：善。取之何如？岐伯曰：取之天容④。黄帝曰：其咳上气，穷诎⑤胸痛者，取之奈何？岐伯曰：取之廉泉⑥。黄帝曰：取之有数乎？岐伯曰：取天容者，无过一里❻⑦，取廉泉者，血变而❼止。帝曰：善哉。

【校】

❶ 经:《甲乙》卷九第三引《九卷》“经”下有“而”字。

❷ 上:《太素》卷二十二《五节刺》无此字。

❸ 愤:《太素》卷二十二《五节刺》作“烦”。

❹ 瞋:张注本作“䐜”。按:《甲乙》作“䐜”，与张注本合。

❺ 恶埃烟饲:《甲乙》卷九第三作“咽噎”二字。按:《玉篇·食部》:饲，于结切，或噎字，食不下也。熊本、周本作“饲”，非是。

❻ 无过一里:《太素》卷二十二《五节刺》“一里”下有“而止”二字。《甲乙》卷九第三作“深无一里”。

❼ 而:《甲乙》卷九第三作“深无一寸”。

【注】

①愤瞋:“瞋”是“䐜”的误字。愤䐜，谓发胀。《淮南子·修务训》高注:“愤，发也。”

②喘喝坐伏:王冰曰:“喝，谓大呵出声也。”马莳曰:“为喘为喝，坐伏不常。”

③尚疾于振埃:“尚”有“当”义。杨上善曰:“刺之去病，疾于振埃，故曰振埃也。”

④天容:穴名，在耳下曲颊后。

⑤穷诎(qū 屈):杨上善曰:“穷诎，气不申也。”

⑥廉泉:穴名，在颔下结喉上中央舌本间。

⑦一里:杨上善曰:“一里，一寸也。”按:“里”训“寸”。考之字书，向无此义。周学海谓或“往”之讹，无据亦不可信，姑从杨说。

【语译】

黄帝说:刺节针法中所说的振埃，你说是刺外经，以治疗阳病，我不知所指的是什么，希望详尽地听一下。岐伯说:振埃的刺法，是治疗阳气大逆，积满胸中，发胀，耸肩呼吸，胸中之气逆上，或喘或喝，坐伏不安，感觉咽喉噎塞，呼吸困难。所谓振埃的命名，是比喻针刺捷效，比振落灰尘还要快。黄帝说:讲得好。应取什么穴位呢?岐伯说:当取天容穴。黄帝说:如果咳逆上气，气不舒畅，胸痛，应取什么穴位呢?岐伯说:当取廉泉穴。黄帝说:取用这两个穴，有一定常规吗?岐伯说:针刺天容穴，不要过了一寸，针刺廉泉穴，看到病人面部血色改变就止针。黄帝说：讲得好。

黄帝曰：刺节言发蒙，余不得其意。夫发蒙者，耳无所闻，目无所见。夫子乃言刺腑输，去腑病❶，何输❷使然？愿闻其故。岐伯曰：妙乎哉问也！此刺之大❸约[①]，针之极[②]也，神明之类也，口说书卷[③]，犹不能❹及也，请言发蒙耳❺，尚疾于发蒙也。黄帝曰：善。愿卒闻❻之。岐伯曰：刺此者，必于❼日中[④]，刺其听宫❽[⑤]，中[⑥]其眸子，声闻于耳❾[⑦]，此其输也。黄帝曰：善。何谓声闻于耳？岐伯曰：刺邪❿以手坚按其两鼻窍而⓫疾偃[⑧]，其声必应于针⓬也[⑨]。黄帝曰：善。此所谓弗见为之，而无目视，见而取之，神明相得者也。

【校】

❶ 去腑病：《太素》卷二十二《五节刺》无此三字。

❷ 输：《太素》卷二十二《五节刺》无此字。

❸ 大：《太素》卷二十二《五节刺》无此字。

❹ 能：《太素》卷二十二《五节刺》作“敢”。

❺ 请言发蒙耳：“耳”字是衍文。以上“请言振埃”律之可证。

❻ 卒闻：《太素》卷二十二《五节刺》作“手受”。

❼ 于：《甲乙》卷十二第五“于”下有“白”字，似系后人妄加。

❽ 听宫：《甲乙》卷十二第五作“耳听”。

❾ 耳：《甲乙》卷十二第五作“外”。

❿ 刺邪：《甲乙》卷十二第五作“已刺”。

⓫ 而：《甲乙》卷十二第五作“令”。

⓬ 于针：《甲乙》卷十二第五作“其中”。

【注】

①约：要点。《汉书·公孙弘传》颜注：“约，要也。”

②极：顶端。《文选·东京赋》薛注：“极，尽也。”

③口说书卷：陆懋修曰：“‘卷’与‘券’通，此谓口说而书之于券。”

④日中：杨上善曰：“日中正阳，故开耳目，取日中也。”

⑤刺其听宫：听宫，穴名，是手太阳小肠经、手少阳三焦经、足少阳胆经三经的会穴。杨上善曰："手太阳脉支者至目锐眦，却入耳中；手足少阳脉支者，从耳后，入耳中，出走耳前，至目锐眦。故此三脉，皆会耳目听宫。目中瞳子也。"

⑥中：孙鼎宜曰："中，犹应也。"

⑦声闻于耳：孙鼎宜曰："目病刺听宫，而其效应于眸子，抽针按其两鼻，而针下有声，故曰'声闻于耳也'。"

⑧疾偃："疾"与"急"同。《广雅·释言》："偃，仰也。"

⑨其声必应于针也：杨上善曰："针听宫时，按鼻仰卧者，感气合出于耳目，即耳通目明矣。"

【语译】

黄帝说：针刺针法中所说的发蒙，我得不到其中的意义。关于发蒙的作用，是治疗耳无所闻，目无所见的病变，你却说是刺腑腧，以治疗六腑的病，那是什么腧穴才会这样呢？希望听到其中的缘故。岐伯说：你问得妙极了。这是刺法中的要点，用针妙处的顶端，是属于神明一类的。口里说过，记之于卷，还是不能表达出来。所谓发蒙的命名，是比喻它的疗效，比启发蒙瞶还要快。黄帝说：讲得好，希望详尽地听一下。岐伯说：针刺这耳无所闻、目无所见的病，必须在中午的时候，刺听宫穴，使针感直应瞳子，还要使耳内听到作响的声音，这就是治疗本病的主要腧穴。黄帝说：讲得好，什么使耳内有声音可以听到呢？岐伯说：针已刺入后，就叫病人用手紧按两个鼻孔，而快仰卧，这样，必然有声音，应针而响的。黄帝说：讲得好，这真所谓没有看见怎样去做，眼看不到别的，但像看见经脉往来而去取穴操作，像这样的得心应手，真达到神明相得的程度了。

黄帝曰：刺节言去爪，夫子乃言刺关节肢❶络，愿卒闻之❷。岐伯曰：腰脊者，身之大关节也①。肢胫❸者，人之管❹以趋翔②也。茎垂❺③者，身中❻之机④，阴精❼之候，津液之道也。故饮食不节，喜怒不时，津液内溢❽，乃下留❾于

睾❿⑤，血⓫道不通，日大不休⑥，俯仰不便，趋翔不能，此⓬病荣⓭然⑦有水，不上不下⑧，铍⓮石⑨所取，形不可匿，常⓯不得蔽，故命曰去爪。帝曰：善。

【校】

❶ 肢:《太素》卷二十二《五节刺》、《甲乙》卷九第十一并作“之络”。

❷ 愿卒闻之:《甲乙》卷九第十一作“愿闻其详”。

❸ 肢胫:《太素》卷二十二《五节刺》、《甲乙》卷九第十一并作“股胻”。

❹ 管:《太素》卷二十二《五节刺》作“所”。

❺ 垂:《甲乙》卷九第十一作“睾”。

❻ 身中:《太素》卷二十二《五节刺》作“中身”。

❼ 精:《甲乙》卷九第十一作“津”。非是。

❽ 溢:《甲乙》卷九第十一作“流”。

❾ 留:《甲乙》卷九第十一作“溢”。

❿ 睾:《太素》卷二十二《五节刺》作“皋”。按:“睾”“皋”同。

⓫ 血:《太素》卷二十二《五节刺》、《甲乙》卷九第十一并作“水”。

⓬ 此：周本无此字。

⓭ 荣:《甲乙》卷九第十一作“荥”。

⓮ 铍:《太素》卷二十二《五节刺》、《甲乙》卷九第十一并作“�”。

⓯ 常:《甲乙》卷九第十一作“裳”。按:“常”与“裳”同。《说文・巾部》:“常，下裙也。”惠栋《读说文记》:“常古裳字。”

【注】

①身之大关节也：杨上善曰：“腰脊于手足关节为大，故曰大关节也。”

②趋翔:《大戴礼记・曾子事父母》王聘珍《解诂》:“趋，走也。翔，行而张拱也。”

③茎垂：指阴茎。

④身中之机：杨上善曰：“阴茎在腰，故中身。阴茎垂动，有造化，故曰机也。”

⑤乃下留于睾：杨上善曰：“言饮食多水，溢流入阴器囊中。”

⑥日大不休：杨上善曰：“水道既闭，日日长大也。”

⑦荣然：荣，应作“荥”。杨上善曰：“荥然，水聚也。”

⑧不上不下：杨上善曰：“不上者，上气不通；不下者，小便及气下不泄也。”

⑨铍石：铍，指铍针。石，即砭石。

【语译】

黄帝说：刺节针法中所说的去水，你说就是针刺关节之肢络，希望详尽地听一下。岐伯说：腰脊是人身较大的关节；下肢和足胫部，是人行走的器官；阴茎是身中的生育机能，有排出阴精的功能，也是津液输出的道路。所以饮食不节，喜怒不时，引起津液内溢，就会下流于阴囊里，因为水道不通，阴囊水肿日益增大不止，俯仰困难，行走不能。这种病，是由于有水蓄聚，上气不通，下又不能从小便排泄，可用铍针或砭石去水。阴囊水肿之形不能藏匿，下裳不能掩蔽，治疗这种病，主要在于泻水，因此名曰去水。黄帝说：讲得好。

黄帝曰：刺节言彻衣，夫子乃言尽刺诸阳之奇输，未有常处也，愿卒闻之。岐伯曰：是阳气有余而阴气不足，阴气不足则内热，阳气有余则外热，内❶热相搏，热于怀炭，外畏绵❷帛近❸，不可近身，又❹不可近席，腠理闭塞，则汗不出❺，舌焦唇槁，腊①干嗌燥，饮食不让②美恶。黄帝曰：善。取之奈何？岐伯曰：取之于其天府、大杼三痏，又刺中膂③，以去❻其热，补足手太阴以去其汗④，热去汗稀❼，疾于彻衣。黄帝曰：善。

【校】

❶内:《太素》卷二十二《五节刺》作“与”。《甲乙》卷七第一上作“雨”。

❷畏绵:《太素》卷二十二《五节刺》作“重丝”。

❸近:《甲乙》作“衣”，属下读，“衣”下有“热”字。姚文田谓“近”字误，而不明所以，殆未检《甲乙》。

❹又:《甲乙》卷七第一上作“身热”。

❺则汗不出:《太素》卷二十二《五节刺》作“不汗”。《甲乙》卷七第一上作“而不汗”。

❻去：周本、日刻本、马注本、张注本并作“出”。

❼稀:《太素》卷二十二《五节刺》作“希”。《甲乙》卷七第一上作“晞”。

【注】

①腊：干肉。《广雅·释器》："腊，脯也。"

②让：按："让，辞也"，见《楚辞·怀沙》王注。其义可推演为"辨"。

③中膂：杨上善曰："大杼内输，皆是足太阳脉气所发，泻阳气之要穴也。"孙鼎宜曰："按内输即中膂，一名脊内输。"

④补足手太阴以去其汗：杨上善曰："手太阴主气，足太阴主谷气，此二阴气不足，为阳所乘，阴气不泄，以为热病。故泻盛阳，补此二阴，阳去，二阴得实，阴气得通，流液，故汗出热去。"

【语译】

黄帝说：刺节针法中所说的彻衣，你说就是都刺在六腑的别络，是没有固定部位的。希望详尽地听一下。岐伯说：这是阳气有余，阴气不足的病，阴气不足，就会发生内热，阳气有余，就会发生外热，两热互相搏击，就感到比怀着炭火还要热。体外怕绵绸一类的东西，衣服不能贴身，身热不可接近草席。同时因为腠理闭塞，而不出汗，舌干唇槁，肌肉干，喉咙燥，内热盛极，饮食无味，分不出好坏来。黄帝说：讲得好。怎样取穴治疗呢？岐伯说：取手太阴的天府穴，足太阳的大杼穴，各刺三次，再针刺足太阳的中膂俞，以除其热，补足太阴脾经，手太阴肺经使其出汗，等到热去，汗渐少了，病也就痊愈，奏效比彻衣还要快。黄帝说：讲得好。

黄帝曰：刺节言解惑，夫子乃言尽知调❶阴阳，补泻有余不足，相倾移也，惑❷何以解之？岐伯曰：大风①在身，血脉❸偏虚，虚者不足，实者有余，轻重不得，倾侧宛伏②，不知东西，不知❹南北，乍上乍下，乍反乍复，颠倒③无常，甚于迷惑④。黄帝曰：善。取之奈何？岐伯曰：泻其有余，补其不足，阴阳平复⑤，用针若此，疾于解惑。黄帝曰：善。请藏之灵兰之室⑥，不敢妄出也。

【校】

❶调：《甲乙》卷十第二下"调"下有"诸"字。

❷ 惑:《甲乙》卷十第二下无此字。

❸ 血脉：按：疑当作“血气”。《病源》卷一《风偏枯候》:“风偏枯者，由血气偏虚。”《风半身不遂候》:“半身不随者，血气偏虚。”《柔风候》:“血气俱虚，风邪并入。”并可证。

❹ 不知:《太素》卷二十二《五节刺》“不知”上有“又”字。

【注】

①大风：杨上善曰：“大风，谓是痱风等病也。”

②倾侧宛伏：杨上善曰：“手足及身不能倾侧也。宛，谓宛转也。”按:《千金》卷八第一：“心中风者，其人但得偃卧，不得倾侧。”其说可与杨注互证。

③颠倒：指起止言。《千金》卷八第二“大续命散，主头眩不能自举，起止颠倒”是也。

④迷惑：杨上善曰：“志昏性失也。”

⑤阴阳平复：平复，谓平调如旧。《素问·调经论》王注：“平，谓平调也。”《疟论》王注：“复，谓复旧也。”杨上善曰：“尽知阴阳虚实，行于补泻使和也。”

⑥灵兰之室：黄帝藏书之室。

【语译】

黄帝说：刺节针法中所说的解惑，你说就是完全了解调和阴阳的作用，补不足，泻有余，使虚实相互改变，这样的病理现象，怎么才可以了解呢？岐伯说：人身中了大风，血气就要偏虚，属虚的必正气不足，属实的就邪盛有余，因而四肢轻重不能相称，身体倾斜，宛转俯伏，不知东西南北，病证忽上忽下，忽轻忽重，起止不定，比一般神志迷惑还要重些。黄帝说：讲得好，怎样取穴治疗呢？岐伯说：泻其有余，补其不足，使阴阳平调如常，像运用针法这样，很快就将疑惑解除了。黄帝说：讲得好，让我把这些理论藏在灵兰之室，不敢轻易泄露出去。

黄帝曰：余闻刺有五邪，何谓五邪？岐伯曰：病有持❶痈①者，有容❷大者，有狭❸小者，有热者，有寒者，是谓五邪。黄帝曰：刺五邪奈何？岐伯曰：几刺五邪之方，不过五章②，瘅③热消灭，肿聚散亡，寒痹益温，小者益阳④，大⑤者必去，请道其方。

【校】

❶ 持:《太素》卷二十二《五邪刺》作“时”。

❷ 容:《甲乙》卷五第五无此字。

❸ 狭:《甲乙》卷五第五无此字。

【注】

①持痈：按:“持”《太素》作“时”。“持”从寺声，与“时”同音。“时”犹“是”也。

②章：条目。《周髀算经》下赵注:“章，条也。”

③瘅：杨上善曰:“瘅，热病也。”

④小者益阳：小，指虚言。孙鼎宜曰:“阳犹壮也。”

⑤大：指实言。

【语译】

黄帝说：我听说有刺五邪的针法，什么叫作五邪？岐伯说：病有是臃肿的，有属实的，有属虚的，有属热的，有属寒的，这就叫作五邪。黄帝说：刺治五邪的病是怎样的？岐伯说：一般针刺五邪的方法，不过五条，瘅热的病证应该消灭热邪；肿和积聚的病应该消散；寒痹的病应该益气温通；虚邪的病应该益其阳气；实邪的病应该排除邪气。让我再说明它的方法。

凡刺痈邪，无迎陇①，易俗移性②不得脓，脆❶道更行③，去❷其乡④，不安❸处，所❹乃散亡。诸阴阳过❺痈❻者，取之其输泻之⑤。

【校】

❶ 脆:《太素》卷二十二《五邪刺》作“诡”。《甲乙》卷五第二作“越”。

❷ 去:《太素》卷二十二《五邪刺》“去”上有“行”字。

❸ 不安:《太素》卷二十二《五邪刺》“不安”下有“其”字。

❹ 所：按：疑当作“邪”，“所”“邪”形近致误。杨注作“病”字。

❺ 过:《甲乙》卷五第二校语作“遇”。

❻ 痈:《太素》卷二十二《五邪刺》“痈”下有“所”字。

【注】

①无迎陇：杨上善曰："陇，大盛也。痈之大盛将有脓，不可迎而泻之也。"

②易俗移性：杨上善曰："易其常行法度之俗，移其先有寒温之性。"马莳曰："如易风俗，如移性情相似，须缓以待之。"

③脆道更行：按："脆"应从《太素》作"诡"。《淮南子·说林训》高注："诡，不同也。"此承上言，如不得脓，须易不同之道更刺。杨注所谓"更量脓之所在，上下正傍，以得为限"是也。

④去其乡：离开固定部位。《文选·洛神赋》善注："乡犹方也。"

⑤诸阴阳过痈者，取之其输泻之：马莳曰："凡诸阴阳经之有病生痈者，取其本经之输穴以泻之，如手太阴输穴太渊之类。"

【语译】

凡是针刺痈邪，不能迎着痈邪盛势轻用泻法，应该和缓得像改变风俗转移性情一样的耐心施治。如果不得脓，就应改换不同的方法去进行针刺，脱离固定部位，不可留在一定处所，这样，病邪就会消失。主要是在各条阴经阳经经过的痈毒部位，取用它的本经输穴以泻之。

凡刺大邪①日❶以小②，泄夺❷其有余，乃益虚③。剽❸其通❹④，针❺其邪，肌肉亲⑤，视之毋有反其真⑥。刺诸阳分肉❻间。

【校】

❶日：《甲乙》卷五第二作"曰"。下"日以大"，《太素》《甲乙》并作"曰以大"。但《太素》于此处作"日"，亦误。

❷夺：按："夺"字衍。"夺"乃"泄"字旁注，误入正文。"泄其有余"与下"刺小邪"之"补其不足"相对。

❸剽：《太素》卷二十二《五邪刺》作"慓"。《甲乙》卷五第二作"摽"。

❹通：《太素》卷二十二《五邪刺》作"道"。

❺针：《太素》卷二十二《五邪刺》"针"下有"干"字。

❻分肉：《甲乙》卷五第二"分肉"下有"之"字。

【注】

①大邪：实邪。

②日以小：按："日"为"曰"之误字。"曰"犹"是"也。"以"犹"使"也。《楚辞·九章》王注："使一作以。"曰以小，犹云是使实邪减小。《尔雅·释木》释文："小，少也。"

③益虚：杨上善曰："益虚，取和也。"

④剽其通：谓急于疏通病邪。《汉书·地理志》颜注："剽，急也。""其"犹"于"也。

⑤肌肉亲：杨上善曰："亲，附也。以针干邪，使邪气得去，肌肉相附也。"

⑥视之毋有反其真：杨上善曰："视邪气无有，反其真气乃止也。"

【语译】

凡是针刺实邪，是使实邪减小。泻其有余，就可由亢进变为平和。在进行针刺时，要急于疏通病邪，刺中病邪的所在，使肌肉相附，观察邪气已经排除，真气恢复乃止针。所应注意的，因实邪多在三阳，当以针刺诸阳经的分肉为主。

凡刺小邪①，日以大②，补其❶不足乃无害，视其所在迎之界③，远近尽至，其❷不得外④，侵而行之乃自费❸⑤。刺分肉间❹。

【校】

❶其：周本无此字。

❷其：《甲乙》卷五第二无此字。

❸费：《甲乙》卷五第二作"贵"。按：作"贵"非是。《甲乙》校语："一作费。"

❹分肉间：《太素》卷二十二《五邪刺》、《甲乙》卷五第二"分肉"下并有"之"字。

【注】

①小邪：虚邪。

②大：充实。《孟子·尽心下》："充实而有光辉之谓大。"

③界：杨上善曰："界，畔际也。"

④远近尽至其不得外：杨上善曰："视虚实畔界，量真气远近，须引至虚中，令实不得外而不至也。"

⑤侵而行之乃自费：杨上善曰："侵，过也。补须实，知即止，补过即损正

气。费，损也。”

【语译】

凡是针刺虚邪，是使正气充实。补其不足，虚邪就会不至为害。补的方法是观察虚的所在部位，迎着气行的界域，使远近的经气尽至。如果补法用得太过就会有损，当针刺分肉之间。

凡刺热邪，越而苍❶①，出游不归乃无病②，为开通❷辟门户，使邪得出病乃已。

【校】

❶ 苍：《太素》卷二十二《五邪刺》、《甲乙》卷五第二并作“沧”。

❷ 通：马注本、张注本并无“通”字。《太素》卷二十二《五邪刺》、《甲乙》卷五第二并作“道乎”二字。

【注】

①越而苍：按：“苍”应从《太素》作“沧”。“越”与“曰”通。“而”“以”义同。“曰以沧”与下“曰以温”相对。《说文·水部》：“沧，寒也。”

②出游不归乃无病：杨上善曰：“热气不归，病则愈也。”张介宾曰：“出游，行散也。归，还也。凡刺热邪者，贵于速散，散而不复，乃无病矣。”

【语译】

凡是针刺热邪，是使热邪由热转凉，邪被疏散后，不再发热，就可以没有病。在施术时，当开辟针孔，使热邪得以排出，病就可以痊愈。

凡刺寒邪，日以温①，徐往徐来❶致其神②，门户已闭气不分③，虚实得调其❷气存也。

【校】

❶ 徐来：《太素》卷二十二《五邪刺》、《甲乙》卷五第二并作“疾去”。

❷ 其：《太素》卷二十二《五邪刺》、《甲乙》卷五第二并作“真”。

【注】

①温：张介宾曰：“温者，温其正气也。”

②徐往徐来致其神：按：“徐来”应从《太素》作“疾去”。杨上善曰：“徐往而入，得温气已去；疾而出针，以致神气为意也。”

③分：分散。《列子·黄帝》张注："分，犹散。"

【语译】

凡是针刺寒邪，是使人气温和，用针应该徐往疾去，以导致其神。出针后，针孔已闭，气不分散，虚实得以调和，真气也就可内存而固密了。

黄帝曰：官针[①]奈何？岐伯曰：刺痈者用铍针[②]，刺大者用锋针[②]，刺小者用圆利针[②]，刺热者用镵针[②]，刺寒者用毫针[②]也。

【注】

①官针：用针。

②铍针　锋针　圆利针　镵针　毫针：马莳曰："此承上文而言刺五邪之针各有所宜用也。《九针论》'五曰铍针，主大痈脓，两热争者也'。故此曰'刺痈者用铍针'。又'四曰锋针，主痈热出气'。故此曰'刺大者用锋针'。又'六曰圆利针，主取远痹者也'。故此曰'刺小者用圆利针'。'一曰镵针，主热在头身'。故此曰'刺热者用镵针'。又'七曰毫针，主寒热，痛痹在络'。故此曰'刺寒者用毫针'。"

【语译】

黄帝说：针刺五邪，怎样选用针具呢？岐伯说：刺痈邪的病当用铍针；刺实邪的病当用锋针；刺虚邪的病当用圆利针；刺热邪的病当用镵针；刺寒邪的病当用毫针。

请言解论❶，与天地相应，与❷四时相副[①]，人参天地，故可为解[②]。下有渐洳[③]，上生苇蒲[④]，此所以知形气之多少也[⑤]。阴阳者，寒暑也，热则滋雨❸而在上，根荄❹少汁。人气在外，皮肤缓[⑥]，腠理开，血气减❺，汁❻大泄，皮❼淖泽[⑦]。寒则地冻水冰，人气在中，皮肤致，腠理闭，汗不出，血气强，肉坚涩。当是之时，善行水者，不能往冰[⑧]；善穿地者，不能

凿冻；善用针者，亦不能取四厥❽；血❾脉凝结，坚搏⑨不往来者，亦未可即柔⑩。故行水者，必待天温冰释冻解❿，而⓫水可行，地可穿也。人脉犹是也，治厥者，必先熨⓬调和其经⑪，掌与腋、肘与脚、项与脊以调之⓭，火气⓮已通，血脉乃行⑫，然后视其病，脉淖泽者⑬刺而平之，坚紧者⑭，破而散⓯之，气下乃止，此所谓⓰以解结⑮者也。

【校】

❶解论：《灵枢评文》“论”作“谕”。注云：“解谕，譬喻也。原作‘解论’非。”按：“论”似应作“结”。下文“此所谓以解结者也”，前后文正相应。

❷与：《太素》卷二十二《五邪刺》、《甲乙》卷七第三并无此字。

❸雨：《太素》卷二十二《五邪刺》无此字。

❹荄：《甲乙》卷七第三作“茎”。校语云：“《灵枢》作‘荄’。”按：作“茎”误。“根荄”双声见纽。木株曰根，草根曰荄。见《说文·木部》《艸部》。

❺血气减：《太素》卷二十二《五邪刺》“减”作“泄”。《甲乙》卷七第三作“盛”。按“血气减”三字误窜，应乙在“汗大泄”后。此“腠理开，汗大泄”，下“腠理闭，汗不出”，文法井然。

❻汁：藏本、统本并作“汗”。按：《太素》《甲乙》并作“汗”，与藏本合。

❼皮：《太素》卷二十二《五邪刺》作“肉”。按：作“肉”是，与下“肉坚涩”文相对。

❽厥：《甲乙》卷七第三作“逆”。

❾血：周本作“脉”，属上读。

❿冻解：《甲乙》卷七第三“冻解”上有“穿地者必待”五字。

⓫而：下脱“后”字，应据《甲乙》卷七第三补。

⓬熨：《甲乙》卷七第三“熨”下有“火以”二字。

⓭之：《甲乙》作“其气”。

⓮火气：《甲乙》卷七第三作“大道”。按：“火气”承上“先熨”而言。《甲乙》作“大道”似皇甫有意而改，但未必是。

⓯散：《甲乙》卷七第三作“决”。

⓰谓：《太素》无此字。

【注】

①副：副合。《说文·刀部》“副”字段注：“凡分而合者，皆谓之副。”

②故可为解：杨上善曰："人法天地，故可为解。人应天地之数，故请言之。"

③渐洳：按：有"浸湿"之义，见《汉书·东方朔传》颜注。

④苇蒲：《荀子·不苟》杨注："蒲苇所以为席，可卷者也。"

⑤此所以知形气之多少也：杨上善曰："见苇蒲之茂悴，知渐洳之多少；观人形之强弱，识血气之盛衰。"

⑥缓：柔和。《岁露论》："皮肤纵。""纵""缓"义通。

⑦淖泽：王冰曰："淖，湿也。泽，润液也。谓微湿润也。"

⑧不能往冰：杨上善曰："水之性流，故谓之往。言水可往，而冰不可流。"

⑨抟：《管子·内业》尹注："抟，结聚也。"

⑩柔：孙鼎宜曰："柔读为'揉'，谓按摩术也。"

⑪必先熨调和其经：杨上善曰："冬月用针者，须姜椒桂酒之中，熨令经脉淖泽调适，然后可行针。"

⑫火气已通，血脉乃行：张介宾曰："凡掌腋肘脚项脊之间，皆溪大节之交会，故当熨之温之，则火气通而血脉行。"

⑬脉淖泽者：张介宾曰："淖泽者，卫气浮也。"

⑭坚紧者：张介宾曰："坚紧者，邪气实也。"

⑮解结：张介宾曰："结者，邪之所聚，刺去其邪，即解结之谓也。"

【语译】

让我再谈谈解结的理论吧！它和天地相适应，又和四时相副合，由于人体与天地相配合，所以可用来说明什么是解结。例如下有湿润的地方，上面生长蒲苇，从蒲苇的茂悴，想见水泽面积的多少，因此，从人体外形的强弱，也就可知道血气的多少了。至于阴阳变化，就是比喻四时的寒暑，炎热蒸发于上，草木的根荄，缺少水分，人的体气受了熏蒸，皮肤弛缓，腠理开发，汗液大泄，血气衰减，皮肤有湿润的现象。在寒冷的气候中，地冻水冰，人的阳气沉伏于内，皮肤致密，腠理闭塞，汗不出，血气强，肌肉坚涩。在这严寒的时候，善于航行的人，不能在冰上行舟，善于穿地的人，也不能凿开冻的地层。由此可知善于用针的人，也不能取四肢厥逆的脉，脉如因寒凝结，坚聚不能往来流畅的，也未可就加以按摩。所以航行的人，一定等待气候温和，冰消冻解，才开始行舟；在解冻以后，才能穿地。人体的经脉也和这种情况一样，治疗厥逆，一定先用熨法，调和经脉，在两掌、两腋、两肘、两脚及项和背脊等关节交会之处，施行熨灸，温热之气到达，血脉就恢复运行，然后再观察他的病情，如脉过于滑润的，就针刺使其平复；如脉现坚紧的，就针刺以破散瘀滞，待厥逆之气下行，就可止针。像这样，就是解结的方法。

用针之类[①]，在于调气[②]，气积于胃，以通营卫[③]，各行其道。宗气留于海❶，其下者注于气街[④]，其上者❷走❸于息道[⑤]。故厥在于❹足[⑥]，宗气不下，脉中之血，凝而留止❺，弗之火调[⑦]，弗能取之❻。

【校】

❶ 留于海：马注本“留”作“流”。《甲乙》卷七第三作“留积在海”。

❷ 其上者：《甲乙》卷七第三作“上行者”。

❸ 走：《甲乙》卷七第三作“注”。

❹ 于：衍文，应据《甲乙》删。

❺ 凝而留止：《太素》卷二十二《五邪刺》作“涘而止”。

❻ 弗能取之：《甲乙》卷七第三作“针弗能取”。

【注】

①类：法则。《广雅·释诂一》：“类，法也。”

②在于调气：杨上善曰：“气之不调则病，故疗病者在于调气也。”

③以通营卫：杨上善曰：“卫气起于胃之外口，营气起于胃之内口，营行脉中，卫行脉外。今用针调于胃气，通于营卫，使各行其道。”

④宗气……注于气街：杨上善曰：“谷入于胃，其气清者，上注于肺，浊者下流于胃，胃之气，上出于口，以为噫气。肺之宗气，留积气海，乃胸间动气也，动气下者，注于气街，生肺脉者也。”

⑤其上者走于息道：杨上善曰：“肺之清气，积于海者，走于息道，以为呼吸也。”

⑥厥在于足：杨上善曰：“厥，谓逆冷。胸之动气，不循脉行，下至于足。”

⑦弗之火调：按：“之”与“以”义通。“以”有“用”义。《太素》杨注所谓“冬不用火调”是也。

【语译】

用针的法则，主要是在于调气。水谷精气，积聚在于胃中，以交通营卫，使之各循其道运行周身。宗气留积在胸中的气海，它下行就流注到气冲穴，它上行就走向呼吸道里。所以足部发生厥冷现象，是由于宗气不能循经下行，因而脉中的血液，凝滞留止，如果不先用温熨调和血行，就不能够进行针刺。

用针者，必先察其经络之实虚，切而❶循之，按而弹之，视其应❷动者①，乃后取之❸而下之。六经调者②，谓之不病，虽病，谓之❹自已也。一经上实下虚而不通者，此必有横络盛加于大经③，令之不通，视而泻之❺，此所谓解结❻也。

【校】

❶ 而:《太素》卷二十二《五邪刺》作“如”。

❷ 应:《太素》卷二十二《五邪刺》作“变”。

❸ 之：衍文，应据《太素》《甲乙》删。

❹ 之：日刻本无此字。按:《类经》卷二十一第三十五无“之”字，与日刻本合。

❺ 视而泻之:《甲乙》卷七第三下有“通而决之”四字。

❻ 解结:《太素》卷二十二《五邪刺》、《甲乙》卷七第三“解结”下并有“者”字。

【注】

①其应动者：张介宾曰：“视其气之应手而动者，其微其甚，则虚实可知，然后用法取之，而气自下矣。”

②六经调者：杨上善曰：“三阳三阴，六经相得，不可有病。”

③此必有横络盛加于大经：杨上善曰：“大经随身上下，故为纵也；络脉旁引，故为横也。正经上实下虚者，必是横络受邪，盛加大经，以为病者。”按：盛加，谓多加。《广雅·释诂三》：“盛，多也。”

【语译】

用针治疗，一定首先仔细察看经络的虚实，循模按切，揉按皮肤，弹动穴位，观察变动情况，然后取适当穴位，针刺以去其病。如果手足六经脉气调和，就可说是没有病的征象，即使有些小病，也可以说是能够自愈的。若在某一经脉，出现上实下虚而不通的现象，这必是横络受邪，多加于正经之中，使其壅滞不通。看透了，而施用泻法，这就是所谓解结的方法。

上寒下热[1]，先刺其项太阳，久留之[2]，已刺❶则❷熨项与肩胛，令热下合❸乃止[3]，此❹所谓推而上之者也。

【校】

❶ 刺:《太素》卷二十二《五邪刺》无此字。

❷ 则:《甲乙》卷七第三"则"下有"火"字。

❸ 合:《千金》卷十四第五作"冷"。

❹ 此:《太素》卷二十二《五邪刺》、《甲乙》卷七第三、《千金》卷十四第五并无此字。

【注】

①上寒下热：杨上善曰："上寒，腰以上寒，下热，腰以下热。"张介宾曰："上寒下热者，阳虚于上，而实于下也。"

②久留之：杨上善曰："久留针者，推别热而使上也。"

③令热下合乃止：杨上善曰："热既聚于肩项，须令合之，故熨使下也。"张介宾曰："温熨肩项之间，候其气至，上热与下相合，乃止其针。"

【语译】

腰以上寒，腰以下热，应该首先针刺项间足太阳穴位，并做较长时间的留针，针刺后，就在项与肩胛部施行温熨，使热气向下相合才可止针，这所谓推热而使之上的针法。

上热下寒，视其虚脉而陷之❶于经络者取之，气下乃止，此❷所谓引而下之[1]者也。

【校】

❶ 之:《太素》卷二十二《五邪刺》、《甲乙》卷七第三、《千金》卷十四第五并作"下"。

❷ 此:《甲乙》卷七第三、《千金》卷十四第五无此字。

【注】

①引而下之：杨上善曰："腰以上热，腰以下冷，视腰以下有虚脉陷于余经及络者，久留针使气下乃止，故曰引而下之者也。"

【语译】

腰以上热，腰以下寒，当观察哪一条虚脉陷于经络，取适当穴位治疗，阳气下达乃止。这所谓引热下行的针法。

大热遍身，狂而妄见、妄闻、妄言，视足阳明及大络取之①，虚者补之，血而❶实者泻之，因其❷偃卧，居其头前，以两手四指挟按❸颈动脉，久持之，卷而切推❹，下至缺盆中，而复止❺如前，热去乃止，此❻所谓推而散之者也。

【校】

❶ 而：《甲乙》卷七第三作"如"。

❷ 其：《太素》卷二十二《五邪刺》、《甲乙》卷七第三并作"令"。

❸ 挟按：《甲乙》卷七第二作"按其"。

❹ 切推：周本"切"下有"之"字。马注本无"推"字。按：周本是。"推"字属下读。《甲乙》作"卷而切推之"。

❺ 止：《太素》卷二十二《五邪刺》作"上"。

❻ 此：周本无此字。

【注】

①视足阳明及大络取之：杨上善曰："足阳明主气，其气强盛，狂妄见闻及妄言，多因此脉，故取阳明正经及络以去之也。"

【语译】

周身高热，热极发狂而妄见、妄闻、妄言，观察足阳明胃经的正经和络脉而取穴治疗，如看阳明经络属虚的，就用补法；如有瘀血而属实的，就用泻法。另外使病人仰卧，医者居其头部的前面，用两手的拇指示指夹按病人的颈部人迎动脉，做较长时间夹按，再屈指切按，从上下推到缺盆之中，再重复从上下推连续进行，一直待热去才止，这就是所谓推而散之的方法。

黄帝曰：有❶一脉生数十❷病者①，或痛，或痈，或热，或寒，或痒，或痹，或不仁，变化无穷❸，其故何也？岐伯曰：此皆邪气之所生也。黄帝曰：余闻气者❹，有真气②，有正气，有邪气，何谓真气❺？岐伯曰：真气者，所受于天，与谷气并而充身也❻。正气者，正风也，从一方来，非实风，又❼非虚风也。邪气者❽，虚风之贼伤人也，其中人也深，不能❾自去。正风者，其中人也浅，合❿而自去，其气来⓫柔弱，不能胜⓬真气，故自去。

【校】

❶有：《甲乙》卷十第一下"有"上有"或"字。

❷数十：《灵枢略·六气论》作"十余"。

❸变化无穷：《甲乙》卷十第一下作"变化无有穷时"。

❹气者：《灵枢略·六气论》无此二字。

❺何谓真气：《甲乙》卷十第一下作"何谓也"。按：《甲乙》是。下"真气者""正气者""邪气者"即分承"何谓也"。如作"何谓真气"，则下需增"何谓正气""何谓邪气"方合。

❻充身也：马注本、张注本"身"下并有"者"字。按：《甲乙》有"者"字，与马张注本合。

❼非实风又：《甲乙》卷十第一下无此四字。守山阁校本注云："按《九宫八风》篇云'风从其所居之乡来为实风，主生，长养万物'。则实风之即正风明矣。故依《甲乙》删去'非实风又'四字。"

❽邪气者：《甲乙》卷十第一下"邪气者"下有"虚风也"三字。

❾能：《甲乙》卷十第一下作"得"。

❿合：《甲乙》卷十第一下无此字。

⓫来：《甲乙》卷十第一下、《灵枢略》并无此字。

⓬胜：《甲乙》卷十第一下作"伤"。

【注】

①有一脉生数十病者：杨上善曰："上经十二经脉，生病各异。此言一脉生数十种病，变化无穷者，十二经生病非无有异。至于变化，亦不可穷，故欲取者，甚须审察，不可轻然以定是非也。"张介宾曰："一脉，犹言一经也。"

②真气：孙鼎宜曰："真、正二字通用。惟下句'正气'与余处不同。余处'正气'，又统'精气'言。下句'正气'乃谓实风，故经自释。"

【语泽】

黄帝说：有在一经之中会发生几十种病的，或痛，或为痈，或发热，或发冷，或痒，或为痹，或麻木不仁，变化无穷，这是什么原因呢？岐伯说：这都是由于邪气所生的。黄帝说：我听说气，有真气，有正气，有邪气的不同，这又怎样讲呢？岐伯说：真气就是所受先天的精气，和饮食后的谷气合并而充养周身的；正气，也称为正风，它是从符合四时的变化一方面而来，不是与四时相反的虚风；邪气，就是虚风，虚风是能够伤害人的，它伤人身体比较深，不能自行消散。正风中人浅，合于体内的真气后，就会自去，因为正风之气，其势柔弱，不能够伤害体内真气，所以会自行消散的。

虚邪之中人也，洒淅❶动形，起①毫毛而发腠理。其入深，内搏②于骨，则为骨痹③。搏于筋，则为筋挛。搏于脉中，则为血闭❷不通，则为痈。搏于肉❸，与卫气相搏④，阳胜者❹则为热，阴胜者❹则为寒，寒则真❺气去，去则虚⑤，虚则寒。搏于皮肤之间❻，其气外发，腠理开，毫毛摇❼，气往来行❽，则为痒。留❾而不去，则❿痹。卫气不行，则为不仁。

【校】

❶洒淅：《甲乙》卷十第一下作"凄索"。

❷血闭：《甲乙》卷十第一下"血闭"下有"而"字，连下"不通"读。

❸肉：《甲乙》卷十第一下"肉"下有"中"字。

❹者：《甲乙》卷十第一下"阳胜""阴胜"下并无"者"字。

❺真：《甲乙》卷十第一下作"其"。

❻之间：《甲乙》卷十第一下无此二字。

❼摇：张注本作"淫"。《甲乙》校语云："一本作'淫气'。"丹波元简曰："作淫气，义易通。"

❽往来行：《甲乙》卷十第一下"往来"下有"微"字。《灵枢略》"往来"

下无“行”字。

❾ 留:《甲乙》卷十第一下“留”上有“气”字。

❿ 则：周本、张注本并作“为”。《甲乙》卷十第一下作“故为”。

【注】

①起：竖起。

②搏：通“薄”。《吕氏春秋·仲夏》高注：“薄，犹损也。”亦有“迫”义。

③骨痹：病证为骨重难以动作，骨髓酸痛，冒凉气。

④搏：搏斗。《广雅·释诂三》：“搏击也。”

⑤去则虚：张介宾曰：“气属阳。人以气为主，寒胜则阳虚，所重在气也。阳气既虚，则阴寒搏聚于皮肤之间矣。”

【语译】

虚邪中伤人体，表现于外的，会出现寒栗，毫毛竖起，腠理开发等现象。如果邪气深入，向内而伤于骨，就会成为骨痹；有伤于筋，就会成为筋挛；有伤于脉，就会成为血痹，因为血行不通，以致发展成痈。伤于肌肉，和卫气相搏击，阳邪偏胜就出现热证，阴邪偏胜就出现寒证。寒邪会迫使正气离去，从而造成阳虚，阳气已虚，则阴寒之气，就会伤及皮肤。如邪气外发于肤表的，就腠理开发，毫毛脱落；邪气往来，就会发痒。邪气滞留不去，就会成为痹证；卫气流行不畅，就会成为麻木不仁的病。

虚邪偏客于身半，其入深，内居❶荣卫，荣卫稍衰，则真气去，邪气❷独留，发为偏枯①。其邪气浅者，脉❸偏痛。

【校】

❶ 居:《灵枢略》作“干”。

❷ 气:《灵枢略》无此字。

❸ 脉：按：疑误。以上文“发为偏枯”律之，“脉”似系“为”之误字。

【注】

①发为偏枯：丹波元简曰：“中风偏枯之所因，的在于此，续命诸汤立方之旨，亦本于此。”

【语译】

虚邪偏中于人体的一面，如果邪气深入，内犯荣卫，使荣卫功能衰减，则正气离去，邪气独留在里面，就发为半身不遂的症状。如果邪气轻的，就发生半身偏痛。

虚❶邪之入于身也深，寒❷与热相搏，久留而内著①，寒胜其热，则骨疼肉枯，热胜其寒，则烂肉腐肌为脓，内伤骨，内伤骨为骨蚀②。有所疾前筋❸，筋屈不得❹伸，邪气居其间而不反，发于❺筋溜❻。有所结，气归之③，卫气留之，不得❼反，津液久留，合④而为肠溜❽，久❾者数岁乃成，以手按之柔。已❿有所结，气归之，津液留之，邪气中之，凝结日以易⓫甚，连以聚居，为昔瘤⑤，以手按之坚。有所结，深⓬中骨⑥，气因于骨，骨与气并⓭，日以益大，则为骨疽⓮。有所结，中⓯于肉，宗气归之，邪留而不去，有热则化而为脓⑦，无热则为肉疽⑧。凡此数气者，其发无常处，而有常名也。

【校】

❶ 虚:《甲乙》卷十一第九下无此字。

❷ 寒:《甲乙》卷十一第九下“寒”上有“其”字。

❸ 有所疾前筋:《甲乙》卷十一第九下“前”下无“筋”字。楼英曰:“疾前二字衍文。筋当作‘结’。”按：楼说是。例以下文各段，此当作“有所结”。

❹ 得：马注本、张注本并作“能”。

❺ 于：周本、张注本、日刻本并作“为”。

❻ 溜:《甲乙》卷十一第九下作“瘤”。

❼ 不得:《甲乙》卷十一第九下“不得”下有“复”字，

❽ 肠溜:“溜”亦应作“瘤”。《甲乙》作“肠疽”。校语云:“一本作肠疡。”均非是。

❾ 久:《甲乙》卷十一第九下“久”上有“留”字。

❿ 已:《甲乙》卷十一第九下无此字。按:《甲乙》是。“有所结”句，上下有例，增“已”字，误。

⑪ 易：按："易"是"益"之误字，因声致误。律以下"日以益大"句，则其失显然。

⑫ 深:《甲乙》卷十一第九下"深"上有"气"字。

⑬ 并:《甲乙》卷十一第九下"并"下有"息"字。

⑭ 骨疽：按：例以以上各段，"骨疽"应作"骨瘤"。《千金》卷二十四第七有"陷肿散"能治骨瘤。下"肉疽"亦应作"肉瘤"。

⑮ 中:《甲乙》卷十一第九下"中"上有"气"字。

【注】

①著：犹"居"也，见《史记·货殖传》集解引徐广。

②骨蚀：丹波元简曰："骨蚀未详，岂谓多骨附骨等之疽欤。"

③有所结气归之：张介宾曰："邪有所结，气必归之，故致卫气失常，留而不反。"

④合：结也，见《国语·楚语》韦注。

⑤昔瘤：按:《说文·日部》:"昔，干肉也。""昔"与"腊"同，肉干则坚。本节之瘤，称曰"昔瘤"，即谓其瘤坚硬，正与下文"按之坚"义合。马注谓"昔瘤，非一日而成"，乃望文生义。

⑥有所结深中骨：杨上善曰："先有聚结，深至骨边。"

⑦有热则化而为脓：杨上善曰："先有聚气为热，营邪居热，则坏肉以为痈脓。"

⑧无热则为肉疽：丹波元简曰："无脓而谓之肉疽，此亦似指肉瘤而言。陈氏云'肉瘤者，软若绵，硬似馒，皮色不变，不紧不宽，终年只似覆肝'。"

【语译】

虚邪如深入到人的体内，寒邪与热气相互搏击，久留不去，而居于内，若寒胜过热，就会引起骨疼肉枯；热胜过寒，就会肌肉腐烂而化为脓，向内侵伤到骨，就成为骨蚀。至于邪气结聚，中于筋，使筋屈不得伸展，邪气再久留其间而不退，就会发生筋瘤。如邪有所结，气一定郁于内，因而卫气也留滞不能正常循行，以致津液久留于肠胃之间，聚结成为肠瘤，这种病，有的时间较长，要隔好几年才会形成，用手按摸是柔软的。邪有所结，气郁于内，津液留滞，邪气中伤，血气凝结一天比一天严重，接连地积聚起来，就成为昔瘤，用手按摸是坚硬的。邪有所结，深入到了骨髓，由于邪气伤骨，骨与邪气相并合，一天比一天增大，就成为骨瘤。邪有所结，入到肌肉，气郁于内，邪气留结不去，在内有热，就腐烂肌肉而化为脓，没有热象的，就可成为肉瘤。上述的几种邪气，发作没有一定的部位，但是都有一定的病名。

卫气行第七十六

本篇主要介绍卫气在人体内的运行情况，以及与针刺的关系。其中所谓“病在于三阳，必候其气在于阳而刺之；病在于三阴，必候其气在阴分而刺之”，如果“失时反候”，则“百病不治”。像这样的针法，是应仔细研究而加以运用的。

黄帝问于岐伯❶曰：愿闻卫气之行，出入之合❷①，何如？岐伯❸曰：岁有十二月，日有十二辰②，子午为经，卯酉为纬③。天周❹二十八宿，而一面❺七星④，四七二十八星，房昴❻为纬，虚张为经⑤。是故房❼至毕为阳，昴至心❽为阴⑥，阳主昼，阴主夜。故卫气之行，一日一夜五十周于身，昼日行于阳二十五周，夜行于阴❾二十五周，周于五脏⑦。

【校】

❶岐伯：《太素》卷十二《卫五十周》作“伯高”。

❷合：《甲乙》卷一第九作“会”。

❸岐伯：胡本、熊本、周本、统本、金陵本、明本、藏本、日刻本作“伯高”。

❹天周：《甲乙》卷一第九作“周天”。

❺一面：《太素》卷十二《卫五十周》作“面有”。

❻昴：《太素》卷十二《卫五十周》作“卯”。按：作“卯”误。《说文·日部》：“昴，白虎宿星，从日，卯声。”以“卯”为“昴”，是声误。

❼房：《素问·八正神明论》王注“房”上有“从”字。下“昴至心”句同。

❽心：胡本、周本、藏本并作“尾”。按:《太素》作“尾”，与胡本等并误。“昴至心”为十四宿。如至尾，则十三宿，与“房至毕”者，不能符合二十八宿之数。杨上善曰:“经云，昴至尾为阴，便漏心宿。”是也。

❾阴:《甲乙》卷一第九“阴”下有“亦”字。

【注】

①出入之合：按:《甲乙》“合”作“会”。“会”“合”义同，见《国语·楚语》韦注。马莳曰:“或出阳经以入阴经，或出阴经以入阳经。”

②日有十二辰：古用子、丑、寅、卯、辰、巳、午、未、申、酉、戌、亥计时，将一天分为十二辰，每一辰相当现在两小时。

③子午为经卯酉为纬：子为北，午为南，从北到南的连线称为经线；卯为东，酉为西，从东到西的连线称为纬线。张介宾曰:“天象定者为经，动者为纬。子午当南北二极，居其所而不移，故为经；卯酉常东升西降，列宿周旋无已，故为纬。”

④天周二十八宿，而一面七星：张介宾曰:“天分四面，东西南北。一面七星，如角亢氐房心尾箕，东方七宿也。斗牛女虚危室壁，北方七宿也。奎娄胃昴毕觜参，西方七宿也。井鬼柳星张翼轸，南方七宿也。”

⑤房昴为纬虚张为经：房星在东方，昴星在西方，从房星到昴星称为纬。虚星在北，张星在南方，从虚星到张星称为经。

⑥房至毕为阳昴至心为阴：张介宾曰:“自房至毕，其位在卯辰巳午未申，故属阳而主昼。自昴至尾，其位在酉戌亥子丑寅，故属阴而主夜。”按：二十八宿，分为阴阳两个方面，各十四宿。从房星至毕星，其中有毕觜参井鬼柳星张翼轸角亢氐房十四星，其经过是从早晨至傍晚之时，故称阳。从昴星至心星，也各十四宿，其中有心尾箕斗牛女虚危室壁奎娄胃昴十四星，其经过是从黄昏至黎明之时，故称阴。

⑦昼日行……周于五脏：杨上善曰:“昼行于足三阳终而复始二十五周，夜行五脏终而复始二十五周也。”

【语译】

黄帝问岐伯：我希望听到卫气的运行，和阴经阳经出入之机，是怎样的？岐伯说：一年有十二个月，一天有十二个时辰，子午分在南北，成为直线的经，卯酉分在东西，成为横线的纬。天体环行于二十八宿之间，每一方面有七个星宿，东西南北四方合共二十八个星宿。自东至西，从房宿到昴宿为纬，自北至南，从虚宿到张宿为经。因此，房宿到毕宿为阳，昴宿到心宿为阴。阳主白天，阴主夜间，所以卫气的运行，在一日一夜里，循行全身五十周次，白天循行于阳二十五周，夜间循行于阴二十五周，环周于五脏之间。

是故平旦阴❶尽，阳气出于目①，目张❷则气上行于头，循❸项下足太阳，循背下至小指之端②。其散③者，别于目锐眦❹④，下手太阳，下至手小指之间❺外侧。其散者，别于❻目锐眦，下足少阳，注小指次指之间。以上❼循手少阳之分⑤，侧❽下至小指之间。别者以上至耳前，合于颔❾脉⑥，注足阳明，以❿下行至跗上，入⓫五指⓬之间。其散者，从耳下下⓭手阳明，入⓮大指⓯之间，入掌中⑦。其至于足也，入足心，出内踝下⓰，行阴分，复合于目⑧，故为一周。

【校】

❶ 阴：《太素》卷十二《卫五十周》、《甲乙》卷一第九"阴"下并有"气"字。按：以下文"阳气"句例之，则"阴"下应补"气"字。

❷ 张：《素问·生气通天论》王注引《灵枢经》作"开"。

❸ 循：《甲乙》卷一第九"循"下有"于"字。

❹ 别于目锐眦：《甲乙》卷一第九作"分于目，别"。按："别"字属下"下手太阳"句读。

❺ 之间：《甲乙》卷一第九无此二字。《太素》卷十二《卫五十周》"间"作"端"。

❻ 于：《太素》卷十二《卫五十周》无此字。

❼ 以上：楼英曰："以上二字衍文，其下当有'其散者'三字。"

❽ 侧：《太素》卷十二《卫五十周》无此字。

❾ 颔：《太素》卷十二《卫五十周》作"颌"。

❿ 以：《太素》卷十二《卫五十周》、《甲乙》卷一第九并无此字。

⓫ 入：《甲乙》卷一第九"入"下有"足"字。

⓬ 五指：顾氏《校记》云："经文无称'五指'之例，以《经脉》篇校之，当作'中指'。"按：顾校是。《素问·气府论》："足阳明脉气所发者六十八穴，三里以下至足中指各八俞。"可证。

⑬ 下下:《甲乙》卷一第九“下”下不重“下”字。

⑭ 入：按“入”字涉下误衍。《太素》卷十二《卫五十周》无。杨注“入”作“至”。

⑮ 大指:《灵枢约注》卷上《经络第二》:“大指当作次指。”

⑯ 下:《医学纲目》卷一《阴阳》注云:“下当作‘上’。”

【注】

①阳气出于目：杨上善曰：“卫气出目，循足太阳气出于目也。”张介宾曰：“太阳始于睛明，故出于目。”

②循背下至小指之端：杨上善曰：“小指之端，足小指外侧端也。”

③散：谓经脉分支。

④别于目锐眦：杨上善曰：“目之锐眦，有手太阳，无足太阳。分言别者，足太阳脉系于目系，其气至于锐眦。故卫气别目锐眦，下手太阳，至小指之端外侧也。”

⑤以上循手少阳之分：按：“以”犹“自”也。“以上”谓自足少阳经，进入手少阳经之分支。

⑥颔脉：颔部的经脉，如承泣、颊车等。

⑦入掌中：杨上善曰：“手阳明脉气虽不至掌中，卫之悍气循手阳明络至掌中。”

⑧复合于目：杨上善曰：“卫之悍气，昼日行手足三阳已，从于足心，循足少阴脉，上复合于目，以为行阳一周，如是，昼日行二十五周也。”

【语译】

因此到黎明的时候，阴气已尽，阳气就浮出于目，眼目张开，气就上行于头，沿项部下行足太阳经，再循背部向下到足小趾之端（至阴穴）。其分支，从目外眦别出，向下沿着手太阳经，下行到手小指外侧端（少泽穴）。另一条分支，也从目锐眦别出，沿足少阳经下行，注入足小趾和四趾之间（窍阴穴）。又从足少阳经进入手少阳之分支，下行到手小指之间（关冲穴）。其中别行的上行至耳前，聚于颔脉，注入足阳明经，下行到足背上，入于足中趾之间（厉兑穴）。它的另一分支，又从耳下循手阳明经，进入手大指之间（商阳穴），再入掌中。卫气至于足部，入足心，出于内踝，下行阴分后，再向上会合于目内眦，这就是卫气运行的一周。

是故日行一舍[①]，人气行❶一周与十分身之八[②]；日行二舍，人气行三周于身❷与十分身之六[③]；日行三舍，人气行于身五周与十分身之四[④]；日行四舍，人气行于身七周与十分身之二[⑤]；日行五舍，人气行于身九周[⑥]；日行六舍，人气行于身十周与十分身之八[⑦]；日行七舍，人气行于身十二周在身❸与十分身之六[⑧]；日行十四舍，人气❹二十五周于身有奇分与❺十分身之二[⑨]，阳尽于阴❻，阴受气矣。其始入于阴，常从足少阴注于肾，肾注于心[⑩]，心注于肺[⑪]，肺注于肝[⑫]，肝注于脾[⑬]，脾复注于肾为❼周[⑭]。是故夜行一舍，人气行于阴脏❽一周与十分脏之八，亦如阳行之❾二十五周，而复合❿于目[⑮]。阴阳一日一夜，合有奇分十分身之四⓫，与十分脏之二[⑯]，是故人之所以卧起之时有早晏者，奇⓬分[⑰]不尽故也。

【校】

❶行:《甲乙》卷一第九、《素问·八正神明论》王注引《灵枢》“行”下并有“于身”二字。

❷三周于身：按：四字误倒，应据《甲乙》卷一第九、《素问·八正神明论》王注引《灵枢》乙为“于身三周”。

❸在身：楼英曰:“‘在身’二字衍文。”

❹气:《太素》卷十二《卫五十周》“气”下有“行”字。

❺与:《太素》卷十二《卫五十周》无此字。

❻于阴:《太素》卷十二《卫五十周》作“而”。

❼为:《太素》卷十二《卫五十周》、《甲乙》卷一第九“为”下并有“一”字。

❽阴脏:《甲乙》卷一第九作“身”。

❾行之:《太素》卷十二《卫五十周》、《甲乙》卷一第九并作“之行”。

❿合:《甲乙》卷一第九作“会”。

⓫四：黄校本作“二”。按:《太素》作“二”，与黄校本合。

⓬奇:《甲乙》卷一第九“奇”上有“以”字。

【注】

①日行一舍：按：古人指太阳运转为“日行”。“舍”犹“宿”也。“一舍”指二十八宿之一宿。

②人气行一周与十分身之八：张介宾曰：“天周二十八舍而一日一周，人之卫气昼夜凡行五十周。以五十周为实，而用二十八归除之，则日行一舍，卫气当行一周，与十分身之七分八厘五毫有奇为正数。此言‘一周与十分身之八’者，亦如天行过日一度，而犹有奇分也。”

③人气行三周于身与十分身之六：张介宾曰：“日行二舍，人气当行三周于身，与十分身之五分七厘一毫有奇为正数。云‘十分身之六’者，有奇分也。后仿此。”

④人气行于身五周与十分身之四：张介宾曰：“人气当行五周，与十分身之三分五厘七毫有奇为正数，余者为奇分。”

⑤人气行于身七周与十分身之二：张介宾曰：“人气当行七周，与十分身之一分四厘二毫有奇为正数，余者为奇分。”

⑥人气行于身九周：张介宾曰：“人气当行八周，与十分身之九分二厘八毫为正数，余者为奇分。”

⑦人气行于身十周与十分身之八：张介宾曰：“人气当行十周，与十分身之七分一厘四毫有奇为正数，余者为奇分。”

⑧人气行于身十二周在身与十分身之六：张介宾曰：“人气当行十二周，与十分身之四分九厘有奇为正数，余者为奇分，此一面七星之宿也。”

⑨人气二十五周于身有奇分与十分身之二：张介宾曰：“日行七舍为半日，行十四舍则自房至毕为一昼，人气当行二十五周为正数。今凡日行一舍，人气行一周与十分身之八，则每舍当余一厘四毫有奇为奇分。合十四舍而计之，共得十分身之二，是为一昼夜之奇分也。”

⑩肾注于心：杨上善曰：“肾脉支者，从肺出络心，故为气循之，注心者也。卫气夜行五脏，皆从能克注于所克之脏，以为次也。”

⑪心注于肺：杨上善曰：“心脉直者手少阴，复从心系却上肺，故卫气循心注肺者也。”

⑫肺注于肝：杨上善曰：“肺脉支者，复从肝别贯膈，上注肺，故卫气循肺注肝者也。”

⑬肝注于脾：杨上善曰：“肝脉侠胃，胃脉络脾，故得肝脉注于脾也。”

⑭脾复注于肾为周：杨上善曰：“脾脉足太阴从下入少腹，气生于肾，故卫气循之注肾者也。”张介宾曰：“此言卫气夜行阴分，以相克为序。故肾心肺肝

脾，相传为一周，而复注于肾也。”

⑮而复合于目：张介宾曰：“卫气行于阴分，二十五周则夜尽，夜尽则阴尽，阴尽则人气复出于目之睛明穴，而行于阳分，是为昼夜五十周之度。”

⑯阴阳一日一夜……与十分脏之二：杨上善曰：“行阳奇分十分身之二，行阴奇分亦有十分脏之二，其数同也。”

⑰奇分：指有余或不足奇零之数而言。张介宾曰：“所谓奇分者，言气有过度不尽也。”

【语译】

因此，日行一宿，卫气就在人体运行一周又十分之八；日行二宿，卫气就在人体运行三周又十分之六；日行三宿，卫气就在人体运行五周又十分之四；日行四宿，卫气就在人体运行七周又二；日行五宿，卫气就在人体运行九周；日行六宿，卫气就在人体运行十周又十分之八；日行七宿，卫气就在人体运行十二周又十分之六；日行十四宿，卫气就在人体运行二十五周又有余数十分之二。至于卫气在白天行尽阳分之后，属于夜间的阴分，便承受其气。在开始注入阴分时，一般是从足少阴经传注到肾脏，由肾传注到心脏，由心传注到肺脏，由肺传注到肝脏，由肝传注到脾脏，由脾又传注到肾脏而成为一周。所以夜行一宿的时间，卫气在人身的阴脏运行了一周又十分之八，也像白天在阳分运行二十五周，而重会合于目内眦。阴分和阳分在一日一夜里，当有余数十分之二和阴脏的十分之二。人的卧起有早有晚，所以在计算上就有了奇零的余数。

黄帝曰：卫气之在于❶身也，上下往来不以❷期❸，候气而刺之奈何？伯高曰：分有多少①，日❹有长短②，春秋冬夏，各有分理③，然后常以平旦为纪④，以❺夜尽为始⑤。是故一日一夜，水下❻百刻⑥，二十五刻者，半日之度也⑦，常如是毋已，日之而止，随日之长短，各以为纪而刺之⑧。谨候其时，病可与期⑨，失时反候者❼，百病不治❽。故曰：刺实者，刺其来也；刺虚者，刺其去也⑩。此言气❾存亡之时，以候虚实而刺之。是故谨候⑩气之所在而刺之，是谓逢时。在⑪于三阳，必候其气在于阳⑫而刺之；病在于三阴，必候其气在⑬阴分而刺之。

【校】

❶ 于:《甲乙》卷一第九无此字。

❷ 不以:《甲乙》卷一第九作“无已”。

❸ 期:《甲乙》卷一第九作“其”。属下读。

❹ 日：应作“至”，“日”“至”韵误。“至”指夏至、冬至。

❺ 以：蒙上致衍，应据《甲乙》删。

❻ 水下:《甲乙》卷一第九作“漏水”。

❼ 者:《太素》卷十二《卫五十周》、《甲乙》卷一第九并无此字。

❽ 治:《甲乙》卷一第九作“除”。

❾ 气:《甲乙》卷一第九“气”下有“之”字。

❿ 候:《素问·针解》王注引《针经》“候”下有“其”字。

⓫ 在：上脱“病”字，例以下文“病在于三阴”可证。此应据《太素》补。

⓬ 阳:《太素》卷十二《卫五十周》、《甲乙》卷一第九“阳”下并有“分”字。

⓭ 在：按：以上“必候”句律之，“在”下当有“于”字。应据《太素》《甲乙》补。

【注】

①分有多少：马莳曰:“春分后日长，秋分后日短。”

②日有长短：按:“日”为“至”之误字。日长指夏至，日短指冬至。

③各有分理：指春夏秋冬之昼夜长短各有规律。

④平旦为纪：纪，标准。张介宾曰:“候气之法，必以平旦为纪，盖阴阳所交之候也。”

⑤夜尽为始：谓夜尽则气始行于阳。

⑥水下百刻：张介宾曰:“一昼一夜凡百刻，司天者纪以漏水，故曰水下百刻。”

⑦二十五刻者半日之度也：一日一百刻，指昼夜各为五十刻，半个白天，即为二十五刻。

⑧各以为纪而刺之：张介宾曰:“分一日为二，则为昼夜；分一日为四时，则朝为春，日中为夏，日入为秋，夜半为冬。故当以平旦为阳始，日入为阳止，

各随日之长短，以察其阴阳之纪而刺之也。”

⑨病可与期：按：“与”和“预”通。《荀子·不苟》杨注：“期，谓知其时候。”病可与期，是谓可以预知其病将愈之时候。

⑩刺实者……刺其去也：杨上善曰：“刺实等，卫气来而实者，可刺而泻之；卫气去而虚者，可刺而补之。”汪机曰：“气之所在，谓之实，谓之来；气之不在，谓之虚，谓之去。”

【语译】

黄帝说：卫气在人身之中，或上或下或往或来运行不已，如候气而进行针刺，应怎样呢？伯高说：春分、秋分日有长短，夏至、冬至也有长短，春秋冬夏的昼夜长短各有一定规律，然后以平旦作为标准，以夜尽为卫气行于阳分的开始。一日一夜之中，漏水下尽了一百刻，二十五刻，就是白日半天的度数，经常像这样环周不已，到日入的时候，才算是白昼终止，随着日出日入的长短，分别作为标准而进行针刺。如能谨慎地候其气行时机而行针，就可以预知疾病将愈的日期；若失掉气行时机，或违反了候气，就会百病难以治愈。所以说，针刺邪实之证，当刺其来势而泻之；针刺气虚之证，当刺其去势而补之。这就是说在气行盛衰之时，以观察虚实而进行针刺。因此，谨慎地候气所在部位而及时针刺的，叫作逢时。病在三阳经的，一定候其气在阳分的时候而刺之；病在三阴经的，一定候其气在阴分的时候而刺之。

水下一刻，人气在太阳[①]；水下二刻，人气在少阳[②]；水下三刻，人气在阳明[③]；水下四刻，人气在阴分[④]。水下五刻，人气在太阳；水下六刻，人气在少阳；水下七刻，人气在阳明；水下八刻，人气在阴分。水下九刻，人气在太阳；水下十刻，人气在少阳；水下十一刻，人气在阳明；水下十二刻，人气在阴分。水下十三刻，人气在太阳；水下十四刻，人气在少阳；水下十五刻，人气在阳明；水下十六刻，人气在阴分。水下十七刻，人气在太阳；水下十八刻，人气在少阳；水下十九

刻，人气在阳明；水下二十刻，人气在阴分。水下二十一刻，人气在太阳；水下二十二刻，人气在少阳；水下二十三刻，人气在阳明，水下二十四刻，人气在阴分。水下二十五刻，人气在太阳，此半日之度也。从房至毕一❶十四舍❷，水下五十刻，日行半度❸，回❹行一舍，水下三刻与七❺分刻之四。《大要》曰❻：常以日之加❼于宿上也⑤，人气❽在太阳。是故日行一舍，人气行三阳行与阴分，常如是无已，天与❾地同纪，纷纷盼盼⑥，终而复始，一日一夜，水下百刻而尽矣。

【校】

❶ 一:《太素》卷十二《卫五十周》无此字。

❷ 舍:《素问·八正神明论》王注作“宿”。按:《甲乙》“舍”作“度”，似不合。

❸ 日行半度:《甲乙》卷一第九作“半日之度也”。此下并有“从昴至心，亦十四舍，水下五十刻，终日之度也”十八字。按：此十八字应补，正与首段“房至毕为阳，昴至心为阴”相应。《素问·八正神明论》王注亦有此十八字，与《甲乙》合。

❹ 回:《甲乙》卷一第九作“日”。

❺ 七:《甲乙》卷一第九作“十”。校语“《素问》作‘七’”。按:《太素》作“七”，与《灵枢》合。至《甲乙》校语所云《素问》者，乃《八正神明论》之王注耳。

❻ 大要曰:《甲乙》卷一第九无“曰”字。按：“曰”字应有，《大要》为古经篇名，本书《九针十二原》引《大要》。《素问·六元正纪大论》《素问·至真要大论》并引《大要》。

❼ 之加:《甲乙》卷一第九、《素问·八正神明论》王注并作“加之”。

❽ 人气:《甲乙》卷一第九、《素问·八正神明论》王注“人气”上并有“则知”二字。

❾ 天与：马注本作“与天”。按:《太素》《甲乙》并作“与天”，与马注本合。

【注】

①人气在太阳：人气，指卫气。太阳，指手足太阳。

②少阳：指手足少阳。

③阳明：指手足阳明。

④阴分：张介宾曰：“阴分，则单以足少阴经为言，此卫气行于阳分之一周也。”

⑤常以日之加于宿上也：张介宾曰：“以日行之数，加于宿度之上，则天运人气，皆可知矣。”

⑥纷纷盼盼（pā pā 葩葩）：盼，杨上善曰：“谓卫气行身不息，纷纷盼盼，无有穷期。”马莳曰：“纷纷然，盼盼然，气虽似乱而有章。”

【语译】

漏水下注一刻，卫气在手足太阳经；漏水下注二刻，卫气在手足少阳经；漏水下注三刻，卫气在手足阳明经；漏水下注四刻，卫气在阴分。漏水下五刻，卫气又出阳分，在手足太阳经；漏水下六刻，卫气在手足少阳经；漏水下七刻，卫气在手足阳明经；漏水下八刻，卫气在阴分。漏水下九刻，卫气在手足太阳经；漏水下十刻，卫气在手足少阳经；漏水下十一刻，卫气在手足阳明经；漏水下十二刻，卫气在阴分。漏水下十三刻，卫气在手足太阳经；漏水下十四刻，卫气在手足少阳经；漏水下十五刻，卫气在手足阳明经；漏水下十六刻，卫气在阴分。漏水下十七刻，卫气在手足太阳经；漏水下十八刻，卫气在手足少阳经；漏水下十九刻，卫气在手足阳明经；漏水下二十刻，卫气在阴分。漏水下二十一刻，卫气在手足太阳经；漏水下二十二刻，卫气在手足少阳经；漏水下二十三刻，卫气在手足阳明经；漏水下二十四刻，卫气在阴分。当漏水下二十五刻的时候，卫气又在手足太阳经，这就是卫气运行半日的度数。若以全日计算，则太阳从房宿到毕宿，周历了十四宿，大约漏水下注五十刻，这是日行半度的时间。从昴宿到心宿，又周历了十四宿，漏水下注五十刻，这是日行于昼夜一周的时间。每当日行周历一宿，需时三刻又一刻的七分之四。古经《大要》篇说：通常在日行每一宿时，卫气一定运行于手足太阳经。所以日行一宿的过程，卫气就运行了三阳经和阴分。像这祥没有休止地运行，与天地变化规律是一致的，纷繁有序，终而复始，一日一夜，漏水下注百刻，卫气就完成了在人身运行五十周次了。

九宫八风第七十七

本篇所谓“九宫”是指四方四隅中央九个方位，“八风”是指八方之风。它的内容，是就九宫的方位，讨论八风对人体的危害；并提出风可致病，避之应如避矢石，这是示人一种预防疾病的警戒。

合八风虚实邪正

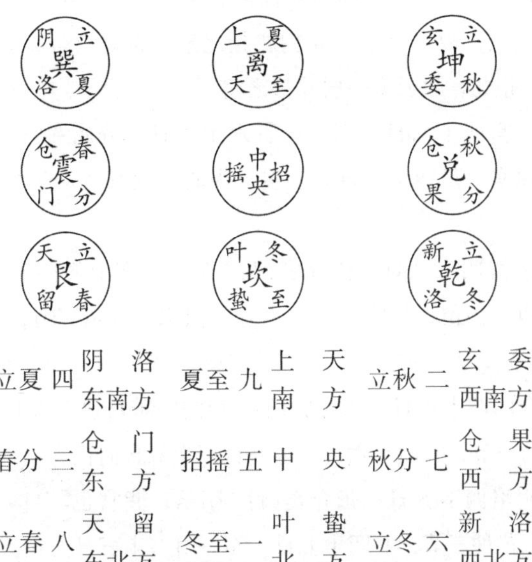

立夏	四	阴洛 东南方	夏至	九	上天 南方	立秋	二	玄委 西南方
春分	三	仓门 东方	招摇	五	中央	秋分	七	仓果 西方
立春	八	天留 东北方	冬至	一	叶蛰 北方	立冬	六	新洛 西北方

太一常以冬至之日①，居叶❶蛰之宫四十六日②，明日居天留❷四十六日③，明日居仓门四十六日④，明日居阴洛四十五❸日⑤，明日居天宫❹四十六日⑥，明日居玄委四十六日⑦，明日居仓果四十六日⑧，明日居新洛四十五❺日⑨，明日复居叶蛰之宫，日⑩冬至矣。

【校】

❶ 叶:《太素》卷二十八《九宫八风》作“汁”。按:“叶”古协字，与“汁”通，见《周礼·大行人》郑司农注。

❷ 留:《太素》卷二十八《九宫八风》作“溜”。

❸ 五：日刻本作“六”。按:《类经》卷二十七亦作“六”。惟核以张注，仍以作“五”为合。

❹ 天宫:《太素》卷二十八《九宫八风》作“上天”。按:《太素》是。篇首图作“上天”。

❺ 五：周本作“六”。

【注】

①太一常以冬至之日：张介宾曰：“太一者，北辰也。太者至尊之称，一者万数之始，为天元之主宰，故曰太一，即北极也。北极居中不动，而斗运于外。斗有七星，附者一星，自一至四为魁，自五至七为杓，斗杓旋指十二辰，以建时节，而北极统之，故曰北辰。斗杓所指之辰，谓之月建，即气令所王之方，如冬至节月建在正北，故云太一居叶蛰之宫。”

②居叶蛰之宫四十六日：周岁三百六十六日，分属八宫，每宫四十六日，惟阴洛、新洛两宫，只四十五日。叶蛰，为北方坎宫，主冬至、大寒、小寒三节气。

③明日居天留四十六日：张介宾曰：“明日，即上文四十六日之次日，谓起于四十七日也。天留，艮宫也，主立春、雨水、惊蛰三节，连前共九十二日而止。”

④明日居仓门四十六日：张介宾曰：“仓门，震宫也。自九十三日起，当春分、清明、谷雨三节，共四十六日，至一百三十八日而止。”

⑤明日居阴洛四十五日：张介宾曰：“阴洛，巽宫也。自一百三十九日起，主立夏、小满、芒种三节，共四十五日，至一百八十三日而止。”

⑥明日居天宫四十六日：张介宾曰：“天宫，离宫也。主夏至、小暑、大暑三节，共四十六日，至二百二十九日而止。”

⑦明日居玄委四十六日：张介宾曰：“玄委，坤宫也。主立秋、处暑、白露三节，共四十六日，至二百七十五日而止。”

⑧明日居仓果四十六日：张介宾曰：“仓果，兑宫也。主秋分、寒露、霜降三节，共四十六日，至三百二十一日而止。”

⑨明日居新洛四十五日：张介宾曰：“新洛，乾宫也。主立冬、小雪、大雪

三节，共四十五日，至三百六十六日，周一岁之全数而止。”

⑩曰：语首助词。

【语译】

太一常从冬至那天，居正北方叶蛰宫四十六天；期满后的明天，就移居东北方天留宫四十六天；期满后的明天，又移居正东方仓门宫四十六天；期满后的明天，又移居东南方阴洛宫四十五天；期满后的明天，又移宫正南方上天宫四十六天；期满后的明天，又移居西南方玄委宫四十六天；期满后的明天，又移居正西方仓果宫四十六天；期满后的明天，又移居西北方新洛宫四十五天；期满后的明天，又重回到叶蛰宫，就又到了冬至日。

太一日游，以冬至之日，居❶叶蛰之宫，数所在，日从❷一处，至九日，复反于一①，常如是无已，终而复始。

【校】

❶居:《图经》卷三《针灸避忌太一之图序》引“居”上有“始”字。

❷从:《图经》卷三《针灸避忌太一之图序》作“徙”。

【注】

①至九日，复反于一：马莳曰：“太一所游之日，假如冬至居叶蛰之宫，照图数所在之日，从一处至九，冬至为一，立秋为二，春分为三，立夏为四，中央为五，立冬为六，秋分为七，立春为八，夏至为九，复反于冬至之一。”

【语译】

太一游行的日子，开始在冬至那天，居在叶蛰宫，推算它所在的地方，每天迁徙一处，到九天，又返回到属于一数的坎位，经常像这样而不休止，终而复始地运行着。

太一移❶日①，天必应之以风雨，以其日风雨则吉，岁美❷民安少病矣，先之则多雨，后之则多汗❸②。

【校】

❶移:《太素》卷二十八《九宫八风》作“徙”。

❷ 岁美:《太素》卷二十八《九宫八风》“美”作“矣”。“岁矣”二字属上读。

❸ 汗:《太素》卷二十八《九宫八风》作“旱”。

【注】

①移日：张介宾曰：“移日，交节过宫日也。”

②先之则多雨，后之则多汗：张介宾曰：“汗，当作旱。风雨先期而至，其气有余，故多雨；风雨后期而至，其气不足，故多旱。”

【语译】

太一在交节过宫的那天，必有风雨出现。若是当天风雨和调，就会年景好，民安少病。如先期几天出现风雨，就会岁中多雨，后期几天出现风雨，就会岁中多旱。

太一在冬至之日有变[①]，占在君；太一在春分之日有变，占有相；太一在中宫之日有变[②]，占在吏；太一在秋分之日有变，占在将；太一在夏至之日有变，占在❶百姓。所谓有变者，太一居五宫之日，病❷风[③]折树木，扬沙石。各以其所主❸占贵贱[④]，因视风所从来而占之。风❹从其所居之乡来为实风[⑤]，主生，长养万物。从其冲后来为虚风[⑥]，伤❺人者也，主杀主害者❻。谨候虚风而避之，故圣人日❼避虚邪之道，如避矢石然❽，邪弗能害，此之谓也。

【校】

❶ 在：藏本作“有”。

❷ 病：张注本作“疾”。按:《太素》作“疾”，与张注本合。

❸ 主:《太素》卷二十八《九宫八风》作“生”。

❹ 风:《太素》卷二十八《九宫八风》无此字。

❺ 伤:《甲乙》卷六第一“伤”上有“贼”字。

❻ 主杀主害者:《甲乙》卷六第一作“主杀害”。

❼ 日：顾氏《校记》云：“日，疑作曰。”

❽ 然:《素问·八正神明论》王注引无“然”字。但据《甲乙》“然”字下

有“后”字，“然后”连文属下读。仍以有“然”字为是。

【注】

①有变：气候变化。

②太一在中宫之日有变：丹波元简曰：“八宫无居中央招摇之日，似可疑。然郑玄云‘四季乃入中央’。则四季每十八日在中宫也。”

③病风：“病”应据《太素》改作“疾”。疾风，即烈风。

④贵贱：指上文君、相、吏、将、百姓言。

⑤实风：张介宾曰：“所居者，太一所居之乡也。如月建居子，风从北方来，冬气之正也；月建居卯，风从东方来，春气之正也；月建居午，风从南方来，夏气之正也；月建居酉，风从西方来，秋气之正也。四隅十二建，其气皆然。气得其正者，正气王也，故曰实风，所以能生长，养万物。”

⑥从其冲后来为虚风：张介宾曰：“冲者，对冲也。后者，言其来之远，远则气盛也。如太一居子，风从南方来，火反胜也；太一居卯，风从西方来，金胜木也；太一居午，风从北方来，水胜火也；太一居酉，风从东方来，木反胜也。气失其正者，正气不足，故曰虚风，所以能伤人，而主杀主害，最当避也。”

【语译】

太一在冬至的那天，气候如有变化，预测应在君；太一在春分的那天，气候如有变化，预测应在相；太一在中宫的那天，气候如有变化，预测应在吏；太一在秋分的那天，气候如有变化，预测应在将；太一在夏至的那天，气候如有变化，预测应在百姓。所谓有气候变化的现象，就是太一分别居于五宫的那一天，出现暴风折断树木，扬沙石，分别从太一所主的方位占验受病者的贵贱，占验的依据，就是看风势所来的方向。风从当令的方位来，叫作实风，主生，长养万物。如风从当令相对的方位而来，叫作虚风，能够伤人，主杀害。人人应该谨慎预测虚风的出现而躲避它。所以圣人说，躲避虚风，就像躲避矢石一样，然后外邪不致侵害，就是这个意思。

是故太一入❶徙立于中宫①，乃朝八风②，以占吉凶也。风从南方来，名曰大弱风，其伤人也，内舍于心，外在于脉，气

主热[2]。风从西南方来，名曰谋风，其伤人也，内舍于脾，外在于肌[3]，其气主为弱。风从西方来，名曰刚风，其伤人也，内舍于肺，外在于皮肤[4]，其气主为[5]燥。风从西北方来，名曰折风，其伤人也，内舍于小肠，外在于手太阳[6]脉，脉绝则溢[7]，脉闭则结不通，善暴死。风从北方来，名曰大刚风，其伤人也，内舍于肾，外在于骨与肩背之膂筋[8]，其气主为寒也[9]。风从东北方来，名曰凶风，其伤人也，内舍于大肠，外在于两胁腋骨下及肢节[10]。风从东方来，名曰婴儿风，其伤人也，内舍于肝，外在于筋纽[11]③，其气主为身[12]湿。风从东南方来，名曰弱风，其伤人也，内舍于胃，外在肌肉[13]，其气主[14]体重。此[15]八风皆从其虚之乡来，乃能病人。三虚④相搏[16]，则为暴病卒死。两实一虚[17]，病则为淋[18]露[19]⑤寒热。犯其雨湿之地，则为痿⑥。故圣人避[20]风，如避矢石焉。其有三虚而偏中于邪风，则为击仆⑦偏枯矣。

【校】

❶ 入：马注本、张注本并无此字。

❷ 气主热：《太素》卷二十八《九宫八风》、《甲乙》卷六第一并作“其气主为热”。

❸ 肌：《甲乙》卷六第一“肌”下有“肉”字。《素问·移精变气论》《素问·脉要精微论》王注引“肌”并作“肉”。按：《医垒元戎》卷十一引亦作“肉”，与王注引合。

❹ 肤：《素问·移精变气论》王注引无此字。

❺ 为：《太素》卷二十八《九宫八风》“为”下有“身”字。按：下“身湿”，《甲乙》无“身”字，则此“身”字亦赘。

❻ 太阳：《素问·移精变气论》王注引、《甲乙》卷六第一“太阳”下并有“之”字。

❼ 溢：《甲乙》卷六第一作“泄”。

❽ 与肩背之膂筋：《素问·移精变气论》《素问·脉要精微论》王注引无此

六字。

❾ 也：按：律以上下句例，“也”字衍。

❿ 外在于两胁腋骨下及肢节：《素问·移精变气论》王注引作“外在于掖胁”。

⓫ 纽：《太素》卷二十八《九宫八风》作“纫”。

⓬ 身：《甲乙》卷六第一无此字。

⓭ 肌肉：《甲乙》卷六第十一、《素问·移精变气论》王注引并作“于肌”。

⓮ 主：按：“主”下脱“为”字，应据《甲乙》补。

⓯ 此：《太素》卷二十八《九宫八风》、《甲乙》卷六第一“此”上有“凡”字。

⓰ 搏：胡本、熊本、周本、明本、藏本、日抄本并作“搏”。按：作“搏”是。《太素》《甲乙》作“薄”。“薄”与“搏”通。

⓱ 两实一虚：《甲乙》卷六第一作“两虚一实”。

⓲ 淋：日抄本作“㴽”。

⓳ 露：《太素》卷二十八《九宫八风》作“洛”。

⓴ 避：《太素》卷二十八《九宫八风》“避”下有“邪”字。

【注】

①太一入徙立于中宫：张介宾曰：“此正以明太一即北极也。盖中不立，则方隅气候皆不得其正。故太一立于中宫，而斗建其外，然后可以朝八风，占吉凶。”

②八风：王冰曰：“八风，谓八方之风。”

③筋纽：孙鼎宜曰：“筋纽，乃筋之相结处。”

④三虚：杨上善曰：“三虚，谓年虚、月虚、时虚。”

⑤淋露：莫文泉曰：“淋露即羸露，古者以为疲困之称。《左传·昭公元年》杜注‘露，羸也’。‘淋’古多作‘癃’。《汉书》有‘癃疲’之病，是‘淋’亦通‘疲’。”

⑥则为痿：杨上善曰：“居处湿地，即为委厥。”按：据杨注“委”与“痿”通。

⑦击仆：谓动而仆倒。《庄子·田子方》释文引司马注：“击，动也。”

【语译】

所以太一迁移立在中宫，才能朝向八风，以测候它的吉和凶。例如风从南方而来，叫作大弱风，它对人的伤害，内可侵入心脏，外则留于血脉，其气主热病。风从西南方而来，叫作谋风，它对人的伤害，内可侵入脾脏，外则留于肌肉，其气主弱病。风从西方而来，叫作刚风，它对人的伤害，内可侵入肺脏，外则留于皮肤，其气主燥病。风从西北方而来，叫作折风，它对人的伤害，内可侵入小肠，外则留于手太阳之脉，如脉绝，就是邪气满溢；脉闭，就是结塞不通，会多突然死亡。风从北方而来，叫作大刚风，它对人的伤害，内可侵入肾脏，外则留于骨骼，其气主寒病。风从东北方而来，叫作凶风，它对人的伤害，内可侵入大肠，外则留于两腋两胁。风从东方而来，叫作婴儿风，它对人的伤害，内可侵入肝脏，外则留于筋的连结之处，其气主湿病。风从东南方而来，叫作弱风，它对人的伤害，内可侵入于胃，外则留在肌肉，其气主体重病。总而言之，这八种风都是来自虚乡，所以才能使人患病。值得注意的是，虚人逢虚年，再受虚风，三虚相迫，就会骤然得病，突然死亡。如果两实一虚，发病就会是劳倦寒热相杂等证。如在雨湿地方，中了湿气，就会成为痿证。所以明智的人，躲避风邪，就像躲避矢石一样。如果有三虚的人，又偏中了邪风，就会动倒在地以致半身不遂。

九针论第七十八

本篇论述九针与天地、人体之间的关系及其互相配合问题；另外，对九针的形状、性能及在治疗上的作用，做了详细说明；并指出用针注意各点，强调针刺时要观察形态，进行辨证论治。

黄帝曰：余闻九针于夫子，众多博大矣，余犹不能寤①，敢问九针焉生？何因而有名？岐伯曰：九针者，天地之大❶数也，始于❷一而终于九②。故曰❸：一以法天❹，二以法地❺，三以法人❻，四以法时❼，五以法音❽，六以法律❾③，七以法星❿④，八以法风⓫，九以法野⓬⑤。

【校】

❶ 大：《甲乙》卷五第二无此字。

❷ 始于：《甲乙》卷五第二“始于”上重“天地之数”四字。

❸ 故曰：《甲乙》卷五第二“故”下无“曰”字，“故”字连下读。

❹ 一以法天：《素问·针解》作“一天”。

❺ 二以法地：《素问·针解》作“二地”。

❻ 三以法人：《素问·针解》作“三人”。

❼ 四以法时：《素问·针解》作“四时”。《甲乙》卷五第二、《医心方》卷二《针例》五“法”下并有“四”字。

❽ 五以法音：《素问·针解》作“五音”。《甲乙》卷五第二、《医心方》卷二《针例》五“法”下并有“五”字。

❾ 六以法律：《素问·针解》作“六律”。《甲乙》卷五第二、《医心方》卷二《针例》五“法”下并有“六”字。

❿ 七以法星：《素问·针解》作“七星”。《甲乙》卷五第二、《医心方》卷

二《针例》五“法”下并有“七”字。

⑪ 八以法风：《素问·针解》作“八风”。《甲乙》卷五第二、《医心方》卷二《针例》五“法”下并有“八”字。

⑫ 九以法野：《素问·针解》作“九野”。《甲乙》卷五第二、《医心方》卷二《针例》五“法”下并有“九”字。

【注】

①寤：明白。《广韵·十一暮》：“寤，觉寤。”

②始于一而终于九：“一”为数之始，“九”为数之终。在任何算式中，只有从一数至九数，为最基本之数字，因此谓“始于一而终于九”。

③律：指六律，即黄钟、太簇、姑洗、蕤宾、夷则、无射。

④星：指北斗七星，即天枢、天璇、天玑、天权、玉衡、开阳、摇光。

⑤野：指九州（冀、兖、青、徐、荆、扬、豫、梁、雍）之分野。

【语译】

黄帝说：我听你讲九针的学术，是很丰富渊博的，但是我还不明白，敢问九针怎样产生的，因为什么而有各种不同的名称？岐伯说：九针是天地间的一个数，开始于一，终止于九。那一针是取法于天，二针是取法于地，三针是取法于人，四针是取法于四时，五针是取法于五音，六针是取法于六律，七针是取法于七星，八针是取法于八风，九针是取法于九野。

黄帝曰：以针应[1]九之数奈何？岐伯曰：夫圣人之起[2]天地之数也，一而九之，故以立九野，九而九之，九九八十一，以起黄钟数[3]焉，以针应数也。

【注】

①应：类比。《吕氏春秋·应同》：“声比则应。”高注：“应，和也。”

②起：《广雅·释诂一》：“起，立也。”

③黄钟数：黄钟九寸，每寸九分，共计八十一分。《淮南子·天文训》：“一生二，二生三，三生万物。天地三月而为一时，以三参物，三三如九。故黄钟之律九寸而宫音调，因而九之，九九八十一，故黄钟之数立焉。黄者，土德之色，钟者，气之所种也。”

【语译】

黄帝说：将针和九个数字相比，是怎样的？岐伯说：圣人所立的天地阴阳变化的数字，是从一到九作为基本数，所以当时据此建立了九州的分野。九与九相乘，九九八十一，便创造了黄钟之数。以针与数相类比，因此有了九针的名称。

一者天也，天者阳也，五脏之应天者肺❶①，肺者五脏六腑之盖也，皮❷者肺之合也，人之阳也。故为之治❸针，必以❹大其头而锐其末，令无得深入而阳气出❺②。

【校】

❶ 肺：下脱“也”字，应据《甲乙》卷五第二补。

❷ 皮：《素问·咳论》《太素·咳论》“皮”下并有“毛”字。

❸ 治：《甲乙》卷五第二“治”下有“镵”字。

❹ 必以：《甲乙》卷五第二无“必以”二字。《圣济总录》卷一百九十二引“必”下无“以”字。守山阁校本注云：“以字衍。”

❺ 出：《圣济总录》卷一百九十二引作“泄”。

【注】

①五脏之应天者肺：《素问·阴阳应象大论》：“天气通于肺。”高士宗曰：“肺位居高，主周身之气，而天气与之相通。”

②而阳气出：“而”犹“能”也。此连上文，犹云刺不得深，深则能泄阳气。旧注以“阳”为邪气，似误。

【语译】

第一种针比象于天，天属于阳。在人体五脏中，与天相应的是肺。肺在脏腑中位置最高，是五脏六腑的华盖，皮毛外合于肺，是属于人的体表。因此，为了治疗皮毛部位病证，制作了镵针，必须针头大，末端锋利，使不能深刺，如果深了，是要泄伤阳气的。

二者地也❶，人之所以应土者肉也。故为之治❷针，必筩①其身而圆其末，令无得❸伤肉分❹，伤则❺气得❻竭。

【校】

❶ 地也:《甲乙》卷五第二“地也”下有“地者土也”四字。

❷ 治:《甲乙》卷五第二“治”下有“员（圆）”字。

❸ 得：覆刻《太素》卷二十一《九针所象》无此字。

❹ 肉分:《圣济总录》卷一百九十二“肉”下无“分”字。按：无“分”字是。

❺ 伤则:《甲乙》卷五第二作“则邪”。

❻ 得:《圣济总录》卷一百九十二无此字。

【注】

①筒：马莳曰：“筒以竹为之，其体直，故谓直为筒。”

【语译】

第二种针比象于地，地属于土，在人体上，与地土相应的是肉。因此，为了治疗肌肉的病证，制作了圆针，必须针身直，针尖圆，使它不能损伤肌肉，如伤了肌肉，则气就会衰的。

三者人也，人之所以成生者血脉也。故为之治❶针，必大其身而圆其末，令可以按脉勿陷①，以致其气，令邪气❷独出。

【校】

❶ 治:《甲乙》卷五第二“治”下有“鍉”字。

❷ 令邪气:《甲乙》卷五第二作“使邪”。

【注】

①勿陷：谓勿深陷肌肉。

【语译】

第三种针比象于人，人之所以生长，是由于血脉不断运行。为了治疗血脉的病证，制作了鍉针，针身大，针尖圆，使它可以按摩脉络，而不致深陷肌肉里面，以导致正气流畅，使病邪单独由内排去。

四者时也，时者，四时八风之❶客于经络之中，为瘤❷病者也。故为之治❸针，必筒其身而锋其末，令可以泻热出血，

而痼病竭❹。

【校】

❶ 四时八风之:《甲乙》卷五第二作“人于四时八正之风”。

❷ 瘤:《甲乙》卷五第二作“痼”。按:作“痼”是。下文“而痼病竭”,正前后相应。《素问·针解》:“发泄痼病,宜锋针。”“痼”“固”音同义通。“瘤”“痼”形近致误。

❸ 治:《甲乙》卷五第二“治”下有“锋”字。

❹ 而痼病竭:《甲乙》卷五第二作“发泄痼病”。

【语译】

第四种针比象于四时,四时的意思,是说人如受了四季八方的风邪,侵袭到经络里边,就会发生久治不愈的病证。为了治疗这种痼疾,制作了锋针,针身直,针尖锐利,使它可以泻热出血,发泄痼疾。

五者音也,音者冬夏之分,分于子午①,阴与阳别,寒与热争,两气相搏❶,合为痈脓❷者也。故为之治❸针,必令其末如剑锋,可以取大脓❹。

【校】

❶ 相搏:《甲乙》卷五第二“搏”作“薄”。《圣济总录》卷一百九十二无“搏”字,“相”字连下读。

❷ 脓:《甲乙》卷五第二作“肿”。

❸ 治:《甲乙》卷五第二“治”下有“铍”字。

❹ 大脓:《甲乙》卷五第二“大脓”下有“出血”二字。按:《素问·针解》王注:“破痈肿,出脓血,宜铫针。”其说与《甲乙》合。

【注】

①音者冬夏之分分于子午:张志聪曰:“五居九数之中,故主冬夏之分,分于子午。”按:音取“五”数,五在一二三四与六七八九之中,根据九宫数之位置,一为坎宫,位于北方,在时冬为冬至,地支为子;九为离宫,位于南方,在时冬为夏至,地支为午。“五”在一与九坎离两宫中间,因此谓“音者冬夏之分,分于子午”。“于”犹“为”也。

【语译】

第五种针比象于五音。五数位于一九两数的中间，在九宫数里，一代表冬至与子，五代表夏至与午，五居中央，既然分开冬夏，因而分开子午。这比喻人体也是阴与阳别，寒与热争，两气相互搏击，合并而成为痈肿，为了治疗这种病证，制作了铍针，必使针尖形如剑锋，可以作为刺破痈肿排脓之用。

六者律也，律者，调阴阳四时而合十二经脉①，虚邪客于经络❶而为暴痹者也。故为之治❷针，必令尖如氂②，且③圆且锐，中身微大，以取暴气❸。

【校】

❶ 络:《圣济总录》卷一百九十二作“脉”。

❷ 治:《甲乙》卷五第二“治”下有“员（圆）利”二字。

❸ 暴气:《甲乙》卷五第二作“痈肿暴痹”。

【注】

①律者……合十二经脉：六律六吕高低有节，阴阳相生而协调，因此以喻十二经脉。

②氂：杨上善曰：“氂，毛也。”

③且：犹“又”也。

【语译】

第六种针比象于六律。六律的意思，是六律六吕要协调阴阳四时，借以喻人体的十二经脉。如果人身阴阳不调，外邪乘虚侵犯经脉，而发生急性发作的痹证。为了治疗这种痹证，制作了圆利针，必使针尖如毛，又圆又锐，针身略粗，用它治疗突然发作痹证。

七者星也，星者人之七窍①，邪之所❶客于经，而为痛痹，舍于经络❷者也。故为之治❸针，令尖如蚊虻喙❹，静以徐往，微以②久留，正气因之，真邪俱往，出针而养③者也。

【校】

❶ 之所：覆刻《太素》卷二十一《九针所象》无此二字。

❷ 而为痛痹，舍于经络:《甲乙》卷五第二作“舍于络，而为痛痹”。

❸ 治:《甲乙》卷五第二“治”下有“毫”字。

❹ 喙：熊本作“啄”。按:《圣济总录》作“啄”，与熊本合。但仍以作“喙”为是。

【注】

①星者人之七窍：张介宾曰：“七以法星，而合于人之七窍。举七窍之大者言，则通身空窍皆所生也。”

②微以：微，非也。以，犹“可”也。见《古书虚字集释》。

③养：杨上善曰：“养者，久留也。”

【语译】

第七种针比象于七星，星的意思，好像人的七窍。如外邪侵犯了经脉，以致成为痛痹，潜藏于经络里。因此，为了治疗这种病证，制作了毫针，使针尖纤细像蚊虻的嘴，静而徐缓地进针，不可长时间留针，使正气因而充实，经气邪气都受到了针刺的影响，出针以后，在较长时间要按着针孔，以使气不外泄。

八者风也，风者人之股肱八节①也，八正②之虚风，八风❶伤人，内舍于骨解腰脊节腠理❷之间，为深痹也。故为之治❸针，必长其身❹，锋其末，可❺以取深邪远痹。

【校】

❶ 八风:《甲乙》卷五第二、《圣济总录》卷一百九十二并无此二字。

❷ 理:《甲乙》卷五第二、覆刻《太素》卷二十一并无此字。按：无“理”字是。《素问·针解》王注:“痹深居骨解腰脊节腠之间者，宜长针。”亦无“理”字。

❸ 治:《甲乙》卷五第二“治”下有“长”字。

❹ 必长其身:《甲乙》卷五第二作“薄其身”。按:“长”作“薄”是。杨上善曰:“长针之状，锋利身薄。”与《甲乙》义合。据本书《九针十二原》亦应作“薄”。

❺ 可:《甲乙》卷五第二“可”上有“令”字。

【注】

①股肱八节：股，指由胯至膝盖部分。肱，指由肘到肩部分。八节，指左右髋、膝、肩、肘。

②八正：指二分、二至、四立之八节气。

【语译】

第八种针比象于风，风从八方而来，好像人体的股肱八节一样。八个节气的贼风伤人，向人体内，深入于骨缝腰脊关节之间，而成为深部的痹证。因此，为了治疗这个病证，制作了长针，必须针身薄，针尖锋利，使它可以治疗邪气深、远年的痹证。

九者野也，野者人之节解皮肤之间也❶，淫邪流溢❷于身，如风水之状，而溜❸不能过于机关大节者也①。故为之治❹针，令尖如挺❺，其锋微圆，以取大气之不能过于关节者也。

【校】

❶ 野者人之节解皮肤之间也:《甲乙》卷五第二作“野者，人之骨解，虚风伤人，内舍于骨解皮肤之间也”。

❷ 溢：覆刻《太素》卷二十一《九针所象》作“洫”。

❸ 而溜:《甲乙》卷五第二无此二字。

❹ 治:《甲乙》卷五第二“治”下有“大”字。

❺ 挺：覆刻《太素》卷二十一《九针所象》作“挺”。杨注：“挺当为筳”。按：“筳”是误字，应作“筵”。《离骚》王注：“筵，小破竹也。”

【注】

①不能过于机关大节者也：张介宾曰：“凡淫邪流溢于肌体，为风为水，不能过于关节而壅滞为病者，必用大针以利机关之大气。”

【语译】

第九种针比象于九野，九野的意思，是借喻人的周身关节皮肤。如病邪偏盛流溢于身，像风水的症状，不能够通过关节。因此，为了治疗这种病证，制作了大针，使针尖形像破竹一样，针尖略圆，以治疗水气停留，大气不能通过关节的病证。

黄帝曰：针之长短有数①乎？岐伯曰：一曰镵针者❶，取法于巾针❷，去末寸半❸，卒锐之②，长一寸六分，主热在头身也。二曰圆针，取法于絮针③，筩其身而卵其锋❹，长一寸六分，主治分❺间气。三曰鍉针，取法于黍粟之锐，长三寸半，主按❻脉取气，令邪出。四曰锋针，取法于❼絮针，筩其身，锋其末❽，长一寸六分，主痈❾热出血。五曰铍针，取法于剑锋，广二分半，长四寸，主大痈❿脓，两热争者④也。六曰圆利针，取法于氂，针⓫微大其末，反小其身⓬，令可深内⑤也，长一寸六分，主取痈⓭痹者也。七曰毫针，取法于毫毛，长一寸六分，主寒热⓮痛痹在络者也。八曰长针，取法于綦针⑥，长七寸，主取深邪远痹者也。九曰大针，取法于锋针，其锋微圆，长四寸，主取大气不出关节者也。针形毕矣，此九针大小长短⓯法也。

【校】

❶者：按："者"字衍，律以下"圆针"各句可证。

❷巾针：史崧《音释》："巾针，一本作布针。"《圣济总录》一百九十二、《医心方》卷二第五并作"布针"。

❸寸半：《甲乙》卷五第二、《医心方》卷二第五并作"半寸"。丹波元简曰："此针通计长一寸六分，其寸半而卒锐之，则其余有一分，岂有此理。当从《甲乙》作半寸。"

❹而卵其锋：《甲乙》卷五第二作"而圆其末，其锋如卵"。

❺分：马注本、张注本、黄校本"分"下并有"肉"字。《圣济总录》卷一百九十二作"肉分"。

❻主按：《圣济总录》卷二百九十二作"以接"。

❼于：周本作"如"。

❽锋其末：《甲乙》卷五第二下有"其刃三隅"四字。

❾痈：《甲乙》卷五第二作"泻"。

❿痈：《圣济总录》卷一百九十二无此字。

⓫针：《圣济总录》卷一百九十二、《医心方》卷二第五并无此字。按："针"

字误衍。《九针十二原》云："圆利针者，大如氂。"

⑫ 反小其身：《医心方》卷二第五作"及小其本"。

⑬ 痈：《圣济总录》卷一百九十二、《医心方》卷二第五"痈"下并有"暴"字。《甲乙》卷五第二"痈"下有"肿暴"二字。

⑭ 寒热：《甲乙》卷五第二作"以治"。按："以治"与上"主"字义复，不可从。《医心方》卷二第五"寒"下无"热"字。检本书《刺节真邪》："刺寒者用毫针。"《医心方》无"热"字，于义正合。《针灸大成》卷四谓"取痛痹，刺寒者用此"。其书虽晚，但其义亦合。

⑮ 长短：《医心方》卷二第五下有"之"字。

【注】

①数：《文选·安陆昭王碑文》善注："数，谓等差也。"

②卒锐之：丹波元简曰："卒，暴也。此针之制，长寸六分，其去末五分之所暴锐之，其刺浅而泻表阳气也。"

③絮针：孙鼎宜曰："絮针，古者缝絮之针也。"刘衡如曰："絮针当以筒其身为特征。故圆针与锋针末虽不同，而皆取法于此针。"

④两热争者：按："两热"何热？旧无注。"热"疑系"炁"之误字。"炁"又为"气"之俗字。"炁"早已见于《周礼·眂祲》郑注，则是与"气"通用已久。"热""炁"形近易误。张介宾谓"寒热不调，两气相搏"是也。

⑤内：读如"纳"，入也。《诗·七月》郑笺："纳，内也。"《广雅·释诂三》："纳，入也。"

⑥綦针：按：綦针即长针。《说文·金部》："鉥，綦针也。"《管子·轻重乙》注："鉥，长针也。"

【语译】

黄帝说：针的长短有差别吗？岐伯说：第一叫作镵针，模仿巾针的式样做的，在离针半寸的部位，就尖锐突出，针长一寸六分，主治邪热在头身的疾病。第二叫作圆针，模仿絮针的式样做的，针身直圆形，针尖圆像卵，长一寸六分，主治邪在分肉之间的疾病。第三叫作鍉针，模仿黍粟的圆而微尖，长三寸半，主要是按脉取气，使邪外出。第四叫作锋针，也是模仿絮针式样做的，针身直圆形，针锋锐利，长一寸六分，主治泻热出血。第五叫作铍针，模仿宝剑的剑锋做的，宽二分半，长四寸，主治痈肿大脓，以及寒热两气相搏用的。第六叫作圆利针，模仿氂毛的细长挺直做的，针尖稍大，针身反小，使针可以深入，长一寸六分，主治痈证、痹证。第七叫作毫针，模仿毫毛纤细做的，长一寸六分，主治寒热痛痹，邪在于络的疾病。第八叫作长针，模仿綦针的式样做的，长七寸，主治深邪远年的痹证。第九叫作大针，模仿锋针做的，针锋微圆，长四寸，主治关节间的大气不能流畅。如上所述，针的形式就说完了，这也是九针大小长短的标准。

黄帝曰：愿闻身形应九野❶①奈何？岐伯曰：请言身形之应九野也，左足❷应立春，其日戊寅己丑②。左胁❸应春分，其日乙❹卯③。左手❺应立夏，其日戊辰己巳④。膺喉首头应夏至，其日丙午⑤。右手应立秋，其日戊申己未⑥。右胁❸应秋分，其日辛酉⑦。右足应立冬，其日戊戌己亥⑧。腰尻下窍应冬至，其日壬子⑨。六腑❻膈下三❼脏应中州⑩，其❽大禁，大禁❾太一所在之日及诸戊己⑪。凡❿此九者⑫，善候八正所在之处⑬，所⓫主左右上下身体有⓬痈肿者，欲治之，无以其所直⑭之日溃治之⓭，是谓天⓮忌日也。

【校】

❶ 九野：《千金翼方》卷二十三《疮痈上》作“九宫”。

❷ 足：《甲乙》卷十一第九下作“手”。按：作“手”似不合。立春为洛书八数，六八为足，故应作“足”。

❸ 左胁：《千金翼方》卷二十三作“胸”。下“右胁”同。按：作“胸”不合。膺应夏至，不能应春分，亦不应秋分。

❹ 乙：《千金翼方》卷二十三作“己”。按：作“己”不合。本书《顺气一日分为四时》：“肝为牡脏，其日甲乙。”若作“己”，则属脾矣。

❺ 手：《甲乙》卷十一第九下作“足”。按：作“足”不合。立夏为洛书四数，卦在巽位，巽为东南，宜为左手无疑。

❻ 六腑：《甲乙》卷十一第九下“六腑”下有“及”字。

❼ 三：《千金翼方》卷二十三作“二”。

❽ 其：《甲乙》卷十一第九下“其”下有“日”字。

❾ 大禁:《甲乙》卷十一第九下、《千金翼方》卷二十三并不重“大禁”二字。

❿ 凡:《千金翼方》卷二十三“凡”下有“候”字。

⓫ 所:《甲乙》卷十一第九下无此字。

⓬ 有:《图经》卷三引“有”下有“疾病”二字。

⓭ 溃治之:《图经》卷三引作“刺之”。

⓮ 天:《图经》卷三引作“大”。

【注】

①九野：张介宾曰：“九野，即八卦九宫之位也。”

②其日戊寅己丑：张介宾曰：“此左足应艮宫，东北方也。立春后，东北节气也。寅丑二日，东北日辰也。故其气皆应于艮宫。然乾坤艮巽，四隅之宫也；震兑坎离，四正之宫也。土王于四季，故四隅之宫，皆应戊己，而四正之宫，各有所王。”

③左胁应春分其日乙卯：张介宾曰：“此左胁应震宫也。左胁，正东方也。春分后，正东节气也。乙卯日，东方之正也，故其气皆相应。”

④其日戊辰己巳：张介宾曰：“立夏后，东南节气也。戊辰己巳，东南日辰也，故其气皆相应。”

⑤膺喉首头应夏至其日丙午：张介宾曰：“膺喉首头应离宫，正南方也。夏至后，正南节气也。丙午日，南方之正也。故其气皆相应。”

⑥右手应立秋其日戊申己未：张介宾曰：“此右手应坤宫，西南方也。立秋后，西南节气也。戊申己未，西南日辰也，故其气皆相应。”

⑦右胁应秋分其日辛酉：张介宾曰：“此右胁应兑宫，正西方也。秋分后，正西节气也。辛酉日，西方之正也，故其气皆相应。”

⑧右足应立冬其日戊戌己亥：张介宾曰：“此右足应乾宫，西北方也。立冬后，西北节气也。戊戌己亥，西北日辰也，故其气皆相应。”

⑨腰尻下窍应冬至其日壬子：张介宾曰：“此腰尻下窍应坎宫，正北方也。冬至后，正北节气也。壬子日，北方之正也，故其气皆相应。”

⑩六腑膈下三脏应中州：张介宾曰：“此膈下应中宫也。膈下，腹中也。三脏、肝脾肾也。六腑三脏俱在膈下腹中，故应中州。”

⑪大禁太一所在之日及诸戊己：张介宾曰：“大禁者，在太一所在之日及诸戊己日。盖戊己属土，虽寄王于四季，而实为中宫之辰，故其气应。”

⑫九者：“九”谓太一在各宫（八宫）及四季之戊己，合为九禁。

⑬善候八正所在之处：张介宾曰：“正，正风也。八正，即八方正气之所在，

太一之谓也。九宫定，侧八正之气可候矣。”

⑭直：同“值”。《史记·匈奴传》索隐引姚氏：“古字例以直为值。”值，遇到。

【语译】

黄帝说：我希望听到人身的形体和九州区划相应，是怎样的呢？岐伯说：让我说明身形和九野相应的情况吧！左足与立春相应，它所值的是戊寅、己丑二日。左胁与春分相应，它所值的是乙卯日。左手与立夏相应，它所值的是戊辰、己巳二日。胸膺咽喉头部与夏至相应，它所值的是丙午日。右手与立秋相应，它所值的是戊申、己未二日。右胁与秋分相应，它所值的是辛酉日。右足与立冬相应，它所值的是戊戌、己亥二日。腰尻及前后二阴与冬至相应，它所值的是壬子日。六腑及胸膈以下的肝、脾、肾三脏与中宫相应，它的大禁日期是太一所在之日及各戊己日。所有以上九者，能够测候八正所在之处及其相应于形体左右上下的部位。有痈肿的病人，打算治疗，不能在其相应的时日里进行针刺，这就是所谓的大忌日。

形乐志苦，病生于脉①，治之以灸刺。形苦志乐，病生于筋，治之以熨引②。形乐志乐，病生于肉③，治之以针石④。形苦志苦，病生于咽喝❶⑤，治之以甘❷药。形数惊恐，筋脉❸不通，病生于不仁⑥，治之以按摩醪药❹⑦。是谓形❺。

【校】

❶ 喝：《素问·血气形志》作“嗌”。《太素》卷十九《知形志所宜》杨注：“喝有本作‘渴’。”《甲乙》卷六第二作“困竭”。

❷ 甘：《素问·血气形志》作“百”。《太素》卷十九《知形志所宜》、《医心方》卷一第一并无“甘”字。

❸ 筋脉：《素问·血气形志》、《甲乙》卷六第二并作“经络”。

❹ 药：《甲乙》卷六第二作“醴”。

❺ 是谓形：《甲乙》卷六第二作“是谓五形志也”。

【注】

①形乐志苦病生于脉：王冰曰："形乐，谓不甚劳役；志苦，谓结虑深思。不甚劳役，则筋骨平调；结虑深思，则荣卫乖否（读如痞），气血不顺，故病生于脉焉。"

②熨引：王冰曰："熨，谓药熨。引，谓导引。"

③形乐志乐病生于肉：王冰曰："筋骨不劳，心神悦怿，则肉理相比，气道满填，卫气怫结，故病生于肉也。"

④针石：王冰曰："卫气留满，以针泻之；结聚脓血，石而破之。石，谓石针，则砭石也。"

⑤病生于咽喝：王冰曰："修业就役，结虑深思，忧则肝气并于脾，肝与胆合，嗌为之使，故病生于嗌也。"

⑥不仁：王冰曰："不仁，谓不应其用，则瘰（wán 顽）痹矣。"

⑦醪药：王冰曰："谓酒药也。"

【语译】

形体安乐，精神苦闷，如病就发生在经脉方面，治疗应该用针刺。形体劳苦，精神愉快，如病，就发生在筋骨之间，治疗应该用熨引的方法。形体安乐，精神愉快，如病，就发生在肌肉方面，治疗应该用针刺和砭石。形体劳苦，精神苦闷，如病，就发生在咽喉肺喘，治疗应该用甘药调养。形体屡次遭受惊恐，筋脉运行不畅，如病，就发生肢体不仁的症状，治疗应该用按摩、药酒。这就是所谓五种形志的病。

五脏气❶①：心主❷噫❸②，肺主咳③，肝主语④，脾主吞❹⑤，肾主欠❺⑥。六腑气：胆为怒，胃为气逆❻哕⑦，大肠小肠为泄⑧，膀胱不约为遗溺⑨，下焦溢为水⑩。

【校】

❶ 五脏气：《素问·宣明五气》作"五气所病"。

❷ 主：《素问·宣明五气》作"为"。

❸ 噫：《千金》卷十三第一"心，在气为吞"。

❹ 吞：《千金》卷十五第一"脾，在气为噫"。

❺ 肾主欠：《素问·宣明五气》"欠"下有"为嚏"二字。按：《太素》卷六

《脏腑气液》杨注引《素问》作“肾主嚏”。

❻ 气逆：《素问·宣明五气》、《太素》卷六《脏腑气液》“气逆”下并有“为”字。

【注】

①五脏气：杨上善曰：“五脏从口中所出之气，皆是人常气之变也。”

②心主噫：王冰曰：“象火炎上，烟随焰出，心不受秽，故噫出之。”

③肺主咳：王冰曰：“象金坚劲，扣之有声，邪击于肺，故为咳也。”

④肝主语：王冰曰：“象木枝条，而形支别，语宣委曲，故出于肝。”

⑤脾主吞：王冰曰：“象土包容，物归于内，翕如皆受，故为吞也。”

⑥肾主欠：王冰曰：“象水下流，上生云雾，气郁于胃，故欠生焉。”

⑦胃为气逆哕：王冰曰：“水谷之海，气与为关，关闭不利，则气逆而上行；以包容水谷，性喜受寒，寒谷相薄，故为哕也。”

⑧大肠小肠为泄：王冰曰：“大肠为传导之腑，小肠为受盛之腑。受盛之气既虚，传导之司不禁，故为泄利也。”

⑨膀胱不约为遗溺：王冰曰：“足三焦脉虚，不约下焦，则遗溺也。”

⑩下焦溢为水：王冰曰：“下焦为分注之所，气窒不泻，则溢而为水。”

【语译】

五脏之气失调，要发现不同的症状。心主要是噫气；肺主要是咳嗽；肝主要是多语；脾主要是吞酸；肾主要是呵欠。六腑之气失调，胆易发怒；胃易哕逆；大肠小肠易为泄泻；膀胱不能约束，易遗溺；下焦泛溢，易发水肿。

五味❶①：酸入肝，辛入肺，苦入心，甘入脾，咸入肾❷，淡入胃❸，是谓五味❹。

【校】

❶ 五味：《素问·宣明五气》、《太素》卷二《调食》“五味”下并有“所入”二字。

❷ 甘入脾咸入肾：《素问·宣明五气》、《医说》卷五引“咸入肾”并在“甘入脾”上。按：此节似从下以五行相克叙列。“甘”“咸”两句，应据《素问》乙正。

❸ 淡入胃：《素问·宣明五气》、《医说》卷五、《类说》卷三十七引并无

“淡入胃”三字。按：“淡入胃”三字衍，既云“五味所入”，不应增而为六。

❹ 味：《素问·宣明五气》、《医说》卷五、《类说》卷三十七并作“入”。

【注】

①五味：《素问·至真要大论》云：“五味所入，各归所喜。”

【语译】

五味入胃，各入其所喜之脏。酸味先入于肝，辛味先入于肺，苦味先入于心，咸味先入于肾，甘味先入于脾。这就是所谓五味各有所入的道理。

五并❶：精气并❷肝则忧①，并❷心则喜②，并❷肺则悲③，并❷肾则恐④，并❷脾则畏❸⑤，是谓五精之气❹并于脏也。

【校】

❶ 五并：《素问·宣明五气》作“五精所并”。

❷ 并：《素问·宣明五气》、《太素》卷六《脏腑气液》、《甲乙》卷一第一“并”下并有“于”字。

❸ 畏：《甲乙》卷一第一作“饥”。按：《素问·宣明五气》王注：“一经云，饥也。”其说与《甲乙》合。

❹ 五精之气：《太素》卷六《脏腑气液》作“精气”。

【注】

①精气并肝则忧：杨上善曰：“精谓命门所藏精也，五脏之所生也。五精有所不足，不足之脏，虚而病也。五精有余，所并之脏，亦实而病也。命门通名为肾，肝之母也，母实并子，故为忧也。”王冰曰：“脾虚而肝气并之，则为忧。”

②并心则喜：杨上善曰：“心为火也，精为水也，水克于火，遂坏为喜。”王冰曰：“肺虚而心精并之，则为喜。”

③并肺则悲：杨上善曰：“肺为金也。水子并母，故有悲怜。”王冰曰：“肝虚而肺气并之，则为悲。”

④并肾则恐：杨上善曰：“精并于肾，则肾实生恐。”王冰曰：“心虚而肾气并之，则为恐。”

⑤并脾则畏：按：“畏”似作“饥”是。《太素》杨注引《素问》：“精并于脾，消食生饥。”

【语译】

五脏的精气相并，分别有不同的病发生。精气并于肝，就会忧虑；精气并于心，就会喜笑；精气并于肺，就会悲哀；精气并于肾，就会惊恐；精气并于脾，就会善饥。这就是所谓五脏的精气乘虚相并于各脏所引起的疾病。

五恶❶：肝恶风①，心恶热②，肺恶寒，肾恶燥③，脾恶湿④，此五脏气所恶❷也。

【校】

❶ 五恶:《素问·宣明五气》作“五脏所恶”。

❷ 所恶：马注本、日刻本“所恶”下并有“者”字。

【注】

①肝恶风：杨上善曰：“东方生风，风生于肝，肝之盛，即便恶风，以子从树生，子生多，盛必衰，本树相生之物，理皆然也，故肝恶风也。”王冰曰：“风则筋燥急。”

②心恶热：杨上善曰：“南方生热，热从心生，故心恶热。”王冰曰：“热则脉溃浊。”

③肺恶寒肾恶燥：杨上善曰：“《素问》曰：‘西方生燥，燥生于肺。’若尔，则肺恶于燥。今此‘肺恶寒，肾恶燥’者，燥在于秋，以肺恶寒之甚，故言其终；肾在于冬，以肾恶燥不甚，故言其始也。”王冰曰：“寒则气留滞，燥则精竭涸。”

④脾恶湿：杨上善曰：“中央生湿，湿生于脾，以其脾感，故恶湿也。”王冰曰：“湿则肉痿肿。”

【语译】

肝厌恶风，心厌恶热，肺厌恶寒，肾厌恶燥，脾厌恶湿，这就是五脏之气的厌恶。

五液❶：心主❷汗①，肝主泣❸②，肺主涕③，肾主唾④，脾主涎⑤，此五液所出❹也。

【校】

❶ 五液:《素问·宣明五气》作“五脏化液”。按:《类说》卷三十七引“化”下有“为”字，似嫌蛇足。

❷ 主:《素问·宣明五气》、《类说》卷三十七、《医说》卷五引并作“主”。

❸ 泣:《素问·宣明五气》、《太素》卷六《脏腑气液》并作“泪”。

❹ 出:《太素》卷六《脏腑气液》作“生”。

【注】

①心主汗：杨上善曰：“汗者，水也，遍身腠理之液也。心者，火也。人因热饮热食，及因时热，蒸于湿气，液出腠理，谓之汗也。”

②肝主泣:《广雅·释言》:“泣，泪也。”杨上善曰：“肝通于目，目中出液，谓之泪也。”

③肺主涕：杨上善曰：“肺通于鼻，鼻中之液，谓之涕也。”

④肾主唾：杨上善曰：“肾脉足少阴，上至颃颡，通出口中，名之为唾，故肾主唾也。”

⑤脾主涎：杨上善曰：“脾足太阴脉，通于五谷之液，上出廉泉，故名为涎。”《尔雅·释言》释文引《字林》:“涎，口液也。”

【语译】

五脏各有所化生的水液，心脏主化生汗液，肝脏主化生泪液，肺脏主化生涕液，肾脏主化生唾液，脾脏主化生涎液。这就是五液的化生。

五劳❶①：久视伤血②，久卧伤气③，久坐伤肉④，久立伤骨⑤，久行伤筋⑥，此五久劳所病也❷。

【校】

❶ 五劳:《素问·宣明五气》作“五劳所伤”。

❷ 此五久劳所病也:《素问·宣明五气》作“是为五劳所伤”。《太素》卷一《顺养》作“此久所病也”。

【注】

①劳：慧琳《音义》四十六引舍人曰：“劳，力极也。”

②久视伤血：杨上善曰：“夫为劳者，必内有所损，然后血等有伤，役心注目于色，久则伤心，心主于血，故久视伤血。”

③久卧伤气：杨上善曰：“人卧则肺气出难，故久卧伤脉，肺伤则气伤也。”

④久坐伤肉：杨上善曰："人久静坐，脾则不动，不动不使，故久坐伤脾，脾伤则肉伤也。"

⑤久立伤骨：杨上善曰："人之久立，则腰肾劳损，肾以主骨，故骨髓伤也。"

⑥久行伤筋：杨上善曰："人之久行，则肝胆劳损，肝伤则筋伤也。"

【语译】

五种太过的疲劳，分别有不同的损伤。久视就会伤血，久卧就会伤气，久坐就会伤肉，久立就会伤骨，久行就会伤筋。这就是五种过久疲劳所以能致病的。

五走：酸走筋，辛走气，苦走血，咸走骨❶，甘走肉，是谓五走也。

【校】

❶苦走血咸走骨：《太素》卷二《调食》杨注："《九卷》此文及《素问》皆'苦走骨，咸走血'。"

【语译】

五味入于五脏，有它不同的走向。酸味走向筋，辛味走向气，苦味走向血，咸味走向骨，甘味走向肉。这就是所谓五味走向五脏的概况。

五裁[①]：病在筋，无❶食酸；病在气，无食辛；病在骨，无食咸；病在血，无食苦；病在肉，无食甘。口嗜而欲❷食之，不可多也，必自裁也❸[②]，命曰五裁。

【校】

❶无：《素问·宣明五气》"无"下有"多"字。按：有"多"字是，与下文"不可多也"相应。

❷欲：《五行大义》卷三《论配气味》引《黄帝养生经》作"饮"。

❸也：《素问·宣明五气》新校正引《太素》杨注作"之"。

【注】

①五裁：节制。《尔雅·释言》："裁，节也。"

②必自裁也：杨上善曰："筋气骨肉血等，乃是五味所资，以理食之，有益于身。从心多食，致招诸病，故须裁之。"

【语译】

食用五味，应该有所节制。病在筋的，不可多食酸味；病在气分的，不可多食辛味；病在骨的，不可多食咸味；病在血分的，不可多食苦味；病在肌肉的，不可多食甜味。嘴里想吃这些五味，也不可过多，必须自行节制，这就叫作五裁。

五发：阴病发于骨①，阳病发于血②，以味❶发于气③，阳病发于冬，阴病发于夏④。

【校】

❶以味：日刻本作"阴病"。《素问·宣明五气》作"阴病发于肉"。

【注】

①阴病发于骨：杨上善曰："阴之为病发骨疼等。"

②阳病发于血：杨上善曰："阳之为病发于血痹等。"

③以味发于气：按："以味"二字，与上下句例不侔。应依日刻本及《素问》改作"阴病发于肉"。

④阳病发于冬，阴病发于夏：杨上善曰："冬，阳在内，故病发冬。夏，阳在外，故病发夏。"

【语译】

五脏之病的发生，分别有不同的部位和不同的季节。肾阴的病发生在骨髓，心阳脑病发生在血脉，脾阴的病发生在肌肉，肝阳的病来源于冬，肺阴的病来源于夏。

五邪❶：邪入于阳，则为狂；邪入于阴，则为血痹；邪入于阳，转❷则为癫❸疾；邪入于阴，转❷则为喑；阳入之❹于阴，病静；阴出之于阳，病喜❺怒。

【校】

❶五邪：《素问·宣明五气》作"五邪所乱"。

❷ 转:《太素》卷二十七《邪传》作“搏”。按：作“搏”是。邪搏于阳则病癫，邪搏于阴则病喑，如作“转”，则义难解。《千金》卷十四第五作“傅”，亦不合。

❸ 癫:《素问·宣明五气》作“巅”。按：作“巅”是。“狂、癫”虽有区别，终是一类疾患。上既云“为狂”，下则无庸再出癫疾。“巅”为头首之疾，轻则头眩头痛，重则昏瞀暴仆。王冰所谓“邪内搏于阳，则脉流薄疾，故为上巅之疾”是也。

❹ 之:《千金》卷十四第五无此字。

❺ 喜:《千金》卷十四第五无此字。按：无“喜”字是。“病怒”与上“病静”句例一致。

【语译】

五脏为邪气所侵会发生什么病变呢？病邪入于阳，就会发狂；病邪入于阴，就会形成血痹；病邪入于阳，阳与邪相搏，就会引起头部疾患；病邪入于阴，阴与邪相搏，就会引起喑哑；病邪由阳而入于阴，病就平静；病邪由阴而出于阳，病就多怒。

五藏❶：心藏神，肺藏魄，肝藏魂，脾藏意，肾藏精❷志也①。

【校】

❶ 五藏:《素问·宣明五气》作“五脏所藏”。

❷ 精：张注本无此字。按:《本神》:“肾藏精，精舍志。”则“精”字应有。

【注】

①肾藏精志也：杨上善曰:“肾有二枚，左箱为肾，藏志也；在右为命门，藏精也。”

【语译】

五脏各有所藏的精神意识活动，心脏藏神，肺脏藏魄，肝脏藏魂，脾脏藏意，肾脏藏精与志。

五主❶：心主脉①，肺主皮②，肝主筋③，脾主肌❷④，肾主骨⑤。

【校】

❶ 五主:《素问·宣明五气》作“五脏所主”。

❷ 肌:《素问·宣明五气》、《类说》卷三十七、《医说》卷五并作“肉”。

【注】

①心主脉：王冰曰：“壅遏荣气，应息而动也。”

②肺主皮：王冰曰：“包裹筋肉，间拒诸邪也。”

③肝主筋：王冰曰：“束络机关，随神而运也。”

④脾主肌：王冰曰：“覆藏筋骨，通行卫气也。”

⑤肾主骨：王冰曰：“张筋化髓，干以立身也。”

【语译】

五脏对躯体各部分，分别有其所主，心脏主宰血脉，肺脏主宰皮肤，肝脏主宰筋膜，脾脏主宰肌肉，肾脏主宰骨髓。

阳明多血多❶气，太阳多血少气，少阳多气少血，太阴多血少气，厥阴多血少气，少阴多气少血。故曰刺阳明出血气①，刺太阳出血恶气②，刺少阳出气恶血③，刺太阴出血恶❷气④，刺厥阴出血恶气⑤，刺少阴出气恶血⑥也。

【校】

❶ 多:《太素》卷十九《知形志所宜》、《甲乙》卷一第七并无此字。

❷ 恶:《太素》卷十九《知形志所宜》无此字。

【注】

①刺阳明出血气：杨上善曰：“手阳明大肠脉，足阳明胃脉，二脉上下连注，其气最强，故此二脉盛者，刺之血气俱泻。”

②刺太阳出血恶（wù 悟）气：杨上善曰：“手太阳小肠脉也，足太阳膀胱脉也，二脉上下连注，津液最多，故二脉盛者，刺之泻血，邪客之者，泻去恶气也。”按：恶，憎恨。引申有不可之义。杨注读“恶”为（曰厄）录其说备参。

③刺少阳出气恶血：杨上善曰：“手少阳三焦脉也，足少阳胆脉也，二脉上下连注，其气最多，故此二脉盛者，刺之泻气，邪客之者，泻去恶血也。”

④刺太阴出血恶气：杨上善曰：“手太阴肺脉也，足太阴脾脉也。此二太阴与二阳明虽为表里，其气血俱盛，故应泻血气也。”

⑤刺厥阴出血恶气：杨上善曰："手厥阴心包络脉也，足厥阴肝脉也，与二少阳以为表里。二阳气多血少，阴阳相反，故二阴血多气少。是以二厥阴盛，以泻血也，邪客之者，泻去恶气。"

⑥刺少阴出气恶血：杨上善曰："手少阴心脉也，足少阴肾脉也，与二太阳以为表里。二太阳既血多气少，亦阴阳相反，二阴气多血少。是以二少阴盛，泻于气也，邪客之者，泻去恶血也。"

【语译】

手足阳明经多血多气，手足太阳经多血少气，手足少阳经多气少血，手足太阴经多血少气，手足厥阴经多血少气，手足少阴经多气少血。因此说，刺阳明经可以出血出气；刺太阳经，可以出血，不可出气；刺少阳经，可以出气，不可出血；刺太阴经，可以出血，不可出气；刺厥阴经，可以出血，不可出气；刺少阴经，可以出气，不可出血。

足阳明❶太阴为表里，少阳❶厥阴为表里，太阳❶少阴为表里，是谓❷足之阴阳也。手阳明❶太阴为表里，少阳❶心主为表里，太阳❶少阴为表里，是谓❷手之阴阳也。

【校】

❶阳明　少阳　太阳：按："阳明""少阳""太阳"下，似脱"与"字，应据《素问·血气形志》补。

❷谓：《素问·血气形志》作"为"。

【语译】

足阳明胃经与足太阴脾经为表里，足少阳胆经与足厥阴肝经为表里，足太阳膀胱经与足少阴肾经为表里，这就是足三阴经与足三阳经的表里关系。手阳明大肠经与手太阴肺经为表里，手少阳三焦经与手厥阴心包络经为表里，手太阳小肠经与手少阴心经为表里，这就是手三阴经与手三阳经的表里关系。

岁露论第七十九

本篇主要讨论贼风邪气、寒温不和，对人体的危害。所以名曰“岁露”，是因为“露有其二，一曰春露，主生万物；二曰秋露，主衰万物，比秋风露”，因此篇名岁露。

黄帝问于岐伯曰：经言夏日伤暑，秋❶病疟①，疟之发以时❷，其故何也？岐伯对曰：邪❸客于风府②，病❹循膂❺③而下，卫气一日一夜，常❻大会于风府，其明日日❼下一节④，故其日作晏❽⑤，此其❾先客于脊背也。故❿每至于风府则腠理开，腠理开则邪气入，邪气入则病作，此所以日作尚⓫晏也。卫气之行风府⓬，日下一节⓭，二十一日⓮下至尾底⓯，二十二⓰日入⓱脊内，注于伏冲⓲之脉，其行⓳九日，出于缺盆⑥之中，其气上行⓴，故其病稍益至㉑。其内搏㉒⑦于五脏，横连募㉓原⑧，其道远，其气深，其行迟，不能日作，故次㉔日乃稸㉕积⑨而作焉。

【校】

❶秋：《病源》卷十一《疟病候》、《外台》卷五《疗疟方》“秋”下并有“必”字。

❷时：《病源》卷十一《疟病候》“时”下有“者”字。

❸邪：《素问·疟论》、《太素》卷二十五《疟解》、《甲乙》卷七第五“邪”下并有“气”字。

❹病：《素问·疟论》、《甲乙》卷七第五并无此字。

❺ 膂:《太素》卷二十五《疟解》作“胎”。按:“膂”与“吕”同。“胎”从“吕”得声,故亦通“膂”。《广韵·八语》:“吕,脊骨也。”

❻ 常:《素问·疟论》、《太素》卷二十五、《甲乙》卷七第五并无此字。

❼ 明日日:《病源》卷十一、《外台》卷五“明日”下并不重“日”字。

❽ 故其日作晏:《素问·疟论》、《甲乙》卷七第五并作“故其作也晏”。

❾ 其:《素问·疟论》、《太素》卷二十五、《外台》卷五并无此字。

❿ 故:《素问·疟论》、《太素》卷二十五、《甲乙》卷七第五并无此字。

⓫ 尚:《素问·疟论》、《太素》卷二十五“尚”字并作“稍益”。《病源》卷十一“尚”作“常”。

⓬ 卫气之行风府:《素问·疟论》、《太素》卷二十五、《甲乙》卷七第五、《外台》卷五并作“其出于风府”。

⓭ 节:《太素》卷二十五作“椎”。

⓮ 二十一日:《素问·疟论》、《外台》卷五并作“二十五日”。按:《素问》新校正引全元起本作“二十一日”,与本篇合。

⓯ 底:马注本、张注本并作“骶”。按:《素问》《太素》《甲乙》“尾底”并作“骶骨”。杨上善谓“骶”为尾穷骨。似以作“骶”为是。

⓰ 二十二:《素问·疟论》作“二十六”。按:《素问》新校正引全元起本作“二十二”,与本篇合。

⓱ 入:《素问·疟论》、《太素》卷二十五、《甲乙》卷七第五、《外台》卷五“入”下并有“于”字。

⓲ 伏冲:《素问·疟论》作“伏膂”。《甲乙》卷七第五作“太冲”。孙鼎宜曰:“冲脉者,循背里,前循腹右上行,邪居于营,故注之也。汉隶‘大’作‘伏’形误,今从《甲乙》。”

⓳ 其行:《素问·疟论》、《甲乙》卷七第五“其”下并有“气上”二字,“行”字断句。

⓴ 上行:《素问·疟论》、《太素》卷二十五、《甲乙》卷七第五并作“日高”。

㉑ 至:按:“至”字误,应据《素问》《太素》《甲乙》《病源》改作“早”。

㉒ 搏:《素问·疟论》、《太素》卷二十五、《甲乙》卷七第五并作“薄”。

㉓ 募:《太素》卷二十五作“膜”。孙鼎宜曰:“‘募’‘膜’通用字。《释名·释形体》‘膜,募也’。则字当从巾。”

㉔ 次:《病源》卷十一、《外台》卷五并作“间”。

㉕ 稸:统本、金陵本并作“畜”。《病源》卷十一、《外台》卷五并作“蓄”。

按："稸""畜""蓄"三字通用，见慧琳《音义》六十五及《诗·谷风》释文。

【注】

①夏日伤暑，秋病疟：王冰曰："夏暑已甚，秋热复壮，两热相攻，故为痎疟。"

②风府：王冰曰"风府，穴名，在项上，入发际，同身寸之二寸，大筋内，宛宛中。"

③膂：脊柱两侧之肉，俗也叫作脊梁骨。

④节：王冰曰："节，谓脊骨之节。"

⑤故其日作晏：《广雅·释诂三》："晏，晚也。"王冰曰："邪气远，则逢会迟，故发暮也。"

⑥缺盆：天突穴。《本输》云："缺盆之中，任脉也，名曰天突。"

⑦搏：应依《素问》作"薄"是。薄，逼近之意，见《左传·僖公二十三年》杜注"薄，迫也"孔疏。

⑧募原：指胸腹部脏腑之间的系膜。孙鼎宜以为气穴，似未是。

⑨稸积：同义复词，聚集之意。

【语译】

黄帝问岐伯：经典里说过，夏天为暑气所伤，到了秋天，一定发生疟疾，而疟疾的发作，有一定的时间，这是什么缘故？岐伯回答说：邪气侵入风府，就沿着背脊逐日向下移行，卫气环行了一日一夜，就在风府处会合，到了明天，依次上移脊骨一节，因此，疟疾的发作，也就一天晚一天，这是邪气先已侵入脊背的关系。每当卫气运行到风府时，那腠理就开发，腠理开发，邪气就会侵入身体，邪气侵入了病就发作，这就是发作时间常晚的原因。卫气离开风府，每日要下移一节，经二十一日，下移到尾底骨，二十二日又入于脊内，流注于太冲之脉，再循脉上行，到了九日，出于缺盆的中间，因气行日高，所以它的发病时间，也就稍提早了。如邪气逼近五脏，横连募原，它的道路较远，邪气深藏在内，周行的时间较迟，就不能每日发作，所以隔一天，邪气聚集，才会发作起来。

黄帝曰：卫气❶每至于风府，腠理❷乃发❸，发❸则邪入[4]焉。其[5]卫气日下一节[6]，则[7]不当风府奈何？岐伯曰：风府无常[8]①，卫气之所应[9]，必开其腠理，气之所舍②节[10]，则其府也[11]。

【校】

❶ 卫气：《素问·疟论》、《太素》卷二十五“卫气”上并有“夫子言”三字。《病源》卷十一“卫气”上有“夫”字。

❷ 腠理：《外台》卷五“腠理”上有“则”字。

❸ 发：《病源》卷十一作“开”。按：作“开”与前合。

❹ 邪入：《素问·疟论》、《太素》卷二十五、《甲乙》卷七第五“邪入”下并有“入则病作”四字。

❺ 其：《素问·疟论》、《太素》卷二十五、《甲乙》卷七第五并作“今”。

❻ 一节：《素问·疟论》、《太素》卷二十五、《甲乙》卷七第五“一节”下并有“其气之发也”五字。

❼ 则：《素问·疟论》、《太素》卷二十五、《甲乙》卷七第五并无此字。

❽ 风府无常：《素问·疟论》、《太素》卷二十五、《甲乙》卷七第五并作“风无常府”。

❾ 应：《素问·疟论》、《太素》卷二十五、《甲乙》卷七第五并作“发”。

❿ 舍节：《太素》卷二十五、《病源》卷十一“舍”下并无“节”字。马莳曰：“‘节’字衍。”

⓫ 府也：《甲乙》卷七第五、《病源》卷十一并作“病作”。

【注】

①风府无常：应据《素问》改作“风无常府”。杨上善曰：“无常府者，言卫气发于腠理，邪气舍之。即高同风府，不必常以项发际上以为府也。”

②气之所舍：杨上善曰：“卫气发腠理，邪舍之处，其病日作也。”

【语译】

黄帝说：卫气每到风府以后，腠理就开发了，腠理开发，邪气得借机侵入，因而发了病。现在卫气逐日下移一节，如果卫气之发，并没有恰到风府，怎样呢？岐伯说：风邪侵入，没有固定地方，但卫气与邪气相搏所引起的反应，一定使腠理开发，邪气留止，则病就会发作的。

黄帝曰：善。夫风之与疟也，相与❶同类①，而风❷常在，而疟特②以时休❸何也？岐伯曰：风气❹留③其处❺，疟气随❻经络沉❼以内搏，故卫气应乃作也。帝曰：善。

【校】

❶ 与：《素问·疟论》、《太素》卷二十五、《甲乙》卷七第五并作“似”。

❷ 而风：《素问·疟论》、《太素》卷二十五、《甲乙》卷七第五“风”下并有“独”字。

❸ 而疟特以时休：《素问·疟论》作“疟得有时而休者”。

❹ 风气：《太素》卷二十五作“经”。

❺ 其处：《素问·疟论》“其处”下有“故常在”三字。

❻ 疟气随：《太素》卷二十五作“卫气相顺”。“经络”二字属下读。

❼ 沉：《甲乙》卷七第五作“次”。

【注】

①相与同类：杨上善曰：“因腠理开，风入脏内，至时而发，名之为疟。然则风之与疟，异名同类。”

②特：犹“却”也。

③留：王冰曰：“留，谓留止。”

【语译】

黄帝说：以上讲得好。风邪和疟疾情况相似，同属于邪气一类，但风邪的病常在，疟疾的发作却有时休止，这是什么原因？岐伯说：风邪致病常留止所病部位，疟疾是随着经络，依次传入内脏，所以卫气与疟邪相应时，就会发作的。黄帝说：讲得好。

黄帝问于少师曰：余闻四时八风之中人也，故❶有寒暑，寒则皮肤急而腠理闭，暑则皮肤缓而腠理开。贼风邪气，因得以入乎？将①必须八正虚❷邪，乃能伤人乎？少师答曰：不然。贼风邪气之中人也，不得以时②。然必因其开也，其入深，其内极病❸，其病人也卒③暴；因其闭也，其入浅以留，其病❹也徐以迟❺④。

【校】

❶ 故:《甲乙》卷六第一、《伤寒补亡论》卷十七《中暍》引并作“因”。

❷ 虚:《甲乙》卷六第一作“风”。

❸ 极病:《甲乙》卷六第一作“亟也疾”。按:作“疾”是。《广雅·释诂一》:“疾,急也。”“急”与下“留”字相对。

❹ 病:按:“病”下脱“人”字。此与上“其病人也”是对文。应据《太素》《甲乙》补。

❺ 迟:《太素》卷二十八《三虚三实》作“持”。

【注】

①将:犹“抑”也。

②不得以时:张介宾曰:“凡四时乖戾不正之气,是为贼风邪气,非如太一所居,八正虚邪之有常候。此则发无定期,亦无定位,故曰不得以时也。”

③卒(cù 醋):同“猝”,忽然。

④徐以迟:“迟”作“持”是。杨上善曰:“为病充徐,持久留之也。”

【语译】

黄帝问少师:我听说四时八风伤害人体,因为有寒暑的不同,人体受了寒,皮肤就紧绷,腠理闭密。人体受了暑,皮肤就弛缓,腠理开张。贼风邪气,是因为寒暑不同,得以侵入人体呢,还是一定要感受八风的虚邪,才能伤害人体呢?少师回答说:不是的。贼风邪气伤害人体,没有固定时间,但有两种情况,在人体腠理开发的时候,邪气入得深,向内侵入得也快,它使人发病,是忽然暴至的。若在腠理密闭的时候,邪气入得浅,留止在表部,它使人发病,是徐缓持久的。

黄帝曰:有❶寒温和适,腠理不开,然有卒病者,其故何也?少师答曰:帝弗知邪入乎?虽❷平居,其腠理开闭缓急,其故❸常有时也①。黄帝曰:可得闻乎?少师曰:人与天地相参也,与日月相应也。故月满则海水西盛❹②,人血气积❺③,肌肉充,皮肤致④,毛发坚,腠❻理郄⑤,烟垢著⑥。当是之时,虽遇贼风,其入浅不深。至其❼月郭空⑦,则海水东盛,人气血虚，其[8]卫气去，形独居，肌肉减，皮肤纵[9]，腠理开，毛发残[10]，膲理薄[11]，烟垢落。当是之时，遇贼风则其入深，其病人也卒暴。

【校】

❶ 有:《甲乙》卷六第一“有”上有“其”字。

❷ 虽:《甲乙》卷六第一“虽”上有“人”字。

❸ 其故:《太素》卷二十八《三虚三实》、《甲乙》卷六第一并作“固”。

❹ 盛：日抄本作“望”。

❺ 积:《太素》卷二十八《三虚三实》作“精”。

❻ 腠:《太素》卷二十八《三虚三实》作“焦”。

❼ 其：马注本无此字。

❽ 其:《伤寒论》成注卷三引无此字。

❾ 纵:《太素》卷二十八《三虚三实》、《甲乙》卷六第一并作“缓”。

❿ 残:《太素》卷二十八《三虚三实》作“浅”。

⓫ 膲理薄:《甲乙》卷六第一无此三字。

【注】

①其故常有时也：杨上善曰：“人虽和适而居，腠理开闭，未必因于寒暑，因于月之满空，人气盛衰，故腠理开闭，有病不病，斯乃人之常也。”

②月满则海水西盛：杨上善曰：“日为阳也，月为阴也。东海阳也，西海阴也。月有亏盈，海水之身，随月虚实也。月为阴精主水，故月满西海盛也。”王子律曰：“海水初八起汐，十五大潮，念三落汐，是以卫气应月满而盛，至念三而去形也。”

③人血气积：按：“积”《太素》作“精”，疑亦误写。杨注：“血气精而不浊。”详玩文义。“精”当是“清”之误字。故本句应作“人血气清”。

④致：密致。

⑤腠理郄：“腠”《太素》作“焦”。张志聪曰：“理者，肌肉之文理，乃三焦通会之处，故曰焦理。”按：“腠”字无须改作“焦”。“郄”当作“郤”，俗作“却”。《素问·四时逆从论》王注：“却，闭也。”“腠理郄”即“腠理闭”，与下“腠理开”为对文。

⑥烟垢著：形容体表明显黑粗。张舜徽谓：“烟之言黳也，即黑也。”《说文·土部》：“垢，浊也。”

⑦月郭空：按：“空”是“郭”之释文，误入正文。《诗·皇矣》释文“郭”

本作“廓”。《广雅·释诂三》：“廓，空也。”上曰“月满”，此曰“月郭”，义正相对。

【语译】

黄帝说：有的人能够寒暑和适，腠理也不开泄，但是猝然发病了，那是什么缘故？少师回答说：你不知道邪气侵入吗？虽然是平静的生活着，但腠理开闭和皮肤缓急，本亦经常有时候变化。黄帝说：可以讲给我听吗？少师说：人与天地相参，与日月的相互转移也是相应的。所以月圆的时候，就影响到海水西盛，人身也会感到血气清畅，肌肉充实，皮肤致密，毛发坚固，腠理闭合，体表黑粗，在这种时候，虽然遭到贼风，其侵入的部位是浅而不深。至于月亮亏缺的时候，就影响到海水东盛，人身也会感到血气虚，卫气散，形体独存，肌肉削瘦，皮肤松缓，腠理开泄，毛发残缺，体表黑粗的现象衰落，在这种时候，如遭到贼风，其侵入的部位是会深的，其促使人发病，也是非常急的。

黄帝曰：其❶有卒然暴死暴病❷者何也❸？少师答曰：三虚❹者，其死暴❺疾也；得三实者，邪不能伤人也。黄帝曰：愿闻三虚。少师曰：乘年之衰①，逢月之空②，失时之和❻③，因为贼风❼所伤④，是谓三虚。故论不知三虚，工反⑤为粗。帝曰：愿闻三实。少师曰：逢年之盛⑥，遇月之满，得时之和，虽有贼风邪气，不能危之❽也。黄帝曰：善乎哉论！明乎哉道！请藏之金匮，命曰三实，然此一夫之论也⑦。

【校】

❶ 其：《甲乙》卷六第一作“人”。

❷ 暴病：《甲乙》卷六第一、《外台》卷二十八并无此二字。

❸ 何也：《太素》卷二十八《三虚三实》、《甲乙》卷六第一并作“何邪使然”。

❹ 三虚：《太素》卷二十八《三虚三实》、《甲乙》卷六第一“三虚”上并有“得”字。

❺ 暴：《甲乙》卷六第一无此字。

❻ 之和:《甲乙》卷六第一“之和”下有“人气乏少”四字。

❼ 贼风:《甲乙》卷六第一“贼风”下有“邪气”二字。

❽ 危之:《甲乙》卷六第一、《外台》卷二十八并作“伤”。

【注】

①乘年之衰：杨上善曰：“人年七岁，加于九岁，至十六岁，名曰年衰。如是恒加九岁，至一百六，皆年之衰也。非岁露年，以其人实邪不伤。故人至此年，名曰乘也。”

②逢月之空：月空，指月缺不全。杨上善曰：“月郭空时，人具八虚，当此虚时，故曰逢也。”

③失时之和：指四时气候失和，如春不温、冬不寒等。

④因为贼风所伤：杨上善曰：“摄养乖于四时和气，非理受于风寒暑湿，人之有此三虚，故从冲后发屋折木、扬沙走石等贼风至身，洒然起于毫毛，发于腠理，即为贼风伤也。”

⑤反：按：“反”犹“顾”也。《国策·秦策》高注：“顾，反也。”“顾”有“但”义。但，仅也。

⑥逢年之盛：杨上善曰：“逢年，谓不加年衰也。”

⑦然此一夫之论也：杨上善曰：“此举一夫之论，以类众人也。”

【语译】

黄帝说：人有猝然暴死的，是什么缘故？少师回答说：遭到三虚的人，他的死亡是急快的；遭到三实的人，邪气就不能够伤害他。黄帝说：我希望听到三虚。少师说：在岁气不及的虚年，遇到月亮亏缺的时候，四时气候又失和，因而为贼风所伤，这叫作三虚。如论病不懂得三虚，这样的医生是庸俗的。黄帝说：我希望听到三实。少师说：逢上岁气有余的盛年，遇到月亮圆满的时候，又得着四时调和的气候，虽然有贼风邪气，也不能伤害人体。黄帝说：你的论述好极了！道理也讲得透彻！请把它藏在金匮里面，命名叫作三实。像以上说的，仅是就一个人的情况讲的。

黄帝曰：愿闻岁之所以皆同病者，何因而❶然？少师曰：此八正之候也①。黄帝曰：候之奈何？少师曰：候此者❷，常以❸冬至之日，太一立于叶蛰之宫②，其至也，天必应之以风雨者矣❹。风雨❺从南方来者，为❻虚风，贼伤人者也❼。其以夜半❽至也，万民皆卧而弗犯也，故其岁民少病。其以昼至者，万民懈惰❾而皆中于虚❿风，故万⓫民多病。虚邪入客于骨而不发于外③，至其立春，阳气大发，腠理开，因⓬立春之日，风从西方来，万民又⓭皆中于虚风，此两邪④相搏⓮，经气结⓯代⑤者矣⓰。故诸⑥逢其风而遇其雨者，命曰遇岁露⑦焉。因岁之和，而少贼风⑧者，民少病而少死；岁多贼风邪气，寒温不和，则民多病而死矣。

【校】

❶ 因而:《甲乙》卷六第一作“气使”。

❷ 候此者：马注本、张注本并无此三字。

❸ 常以:《伤寒补亡论》卷一《伤寒名例》引无此二字。按：无“常以”二字是。《初学记》卷四《冬至》引《黄帝针经》亦无之。

❹ 太一立于叶蛰之宫，其至也，天必应之以风雨者矣：按：此句二十字，疑为后人袭《九宫八风》妄加，应据《甲乙》卷六第一、《初学记》卷四、《伤寒补亡论》卷一引删。

❺ 雨:《甲乙》卷六第一、《初学记》卷四并无此字。按：以下文“风从西方来”律之，无“雨”字是。检《太素》杨注亦无“雨”字。

❻ 为:《甲乙》卷六第一作“名曰”。

❼ 者也:《初学记》卷四引无此二字。

❽ 半:《太素》卷二十八《八正风候》无此字。按：杨注亦无“半”字。

❾ 惰：张注本作“怠”。《甲乙》卷六第一作“堕”。

❿ 虚:《甲乙》卷六第一作“邪”。

⓫ 万:《甲乙》卷六第一无此字。

⓬ 因:《甲乙》卷六第一“因”上有“有”字。按:“有”犹“又”也。

⓭ 又:《甲乙》卷六第一无此字。

⓮ 搏:《太素》卷二十八《八正风候》作“薄”。

⓯ 结:《太素》卷二十八《八正风候》作“绝”。

⓰ 者矣：按：此二字衍，应据《太素》《甲乙》删。

【注】

①此八正之候也：按:《离骚》王注:"正，方也。"候，观察。本句犹云观察八方之风。

②太一立于叶蛰之宫：太乙，即北辰；叶蛰，为坎宫，位于正北方。此谓冬至日，北斗星斗柄指向正北方。

③虚邪入客于骨而不发于外：杨上善曰:"情逸腠开，邪客至骨，而不外泄。"

④两邪：张介宾曰:"冬至中之，立春又中之，此两邪也。"

⑤经气结代：按：此谓由于"两邪相搏"以致经气留止不畅，发生疾。结代，异字同义。《文选·东京赋》薛注:"结，止也。"《素问·脉要精微论》王注:"代，止也。"

⑥诸：按:"诸"犹"凡"也。《一切经音义》卷二十四引《声类》:"诸，词之总也。"《景岳全书》卷十《诸风》类引此句，删去"诸"字，则失其义矣。

⑦岁露：莫文泉曰:"岁露者，谓岁气不及，虚风困之。民受虚风之邪，即被困成病。"

⑧贼风：虚风。以虚风贼伤人，故名。

【语译】

黄帝说：我希望听到在一年里都生起病来，因为什么会这样？少师说：这需要观察八方之风。黄帝说：怎样观察呢？少师说：观察这种情况，要在冬至那天，太一立于叶蛰之宫的时候去观察，因为太一移行到这天，必定有风。如风是从南方来的，便称为虚风，能够伤人的身体。如果风是夜里来的，人都躺下睡了，无人触犯它，所以在这年生病的人就少些。如果风在白昼出现，人们疏于防护，就可能都被虚风所伤，所以多数人会生病。如冬季被虚邪侵入到骨部，没有发泄于外，到了立春以后，阳气大发，腠理开。又在立春那天，风从西方来，人们都被西方的虚风所中，这样就会使冬天伏邪和春天新邪相互搏击，致经气滞止不畅，发生疾病。因此，凡是从正面受的风或遇到的雨，叫作遇到岁露。那由于岁气调和，少有贼风发生，人民患病的就少，死亡的也少；如果在一年里多贼风邪气，气候忽冷忽热，不能调和，则人们多病，死亡的也较多。

黄帝曰：虚邪之风，其所伤贵贱何如？候之奈何？少师答曰：正月朔日[①]，太一居天留❶之宫，其日西北风，不雨，人多死矣。正月朔日，平旦北风，春，民多死。正月朔日，平旦北风行，民病多者，十有三也❷。正月朔日，日中北风，夏，民多死。正月朔日，夕时北风，秋，民多死。终日北风，大病死者十有六。正月朔日，风从南方来，命曰旱乡[②]，从西方来❸，命曰白骨，将❹国有殃，人多死亡。正月朔日，风从东❺方来，发屋，扬沙石，国有大灾也。正月朔日，风从东南方行，春有死亡。正月朔❻，天和温不风，籴贱，民不病；天寒而风❼，籴贵，民多病。此所谓候岁之❽风，䟦❾[③]伤人者也。二月丑不风[④]，民多心腹病。三月戌不温[④]，民多寒热❿。四月巳不暑[④]，民多瘅病。十月申不寒[⑤]，民多暴死。诸所谓风者，皆发屋，折树木，扬沙石，起毫毛，发腠理者也。

【校】

❶ 留:《太素》卷二十八《八正风候》作“溜”。

❷ 正月朔日，平旦北风行，民病多者，十有三也：周本无此十七字。

❸ 从西方来:《甲乙》卷六第一作“风从西方来而大”。

❹ 将:《太素》卷二十八《八正风候》“将”字重，连上文作“白骨将将”。按:《太素》是。“将”“殃”“亡”协韵。《诗・执竞》传:“将将，集也。”“白骨将将”，言白骨堆积，与下“人多死亡”义正合。

❺ 东:《太素》卷二十八《八正风候》“东”下有“南”字。

❻ 朔：马注本、日刻本“朔”下并有“日”字。按:《太素》《甲乙》并有“日”字，与各本合。

❼ 天寒而风:《甲乙》卷六第一作“大寒疾风”。

❽ 之:《太素》卷二十八《八正风候》“之”下有“虚”字。

❾ 䟦:《太素》卷二十八《八正风候》作“贼”。

❿ 寒热:《甲乙》卷六第一“寒热”下有“病”字。

【注】

①正月朔日：张志聪曰：“正月朔日，候四时之岁气者，以建寅之月为岁首，

人生子寅也。”

②旱乡：南方名为旱乡，见《汉书·天文志》。

③戕：陆懋修曰：“字书无‘戕’字，当与‘残’通。”

④丑不风　戌不温　巳不暑：张介宾曰：“二三四月，以阳王之时，而丑日不风，戌日不温，巳日不暑，阴气胜而阳不达也。”

⑤十月申不寒：张介宾曰：“十月以阴王之时，而申日不寒，阳气胜而阴不藏也，故民多暴死。”

【语译】

黄帝说：属于虚邪的风，它伤人或轻或重，怎样观察呢？少师回答说：正月初一日，太一移居于天留宫，这一天，起西北风，不下雨，就会有许多人因病致死的。正月初一日，平旦时，起北风，当年的春季，人们多因病致死。正月初一日，在中午的时候，起北风，当年的夏季，人们多因病致死。正月初一日，在傍晚的时候起北风，当年的秋季，人们多因病致死。如整天起北风，就会大病流行，死亡的人数要有　十分之六。正月初一日，风从南方来，叫作旱乡，从西方来，叫作白骨将将，会有灾殃在全国流行，人们多因病致死。正月初一日，风从东方来，摇撼房屋，飞沙走石，国内将有大灾流行。正月初一日，风从东南方吹过，当年春季，会发生死亡的病人。正月初一日，天气温和，不起风，米价低廉，人们没有什么疾病；如严寒、暴风，米价昂贵，人们就要多患疾病，这就是所谓观察一年风能伤害人体的一般概况。二月的丑日不起风，人们多心腹病；三月的戌日不温暖，人们多寒热病；四月的巳日不热，人们多瘅热病；十月的申日不寒，人们多暴死的病。凡以上所说的风，都是指能摇撼房屋，拔折树木，飞沙走石，吹得人毫毛竖起，腠理开发不同于寻常的大风。

大惑论第八十

本篇首先论述了登高俯视发生的复视、眩晕、迷惑的病理；次论善忘、善饥而不嗜食、不得卧、不得视、多卧、少瞑、卒然多卧等七个病证的病理机制。篇题曰“大惑”者，是因为首出登高而惑，先加以讨论的原因。

黄帝问于岐伯曰：余尝上❶于清冷❷[①]之台，中阶❸而顾，匍匐[②]而前则惑。余私异之[③]，窃内怪之[③]，独瞑❹独视[④]，安心定气，久而不解。独博❺独眩，披❻发长跪[⑤]，俯而❼视之[⑥]，后久之不已也。卒然自上❽，何气使然[⑦]？岐伯对曰：五脏六腑之精气，皆上注于目而为之精❾。精之窠❿为眼，骨之精为瞳子[⑧]，筋之精为黑眼⓫[⑨]，血之精为络⓬[⑩]，其窠气之精为白眼[⑪]，肌肉之精为约束[⑫]，裹撷⓭筋骨血气之精而与脉并为系[⑬]，上⓮属于脑，后出于项中。故邪中于项⓯[⑭]，因逢其身之虚⓰，其入深，则随眼系以入于脑，入于脑⓱则脑转，脑转则引目系急⓲，目系急则目眩以转矣。邪⓳其精[⑮]，其精⓴所中不相比也则㉑精散，精散则视歧，视歧㉒见两物。目者，五脏六腑之精也，营卫魂魄之所常㉓营[⑯]也，神气之所生㉔也。故神劳则魂魄散，志意乱。是故瞳子黑眼㉕法于阴，白眼㉖赤脉法于阳也，故阴阳合传㉗而精明也[⑰]。目者，心㉘使也，心者，神之舍也，故神㉙精乱而不转㉚，卒然见非常[31]处，精神[32]魂魄，散不相得，故曰惑也。黄帝曰：余疑其然[33]。余每之东苑[34][18]，未曾不惑，去之则复[19]，余唯独[20]为东苑劳神乎？何其异也？岐伯曰：不然也[35]。心有所喜，神有所恶，卒然相感[36]，则精气[37]乱[21]，视误故[38]惑，神移乃复。是故间[22]者为迷，甚[22]者为惑。

【校】

❶ 上：《太素》卷二十七《七邪》作“登”。

❷ 清泠：《甲乙》卷十二第四作“青霄”。《千金》卷六上“泠”作“零”。按：《太素》杨注：“泠有本为零。”

❸ 阶：《甲乙》卷十二第四作“陛”。

❹ 独瞑：《太素》卷二十七《七邪》作“狂瞑”。《甲乙》卷十二第四“瞑”作“冥”。

❺ 博：《太素》卷二十七《七邪》作“转”。周学海曰：“博，义难通，当是‘转’之讹也。”

❻ 披：《太素》卷二十七《七邪》、《甲乙》卷十二第四、《千金》卷六上并作“被”。按：“披”与“被”互通。《汉书·杨雄传上》颜注：“被读曰披。”

❼ 而：《甲乙》卷十二第四“而”下有“复”字。

❽ 上：《太素》卷二十七《七邪》、《甲乙》卷十二第四、《千金》卷六上并作“止”。

❾ 精：《千金》卷六上作“睛”。按：作“睛”是。《灵枢略·迷惑论》即作“睛”。

❿ 窠：《甲乙》卷十二第四作“裹”。《太素》卷二十七《七邪》、《千金》卷六上并作“果”。按：“窠”从穴果声。作“果”作“裹”，于声并同，义得互通。“窠”苦禾切，牙音。湖湘间则变喉音为窝。张介宾谓“窠者，窝穴之谓”，其说是。

⓫ 眼：《甲乙》卷十二第四作“睛”。

⓬ 为络：《甲乙》卷十二第四“为”下有“其”字。按《甲乙》是，但仍未足。此脱“其窠”二字，下句首“其窠”二字，即此处移倒之文。“气之精”与“骨之精”“筋之精”“血之精”句例一律。如“气之精”上加“其窠”二字，则显然不合。此应据《千金》将“其窠”二字属上，作“血之精为其络窠”。

⓭ 撷：《甲乙》卷十二第四、《千金》卷六上并作“契”。

⑭ 上:《千金》卷六上“上”上有“系”字。

⑮ 项:《甲乙》卷十二第四作“头目”。

⑯ 因逢其身之虚:《甲乙》卷十二第四、《病源》卷二《风头眩候》并作“逢身之虚”。

⑰ 入于脑:《太素》卷二十七《七邪》无此三字。《甲乙》卷十二第四无“于脑”二字。

⑱ 急:《太素》卷二十七《七邪》无此字。

⑲ 邪:《太素》卷二十七《七邪》“邪”下有“中”字。

⑳ 其精:《太素》卷二十七《七邪》不重此二字。

㉑ 则:《甲乙》卷十二第四“则”上叠“不相比”三字。

㉒ 视歧:《太素》卷二十七《七邪》、《甲乙》卷十二第四、《千金》卷六上并作“故”字。

㉓ 常:《千金》卷六上无此字。

㉔ 生:《兰室秘藏》卷上引作“主”，于义较长。

㉕ 眼:《灵枢略》作“睛”。

㉖ 眼:《甲乙》卷十二第四作“睛”。

㉗ 传:《甲乙》卷十二第四、《千金》卷六上并作“揣”。《千金》校语:“《灵枢》‘合传’作‘俱转’”按: 本句乃综上“五脏六腑之精气皆上注于目”而言。“传”似应作“抟”,“抟”有聚义。

㉘ 心:《太素》卷二十七《七邪》、《甲乙》卷十二第四、《千金》卷六上“心”下并有“之”字。

㉙ 神:《太素》卷二十七《七邪》“神”下有“分”字。守山阁校本注云:“神下脱‘分’字。史《音释》有‘神分’二字，则宋本尚不误。”

㉚ 转:《太素》卷二十七《七邪》作“传”。按:“转”应作“抟”。《千金》作“专”，与“抟”音义并近。

㉛ 常:《太素》卷二十七《七邪》、《甲乙》卷十二第四、《千金》卷六上“常”下并有“之”字。

㉜ 神:《甲乙》卷十二第四作“气”。

㉝ 其然:《甲乙》卷十二第四、《千金》卷六上并作“何其然也”。

㉞ 苑:《千金》卷六上作“菀”。按:“苑”与“菀”同。《汉书·王嘉传》颜注:“菀，古苑字。”

㉟ 也:《甲乙》卷十二第四、《千金》卷六上并作“夫”，属下读。

㊱ 惑: 周本、日刻本、张注本并作“感”。按:《太素》《千金》并作“感”,

与各本合。

㊲气:《千金》卷六上无此字。

㊳故:《千金》卷六上“故”下有“神”字。

【注】

①清泠：慧琳《音义》卷八十二“清泠下云:“《楚词》王逸注，清泠，清澈貌也。”张介宾曰:“台之高者其气寒，故曰清泠之台。”

②匍匐（púfú 仆伏）：爬。《文选·广绝交论》翰注:“匍匐，伏行。”

③异之，怪之：杨上善曰:“小恠曰异之，大异曰恠之。”

④独瞑独视:“独”犹“其”也，“其”有“或”义。此谓或合目，或观看。

⑤长跪：谓披发长垂而曲。“长”金文作“𠄢”，甲文作“𠀋”，皆像人披发绵长文状。“跪”有拜义，拜则膝必弯曲，故引申有曲义。

⑥俯而视之：杨上善曰:“下直视也。”

⑦何气使然：杨上善曰:“问其生惑所由也。”

⑧骨之精为瞳子：杨上善曰:“肾精主骨，骨之精气，为目之瞳子。”

⑨筋之精为黑眼：杨上善曰:“肝精主筋，筋气以为精之黑眼也。”张介宾曰:“黑眼，黑珠也。”

⑩血之精为络：杨上善曰:“心精主血，血气以为眼睛赤络。”

⑪气之精为白眼：杨上善曰:“肺精主气，气之精为白眼。”

⑫肌肉之精为约束：张介宾曰:“约束，眼胞也。能开能阖，为肌肉之精，主于脾也。”

⑬裹撷（xié 协）……并为系：张介宾曰:“以衣衽收物谓之撷。脾属土，所以藏物。故裹撷筋骨血气四脏之精，而并为目系。”

⑭项：颈的后部。

⑮邪其精：杨上善曰:“五精合而为眼。邪中其精，则五精不得比和。”

⑯营:《广雅·释训》:“营营，往来也。”

⑰故阴阳合传而精明也：按:“阴”指骨筋肝肾之阴。“阳”指血气心肺之阳。此指阴阳四精合聚，而眼之精明生焉。

⑱东苑：清泠之台在东苑。

⑲复：复常。

⑳唯独:“唯”与“惟”同。“惟独”义同。“独”犹“单”也。

㉑心有所喜……则精气乱：杨上善曰:“心者神用，谓之情也；情之所喜，谓之欲也。故情之起欲，是神之所恶。神之所好，心之所恶。是以养神须去情欲，欲去神安，长生久视。任心所作，则情欲百端。情欲既甚，则伤神害命，

斯二不可并行，并行相感，则情乱致惑。若得神移反本，则惑解神复。”

㉒间　甚：谓轻和重。

【语译】

黄帝问岐伯说：我曾经登上了清泠之台，走到台阶中间环顾四面，向前爬行，就觉得视力迷惑。我暗地里诧异，心里很奇怪，或闭目，或睁眼看，安心定气，但长时间不能消除，头部觉得或转或眩，当时解发光脚，低头向下直视，经过很长的时间，目眩神荡的现象还没有好转，突然这种现象就停止了，这是什么气使得这样的？岐伯回答说：人体五脏六腑的精气，都向上贯注于眼部，而有了视物精明的作用。精气的窝穴是眼，骨之精是瞳子；筋之精是黑睛；血之精是两眦血络和眼窝；气之精是白睛；肌肉之精是眼胞，包罗筋骨血气的精气，与眼的脉络合并，便形成目系。目系向上连属于脑，向后出于项中，所以如有邪气中于项部，正遇到人体衰弱，那么邪气就会深入，随着眼系入于脑部，邪入脑部后就发生头脑晕转，从而牵引着目系紧张。目系紧张，就出现眼睛眩晕，而看东西像转动一样。如邪侵眼部的精气，其所侵的精气，不能协调，就会使精气耗散。因精气的耗散，就出现视歧的现象，所以看一物像有两物一样。人的眼睛，是五脏六腑精气的汇聚地方，营卫魂魄相互往来，因而它的神气成了视物的主要作用。所以神气过劳，就会使魂魄飞扬，志意紊乱。因此说瞳子黑睛属于阴脏，白睛赤脉属于阳脏，这筋骨血气阴阳两脏合聚，就能保持精明视物的功能活动。眼睛，要受心的役使，心是神的居处，因此在神分精乱不能和聚的时候，突然看见非常的地方，精神魂魄，散乱而不相和，所以就有迷惑的现象。黄帝说：我怀疑你说的这些，我每往东苑，一登台后，没有不迷惑的，离开了就恢复正常，我是单为东苑这个地方劳神吗？为什么这样奇怪呢？岐伯说：不是的。心里有所喜欢，精神上又有所厌恶，爱憎两种情绪，突然相感，就会使精神紊乱，视物两歧，以致迷惑。待精神意识转移，就会恢复正常了。像以上所说的情况，轻的叫作迷，重的叫作惑。

黄帝曰：人之[①]善忘者，何气使然？岐伯曰：上气不足，下

气有余，肠胃实而心肺虚②，虚则营卫留于下，久之❶不以时上③，故善忘也。

【校】

❶之：《太素》卷二十七《七邪》、《甲乙》卷十二第一并无此字。

【注】

①之：按："之"犹"若"也。见《经传释词》卷九。

②肠胃实而心肺虚：杨上善曰："心肺虚，上气不足也。肠胃实，下气有余也。"

③虚则……不以时上：杨上善曰："营卫行留于肠胃，不上心肺，虚故喜忘。"张介宾曰："心肺虚于上，营卫留于下，则神气不能相周，故为喜忘，阳衰于上之兆也。"

【语译】

黄帝说：有人如果健忘，是什么气使他这样的？岐伯说：这是由于在上的脏气不足，在下的脏气有余，也就是肠胃之气充实，心肺之气虚弱。心肺气虚，就会使营卫之气留滞肠胃，较长时间，不能上注输布全身，因此，气血两虚，所以成为健忘的病。

黄帝曰：人之善饥而不嗜食者，何气使然？岐伯曰：精气并于脾①，热气留于胃，胃热则消谷，谷消故❶善饥。胃气逆❷上，则胃脘寒❸②，故不嗜食也。

【校】

❶故：张注本作"则"。

❷逆：杨注本"逆"下有"于"字。

❸寒：《甲乙》卷十二第一作"塞"。

【注】

①精气并于脾：杨上善曰："精气，阴气也。胃之阴气，并在脾内，则胃中独热。"

②胃气逆上则胃脘寒：张志聪曰："胃气逆上者，谓之悍气，上冲于头而走空窍。盖脾不能为胃行其津液，则营卫大气，留而不行，胃之逆气，反上冲于头，而别走阳明矣。胃脘者，胃之上脘，大气不行，则上焦虚而胃脘寒。上焦

虚寒，不能主纳，故不嗜食也。”

【语译】

黄帝说：有人如果常觉得饿而不爱吃东西，是什么气使他这样的？岐伯说：阴气合在脾脏，阳热之气留于胃中，胃热过盛，就容易消化，所以常觉得饥饿。胃气逆上，便引起胃脘虚寒，所以不爱吃东西。

黄帝曰：病而不得卧❶者，何气使然？岐伯曰：卫气不得入于阴❷，常留于阳。留于阳则阳气满，阳气满则阳跻盛，不得入于阴则阴气虚，故目不瞑矣❸①。

【校】

❶卧：《太素》卷二十七《七邪》“卧”下有“出”字。检杨注无“出”字。萧校谓“疑衍”。按：此节已见本书《邪客》，大致相合。惟《邪客》以“目不瞑，不卧出”为问，此则以“病不得卧”为问，而以“目不瞑”为答，前后不合。

❷卫气不得入于阴：《伤寒百证歌》卷四第八十证引《黄帝针经》“卫气”上有“卫气者，昼日行于阳，夜行于阴”十二字。按：《太素》杨注：“卫气昼行阳脉二十五周，夜行五脏二十五周，昼夜周身五十周。”似杨所据本有“卫气”十二字。否则，杨注云云，无附丽矣。

❸故目不瞑矣：《伤寒百证歌》卷四第八十证引作“则夜不得宁也”。

【注】

①故目不瞑矣：张介宾曰：“卫气昼行于阳，夜行于阴，行阳则寤，行阴则寐，此其常也。若病而失常，则或留于阴，或留于阳，留则阴阳有所偏胜，有偏胜则有偏虚，而寤寐亦失常矣。”

【语译】

黄帝说：因病如不得安卧入睡，是什么气使得这样的？岐伯说：这是由于卫气入于阴分，经常留在阳分，就会使阳气充满，因而阳跻的脉气偏盛。卫气既不得入于阴分，而阴气虚，所以不能闭目入睡。

黄帝曰：病目而❶不得视者，何气使然？岐伯曰：卫气

留❷于阴，不得行❸于阳。留❷于阴则阴气盛，阴气盛则阴跻满，不得入于阳则阳气虚，故目闭也[①]。

【校】

❶病目而：马注本“目而”作“而目”。《甲乙》卷十二第三“病目”作“目闭”。按：《甲乙》是。如此方与下答语“故目闭也”吻合。

❷留：《甲乙》卷十二第三作“行”。

❸行：《甲乙》卷十二第三作“入”。

【注】

①故目闭也：杨上善曰：“卫气留于五脏，则阴跻盛不和。惟阴无阳，所以目闭不得视也。以阳主开，阴主闭也。”

【语译】

黄帝说：眼睛闭着而不能看东西，是什么气使他这样呢？岐伯说：这是由于卫气在阴分运行，不得入于阳分。卫气行于阴分，就会使阴气充盛，阴气偏盛，阴跻的脉气就充满。卫气既不得入于阳分，阳气就虚，所以眼睛闭着。

黄帝曰：人之多卧者，何气使然？岐伯曰：此人肠胃大而皮肤湿❶，而❷分肉不解焉。肠胃大则卫气留久，皮肤湿❶则分肉不解，其行迟。夫卫气者，昼日❸常行于阳，夜❹行于阴[①]，故阳气尽则卧，阴气尽则寤。故肠胃大，则卫气行留久；皮肤湿，分肉不解，则行迟❺。留于阴也久，其气不清❻[②]，则欲瞑，故多卧矣。其肠胃小，皮肤滑以缓，分肉解利❼，卫气之留于阳也久，故少瞑❽焉。

【校】

❶湿：《太素》卷二十七《七邪》作“涩”。《说文·水部》：“涩，不滑也。”

❷而：《甲乙》卷十二第三作“则”，“则”上有“涩”字。

❸日：《甲乙》卷十二第三无此字。

❹夜：《甲乙》卷十二第三“夜”下有“常”字。

❺故肠胃大……则行迟：按：“故肠胃大”句二十字与上文“肠胃大”云云

重复，疑衍。

❻ 清：胡本、熊本、周本、明本、藏本、日刻本、日抄本并作“精”。按：《太素》《甲乙》并作“精”，与各本合。

❼ 分肉解利：按：“利”字疑误。上云“分肉不解”，此当云“分肉解”，上下文义方对。《医学纲目》卷十五引“利”作“则”，属下读。近是。

❽ 瞑：《太素》卷二十七《七邪》、《甲乙》卷十二第三并作“卧”。

【注】

①昼日常行于阳夜行于阴：沈又彭曰：“昼行阳，夜行阴，此阴阳指外内言。盖脉在分肉之间，营行脉中，卫即行乎脉外。无论阴经阳经，卫气浮上而行者，即行于阳也；沉伏而行者，即行于阴也。”

②其气不清：张介宾曰：“人有饱食之后，即欲瞑者，正以水谷之悍气，暴实于中，则卫气盛于阴分，而精阳之气，有不能胜之耳。”

【语译】

黄帝说：人如喜欢卧睡，是什么气使他这样的？岐伯说：这一类人肠胃肥大，皮肤粗涩，分肉不滑利。因为肠胃肥大，卫气停留的时间就长；皮肤粗涩，则分肉不滑利，卫气的运行也显得迟缓。那卫气的运行，白天行于阳分，夜间行于阴分，所以夜间阳气衰了，就要睡觉。黎明，阴气衰了，就会觉醒。卫气停留在阴分的时间长，其气不清，就想合着眼睛，所以喜欢卧睡。如肠胃小，皮肤滑润舒缓，分肉也较滑利，卫气留于阳分时间长些，所以就不想睡了。

黄帝曰：其非常经也，卒然多卧者，何气使然？岐伯曰：邪气留于上膲，上膲闭而不通，已食[①]若[②]饮汤，卫气留久❶于阴而不行，故卒然多卧焉[③]。

【校】

❶ 留久：张注本作“久留”。《太素》卷二十七《七邪》作“反留”。

【注】

①已食：过食。《诗·巧言》郑笺：“已，甚也。”

②若：犹“或”也。

③故卒然多卧焉：杨上善曰：“邪气留于上焦，上焦之气不行。或因饮食，

卫气留于心肺，故闷而多卧。”

【语译】

黄帝说：如果不是经常好睡，突然喜欢卧睡，这是什么气使他这样的呢？岐伯说：这是邪气留滞在上焦，使上焦之气闭而不通，吃得过饱，或多喝汤水，使卫气反留于阴分，不能行达阳分，所以突然就想睡觉了。

黄帝曰：善。治此诸邪奈何？岐伯曰：先❶其脏腑，诛其小过①，后调其气②，盛者泻之，虚者补之，必先明知其形志❷之苦乐，定③乃取之。

【校】

❶ 先：《甲乙》卷十二第三“先”下有“视”字。

❷ 形志：《太素》卷二十七《七邪》、《甲乙》卷十二第三“志”并作“气”。按：作“气”似不合。形志苦乐，《素问·血气形志》言之有征。

【注】

①诛其小过：张志聪曰：“去其微邪也。”

②后调其气：张志聪曰：“调其营卫也。”

③定：成熟。《吕氏春秋·仲冬》高注：“定犹成也。”《仪礼·乡饮酒礼》郑注：“定犹熟也。”

【语译】

黄帝说：讲得好。治疗这些邪气，应怎样呢？岐伯说：先观察脏腑情况，消除那些轻微的邪气，然后调理营卫之气。邪气盛的用泻法，正气虚的用补法，必须明确了解患者的形志苦乐，很成熟了，然后取穴进行治疗。

痈疽第八十一

本篇首先提出痈疽的病因，是由于“血泣不通，卫气归之，不得复反，故痈肿”。其次列举了猛疽等十八种痈疽病名，并叙述了内治外治方法，对后世外科启发很大。

黄帝曰❶：余闻肠胃受谷，上焦出气，以温分❷肉①，而养骨节②，通腠❸理。中焦出气③如露❹，上❺注溪谷④，而渗❻孙❼脉，津液和调，变化而赤为血，血和则孙❽脉❾先满溢❿，乃注于络脉，皆盈⓫，乃注于经脉。阴阳⑤已⓬张，因息乃⓭行⑥，行有经⓮纪⑦，周有道理，与天合同，不得休止。切而调之⑧，从虚去实，泻则不足，疾则气减⑨，留则先后⑩。从实去虚，补则有余⑪。血气已调，形⓯气⓰乃持⑫。余已知血气之平与不平，未知痈疽之所从生，成败⓱之时，死生之期，有⓲远近，何以度⑬之，可得闻乎？

【校】

❶ 黄帝曰：《太素》卷二十六《痈疽》、《千金翼方》卷二十三并作“黄帝问于岐伯曰”。

❷ 分：《灵枢略·六气论》作“爪”。陆懋修曰：“《灵》《素》二书中，屡言‘分肉’，‘分’与‘爪’形相近，当是传写之误。”

❸ 腠：《鬼遗方》卷四作“凑”。按：“腠”“凑”同音通用。《素问·生气通天论》：“凑理以密。”

❹ 露：《甲乙》卷十一第九上作“雾”。

❺ 上：《鬼遗方》卷四无此字。

❻ 渗:《鬼遗方》卷四作“燥”。

❼ 孙:《鬼遗方》卷四、《灵枢略·六气论》并作“经”。

❽ 孙:《灵枢略·六气论》作“经”。

❾ 脉:《甲乙》卷十一第九上作“络”。

❿ 溢:《太素》卷二十六《痈疽》作“满”，属下读。

⓫ 皆盈:《甲乙》卷十一第九上、《千金翼方》卷二十三、《医心方》卷十五“皆盈”上并有“络脉”二字。

⓬ 已:《甲乙》卷十一第九上作“乃”。

⓭ 乃:《甲乙》卷十一第九上作“而”。

⓮ 经:《千金翼方》卷二十三、《灵枢略·六气论》并作“纲”。

⓯ 形:《甲乙》卷十一第九上作“神”。

⓰ 气:《太素》卷二十六《痈疽》、《鬼遗方》卷四、《千金翼方》卷二十三并作“神”。

⓱ 败：藏本作“散”。按:《鬼遗方》作“散”，与藏本合。

⓲ 有:《太素》卷二十六《痈疽》、《鬼遗方》卷四、《灵枢略·六气论》、《医心方》卷十五“有”上并有“期”字。

【注】

①以温分肉：杨上善曰:“上焦出卫气，卫气为阳，故在分肉，能温之也。”

②而养骨节：杨上善曰:“气润骨节，骨节脑髓，皆悉滋长，故为养也。”

③中焦出气：杨上善曰:“出气，谓营气。”

④溪谷:《素问·气穴论》:“肉之大会为谷，肉之小会为溪，肉分之间，溪谷之会，以行荣卫，以会大气。”

⑤阴阳：杨上善曰:“阴，营气也。阳，卫气也。”

⑥因息乃行：杨上善曰:“神之动也，出入息动。”

⑦行有经纪：杨上善曰:“息之动也，营卫气行，营卫气行，必有经纪。营卫周行道理，人与天道同运，天运非常之道，故不休也。”

⑧切而调之：杨上善曰:“切，专志也。用心专至，调虚实也。”

⑨疾则气减：马莳曰:“疾去其针，则邪气减。”

⑩留则先后：马莳曰:“久留其针，先后如一，斯则从实之法，以去其虚。”

⑪补则有余：杨上善曰:“补之甚者，则有余也。”

⑫形气乃持：杨上善曰:“持者，保守也。善调者，补泻血气，使形与神，相保守也。”

⑬度（duó 夺）：推测。《国语·晋语》韦注:“度，揆也。”

【语译】

黄帝说：我听说肠胃纳受了谷物，由上焦输出卫气，以温润分肉，濡养骨节，通达腠理。中焦输出营气，像雾露之溉，注入溪谷，渗透于细小的孙络，津液和调，经变化而为红色的血液。血和了，孙脉就先满溢，从而注入络脉，络脉都充满了，就注入经脉，营卫之气充满，随着呼吸运行全身。如同日月的运行有一定的度数，所以气血周行，也有一定道理，与天道一样，是不会休止的。病有虚实，专心进行调治。用泻法消除实邪，过于泻了，就会伤正而不足。在针刺时，出针要快，就可减去邪气。如果留针先后如一，病情就不易好转。用扶正的方法，消除虚弱的现象，过于补了，就会实有余而助长余邪。血气如调和了，形与气之间就相互保持正常。我已知道血气的平衡与不平衡的道理，但是不知道痈疽是从哪里产生的，形成消散的时日，死生的日期，日期的或远或近，是怎样推测？可以让我听到其中道理吗？

岐伯曰：经脉留❶行不止，与天同度①，与地合纪②。故天宿失度③，日月薄蚀④，地经失纪⑤，水道流溢⑥，草萓❷不成，五谷不殖❸⑦，径❹路⑧不通，民不往来，巷❺聚邑居，则❻别离异处，血气犹然⑨，请言其故。夫血脉营卫，周流不休，上应星❼宿，下应经数⑩。寒邪❽客于经络❾之中则血泣⑪，血泣则不通，不通则卫气归之⑫，不得复反⑬，故痈肿❿。寒气化为热，热胜则腐肉，肉腐则为脓，脓不泻则烂筋，筋烂则伤骨，骨伤则髓消⓫，不当骨空⓬，不得⓭泄泻⑭，血⓮枯空虚，则⓯筋骨肌肉不相荣，经脉败漏，熏⓰⑮于五脏，脏⓱伤故死矣。

【校】

❶留：马注本、日刻本并作“流”。按：马注本是。《素问·举痛论》：“经脉流行不止。”句法与此同。《甲乙》《鬼遗方》《千金翼方》《灵枢略》“留”亦并作“流”。

❷萓：《太素》卷二十六《痈疽》、《医心方》卷十五并作“蘆”。《甲乙》卷

十一第九上作“蓂”。《鬼遗方》卷四作“虋”。《千金翼方》卷二十三作“芦”。按：作“蔖”（cuó 痤）为是。其“蓂”“虋”“芦”均形近致误。杨注：“蔖，节枯也。”《医心方》旁注：“蔖，草死也。”与杨注“节枯”之义合。

❸ 殖：《甲乙》卷十一第九上、《鬼遗方》卷四并作“植”。按：“殖”与“植”通。《左传·襄公二十三年》“杞殖”，《古今注》作“杞植”，是其证。

❹ 径：张注本作“经”。按：《鬼遗方》作“经”，与张注本合。

❺ 巷：《鬼遗方》卷四作“庵”。

❻ 则：《太素》卷二十六《痈疽》、《甲乙》卷十一第九上、《鬼遗方》卷四并无此字。

❼ 星：《甲乙》卷十一第九上作“天”。

❽ 邪：《太素》卷二十六《痈疽》作“气”。按：作“气”是。《病源》卷三十二《痈下利候》《久痈候》均作“寒气”。

❾ 经络：《灵枢略》作“经脉”。

❿ 肿：《甲乙》卷十一第九上、《千金翼方》卷二十三“肿”下并有“也”字。

⓫ 消：《灵枢略》作“销”。按：“销”为“消”之本字。

⓬ 不当骨空：《灵枢略》作“髓销则骨空”。

⓭ 不得：《千金翼方》卷二十三、《灵枢略》“不得”上并重“骨空”二字。

⓮ 血：《太素》卷二十六、《医心方》卷十五并作“煎”。

⓯ 则：《甲乙》卷十一第九上“则”上有“枯空”二字。

⓰ 熏：《医心方》卷十五“熏”上有“内”字。

⓱ 脏：《鬼遗方》卷四“脏”上有“五”字。

【注】

①与天同度：谓与天之运行相同。《史记·平准书》索隐引乐彦：“度，运也。”

②与地合纪：谓与地之通道相合。《吕氏春秋·孟春》高注：“纪，道也。”

③天宿失度：宿，即星宿。天宿失度，谓天之日月诸星运行失其常度。

④日月薄蚀：《汉书·天文志》：“日月薄食。”颜注引京房《易传》曰：“日月赤黄为薄。”韦昭曰：“亏毁曰食。”按：“食”与“蚀”同。

⑤地经失纪：谓地之分划失其常道。

⑥流溢：谓泛滥。

⑦殖：《左传·昭公十八年》杜注：“殖，生长也。”

⑧径路：道路。《广雅·释室》：“径，道也。”

⑨犹然：谓若此。

⑩经数："经数"与上"星宿"对文，指地经之数。杨注所谓"人之血气合于天地"是也。

⑪泣：通"涩"。《素问·五脏生成》王注："泣，谓血行不利。"

⑫不通则卫气归之：按："归"应训为"藏"。《易·说卦传》虞注："归，藏也。""藏"引申有"蕴积"之义。此言血如凝泣不通，则卫气蕴积不畅，故生痈肿。《病源·疽候》："荣血得寒，则涩而不行，卫气从之，与寒相搏，亦壅遏不通。气者，阳也。阳气蕴积，则生于热，寒热不散，故聚积成痈。"其说即本句之确解。

⑬反：《国语·齐语》韦注："反，还也。"

⑭不得泄泻：按："泄泻"无义。"泄"在《广韵》入声《十七薛》，"泻"在上声《三十五马》，去声《四十祃》，音义不同。徒以"泄泻"连文，病证时用此名，以致误写。"泄"亦作"洩"。《左传·隐公元年》杜注："洩洩，舒散也。"不得泄泄，谓骨空则气不得舒散也。

⑮熏：《诗·云汉》传："熏，灼也，"

【语译】

岐伯说：经脉流行不止，与天之运行相同，与地之通道相合，所以天之日月诸星运行失其常度，就会出现日月薄蚀；地之分划失其常道，就会发生水流泛滥，草枯不能成长，五谷不能繁殖。再举例说，道路不通，彼此不能往来，或聚集街巷，或居住小邑，分开在不同的地方。血气运行的情况也像这样，我讲一下其中的缘故。人身的血脉营卫，是周流不止的。向上说，象征着星宿，向下说，是象征着地道。如果有寒邪侵入经络，就会使血脉凝涩不通，不通就使卫气蕴积不畅，不能正常往返运行，所以聚成痈肿了。从此寒邪化热，热胜就腐烂肌肉，肌肉腐烂便成脓。脓不排除就烂筋，烂筋就伤骨，骨伤就销髓，髓销而骨空，气既不得舒散，血也就亏损，因而筋骨肌肉不能相互荣养，经脉败泄，内灼五脏，五脏受到了伤害，就会死亡了。

黄帝曰：愿尽❶闻痈疽之形，与忌曰❷名[①]。岐伯曰：痈❸发于嗌[②]中❹，名曰猛疽，猛疽不治❺，化❻为脓，脓不

泻，塞❼咽，半日❽死；其化为脓者，泻❾则合❿豕膏③，冷食⓫，三日而已。

【校】

❶尽:《鬼遗方》卷四无此字。

❷曰:《太素》卷二十六《痈疽》、《千金翼方》卷二十三并作“日”。

❸痈:《病源·疽候》作“疽”。

❹中:《鬼遗方》无此字。

❺猛疽不治:《甲乙》卷十一第九下、《千金翼方》卷二十三并作“不急治”。

❻化:《鬼遗方》卷四、《千金翼方》卷二十三“化”上并有“则”字。《外台》卷二十四“化”上有“则血”二字。

❼塞:《鬼遗方》卷四“塞”下有“其”字。

❽半日:《千金翼方》卷二十三“半日”下有“而”字。

❾泻:《太素》卷二十六《痈疽》“泻”下有“已已”二字。

❿合:《太素》卷二十六《痈疽》作“含”。

⓫冷食:《太素》卷二十六《痈疽》、《鬼遗方》卷四、《外台》卷二十四“冷食”上并有“毋”字。

【注】

①与忌曰名：杨上善曰：“一问痈疽形状，二问死生忌日，三问痈疽名字也。”

②嗌:《说文·口部》:“嗌，咽也。”

③豕膏：猪油。张介宾曰：“豕膏即猪脂之炼净者也。”

【语译】

黄帝说：我希望听一下痈疽的形状，和它的忌日及各种名称。岐伯说：痈疮发生在咽部的，叫作猛疽。不快治疗，就会急剧化脓，如不将脓排除，堵塞了咽喉，半天就死。若化为脓的，就含猪油，别冷食，三天能愈。

发于颈，名曰夭疽①，其痈❶大以赤黑，不急治，则热气下入渊腋②，前伤任脉，内熏肝肺❷，熏肝肺❸十余日而死矣。

【校】

❶ 痈:《甲乙》卷十一第九下、《外台》卷二十四并作“状”。

❷ 肺:《鬼遗方》卷四作“脉”。按:作“脉”是。盖耳后至渊腋,为肝经所行,肝胆相为表里,肝经自期门、章门至急脉,恰当胆经日月、京门至维道诸穴径路之里,故曰内熏肝脉。

❸ 熏肝肺:《甲乙》卷十一第九下“熏”作“则”,无“肝肺”二字。“则”字属下读。按:无“肝肺”二字是,此乃蒙上误衍。《鬼遗方》《千金翼方》并无“熏肝肺”三字。

【注】

①夭疽:丹波元简曰:“夭疽发于两耳后左右颈上。”

②渊腋:《图经》卷四:“渊腋在腋下三寸宛宛中,举臂得之。”

【语译】

痈疡生在颈部的,叫作夭疽。夭疽的形状,大而赤黑,如不赶快治疗,热毒之气就会下入渊腋,在前会伤及任脉,在内就灼伤肝脉,十几天就能死亡。

阳留❶大发,消脑❷留项,名曰脑烁❸①,其色不乐❹,项❺痛而❻如刺以针,烦心者死不可❼治。

【校】

❶ 留:周本、日刻本、张注本并作“气”。按:作“气”是。《太素》《甲乙》《鬼遗方》《病源》《千金翼方》并作“气”,与周本合。

❷ 脑:《病源》卷三十二《疽候》作“涩”。

❸ 脑烁:《太素》卷二十六《痈疽》、《医心方》卷十五并作“铄”。《鬼遗方》卷四作“漯”。《千金翼方》卷二十三“烁”下有“疽”字。按:“烁”与“铄”通。至《鬼遗方》作“漯”,则似以“烁”误“泺”,又误“泺”为“漯”矣。

❹ 乐:《病源》卷三十二《疽候》作“荣”。

❺ 项:《甲乙》卷十一第九下“项”上有“脑”字。

❻ 而:《甲乙》卷十一第九下无此字。按:无“而”字是。“而”为“如”字旁注,传抄误入正文。《鬼遗方》《病源》《千金翼方》并无“而”字。

❼ 可:《太素》卷二十六《痈疽》、《甲乙》卷十一第九下并无此字。

【注】

①脑烁：热毒极盛，销毁脑髓，故名脑烁。按："烁"与"铄"通。《文选》江文通《杂体谢法曹诗》善注引《国语》贾注："铄，销也。"

【语译】

阳邪之气亢盛，销毁脑部，而流注于项部的，叫作脑烁。形状并不肿赤，脑项疼痛像针刺一样。进而心中烦躁不安，这种病，是不治的死证。

发于肩❶及臑①，名曰疵❷痈❸，其状赤黑，急治之❹，此令人汗出至足，不害五脏，痈发四五日逞❺②焫之。

【校】

❶肩：《病源》卷三十二《疽候》作"髆"。

❷疵：《鬼遗方》卷四作"雌"。

❸痈：张注本作"疽"。按《甲乙》《千金翼方》《外合》并作"疽"，与张注本合。

❹急治之：《千金翼方》卷二十三作"不急治"。

❺逞：《太素》卷二十六《痈疽》、《医心方》卷十五并作"逆"。

【注】

①臑：杨上善曰："肩前臂上䐃肉名臑。"

②逞：《广雅・释诂二》："逞，快也。"

【语译】

痈生在肩及肱部的，叫作疵痈。它的形状现赤黑色，不急速治疗，能使患者出汗直到足部，但不致损害五脏。在痈疡发作四五天的时候，赶快灸治之。

发于腋下赤坚者，名曰米❶疽，治之以砭石，欲细而长①，疏❷砭❸之，涂以豕膏，六日已，勿裹之。其痈❹坚而不溃者，为马刀挟瘿❺②，急治之。

【校】

❶ 米:《千金翼方》卷二十三、《医心方》卷十五并作“朱”。按:作“朱”是。与上“赤坚”义合。“朱疽”以色为名,无庸解释。张志聪谓“米者言其小”,于义附会。

❷ 疏:《太素》卷二十六《痈疽》、《医心方》卷十五并作“数”。

❸ 砭:《千金翼方》卷二十三、《外台》卷二十四并作“启”。

❹ 痈:《鬼遗方》卷四、《千金翼方》卷二十三并作“疽”。

❺ 瘿:周本作“缨”。按:《鬼遗方》作“缨”,与周本合。《太素》《千金翼方》《医心方》并作“婴”。“缨”“婴”二字相通,见《文选·游天台山赋》善注。

【注】

①欲细而长:张介宾曰:“砭石欲细者,恐伤肉也;欲长者,用在深也。”

②马刀挟瘿:莫文泉曰:“马刀,当亦部位之名,与侠缨相近,大约是颈侧腘肉在耳之下,而略近于后,下当肩井之上,揣之曲肖马刀者。颈侧腘肉之名马刀,犹掌侧白肉之名鱼乎。”按:《太素》“瘿”作“婴”是。《荀子·富国》杨注:“婴,系于颈也。”挟婴,即指疽发颈前,犹结缨处也。

【语译】

疽生在腋下色赤而坚硬的,叫作米疽。治疗用细而长的砭石,疏散地进行砭刺,再涂以油膏,六日就痊愈,不必包裹。如坚硬而不溃破的,就是马刀挟瘿一类痈疡,应急速治疗。

发于胸,名曰井❶疽,其状如大豆,三四日起,不早治,下入腹,不治❷,七❸日死矣。

【校】

❶ 井:《外台》卷二十四作“背”。

❷ 不治:《外台》卷二十四“不治”上有“入腹”二字。

❸ 七:《鬼遗方》卷四、《病源》卷三十二《疽候》、《外台》卷二十四并作“十”。按:《太素》杨注谓十日死。

【语译】

疽发生在胸部的,叫作井疽。它的形状像大豆一样,在初起的三四天里,如不早治,毒邪下入腹部。入腹仍不治疗,七日便会死亡。

发于膺❶①，名曰甘❷疽，色青❸，其状如瀔❹实菰䔲❺②，常苦❻寒热，急治之，去其寒热❼，十岁❽死，死后出脓❾。

【校】

❶ 膺:《鬼遗方》卷四作“臆”。按:《太素》无此节。“臆”之正字作“肊”。《说文·肉部》:“肊，匈骨也。”

❷ 甘:《外台》卷二十四作“舌”。

❸ 色青:《鬼遗方》卷四、《病源》卷三十二《疽候》、《千金翼方》卷二十三并无此二字。

❹ 瀔：丹波元简曰:“瀔下从木，音构。考本草楮实，亦名瀔实。张介宾、张志聪俱为米谷之义，殊不知瀔、瀔字自别也。”按：瀔，木名。又称“构”“楮”，即构树，落叶乔木。

❺ 菰䔲:《甲乙》卷十一第九下、《外台》卷二十四并作“瓜蒌”。《鬼遗方》卷四作“蒌瓜”。

❻ 苦:《鬼遗方》卷四无此字。

❼ 去其寒热:《甲乙》卷十一第九下“去其寒热”下有“不急治”三字。按:《病源》《千金翼方》并有“不治”二字，与《甲乙》合。

❽ 岁：按:“岁”字疑误，核以各节痈疽发病，致死者，最迟百日。且上云“急治之”。如待十岁方死，急治何为。“岁”似“日”字之讹。检《普济方》卷二百八十二正作“日”。

❾ 出脓:《鬼遗方》卷四、《千金翼方》卷二十三并作“脓自出”。

【注】

①膺：李念莪曰:“膺在胸旁高肉处，逼近在乳上也。穴名膺窗，足阳明胃之脉也。”

②其状如瀔实菰䔲：李念莪曰:“层房累累，状如瀔实瓜蒌，软而不溃，中有所蓄如瓜子也。”

【语译】

疽生在胸的两旁，叫作甘疽。它的形状好像楮实和瓜蒌。常发寒热，应快治疗，以去掉寒热症状，如不治疗，十日便死亡，死后脓会流出的。

发于胁，名曰败疵❶，败疵者❷女子之病也①，灸❸之，其病❹大痈脓，治之❺，其中乃有生肉❻大如赤小豆，剉❼蔆

薽[2]草根❽各一升，以水一斗❾六升煮之，竭为取❿三升，则⓫强饮，厚衣坐于釜上，令汗出至足，已。

【校】

❶ 败疵:《鬼遗方》卷四、《病源》卷三十二、《千金翼方》卷二十三、《外台》卷二十四并作“改訾”。按:《太素》杨注:“败亦曰改。”与《鬼遗方》等合。

❷ 败疵者:《甲乙》卷十一第九下作“此言”。

❸ 灸：周本作“久”。按：作“久”是。此言“败疵”之病，经过日久，则病将难治，正《病源》所谓“久不治”者。《鬼遗方》《千金翼方》《外台》“灸”并作“久”，与周本合。

❹ 病:《甲乙》卷十一第九下、《千金翼方》卷二十三、《外台》卷二十四并作“状”。

❺ 治之：按:“治之”二字误窜，应据《甲乙》卷十一第九下、《千金翼方》卷二十三、《外台》卷二十四移于“大如赤小豆”句后。

❻ 其中乃有生肉:《病源》卷三十二作“其中生瘜肉”。

❼ 剉:《甲乙》卷十一第九下作“以”。

❽ 草根:《甲乙》卷十一第九下“草根”下有“及赤松子根”五字。按:《太素》杨注:“有本翘松各一升。”与《甲乙》合。

❾ 斗：周本作“十”。

❿ 竭为取:《甲乙》卷十一第九下作“令竭得”。

⓫ 则:《太素》卷二十六《痈疽》、《鬼遗方》卷四并作“即”。

【注】

①女子之病也：李念莪曰:“胁者，肝之部也。妇人多郁怒，故患此疮。”

②葰薽：马莳曰:“葰薽，今之连翘也。”

【语译】

病发生在胁部的，叫作败疵。这是说女子容易发生这类病。经过时间长了，它的形状可变成大痈，生脓，其中有生肉，像赤小豆那样大。在治疗时，当用连翘草根各一升，用水一斗六升煮汁，熬到三升，就勉强喝下，再穿厚衣坐在热锅上，使汗出直到足，就会好的。

发于股胫❶，名曰股胫疽❷，其状不甚变，而痈❸脓搏❹

骨❺①，不急治，三❻十日死矣。

【校】

❶胫：《太素》卷二十六《痈疽》、《千金翼方》卷二十三、《外台》卷二十四并作“胻”。《鬼遗方》卷四作“阳明”。按：“胫”应作“阳”。《鬼遗方》“阳”下有“明”字，似系后人以“阳明”惯用误衍。“发股阳”与下“发股阴”对文。《病源》正作“股阳”。

❷股胫疽：《太素》卷二十六《痈疽》、《医心方》卷十五并作“脱疽”。

❸痈：《外台》卷二十四“痈”下有“肿”字。

❹搏：《鬼遗方》卷四作“附”。

❺骨：《甲乙》卷十一第九下“骨”下有“急治之”三字。

❻三：《甲乙》卷十一第九下、《鬼遗方》卷四并作“四”。

【注】

①而痈脓搏骨：张介宾曰：“痈脓搏骨，言脓著于骨，即今人之所谓贴骨痈也。”

【语译】

疽生在股胫部的，叫作股胫疽。它的外形，没有太大变化，但痈脓附贴骨上，不快治疗，三十日内就会死亡。

发于尻①，名曰锐疽，其状赤坚大❶，急治之，不❷治，三❸十日死矣。

【校】

❶大：《鬼遗方》卷四“大”下有“急”字。

❷不：《鬼遗方》卷四“不”下有“速”字。

❸三：《病源》卷三十二作“四”。

【注】

①尻：张介宾曰：“尻尾，骨骶也，穴名长强。”

【语译】

疽生在尻部的，叫作锐疽。它的形状红大坚硬，应抓紧治疗，如不快治，三十日内就会死亡。

发于股阴[1]，名曰赤施❶，不急治，六十❷日死，在两股之内，不治，十❸日而当死。

【校】

❶ 施：《甲乙》卷十一第九下、《千金翼方》卷二十三“施”并作“弛”。《鬼遗方》卷四“施”下有“疽”字。

❷ 十：《太素》卷二十六《痈疽》、《鬼遗方》卷四、《病源》卷三十二、《医心方》卷十五并无此字。

❸ 十：《鬼遗方》卷四、《千金翼方》卷二十三并作“六”。

【注】

①股阴：大腿内侧。

【语译】

疽生在大腿内侧的，叫作赤施疽。不快治疗，六十天内可以死亡。在两大腿的内侧都发生的，十天内就应死亡。

发于膝，名曰疵❶痈❷，其状大痈[1]，色不变，寒热，如❸坚石❹，勿石❺，石❺之者死，须其柔❻，乃[2]石之者生。

【校】

❶ 疵：《鬼遗方》卷四作“雌”。

❷ 痈：《太素》卷二十六《痈疽》、《甲乙》卷十一第九下、《病源》卷三十二、《千金翼方》卷二十三并作“疽”。

❸ 如：《太素》卷二十六《痈疽》、《鬼遗方》卷四并作“而”。

❹ 石：《太素》卷二十六《痈疽》、《千金翼方》卷二十三、《医心方》卷十五并无此字。

❺ 石：《鬼遗方》卷四作“破”。

❻ 须其柔：《鬼遗方》卷四作“须以手缓柔之”。

【注】

①痈：《说文·疒部》：“痈，肿也。”

②乃：然后。

【语译】

生在膝部的，叫作疵痈。它的外形肿大，皮色不变，有寒热、坚硬，别刺破，刺破便死。要用手慢慢地柔之，然后以冷石熨之。

诸痈疽❶之发于节而相应者①，不可治也。发于阳者②，百日死；发于阴者③，三❷十日死。

【校】

❶ 痈疽:《鬼遗方》卷四无“痈”字。按:《甲乙》《千金翼方》并无“疽”字，疑是。《太素》杨注:“当节生痈，脓入节间伤液。”其说与《甲乙》合。《病源》列此于《痈候》，作“诸痈发于节者”，亦可证。

❷ 三:《太素》卷二十六《痈疽》、《甲乙》卷十一第九下、《鬼遗方》卷四并作“四”。

【注】

①诸痈疽之发于节而相应者：张介宾曰:“诸节者，神气之所游行出入也，皆不宜有痈毒之患。若其相应，则发于上而应于下，发于左而应于右，其害尤甚，为不可治。”

②发于阳者：杨上善曰:“丈夫阴器曰阳。”张介宾曰:“发于三阳之分者，毒浅在腑，其死稍缓。”

③发于阴者：杨上善曰:“妇人阴器曰阴。”张介宾曰:“发于三阴之分者，毒深在脏，不能出一月也。”

【语译】

凡痈疽生在关节上下左右相对的部位，是不可治的。生在阳经部位的，百日死；生在阴经部位的，在三十日内死。

发于胫①，名曰兔啮❶②，其状赤至骨❷，急治之，不❸治害人也。

【校】

❶ 啮:《病源》卷三十二“啮”下有“疽”字。

❷ 其状赤至骨:《甲乙》卷十一第九下、《千金翼方》卷二十三并作“其状如赤豆，至骨”。

❸ 不:《甲乙》卷十一第九下、《千金翼方》卷二十三“不”下并有“急”字。

【注】

①胫：杨上善曰："胫，谓膝下胫骨也。"

②兔啮（niè 聂）：啮，咬也。因其初起红肿疼痛，有如兔咬，故名。

【语译】

疽生在膝下胫骨的，它的外形红赤，深入骨部，应该急速治疗，如不急治，会伤人的。

发于内❶踝，名曰走缓①，其状痈也❷，色不变，数石其输❸②，而止其寒热，不死。

【校】

❶ 内：《太素》卷二十六《痈疽》、《鬼遗方》卷四、《病源》卷三十二、《千金翼方》卷二十三、《外台》卷二十四并无此字。

❷ 痈也：《太素》卷二十六《痈疽》、《千金翼方》卷二十三、《医心方》卷十五并无此二字。《外台》卷二十四"痈也"二字作"肉"字，连下读。按：《太素》杨注："色不变者，肉色不变也。"与《外台》合。

❸ 数石其输：《鬼遗方》卷四作"灸"字。《外台》卷二十四作"数灸"。

【注】

①走缓：张志聪曰："痈疽之变，有病因于内，而毒气走于外者；有肿见于外，而毒气走于内者，此邪留于脉而不行，故名曰走缓。"

②数石其输：杨上善曰："石其输者，以冷石熨其所由之输也。"张介宾曰："数石其输，砭其所肿之处也。"

【语译】

疽生在内踝的，叫作走缓。它的外形，肉色并不改变，常用砭石砭其患处，如消除了寒热现象，就不会死亡。

发于足上下❶①，名曰四淫②，其状大❷痈❸，急❹治之，百日死。

【校】

❶ 下：《鬼遗方》卷四无此字。

❷ 大：《鬼遗方》卷四作"如"。《外台》卷二十四"大"下有"如"字。

❸ 痈:《太素》卷二十六《痈疽》、《医心方》卷十五“痈”下并有“不色变”三字。

❹ 急:《甲乙》卷十一第九下、《鬼遗方》卷四“急”上并有“不”字。

【注】

①足上下：杨上善曰：“足上下者，足跗上下也。”

②四淫：谓毒邪聚于两足上下。

【语译】

疽生在足上下的，叫作四淫。它的外形如痈，如不急速治疗，百日内就会死亡。

发于足旁❶①，名曰厉痈❷，其状不大，初如❸小指发，急治之，去其黑者❹，不❺消辄益，不治，百日死。

【校】

❶ 旁:《鬼遗方》卷四无此字。

❷ 痈:《太素》卷二十六《痈疽》、《鬼遗方》卷四、《病源》卷三十二《医心方》卷十五并作“疽”。

❸ 如:《甲乙》卷十一第九下、《千金翼方》卷二十三、《外台》卷二十四并作“从”。

❹ 去其黑者:《甲乙》卷十一第九下、《病源》卷三十二并作“其状黑者”。

❺ 不:《甲乙》卷十一第九下“不”下有“可”字。

【注】

①足旁：杨上善曰：“旁，谓足内外之侧也。”

【语译】

疽生在足旁的，叫作厉痈。它的外形不大，最初是从足小趾发生，应急速治疗，发黑色的地方，当设法消除，如不消除，就要加重。如不消疗，一百天内可致死亡。

发于足指①，名❶脱痈❷，其状赤黑❸，死不治❹；不赤黑，不死。不衰❺②，急斩❻之❼，不❽则死矣。

【校】

❶ 名：张注本“名”下有“曰”字。按:《太素》《甲乙》并有“曰”字，与张注本合。

❷ 痈:《鬼遗方》卷四作“疽”。

❸ 赤黑:《甲乙》卷十一第九下“赤黑”下有“者”字，下“不赤黑”句同。

❹ 死不治:《千金翼方》卷二十三作“则死”。

❺ 不衰:《太素》卷二十六《痈疽》、《甲乙》卷十一第九下、《鬼遗方》卷四“不衰”上并有“治之”二字。

❻ 斩:《太素》卷二十六《痈疽》、《甲乙》卷十一第九下“斩”下并有“去”字。

❼ 之:《病源》卷三十二、《千金翼方》卷二十三、《医心方》卷十五“之”下并有“活也”二字。

❽ 不:《甲乙》卷十一第九下、《鬼遗方》卷四“不”下并有“去”字。

【注】

①发于足指：张介宾曰:“六经原腧，皆在于足，所以痈发于足者，多为凶候。至于足指，又皆六井所出，而痈色赤黑，其毒尤甚。若无衰退之状，则急当斩去其指，庶得保生。否则，毒气连脏，必至死矣。”

②不衰：王冰曰:“衰，谓病衰退也。”

【语译】

疽生在足趾的，叫作脱疽。它的外形呈现赤黑色，是不治的死证；没有赤黑色，是不会死的。但经过治疗，而病势并无衰退之象，就应急速切去足趾。如不切去，也会死的。

黄帝曰：夫子言痈疽，何以别之❶？岐伯曰：营卫❷稽留于经脉❸之中，则❹血泣而不行，不行❺则卫气从之而不通，壅遏而不得行，故热❻。大热不止❼，热胜则肉腐，肉腐则❽为脓。然不能陷❾，骨髓不为燋①枯，五脏不为伤，故命曰痈。

【校】

❶ 夫子言痈疽，何以别之：按：此应作“何谓痈”，与下节“何谓疽”相对

成文。并与“故命曰痈”相应。《甲乙》作“何为痈”。“为”与“谓”通。

❷ 卫:《甲乙》卷十一第九下、《千金翼方》卷二十三并作“气”。

❸ 脉:《甲乙》卷十一第九下作“络”。

❹ 则:《鬼遗方》卷一“则”上有“久”字。

❺ 不行:《鬼遗方》卷一、《太平圣惠方》卷六十一《痈疽论》“不行”上并有“血涩”二字。

❻ 热:《太平圣惠方》卷六十一《痈疽论》作“生”,连下读,作“故生大热”。

❼ 不止:《太平圣惠方》卷六十一《痈疽论》无此二字。

❽ 肉腐则:《鬼遗方》卷一、《太平圣惠方》卷六十一《痈疽论》并无此三字。

❾ 陷:《甲乙》卷十一第九下、《千金翼方》卷二十三、《外台》卷二十四“陷”下并有“肌肤于骨髓”五字。

【注】

①燋:同“焦”。

【语译】

黄帝说:你所说的痈和疽,从什么来区别呢?岐伯说:营气稽留在经脉里,血液就涩滞不行,卫气因而不能畅通,主要是受了壅遏。因此产生大热,热势过盛,便会使肉腐,肉腐就易化为脓,但不能内陷肌肤于骨髓里面,骨髓不致干枯,五脏也不会受伤,这叫作痈。

黄帝曰:何谓疽?岐伯曰:热气淳❶①盛,下陷肌肤,筋髓枯❷,内连五脏,血气❸竭,当其痈❹下,筋骨良肉皆无余,故命曰疽。疽者,上之皮夭❺②以坚,上❻如牛领之皮。痈者,其皮上❼薄以泽。此其候也。

【校】

❶ 淳:《鬼遗方》卷一作“浮”。

❷ 枯:《甲乙》卷十一第九下、《千金翼方》卷二十三并作“骨肉”。按:《太素》作“骨枯”。亦非是。杨注:“肌肤筋髓骨肉,斯之六者,皆悉破坏,命之曰疽。”则杨所据本不误。

❸ 血气:《太平圣惠方》卷六十一《痈疽论》“血气”下有“涸”字。

❹ 痈:《太平圣惠方》卷六十一《痈疽论》作“痛”。

❺ 夭:《甲乙》卷十一第九下、《千金翼方》卷二十三“夭”下并有“瘀”字。

❻ 上:《甲乙》卷十一第九下作”状”。

❼ 皮上:《千金翼方》卷二十三、《外台》卷二十四、《太平圣惠方》卷六十一《痈疽论》并作“上皮”。

【注】

①淳:《国语·郑语》韦注:“淳,大也。”

②夭:黑暗无泽。王冰曰:“夭谓不明而恶。”

【语译】

黄帝说:什么叫疽呢?岐伯说:热气大盛,毒邪下陷肌肤筋髓骨肉之中,向里连及到五脏,固而血气枯竭,当其痈的部位,筋骨肌肉都已腐烂无余,这叫作疽。疽是皮色黑暗不润、坚厚,形状像牛颈下的皮。痈是皮薄而色光亮。这些就是痈和疽的诊别方法。